그림과 사진으로 보는 **근골격계 통증**과 **손상**의 이해

근골격계 질환의 통증해부 ATLAS

그림과 사진으로 보는 **근골격계 통증**과 **손상**의 이해

근골격계 질환의

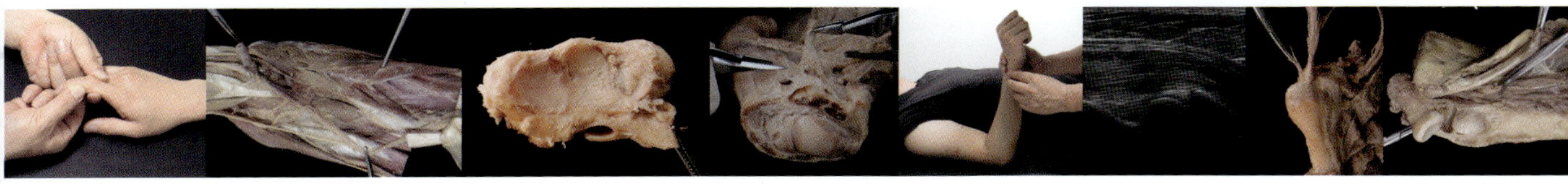

통 증 해 부

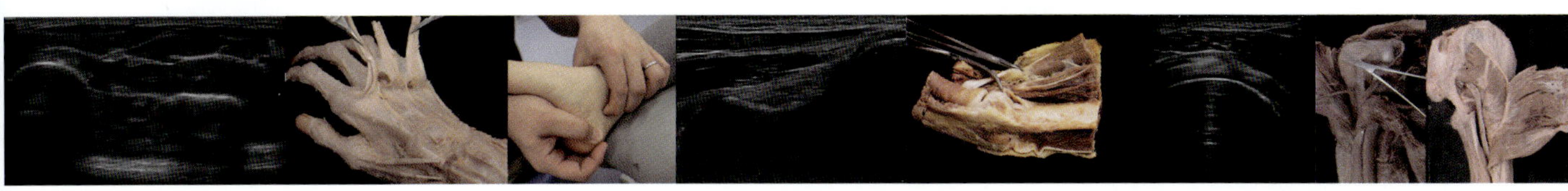

A T L A S

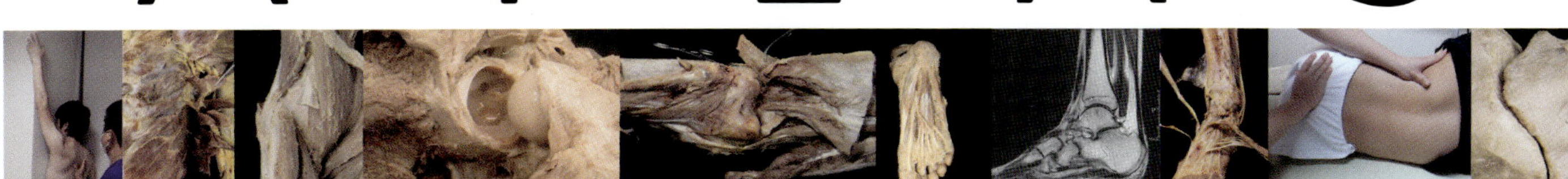

Shintaro Kudo · Seiichiro Kitamura · Oto Baba

정 효 준 · 서 준 원 · 윤 채 성 옮김 | 박 재 현 감수

신흥메드싸이언스

Authorized translation from the Japanese language edition, entitled
運動療法 その前に！運動器の臨床解剖アトラス
ISBN 978-4-260-04313-7
監修: 北村 清一郎 馬場 麻人
編集: 工藤 慎太郎
published by IGAKU-SHOIN LTD., TOKYO Copyright ⓒ 2021

그림과 사진으로 보는 **근골격계 통증**과 **손상**의 이해

근골격계 질환의 통증 해부 ATLAS

발 행	2023년 01월 26일
지 은 이	Shintaro Kudo, Seiichiro Kitamura, Oto Baba
옮 긴 이	정 효 준, 서 준 원, 윤 채 성
감 수	박 재 현
발 행 인	홍 성 혁
발 행 처	**신흥메드싸이언스**
기 획	이 영 열
디 자 인	박 은 경
주 소	서울시 강서구 마곡중앙1로 10, 907호 (마곡동 798-17, 한일노벨리아타워)
등록번호	제318-2007-000077호
전 화	02-6956-8670
팩 스	02-6956-8671
홈페이지	www.shmed.co.kr
I S B N	978-89-6498-082-8 93510
정 가	68,000원

역자 서문

근골격 질환을 진료 시, 특히 재활의학적으로 접근할 때 중요한 것은 여러 직역 간의 소통이라고 생각합니다. 의사와 치료사가 같은 언어를 사용해야 합니다. 서로 다른 표현 방식은 오해를 낳고, 이는 곧 환자에게 좋지 않은 영향으로 이어집니다. 그래서 제가 진찰한 내용을 좀 더 명확하게 표현하려고 했지만 쉽지 않았습니다.

그러던 중 이 책을 번역하며, 이에 대해 재고해 보는 기회를 얻게 되었습니다. 각 부위의 명칭 외에도 움직임, 기능에 관련된 용어를 정확하게 번역하고자 노력했지만 그럼에도 오역이나 실수가 많을 것입니다. 앞으로 독자분들과 함께 고쳐 나가고 싶습니다.

이 책은 기능적인 움직임을 구성하는 해부학적 요소를 분석하고, 이를 치료에 응용할 수 있는 기초 지식을 알려줍니다. 많은 사진과 설명을 통해 알기 쉽게 설명한 것이 장점이며, 이러한 부분이 근골격 질환을 치료하는 모든 분들께 많은 도움이 될 것이라 확신합니다.

번역에 도움을 주신 선생님들과 신흥메드싸이언스 관계자분께 감사드립니다.

2023년 1월
수재활의학과의원
정 효 준

감수의 글

해부학은 의학이 태동되기 시작한 고대부터 연구되기 시작하였으며, 의과대학에서도 1학년 시기에 배우는 의학의 토대와도 같은 학문입니다. 하지만 본과 1학년 해부학을 배울 때에는 해부학적 구조물이 지니는 임상적인 의미를 모르기에 단순히 해부학을 외우는데 급급했습니다.

이후 전공의, 임상강사, 교수로서 근골격계 환자의 진료 경험이 늘어갈수록, 해부학적 지식이 환자의 통증 원인을 감별하고 그 진단에 따라 적절한 치료를 하는데 있어서 필수적이고 가장 중요하다고 느끼고 있습니다. 그래서 아직도 해부학을 찾아보고 영상검사와 비교해 보며 고민을 할 때가 많습니다.

이 책은 많은 해부학 사진과 함께 기초적인 해부학 지식부터 임상적 의미, 초음파와 같은 영상검사와의 비교, 운동요법에 이르기까지 근골격계 환자를 보는 사람이라면 누구나 궁금해할 지식들을 자세하고, 이해하기 쉽게 설명하고 있습니다.

따라서 기초적인 해부학적 지식이 필요한 사람부터 실제로 환자를 치료하고 있는 전문의에 이르기까지 여러 사람들에게 도움을 줄 것으로 생각됩니다.

환자 진료로 바쁜 중에도 시간을 내어 이 책을 번역하고 소개해 주신 정효준 선생님의 노력에 감사 말씀을 전합니다.

이 책을 보시는 많은 선생님들도 근골격계 환자를 보시는데 저와 같이 큰 도움을 받으시길 바랍니다.

한양대학교 구리병원 재활의학과
박 재 현

서문

이 책이 기획된 것은 도쿠시마대학 대학원 구강악안면 형태학 분야의 전임 교수인 Kitamura 선생이 주재하던 해부학 세미나가 계기가 되었습니다. 후임이 저로 바뀐 후에도 세미나는 지속되어 물리치료사나 작업치료사의 젊은 선생님들이 구강악안면 형태학 분야의 과목등이수생(科目等履修生, 해당 학교의 재학생이 아닌 자가 여러 수업을 수강할 수 있는 제도)으로서 시간을 들여 열의를 가지고 해부학에 몰두하였습니다. 그리고, 여기서 얻은 지견을 물리치료 · 작업치료의 임상으로 환원하자는 취지로 이 책을 기획하였습니다.

의료 현장에서는 근거에 기반하여 치료를 진행하는 것은 기본 중의 기본입니다만 이 책의 저자들은 임상에서 경험한 것들의 에비던스를 사체 해부에서 검증하고, 거기서 얻은 대답을 임상 현장으로 되돌려 다시 검토하는 것을 반복해왔습니다. 이러한 성과는 물리치료사나 작업치료사의 세미나를 통해 공개되어 2019년에는 제54회 일본물리치료 학술연수대회에서 전국에서 온 170여명의 참가자들을 맞이하여 연수회를 개최하는 것으로도 환원할 수 있었다고 생각합니다. 그리고 이번 기회에, 지금까지의 노력의 성과를 책이라는 형태로 정리하게 되었습니다.

해부학을 포함한 형태학의 세계에서는 관찰자가 자신의 철학에 기초해 다양한 단면으로 대상을 관찰하여 그 기능을 생각합니다. 이는 '사람'이라는 생물의 복잡함을 다면적으로 분석하는 과정이기도 합니다. 마찬가지로 이 책에서도, 일반적인 교과서에서 제시되는 단순한 해부 소견만을 보여주는 것이 아니라, 임상 현장에서 근무하는 물리치료사나 작업치료사의 철학에 근거해 해부학적인 새로운 관점과 해부학에 따른 기능과 병태를 제시하는 것에 성공하고 있습니다. 개인적으로도 세미나 등에서 그들과 토론하면서 지금껏 생각지 못했던 새로운 단면을 깨닫게 되었습니다. 이 책을 보신 분은 인체의 구조에 대해 입체적인 이미지를 머리 속에 떠올릴 수 있을 것입니다. 또한 새롭고, 보다 나은 접근 방법을 검토하는 힌트를 얻을 수 있지 않을까 기대됩니다.

이 책은 시신을 기증해 주시는 것으로 많은 것을 가르쳐 주신 도쿠시마대학 시로기쿠카이(白菊會 ; 의학 및 치의학의 발전을 위해 사후 본인의 시신을 해부학 실습을 위해 기증하는 것을 약속하고, 유족이 고인의 의사에 따라 의학부, 치의학부의 해부학 교실 등에 제공하는 조직) 회원분들과 이들의 기증에 동의해 주신 가족, '의료 종사자를 키우는 것이 의료를 지지하는 것이다'라는 열의와 진심으로 발행되었습니다. 특히, 해부학 교육 및 연구에 그 소견을 널리 활용하는 것을 생전 동의서에 승인해 주신 분들 덕분입니다. 이러한 배움의 기회를 만들어 주신 분들께 감사하는 마음으로 이 책을 읽어 주셨으면 합니다.

마지막으로 시신을 기증해 주신 고인과 그에 동의해 주신 가족분들께 이 책의 출판을 알리며 깊이 감사드립니다.

2021년 3월

도쿠시마대학 대학원 구강악안면 형태학 분야 교수

Oto Baba

감사의 글

이 책에 게재된 해부 사진은 모두 감수자인 Kitamura와 Baba의 지도 및 감수 아래 해부 및 촬영된 것입니다. 시신을 기증해 주신 도쿠시마대학 시로기쿠카이 회원분들께 다시 한번 감사드립니다.

또한, 이 책에 게재된 해부 사진(다른 책에서 인용된 사진은 제외)은 도쿠시마대학 대학원 구강악안면 형태학 분야 소장의 해부 표본과 집필자인 Kitamura, Okabe, Noguchi, Yasutomo가 해부한 것들이 대부분이지만, 같은 분야의 전직 과목등이수생이 해부한 것도 일부 포함되었습니다. 다음의 분들께 깊이 감사드립니다.

Akiyama Kenta
Amano Yuuki
Sasai Chinatsu
Shibuya Mitsutaka
Nagata Yasuhito
Hashimoto Kinya
Murao Akane

또한, 이러한 해부 사진을 얻기 위해 해부 및 촬영에 있어서 도쿠시마대학 대학원 구강악안면 형태학 분야의 교원과 전/현직 과목등이수생분들께 많은 배움과 도움을 받았습니다. 깊은 감사를 표합니다.

Seiichiro Kitamura

목 차 CONTENTS

제1장 상지

제2장 하지

제 3 장 체간

Part 1
상지

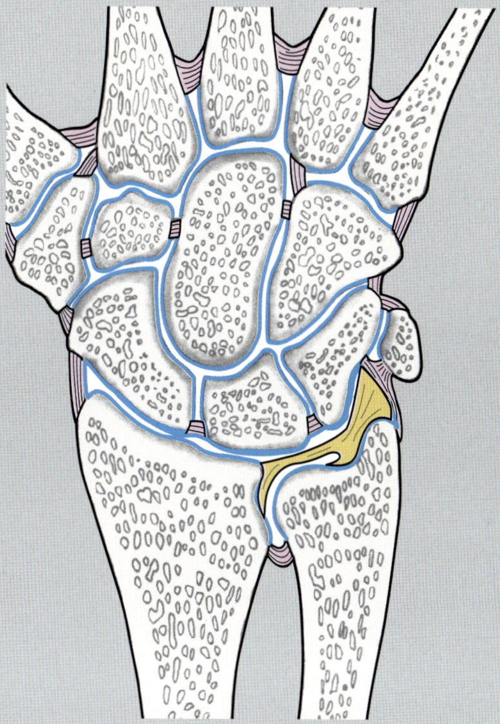

I ▶ 견갑대(shoulder girdle)

1 '어깨 결림(neck stiffness)'을 해부

이 장에서 다루는 근골격
- ▶ 승모근
- ▶ 견갑거근
- ▶ 능형근

어깨 결림으로 고생하는 사람은 많다. 어깨 결림은 진단명이 아닌 증상명으로 그 증상은 후두골 하연에서 항부(경부), 상배부, 견관절 부위에 '무겁고 눌리는 느낌', '땡땡한 느낌', '통증', '뻣뻣한 느낌' 등으로 표현된다.[1] 어깨 결림을 호소하는 대표적인 부위는 **승모근**, **견갑거근**, **능형근** 등이 위치하는 영역이다(그림 1, 표 1 → p. 7).

상지의 운동 시 이들 근육은 **상지대**(견갑골과 쇄골)에 부착하는 다른 근육과 협력하여 상지대를 움직여 견관절와의 위치나 방향을 바꿔 견관절의 가동범위를 넓힌다. 한편, 비운동 시 이들 근육은 중력에

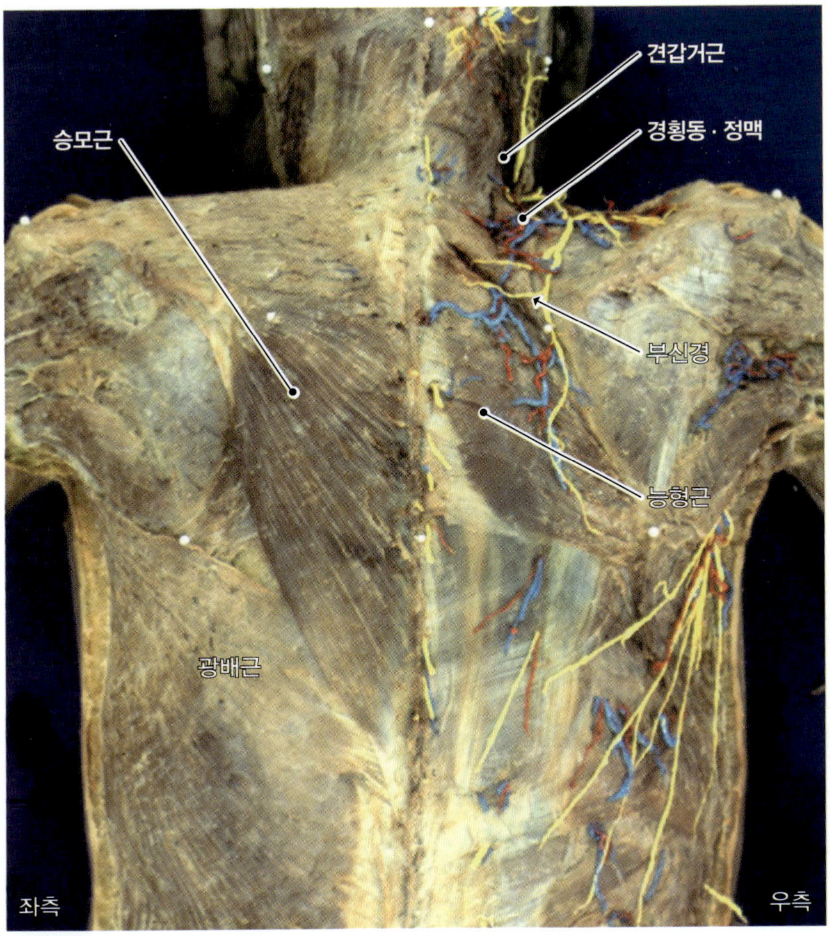

그림 1 표층(좌) 및 심층(우)의 천배근(superficial muscles of back)
좌측에는 천배근 표층의 승모근과 광배근이 드러나 있다. 우측에는 천층의 근육을 제거하여 승모근과 광배근에 분포하는 혈관 · 신경 그리고 심층의 천배근인 견갑거근과 능형근이 관찰된다.

저항해 상지를 지지하는(매달고 있는) 작용을 하며, 항상 지속적인 등척성 수축이 요구되어 어깨에 결림이나 통증을 유발하는 원인이 되고 있다.

이러한 결림, 통증을 해소하기 위해서는 지속적인 등척성 수축에 따른 근육 내에 축적된 피로물질을 빠르게 제거하여 통증 **spasm cycle**[2)]에 빠지지 않도록 해야 한다. 이를 위해서는 근육으로의 혈액 공급로와 배출로가 제대로 기능하는 것이 하나의 요건이 된다. 승모근, 견갑거근, 능형근에 대한 혈액 공급로는 **경횡동맥**, 혈액 배출로는 **경횡정맥**이 있다(그림 1).

1 어깨 결림에 관여하는 근육

승모근(trapezius)

승모근(그림 2, 표 1)은 후두골 상항선, 외후두융기, 항인대 및 제7 경추~제12 흉추 극돌기와 극상인대에서 기시하여 견갑극(spine of scapula)과 견봉, 쇄골 외측 절반의 상연에 부착한다. 근속의 주행에 따라 **하행부**, **횡행부**, **상행부**로 구분된다. 하행부는 **상부**라고도 하며, 근속은 상위 기시부에서 정지부를 향해 외측 하방으로 주행한다. 횡행부는 **중부**라고도 부르며, 근속은 중위 기시부에서 거의 수평하게 외측으로 주행한다. 상행부는 **하부**라고도 하며, 근속은 하위 기시부에서 외측 상방으로 주행한다.

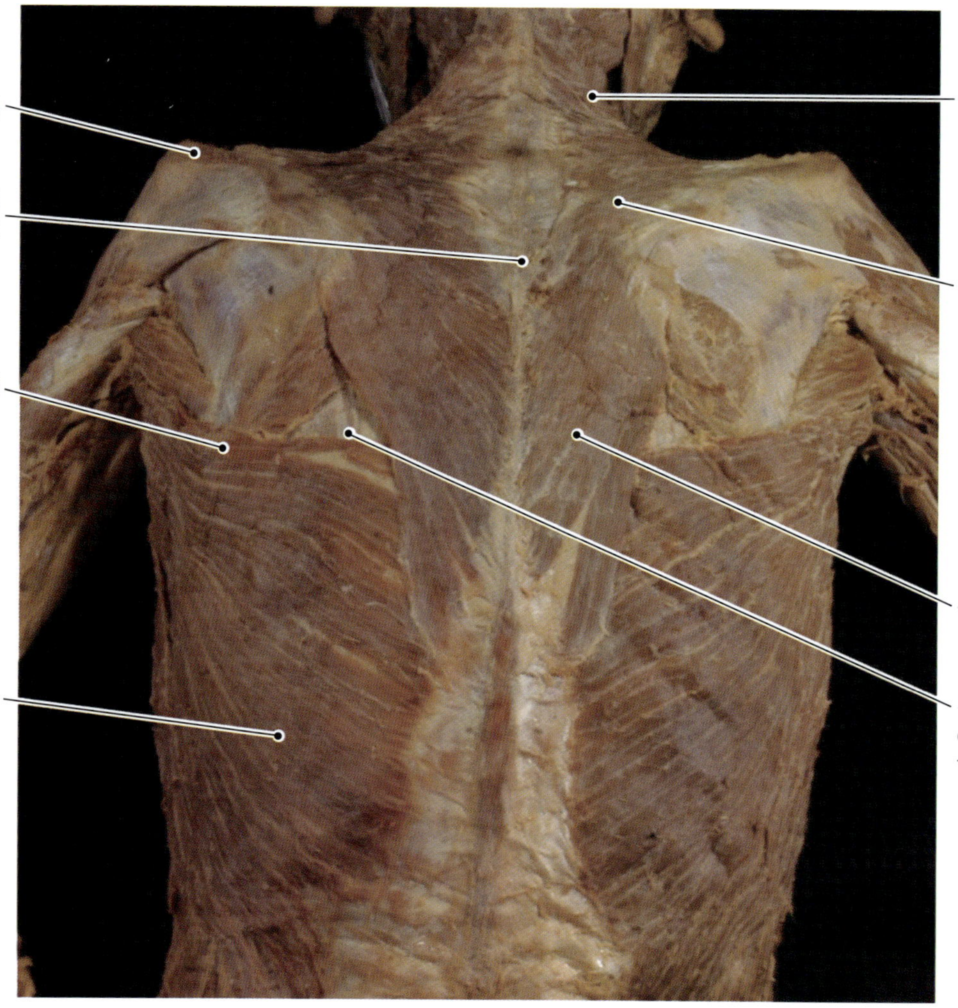

그림 2 승모근(trapezius)

외후두융기에서 제12 흉추 극돌기에 이르는 승모근 전체를 양측에 걸쳐 드러냈다. 기시건은 제7 경추 부위에서 가장 넓고, 그 위·아래에서 좁아져 마름모꼴의 **건경(sehnenspiegel)**을 이룬다.

▶ 승모근의 작용

승모근의 작용은 전체적으로는 견갑골의 내전이지만 근속 주행의 차이 때문에 **상부(하행부)**는 쇄골 · 견갑골의 거상(올림)과 견갑골의 상방회전, **중부(횡행부)**는 견갑골의 내전, **하부(상행부)**는 견갑골의 내림(하제)과 상방회전에 관여한다. 항중력 작용의 관점에서 견갑골 거상 작용을 하는 상부가 어깨 결림의 원인이 되기 쉽다고 생각된다. 근전도 검사에서는 상지를 몸쪽으로 내린 상태에서 견갑골을 올린 결과 상부와 중부가 강하게 활동했고 하부는 거의 활동하지 않았다고 보고되었다.[3)]

또한, 어깨 결림을 호소하는 환자에서는 ① 유두선상의 어깨 정점에서 **승모근의 전연**에 일치하는 부위, ② 항부 두측 중앙의 약간 외측부에서 **두판상근의 외측연**, ③ 견갑거근이나 능형근의 견갑골 부착부에 해당하는 **견갑골 상각 주위부**에 근육 긴장의 항진과 압통을 보인다.[4)]

견갑거근(levator scapulae)

견갑거근(그림 3a, b, 표 1)은 제1~4 경추 횡돌기의 후결절에서 기시하여 견갑골 상각과 내측연의 상부에 정지하는 두미(위아래) 방향으로 견갑골을 가늘고 긴 근육으로 들어 올린다. **후경부**는 견갑거근에 따라 내측과 외측으로 나뉜다. 견갑거근의 외측을 승모근에 분포하는 **부신경**, **경횡동맥 천지**가 지나가고, 능형근으로 향하는 **견갑배신경**과 **경횡동맥 심지**가 내측을 통과한다(그림 4).[5)] 동맥에는 정맥이 동반 주행하며, 정맥총을 형성한다.

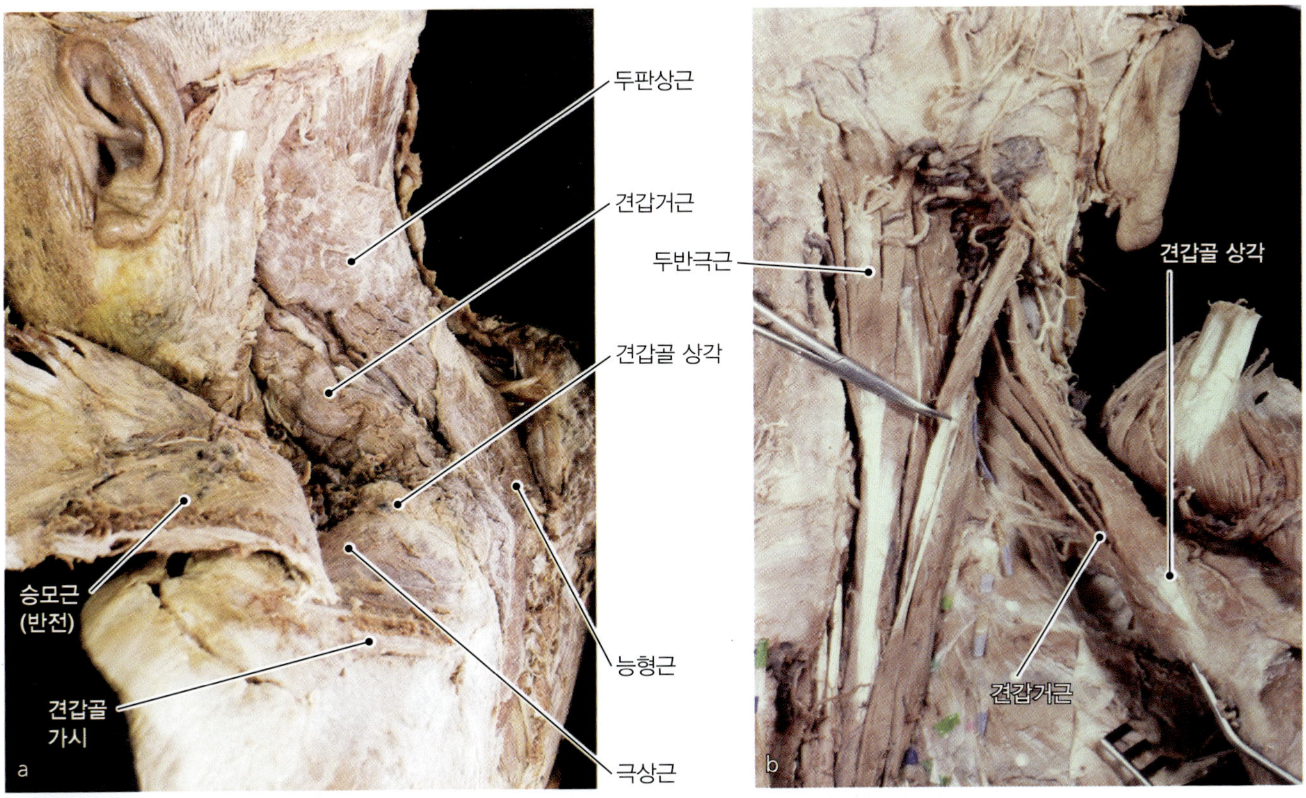

그림 3 견갑거근(levator scapulae)

a : 좌측 견갑 상부에서 승모근을 외측 상방으로 반전시켜 좌측 후방에서 본 사진. 견갑거근이 견갑골 상각 부근에서 기시되었음을 알 수 있다.

b : 승모근과 두판상근을 제거 후 우측 견갑 상부 · 견갑부 · 견갑간부(interscapular region)를 본 사진. 능형근은 절단되어 있다. 상위 경추의 횡돌기에서 기시한 견갑거근의 근복이 뒤틀리면서 합류하는 형태로 견갑골의 상각에 정지하는 모습이 보인다.

능형근(rhomboid)

능형근은 소능형근과 대능형근으로 나뉜다(그림 4, 표 1). **소능형근**(rhomboid minor)은 제6~7 경추 극돌기에서 기시하여 견갑골 내측연(견갑극 삼각 상방)에 정지한다. **대능형근**(rhomboid major)은 제1~4 흉추 극돌기에서 기시하여 견갑골 내측연(견갑골 삼각 하방)에 정지한다. 모두 견갑골의 내전과 거상 그리고 하방회전에 관여한다. 능형근의 내측연 부위는 힘줄처럼 얇지만, 그보다 외측에서는 근육처럼 두껍다. 힘줄 형태의 영역에 비해 근육 형태의 영역이 유연성이 있다.

능형근의 지배신경(**견갑배신경**, dorsal scapular nerve)은 능형근 외측면의 심층에서 견갑골 내측연을 따라 하행한다(그림 17b → **p. 14**). 또한, 이와 유사한 배치로 능형근의 천측을 승모근의 지배신경인 **부신경**(accessory nerve)이 하행한다(그림 4).

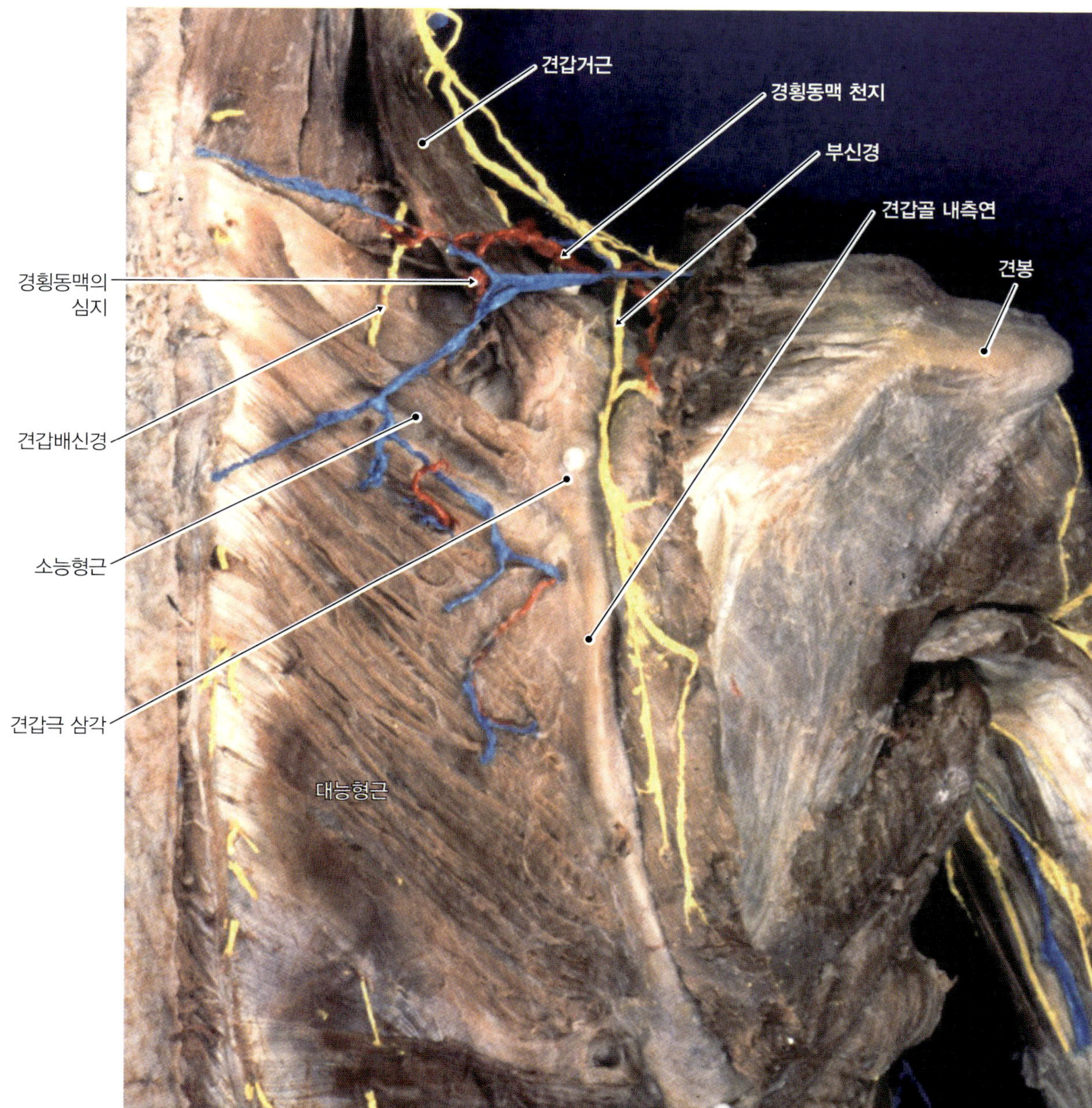

그림 4 능형근(rhomboid)
승모근 제거 후 우측 견갑간부에서 소능형근과 대능형근이 드러나 있다. 승모근 하부(상행부)의 상반부에 분포하기 위해 두 근육 사이에서 경횡동맥 심지의 분지가 출현하는 것을 알 수 있다.

표 1 어깨 결림에 관여하는 근육

	기시	정지	신경지배	수축 → 신장되는 작용	장애 시 제한되는 움직임	임상과의 접점
승모근	후두골의 상항선과 외후두 융기, 항인대, 제7 경추~제12 흉추 극돌기와 극상인대	견갑골의 견갑극과 견봉, 쇄골 외측 1/3 영역	부신경의 외지 경신경총의 근지	**전체** 견갑골의 내전 **상부** 견갑골의 거상, 상방회전 **중부** 견갑골의 내전 **하부** 견갑골의 내전, 내림, 상방회전	견갑골의 외전	승모근의 과긴장은 경횡동맥의 순환장애를 일으켜 어깨 결림을 유발한다. 승모근 하부의 정지는 견갑골 운동의 지점 작용으로서 작용한다.
견갑거근	제1~(3)4 경추 횡돌기의 후결절	견갑골의 상각과 내측연의 상부	경신경총의 근지 견갑배신경	견갑골의 거상	견갑골의 내림	같은 근육의 과긴장도 경횡동·정맥의 순환장애를 일으켜 어깨 결림을 유발한다.
소능형근	제5~7 경추 극돌기와 항인대	견갑골의 내측연으로 견갑극 부근	견갑배신경	견갑골의 내전, 거상, 하방회전	견갑골의 외전, 내림, 상방회전	전거근과 함께 견갑골을 흉곽으로 끌어당긴다.
대능형근	제1~5 흉추 극돌기와 극상인대	견갑골의 내측연 하방 2/3 영역	견갑배신경			

2 어깨 결림에 영향을 미치는 근육의 영양혈관

경횡동맥(transverse cervical artery)의 주행

상지 거상근에는 **경횡동맥**이 분포한다. 쇄골하동맥의 분지인 갑상경동맥에서 분지된 경횡동맥은 사각근의 바로 천층에서 배측을 향해 주행한다(**그림 5**). 이어서 경횡동맥은 견갑골 상각에 부착하는 견갑거근 정지부 부근에 이르러 천지(**천경동맥**)와 심지(**하행견갑동맥**)로 나뉘어 견갑골의 내측연을 하행한다(**그림 4**). **천지**(superficial branch)는 견갑거근의 외측에서 능형근의 상연을 지나 그 천층으로 들어가 승모근과의 사이를 주행하는 것에 비해, **심지**(deep branch)는 견갑거근의 내측에서 능형근의 상연을 지나 그 심층으로 들어가 상후거근이나 전거근 사이를 견갑골 내측연을 따라 하행한다(그림 17 → p. 14). 천지에는 **부신경**이, 심지에는 **견갑배신경**이 동반 주행한다. 경횡동맥에서 천지에 이르는 경로는 항상 일정하지만, 심지의 기시부와 견갑골 내측연에 이르는 주행은 변이가 많다.[6] 어떤 경우든, 이들 동맥의 경로를 넘는 정맥을 동행하기 때문에 견갑거근 정지부 부근은 혈관으로 채워지게 된다(**그림 6, 7**).

또한, 승모근의 근내동맥 분포를 육안해부학적으로 연구한 Koto 등[4]에 의하면, 상부와 중부를 경횡동맥 천지, 견쇄관절 부근의 근속을 견갑상동맥, 하부의 상반부를 경횡동맥 심지, 하반부를 늑간동맥 배지가 영양공급하는 형태가 가장 많고(44례 중 24례, 54.5%), 이 형태에서의 각 동맥의 분포 영역 면적비는 천지가 승모근 전체의 48.3%, 견갑상동맥이 5.9%, 심지가 22.7%, 늑간동맥 배지가 23.1%였다고 한다.

그리고 견갑골 상각의 돌출 정도를 해부하여 조사한 Iwazawa 등[4]은 견갑거근의 견갑골 부착부에는 견갑골 상각을 완전히 덮여 있는 예, 일부만이 덮여 있는 예, 상각이 근육에 덮이지 않고 현저히 노출된 예 등의 개체별 차이가 크며, 견갑거근이 상각을 덮고 있지 않는 경우에는 그 두측(상방)을 주행하는 경횡동맥 천지가 사행(구불거림)하는 형태가 많고, 천지가 사행할수록 경횡정맥이 확장되었을 경향이 있다고 하였다.

대부분의 경우 견갑골 상각 주변의 승모근은 경횡동맥 천지에서 혈액을 공급받고 있다. 따라서 **승모근의 혈행장애**가 어깨 결림의 원인 중 하나라면 **천지**가 큰 영향을 미치는 것으로 추측된다.[4)]

또한, Mitsubayashi 등[7)]은 어깨 결림군과 대조군에 각각 ① 경부를 신전, ② 어깨를 움츠리게 하거나, ③ 견갑골을 외전하게 하는 세 종류의 등척성 운동을 실시한 후 초음파를 이용해 경횡동맥의 천지와 심지의 혈관 저항을 조사하였다. 그 결과 천지에 비해 심지의 말초혈관 저항이 증가하였다고 보고하였다. 따라서 심지가 환류하는 **능형근**과 **전거근**에 대한 접근도 필요할 것으로 보인다.

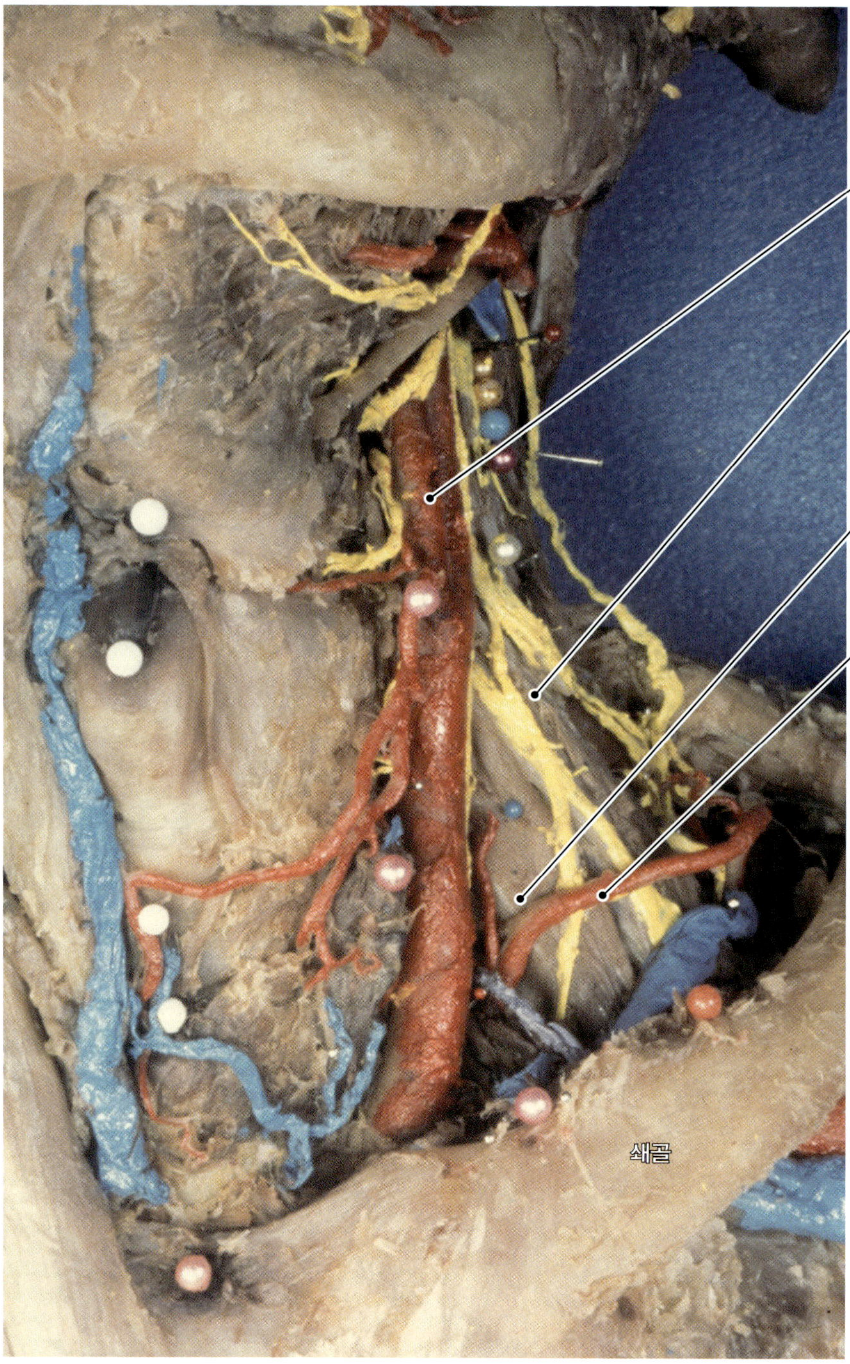

그림 5 전방에서 관찰한 경횡동맥(transverse cervical artery)
좌측 전경부의 근육과 내경정맥(internal jugular vein)이 제거되어 전경부의 심부 구조가 드러나 있다. 갑상경동맥(thyrocervical trunk)에서 분지된 경횡동맥이 배측을 향하는 모습이 관찰된다.

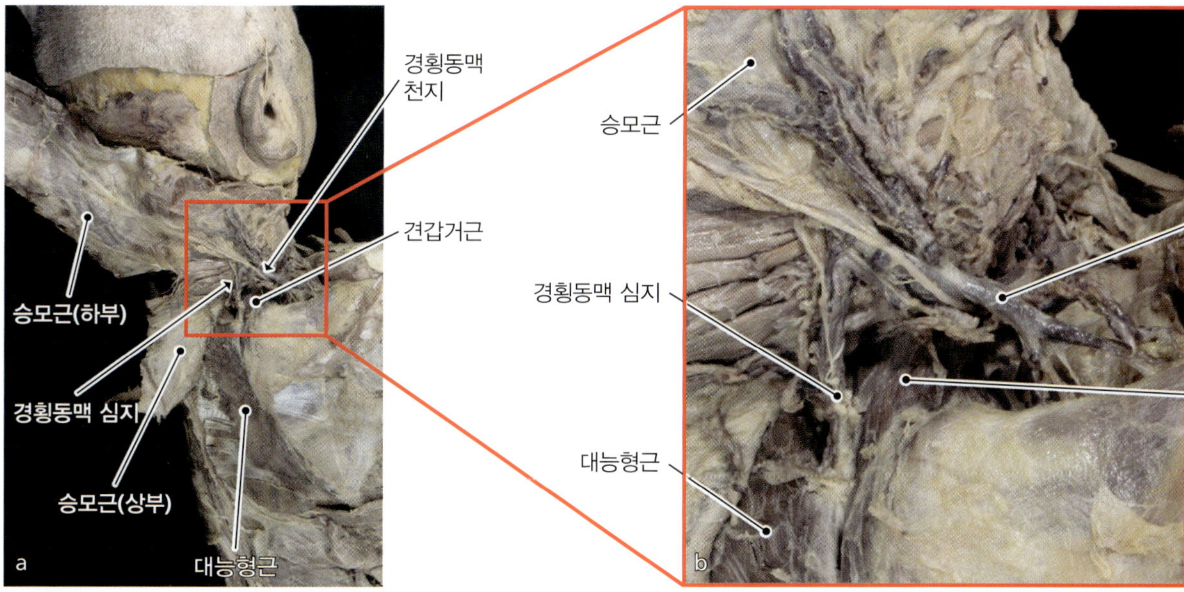

그림 6 **견갑거근 정지부 주변의 경횡동 · 정맥의 분포**

a : 외측 후방에서 본 우측 견갑 상부. 승모근은 두측(상방) 또는 내측으로 반전되어 있다. 견갑 상부에서 나온 경횡동맥 천지가 승모근에 분포하는 모습을 알 수 있다.

b : a의 확대 사진. 견갑거근 주변에서 승모근의 심층면, 능형근의 천층면에 걸쳐 혈관으로 덮여 있다. 또한, 승모근 심층의 근막이나 결합조직이 경횡동맥 천지 주위에 복잡하게 얽혀 있는 것을 확인할 수 있다.

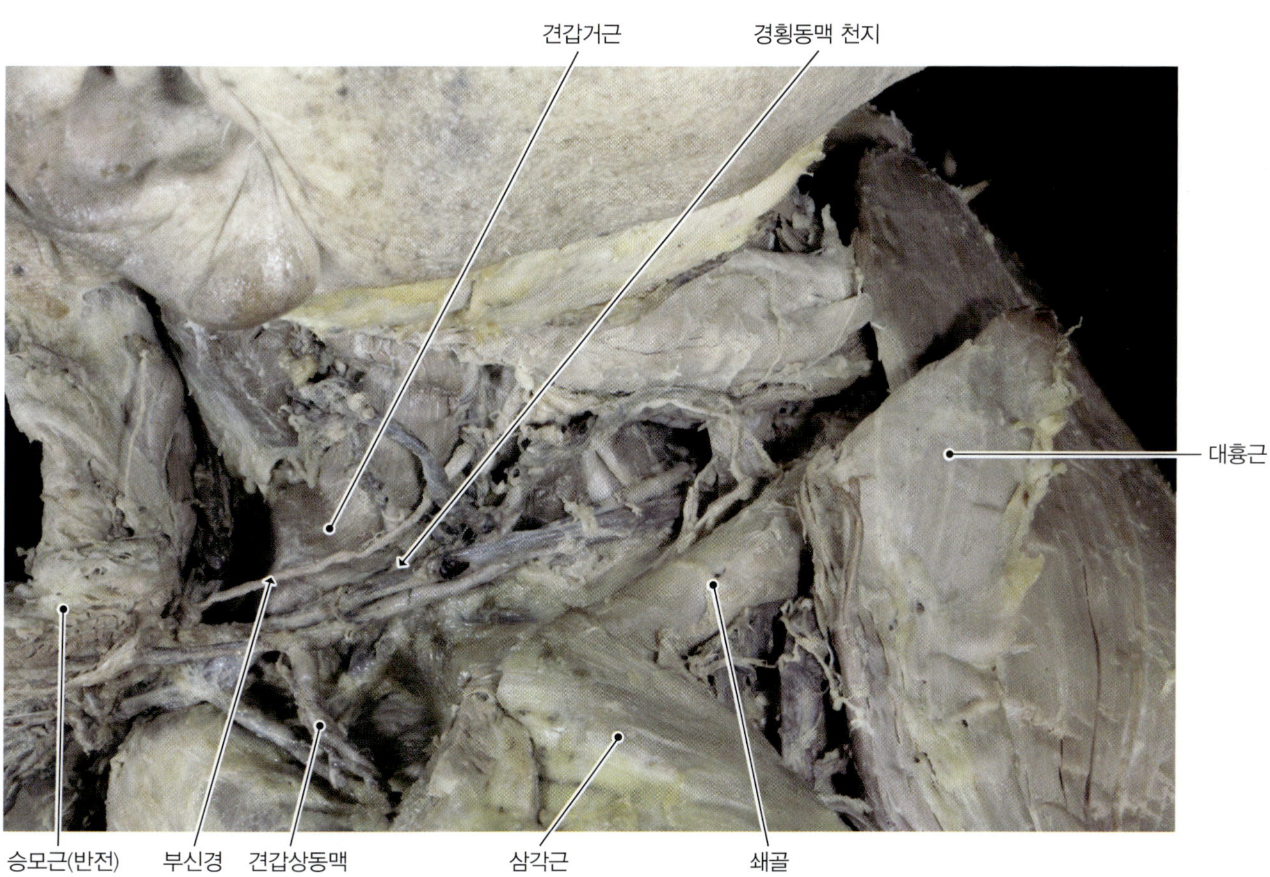

그림 7 **전경부에서 측경부를 지나 견갑 상부를 향하는 경횡동 · 정맥**

우측 경부를 외측에서 본 모습. 흉쇄유돌근은 제거되었다. 경횡동맥 천지는 견갑거근 외측을 지나 승모근의 심측면에 도달한다.

경횡동맥 주위의 결합조직

승모근의 심측에서는 견갑거근 정지부의 심측으로부터 내·외측연에 걸친 부분, 또한 극상근의 천측을 지나 능형근의 천측에서 특히 견갑골 내측연에 이르는 영역에 **섬유성 지방조직**의 확산이 관찰된다(**그림 8**). **그림 1**(→ **p. 3**)의 우측에서는 이러한 지방조직이 제거되어 묻혀있던 혈관·신경이 드러나 있다. 이 묻혀있던 혈관과 신경이 승모근·견갑거근·능형근에 분포하는 **경횡동**·**정맥**과 **부신경** 등이다.

풍부한 지방조직의 존재는 인접한 이들 근육 사이의 움직임과 활주를 용이하게 하며, 근펌프(muscle pump)로서 작용을 높여 특히, 정맥혈의 순환을 촉진한다고 생각된다. 그러나 지속적인 등척성 수축의 강제에 의해 근육의 결림이나 통증이 발생하면, 근육의 움직임과 활주가 저해되어 경횡동·정맥에 순환 장애가 발생해 근육의 결림과 통증을 더욱 악화시키는 부정적인 악순환이 유발된다고 생각된다.

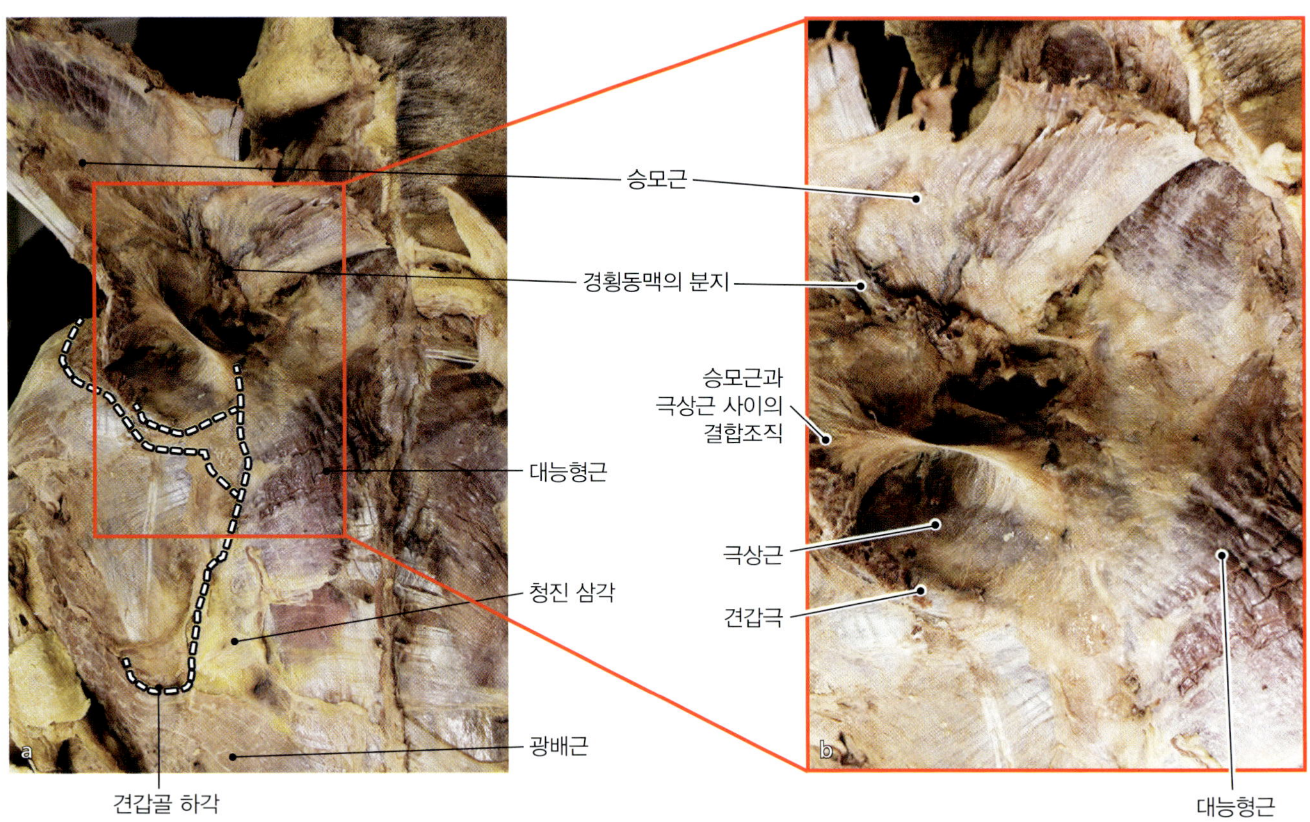

그림 8 **승모근 심층에 분포하는 섬유성 지방조직**

a : **승모근을 정지부에서 절단하여 외측 상방으로 반전**. 승모근과 심측의 근육 사이에는 섬유성 지방조직이 존재한다. 흰색 점선은 견갑골의 윤곽을 나타낸다. 이 지방조직의 확대는 미측(하방)은 광배근 상연, 승모근 외측연, 견갑골 내측연으로 둘러싸인 영역(**청진 삼각**)에까지 확장되어 있다.

b : **a의 확대 사진**. 극상근과의 사이에도 섬유성 지방조직이 풍부하게 존재하며 내부에서 혈관을 관찰할 수 있다.

3 경횡동맥의 초음파 해부

경횡동맥 천지는 항상 일정하게 주행한다. 반면, **경횡동맥 심지**의 기시부터 견갑골 내측연 사이에 이르는 주행은 변이가 많다. 따라서, 견갑거근과 대능형근 정지 부근의 영역에서 심측에 위치하는 경횡동맥 심지를 확인한다.

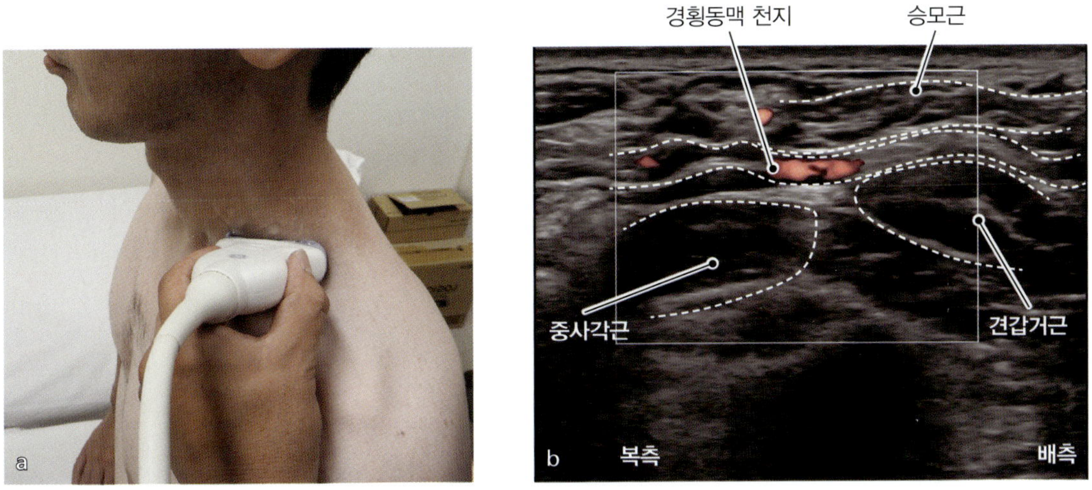

그림 9 **경횡동맥 천지**

a : 스캔 부위. 경부 끝부분에서 전후 직경의 중앙 부근에 프로브를 대고 상하 방향으로 프로브를 이동시킴으로써 경부 천층을 주행하는 경횡동맥 천지를 스캔한다.

b : 초음파 영상. 경횡동맥 천지가 사각근의 표층에서 후방(배측)을 향하는 영상이다. 이 경로(**그림 5** → **p. 8**)는 쇄골하정맥의 분지인 갑상경동맥에서 분지되어 후방을 향하는 경횡동맥의 기시부에 해당한다.

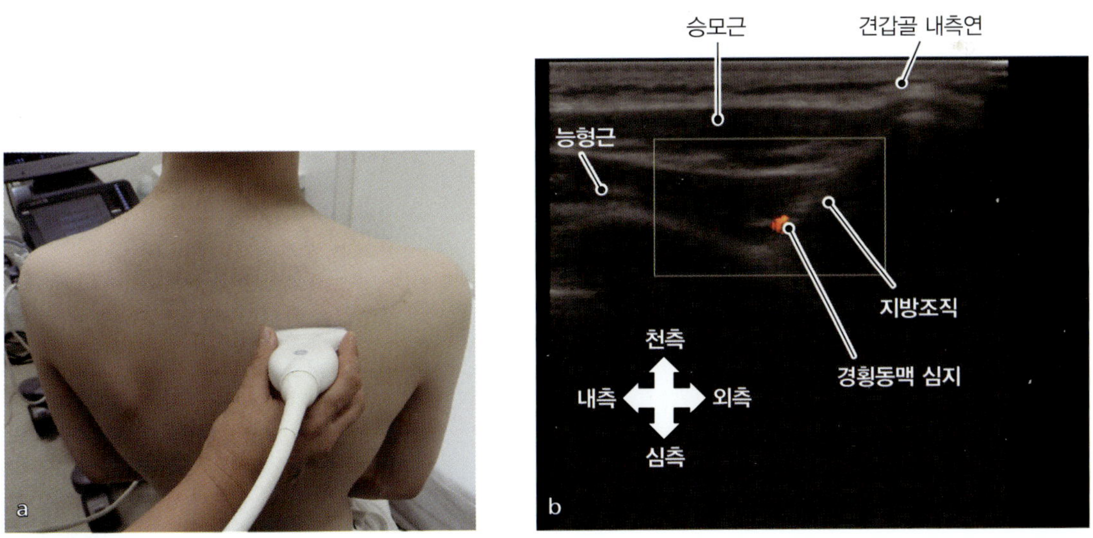

그림 10 **경횡동맥 심지**

a : 스캔 부위. 견갑극 삼각의 바로 내측에 프로브를 댄다. 이 영역은 견갑거근과 소능형근의 정지 부근으로 근복의 경계가 된다(**그림 4** → **p. 6**).

b : 초음파 영상. 경횡동맥 심지가 능형근의 심측을 주행하는 영상이다. 경횡동맥 심지의 주위에는 섬유성 지방조직이 하얗게(고에코) 보인다.

4 어깨 결림에 대한 운동요법

어깨 결림을 개선하기 위해서는 **경횡동 · 정맥**의 순환을 개선할 필요가 있다. 경횡동 · 정맥 천지는 승모근 심측에서 견갑거근 정지부 부근에 넓게 분포한다(그림 6, 7 → p. 9). 따라서 견갑골 상각 부근에서 견갑거근과 능형근을 촉지하여 승모근과 견갑거근 · 능형근에 대한 다이렉트 스트레칭을 실시한다(그림 11, 12). 또한, 견갑거근과 능형근 사이에 있는 지방조직에 대해 이완(release)을 실시한다(그림 13).

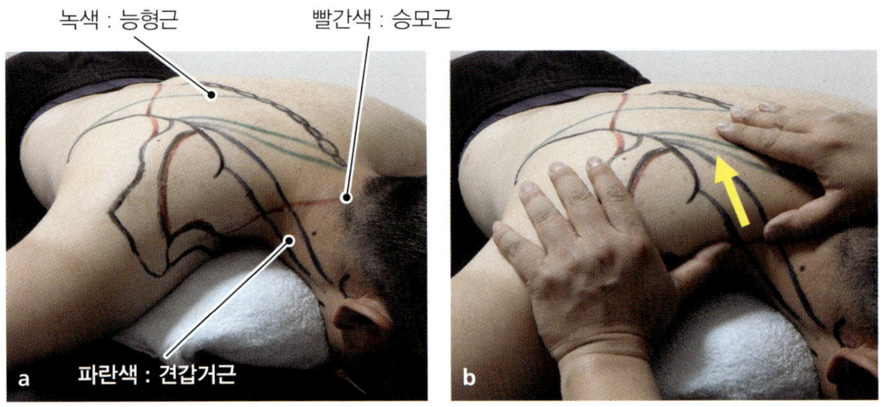

그림 11 승모근의 다이렉트 스트레칭
a : 견갑골과 극돌기는 검은색으로 나타내고 승모근은 빨간색 선, 능형근은 녹색 선, 견갑거근은 파란색 선으로 표시하였다.
b : 승모근 상부(하행부)의 전외측연에 손가락을 대고, 근복을 후방으로 이동시키듯(⇨) 다이렉트 스트레칭을 실시한다. 또한, 이 조작은 극상근과 승모근 사이에 있는 섬유성 지방조직(그림 8b → p. 10)의 이완에도 연결된다.

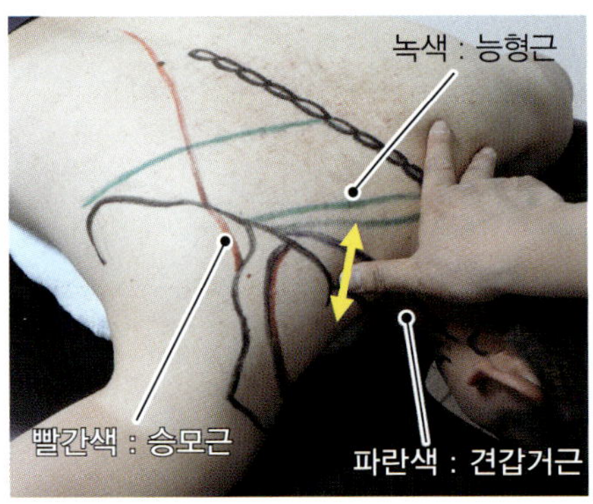

그림 12 견갑거근의 다이렉트 스트레칭
견갑골 상각 부근에서 견갑거근을 확인하고 다이렉트 스트레칭을 실시한다.

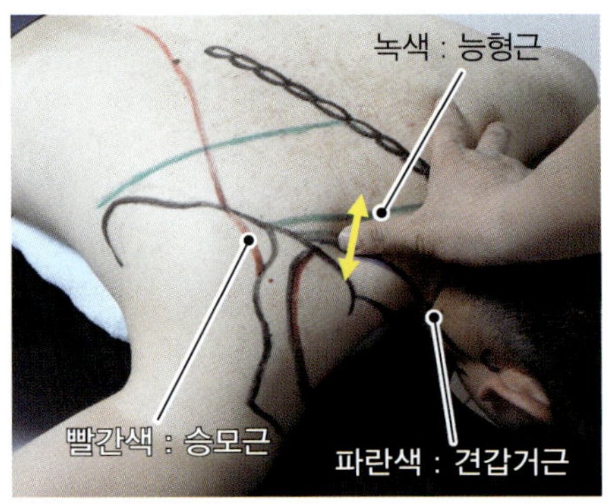

그림 13 능형근의 다이렉트 스트레칭
견갑거근 정지부와 능형근을 확인하여 다이렉트 스트레칭을 실시한다. 이 조작은 승모근 심측에서 견갑거근이나 능형근 사이에 존재하는 섬유성 지방조직(그림 6)의 이완에도 연결된다.

참고문헌

1. 高岸憲二:肩こりに関するプロジェクト研究(平成 16－18 年). 日整会誌 82:901-911, 2008
2. Gibbons J(著), 赤坂清和(監訳):骨盤と仙腸関節の機能解剖—骨盤帯を整えるリアラインアプローチ. pp 39-40, 医道の日本社, 2019
3. 高藤豊治:ヒトの僧帽筋の動脈分布について. 解剖誌 59:110-121, 1984
4. 岩澤大輔, 他:肩こりの解剖学的検討. Modern physician 26:189-194, 2006
5. 佐藤達夫:頸部の筋の解剖. PT ジャーナル 49:383-392, 2015
6. 児玉公道:上肢の動脈. 佐藤達夫, 他(編):日本人のからだ—解剖学的変異の考察. pp 220-237, 東京大学出版会, 2000
7. 三森甲宇, 他:頸横動脈の血管抵抗による肩こり患者の検討. 肩関節 37:821-823, 2013

2 견갑골 주위근의 근력 저하를 해부

이 장에서 다루는 근골격

- ▶ 견갑흉곽관절
- ▶ 전거근, 능형근, 외복사근
- ▶ 흉쇄관절
- ▶ 견쇄관절
- ▶ 오구쇄골인대

표적을 향해 팔을 뻗는 **reach 동작**은 견관절의 중요한 역할 중 하나이다. 여기서 말하는 **견관절**은 해부학석으로 **견갑상완관절(좁은 의미의 견관절)**만을 가리키는 것이 아니다. 상지대의 움직임과 관련된 흉쇄관절, 견쇄관절, 견갑골의 흉곽상 활주를 가능하게 하는 견갑흉곽관절, 견봉-오구견봉인대-오구돌기와 상완골두 사이에 만들어지는 제2견관절 및 오구쇄골인대(능형인대, 원추인대)에 의한 견쇄관절·흉쇄관절의 운동조절기구(C-C mechanism)도 포함된 **넓은 의미의 견관절(견관절 복합체)**이다(그림 14). 단, 견갑흉곽관절, 제2견관절, C-C mechanism은 해부학적이 아닌 기능적 의미에서의 관절이다.

견갑상완관절의 운동과 관련된 근육의 대부분은 견갑골에 부착한다. **견갑골**은 쇄골을 통해 흉곽과 연결되는데 흉곽 사이에는 흉쇄관절과 견쇄관절이 존재해, 불안정한 상태에서 흉곽으로 연결되어 있다(그림 14). 따라서 이러한 근육이 충분한 근력을 발휘하기 위해서는 견갑골이 흉곽에 붙어 흉곽 위, 즉 견갑흉곽관절에서 안정된 활주를 보이는 것이 필수적이다. 견갑골을 안정시키는 근육이 흉곽과 견갑골을 연결하는 **견갑골 주위근(inter scapular-thoracis muscles, IST muscles)**으로 주요 근육이 **승모근, 견갑거근, 소능형근, 대능형근, 전거근**이다(그림 15). 이 근육들 모두 천배근과 천흉근에 속한다.

이러한 근육이 상지의 움직임에 협조하여 견갑골을 안정시켜야 비로소 견관절의 운동 능력을 충분히 발휘할 수 있다.

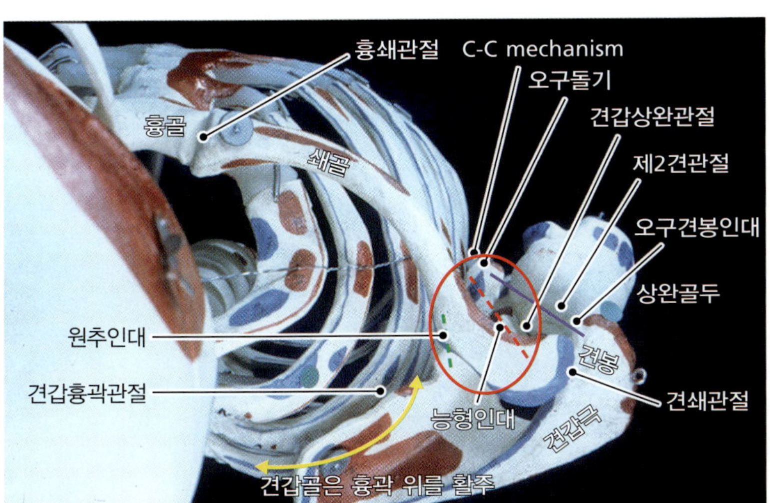

그림 14 넓은 의미의 견관절

흉곽·흉골, 쇄골, 견갑골, 상완골두의 연결 모습을 두측에서 본 사진. 이들을 연결하는 흉쇄관절, 견쇄관절, 견갑흉곽관절, 제2견관절, C-C mechanism을 통해 견갑상완관절(좁은 의미의 견관절)은 체간(흉곽)과 연결되어 넓은 의미의 견관절이 구성된다. 넓은 의미의 견관절의 움직임은 이러한 움직임이 복합된 것이다.

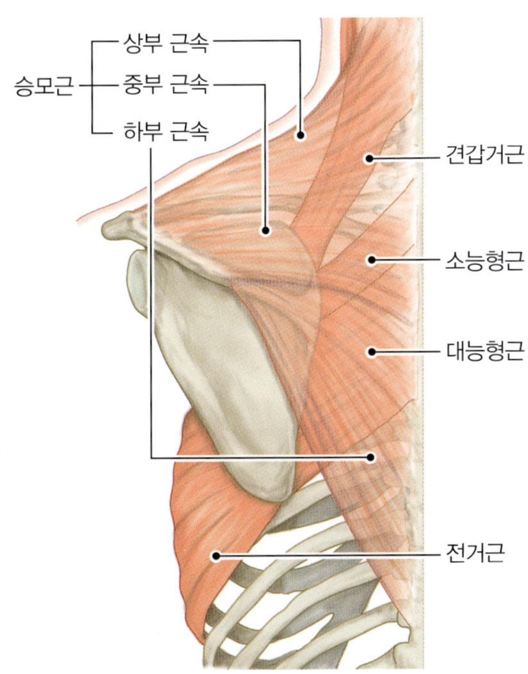

그림 15 견갑흉곽관절의 안정에 관여하는 근육

견갑골과 흉곽을 연결하는 근육에는 이 밖에 소흉근이 있다.

1 견갑흉곽관절(scapulothoracic joint)의 구조

견갑흉곽관절은 해부학적인 관절 구조를 이루지 않는다. 견갑골은 흉쇄관절과 견쇄관절, 두 관절의 움직임을 통해 흉곽 위를 활주한다(그림 14, 16). 이 견갑골-흉곽 사이의 관계를 기능적인 관절로 간주한 것이다. 견갑골과 흉곽을 연결하는 것이 **천흉근**(superfieial muscles of thorax)과 **천배근**(superficial muscles of back)이다(그림 15). 견갑골은 쇄골과 이들 근육에 의해 흉곽에 매달리고 끌어당겨지며 근육의 작용에 의해 흉곽 위를 활주한다.

그림 17a는 견갑흉곽관절의 수평 단면을 모식적으로 나타낸 것이다. 견갑골과 흉곽 사이(견갑흉곽관절)를 전거근이 비스듬히 가로지르기 때문에 견갑흉곽관절의 활주면은 2개로 나뉜다. **견갑-전거근 간격**과 **흉곽-전거근 간격**이다.[1] 그림 17b에서는 승모근이나 능형근이 절제되어 흉곽-전거근 간격이 후방에서 벌어져 있다. 두 간격 모두 매우 성긴 결합조직으로 채워져 있어 해부 시 도구 없이 손으로 벌릴 수 있다. 또한, 혈관이나 신경이 횡단하지 않아 관절의 활주를 저해하지 않는 구조이다.

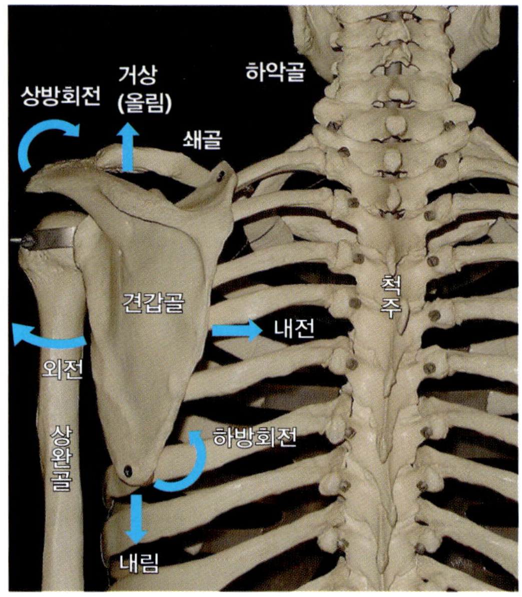

그림 16 견갑흉곽관절에서 견갑골의 활주

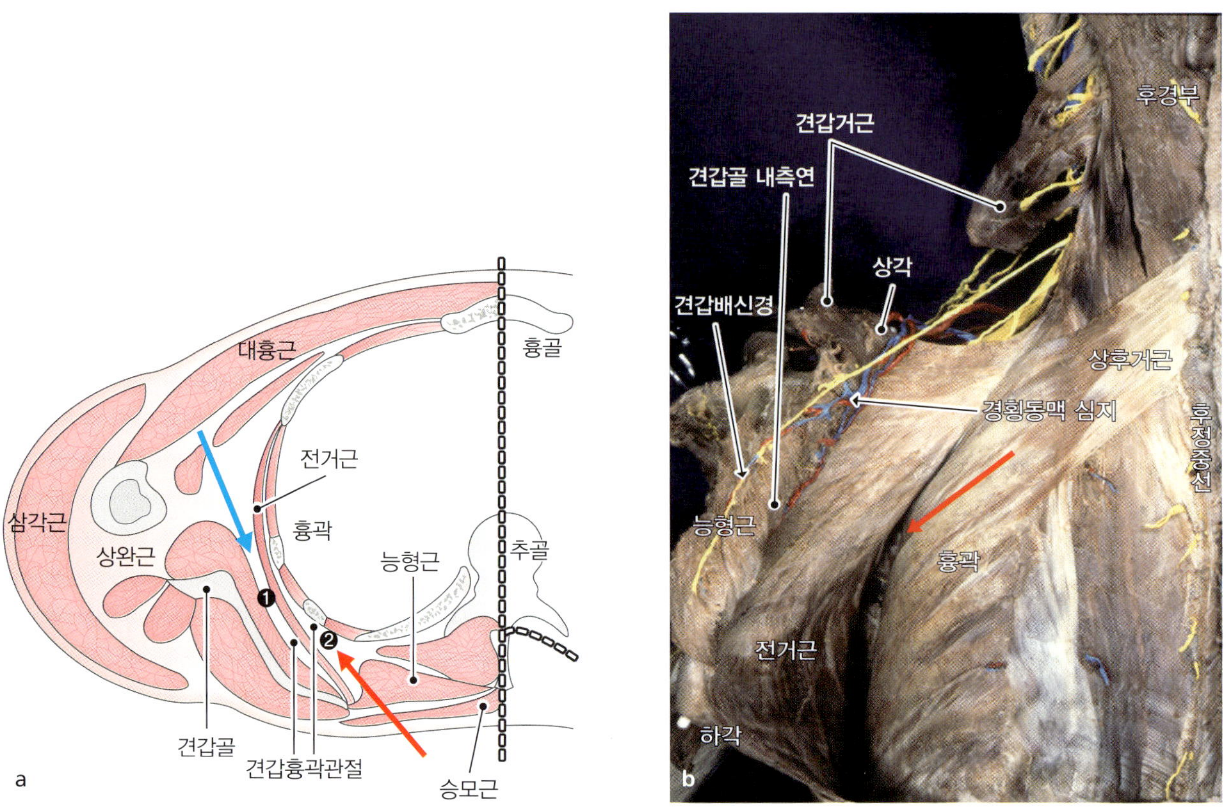

그림 17 견갑흉곽관절

a : **수평 단면에서 본 흉곽관절의 구성**. ①은 견갑-전거근 간격, ②는 흉곽-전거근 간격. (빨간 화살표)는 **b**에서의 관찰 방향, (파란 화살표)는 그림 18에서의 관찰 방향이다.

b : **후방에서 본 견갑흉곽관절**. 흉곽-전거근 간격이 후방에서 벌어져 있다(빨간 화살표).

2 견갑흉곽관절의 안정성과 관련된 근육

전거근(serratus anterior)

전거근은 흉부 측면의 큰 근육으로, 제1~8 늑골의 외측면에서 기시하여 상각에서 하각에 걸친 견갑골 내측연에 부착한다(그림 18, 표 2). 전거근의 근속은 상부 · 중부 · 하부로 구분된다. **상부 근속**은 제1 · 제2 늑골에서 기시하여 상각에, **중부 근속**은 제2 · 제3 늑골에서 기시하여 넓어져 내측연에, **하부 근속**은 제4 늑골 이하에서 기시 후 수렴하여 하각에 부착한다.

전거근의 작용은 견갑골의 외전과 상방회전으로, 외전에서는 승모근의 중부 근속과 force couple 관계에 있으며 상방회전에서는 승모근의 상부 · 하부 근속과 공동근(협동근, synergist)을 이룬다.

▶ 각 근속의 형태에 따른 기능

전거근의 근속 두께는 부위마다 다르다.

상부 근속(그림 19a)은 다른 근속과 달리 큰 단면적과 짧은 근섬유의 길이를 특징으로 하고 또한, 정지부는 상각의 복측면뿐만 아니라 배측면까지 퍼져 있다.[2] 중부 근속(그림 19b)과 하부 근속(그림 19c)은 모두 얇지만, 하부 근속은 하각을 향해 수렴되므로 정지부에서는 두꺼워진다.

상부와 하부 근속은 큰 단면적을 가지므로 **강한 근력을 발휘**하는 것으로 생각된다. Gregg[3]와 Hamada 등[2]에 의하면 상부 근속은 상각을 흉부에 고정하는 앵커(anchor)로서 견갑골의 회전 중심을 형성하

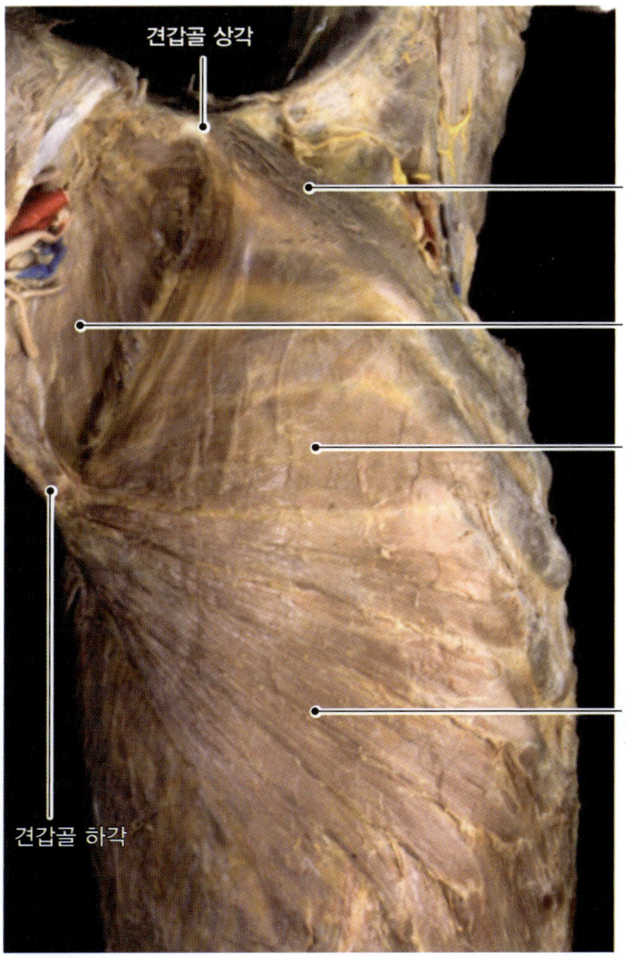

그림 18 전거근(serratus anterior)의 모습
쇄골, 대 · 소흉근, 쇄골하근이 제거되고 견갑골이 견갑흉곽관절의 견갑-전거근 간격을 향해 후방(배측)으로 반전되어 있다(그림 17a의 ➡).

며, 중부 · 하부 근속이 기능하기 좋은 상태를 만든다고 되어 있다. 또한, Kudo[4]는 상부 근속이 견갑골의 전경(anteversion)에도 작용하여 견갑골이 고정된 상태에서는 흉곽을 견갑골에 끌어당기도록 흉추를 신전시킨다고 하였다. 하부 근속은 견갑골의 외전과 상방회전에 작용하지만 광범위한 근섬유를 하각에 집중시킴으로써 크고 강력한 회전을 가능하게 하고 있다고 생각된다.

중부 근속은 견갑골을 외전한다. 근육의 두께는 얇지만 한 점에서 나와 견갑골 내측연에 폭넓게 정지함으로써 견갑골의 안정된 이동을 가능하게 하는 것으로 생각된다.

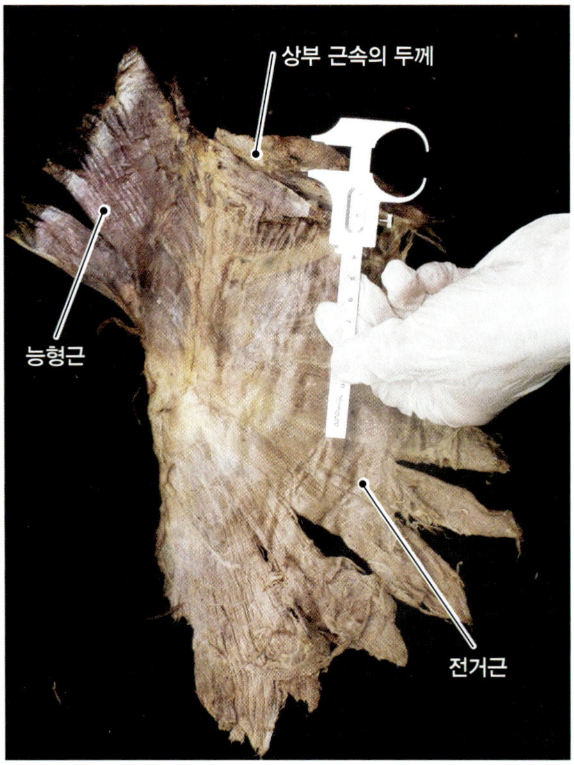

a: 상부 근속

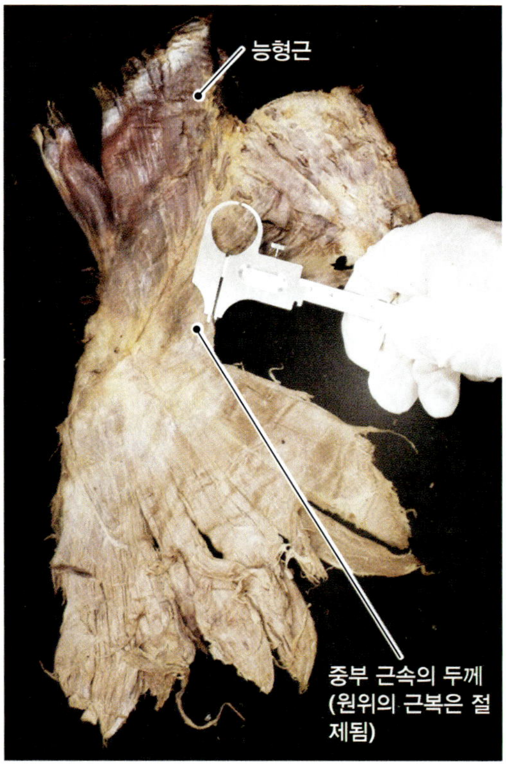

b: 중부 근속

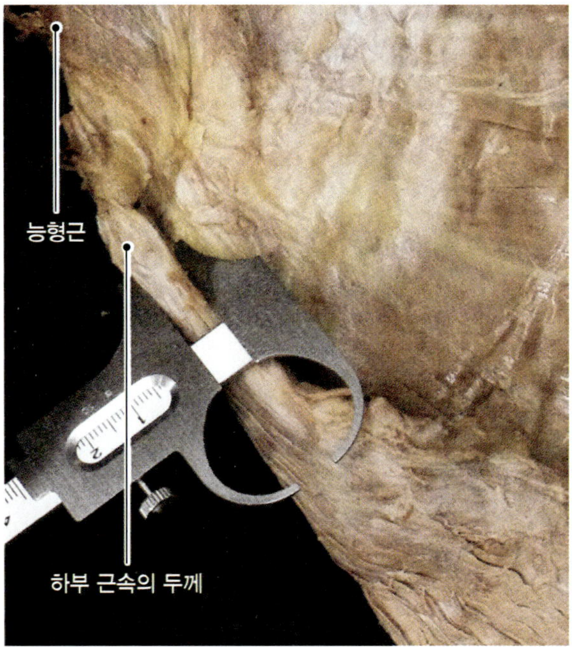

c: 하부 근속

그림 19 전거근 각 근속의 두께 측정

▶ **공동근(협동근)으로서의 작용**

장흉신경 마비(long thoracic nerve paralysis)에서는 전거근 전체가 근력을 발휘하지 못하고 견갑골의 내측연 전체가 흉벽에서 떠오르고(**익상견갑**, winged scapula), 상방회전도 충분하지 못해 견관절의 굴곡 즉, 상지의 전방 거상이 제한된다.[5)]

또한, Hamada[2)]는 전거근의 기능적 역할 중 하나로 **삼각근**에 대한 공동근으로서의 작용을 제시하였다. 삼각근이 수축하면 견갑상완관절에서 상완은 거상되지만, 견갑골에는 반대 방향으로 향하는 하방회전력이 작용한다. 따라서 전거근이 상방 회전력으로 견갑골을 고정시키고 삼각근이 상완을 들어올리는 것을 보조한다고 지적하고 있다. 이는 정지부가 삼각근의 기시부와 마주보며 견갑골에 대해 상방회전 작용을 하는 **승모근**에도 해당된다. 이처럼 견갑골의 안정과 견관절의 운동성에 전거근은 크게 기여하고 있다.

▶ **늑골 부착부에서 본 작용**

전거근 하부 근속의 늑골 부착부는 비교적 긴 거리에 걸쳐 외복사근의 부착부와 맞물리도록 마주한다(**그림 20**). 이 부위엔 **근연결**도 관찰된다(**그림 31** → **p. 344**). 외복사근이 전거근 하부 근속의 부착부인 늑골을 고정하고 이어서 전거근이 수축하여 견갑골을 체간으로 끌어당기는 도식을 생각할 수 있다.

또한, **그림 21**은 전거근이 늑골 외측면에 부착하는 부위를 확대하여 나타내고 있다. 전거근이 늑골 외측에 부착되는 면적은 작고(**그림 21a**), 그보다 후방에서는 늑골과 소성 결합조직을 통해 느슨하게 결합되어 있다(**그림 20b**). 늑골과 느슨하게 결합함으로써 기시부에서 근육의 가동성을 높이고 견갑골 하각의 다양한 움직임에 하부 근속이 따라갈 수 있도록 융통성을 부여하고 있는지도 모른다.

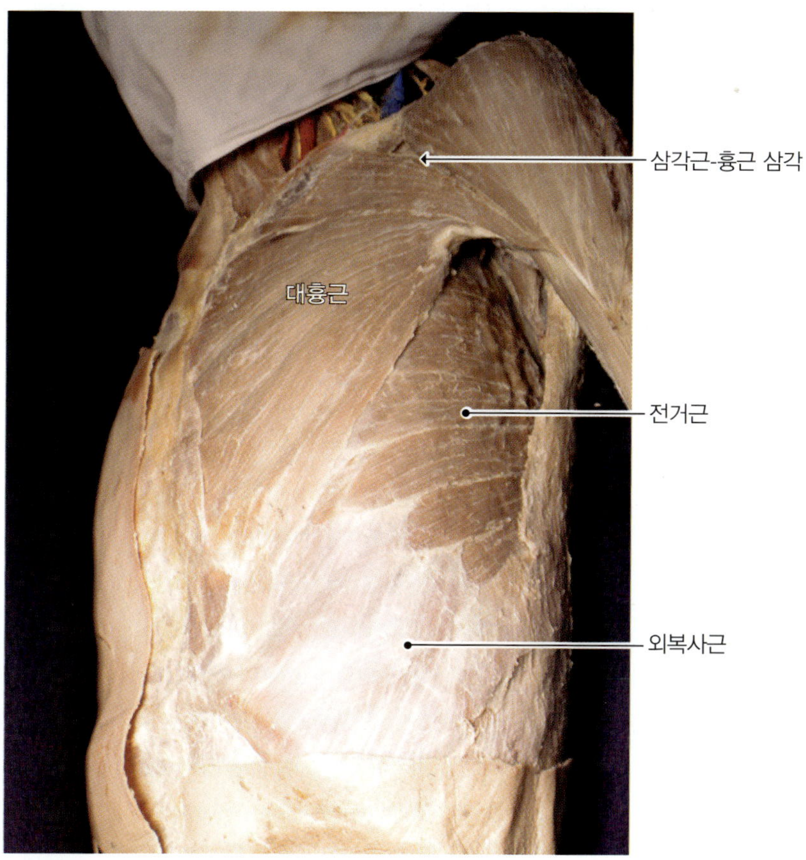

그림 20 **전거근과 외복사근(좌측)**

체간 좌측에서 두 근육의 경계부가 관찰된다.

표 2 전거근(serratus anterior)

	기시	정지	신경지배	수축 → 신장되는 작용	장애 시 제한되는 움직임	임상과의 접점
전거근	제1~8(9) 늑골의 외측, 제1 · 2 늑골 사이 건궁	견갑골의 상각, 내측연 및 하각	장흉신경	견갑골의 외전, 상방회전	견갑골의 내전, 하방회전	능형근과 근연결을 통해 일체화된 능형근-전거근의 수축은 견갑골 내측연을 흉곽으로 끌어당긴다.

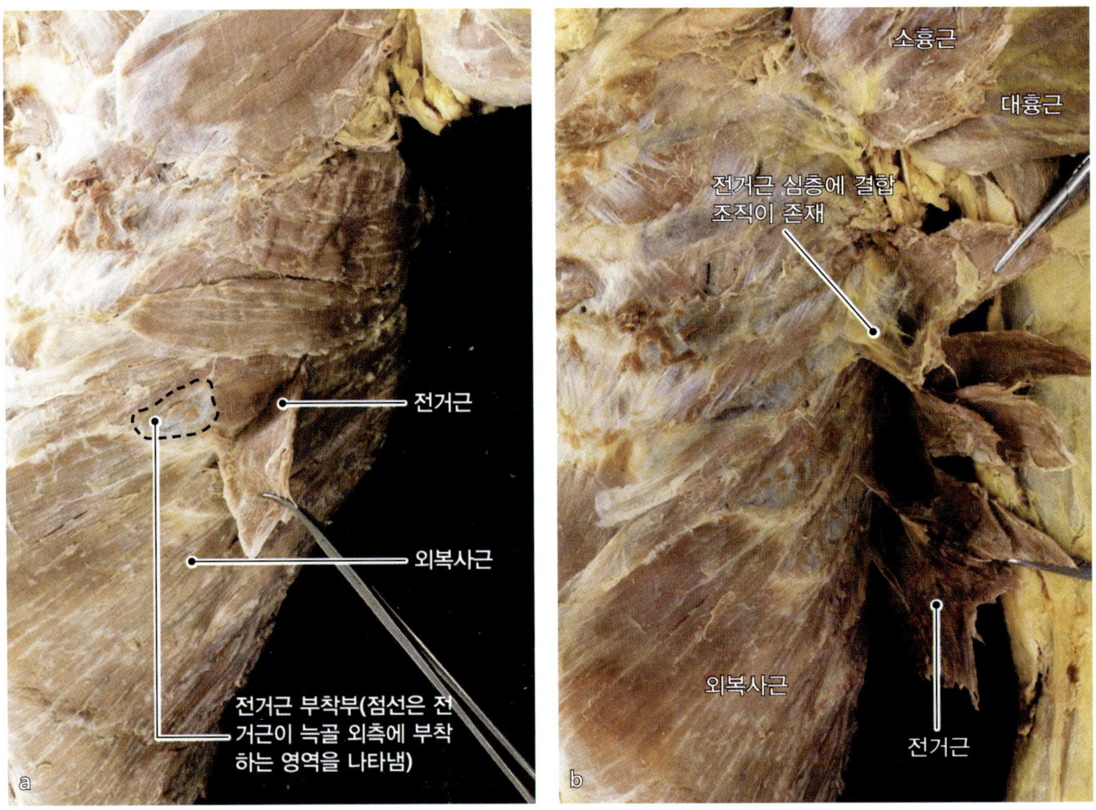

그림 21 전거근 하부 근속의 늑골 부착부
a : 하부 근속의 부착부 중 한 곳을 늑골에서 박리하였다.
b : 더 많은 부착부를 박리하였고, 좁은 부착골면의 후방에서는 근속과 늑골 사이에 소성 결합조직이 존재하는 것이 관찰된다.

능형근(rhomboideus)과 견갑거근(levator scapulae)

능형근과 **견갑거근**은 건막을 통해 **전거근**과 하나(일체화)를 이루고 있으며, 이 건막을 통해 상각에서 하각에 걸친 **견갑골 내측연**의 복측면에 부착되어 있다.[2)]

그림 22a는 능형근과 전거근을 하나로 견갑골에서 박리하여 복측(정면)에서 본 모습이다. 능형근과 전거근 중부 근속은 견갑골 내측연에서 건막을 통해 견고하게 연결되어 있으며 미측(하방)의 하각 부근에서는 근복이 두꺼운 전거근의 하부 근속 역시 막 모양의 조직을 통해 능형근과 연결된다. 또한, 능형근과 전거근을 연결하는 건막부의 복측으로 2개 근육을 연결하는 **근연결**이 관찰된다(**그림 22b**).

▶ 능형근과 전거근의 근력 저하

일체화된 능형근과 전거근의 수축에 의해 견갑골 내측연을 흉곽으로 끌어당기는 힘이 발생한다. 능형근의 근력이 저하된 경우, 견갑골은 외전하여 내측연을 들어 올린다.[4)] 다만, 견갑골을 전방 견인하는 전

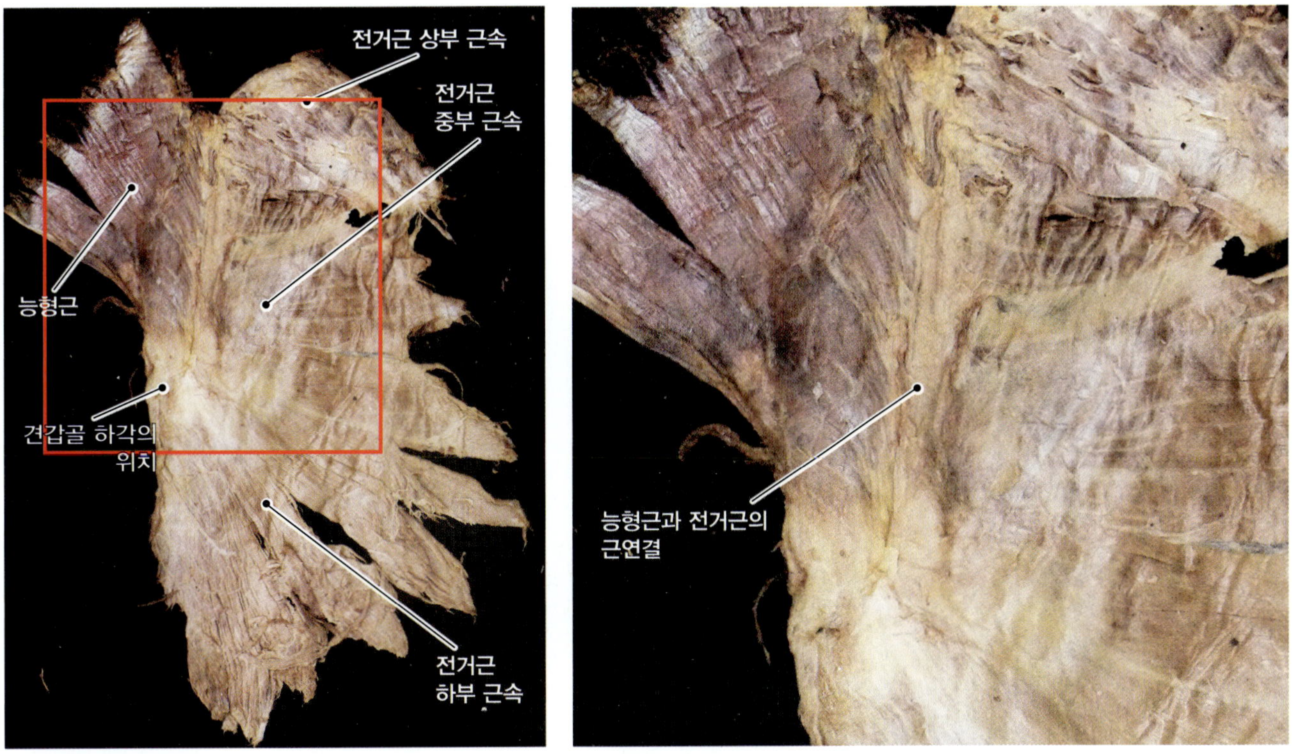

a: 전체를 복측(정면)에서 본 모습

b: a의 확대 사진

그림 22 견갑골에서 하나로 박리한 능형근과 전거근

거근의 작용은 남아 있어 '상지를 어깨 높이로 올리고 벽을 미는' 익상견갑의 검사에서 익상견갑의 정도는 전거근 마비 정도는 아닌 것으로 생각된다. 또한, 견갑골 하각부만 솟아오른 증례에서는 능형근과 전거근의 하각 부착부에 근력 저하가 의심된다.[6]

승모근(trapezius)

승모근은 견갑골을 배측(등쪽)에서 밀어붙이기 때문에 승모근이 마비에 의해 견갑골 내측연이 떠올라 익상견갑 상태를 보인다.[5] 또한, 내전 기능이 저하되어 견갑골은 외측으로 편위된다. 상방회전도 제한되어 상지의 외전이 곤란해지며, 이때 익상견갑 상태가 현저해진다. 견관절의 굴곡은 그다지 제한되지 않는다.

▶ 견관절의 운동과 승모근의 동태

승모근은 근속의 주행에서 **하행부(상부 근속)**, **횡행부(중부 근속)**, **상행부(하부 근속)**의 3부분으로 구분된다. 견갑골에서 내측으로 방사형으로 퍼지는 3부분(**그림 15** → **p. 13**)은 견관절의 굴곡이나 외전 시 다른 동태를 보인다.[7]

굴곡 시 견갑골은 견쇄관절을 지점으로 한 상방회전을 실시하는 굴곡 90°까지는 초기에 전거근이 주동근으로서 관여하지만 30°를 넘어가면 하부 근속의 활동이 증가한다. 쇄골이 후방으로 후퇴하고 견갑골을 척주로 끌어당기며 상방회전하는 90° 이상에서는 우선 상부 근속이 활동하고, 150° 이상에서는 중부·하부 근속의 활동이 증가한다. 견갑골이 경시적으로 척주에 끌어당겨지면서 상방회전하는 외전 시에는 외전 90°까지는 중부 근속이 주동적으로 작용하고, 90° 이상은 중부·하부 근속이 관여한다. 이와 같이 승모근의 3부분은 견관절의 동태에 따라 활동 시기를 적절히 다르게 하여 각 형태에 맞는 안정성을 견갑골에 제공하고 있다고 생각된다.

또한, 방사형 배열을 나타내는 다른 견갑골 주위 근육들도 마찬가지라고 생각된다.

3 능형근의 초음파 해부

상지의 전방 거상(견관절 굴곡)에 따라 **능형근**의 팽창을 관찰할 수 있다(**그림 23b**). 전방 거상 시 견갑골을 흉곽으로 끌어당기기 위해 능형근이 수축했음을 보여준다.

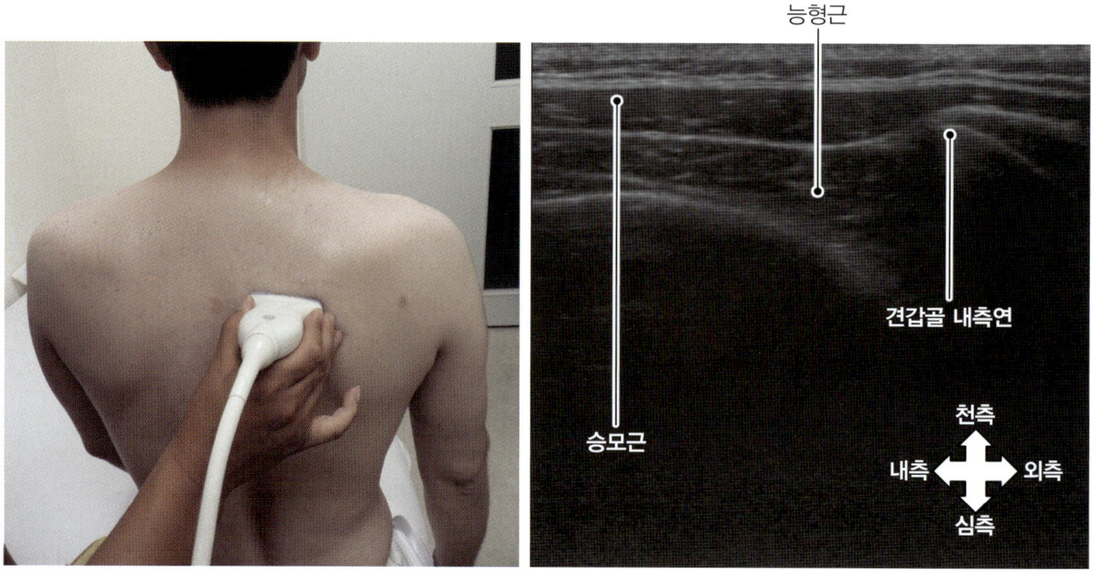

a: **안정 상태**. 견갑골 내측연 중앙부 영역을 스캔(장축 영상)

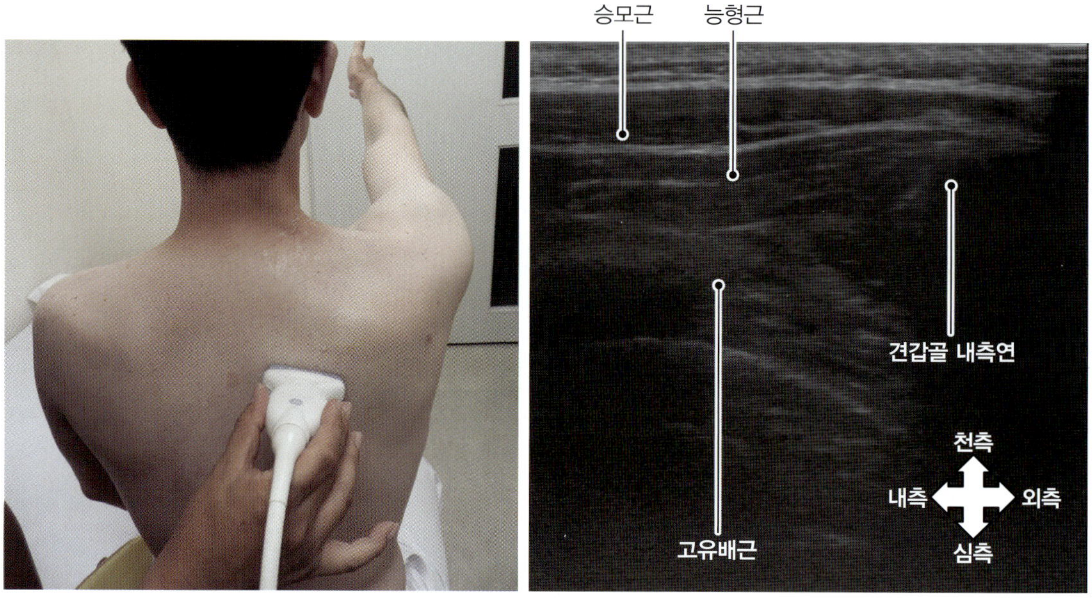

b: **우측 상지의 전방 거상**. 거상에 따라 능형근의 팽창을 확인할 수 있다.

그림 23 능형근의 초음파 영상

4 견갑골 주위근에 대한 운동요법

통상적인 도수근력검사(manual muscle test, MMT)에서는 견갑골을 고정하지 않고, 견관절의 움직임을 평가한다. 그러나 평가의 결과가 '정상'이 아닌 경우 근력 저하의 원인이 견갑골 주위근과 견갑상완관절근 중 어느 쪽에 있는지 판단할 수 없다. 그러므로, 견갑골을 도수적으로 고정한 자세에서 MMT를 실시한다. 이때, 근력 저하가 있다면 **견갑상완관절근**에, 근력이 상승하면 **견갑골 주위근**에 각각 문제가 있는 것을 알 수 있다.

견갑골 주위근에 문제가 있는 경우, 견갑흉곽관절의 안정성을 개선시키기 위해서는 **능형근**(그림 24), **승모근**(그림 25), **전거근**(그림 26, 27)에 접근한다. 우선 각각의 근육에 대해 평가를 실시하고 근력 저하가 보이는 경우 개별 근력 트레이닝을 실시한다. 트레이닝을 통해 근력을 발휘할 수 있게 되면 상지의 운동에 따르는 견갑골의 협조적 운동을 촉진하는 트레이닝으로 서서히 이행해 나간다. 특히, 통증이 발생하기 쉬운 견관절 거상운동에서는 견갑골의 상방회전과 후경(posterior tilt)이 제한될 때가 많다. 승모근 상행부(하부 근속)의 수축을 촉진함으로써 견갑골 상방회전과 후경의 움직임을 유도한다.

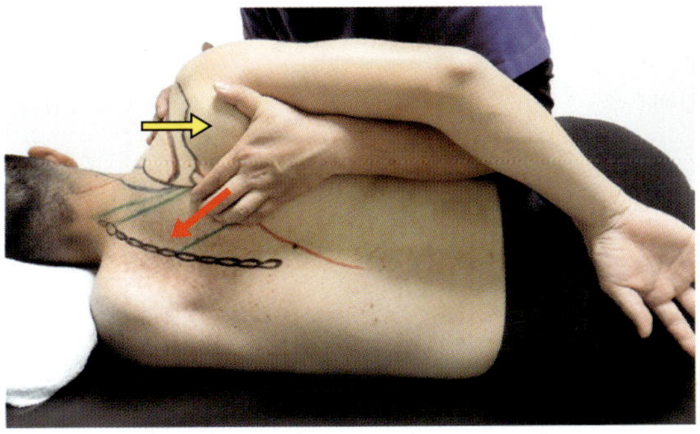

그림 24 능형근의 근력 트레이닝

하방회전근인 견갑거근의 수축을 제어하기 위해 견갑골을 아래로 내린다(⇨). 치료사는 견갑골의 내측연을 따라 손가락을 대고, 능형근의 수축을 느끼면서 견갑골 내전운동을 능동보조(active assisted) 하에 유도한다(➡).

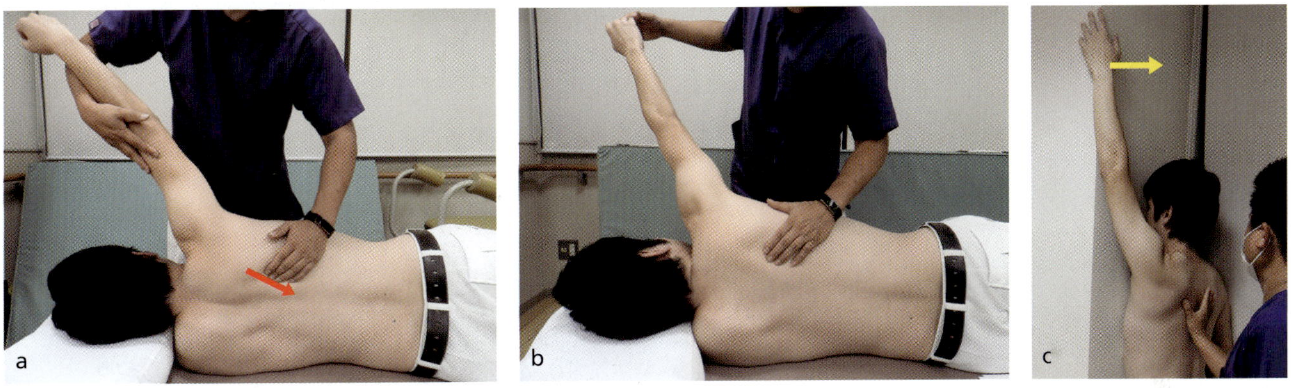

그림 25 승모근 상행부(하부 근속)의 근력 트레이닝

a : **옆 누운 자세**. 상지를 받치고, 견갑상완관절의 움직임을 억제하며 견갑골을 내림 · 내전 방향(➡)으로 능동보조 하에 유도한다. 치료사는 승모근의 외측하연에 손가락을 대고 승모근의 수축을 확인한다.

b : **옆 누운 자세(placing)**. 승모근 하부 근속을 확인하면서 상지를 다양한 위치에 체공 유지(placing)시킨다.

c : **선 자세**. 상지를 거상시켜 벽에 손바닥을 댄다. 그 상태에서 손바닥을 벽에서 뗀다(⇨). 치료사는 승모근의 외측하연에 손가락을 대고 수축을 확인한다.

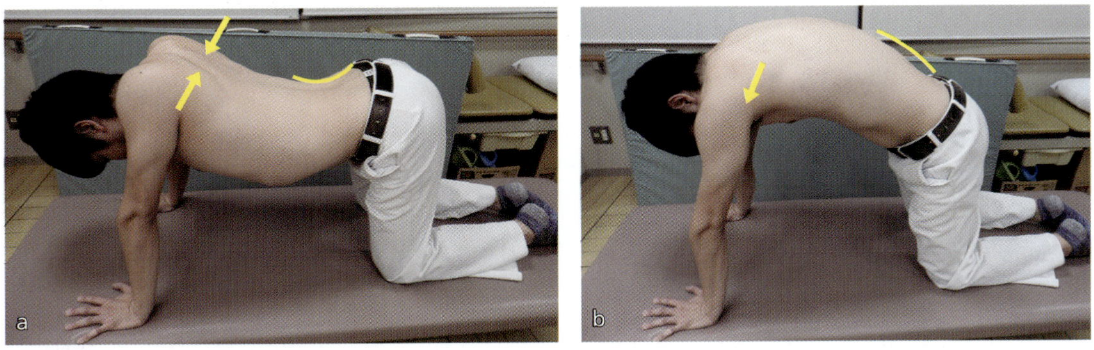

그림 26 전거근의 근력 트레이닝 : 네발기기 자세

a : 골반 전경(anterior tilt) · 요추 전만과 함께 견갑골을 내전한다(⇨). 이 상태에서는 전거근이 신장되어 있다.

b : 골반 후경(posterior tilt) · 요추 후만과 함께 견갑골을 외전시킨다(⇨). 손바닥은 바닥에 닿고, 상지의 움직임이 제어되고 있기 때문에 체간의 움직임을 통해 견갑골의 외전운동, 즉 전거근의 수축을 촉진한다.

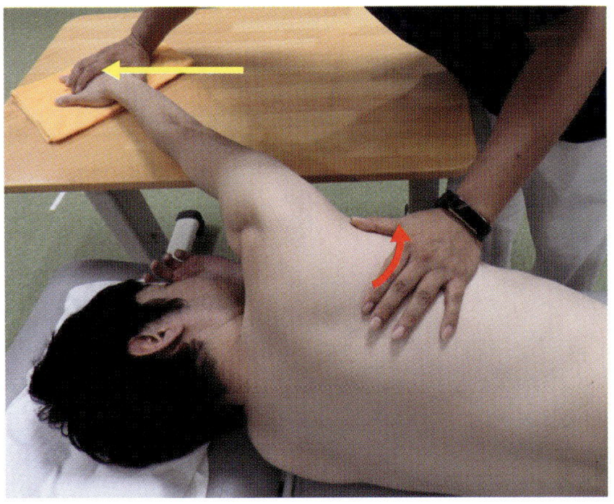

그림 27 전거근의 근력 트레이닝 : 옆 누운 자세
테이블에 손을 얹은 상태에서 상지를 들어 올린다(⇨). 이때 치료사는 전거근의 수축을 확인하면서 견갑골 하각의 복측 이동(상방회전)을 유도해 나간다(➡). 견갑골 주위근의 과활동에 의한 견갑골 거상(올림)의 보상운동에 주의한다.

참고문헌

1. Kapandji IA(著), 塩田悦仁(訳):カパンジー機能解剖学—カラー版／ 1. 上肢. 原著第6 版, pp 40-41, 医歯薬出版, 2006
2. 浜田純一郎, 他:前鋸筋の機能解剖学的研究. 肩関節 31:629-632, 2007
3. Gregg JR, et al:Serratus Anterior paralysis in the young athlete. J Bone Joint Surg 61A:825-832, 1979
4. 工藤慎太郎:頸椎症. 工藤慎太郎(編著):運動療法の「なぜ？」がわかる超音波解剖. pp 6-23, 医学書院, 2014
5. 梶原敏夫:翼状肩甲. 栢森良二, 他(編):末梢神経麻痺の評価—電気診断学とリハビリテーション. pp 73-83, 医歯薬出版, 1992
6. 工藤慎太郎, 他:肩. 工藤慎太郎(編著):運動療法の「なぜ？」がわかる評価戦略. pp 8-67, 医学書院, 2017
7. 森原徹, 他:リハに必要な五十肩のキネマチックス. J Clin Reha 18:685-694, 2009

3 견갑골의 가동성 저하를 해부

이 장에서 다루는 근골격

- ▶ 소흉근
- ▶ 쇄골하근
- ▶ 광배근

견갑골의 움직임은 **흉쇄관절**에서의 큰 움직임에 **견쇄관절**에서의 작은 움직임이 더해진 것이다. 이 견갑골에 상완골이 **견갑상완관절**을 이루어 연결(그림 28)되므로 3개 관절의 움직임이 합쳐진 **견관절**(**견관절 복합체** → **p. 13**)의 움직임은 매우 커지게 된다. 따라서 견갑골의 가동성 저하는 견관절의 운동성을 크게 제한한다. 또한, 견갑골의 가동성은 견갑상완관절에 가해지는 외력을 완충한다. 가동성 저하는 완충작용을 저하시켜 외전 · 외회전 · 수평신전 시 견갑상완관절에 가해지는 부담을 증대시킨다.[1)]

견갑골의 움직임은 주로 견갑골에 부착하는 주위근에 의해 제어된다(그림 28). 흉쇄관절에서의 움직임이 크기 때문에 견갑골의 가동성은 크다. 또한, 견갑상완관절의 기능을 충분히 발휘하도록 하기 위해 토대가 되는 견갑골에 충분한 동적 안정성이 요구된다. 견갑골 주위근의 근력 저하는 견갑골의 가동성뿐만 아니라 동적 안정성도 저하시킨다. **I-2**에서는 주로 동적 안정성에 대해 설명하였다. 여기에서는 가동성을 다루지만, 가동성 저하를 초래하는 요인으로서 근력 저하 이외에도 흉쇄관절과 견쇄관절 자체에 기인하는 사항도 포함된다. 우선 근력 저하에 대해 설명하고, 이어서 관절에 대해 기술하였다.

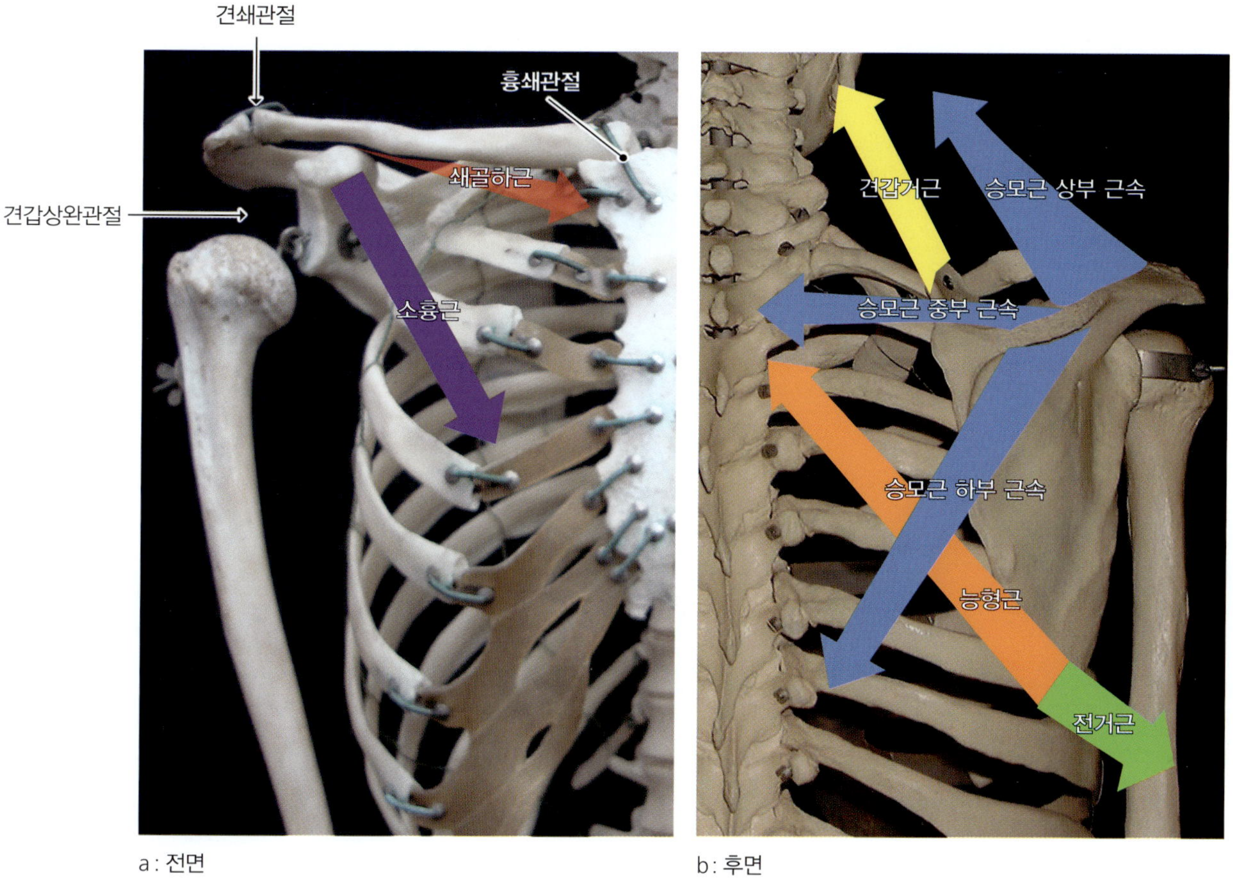

그림 28 견갑골 주위근과 그 작용

1 견갑골 주위근의 근력 저하

승모근, 능형근, 견갑거근, 전거근에 대해서는 **I-1, 2**에서 다루었다(→ **p. 4~6, p. 15~20**).

소흉근(pectoralis minor)

소흉근은 제2~6 늑골 전면에서 기시하여 오구돌기에 정지한다(**그림 29**, 표 3 → **p. 31**). 소흉근은 견갑골을 전하방으로 당겨 견갑골의 전경, 외전, 내림에 작용하고, 능형근·견갑거근과 공동으로 견갑골을 하방회전시킨다. 상지 거상 시 견갑골에는 상방회전과 후경의 움직임이 요구된다. 소흉근은 상지 거상 시 크게 신장되어 견갑골의 후경을 제어한다. 또한, 소흉근의 과긴장으로 견갑골에 전경 및 내림이 강제되면 상완골두의 견봉하에 대한 부하가 증대하여 통증을 일으킬 수 있다.

소흉근 정지건의 일부가 오구돌기 윗면을 넘어 견관절낭까지 늘어날 수 있다. **소흉근 연장건**(**그림 30**)이라고 불리며, 소흉근에 생기는 해부학적 변이 중 하나이다. Ueki 등[2]은 연장건에는 활동성이 있어 상완골 대결절의 극상근 정지부까지 도달한다고 관절경하 생체 예에서 보고하였다. **그림 30**의 예에서 연장건은 견관절낭과 오구상완인대에 이르고 있다. Yamagushi 등[3]도 소흉근과 오구상완인대 사이에는 섬유성의 연결이 있다고 하였다. 오구상완인대는 견관절 외전 시 긴장된다. 소흉근의 긴장은 연장건을 통해 오구상완인대를 긴장시킨다. 소흉근의 긴장 완화는 오구상완인대의 긴장을 완화시키고, 견관절의 외회전 가동범위를 개선시킬 가능성이 있다.

그림 31은 오구돌기에서의 근 부착 상황을 보여준다. 소흉근의 정지건은 윗면에, 오구완근과 상완이두근 단두의 공통 기시건은 외측면에 부착한다.[4] 소흉근 정지건의 윗면 부착은 소흉근이 오구돌기에 손을 대고 효율적으로 전하방으로 당기기 위한 것이라고 볼 수 있다.

오구돌기의 미측(하방)에서 소흉근 기시부와 흉벽에 끼인 영역이 **소흉근하간격**이다(**그림 32**). 쇄골하동·정맥에서 이어지는 액와동·정맥은 상완신경총과 함께 소흉근하간격을 지나 상지로 들어간다

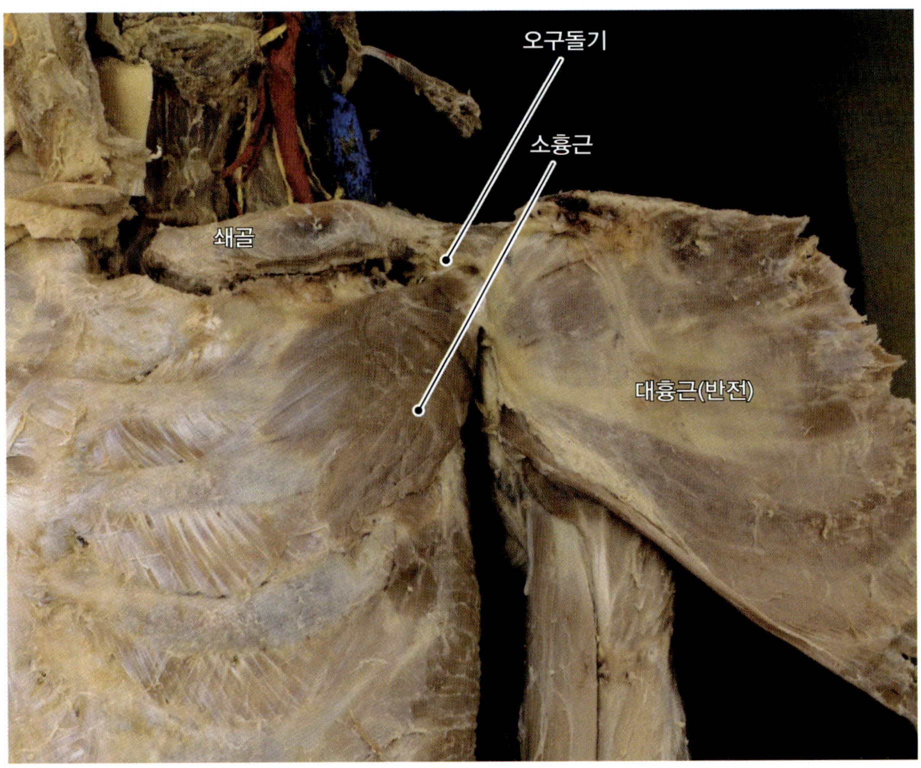

그림 29 **소흉근(pectoralis minor)**
좌측 전흉부에서 대흉근을 외측 방향으로 반전시켜 바로 심층에 있는 소흉근이 드러나 있다.

(그림 33).

상지를 외전시키면 이들 혈관이나 신경이 오구돌기를 지점으로 방향을 바꿔(그림 34), 지점 부근의 혈관과 신경이 포착되는 경우가 있다(**과회전증후군**, hyperabduction syndrome). **처진 어깨** 등의 불량 자세에서는 견갑골이 하방회전 자세가 되어 소흉근의 신장성이 저하되면 상지의 외전에 오구돌기의 상방 이동이 따라가지 못해 과외전증후군이 발생하기 쉽다.[5)]

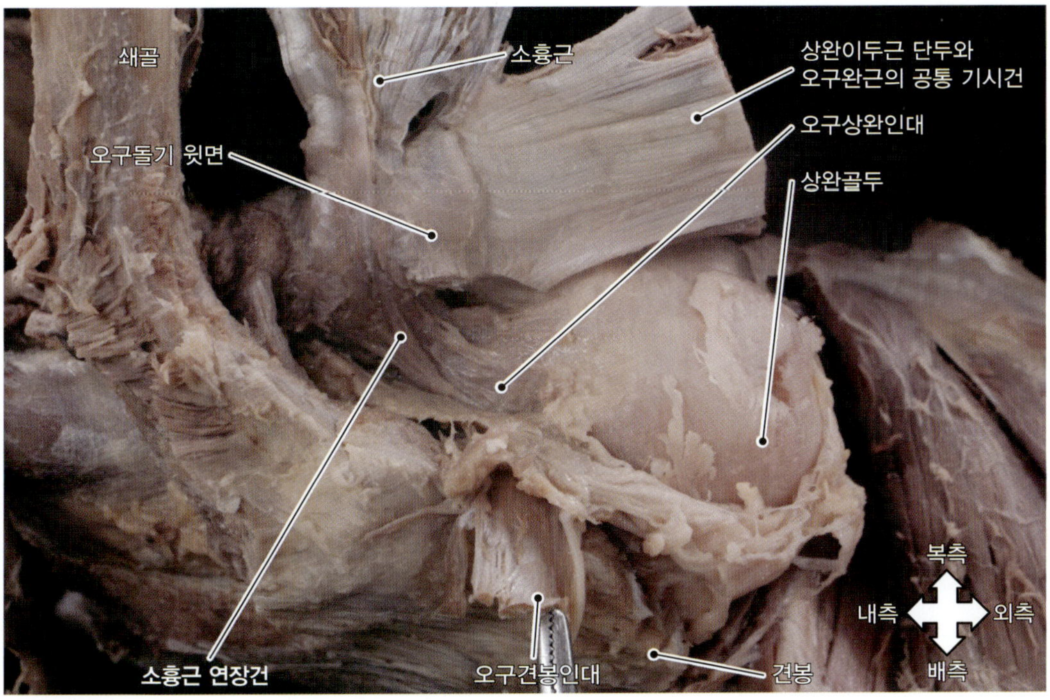

그림 30 소흉근 정지건의 관절낭 · 오구상완인대로 연장
우측 견관절을 두측에서 본 모습. 오구견봉인대와 견봉하점액낭이 제거되어 오구상완인대가 드러나 있다.

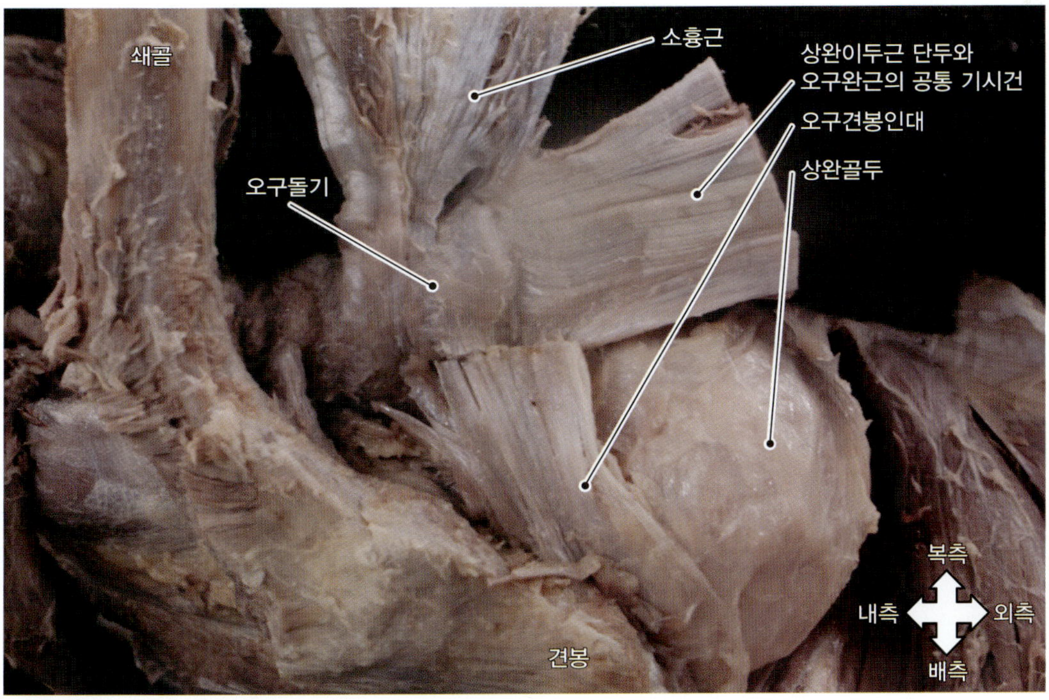

그림 31 오구돌기에 부착하는 해부 구조
그림 30에서 오구견봉인대를 원래 자리로 되돌린 모습. 상완이두근 단두와 오구완근의 공통 기시건, 소흉근 정지건 및 오구견봉인대가 오구돌기에 부착되어 있다.

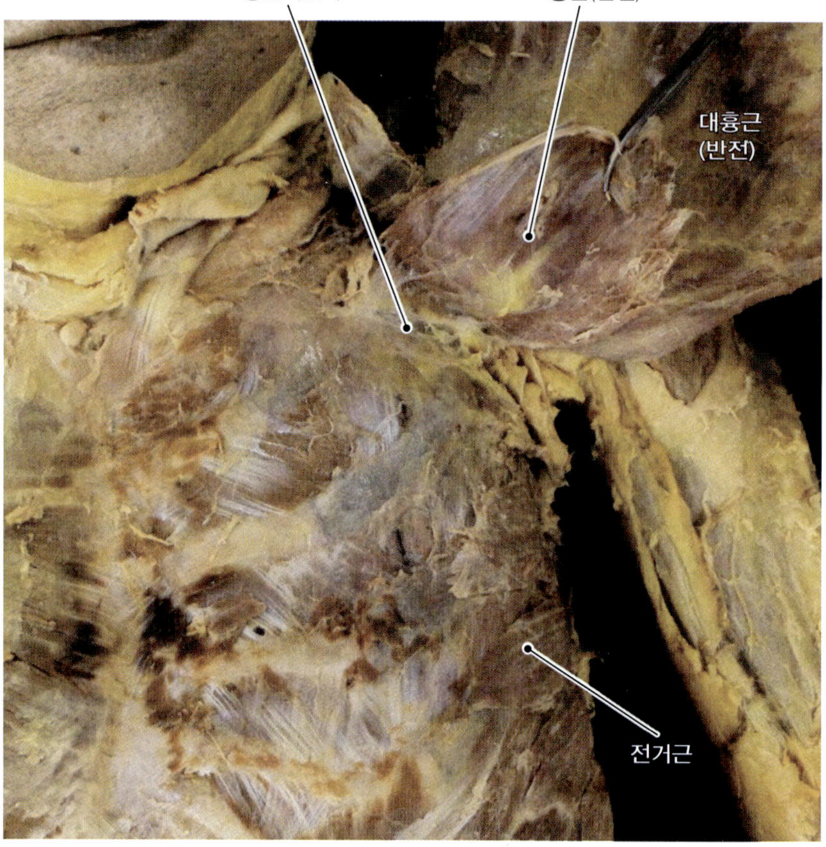

그림 32 **소흉근하간격(subpectral space)**
대흉근을 제거한 후 소흉근을 흉벽에서 박리하여 오구돌기를 향해 반전시켰다. 소흉근 기시부의 바로 심층에서 흉벽과의 사이에 있는 지방조직이 풍부한 소성 결합조직(지방성 결합조직) 부위가 소흉근하간격이다.

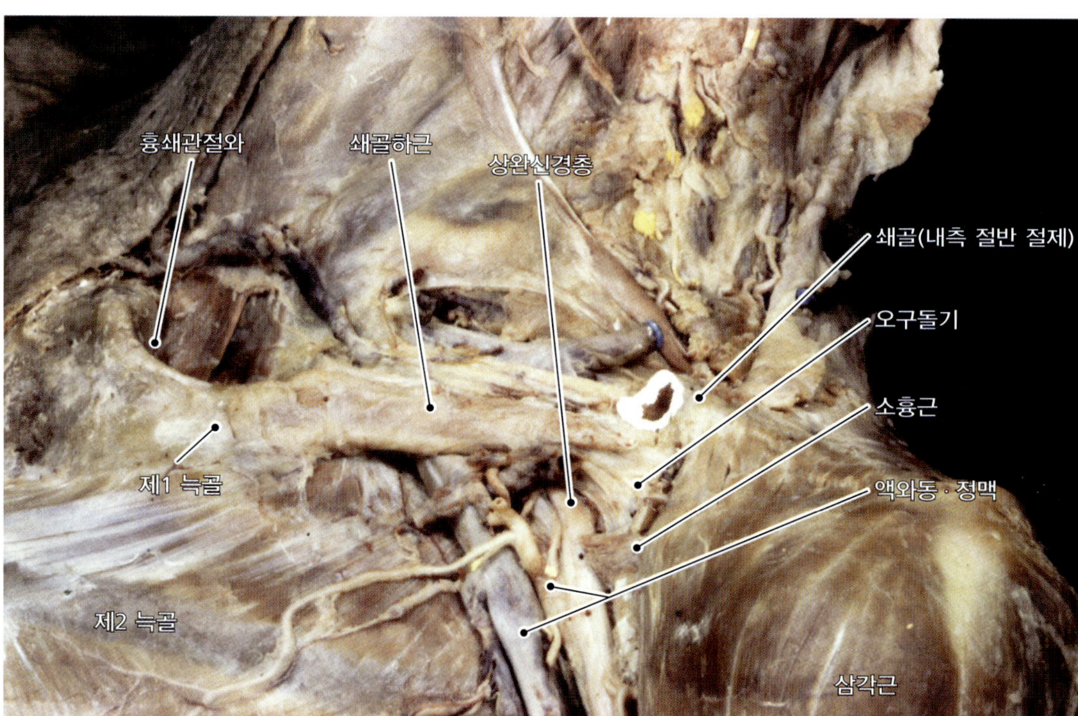

그림 33 **쇄골하근(subclavius)**
소흉근을 제거하고, 소흉근하간격의 지방성 결합조직을 제거하면 액와동 · 정맥과 상완신경총이 드러난다. 여기에서 쇄골의 내측 절반을 제거하면 바로 심층의 쇄골하근이 나타난다.

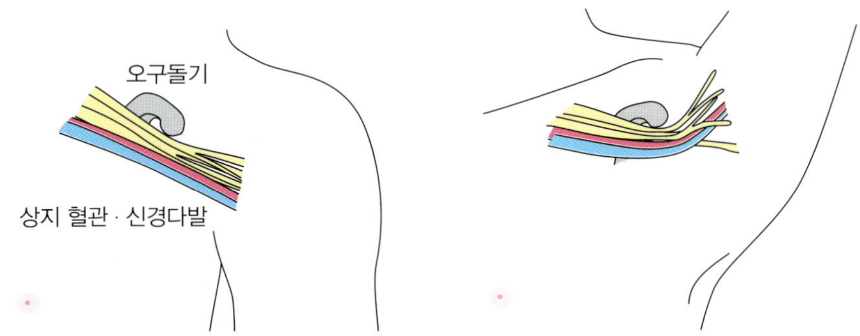

a: 견관절 중립 자세(상지 내림) b: 견관절 굴곡 자세(상지 올림)

그림 34 과외전증후군의 발생기전
상지를 외전시키면 상완신경총, 액와동·정맥(상지 혈관과 신경다발)은 오구돌기를 지점으로 방향을 바꾸어 지점 부근에서 포착될 수 있다.

쇄골하근(subclavius)

쇄골하근은 제1 늑골 윗면의 늑연골 이행부 부근에서 기시하여 외측 상방으로 주행해 쇄골 아랫면에 부착한다(그림 33, 표 3 → p. 31). 쇄골하근은 쇄골을 전하방으로 당긴다.

혈관신경다발을 이루는 **쇄골하동 · 정맥**(쇄골 하연을 지나면 액와동 · 정맥)과 **상완신경총**은 쇄골 · 쇄골하근을 윗면, 제1 늑골을 바닥면으로 하는 **늑쇄간격**을 지나 **소흉근하간격**으로 나온다(그림 33). Takahama 등[6]은 쇄골하근과 혈관신경다발 사이에 섬유결합이 없기 때문에 근육의 움직임은 혈관신경다발에 영향을 주지 않으며, 쇄골하근은 혈관신경다발과 쇄골 사이의 완충재 역할을 담당하고 있다고 말하고 있다. 그러나 쇄골하근의 과긴장이나 근비대, 쇄골에서의 부착부에 돌출 등이 있으면 간격을 협소화시켜 포착성장애(**늑쇄증후군**, costoclavicular syndrome)의 원인이 될 수 있다.[7] 또한, 쳐진 어깨 자세와 같이 쇄골이 내려간 상태에서는 간격의 윗면이 낮아져 상지 거상에서 쇄골이 후방회전된 경우, 간격 전벽을 이루는 **늑쇄인대**(그림 47 → p. 35)도 후방으로 이동하여 각각 간격을 좁히고, 혈관신경다발이 압박되어 통증이나 저림을 유발한다.[5]

광배근(latissimus dorsi)

광배근은 요배근막을 통해 제7 흉추~제5 요추의 극돌기, 천골의 정중 천골릉 및 장골릉에서 기시한다(그림 35, 표 3). 이어서 견갑골 하각의 외측을 향해 상행하여 수렴하고 견갑골의 외측을 정지부의 상완골 소결절로 향한다. 작용은 견갑골의 내전, 신전 및 내회전이다. 광배근에는 제10~12 늑골(그림 36)과 견갑골 하각(그림 37)부터의 기시도 존재한다. 하각 부근의 초음파 영상에서는 하각의 기시를 광배근의 다른 부위와 구분하여 관찰할 수 있다(그림 38). 하각의 외측에서는 광배근이 하각의 움직임에 대한 장벽이 된다. 견갑골의 상방회전 시 하각은 광배근과 흉곽 사이를 외측으로 활주하는데, 장벽인 광배근에 신장 제한이 있으면 활주가 저해되어 상방회전을 제한되는 요인이 된다.[8]

광배근의 **하각 기시부**와 그보다 천층부의 사이에는 **지방성 결합조직**이 존재한다(그림 39). 하각 기시부는 대원근과 동일한 주행을 보이며, 기능적으로도 대원근과 유사하다고 볼 수 있다. 결합조직의 존재는 기능적으로 약간 차이를 보이는 광배근의 두 부분 사이의 활주성을 확보하기 위한 것으로 생각된다.

지방성 결합조직은 광배근과 전거근 사이에도 존재한다(그림 40). **전거근**은 견갑골을 상방회전시킨다. 견갑골의 회전축이 쇄골 견봉단(acromial end of clavicle)을 통과하는 전후축이라는 것[9]을 감안할 때 상방회전 시의 이동거리는 견봉보다도 하각에서 길고, 부하는 승모근 하행부(상부)보다 전거근에서 크다. 하각에 정지하는 전거근의 근속이 두꺼운 이유이다. 광배근-전거근 사이에 존재하는 결합조직은 두 근육 사이의 활주성을 유지하여 전거근 근속의 움직임을 확보하기 위한 것으로 생각된다.

또한, 광배근은 하위 늑골과 요배부의 뼈 구조와 넓게 연결한다. 광배근의 신장성 저하와 단축은 상완의 움직임뿐만 아니라 체간의 움직임에도 영향을 미친다. 이러한 상태에서 어깨보다 상방으로 상완을 거상하면 요추부에 과신전 부하가 가해지게 된다.

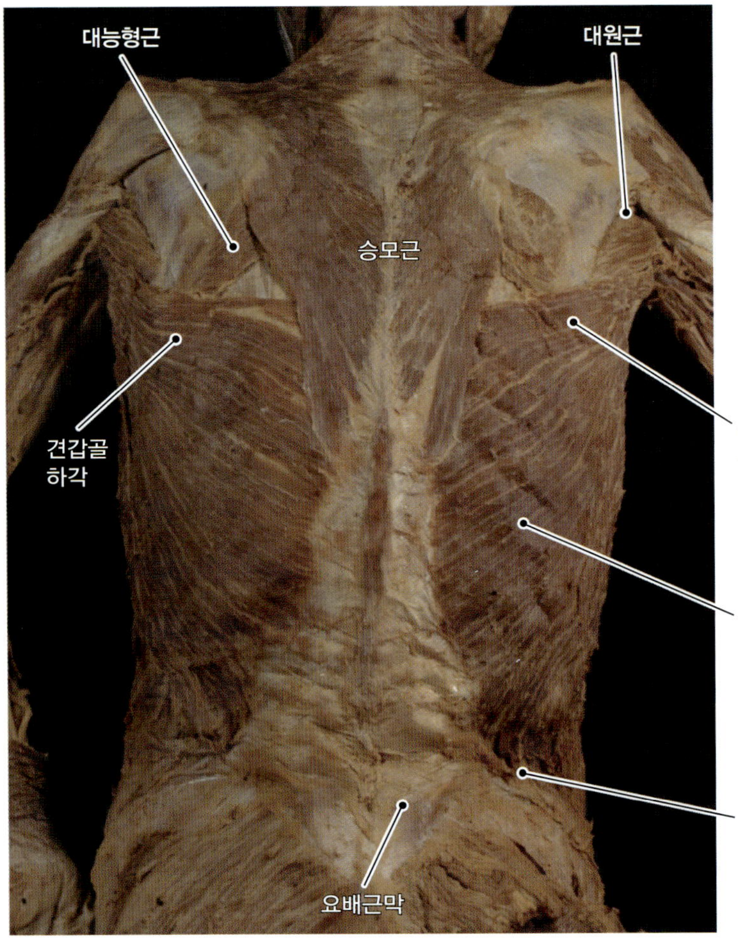

그림 35 광배근
요배근막이 이어지는 광배근의 근속이 견갑골 하각을 향해 모인다.

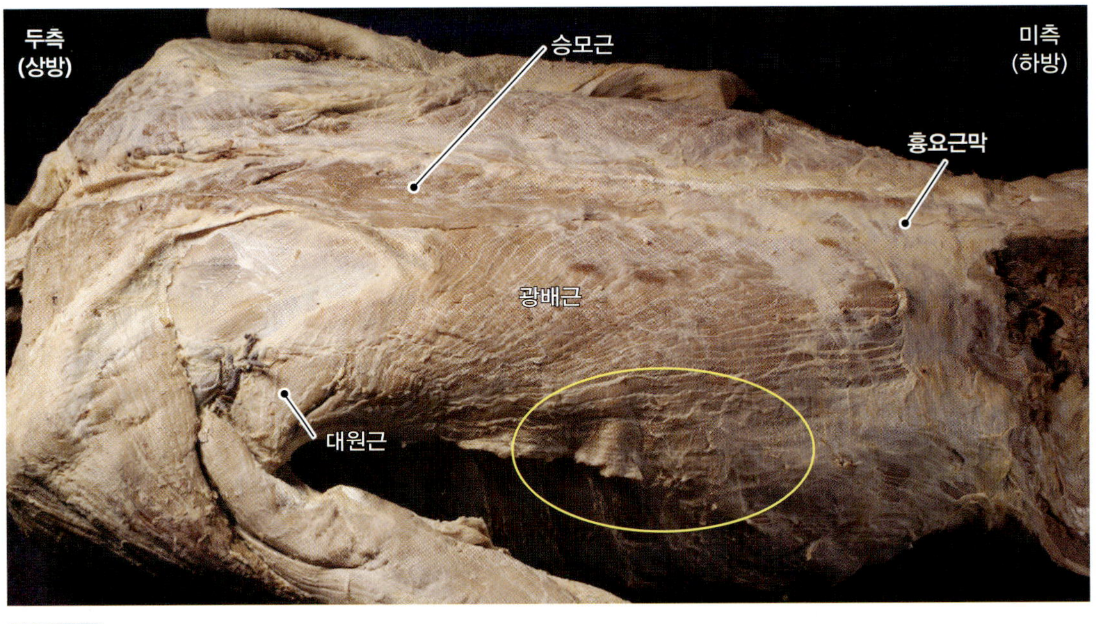

그림 36 광배근의 늑골 기시부(노란색 원)

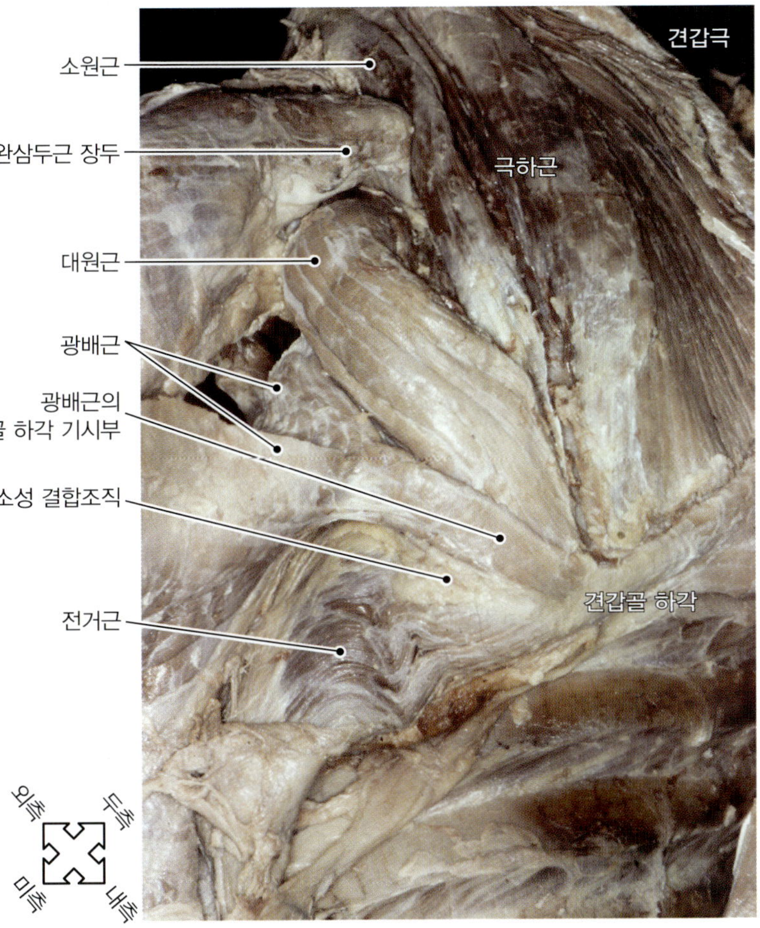

그림 37 광배근의 견갑골 하각 기시부

좌측 견갑부를 약간 내측 하방에서 바라본 모습. 하각 기시부를 제외한 광배근은 외측으로 젖혀져 있다. 표층을 덮고 있는 지방성 결합조직(그림 39)이 제거되어 견갑골 하각에서 기시하는 광배근의 근속이 드러나 있다.

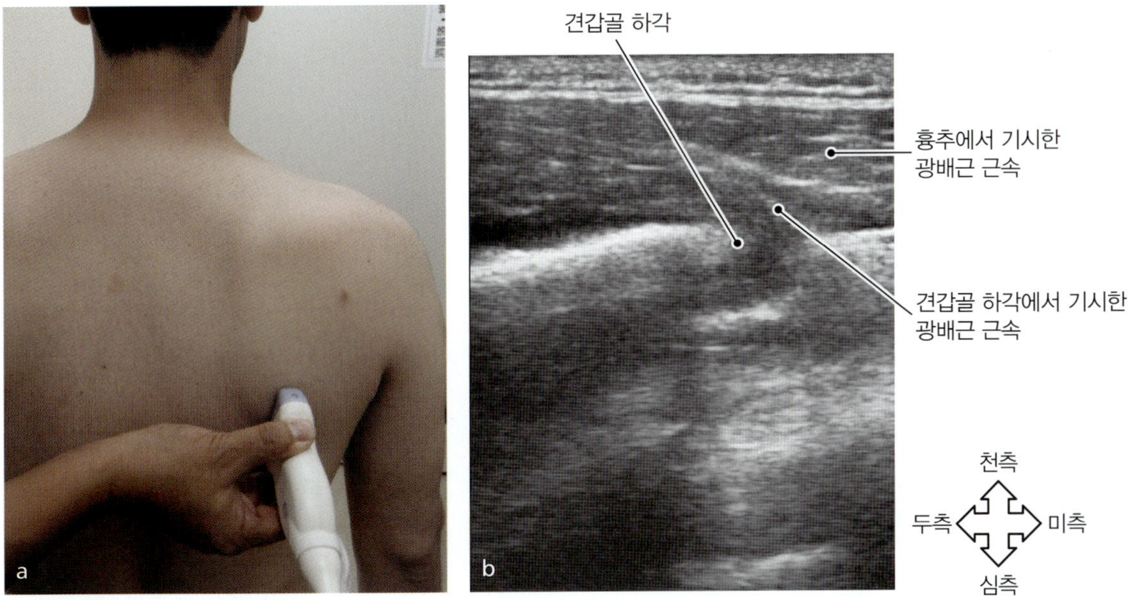

그림 38 광배근의 초음파 영상

a : 스캔 부위

b : 견갑골 하각에서 기시하는 광배근 근속의 초음파 영상. 하각에서 기시하는 광배근의 근속 천층에 흉추에서 기시하는 근속이 관찰된다.

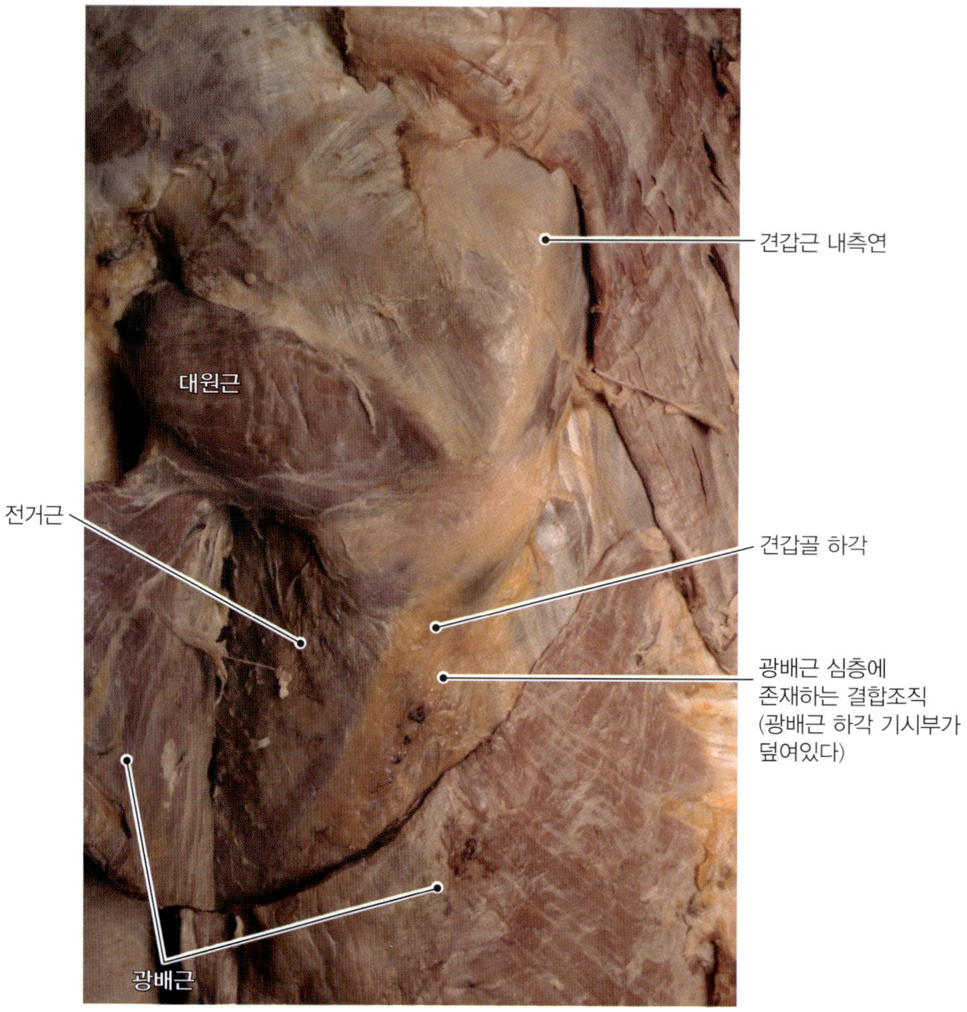

그림 39 광배근의 견갑골 하각 기시부의 표층을 덮는 지방성 결합조직

좌측 견갑골 하각의 하방에서 흉추 극돌기로 기시하는 광배근의 표층부를 근복 중앙에서 절단하여 외측으로 반전시켰다.

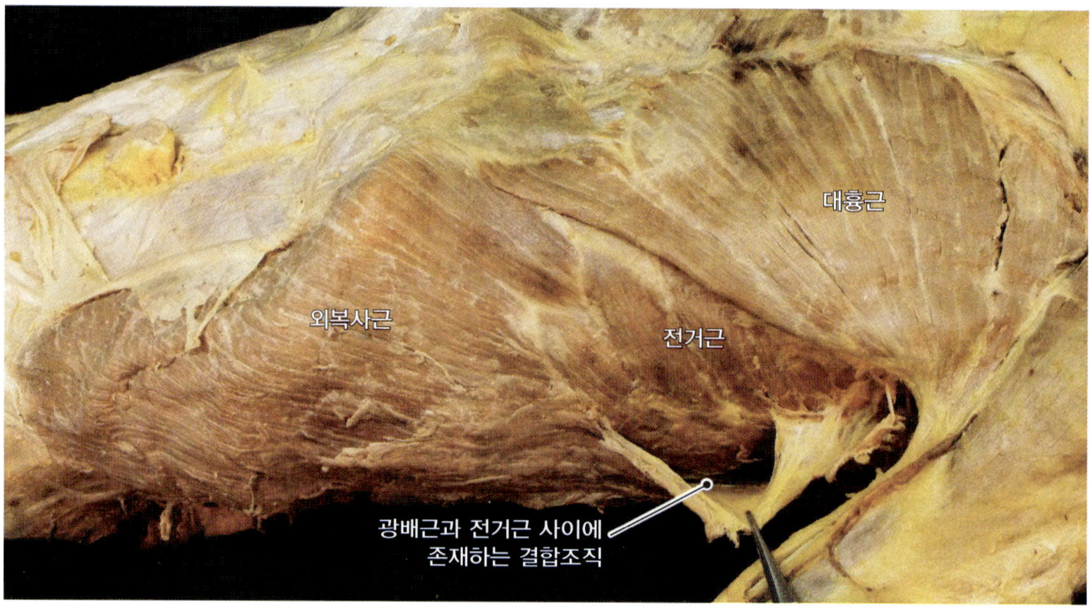

그림 40 광배근과 전거근 사이에 존재하는 지방성 결합조직

좌측 체간을 외측 전방에서 본 사진. 광배근의 전연은 외측으로 당겨져 있다.

표 3 견갑골 주위근

	기시	정지	신경지배	수축 → 신장되는 작용	장애 시 제한되는 움직임	임상과의 접점
쇄골하근	제1 늑골과 제1 늑연골 경계 부근의 전상면	쇄골의 쇄골하근구(고랑)	쇄골하근 신경	쇄골을 전하방으로 당긴다.	쇄골의 거상, 후퇴	쇄골하근의 과긴장은 쇄골의 움직임을 제한하고, 상지운동 시 견쇄관절에 전단(shear) 부하를 가한다.
소흉근	제2~5 늑골의 전면	견갑골의 오구돌기	내측 흉근신경, 외측 흉근신경	오구돌기를 전하방으로 당겨 견갑골을 전경, 외전, 내림, 하방회전시킨다.	견갑골의 후경	소흉근의 심측에서 혈관신경다발의 포착은 상지의 통증과 저림, 무거움 등을 유발한다.
광배근	흉요근막을 통해 제7 흉추~제5 요추의 극돌기, 천골의 정중 천골릉 및 장골의 장골릉, 제10~12 늑골, 견갑골 하각	상완골의 소결절릉	흉배신경	견관절의 내전, 신전, 내회전	견관절의 외전, 굴곡, 외회전	광배근 단축 시 보상 동작은 견갑골과 체간, 골반 정렬(alignment)에 영향을 미친다.

견갑골의 가동성 저하와 견갑골 주위근의 관계

그림 28 → p. 23은 견갑골 주위근의 배치와 작용 방향을 나타낸다. 어느 방향으로의 견갑골 가동성 저하(제한)는 그 움직임의 주동근 근력 저하나 길항근 유연성(신장성) 저하로 인해 발생한다(표 4). 유연성 저하가 높아져 단축 고정된 상태에 빠지면 불량한 자세의 원인이 될 수 있다. 가동성 저하에 대처하기 위해서는 어떤 근육의 무엇이 저하의 원인인지를 판별해야 한다.

표 4 견갑골 가동성 제한과 근육의 동태

		올림 제한	내림 제한
상지대를 올리는 근육	승모근 상부, 견갑거근, 능형근	근력 저하	유연성 저하
상지대를 내리는 근육	쇄골하근, 소흉근, 승모근 하부	유연성 저하	근력 저하
		내전 제한	**외전 제한**
상지대를 내전하는 근육	능형근, 승모근 중부	근력 저하	유연성 저하
상지대를 외전하는 근육	전거근, 소흉근	유연성 저하	근력 저하
		상방회전 제한	**하방회전 제한**
상지대를 상방회전하는 근육	승모근, 전거근	근력 저하	유연성 저하
상지대를 하방회전하는 근육	소흉근, 능형근	유연성 저하	근력 저하

소흉근의 초음파 해부와 운동요법

▶ 초음파 영상

소흉근의 바로 심층에는 **소흉근하간격**의 **지방성 결합조직**이 존재한다(그림 32 → p. 26). 그림 41은 소흉근과 그 결합조직의 영상이다. 지방성 결합조직에는 **액와동 · 정맥**과 **상완신경총**이 묻혀 있다(그림 33 → p. 26). 그림 42는 소흉근과 그 바로 심층의 액와동맥과 상완신경총의 영상이다.

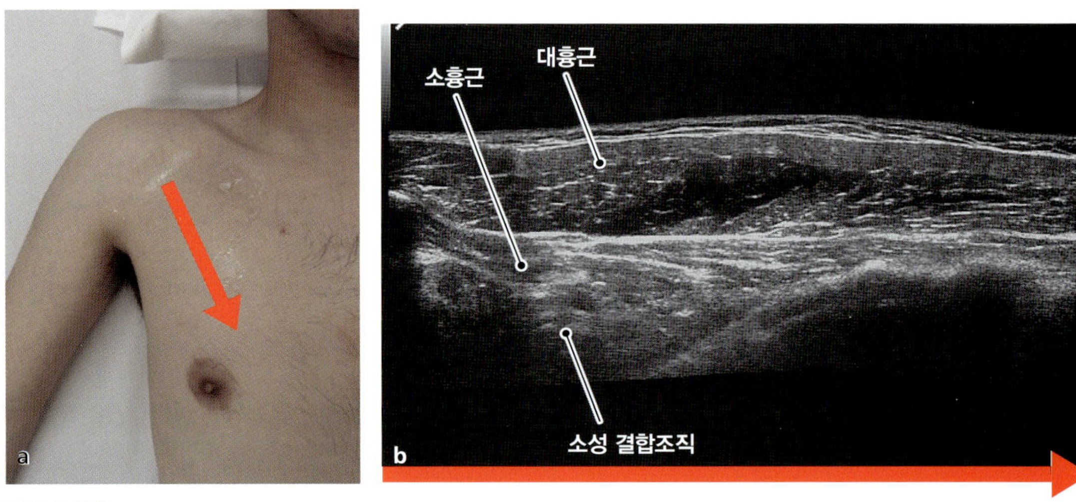

그림 41 소흉근과 그 바로 심층의 지방성 결합조직

a : **스캔 부위**. 프로브를 오구돌기 앞쪽 끝에서 소흉근의 근속을 따라 내측 하방으로 이동시킨다.
b : **초음파 영상**. 소흉근의 심층에 지방성 결합조직이 관찰된다.

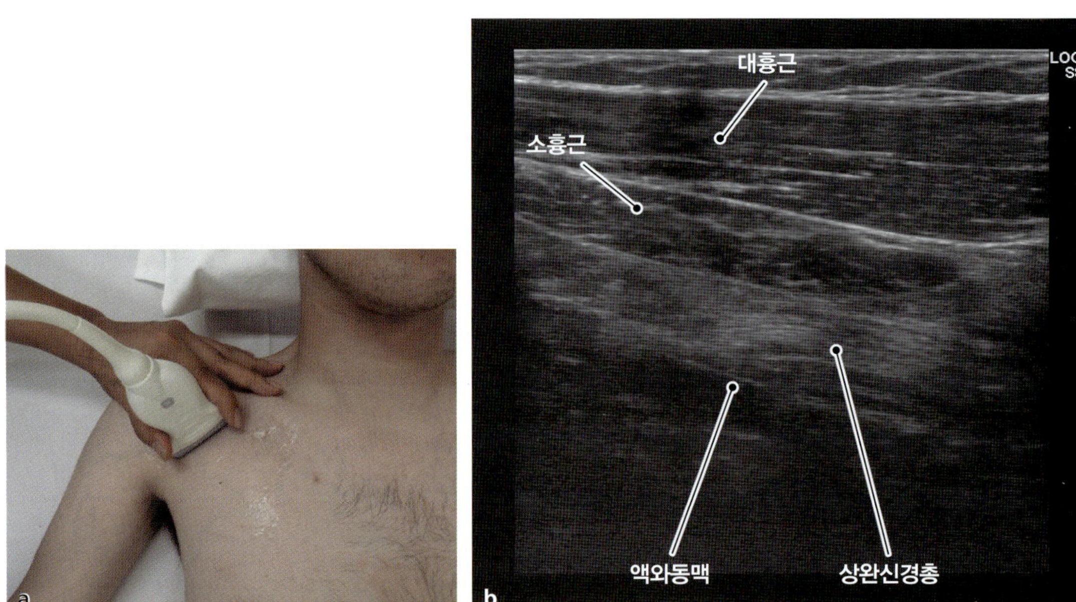

그림 42 소흉근과 그 바로 심층의 상완신경총 · 액와동맥

a : **스캔 부위**. 오구돌기 앞쪽 끝을 꼭지점으로 하고, 부채꼴로 프로브를 움직인다.
b : **초음파 영상**. 소흉근의 심층에 위치한 상완신경총과 액와동 · 정맥을 확인하고, 장축 방향으로 관찰되도록 스캔한다.

▶ 소흉근에 대한 운동요법

소흉근하에서 상완신경총의 포착(소흉근의 유연성 저하)에 대해서는 소흉근의 이완이 효과적이다. 소흉근은 대흉근에 덮여 있어 촉진이 어렵지만 삼각근과 대흉근, 쇄골로 둘러싸인 영역(**삼각근 흉근 삼각**)에는 대흉근에 덮이지 않은 부위가 있다(**그림 20** → **p. 17**).[10)] 그러므로 오구돌기 내측 하방(미측)에서는 소흉근의 근복을 촉지하기 쉽다(**그림 43**). 여기서 촉지한 근복을 제2 또는 제5 늑골을 향해 추적함으로써 소흉근을 확인할 수 있다.

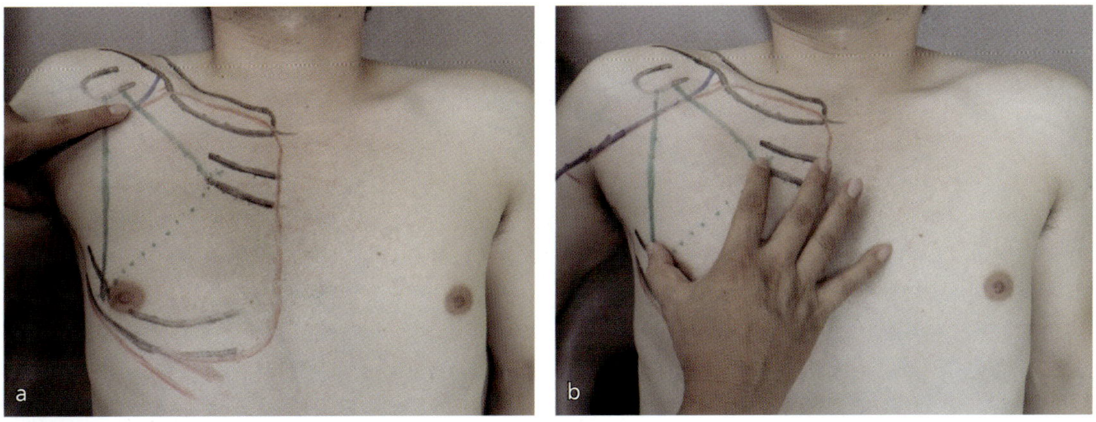

그림 43 소흉근의 촉지(a), 근복의 확인(b)

확인된 소흉근에 대해 다이렉트 스트레칭을 실시한다(**그림 44**). 수건을 둥글게 말아 척주 아래에 두면 견갑골의 거상, 내전, 상방회전이 쉬워지고 스트레칭을 하기에 좋다. 소흉근은 수축 시 근복 중앙에 모이도록 수축한다. 스트레칭 시에는 근속에 대해 장축 방향뿐만 아니라 내측 상방 ⇔ 외측 하방으로도 조작(**그림 44** ⇔)을 실시한다.

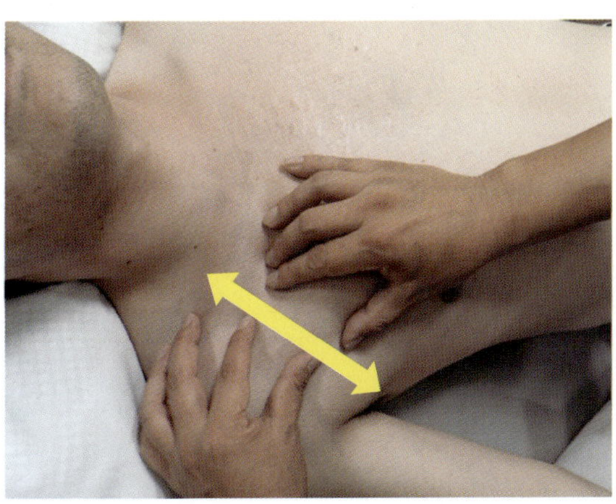

그림 44 소흉근에 대한 다이렉트 스트레칭

늑쇄간격과 쇄골하근에 대한 운동요법

늑쇄간격에 대한 접근법은 쇄골의 정렬 수정이 필요하다. 특히, 흉쇄관절의 가동성이 저하된 경우가 흔하기 때문에 쇄골 거상 시 **늑쇄인대**와 **쇄골하근**에 스트레칭이 필요하다(그림 45).

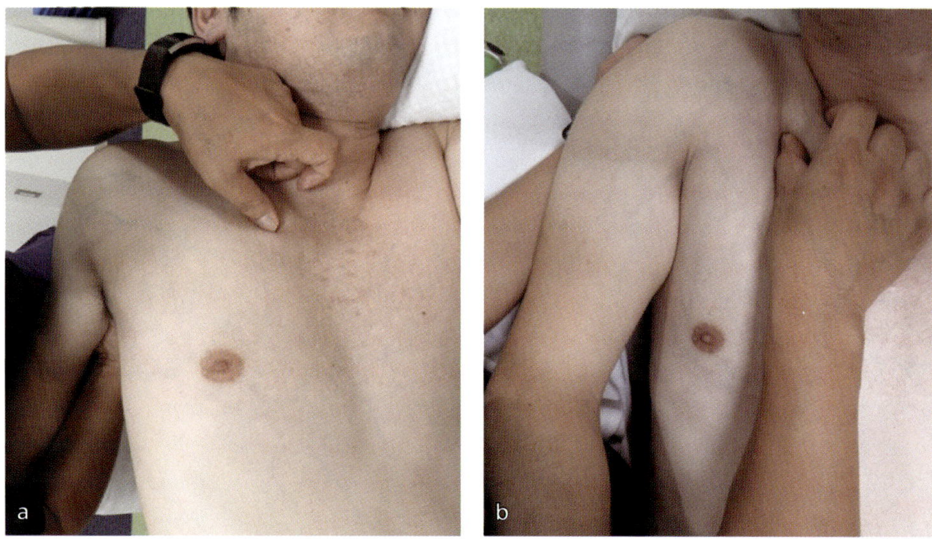

그림 45 늑쇄인대(a)와 쇄골하근(b)의 스트레칭

a : 옆 누운 자세. 쇄골을 거상 · 후퇴시킴으로써 늑쇄인대를 긴장시킨다. 긴장을 확인하고, 인대에 다이렉트 스트레칭을 실시한다.

b : 바로 누운 자세. 견갑대를 거상 · 외전 · 전경 자세를 시키면 쇄골의 미측(하방)에 위치하는 쇄골하근에 닿을 수 있다. 이 상태에서 쇄골하근에 대해 다이렉트 스트레칭을 실시한다.

광배근에 대한 운동요법

광배근은 견갑골 하각 및 흉요추, 천골, 장골릉에 폭넓게 부착한다. 광배근의 단축은 견갑골의 움직임이나 거상에 따른 체간의 움직임을 제한하고, 견봉하에 대한 부하를 증가시킨다. 따라서 광배근의 스트레칭이 필요하다(그림 46).

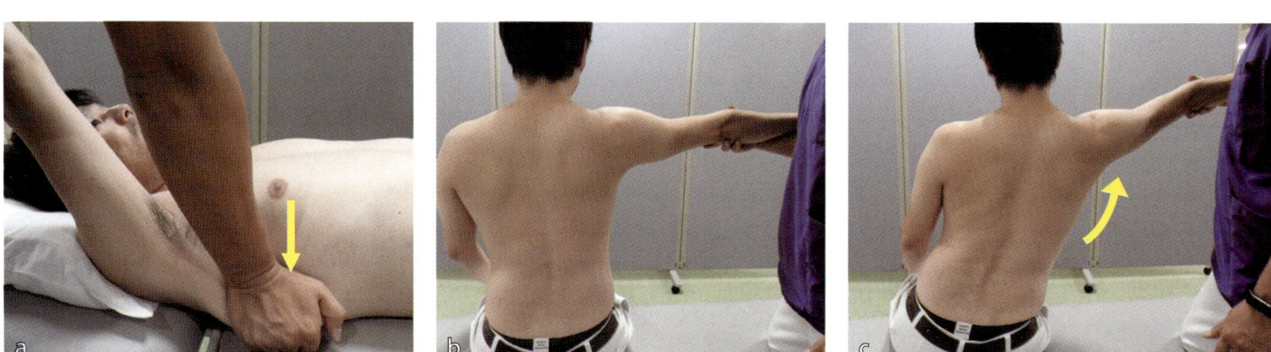

그림 46 광배근으로의 접근법

a : 바로 누운 자세. 견갑골을 외전 자세로 유지한 상태에서 광배근의 외측연을 촉지한다. 손목 부위로 광배근과 전거근 사이를 누르면서 광배근 외측연을 후방으로 이동시켜 스트레칭을 한다. 광배근과 전거근 사이에 존재하는 지방성 결합조직(그림 40 → **p. 30**)을 이완시킴으로써 두 근육 사이의 활주성을 유지하는 접근법으로도 이어진다.

b · c : 앉은 자세. 치료사는 상지 · 견갑대를 보조한 상태(**b**)에서 측방으로 리치 동작을 실시한다. 광배근의 신장을 촉진한다(**c**).

2 흉쇄관절과 견쇄관절의 기능

흉쇄관절(sternoclavicular joint)

흉쇄관절은 **쇄골흉골단**과 **흉골쇄골절흔** 사이의 안장관절(saddle joint)이며, 관절원판이 관절면 사이의 거리를 넓혀 움직임의 자유도는 높다. 서로 직교하는 3개의 축을 중심으로 **쇄골**(clavicle)이 올림과 내림, 전방 견인과 후퇴, 또한 회전과 구관절(spheroidal joint)과 같이 움직이며, 흉쇄관절을 중심으로 원운동(circular movement)을 한다. **견갑골**은 그 견봉단에서 견쇄관절을 통해 쇄골과 연결된다(그림 28 → p. 23).

관절원판(discus articularis)은 관절 내에서 충격흡수체로서 기능한다.[9] 관절원판과 주위 구조의 결합은 강하여 해부 시 이것을 제거하는 것은 쉽지 않다. 이 부착의 견고함이 안정성을 부여하여 흉쇄관절의 탈구는 비교적 드물고, 견쇄관절 탈구에 비해 약 1/10이다.[11] 쇄골을 통해 전달되는 내측으로의 과대한 외력은 오히려 쇄골골절을 유발한다.[9]

인대에는 전·후흉쇄인대, 쇄골간인대, 늑쇄인대가 있다(그림 47). **흉쇄인대**(sternoclavicular ligament)는 쇄골의 전후 방향으로의 움직임을 제동하지만 후흉쇄인대의 부착부는 견고하고 후방 탈구는 전방 탈구의 약 1/10에 불과하다.[11] **쇄골간인대**(interclavicular ligament)는 비교적 강인하여 쇄골을 내릴 시 쇄골흉골단이 솟아오르는 것을 제동한다. **늑쇄인대**(costoclavicular ligament)는 가장 강인하며, 거상이나 회전 시 제동에 작용한다.

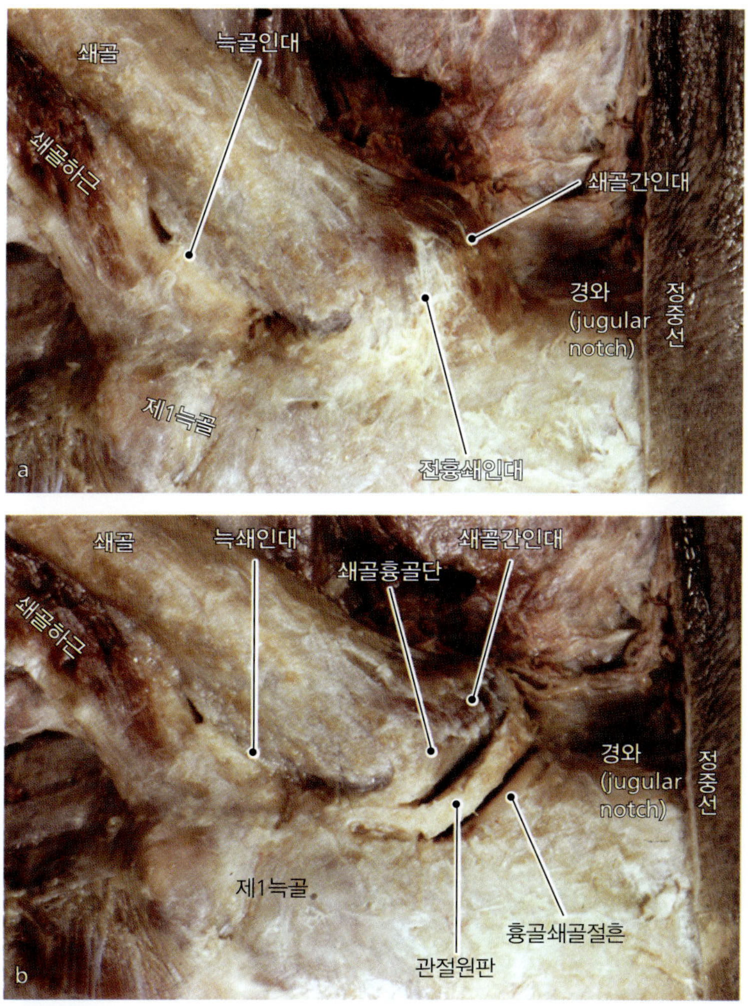

그림 47 흉쇄관절(우측)

a : 관절 전면의 인대가 관찰된다.

b : 전흉쇄인대가 제거되어 흉쇄관절강이 보인다. 관절강에는 관절원판이 존재한다.

견쇄관절(acromioclavicular joint)

견쇄관절은 **쇄골견봉단**과 **견봉** 사이에 생기는 평면관절(그림 48)로 움직임은 적다. 일차적 운동은 견갑골의 상방 및 하방회전으로 수평면 조정과 시상면 조정과 같은 이차적 운동은 흉곽에 대한 견갑골의 최종적 위치를 증폭시키거나 미세 조정하는 것이다(그림 49).[9)]

인대에는 관절낭인대인 **상 · 하견쇄인대**(acromioclavicular ligament)와 **오구쇄골인대**(coracoclavicular ligament)가 있다.

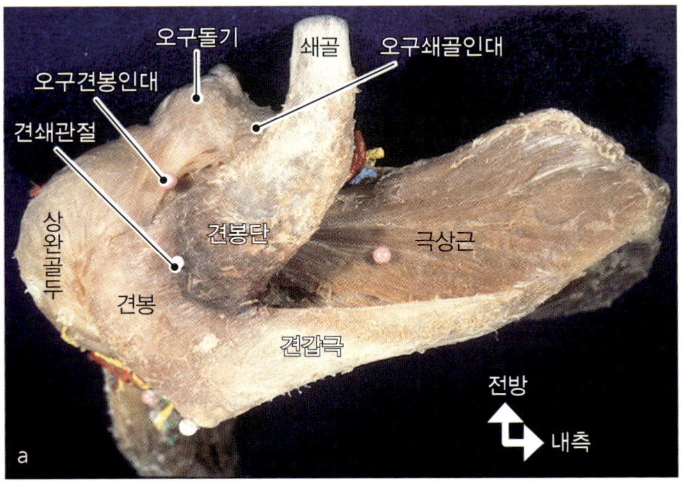

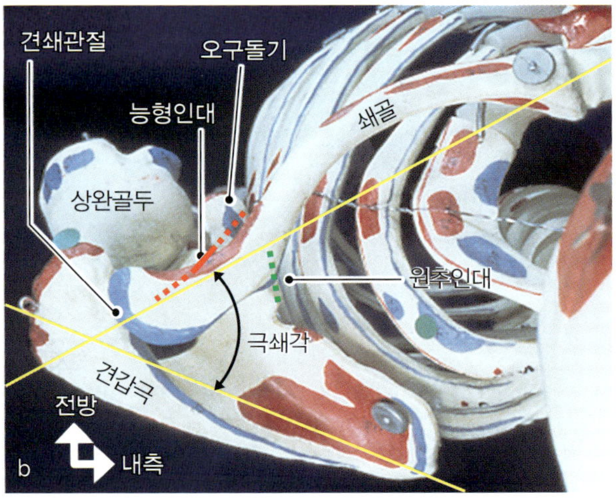

그림 48 견쇄관절과 오구쇄골인대

a : 쇄골을 견봉단 쪽에서 절단하여 상지를 분리한 다음, 두측(상방)에서 본 모습. 삼각근과 승모근은 절제되어 있다.

b : **극쇄각(spinoclavicular angle)**. 전신 골격 모형의 상지대를 두측에서 본 모습. 쇄골 장축과 견갑극이 이루는 각도가 극쇄각이다. 오구쇄골인대를 구성하는 능형인대와 원추인대의 위치와 주행이 표시되어 있으며, 각 인대가 견갑골의 움직임과 극쇄각의 변화에 미치는 영향의 차이를 보여준다.

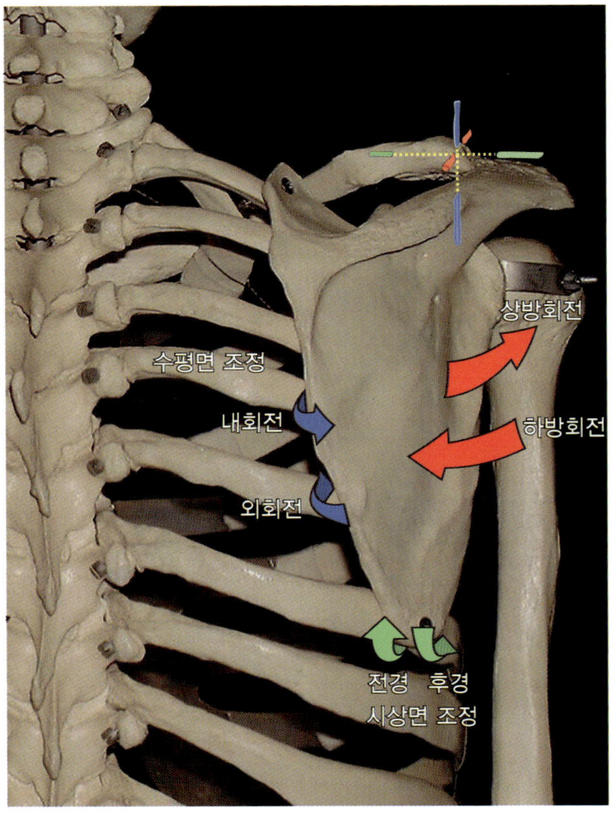

그림 49 견쇄관절에서 견갑골의 움직임

오구쇄골인대(coracoclavicular ligament)

오구쇄골인대(그림 50)는 ① 견갑골을 쇄골에 매달고, ② 쇄골 견봉단의 상승을 제동하며, ③ 견갑골의 움직임을 제동함으로써 견쇄관절의 불안정성을 보완한다. 오구쇄골인대에 의한 쇄골·견갑골 운동의 이러한 역할을 **C-C mechanism**이라고 한다.

오구쇄골인대는 **능형인대**(trapezoid ligament)와 **원추인대**(conoid ligament)로 구성된다. 위 ①과 ②는 두 인대가 공동으로 작용한다. 외측 전방에 위치하는 능형인대는 오구돌기 체부 외측면의 넓은 범위에서 기시하여,[12] 상외측으로 주행해 쇄골 아랫면의 능형인대선에 부착한다. 후내측에 위치하는 원추인대는 오구돌기 체부의 내측면 후연에서 기시하여 상방으로 주행해 쇄골 후연의 원추인대 결절에 부착한다.[12] 주행의 차이로 인해 ③의 견갑골 제동에 대한 역할은 다르며, 능형인대는 견갑골의 하방회전을 제동하고, 또한 전방으로의 움직임 즉, **극쇄각의 감소**를 제한한다(그림 48b). 이에 비해 원추인대는 견갑골의 상방회전을 제동하고, 또한 후방으로의 움직임 즉, **극쇄각의 증가**를 제한한다(그림 48).[13]

따라서 쇄골-오구돌기 간의 좁은 범위에서 교차하는 두 인대에 대해 주행과 역할의 차이를 반영한 개별적 접근을 할 필요가 있다.

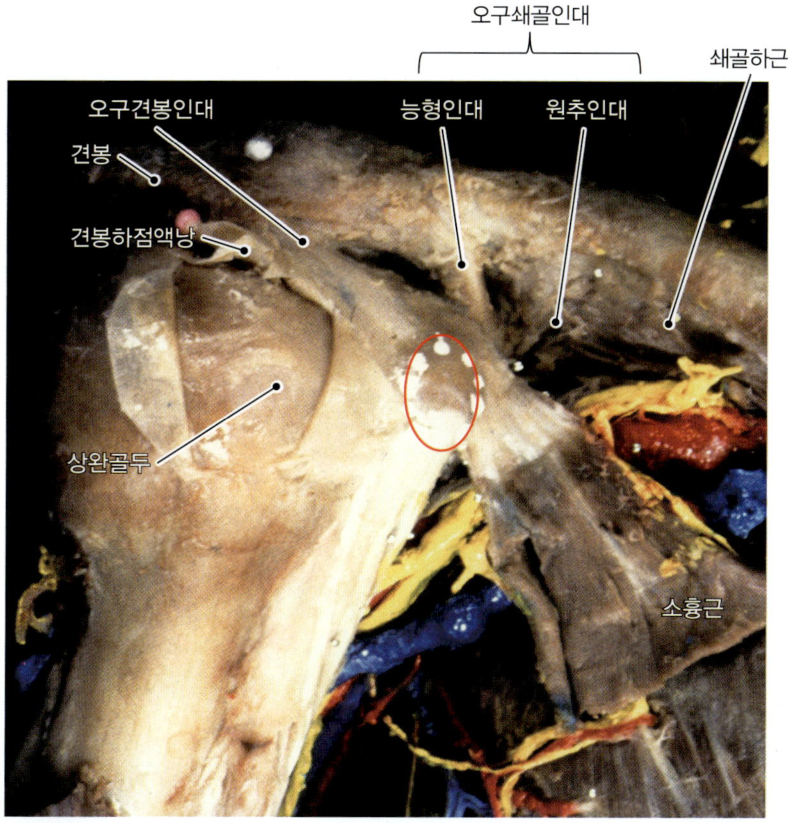

그림 50 오구견봉하관절과 오구쇄골인대
삼각근과 대흉근 등을 제거하여 우측 견봉하관절과 오구쇄골인대가 드러난 사진(외측 전방에서 본 모습). ⬭는 오구돌기의 끝부분이다.

오구쇄골인대에 대한 운동요법

상지를 앞으로 들어올릴 때(전방 거상)에는 견갑골이 상방회전하므로 **원추인대**가 긴장하고, 뒤로 들어올릴 때(후방 거상)에는 견갑골이 하방회전하므로 **능형인대**가 긴장한다. 이로 인해 능형인대와 원추인대에 각각 따로 접근한다. 우선 오구인대 기저부와 쇄골 사이에 손가락을 넣어 오구쇄골인대를 확인한 후 견갑골을 상방회전 방향으로 유도하여 원추인대를 스트레칭하고(그림 51), 견갑골을 하방회전 방향으로 유도하여 능형인대를 스트레칭한다(그림 52). 흉쇄관절의 늑쇄인대에 대한 접근법에 대해서는 그림 45(→ **p. 34**)를 참조한다.

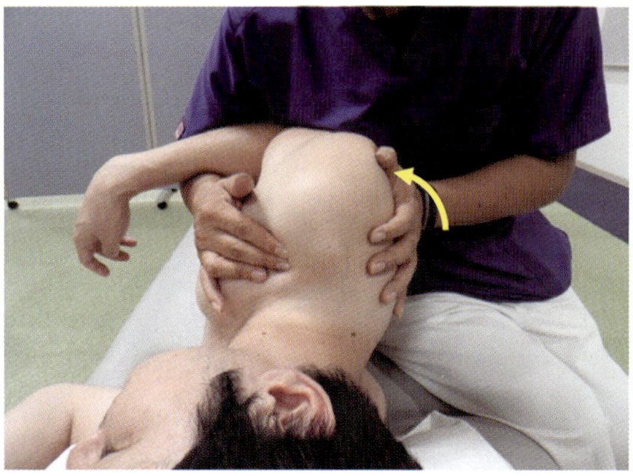

그림 51 원추인대의 스트레칭

오구쇄골인대를 확인 후 견갑골을 상방회전 방향(⇨)으로 유도하여 원추인대를 스트레칭한다.

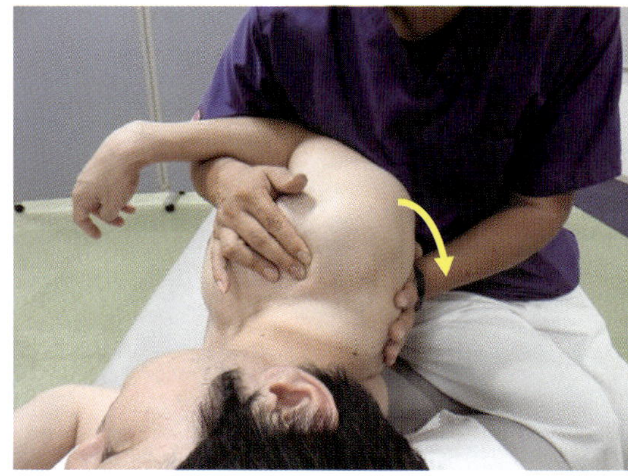

그림 52 능형인대의 스트레칭

오구쇄골인대를 확인 후 견갑골을 하방회전 방향(⇨)으로 유도하여 능형인대를 스트레칭한다.

참고문헌

1. 颯田季央:肩関節不安症. 工藤慎太郎(編著):運動器疾患の「なぜ？」がわかる臨床解剖学. pp 21-30, 医学書院, 2012
2. 植木博子, 他:小胸筋延長腱についての臨床研究. 肩関節 38:369-371, 2014
3. 山口光圀, 他:上肢からみた動きと理学療法の展開. 山口光國, 他(著):結果の出せる整形外科理学療法—運動連鎖から全体をみる. p 6, メジカルビュー社, 2009
4. Standring S, et al(eds):Gray's Anatomy:the anatomical basis of clinical practice. 40th ed, p795, Churchill Livingstone/Elsevier, 2008
5. 工藤慎太郎:胸郭出口症候群. 工藤慎太郎(編著):運動器疾患の「なぜ？」がわかる臨床解剖学. pp 1-11, 医学書院, 2012
6. 高濱照, 他:運動器の機能解剖—肩関節 8:理学療法 21:1120-1123, 2004
7. 西崎泰清, 他:上肢帯と上腕. 北村清一郎, 他(編):鍼灸師•柔道整復師のための局所解剖カラーアトラス. 改訂第 2 版, 南江堂, pp 72-81, 2012
8. 南島大輔, 他:肩甲骨運動の評価. 村木孝行(編):肩関節痛•頸部痛のリハビリテーション. pp 66-77, 羊土社, 2018
9. Neumann DA(著), Andrew PD, 他(監訳):筋骨格系のキネシオロジー. 原著第 3 版, pp 137-197, 医歯薬出版, 2018
10. 河上敬介, 他:小胸筋, 鎖骨下筋. 河上敬介, 他(編):骨格筋の形と触察法. 改訂第 2 版, pp 122-127, 大峰閣, 2013
11. 武重直敏, 他:ヒト成人胸鎖関節の形態について. 昭和医会誌 58:106-115, 1998
12. 高瀬勝己, 他:烏口鎖骨靭帯の解剖学的特徴. 肩関節 32:237-240, 2008
13. 林典雄:肩関節複合体に関連する靭帯. 青木隆明(監修), 林典雄(著):運動療法のための機能解剖学的触診技術—上肢. 改訂第 2 版, pp 88-89, メジカルビュー社, 2011

II ▶ 견관절(shoulder joint)

1 견관절의 내전 제한을 해부

이 장에서 다루는 근골격
- ▶ 제2견관절
- ▶ 오구견봉궁
- ▶ 견봉하점액낭
- ▶ 극상근
- ▶ 오구상완인대

1 제2견관절(second shoulder joint)

견관절 복합체의 기능적 관절 중 하나인 **제2견관절**(그림 1)은 두측에서부터 차례로 관절와로서의 오구견봉궁, 관절강으로서의 견봉하점액낭, 관절두로서의 상완골두로 구성된다(그림 50 → p. 37). **오구견봉궁**은 견봉과 오구돌기 및 이 둘을 연결하는 오구견봉인대로 이루어지며, 상완골두에 대해 덮개의 위치를 차지한다. 오구견봉궁과 상완골두 사이는 정상인에서 불과 약 1cm 정도의 간격으로,[1] 그곳을 채우는 **견봉하점액낭**(subacromial bursa)은 삼각근하점액낭과 오구돌기하점액낭과도 교통한다(그림 2). **상완골두**(head of humerus)는 회전근개로 덮여 있다. 견봉하 부근에서 회전근개는 근상극건과 회전

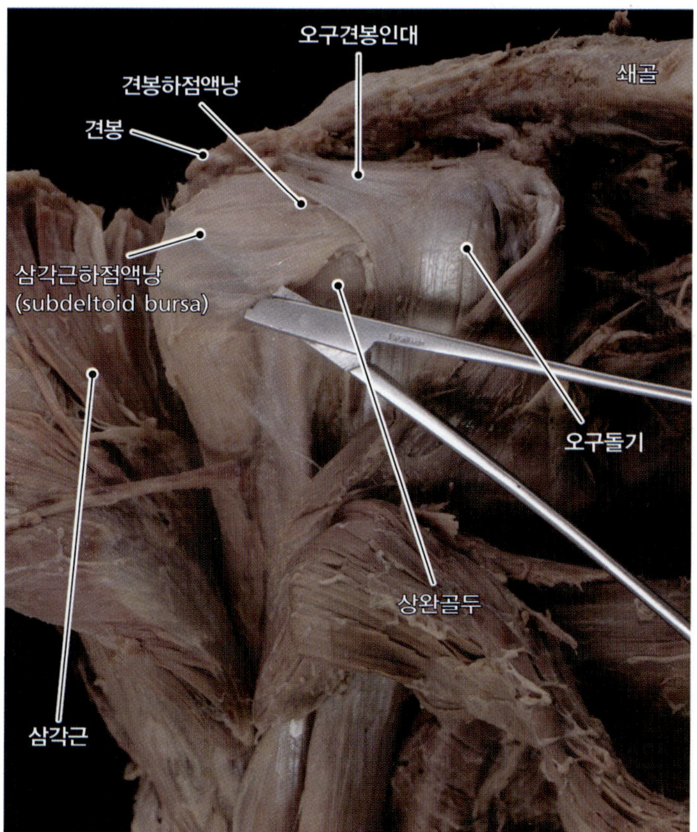

그림 1 제2견관절

우측 견관절 부위에서 삼각근을 기시부에서 박리하여 제2견관절이 드러나 있다. 외측 전방에서 본 사진

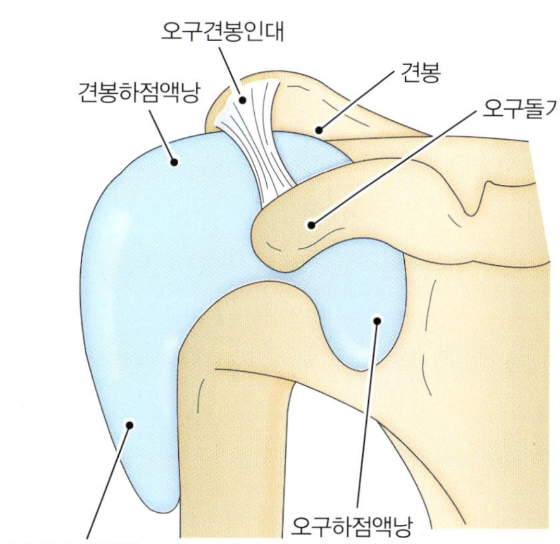

그림 2 견봉하점액낭의 범위

그림 1과 동일한 부위를 같은 방향에서 본 모식도

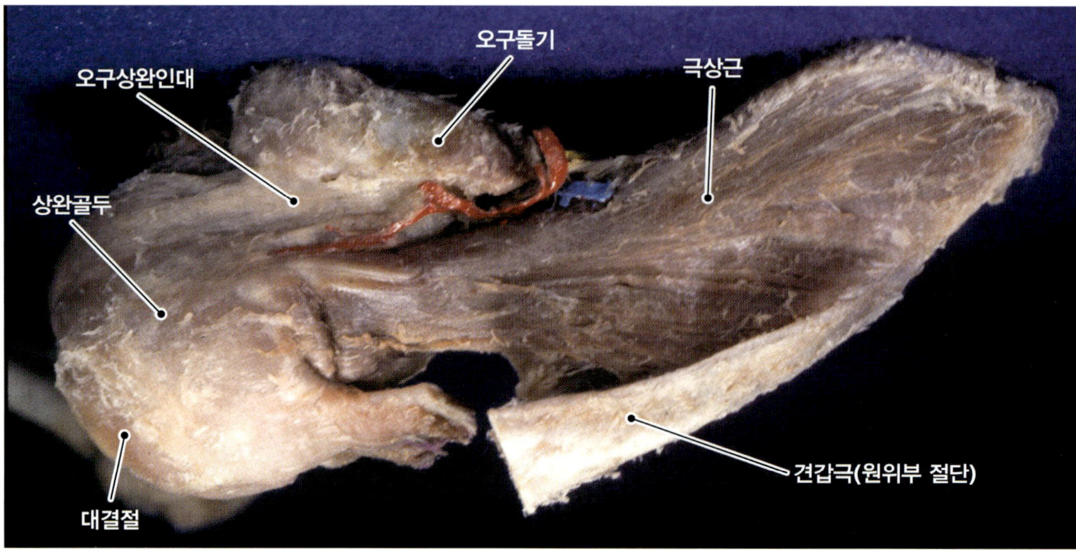

그림 3 제2견관절의 바닥면(관절두에 해당)과 극상근
오구견봉인대, 견봉, 견봉하점액낭을 제거하여 좌측의 오구돌기, 상완골두, 극상근을 위(두측)에서 본 사진이다.

근개 간격(rotator cuff interval)으로 이루어진다. 회전근개조직이 결여된 회전근개 간격은 주로 오구상완인대로 덮여 있다(**그림 3**).

띠 매는 동작(결대동작)의 제한 요소

바지를 입는 동작이나 브래지어의 탈착 등, 견관절의 내전·신전·내회전의 복합동작(띠 매는 동작 : **결대동작**)은 일상생활에서 자주 일어나는 동작이다. 이 결대동작을 위해서는 오구견봉인대와 극상근 사이의 견봉하점액낭의 활주가 필요하다. **오십견**이나 **회전근개 파열 수술 후** 안정 시기에 견봉하점액낭과 극상근이 유착하면 양쪽 모두 견봉이 외측으로 활주할 수 없어 견관절 내전 운동이 제한된다(**그림 6**). 또한, 결대동작에는 상완 내회전 작용이 있는 **견갑하근**의 기능이 중요하며, 형태적으로 견갑하근은 내회전 시에 변형(휨)되기 쉽다. **오구상완인대**는 결절간구 상단부에서 견갑하근건의 최상부에 부착하여 이를 내측 상방으로 끌어올려(그림 26 → **p. 55**), 견관절 운동 시 견갑하근이 휘어지지 않고 형태를 유지하는데 도움이 된다는 것을 시사한다.[2)]

2 오구견봉궁(coracoacromial arch)

오구견봉궁의 하방에는 견갑상완관절의 운동이 일어난다(**그림 1**). 오구견봉궁은 상완골두의 과도한 상방 이동을 억제한다. 견봉하점액낭은 이 때 발생하는 마찰을 완화시킨다. 상지 외전 시 상완골두는 견갑상완관절낭 내에서 상방으로 구르고(roll), 하방으로 미끄러진다(glide). 이러한 하방으로의 미끄러짐이 불충분하여 상방으로 구르기만 하면 최종적으로 상완골 대결절이 오구견봉궁에 충돌한다. 이 상태를 **견봉하 충돌**(impingement)이라고 하며, 외전이 제한됨과 동시에 견봉하점액낭이나 극상근에 압박 부하가 증가해 통증이 발생한다. 충돌이 발생하는 원인으로 견갑상완관절의 상방 연부조직의 구축에 의해 상완골두의 하방으로 미끄러짐 운동이 억제된 경우나 견갑흉곽관절의 안정성 저하로 상지 거상 시 견갑골의 상방회전이 제한된 경우를 들 수 있다.[3)]

또한, 상지의 외전을 관상면에서 수행하려면 상지의 외전에 상완골의 외회전이 조합할 필요가 있다. 이로써 대결절이 오구견봉궁의 후연을 빠져나갈 수 있게 된다.[1)]

3 견봉하점액낭(subacromial bursa)

그림 1은 견봉하점액낭에서 외측 방향으로 뻗어나가고 삼각근과 상완골두 사이에 퍼지는 삼각근하점액낭의 해부 사진이다. 그림 4에서는 오구돌기 부위에서 오구견봉인대가 절단되어 견봉을 향해 상방(두측)으로 반전되고 오구견봉궁의 하방에 존재하는 견봉하점액낭이 드러나 있다. 오구돌기 하방의 오구하점액낭(그림 2)은 85%의 증례로 견봉하점액낭과 독립되어 있는데 비해, 삼각근하점액낭에서는 거의 항상 견봉하점액낭과 교통한다.[4] 즉, **삼각근하점액낭**은 견봉하점액낭의 외측 방향으로 연장된 부위로 그 역할은 삼각근과 그 아래에 존재하는 극상근이나 상완골두 사이의 마찰을 경감시키는 것이다.[1] 따라서 같은 부위에서의 유착으로도 견관절 운동은 제한된다.

견봉하점액낭은 극상근의 위에 있다(그림 5). 견봉하점액낭의 역할은 비교적 부드럽고 손상되기 쉬운 극상근이나 그 힘줄을 견봉의 단단한 면으로부터 보호하는 것이다.[1] 또한, 오구견봉궁과 극상근 사이에 존재함으로써 견봉하점액낭은 이 둘 사이의 활주를 좋게 하고, 상완골두를 관절와에 대해 구심위로 유지하는 회전근개근으로서의 극상근 기능을 원활하게 하고 있다.[5]

견봉하 충돌로 인해 견봉하점액낭염과 회전근개에 염증이 발생하면, 회복 과정에서 견봉하점액낭과 극상근건이 유착된다(그림 6). **극상근건**은 유착되어 견봉 아래에 인입되므로 견관절 내전에 수반하는 원위로의 인출이 되지 않아 내전 제한이 일어나고 견관절 외전 시에도 유착부가 견봉 아래에서 정체되어 통증이나 가동범위 제한이 발생한다.[6]

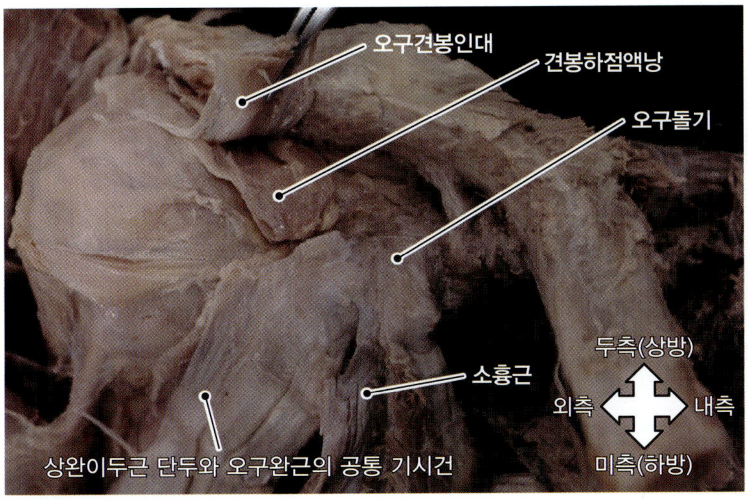

그림 4 견봉하점액낭
우측 고관절에서 오구견봉인대를 반전시켜 심층에 있는 견봉하점액낭을 전방에서 본 사진

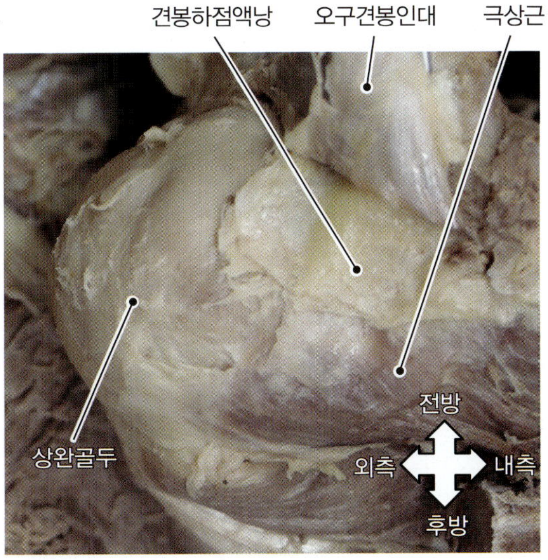

그림 5 견봉하점액낭과 극상근
좌측 견관절에서 오구견봉인대를 배측(후방)으로 반전시켜 심층에 존재하는 견봉하점액낭과 극상근을 두측(상방)에서 본 사진

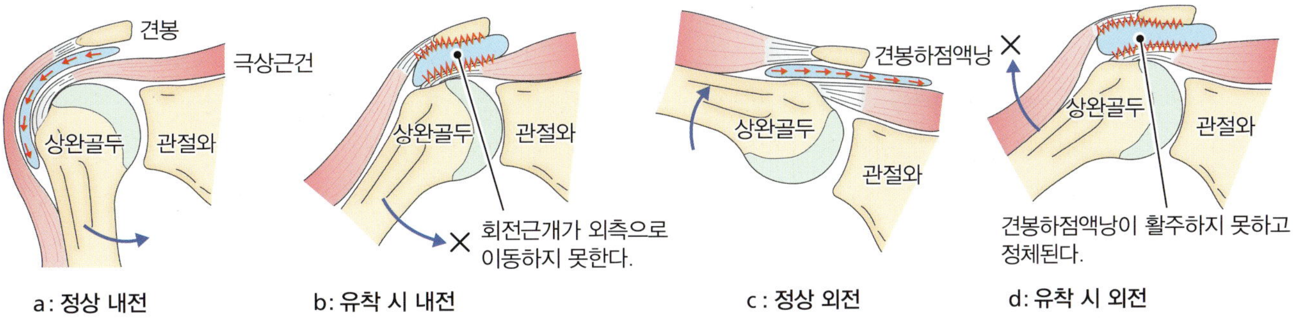

그림 6 견봉하점액낭과 극상근건의 유착으로 인한 운동 제한

4 극상근(supraspinatus)

그림 5의 상태에서 견봉하점액낭을 제거하면 극상근 정지부의 전체 모습과 그 전방에 오구상완인대를 관찰할 수 있다(그림 7). 극상근건과 견갑하근건 사이가 **회전근개 간격**(rotator cuff interval)으로 회전근개 조직이 비어 있고, 소성 결합조직인[2] **오구상완인대**로 덮여 있다. 이로 인해 이 부분은 유연성이 높아 극상근과 견갑하근의 주행과 작용의 차이를 완충하는 역할을 한다.

Maeda 등[7]에 의하면 극상와와 견갑극 윗면에서 기시하고 상완골 대결절의 전내측부에 정지하는 극상근(그림 8, 표 1)에는 최전방에 강한 **건성부**가 있으며, 근섬유의 다수는 이 건(힘줄)에 합류하여 대결절 최전방 부위에 부착한다. 한편, 나머지 근섬유는 후방의 얇은 **근성부**로서 대결절의 내측부에 정지

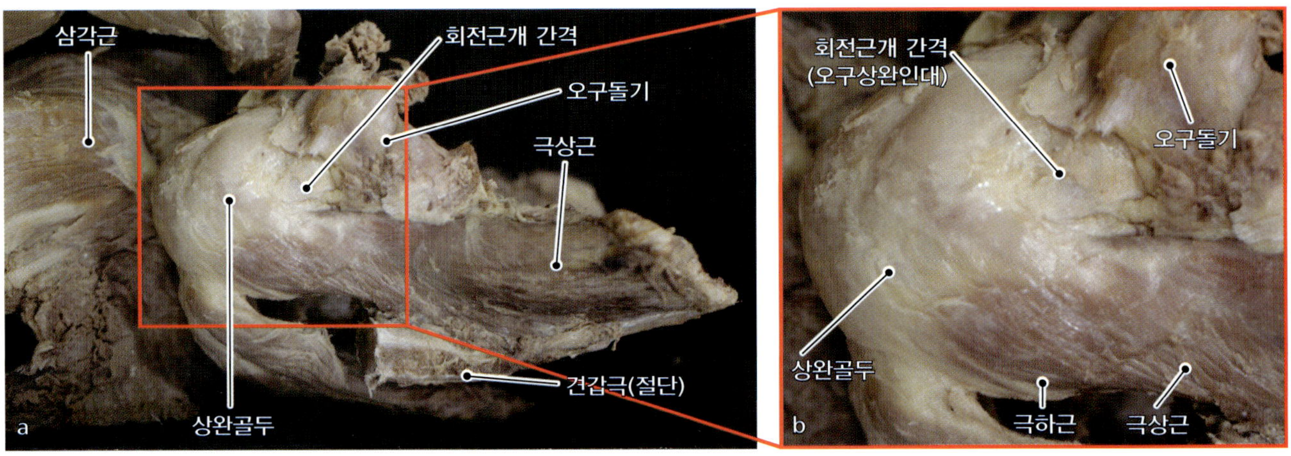

그림 7 좌측 극상근과 회전근개 간격 · 오구상완인대
a : 그림 5의 상태에서 견봉하점액낭을 제거하였다. 견갑하근은 오구돌기에 가려 보이지 않는다.
b : 상완골두 부위(a의 빨간색 사각형)의 확대 사진

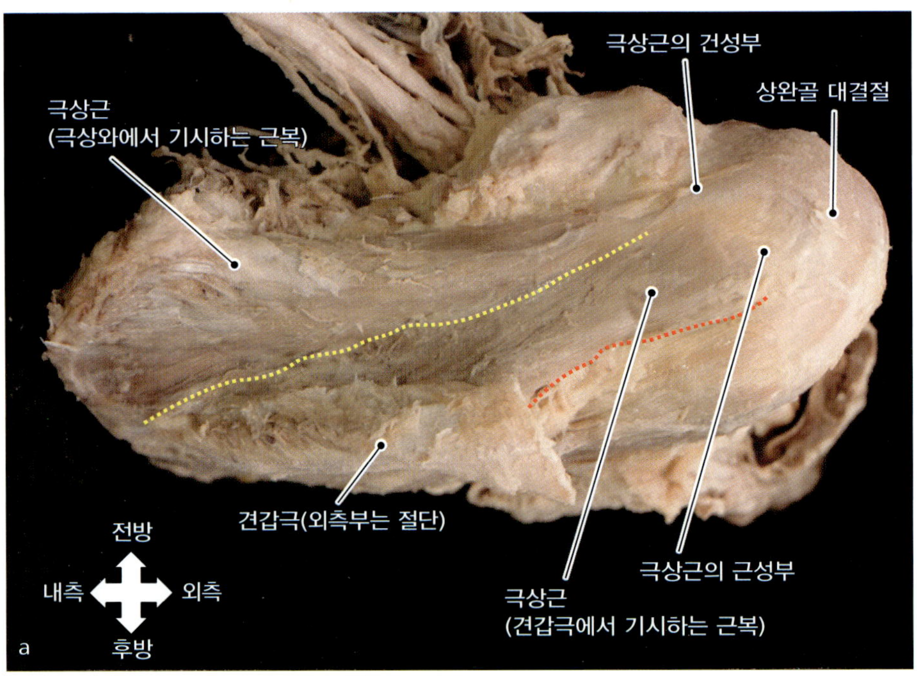

그림 8 우측 극상근의 건성부와 근성부 *(계속)*
a : 우측 견관절부 견갑극에서 견봉으로 이어지는 부위를 제거하고 두측(상방)에서 본 사진. 노란색 점선은 극상근의 건성부와 근성부의 경계를 나타낸다. 또한, 빨간색 점선은 극상근의 후연을 나타낸다.

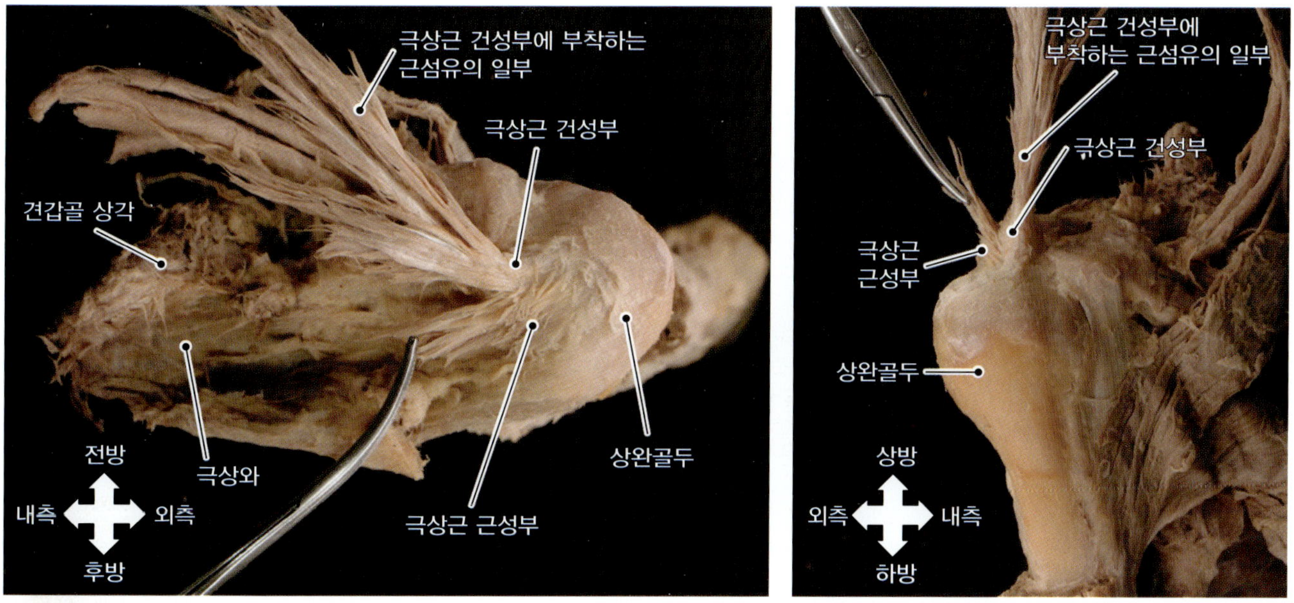

b: 두측면(상방)

c : 전면

그림 8 *(계속)* **우측 극상근 건성부와 근성부**

b, c : 극상근의 근속을 제거한 건성부와 근성부의 구조. 극상근 정지부를 외측 상방(두측)으로 견인하고 있다. 극상근 건성부는 근성부에 비해 두껍고 원기둥 모양이다.

한다. 건성부는 상완골 회전축의 전방을 통과한다(**그림 9**)는 점에서 견관절 외전에 더해 내회전이나 굴곡 작용도 담당하고 있을 가능성이 있다.[7] 옷을 갈아입을 때 하의를 끌어올리는 동작에서는 견관절의 신전 · 내전 · 외회전을 동반한다. 건성부의 근섬유가 가장 신장되는 자세이며, 근육의 단축이 일어나는 경우에는 신장통이 발생한다.

또한, 건성부는 정지부 부근에서 방향을 전방으로 돌리는 경향이 있어, 견관절 내회전 자세에서 이 경향이 강해지지만 외회전 자세에서는 그 경향이 보정되고, 건성부는 직선 상태로 대결절에 이른다(**그림 9**).[7] 견인력의 내측으로 향하는 벡터는 외회전 자세에서 커지므로, 극상근의 외전 작용은 내회전 자세보다 외회전 자세에서 강해질 것으로 생각된다.[7]

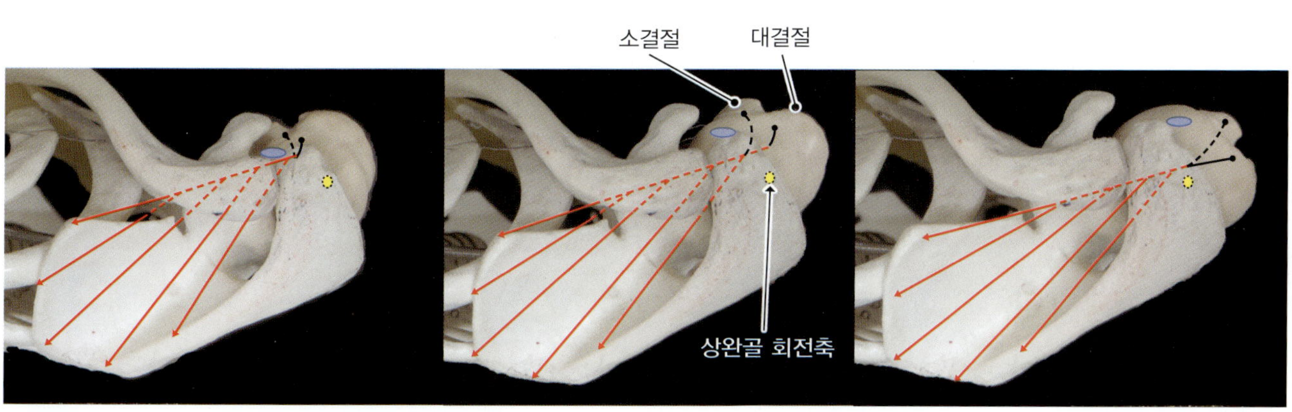

a: 내회전 자세

b: 중립 자세

c: 외회전 자세

그림 9 **극상근의 작용과 상완골의 위치**

약 20%의 예에서 건성부는 상완골 소결절에도 정지한다. 점선은 소결절에 정지하는 부위, 파란색은 오구상완인대 영역을 나타낸다.

1

II 견관절

표 1 극상근

	기시	정지	신경지배	수축 → 신장되는 작용	장애 시 제한되는 움직임	임상과의 접점
극상근	견갑골의 극상와, 극상근막	상완골 대결절 윗면, 견관절낭	견갑상신경	견관절의 외전	견관절의 내전	외전 작용 및 내회전, 굴곡 작용도 있다.

5 오구상완인대(coracohumeral ligament)

오구상완인대는 불규칙한 섬유배열의 소성 결합조직으로 오구돌기의 기저부와 하부에서 기시하여 상완골 소결절부터 회전근개 간격을 지나 대결절에 이르는 범위에 부착한다. 후방에서는 극상근건의 윗면과 아랫면을 덮으면서 대결절에 이르고, 전하방에서는 견갑하근건 최상부의 전면이나 후면을 덮는 형태로 부착한다.[2)]

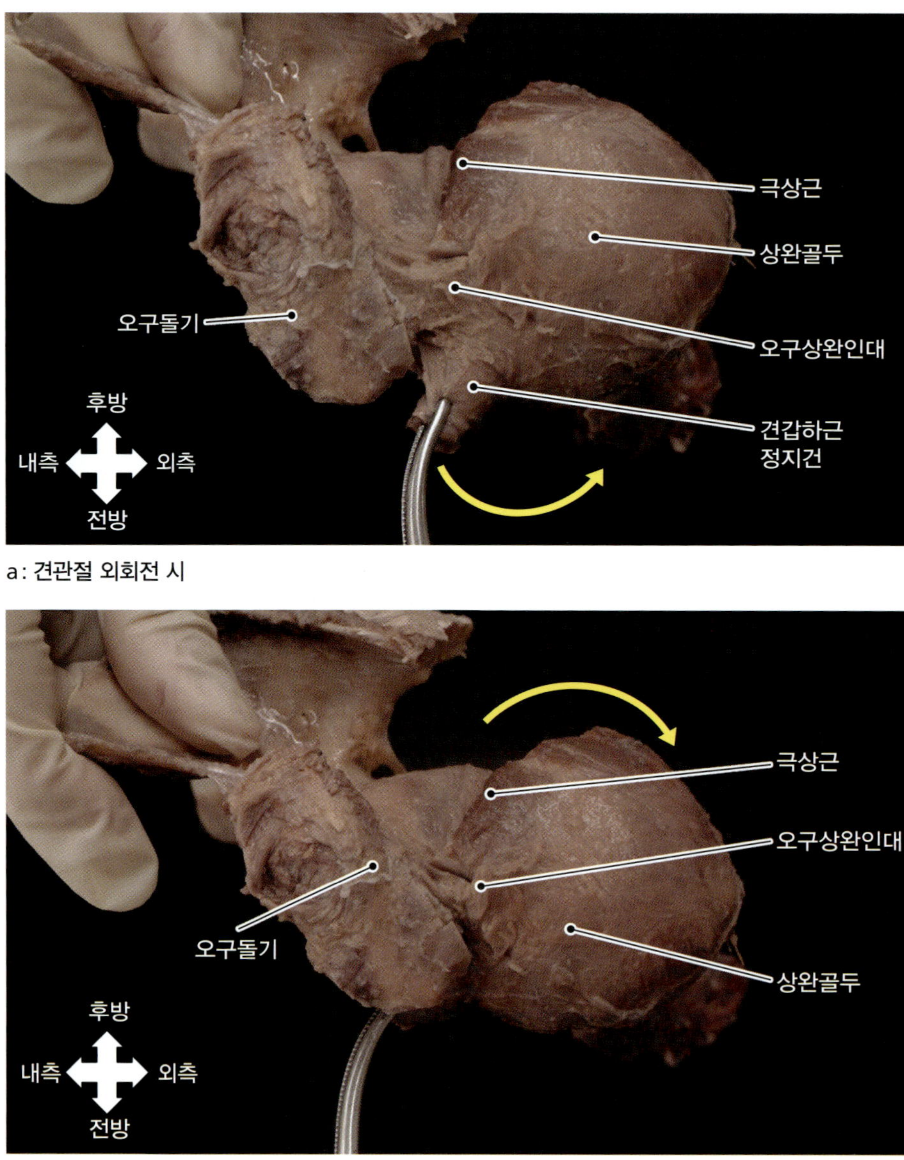

a: 견관절 외회전 시

b: 견관절 내회전 시

그림 10 오구상완인대를 상방(두측)에서 관찰

좌측 견관절에서 극상근과 견갑하근을 정지부를 남기고 절제하여 견갑하근 정지부 끝을 겸자로 잡고 있다. 오구상완인대의 회전근개 간격 영역이 잘 드러난다.
b에서는 오구상완인대의 전연이 오구돌기에 가려져 보이지 않는다.

오구상완인대는 주로 견관절 내전, 신전, 외회전(팔을 내린 상태의)을 강하게 제한한다.[8] **그림 10**에서는 견관절의 자세 변화에 따른 인대의 긴장 상태를 보여준다. **회전근개 간격** 영역에서 오구상완인대는 외회전 자세에서 긴장되고, 내회전 자세에서 이완되는 것이 관찰된다.

한편, Kanazawa 등은 오구상완인대가 기존에 알려진 회전근개 간격뿐만 아니라 상완골두에 광범위하게 부착하는 것에 착안하여 내회전 제한이 주소인 증례에 내회전 가동술을 실시하고 있다. 그 결과 관절와 가까이 있는 오구돌기 기시부에서의 오구상완인대(posterior part)가 파열되어 내회전 제한이 개선되었다고 보고하였다.[9] 회전근개 간격은 회전근개 구조 일부에 유연한 간격을 설정하여 구조적인 융통성을 부여하고 있다고 생각된다. 회전근개 간격을 채우는 소성 결합조직성 오구상완인대는 긴장도를 자세에 따라 부위별로 바꾸면서 견관절 운동의 제동에 관여하고, 운동의 안정성에 기여하는 것으로 보인다.

그러나 소성 결합조직은 손상되기 쉽고, 일단 염증이 발생하면 오구상완인대는 조직 반흔화에 의해 유연성이 상실되어 견관절 외회전의 제한인자가 된다.[2] 또한, 근접한 극상근과 유착이 생겨(**그림 11**) 극상근이 외측으로 활주하는 것을 방해하여 내전 가동범위를 제한한다.[6] 반대로 견봉하 충돌 상태에서 견봉하점액낭-극상근건 유합이 발생한 증례의 상당수에서는 오구상완인대의 유착도 동시에 합병된다는 보고도 있다.[6]

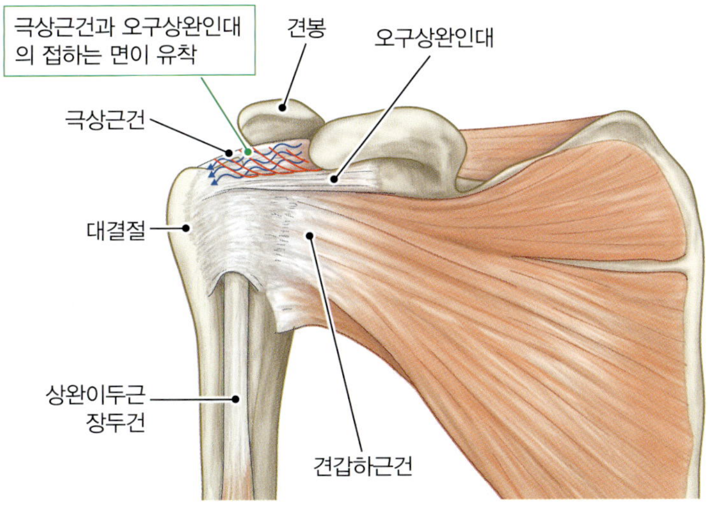

그림 11 오구상완인대의 유착

반흔화로 인한 오구상완인대의 유연성 상실은 견관절 외회전의 제한인자가 된다. 또한, 근접한 극상근건과 유착이 생기면 극상근이 외측으로 활주하는 것을 방해하여 내전 가동범위를 제한한다.

6 오구상완인대와 극상근의 초음파 해부

오구상완인대의 초음파 해부

오구상완인대는 견관절 중립(팔을 내린) 자세에서는 이완되지만, 외회전 자세에서는 긴장되는 것을 알 수 있다(그림 12).

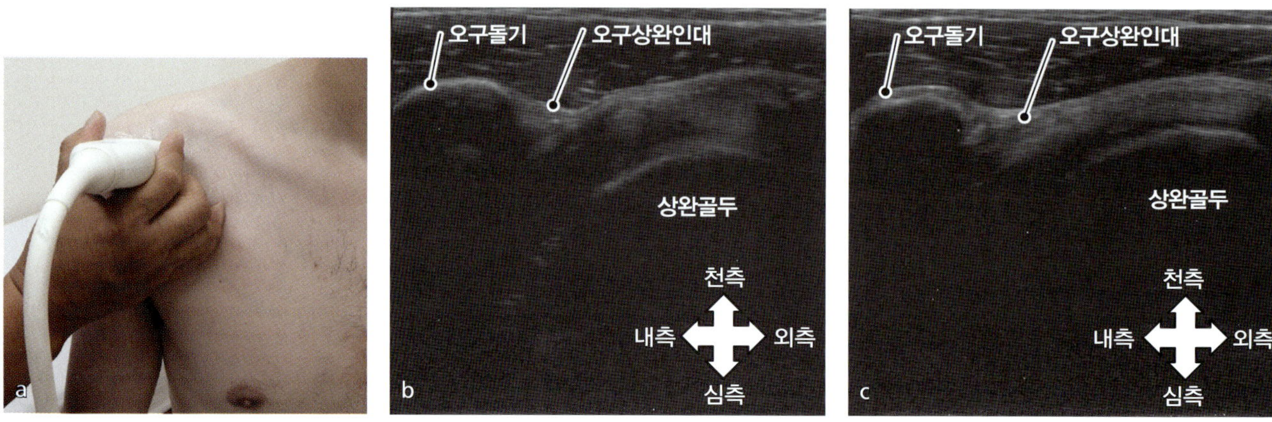

그림 12 오구상완인대의 초음파 영상(단축 영상)

a : 스캔 부위. 견관절 전면에서 오구돌기를 스캔한다. 오구돌기를 근위에 두고 프로브를 회전시키면 오구돌기 기저부에서 외측 하방으로 주행하는 오구상완인대를 확인할 수 있다.

b : 안정 시(중립 자세). 오구상완인대가 이완된다.

c : 신장 시(최대 외회전 자세). 오구상완인대가 긴장된다.

띠 매는 동작(결대동작) 시 극상근의 움직임

띠 매는 동작 시에는 극상근이 오구견봉인대와 접촉하며 활주하여 상완골두와 오구견봉인대 사이 공간으로 들어가는 모습이 관찰된다(그림 13). 이 공간에서의 활주장애가 띠 매는 동작의 제한인자가 된다고 생각된다.

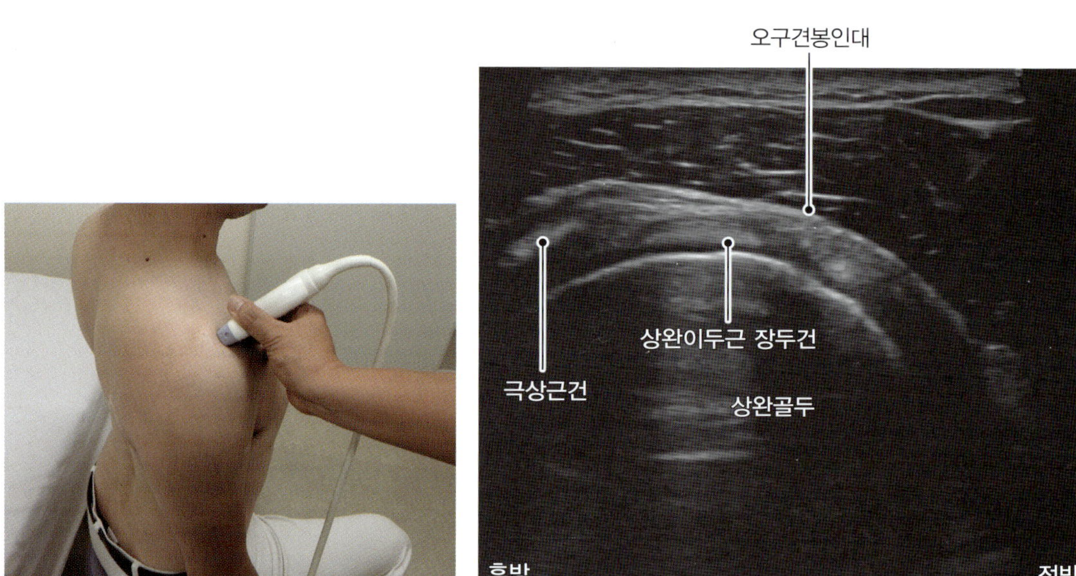

a : **중립 자세.** 극상근의 대부분은 견봉의 심측에 위치한다.

그림 13 견관절 중립 자세와 띠 매는 동작 시 극상근의 초음파 영상 *(계속)*

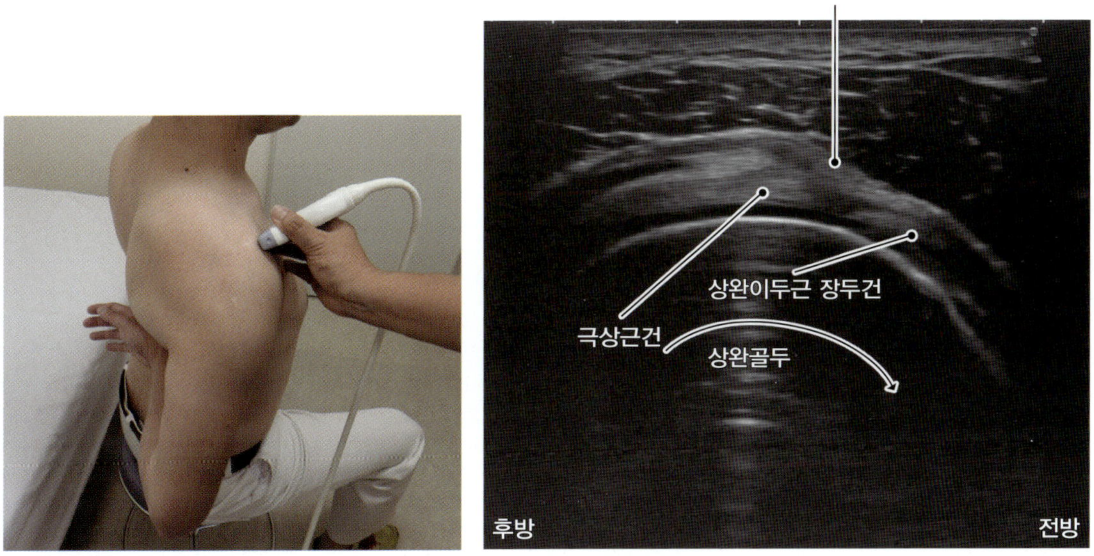

b: 띠 매는(결대) 동작 시. 극상근은 오구견봉인대와 상완골두 사이를 활주한다.

그림 13 *(계속)* **견관절 중립 자세와 띠 매는 동작 시 극상근의 초음파 영상**
견봉 전연-오구돌기를 잇는 선상에서 오구견봉인대를 스캔하여 오구견봉인대의 중앙 부위에서 극상근의 움직임을 관찰한다.

7 견관절 내전 제한에 대한 운동요법

견관절의 내전 제한 개선에는 견봉하를 활주하는 **견봉하점액낭**과 **극상근**, 극상근에 부착하는 **오구상완인대**, 그리고 오구상완인대가 부착하는 **견갑하근**의 유연성 개선이 중요하다.

여기에서는 극상근의 접근법에 대해 설명한다(**그림 14~16**).

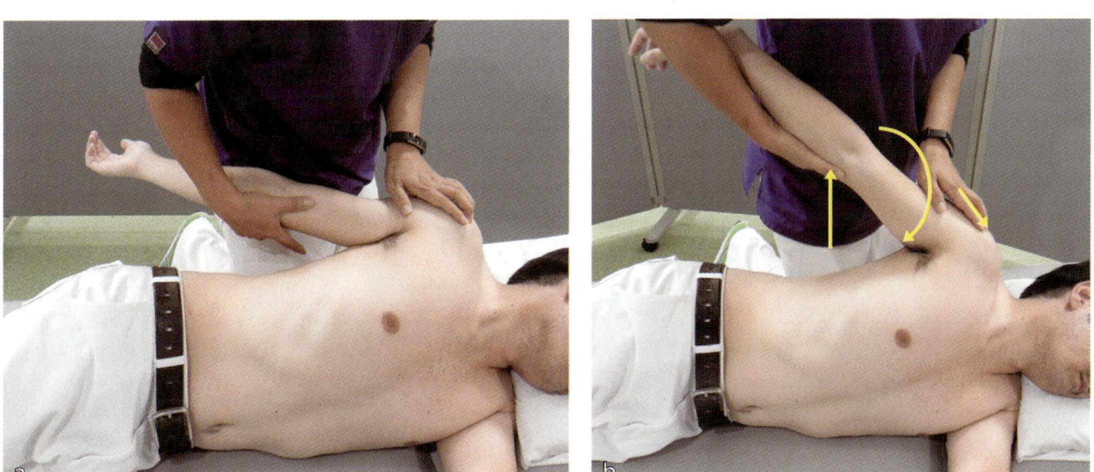

그림 14 극상근 전방 섬유의 수축 촉진
견관절 외회전 · 신전 · 내전 자세(**a**)에서 내회전 · 굴곡 · 외전으로 유도한다(**b**). 이때 다른 한 손으로 상완골두가 견봉하로 미끄러지도록 유도한다.

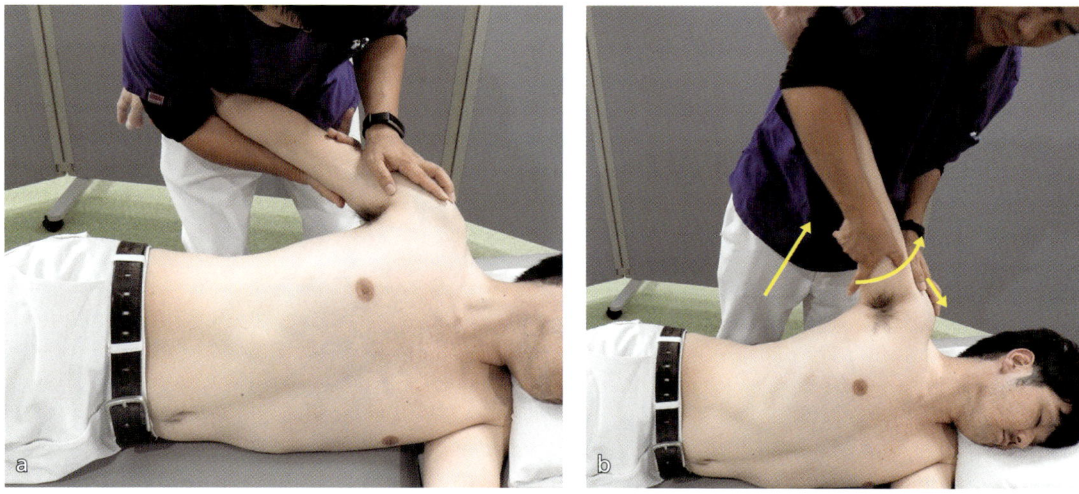

그림 15 극상근 후방 섬유의 수축 촉진

견관절 내회전 · 신전 · 내전 자세(**a**)에서 외회전 · 굴곡 · 외전으로 유도한다(**b**). 이때 다른 한 손으로 상완골두가 견봉하로 미끄러지도록 유도한다.

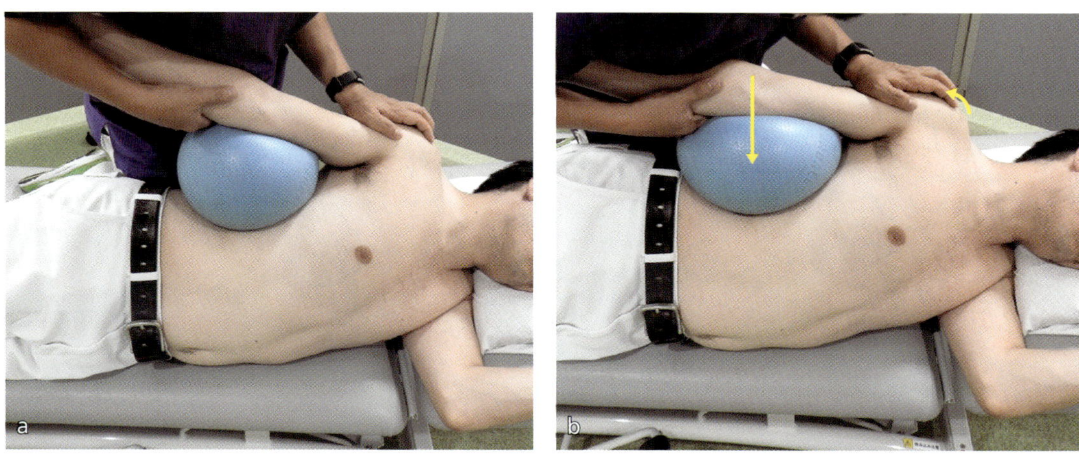

그림 16 볼을 이용한 극상근의 당김(외측 이동) 조작

측와위에서 팔과 체간 사이에 볼이나 쿠션을 끼운다(**a**). 치료사는 견갑골을 고정한 상태에서 쿠션을 대상자의 체간을 향해 누른다(**b**). 통증 정도에 따라 신전-내전 방향으로 상완골두를 당긴다. 치료사는 다른 손가락으로 상완골두가 외측으로 이동하는 것을 촉지한다. 동작을 피드백하면서 셀프운동으로 전환해 나간다.

참고문헌

1. Neumann DA(著), Andrew PD, 他(監訳):筋骨格系のキネシオロジー. 原著第 3 版, pp 137-197, 医歯薬出版, 2018
2. 吉村英哉, 他:烏口上腕靱帯の肩甲下筋付着部に関する解剖学的研究—その意義について. 肩関節 35:707-710, 2011
3. 工藤慎太郎, 他:肩. 工藤慎太郎(編著):運動機能障害の「なぜ？」がわかる評価戦略. pp 8-67, 医学書院, 2017
4. 皆川洋至:超音波でわかる運動器疾患—診断のテクニック. p 160, メジカルビュー社, 2010
5. 颯田季央:肩関節周囲炎. 工藤慎太郎(編著):運動器疾患の「なぜ？」がわかる臨床解剖学. pp 31-43, 医学書院, 2012
6. 杉本勝正(監修), 林典夫(著): 運動療法のための運動器超音波解剖—拘縮治療との接点. pp 14-51, 文光堂, 2015
7. 前田和彦, 他:棘上筋停止部に関する解剖学的検討. 肩関節 31:209-211, 2007
8. 西川仁史:肩関節周囲炎の機能解剖学的病態把握と理学療法. 理学療法 30:650-663, 2013
9. 金澤憲治:烏口上腕靱帯は肩関節内旋制限に関与するか. 肩関節 39:405-408, 2015

2 견갑상완관절의 전방불안정성을 해부

이 장에서 다루는 근골격
- ▶ 견갑하근
- ▶ 상완이두근 장두건
- ▶ 견갑상완인대

견갑상완관절(scapulo-humeral joint)은 탈구되기 쉬워 전체 관절 탈구의 약 절반을 차지하며, 그 대부분이 **전방 탈구**이다. 전방 탈구를 유발하는 경우는 견관절의 외전 · 외회전운동이나 수평신전(수평외전)이 강제된 경우이다. 동일한 외전 · 외회전운동은 야구의 **투구 동작**이나 머리를 뒤로 묶는 동작(**결발 동작**) 등에서도 발생하며, 상완골두가 관절와(glenoid)에 대해 외회전되어 견갑상완관절 전벽에 **신장 부하**가 발생한다. 이 신장 부하에 대해 전벽을 구성하는 관절상완인대나 견갑하근, 나아가 상완이두근 장두건이 저항하여 견관절의 전방 안정성을 유지한다. 또한, 전방 탈구나 전방 아탈구의 경우에는 관절와순(glenoidal labrum) 등이 손상되어 견관절이 불안정한 상태가 될 수 있으며, 간혹 탈구나 아탈구가 반복되기도 한다. 이와 같은 상태가 **견관절 불안정증**(shoulder instability)이다.[1]

한편, 관절운동을 원활하게 하기 위해서는 관절을 감싸는 근육 · 연부조직의 신장성이 필수적이다. 예를 들어 상완골두가 관절와에 대해 외회전운동할 경우, 상완골두가 후방으로 구르며(roll), 전방으로 미끄러져(glide) 견갑상완관절의 전벽에 신장 부하가 가해진다. 전벽의 근육과 연부조직의 신장성과 유연성이 정상이라면 미끄러짐을 전벽이 수용(흡수)할 수 있어 상완골두는 관절와에 대해 구심위를 유지하며 관절운동이 가능하다(그림 17a). 그러나 전벽의 근육과 연부조직이 단축 혹은 구축된 상태라면 미끄러짐이 전벽에 튕겨져 나와 정상적인 구심위를 유지하지 못하고 상완골두가 후방으로 편위된다(그림 17b, **Oblique translation 이론**).[2] 이 경우, 관절 후벽에는 편위에 따른 압박 증상(통증 등)이 나타난다.

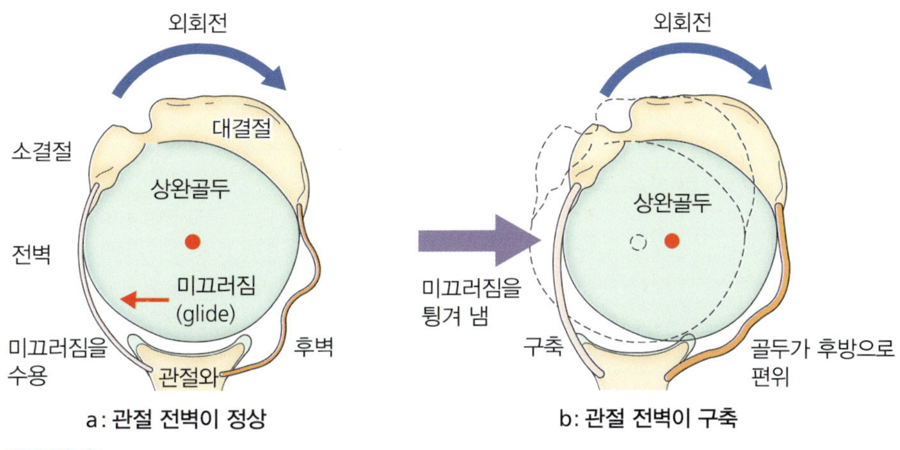

그림 17 인대 · 관절낭의 신장성과 관절두의 움직임(Oblique translation 이론)
관절두를 두측(상방)에서 본 그림. 견관절의 외회전을 예로 Oblique translation 이론을 설명한다.

1 견갑하근(subscapularis)

견갑하근의 해부

견갑하근(그림 18, 표 2)은 견갑골의 전면을 덮고, 견갑골의 견갑하와(subscapular fossa)에서 기시하여 상완골의 소결절과 소결절릉 상단 내측에 정지한다. 주로 견관절의 내회전에 작용한다. 상지를 절개하지 않은 상태(그림 19)에서의 견갑하근은 액와 후벽의 견갑골 전면에 근육의 외측연만 보일 뿐이고, 그 외측에 광배근 역시 외측연이 나란히 존재한다. 따라서 체표에서 견갑하근으로의 접근은 액와 후벽에서 실시하게 된다.

견갑하근의 근복에는 정지부에서 부채꼴로 퍼지는 여러 개의 **근내건**(intramuscular tendon)이 있다(그림 18). 근섬유는 근내건마다 각각 근속(다발)을 형성하므로 견갑하근은 **다우상**(multipennate)을 보인다. 이 다우상의 견갑하근이 견갑상완관절 내 · 외전축의 위아래에 걸쳐 정지부에 수렴한다(그림 20). 따라서 내 · 외전축 상방을 통과하는 상부 근속은 팔을 내렸을 때(중립 자세), 하방을 지나는 하부(미측부) 근속은 외전 시에 각각 긴장한다.

견갑하근에는 정지부 부근에 근복이 많은 **근성부**와 근육이 적은 **건성부**가 존재한다(그림 21). 근성부는 건성부보다 미측에 위치한다.[3] 견갑하근 중 체표로부터 접근 가능한 부위가 견갑골 하각 쪽의 외측연 부분이므로 체표에서 촉지되는 것은 근성부(**하부 근속**)임을 알 수 있다. 근성부는 건성부(**상부 근속**)에 비해 유연성이 풍부하여 신장성의 저하가 외전 · 외회전의 가동범위 제한에 미치는 영향은 근성부에서 크다.[1] 근속의 주행에서 볼때 하부 근속이 상지 외전 자세에서 가장 긴장한다(그림 20b). Dan 등[4]은 견갑상완관절의 전하면을 덮는 근성부를 사체에서 절단하면 상지 외전 가동범위가 증가하므로 근성부가 상지 외전의 제한인자가 될 수 있다고 한다. 견갑하근이 견관절 내회전 작용을 갖는 것을 생각하면 견관절 전방 탈구를 일으키는 외전 · 외회전 자세에서 근성부가 가장 잘 신장되어 있으며, 근성부가 전하관절 상완인대와 함께 전방불안정성의 제동에 관여할 가능성이 있음을 추측할 수 있다.

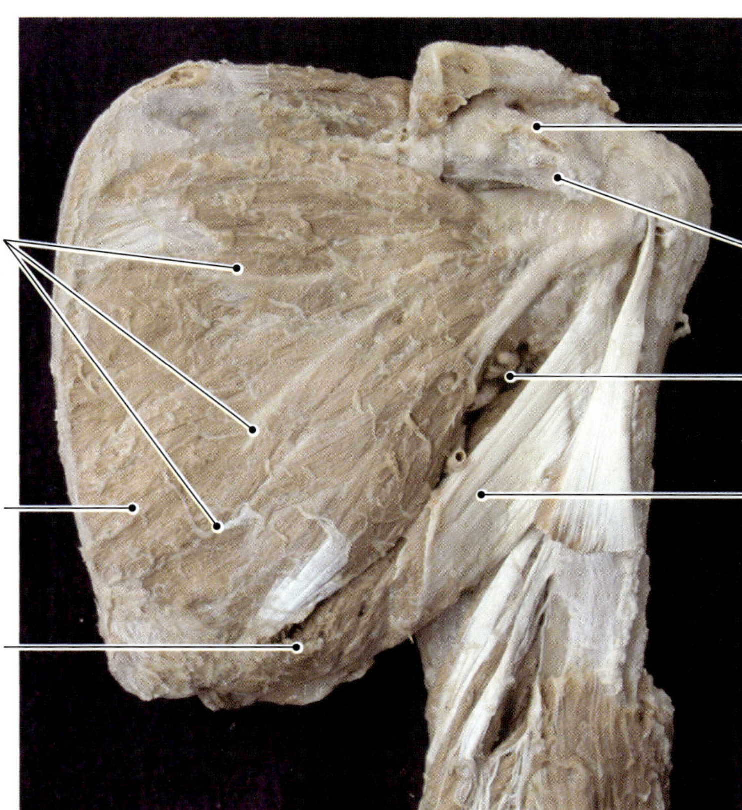

그림 18 견갑하근의 전체 사진
좌측 상지를 체간에서 분리하여 견갑골 부위를 전방에서 본 사진

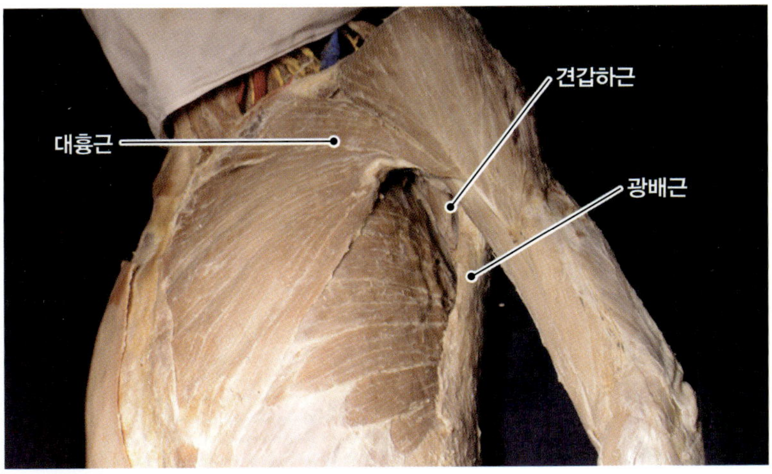

그림 19 액와부에서 견갑하근을 본 모습

좌측 흉부를 외측 전방에서 본 사진. 액와 후벽을 구성하는 광배근 외측연의 바로 내측에 견갑하근의 외측연이 관찰된다.

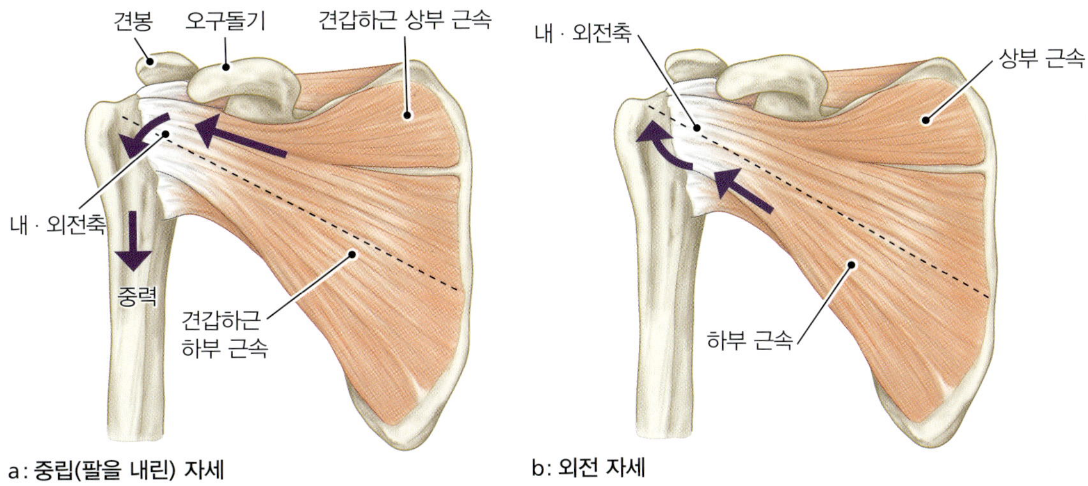

그림 20 상지의 외전 각도와 견갑하근의 긴장

팔을 내렸을 때(중립 자세)는 견갑하근의 상부 근속이 긴장하고(**a**), 외전 시에는 하부 근속이 긴장한다(**b**).

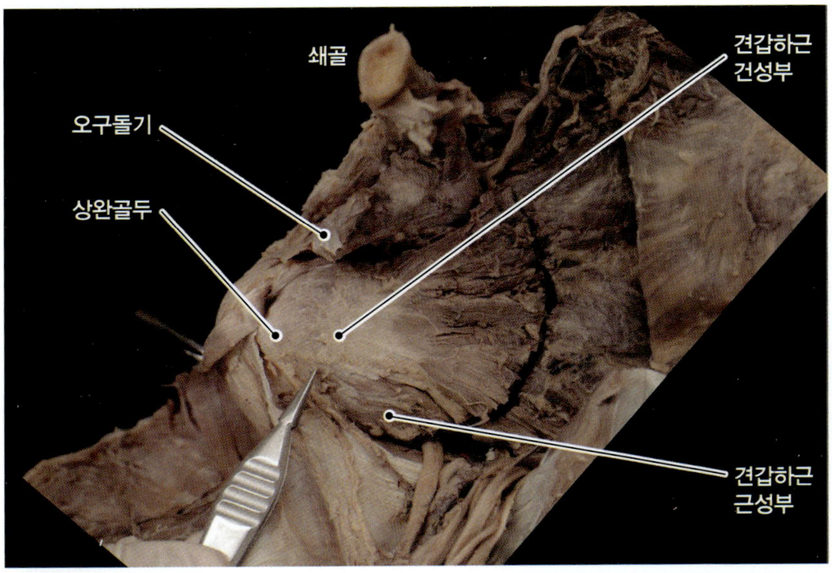

그림 21 견갑하근의 건성부(건성 정지건을 가짐)와 근성부(근성 정지건을 가짐)

우측 견관절에서 견갑하근 정지부를 관찰하고 있다. 근성부는 건성부보다 하방에 위치한다. 핀셋은 건성부와 근성부의 경계를 나타낸다.

견갑하근의 초음파 해부

견갑하근은 광배근·대원근의 내측 및 상방에 위치한다(그림 19). 따라서 액와부에서 프로브를 내측 상방으로 이동시켜야 하는데, 액와 주위에는 신경섬유가 많이 존재하므로 프로브나 손가락을 너무 강하게 압박하지 않도록 주의한다.

견관절 내회전에 따라 견갑하근이 팽창한다. 이 영역(하부 근속)은 촉지 가능하다(그림 22).

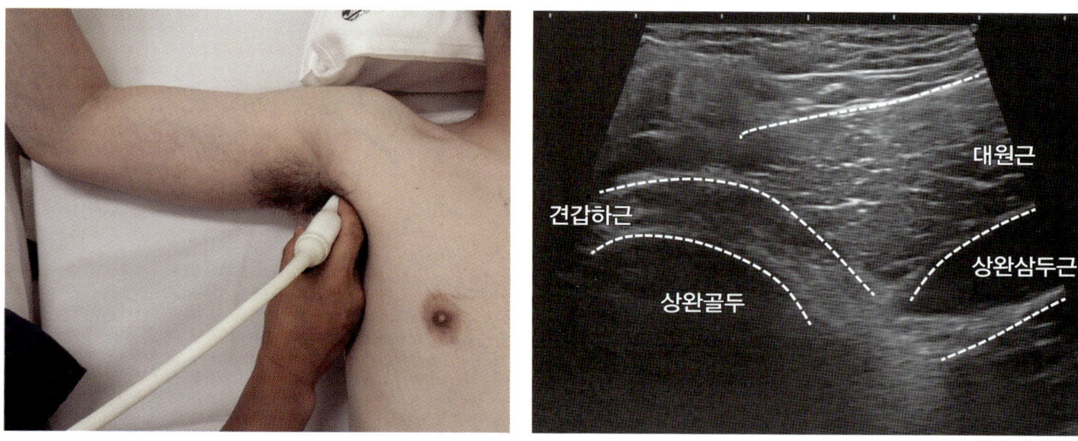

a: 견관절 외전·외회전 자세

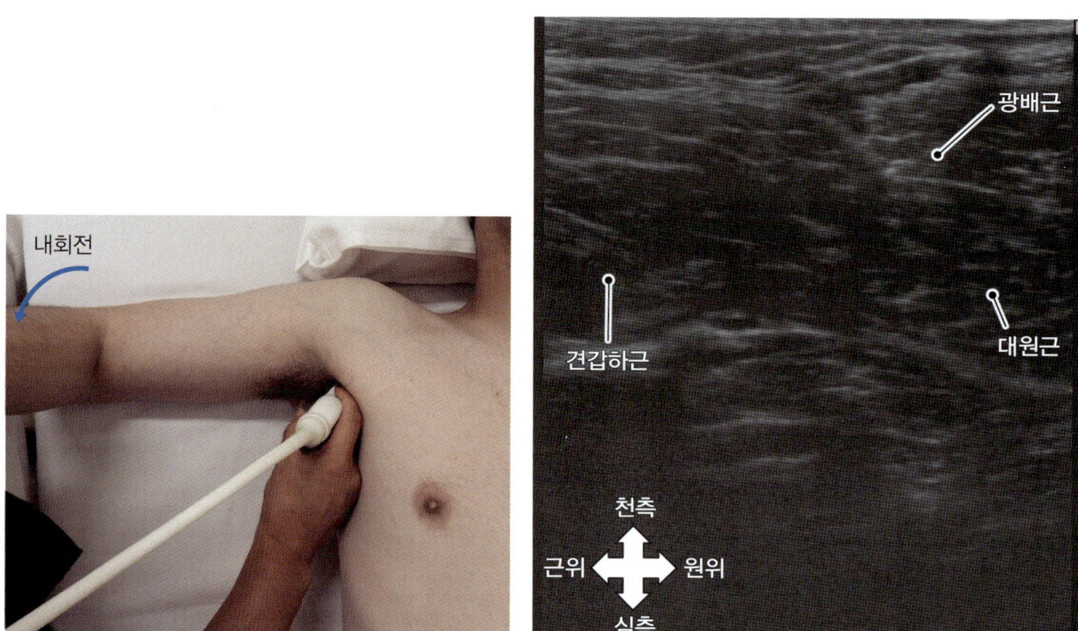

b: 견관절 외전·내회전 자세

그림 22 견관절 내회전·외회전 동작 시 견갑하근의 초음파 영상(단축 영상)
프로브를 액와 후벽에 대면 견갑하근·대원근·광배근이 관찰된다(**a**). 프로브를 더욱 내측 상방으로 이동시키면 견갑하근을 넓게 스캔할 수 있다. 견관절의 내회전(**b**)에 따라 견갑하근이 팽창하고, 천측 원위부로 이동한다.

견갑하근에 대한 운동요법

견갑하근은 액와 후벽에서 견갑골 전면에 위치하고 있으며(그림 19), 근복 전체를 만지기는 어렵다. 그러나 그림 23과 같이 견관절 외전·외회전 자세에서 액와 후벽에 치료사의 손가락을 대고, 내측 상방으로 손가락을 이동함으로써 외측하연의 영역을 촉지할 수 있다. 견갑골 외측연에서부터 견갑하근의 하부섬유를 밀어 넣듯이 다이렉트 스트레칭을 실시한다. 또한, 견갑하근의 수축을 촉진할 때(그림 24)에는 수축 시 근복을 외측 전방으로 당기듯이 조작하여 수축 촉진한다.

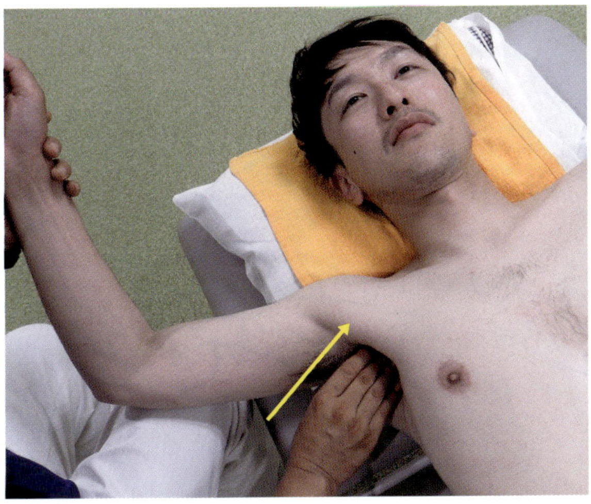

그림 23 견갑하근의 다이렉트 스트레칭
⇨는 치료사의 손가락을 움직이는 방향을 나타낸다.

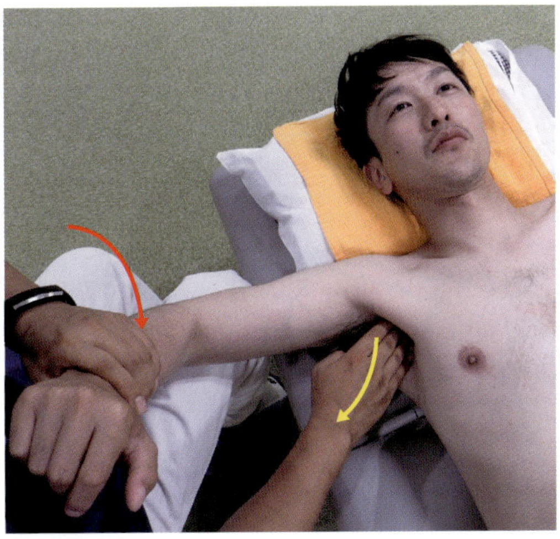

그림 24 견갑하근의 수축 촉진
견관절의 능동 내회전운동(➡)을 실시한다. 치료사는 견갑하근 수축 시 근복을 외측 전방으로 당기듯이 조작해 수축을 촉진한다(⇨).

표 2 견갑하근과 상완이두근 장두

	기시	정지	신경지배	수축 → 신장되는 작용	장애 시 제한되는 움직임	임상과의 접점
견갑하근	견갑골의 견갑하와, 견갑하근 근막	상완골의 소결절, 소결절릉의 상부, 견관절낭	견갑하신경	견관절 내회전	견관절 외회전	근성부에 대한 접근은 가능
상완이두근 장두	견갑골의 관절상결절	요골의 요골조면, 전완근막	근피신경	견관절 외전 주관절 굴곡 전완 회외	견관절 내전 주관절 신전 전완 회내	견관절 전방 안정화에 기여

2 상완이두근 장두건(long head of biceps tendon)

상완이두근 장두건의 해부

상완이두근 장두(표 2)의 건은 견갑골의 관절상결절에 부착하며, 여기에서 관절와순으로 이행하여 부착 영역을 관절와 상연에서 후연 중앙까지 넓힌다(그림 25). **관절상결절**(superior glenoid tubercle)에서 기시 후, 장두건은 활막에 싸인 상태로 상완골두 윗면을 따라 관절낭 내를 외측으로 향하고, **결절간구**(intertubercular groove)에 이르러 하방으로 방향을 바꾼다. 상완골두 윗면을 주행할 때 지나는 부분이 **회전근개 간격**으로 여기에서는 장두건이 상관절상완인대(superior glenohumeral ligament, SGHL)의 바로 상방에서 오구상완인대에 둘러싸여 있다(그림 26).[5] 그림 27에서는 둘러싸인 모습이 나타난다.

장두건이 결절간구를 향해 방향을 바꾸는 부위에서는 견갑하근 설부(舌部)가 소결절 상단의 상외측면으로 뻗어나오고 있으며, **오구상완인대**와 **상관절상완인대**, 견갑하근 설부가 장두건에 대해 결절간구까지의 통로를 형성하고 있다(그림 26).[5] **견갑하근 설부**(그림 28b)는 소결절과 그 상단까지 이르는 견갑하근의 최상방 정지부에서 뻗어나온 작고, 얇은 건성조직이다.[1] 더욱이 원위부에서는 결절간구가 상완횡인대로 덮여있고, 장두건은 그 아래를 지나 상완골 상부 전면으로 나와 광배근·대원근의 공통 정지건과 대흉근 정지건 사이로 원위를 향해 주행한다(그림 28a). **상완횡인대**(transverse humeral ligament)는 견갑하근의 정지부에서 연속된 결합조직이다. 결절간구까지의 통로와 상완횡인대가 장두건에 대한 안정화기구로 여겨지며, 장두건의 안정에 견갑하근이 관련되어 있음을 알 수 있다.

Lafosse 등[6]은 상완이두근 장두건에 전방불안정성이 있는 증례의 96%에서 견갑하근건의 파열을 보였다고 보고하였고, Yoshimura 등[7]도 견갑하근 파열(표층 파열 제외)이 있는 50례 중 18례(36%)에서 장두건의 불안정성을 보였다고 하였다. 또한, Arai 등[5]은 상완이두근 장두가 장력을 발휘할 때에 장두건을 탈구시키려는 힘이 직접 가해지는 곳은 견갑하근건 최상방 부위로 견갑하근 설부의 역할은 이 힘

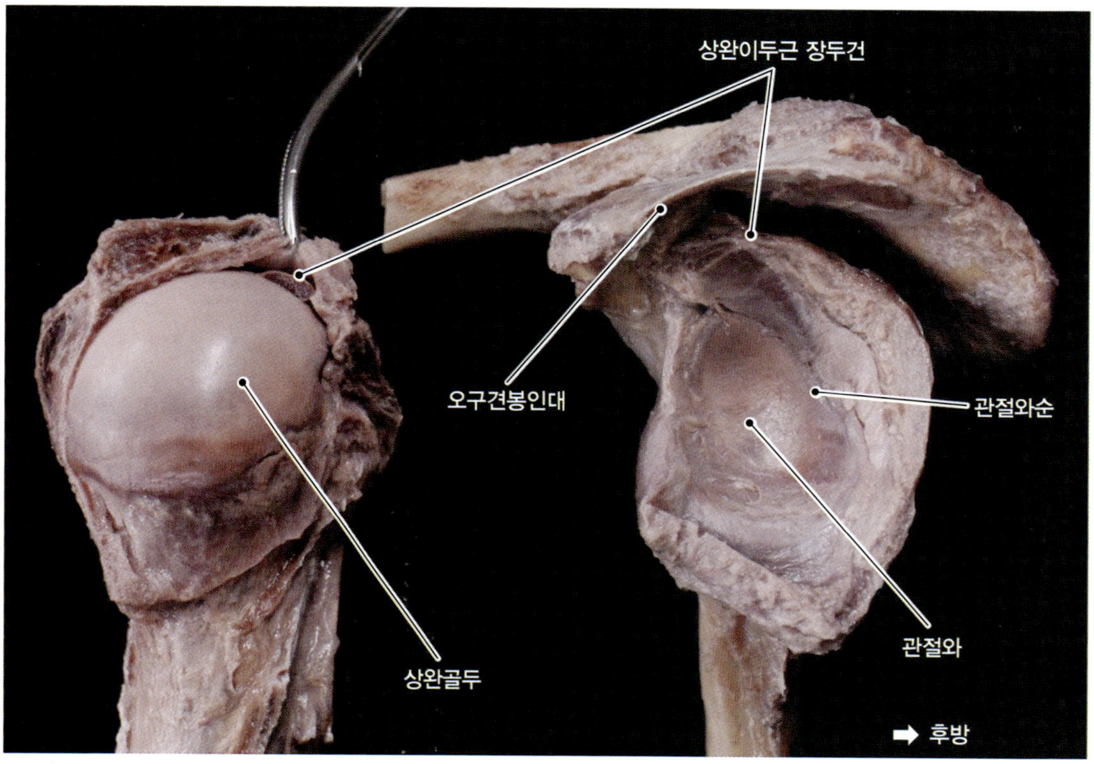

그림 25 견갑골 관절와와 상완골두
우측 견갑상완관절을 박리 후, 관절와와 상완골두를 분리하였다.

을 견디기 위해 정지면적을 넓히는 것이라고 하였다.

견관절 내회전 자세에서 결절간구는 전방에 위치하고 있으며 장두건은 견갑상완관절의 비교적 전방 윗면을 주행하지만, 외회전 자세에서 결절간구는 외측에 위치하고 장두건은 견갑상완관절의 윗면을 가로지른다(그림 29).

따라서 견관절 외회전 자세에서는 거상운동 시 상완골두를 하방으로 밀어 내리는 벡터를 발생시켜 견관절 안정화에 기여한다.[8] 다만, 견관절의 외회전 자세에 의해 장두건의 주행이 크게 변화함으로써 역학적 부하가 발생하기 쉽다. 따라서 상완이두근건 건초의 마찰 부하가 증가하여 건의 비대 및 변성이 발생할 수 있다. 또한, 상완이두근 장두의 긴장이 높아지면, 결절간구를 통과하는 장두건을 통해 상완골두를 내회전시키는 힘이 상완골 소결절에 가해진다.[9]

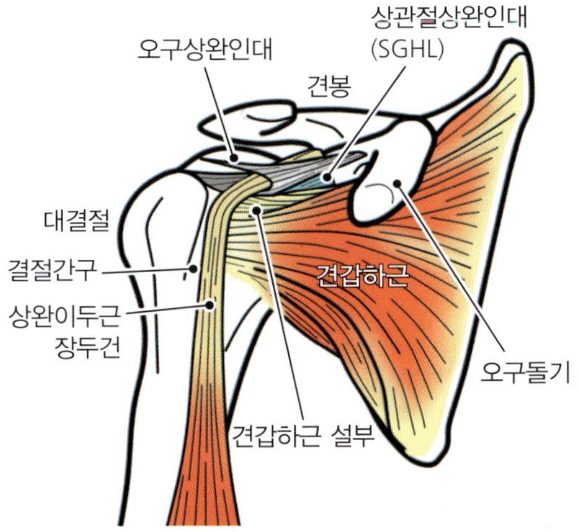

그림 26 상완이두근 장두건의 통로
상완이두근 장두건은 회전근개 간격을 지나는 통로를 거쳐 결절간구에 이른다. 통로의 형성은 오구상완인대, 상관절상완인대, 견갑하근 설부이다.

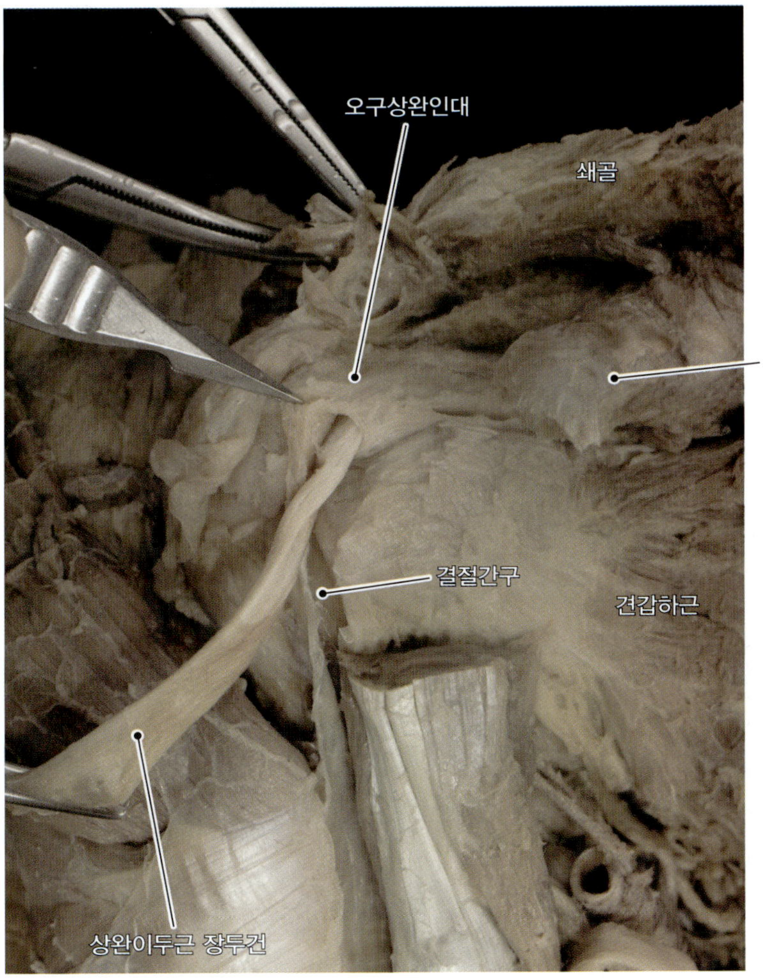

그림 27 상완이두근 장두건과 오구상완인대
우측 견갑상완관절의 전면에서 결절간구의 영역. 상완횡인대가 절단되어 결절간구를 통과하던 장두건이 전방으로 당겨져 있다. 상완골두 윗면의 회전근개 간격에서 장두건이 오구상완인대로 둘러싸여 있는 모습을 알 수 있다.

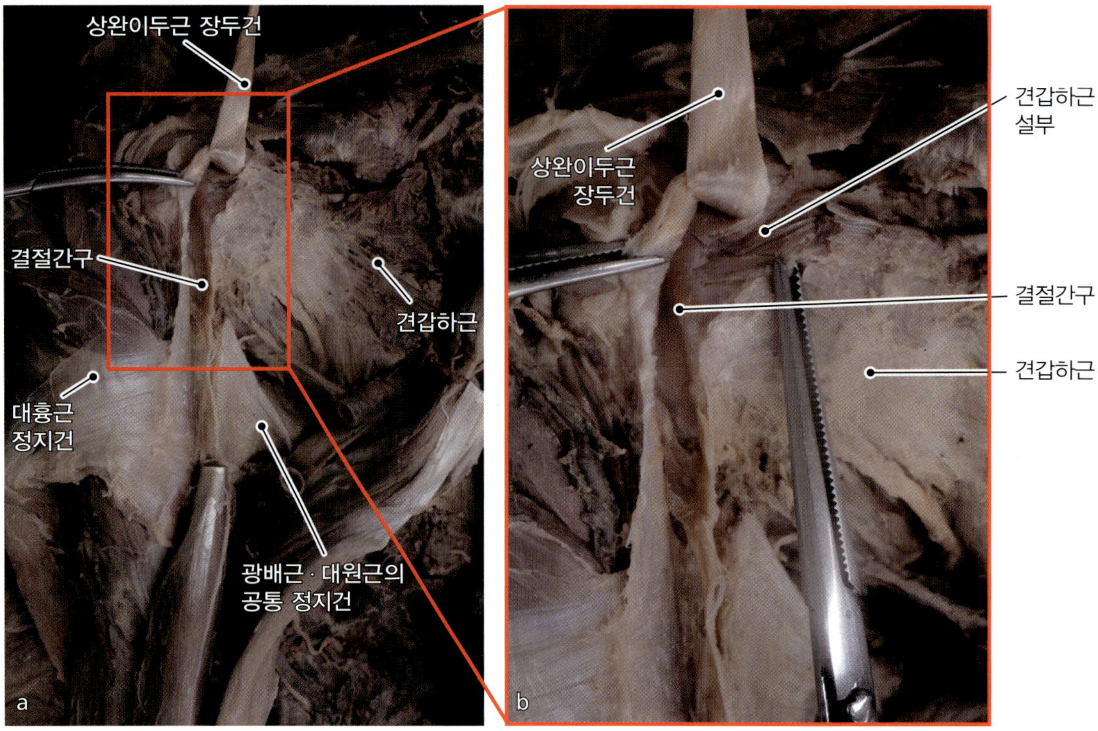

그림 28 상완이두근 장두건과 견갑하근

a : 우측 견갑상완관절 전면의 결절간구에서 상완횡인대를 절단하고 결절간구를 통과하던 장두건을 상방으로 벌린다.

b : **a의 확대도.** 견갑하근 설부가 상완골 소결절의 상외측면으로 뻗어 나오는 것을 볼 수 있다.

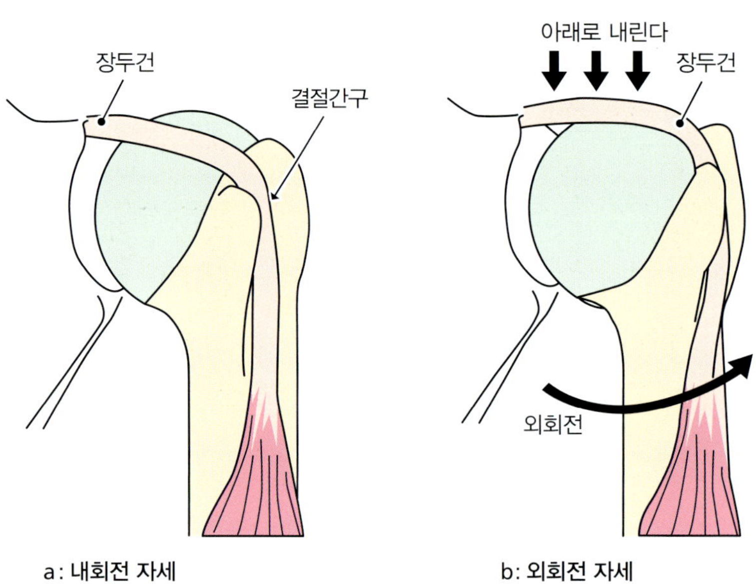

그림 29 상완이두근 장두건과 상완골두

상완골두를 가로지르는 장두건의 위치가 견관절의 내회전 자세와 외회전 자세에서 다르다.

상완이두근 장두건의 초음파 해부

상완이두근 장두건은 결절간구에서 명료하게 관찰할 수 있으며, 상완골두의 상방에서는 오구상완인대로 덮여있는 모습을 볼 수 있다(그림 30).

1 II 견관절

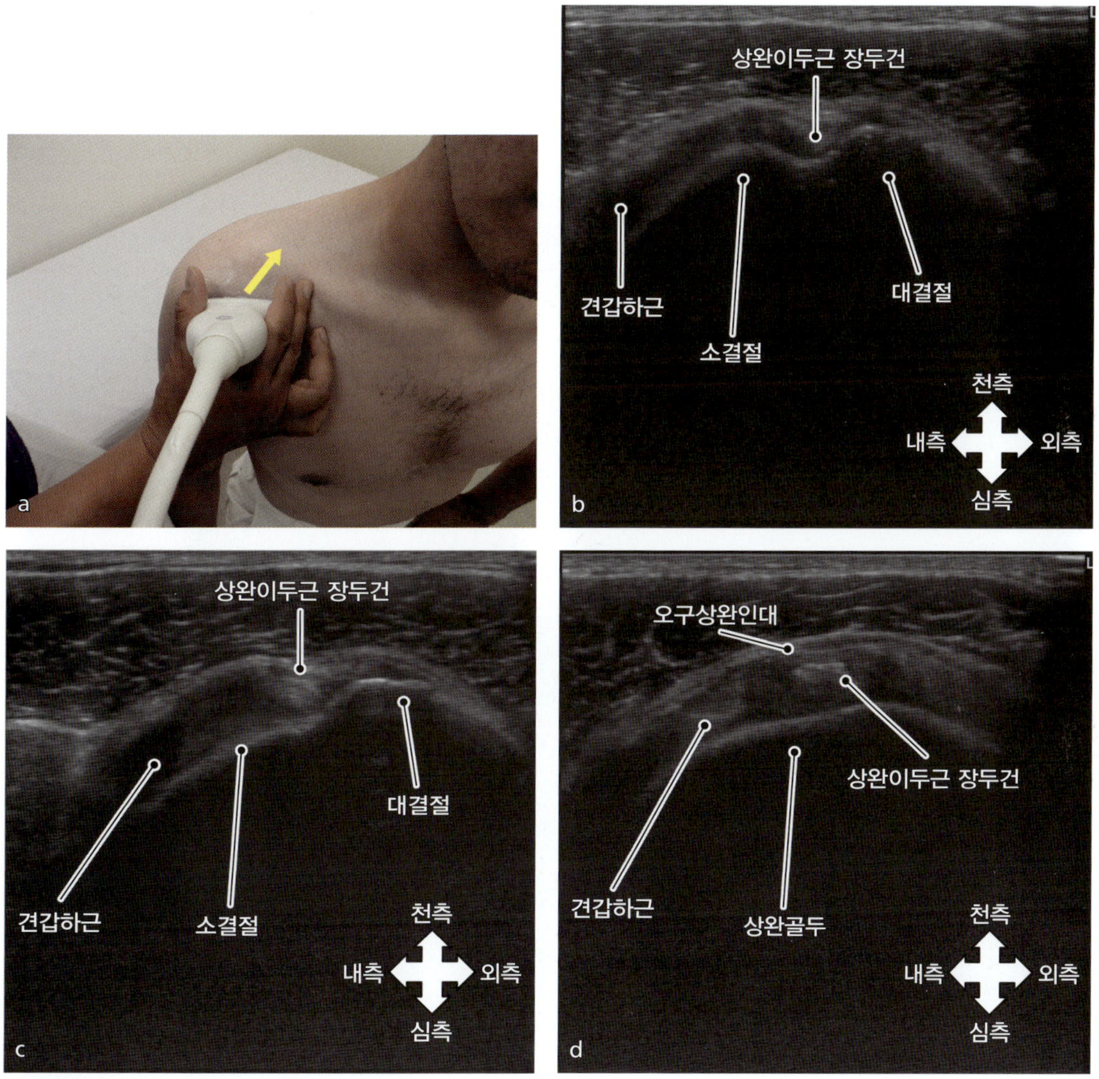

그림 30 상완이두근 장두건의 초음파 영상
a : 스캔 부위. 상완골의 근위단 부근에서 전방으로 돌출되어 있는 소결절의 융기를 확인하고 프로브를 댄다(단축).
b : 상완이두근 장두건은 상완골의 대결절과 소결절 사이의 결절간구에서 관찰된다. 결절간구에서 소결절은 융기로 관찰된다.
c : 근위로 이동하면 소결절이 완만해진다.
d : 내측으로 프로브를 이동시키면 소결절은 편평해진다. 상완골두의 상방에 상완이두근 장두건이 위치하며 그 상방에 오구상완인대를 관찰할 수 있다.

상완이두근 장두건 · 단두건과 주위 근육 사이의 위치 관계

견갑상완관절의 전면에는 상완이두근 단두건이 삼각근건 전방 부속의 바로 내측에서 견갑하근건의 복측을 상행하여 오구돌기에 부착한다(그림 31). 견관절을 내회전하면 삼각근이 상완이두근 단두건을 덮는 형태가 되고, **삼각근**과 **견갑하근**은 **상완이두근 단두**를 사이에 두고 활주한다(그림 32). 이 영역에서의 근육과 결합조직의 유착은 견관절 외회전 제한을 유발한다. 또한, 견갑하근건의 원위에서는 **상완이두근 장두건**이 **대흉근 정지건**과 **광배근 · 대원근**의 공통 정지건 사이에 위치한다(그림 28). 이 부위에서의 유착도 외회전 제한을 초래할 수 있다.

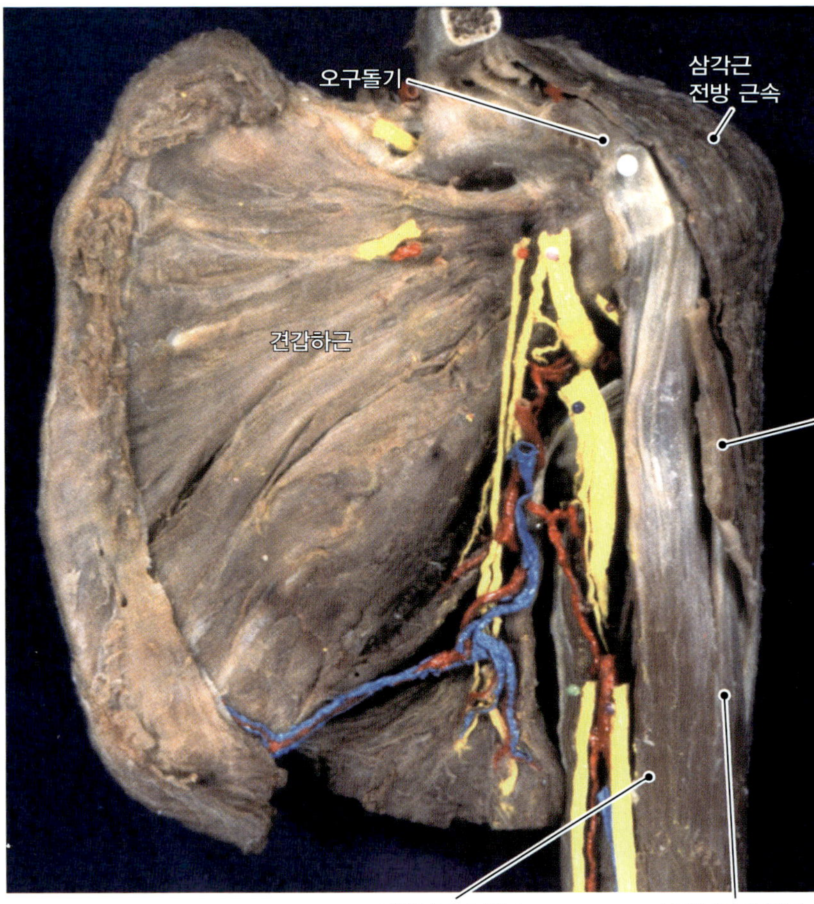

그림 31 상완이두근 단두건과 견갑하근, 삼각근
절단한 우측 상지의 상완을 굴측(전방)에서 본 사진

3 관절와순(glenoidal labrum)

견갑상완관절의 관절와 주위를 섬유연골성 **관절와순**이 가장자리를 이루고 있다. (그림 25 → **p. 54**). 견갑상완관절의 전방 탈구 및 아탈구 시 관절와 전연의 관절와순이 박리되어 관절와의 견열골절이 동반되는 것이 **Bankart 손상**(Bankart lesion)이다. 관절와순이나 관절와연의 지지성이 상실되어 탈구 및 아탈구를 반복하게 된다. 관절와의 연부조직 부착부의 강도는 일정하지 않으며 Bankart 손상을 보이는 전하방의 강도가 약하다고 보고되고 있다.[10)]

한편, 관절와순에 부착하는 상완이두근 장두건에 의한 과도한 견인(투구 등)이 관절와순 상부를 손상시킬 수 있다(**SLAP 병변**). 이 경우도 견관절 외전 · 외회전 자세와의 관련이 시사된다.[11)]

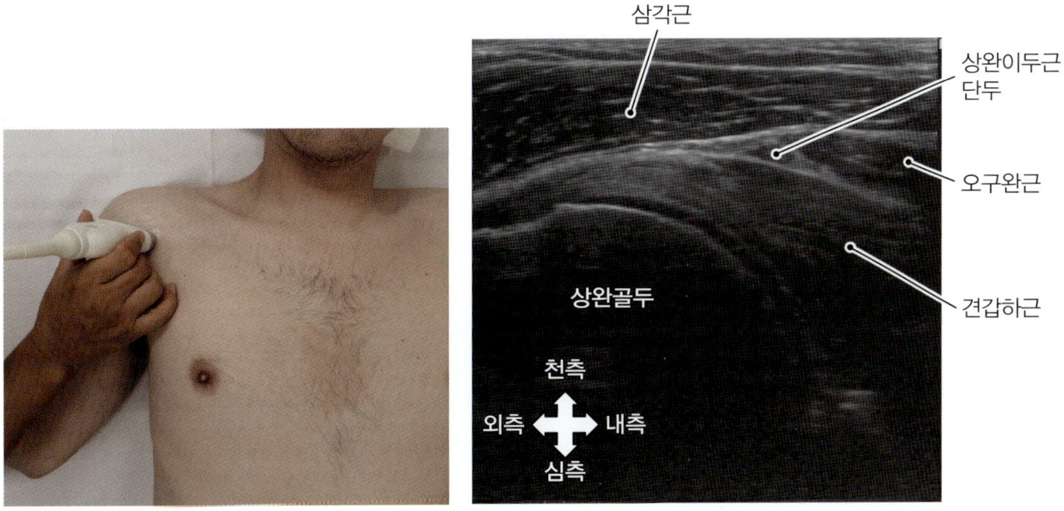

a : 외회전 시

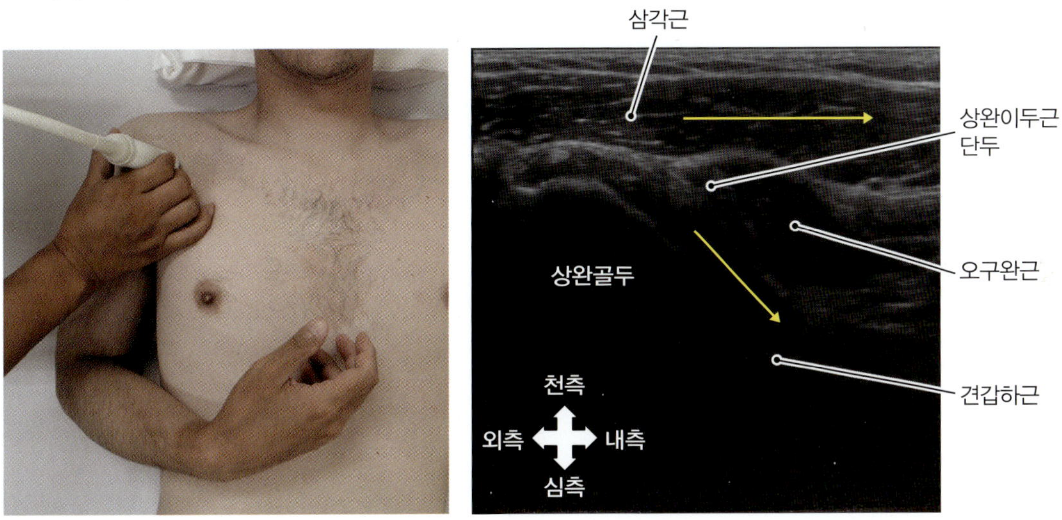

b : 내회전 시

그림 32 상완이두근 단두를 사이에 둔 삼각근과 견갑하근의 견관절 내회전 시의 초음파 영상
프로브를 오구돌기 선단부에서 하방으로 이동하여 견관절 앞면을 스캔한다(단축 영상).
a : 견관절을 외회전하여 삼각근과 견갑하근이 신장된 상태로 관찰된다.
b : 견관절을 내회전하여 삼각근과 견갑하근이 수축된 상태로 관찰된다. ⇨는 삼각근과 견갑하근의 수축 방향을 나타낸다. 내회전 시 삼각근과 견갑하근은 상완이두근 단두를 사이에 둔 형태로 활주한다.

4 관절상완인대(glenohumeral ligament)

관절상완인대의 해부

견갑상완관절의 관절낭은 느슨하고 넓으며, 견갑골 경부(관절와 주위 목부위)와 관절와순의 바깥 둘레, 상완골의 해부목이나 대·소결절에 부착한다.(그림 33). 관절낭의 전면과 아랫면에서 견갑하근과 조밀하게 결합하고 또, 일부가 비후하여 **관절상완인대**라고 한다.(그림 33a). 관절낭의 후면은 얇고, 극하근과 결합조직으로 느슨하게 결합되어 있다(그림 33b).

관절상완인대는 섬유의 주행에 따라 상·중·하로 나뉜다(그림 34). **상관절상완인대**(superior glenohumeral ligament, SGHL)는 관절와 상연에서 상완이두근 장두건의 하방을 가로로 주행해 소결절에 부착한다. **중관절상완인대**(middle glenohumeral ligament, MGHL)는 관절상결절과 관절와순에서 견갑하근건을 따라 주행하며 소결절에 부착한다. 관절상완인대의 다른 부분에 비해 결손율이 높고,[12] 형태적으로도 소결절이 불분명하거나 인대, 밴드, 막 모양인 경우도 있어 다양성이 있다.[1] Shibahara 등[13]은 중관절상완인대가 잘 발달하고, 인접한 관절낭이 종파열된 증례에서 견관절 90° 외전 자세의 내회전 동작으로 상완골두와 관절와 사이에 비후된 중관절상완인대가 끼어들어간 증례를 보고하였다. 한편, **하관절상완인대**(inferior glenohumeral ligament, IGHL)는 액와함요의 전방 부분을 **전하관절상완인대**, 후방을 **후하관절상완인대**라고 하며 상완골두를 하방에서 감싼다.

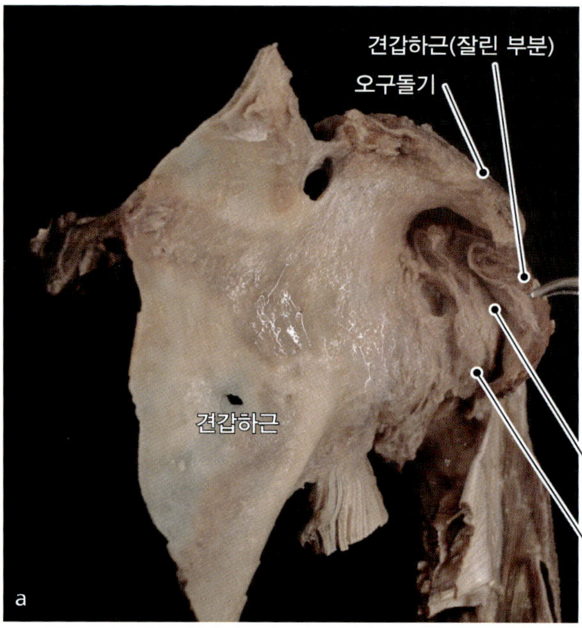

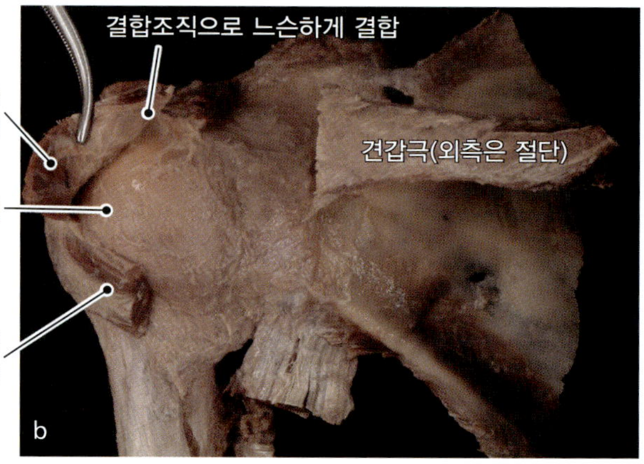

그림 33 좌측 견갑상완관절의 관절낭

a : **전면**. 견갑하근의 근복을 전방으로 당기고 있다. 견갑하근의 근복은 관절낭 전면과 조밀하게 결합되어 있다.
b : **후면**. 극하근을 외측으로 당기고 있다. 관절 후면의 근육은 관절낭 후면과 결합조직으로 느슨하게 결합되어 있다.

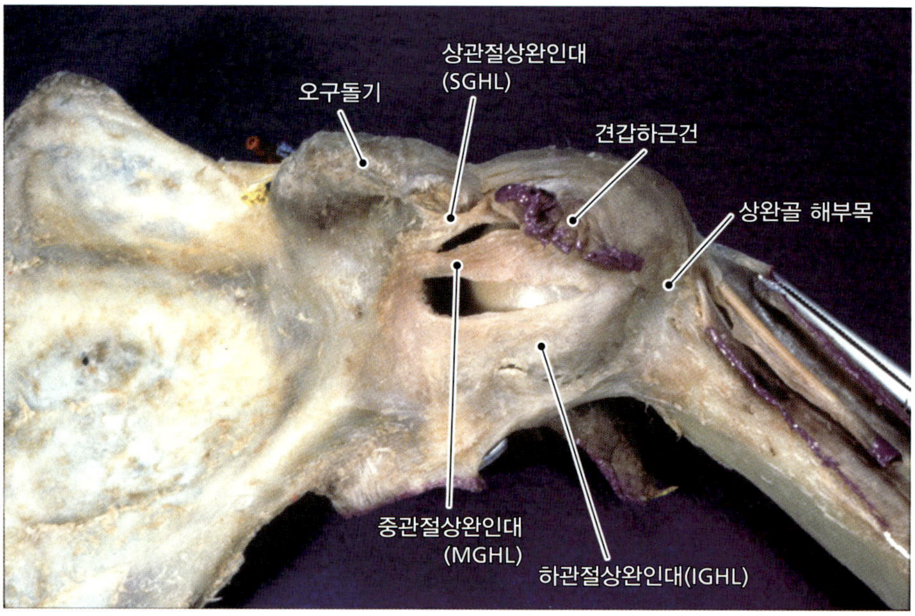

그림 34 관절상완인대

좌측 견갑상완관절을 뼈와 관절낭을 남기고 해부하여 상완 외전 자세에서 관절낭 전면을 본 사진. 관절낭의 남은 부분을 제거하여 관절상완인대를 보여준다.

관절상완인대의 견관절 안정화 기능

관절상완인대의 긴장 상태는 견관절 자세에 따라 달라진다.[1] 팔을 내린(중립) 자세에서는 상관절상완인대와 오구상완인대가 상완골두의 하방편위를 제동하기 위해 긴장한다. 외전 45°에서는 중관절상완인대, 전하관절상완인대와 견갑하근이 전방편위를 제동하기 위해 긴장한다. 외전 90°에서는 하관절상완인대 전체가 전방편위를 제동하기 위해 긴장한다. 수평굴곡(수평내전)에서는 후하관절상완인대가, 수평신전에서는 전하관절상완인대가 긴장한다. 즉, **관절상완인대**는 견갑상완관절의 자세에 따라 각각 긴장을 변화시켜 견관절의 안정성을 도모하는 것으로 보인다.

견갑상완관절 전방 탈구의 호발 자세인 외전·외회전·수평신전에서는 **하관절상완인대** 전체가 안정성에 관여한다.[1] **그림 35a**는 팔을 내린(견관절 중립) 자세에서 관절상완인대를 보여주는 것으로 중·하관절상완인대는 이완되어 있다. **그림 35b**는 견관절 45° 외전에서 관절상완인대를 보여준다. 외전에 따라 중·하관절상완인대가 신장되는 것이 관찰된다. 한편, Koishi 등[14]은 견관절 90°에서 내·외회전운동 시 견관절의 생체 내 3차원 동태분석을 실시해 외전 90° 최대 외회전에서 상·중·전하관절상완인대가

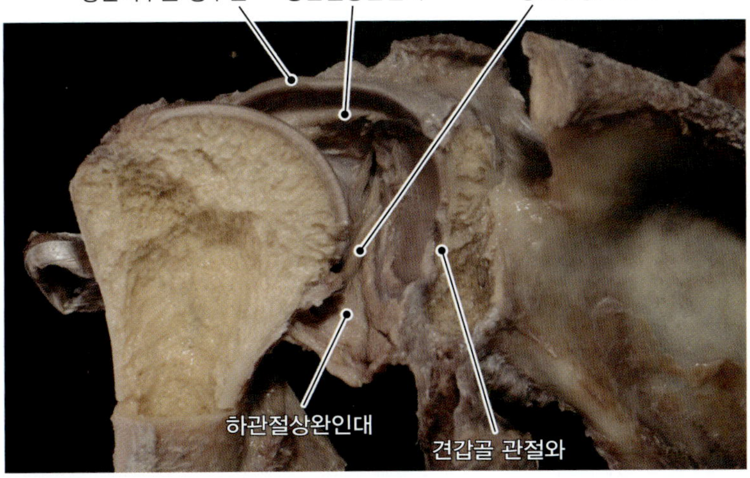

a: **팔을 내린(중립) 자세.** 견관절 중립 자세에서는 중·하관절상완인대가 이완된다.

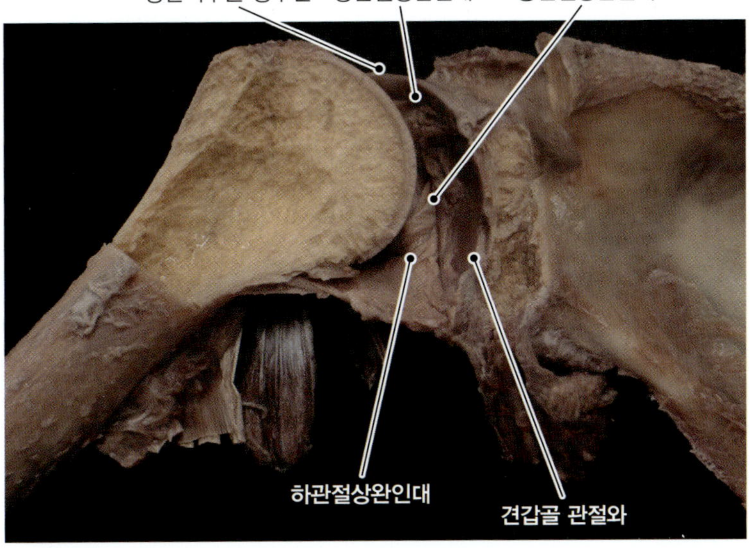

b: **외전 자세.** 견관절 외전에 의해 중·하관절상완인대가 신장된다.

그림 35 관절상완인대

가장 신장되는 것을 확인하여, 이들이 전방 안정화기구로서 기능할 가능성을 시사하였다. 또한, **상관절상완인대**는 견갑하근건과 함께 상완이두근 장두건을 하방에서 지지하며, 결절간구로 유도하는 역할을 한다(그림 26 → p. 55).

관절상완인대에 대한 운동요법

단축된 관절상완인대를 신장시키기 위해서는 어깨 주위 근육의 긴장 완화가 필요하다. 또한, **관절낭인대**는 견갑골면에서 45° 상외전 시 가장 균일한 긴장 상태가 된다고 한다.[2] 따라서 이 자세를 **중립 자세**(neutral position)로 하여 단축된 인대를 수동운동으로써 평가 및 접근한다. 다만, 단축이 있는 경우 과도한 내회전 · 외회전 동작은 통증을 유발하기 때문에 단계적으로 내전 · 외전 및 내회전 · 외회전운동을 실시해 신장되도록 한다(그림 36).

또한, 상관절상완인대는 중립 자세에서 긴장하고,[1] 외전 90°+최대 외회전 자세에서는 상 · 중 · 전하의 3개 관절상인대가 가장 신장되며,[14] 후하관절상완인대는 외전 90°+최대 내회전 자세에서 가장 신장된다[15]고 보고되었다.

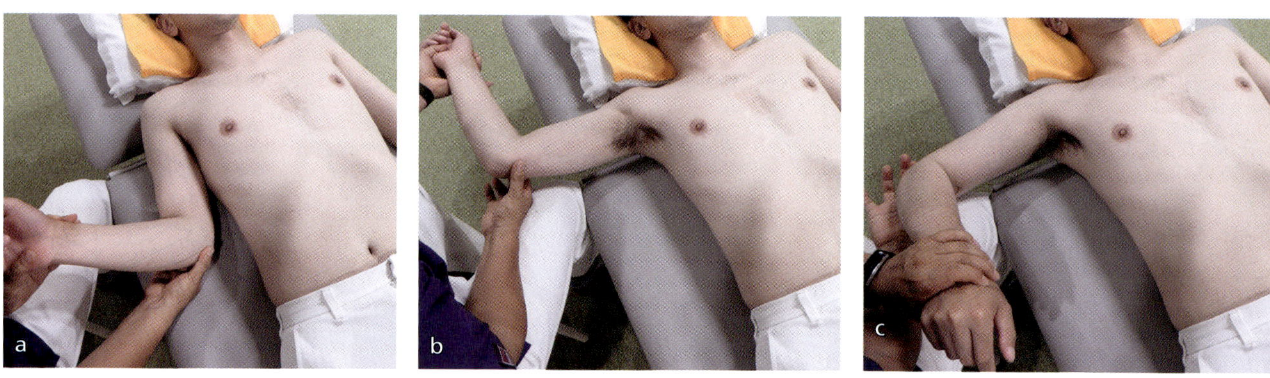

그림 36 관절상완인대의 평가
a : 팔을 내린(중립) 자세에서 외회전. 상관절상완인대가 주로 신장된다.
b : 견관절 90° 외전 자세에서 외회전. 상관절상완인대 · 중관절상완인대 · 전하관절상완인대가 신장된다.
c : 견관절 90° 외전 자세에서 내회전. 후하관절상완인대가 주로 신장된다.

참고문헌

1. 颯田季央:肩関節不安定症. 工藤慎太郎(編著):運動機能障害の「なぜ？」がわかる臨床解剖学. pp 21-30, 医学書院, 2012
2. 赤羽根良和:関節包靱帯が原因となる拘縮. 林典雄(監修):肩関節拘縮の評価と運動療法. pp 187-207, 運動と医学の出版社, 2013
3. 時吉聡介, 他:ヒト肩甲下筋の停止形態について. 関節鏡 33:1-4, 2008
4. 壇順司, 他:運動器の機能解剖—肩関節11. 理学療法 21:1432-1436, 2004
5. 新井隆三, 他:上腕二頭筋長頭腱の安定化機構—肩甲下筋腱, 上関節上腕靱帯, 烏口上腕靱帯の解剖学的構築. 別冊整形外科 58:2-6, 2010
6. Lafosse L, et al:Anterior and posterior instability of the long head of the biceps tendon in rotator cuff tears:A new classification based on arthroscopic observations. Arthroscopy 23:73-80, 2007
7. 吉村英哉, 他:肩甲下筋腱最頭側部の解剖学的修復と上腕二頭筋長頭腱との関係. 肩関節 40:987-991, 2016
8. 工藤慎太郎:腱板損傷. 工藤慎太郎(編著):運動機能障害の「なぜ？」がわかる臨床解剖学. pp 12-20, 医学書院, 2012
9. 颯田季央:片麻痺の肩関節痛. 工藤慎太郎(編著):運動療法の「なぜ？」がわかる超音波解剖. pp 24-39, 医学書院, 2014

10. 原寛徳, 他:関節窩における関節唇と関節包の強度. 肩関節 18:82-87, 1994
11. Burkhart SS, et al:The peel-back mechanism:its role in producing and extending posterior type II SLAP lesions and its effect on SLAP repair rehabilitation. Arthroscopy 1:637-640, 1998
12. Steinbeck J, et al:The anatomy of the glenohumeral ligamentous complex and its contribution to anterior shoulder stability. J Shoulder Elbow Surg 7:122-126, 1998
13. 柴原基, 他:中関節上腕靱帯断裂により関節内のインピンジメント症状を呈した2 例. 肩関節 34:955-958, 2010
14. 小石逸人, 他:肩関節内外旋運動における関節上腕靱帯の生体内三次元推定距離. 肩関節 34:583-586, 2010
15. Massimini DF, et al:In vivo glenohumeral translation and ligament elongation during abduction and abduction with internal and external rotation. J Orthop Surg Res 7:29-37, 2012

3 견갑상완관절의 후방연부조직 구축을 해부

이 장에서 다루는 근골격
- ▶ 극하근
- ▶ 소원근
- ▶ 후방관절낭

견갑상완관절 후방연부조직에는 관절 후면의 관절낭(**후방관절낭**)과 후방관절낭을 덮는 회전근개인 **극하근**과 **소원근**이 있다(그림 37). 극하근과 소원근은 회전근개를 통해 상완골 대결절에 정지하며, 견관절을 외회전시킨다. 후방관절낭의 구축은 견관절의 굴곡과 내회전을 저해한다.[1] 그리고 굴곡 시, 구축된 후방관절낭은 상완골두를 전상방으로 편위시켜 오구견봉궁과 접촉압을 유의하게 상승시킨다고 보고되었다(그림 38).[2] 또한, 극하근이나 소원근의 신장성 저하로 회전근개 부착부에 대한 신장 부하가 증가하여 회전근개에 염증이나 손상 등이 발생하고, 이것이 후방관절낭으로 파급되면 관절낭의 신장성

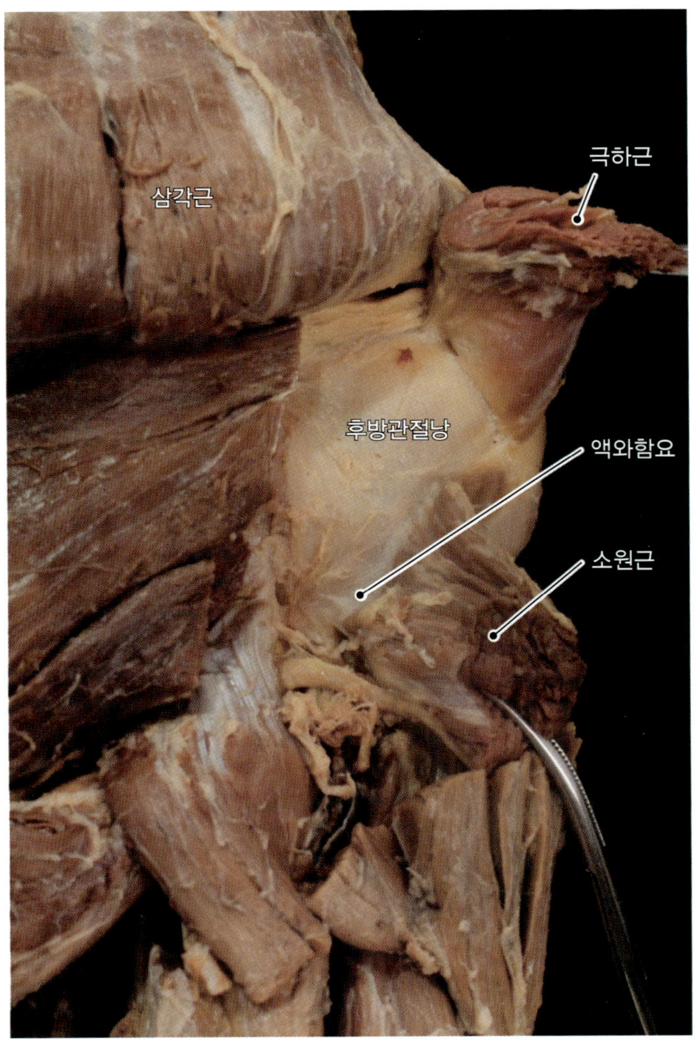

그림 37 견갑상완관절의 후방연부조직

우측 어깨의 후면에서 삼각근을 두측(상방)으로 젖힌 후 후방연부조직의 천층을 구성하는 극하근과 소원근을 근복 중앙에서 절단하여 정지측을 외측 또는 하방으로 반전시켰다. 후방관절낭이 드러나 있으며, 소원근의 후방이 액와함요를 덮는 관절낭에 정지되어 있는 모습이 보인다.

도 저하된다.[3] 상지의 굴곡 및 내회전 시 견관절 후면에 통증과 운동 제한이 동반된 경우, 이와 같은 사항을 염두에 두어야 한다.

또한, 외전 자세에서 내회전·외회전이 빈번한 야구나 배구 선수에서는 후방관절낭과 견관절 외회전근의 신장성이 저하되어 결과적으로 경기력(performance)을 발휘하기 어려워진다.[4] 스포츠 특성으로 인해 투구 동작이 지속되면 견관절 90° 외전 자세에서 외회전이 증가하고, 견관절 90° 굴곡 자세에서 내회전이 감소한다는 보고도 있다.[3] **내회전 가동범위 저하**는 후방관절낭 신장성 저하의 요인이 된다.

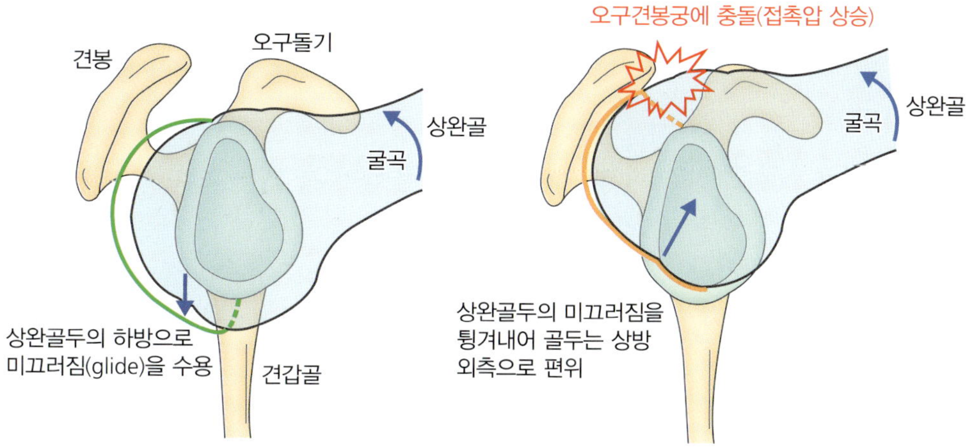

a: 정상 후방관절낭 b: 구축된 후방관절낭

그림 38 후방관절낭의 구축과 상완골두의 움직임

견관절 굴곡 시, 상완골두는 하방으로 미끄러진다(glide). 정상적인 후방관절낭은 이 미끄러짐을 방해하지 않는다. 그러나 후방관절낭에 구축이 있으면 미끄러짐이 저해되고, 골두를 전상방으로 편위시켜 상완골두는 오구견봉궁과 충돌하기 쉽다.

1 견갑상완관절의 후방관절낭

견갑상완관절의 후면을 덮는 **후방관절낭**(**그림 37**)은 견관절낭의 다른 부위 근막에 비해 얇고, 신축성이 높다.[5), 6)]

전방관절낭에서 볼 수 있는 인대(관절상완인대)의 형성은 후방관절낭에서는 볼 수 없지만, Akabane[1]는 신장 자세의 차이에 따라 후방관절낭을 상연부(**후상방관절낭**), 하연부(**후하방관절낭**) 및 나머지 3부위로 구별하였다. 관절상완인대의 한 구분인 **후하관절상완인대**는 후하방관절낭과 함께 다루어지고 있다. 이에 따르면, 견관절 굴곡은 내회전 영역 내의 운동이며 특별한 내회전운동을 가하지 않아도 후방관절낭은 긴장하고, 굴곡 초기에는 후상방관절낭이 긴장하지만, 굴곡 각도가 증가함에 따라 후하방관절낭과 후하관절상완인대가 서서히 긴장하게 된다. 또한, 내회전 동작에서 후상방관절낭은 견관절 중립(팔을 내린) 자세, 후하방관절낭과 후하관절상완인대는 90° 굴곡 자세, 견갑골면의 경도 외전(약 45°) 자세에서 후방관절낭은 전체적으로 긴장된다고 한다.

한편, 미고정 해부 표본을 이용한 연구에서 Sensui 등[6]은 기준보다 유의하게 신장을 보인 자세는 후방관절낭의 상부에서는 견갑골면 거상 30° 내회전 자세와 신전 30° 내회전 자세, 중부에서는 견갑골면 거상 30° 내회전 자세, 하부에서는 견갑골면 거상 30° 내회전 자세와 60° 내회전 자세 및 신전 30° 내회전 자세로 견갑골면 거상 30° 내회전 자세에서는 모든 부위에서는 신장을 얻을 수 있었고, 종래부터 제창된 신장 자세(외전 90° 내회전 자세와 수평내전 내회전 자세)에서는 신장을 얻지 못했다고 한다. 신장을 얻지 못한 이유로 외전 90° 내회전 자세에서는 오구견봉궁과 상완골 대결절이 충돌하여 가동범위 제한 요소가 되었고, 수평내전 내회전 자세에서는 후하관절상완인대가 신장되어 가동범위 제한 요소가 되었다는 점을 들 수 있다.

2 극하근(infraspinatus)의 해부

극하근(그림 41, 표 3 → p. 70)은 횡주섬유로 이루어진 횡주근복과 사주섬유로 이루어진 사주근복으로 구분된다그림 39.[7] 횡주근복은 사주근복보다 상방에 위치한다. **횡주근복**은 견갑극 아랫면에서 기시하며, 사주근복 정지건의 상위부에 합류한다(그림 40). **사주근복**은 극하와에서 기시하고, 정지건의 상위부는 극상근 정지부를 덮어 대결절 윗면에(그림 7b → p. 42), 정지건의 하위부는 대결절 후면에 정지한다(그림 41).

극하근의 작용은 견관절의 외회전이며, 극하근 정지건이 대결절의 후면뿐만 아니라 윗면에도 확장된다는[8] 점에서 극하근의 대결절 후면에 부착하는 부분은 견관절의 내전에, 윗면에 부착하는 부분은 외전에 관여한다고 볼 수 있다. 대결절 윗면에서 극하근건은 극상근건의 표층면을 덮는 형태로 정지하기 때문에 **견봉하 충돌**(subacromial impingement)이 있을 때에는 극상근건뿐만 아니라 극하근건도 손상되어 두 근육 모두 근위축을 초래하게 된다.[9] 이 경우 승모근 중부는 극상근을 덮고 있어 극상근의 근위축을 육안으로 확인하기 곤란하지만, 극하근은 그다지 근육에 덮이지 않아 근위축을 확인하기 용이하다. 또한, 기존 **회전근개 파열**은 극상근건에서 주로 발생한다고 여겨졌지만, 극하근건에도 파열이 많았다고 보고되었다.[8]

견갑상신경(suprascapular nerve)의 주행

배구 선수 중에는 우세팔의 극하근 위축이 현저한 경우가 많으며, 이 경우의 근위축은 견갑상신경의 **압박성 신경병증**으로 볼 수 있다.[9] 상완신경총에서 분지한 **견갑상신경**(그림 42)은 후외측 하방으로 주행해 견갑골 견갑절흔에 도달하고 견갑상횡인대를 지나 극상와에 이른다. 이어서 극상근지를 분지하며 외측으로 주행해 **극하절흔**에서 내측으로 방향을 바꿔 극하와에 이르며, 극하근에 분포한다. 극하절흔 부위에서 견갑상신경이 압박되면 극하근에만 장애가 발생한다.

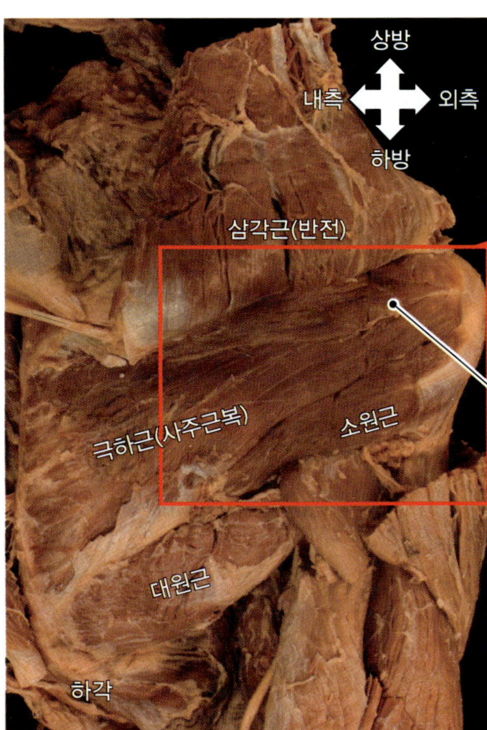

그림 39 극하근의 근복 구성
우측 어깨 후면에서 삼각근을 상방으로 반전 후 극하근을 드러낸다. 극하근은 횡주근복과 사주근복으로 구성된다.

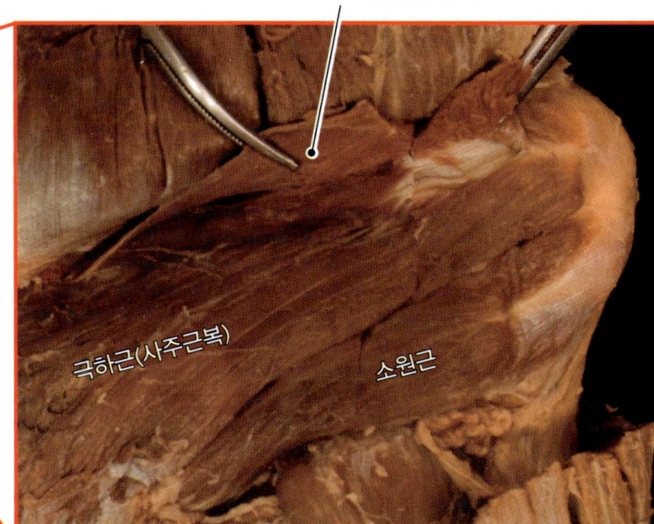

그림 40 극하근 횡주근복의 정지부
그림 39의 빨간색 테두리 내에서 횡주근복을 상방으로 반전 확대. 횡주근복의 근섬유가 사주근복 정지건의 상위부에 합류하는 것을 알 수 있다.

배구의 스파이크 동작에서 팔을 아래로 휘두를 때에는 견갑골이 강하게 외전된다. 이때 외측을 따라 방향을 바꾸는 견갑상신경에 대해 극하절흔이 신장 자극을 가하고, 이를 반복하는 동작이 압박장애로 이어진다고 생각된다.[9)]

지방성 결합조직의 역할

그림 43에는 기시에서 박리된 극하근이 외측으로 반전되어 있다. 극하와 외측부에서 견갑 경부까지, 극하근은 견갑골과 부착하지 않고, 견갑골과의 사이에는 **지방성 결합조직**(지방조직을 포함한 소성 결합조직)이 존재하며 그 내부에 견갑상동·정맥이나 견갑회선동·정맥에서 유래하는 혈관과 견갑상신경이 주행한다. 결합조직이 사이에 존재함으로써 이들 혈관 및 신경을 보호하고, 동작 시 극하근의 활주를 용이하게 하는 것으로 보인다. 외상이나 수술 후의 부동(immobilization)으로 인한 이 결합조직의 섬유화는 동작 시 근육의 활주를 저해할 가능성이 있다.

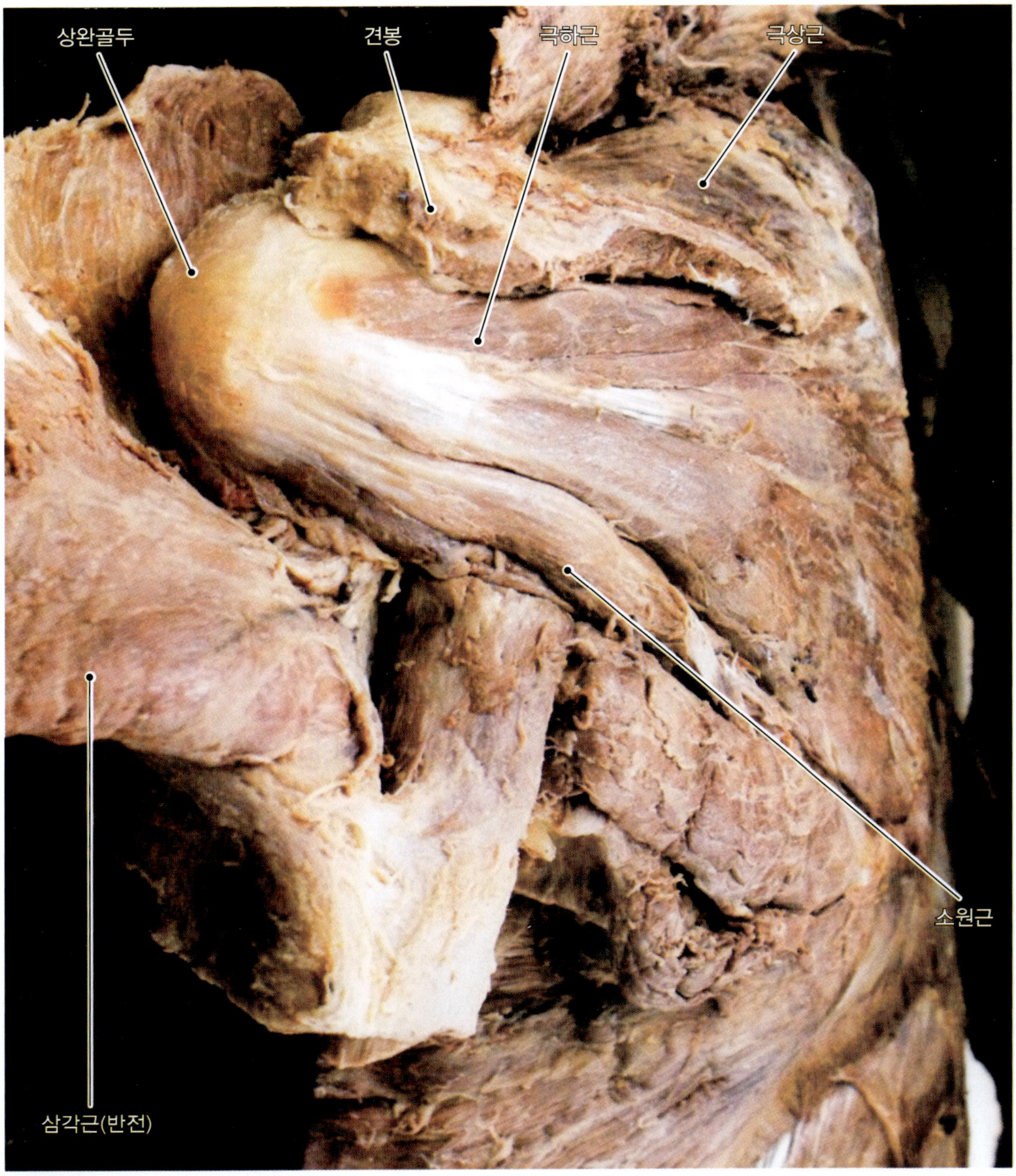

그림 41 극하근과 소원근의 전체 형태와 회전근개 후면

좌측 어깨 후면에서 삼각근을 외측으로 반전시키고, 외측 후방에서 본 사진. 극하근과 소원근의 정지건이 회전근개 후면을 형성하고, 상완골두 부위(대결절 후면)에 넓게 정지하는 모습이 관찰된다.

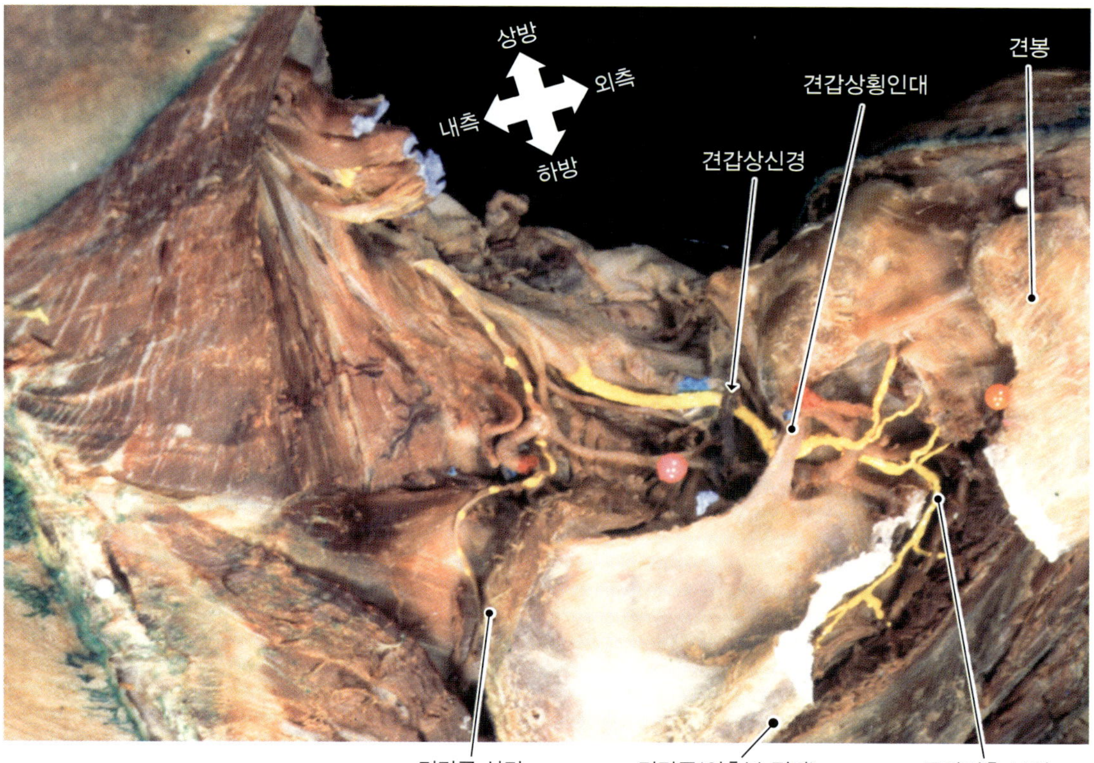

그림 42 견갑상신경의 주행 해부

우측 견갑 상부를 두측 후방에서 본 사진(엎드린 자세). 천배근, 흉쇄유돌근, 전경근, 극상근은 제거되었다.

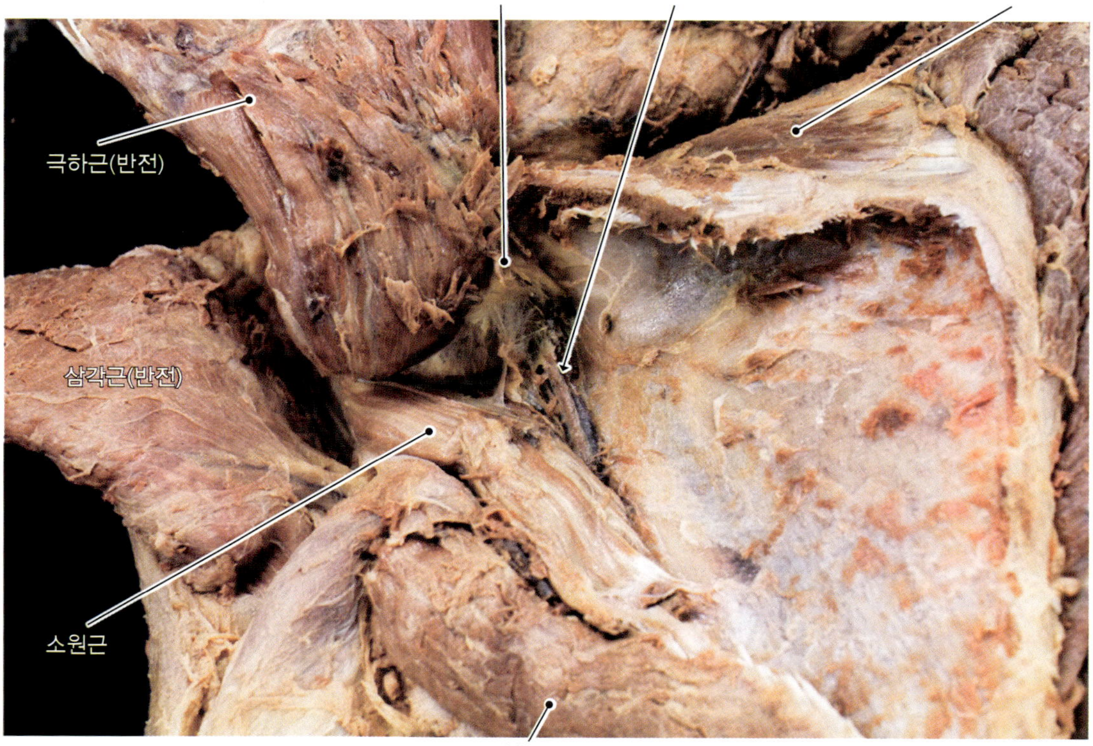

그림 43 극하근 정지부와 견갑골 사이에 존재하는 지방성 결합조직

좌측 견갑골 부위에서 극하근을 기시에서 박리하고 외측 상방으로 반전시켰다. 견갑골과의 사이에는 지방성 결합조직(지방조직을 포함한 소성 결합조직)이 존재하며, 그 내부에 견갑상동 · 정맥과 견갑회선동 · 정맥에서 유래하는 혈관과 견갑상신경이 주행한다.

3 소원근(teres minor)의 해부

소원근은 견갑골 후면의 외측연 중앙부에서 기시하여 점점 두꺼워지면서 극하근의 바로 하방에 인접해 외측 상방을 향해 주행하다가 상완골 대결절 후면의 하부와 대결절릉의 상부에 정지한다(그림 44, 표 3). **극하근**, **대원근** 및 **상완삼두근**과 소원근 사이에는 **근연결**이 있다고 한다.[10] 그림 45는 극하근과 근연결을 보여준다. 극하근과 마찬가지로 소원근도 회전근개가 되어 정지부로 향하지만, 회전근개와 관절낭과의 결합은 극하근만큼 느슨하지 않다(그림 46). 또한, 소원근의 근섬유가 액와함요의 후방에서 관절낭의 후하방에 걸쳐 직접 부착하는 소견(그림 46)이 보고된 바 있다.[11] 극하근과 후방관절낭 사이에는 근섬유를 통한 직접적인 연결은 허용되지 않는다.[11]

이러한 소견은 소원근의 역할에 견관절 외회전운동 시 후방관절낭의 끼임 방지 기능이나, 견관절 굴곡 시에 정적 지지기구를 보조하는 기능이 포함됨을 시사한다.[11]

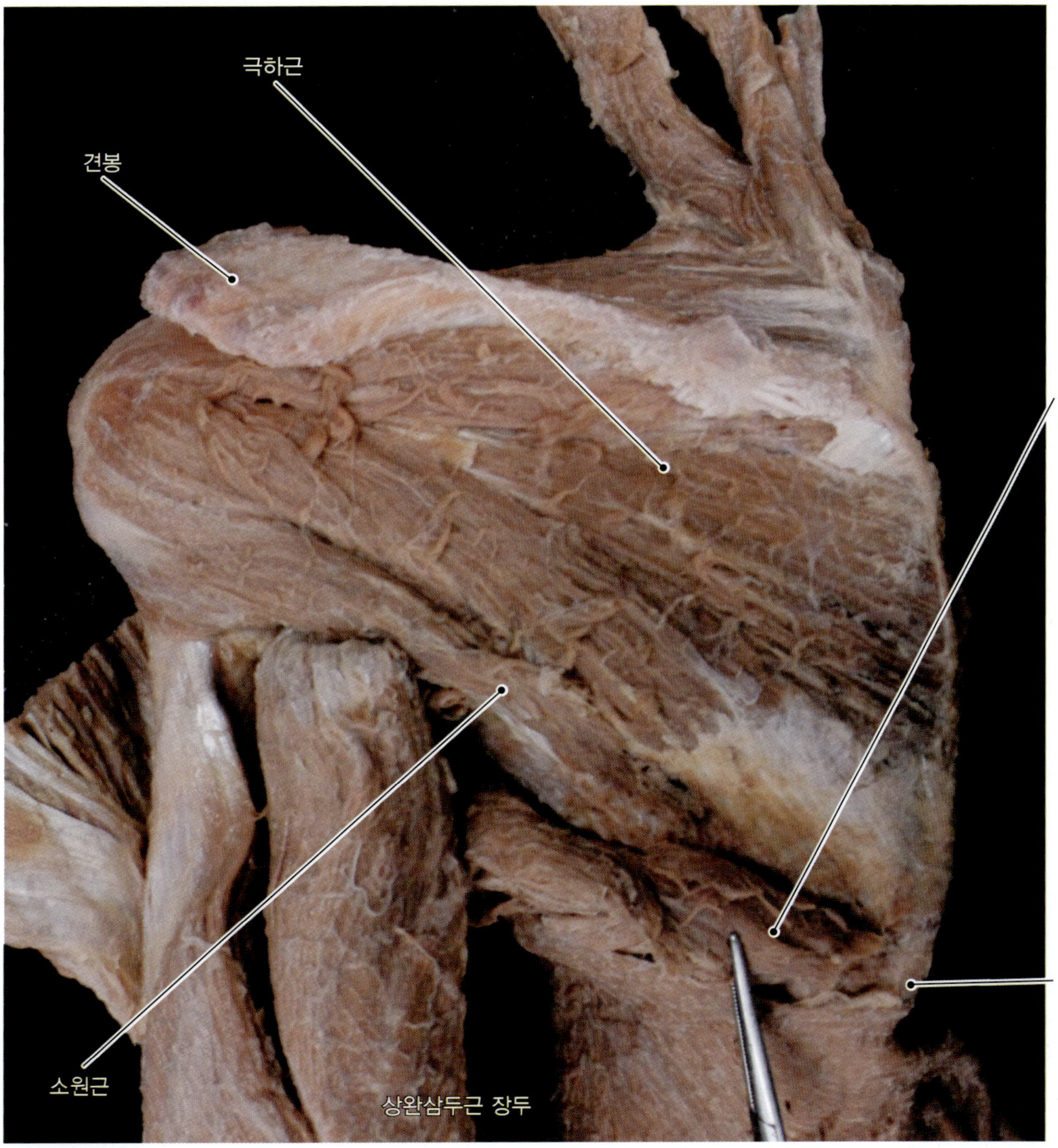

그림 44 좌측 절단된 상지 배면의 소원근 위치
대원근은 하방으로 반전되어 있다. 소원근의 근복은 견갑골 내측 및 하각 영역에는 존재하지 않는다.

1 II 견관절

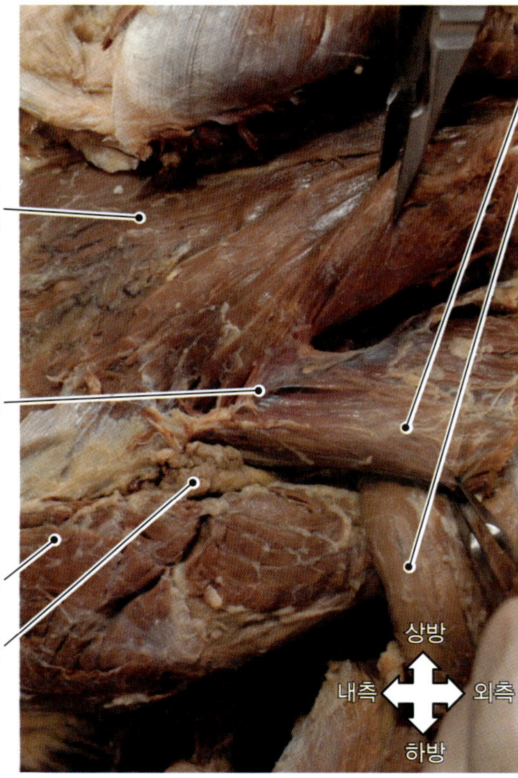

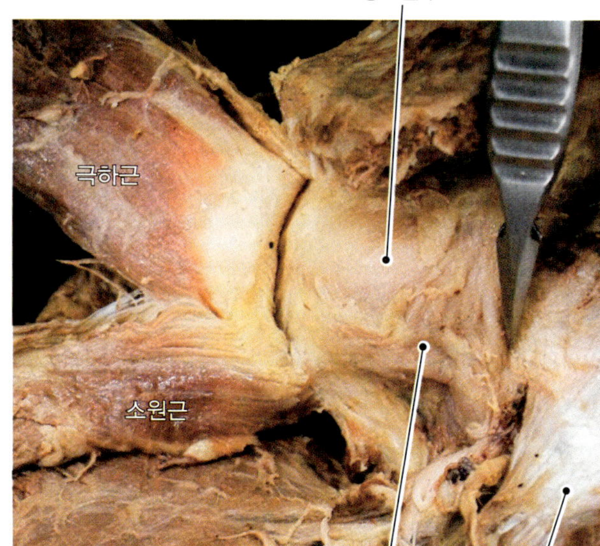

그림 45 극하근과 소원근 사이의 근연결

우측 어깨 후면에서 외측 액와극 주변의 근육(극하근, 소원근, 대원근, 상완삼두근)을 해부한 사진. 극하근 사이를 관찰하기 위해 소원근이 하방으로 젖혀져 있다. 소원근과 극하근의 기시부에서는 두 근육 사이가 소성 결합조직으로 연결되어 있다.

그림 46 후방회전근개와 후방관절낭의 결합관계

좌측 어깨 후면에서 극하근과 소원근이 외측으로 최대한 젖혀져 견관절의 후방관절낭이 드러나 있다. 극하근 부위에서는 회전근개와 관절낭의 결합은 느슨하지만, 소원근 부위에서는 느슨하지 않다. 또한, 소원근의 근섬유 중 일부가 직접 관절낭에 부착되어 있는 모습이 관찰된다.

표 3 극하근과 소원근

	기시	정지	신경지배	수축 → 신장되는 작용	장애 시 제한되는 움직임	임상과의 접점
극하근	견갑골의 극하와, 극하근막	상완골 대결절의 후면 상부, 견관절낭	견갑상신경	견관절의 외회전, 내전	견관절의 내회전, 외전	정지건은 대결절의 윗면에 도달하여 회전근개 파열로 손상되기 쉽다.
소원근	견갑골 외측연 중앙 1/3의 영역	상완골 대결절의 후면 하부, 대결절릉 상부, 견관절낭	액와신경	견관절의 외회전, 내전	견관절의 내회전, 외전	근섬유가 관절낭에 직접 연결되어 있기 때문에 후하방 조직의 유연성이 키포인트가 된다.

4 견관절 후방연부조직의 초음파 해부

견갑극을 따라 바로 미측(하방)에 프로브를 대면 천측부터 **삼각근**, **극하근의 횡주근복** 및 **사주근복**이 장축 영상으로 스캔된다(그림 47). 또한, 심측의 견갑골 사이에는 **지방성 결합조직**이 존재하는 것을 알 수 있다.

그림 48에서는 프로브를 90° 회전시켜 극하근의 횡주근복과 사주근복을 단축 영상으로 스캔하였다. 그 심측에서도 장축 영상과 마찬가지로 견갑골 사이에서 지방성 결합조직을 관찰할 수 있다.

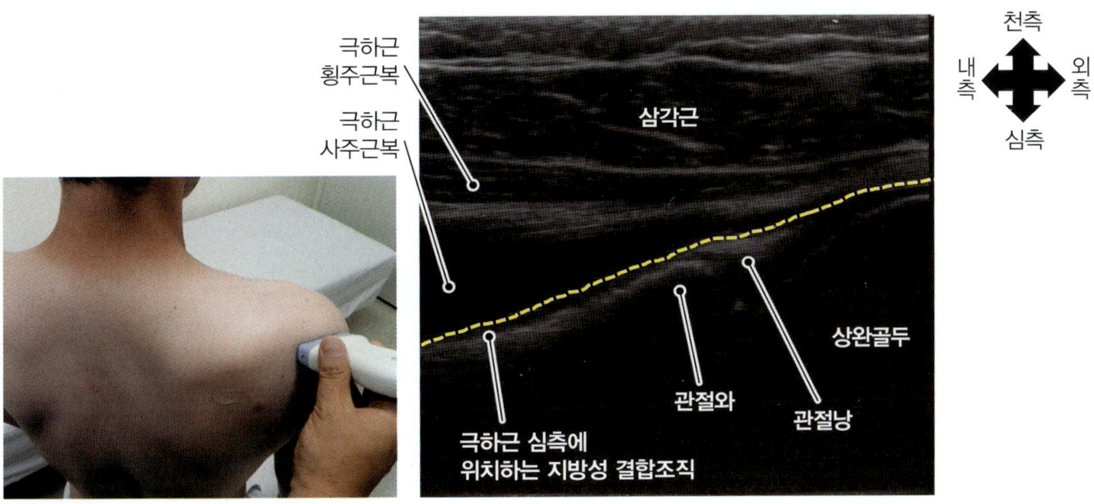

그림 47 극하근의 장축 초음파 영상
극하근을 장축으로 스캔하여 그 심측에 위치하는 지방성 결합조직을 관찰한다. 노란 선은 근복과 지방조직의 경계를 나타낸다.

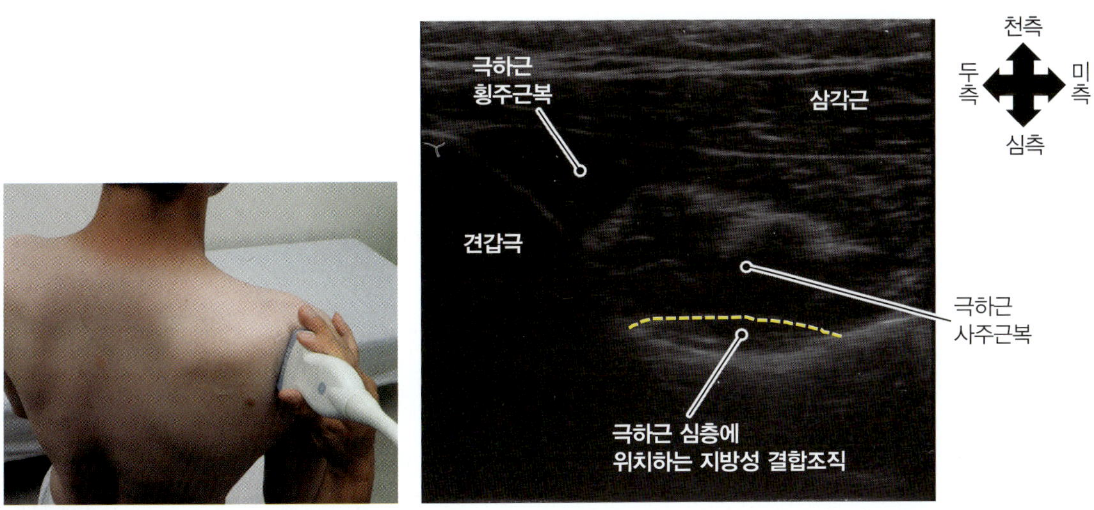

그림 48 극하근의 단축 초음파 영상
극하근을 단축으로 스캔하여 그 심측에 위치하는 지방성 결합조직을 관찰한다.

그림 49는 견갑골면 위에서 견관절 외전(견갑골면 거상) 시 극하근의 동태를 단축으로 스캔한 것이다. 견관절의 견갑골면 거상 시에는 횡주근복이 수축하여 사주근복 방향으로 당겨져 극하근 전체가 사주근복의 중심으로 모이도록 이동하고 있는 모습을 알 수 있다.

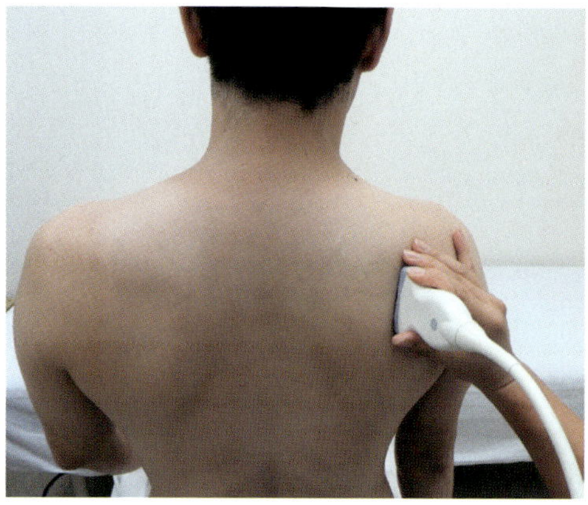

a: 중립(팔을 내린) 자세 시

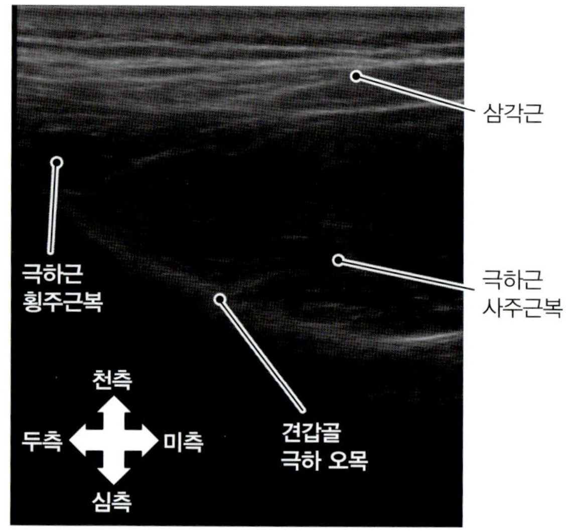

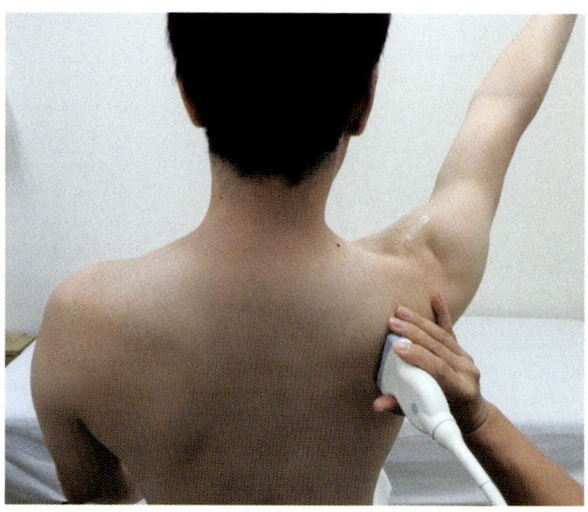

b: 견갑골면 거상(견관절 외전) 시

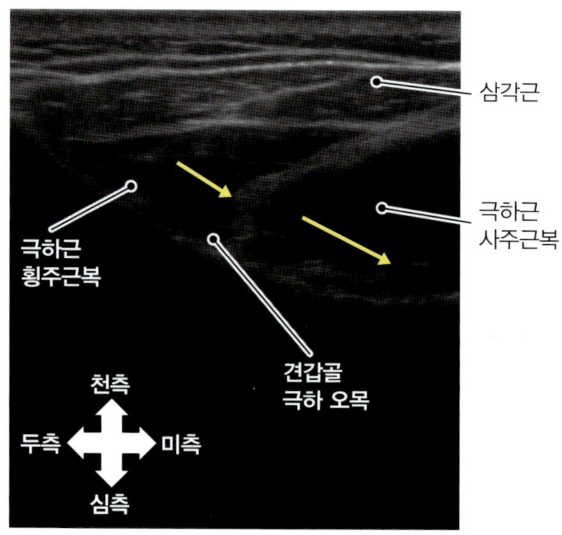

그림 49 견관절 외전(견갑골면 거상) 시 극하근의 동태

5 후방관절낭의 단축에 대한 운동요법

후방관절낭의 신장성을 개선하기 위해서는 스트레칭을 실시할 필요가 있다(**그림 50**). 앞서 설명한 것처럼 견갑골면 30° 거상 자세에서 내회전하면, 후방관절낭의 전체 부위가 신장된다.[4]

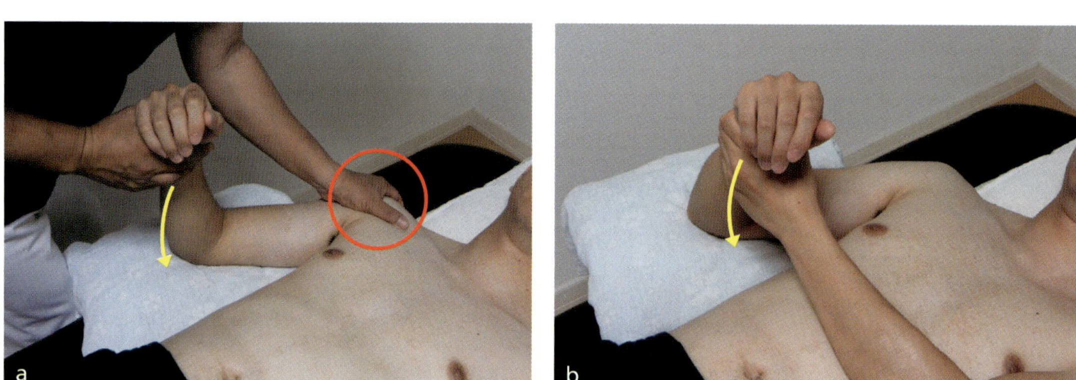

그림 50 후방관절낭의 스트레칭

a : 팔꿈치 아래에 베개를 놓고 견갑골면 30° 거상(견관절 외전) 자세로 조절한다. 견관절을 수동 내회전시켜 후방관절낭에 스트레칭을 실시한다(⇨). 이때 상완골두의 전방편위 등의 보상동작이 나타나는지 확인한다(○).
b : 보상동작이 억제되고, 후방관절낭의 신장감도 느껴진다면 스스로 시행하게 한다(self exercise). 또한, 견갑골면 30° 거상 외의 각도에서도 스트레칭을 실시한다.

6 극하근에 대한 운동요법

후방관절낭의 신장성을 획득하고, 관절운동이 시행하기 쉬운 상태가 되면 극하근의 운동요법을 실시한다. 극하근은 후방관절낭에 부착하므로, 정상적인 관절운동에서의 근수축을 촉진하는 것은 후방관절낭의 신장성을 유지하는 극하근의 역할을 적절히 수행하기 위한 필수적인 조작이다. 또한, 후방관절낭이 단축된 상태에서의 굴곡운동은 견봉하 충돌을 유발할 가능성이 있어 주의한다. 견관절 거상 시 극하근의 동태(그림 49b)에서 운동요법을 실시할 때 견갑골면 거상운동 시에 극하근 횡주섬유를 극하와 측으로 유도하고(그림 51b ⇨), 엄지로 상완골두를 견봉으로 밀어 넣듯이 유도하면(그림 51b ⇦) 극하근의 근수축을 촉진할 수 있을 것이다(그림 51).

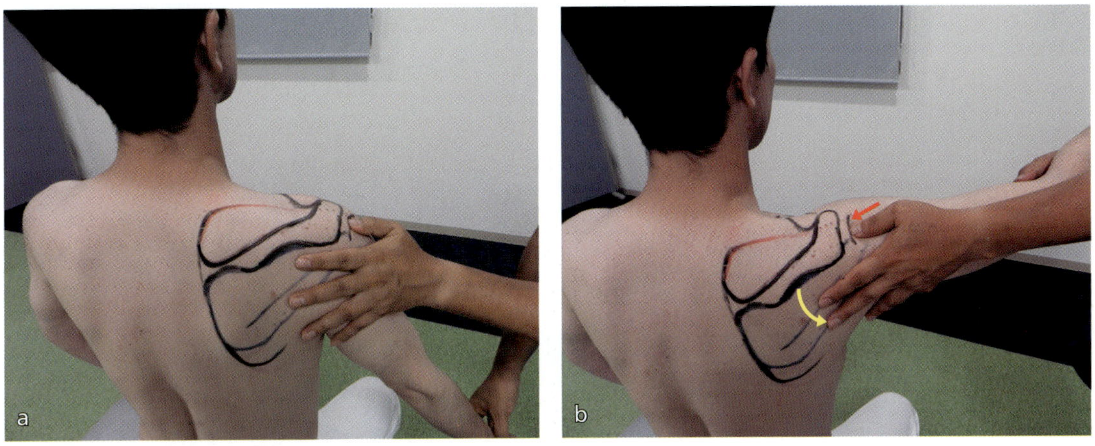

그림 51 극하근의 구축에 대한 운동요법

참고문헌

1. 林典雄(監修), 赤羽根良和(著):肩関節拘縮の評価と運動療法. pp 188-194, 運動と医学の出版社, 2013
2. Muraki T, et al:Effects of posterior capsule tightness on subacromial contact behavior during shoulder motions. J Shoulder Elbow Surg 21:1160-1167, 2012
3. 岩堀祐介, 他:少年野球選手の肩関節内旋可動域の減少. 肩関節 27:415-419, 2003
4. 泉水朝貴, 他:未固定標本による肩関節後方関節包の伸張肢位の検討. 理学療法学 35:331-338, 2008
5. Itoi E, et al:Capsular property of the shoulder. Tohoku J Exp Med 171:203-210 , 1993
6. Bey MJ, et al:Structural and mechanical properties of the glenohumeral joint posterior capsule. J Shoulder Elbow Surg 14:201-206 , 2005
7. 颯田季央:片麻痺の肩関節痛. 工藤慎太郎(編著):運動療法の「なぜ？」がわかる超音波解剖. pp 24-39, 医学書院, 2014
8. 望月智之, 他:腱板筋群の構造と停止部の新しい解剖知見. 別冊整形外科 58:7-11, 2010
9. 工藤慎太郎:腱板損傷. 工藤慎太郎(編著):運動器疾患の「なぜ？」がわかる臨床解剖学. pp 12-20, 医学書院, 2012
10. 河上敬介, 他:棘下筋と小円筋. 河上敬介, 他(編):骨格筋の形と触察法. 改訂第 2 版, pp 168-172, 大峰閣, 2012
11. 林典雄, 他:後方腱板(棘下筋・小円筋)と肩関節包との結合様式について. 理学療法学 23:522-527, 1996

4 견관절 거상 시 외측부 통증을 해부

이 장에서 다루는 근골격
- ▶ 광배근
- ▶ 대원근
- ▶ 액와신경
- ▶ 상완삼두근 장두

견관절 거상 시 견관절 외측면에 통증이 발생하는 경우, 우선은 삼각근하점액낭(subdeltoid bursa)이나 견봉하점액낭(subacromial bursa)에서 유래한 기능장애를 생각할 수 있다(→ **p. 41**). 이 부위에 문제가 없는 경우에는 **액와신경병증**이나 **Bennett 병변**을 의심한다.

액와신경병증의 호발 부위

액와신경병증의 호발 부위에는 다음의 2개 부위가 있다.[1] 광배근 정지건은 크게 비틀리면서 대원근 정지건의 아래에서 앞으로 돌고, 대원근과 겹치면서 두 근육 모두 상완골 소결절릉에 정지한다(**그림 52**).

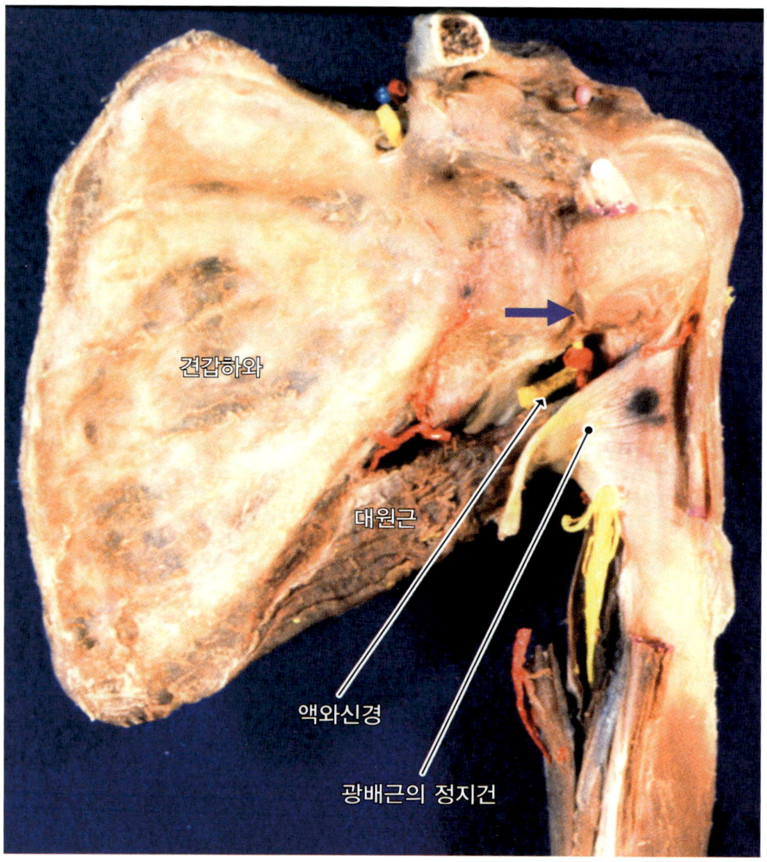

그림 52 **액와신경병증의 호발 부위 : 광배근 · 대원근 정지건과 견갑골 경부 · 상완골두 사이**

좌측 절단 상지 전면에서 대원근만 남기고 견관절 주위 근육을 제거하였다. 광배근은 정지건만 남아 있다. 대원근과 견갑골 외측연 사이의 좁은 간극을 액와신경이 빠져나간다. ➡는 Bennett 골극이 생기기 쉬운 견관절와의 하단 부근을 보여준다.

상완신경총에서 분지한 **액와신경**은 견갑하근의 하연을 지나(그림 18 → p. 50) 광배근 · 대원근 정지건과 견갑골 경부 사이로 들어간다. 이곳이 첫 번째 호발 부위로, 액와신경은 **광배근 · 대원근 정지건**과 **견갑골 경부 · 상완골두** 사이에서 압박된다.

이후 액와신경은 외측 액와극을 지나 상완 후면에 도달한다(그림 53). **외측 액와극**(**네모 공간** ; quadrilateral space, QLS)은 하연을 대원근, 상연을 소원근이나 견갑골 외측연, 내측연을 상완삼두근 장두, 외측연을 상완골로 둘러싸인 간극(공간)으로 액와신경이나 후상완회선동 · 정맥이 통과한다. 이 부위가 액와신경 압박의 두 번째 호발 부위이다.

Bennett 병변의 발병 기전

Bennett 병변은 투구에 의한 어깨의 overuse에 의해 상완삼두근 장두건 부착부(견갑골 관절하결절)와 후방관절낭(그림 54)에 견인력이 반복적으로 가해지는 것으로 반응성에 골증식(Bennett 골극)이 형성된 것이다.[2] 통증이 있는 경우, 원인은 골극 자체가 아닌 골극 형성에 동반된 관절 내 병변이라고 한다.[3]

또한, 골극이 생기는 부위가 액와신경의 통과 부위와 근접하므로(그림 52), **투구 동작**처럼 어깨의 큰 움직임 속에서 골극에 의한 액와신경의 자극이 어깨 거상 시 외측부 통증을 유발할 가능성도 있다.[4] 그리고 골극의 존재가 QLS에서 액와신경을 더욱 압박할 가능성도 있어[5] Iwahori 등[6]은 Bennett 골극도 액와신경병증의 호발 부위 중 하나라고 하였다.

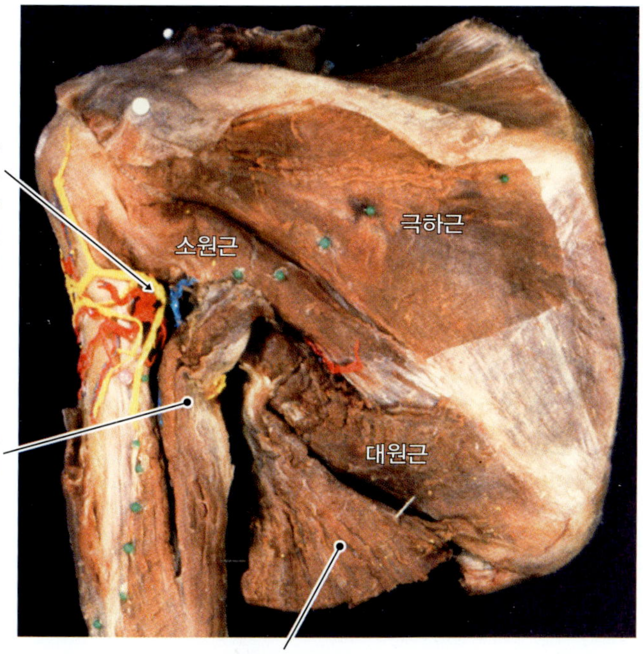

그림 53 **액와신경병증의 호발 부위 : 외측 액와극**
좌측 절단 상지의 후면에서 견갑골 후면 근육(극하근, 소원근, 대원근)과 상완 후면의 상완삼두근이 드러나 있다. 삼각근은 절제되었다. 액와신경과 후상완회선동 · 정맥이 외측 액와극을 지나 상완 후면에 나타난다.

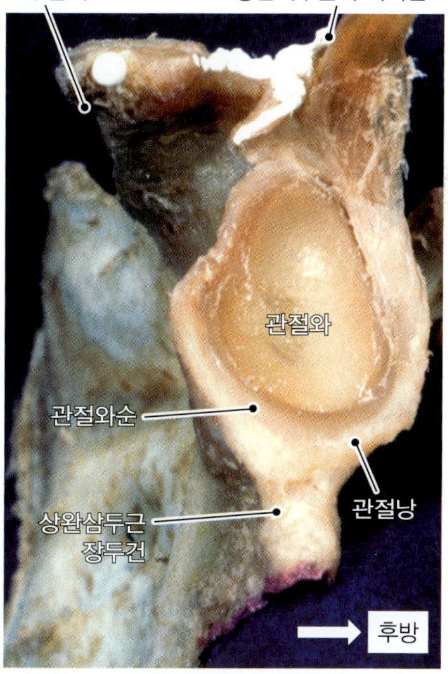

그림 54 **견갑상완관절의 관절와**
Bennett 골극은 상완삼두근 장두건 부착부나 그에 인접한 후방관절낭에서 기시한다.

1 광배근과 대원근 정지건에 의한 액와신경병증을 이해

광배근과 대원근 정지부

광배근(latissimus dorsi)의 근복은 흉요부 배면(후면)을 넓게 덮고, 상외측으로 수렴하면서 견갑골 외측을 지나 상완골 전방으로 향한다(그림 55). 이후 광배근은 정지건이 되고 외측연과 상연이 각각 상완골의 근위와 원위에 오도록 크게 뒤틀려 상완골 전면의 **소결절릉**에 정지한다(그림 56). **대원근**(teres major)의 정지건도 광배근 정지건과 겹치면서 소결절릉에 정지한다(그림 52). 두 힘줄의 부착부 사이에는 점액낭(건하낭)이 존재하며, 광배근의 정지건에는 대원근의 근섬유도 다수 정지한다.[7]

광배근과 대원근이 부착하는 소결절릉 바로 외측에 있는 **대결절릉**에는 **대흉근**이 부착되어, 두 부착부 사이의 좁은 간격(**결절간구**)에 **상완이두근 장두건**이 주행한다(그림 28 → p. 56). 견관절 외회전 자세에서 외전 시, 장두건은 상완골두를 아래로 밀어 견관절을 안정화시킨다(그림 29 → p. 56). 대흉근과 광배근의 과긴장 또는 상완이두근 장두건초와 주위 결합조직 및 주위 조직과의 유착 등으로 건초의 유연성이 저하되어 상완이두근 장두건의 활동이 방해되면, 상완골두가 아래로 밀리지 않아 견봉하 충돌의 발생 가능성이 있다.

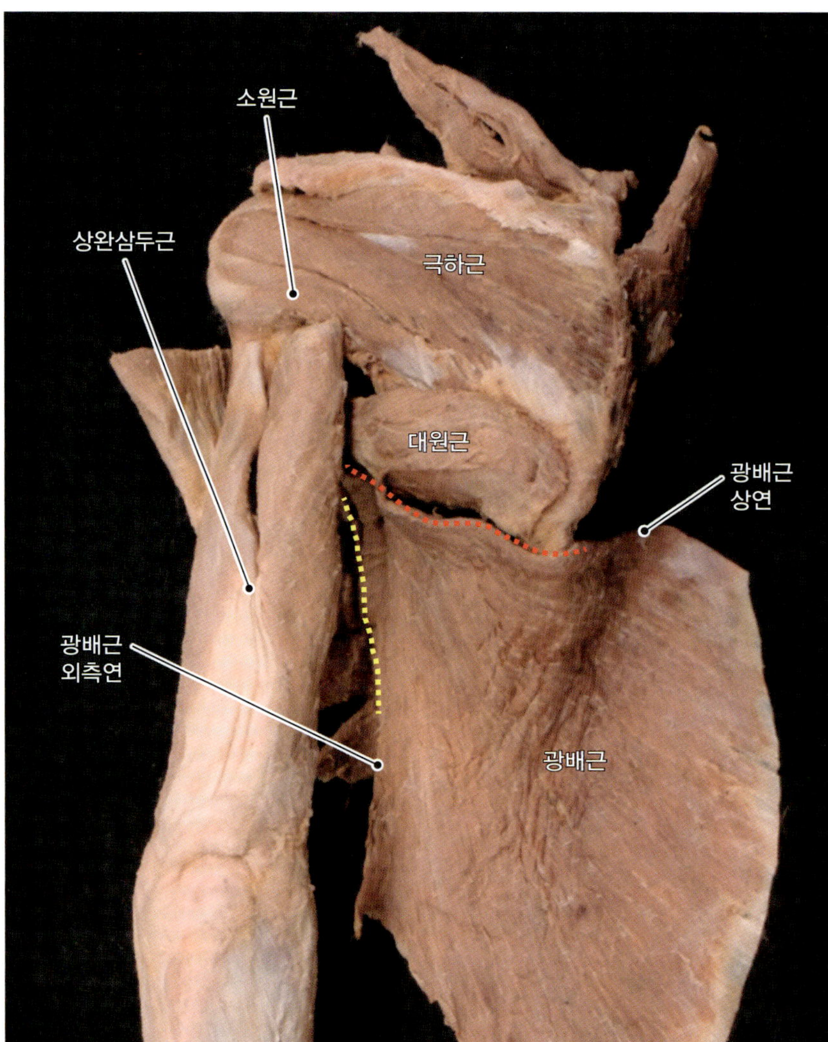

그림 55 광배근(latissimus dorsi)

광배근이 남아있는 상태의 좌측 절단 상지를 후방에서 본 모습. 광배근의 상연을 빨간 점선으로, 외측연을 노란 점선으로 표시하였다.

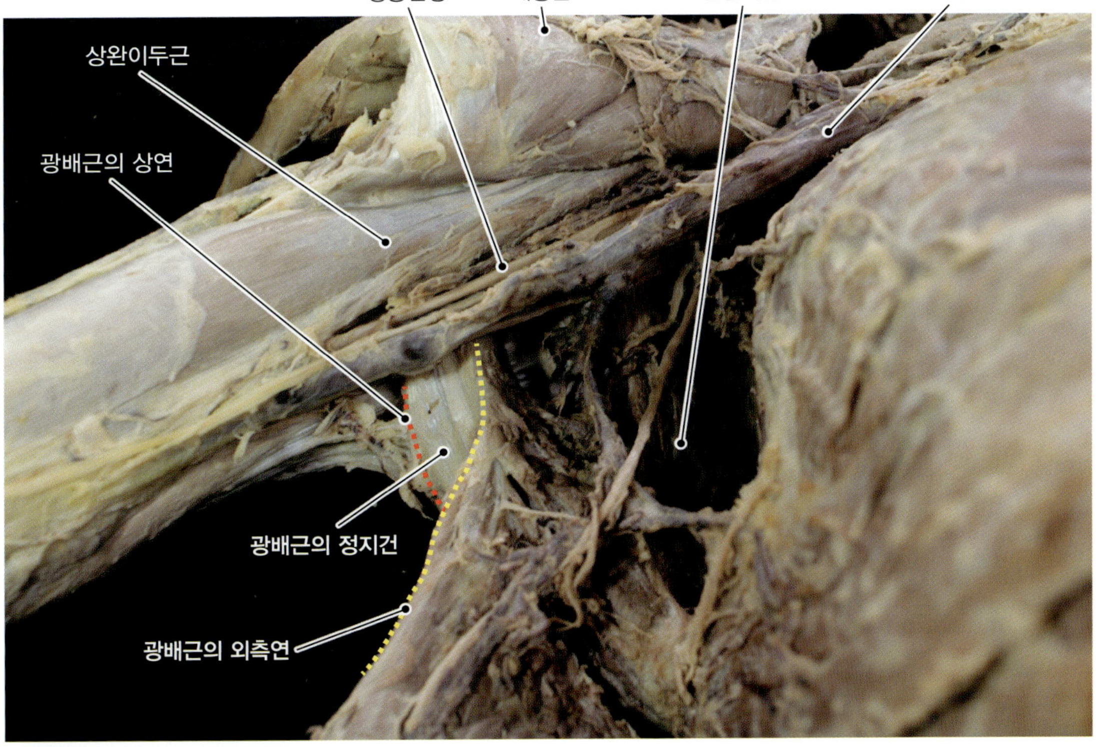

그림 56 **광배근의 정지부**
상완을 외전시킨 상태에서 우측 액와부를 전하방에서 본 사진. 광배근의 정지건이 뒤틀리면서 방향을 바꿔 액와동·정맥이나 정중신경 심측을 지나 소결절릉으로 향하는 모습이 나타나고 있다. 대흉근 정지부는 상방으로 반전되어 있다.

광배근·대원근 정지부와 액와신경

액와신경(axillary nerve)은 광배근·대원근 정지건과 견갑골 경부·상완골두 사이를 지나 배측으로 향한다(그림 52 → **p. 74**). Tsujino 등[1]은 견관절 외전 자세에서 외회전하는 **코킹**(cocking) **자세**로 액와신경과 동반 주행하는 혈관다발이 상완골두와 광배근 정지건 사이에서 압박되어 광배근건의 부분 절개와 신경혈관속 박리에 의해 압박이 해소된 액와신경병증 7증례를 보고하였다. 투구 동작의 cocking phase에서는 광배근이 견인되어 긴장되고, 광배근 정지건이 상완골 경부와 상완골두에 감기는 현상이 발생한다. 이로 인해 광배근 정지건과 상완골 사이에 액와신경이 끼어 들어가 압박 증상이 발생한다(그림 57).

또한, 목발(crutch)의 겨드랑이에 닿는 부위가 압박되어 액와신경이 상완골두나 견갑골 경부에 눌려 신경마비가 발생한다고 알려져 있다.

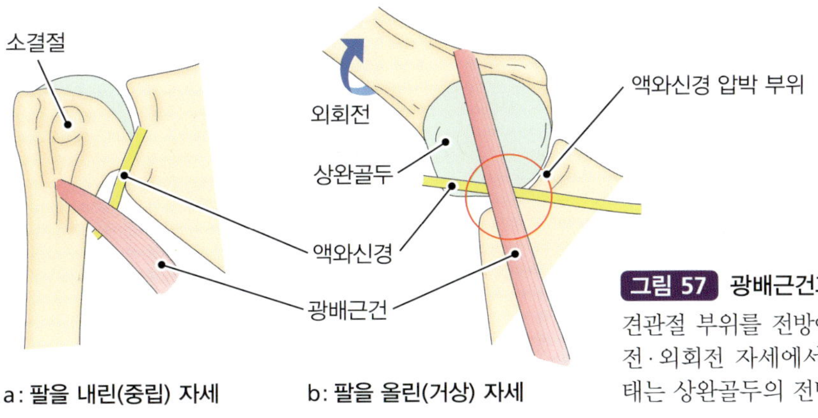

그림 57 **광배근건과 상완골두에 의한 액와신경의 압박**
견관절 부위를 전방에서 본 그림. 액와신경은 견관절 외전·외회전 자세에서 압박될 가능성이 있으며, 압박 상태는 상완골두의 전방편위로 강화된다.

대원근(teres major)에 대한 운동요법

상완골두의 전방편위는 광배근건과 상완골두에 의한 액와신경의 압박을 조장한다(그림 57). 견갑상완관절 후방연부조직의 구축은 견관절 굴곡 시 상완골두를 전상방으로 편위시킨다(그림 38 → **p. 65**). 따라서 후방연부조직의 구축을 개선해야 하며, 견관절의 전방불안정성이 있으면 회전근개의 근력 강화 등도 필요하다. 후방연부조직의 구축 개선에 대해서는 **II-3 → p. 72**, 전방불안정성에 대한 대처는 **II-2**(→ **p. 53, 62**)를 참조한다.

광배근에 대한 스트레칭에 대해서는 **I-3**(→ **p. 34**)에 기재하였으며, **대원근**이 광배근과 근연결하며 동시에 소결절릉에 부착하므로 대원근에 대한 접근법(그림 58)도 필요하다.

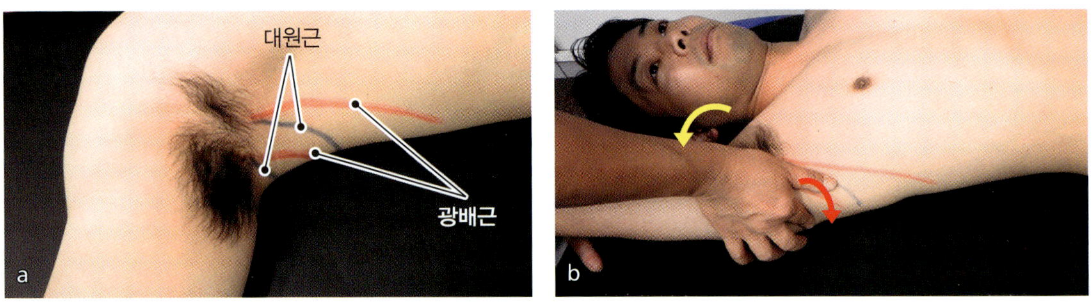

그림 58 대원근의 스트레칭
a : 우측 액와부의 표층에 광배근(빨간 선)과 대원근(파란 선)의 윤곽을 표시하였다. 대원근은 광배근의 배측에 겹치면서 액와 후벽의 외측연을 형성하여 상완골의 소결절을 향해 주행한다.
b : 견관절 굴곡 자세에서 대원근을 잡고 있다. 다른 한 손으로 상완골 근위부를 잡아 외회전 방향(⇨)으로 조작하며 대원근을 신장 방향(➡)으로 당긴다.

2 외측 액와극(QLS)에 의한 액와신경병증을 이해

투구 동작과 액와신경병증

wahori 등[6]은 투구 동작 시 어깨 통증을 주소로 내원한 305례 중 100례(32.8%)에서 액와신경병증을 확인하였다. **액와신경병증**은 후기 코킹 단계(late cocking phase)에서 팔로우 스루 단계(follow through phase)에 걸쳐 어깨 통증이 있고, QLS 또는 액와부(상완삼두근 장두건부와 광배근건부가 존재)에 압통을 보이며, 액와신경 영역에 감각 이상을 보이는 것으로 정의하였다. 100례 중 압통은 QLS 단독은 65례, 액와부 단독은 23례, 두 부위 모두는 12례로 Bennett 골극이 있는 경우는 21례였다.

액와신경은 견관절 외회전·외전 자세에서 가장 긴장이 높아진다.[8] 또한, 액와신경병증의 호발 부위인 **QLS**는 상지의 외전으로 협소화된다(그림 59).[5] QLS에서의 압통은 견관절 외회전·외전 자세에서 긴장이 높아진 액와신경이 같은 자세에서 좁아진 QLS에 의해 압박된 결과 발생한다고 생각된다. 마찬가지로 액와부의 압통은 같은 자세에서 긴장이 높아진 액와신경이 광배근건과 상완골두 사이에서 압박된 결과(그림 57)로 보인다. QLS와 액와부 모두에서 압통이 나타난 증례의 존재는 두 부위에서의 압박이 동시에 일어날 가능성을 시사한다.

또한, 견관절와의 후하연이나 관절하결절에 **골극**이 있으면, 견관절 최대 외전 자세에서 QLS는 더욱 좁아진다.[5] Bennett 골극이 있는 증례의 액와신경병증은 이러한 QLS에서의 압박에 의한 것이라고 볼 수 있다.

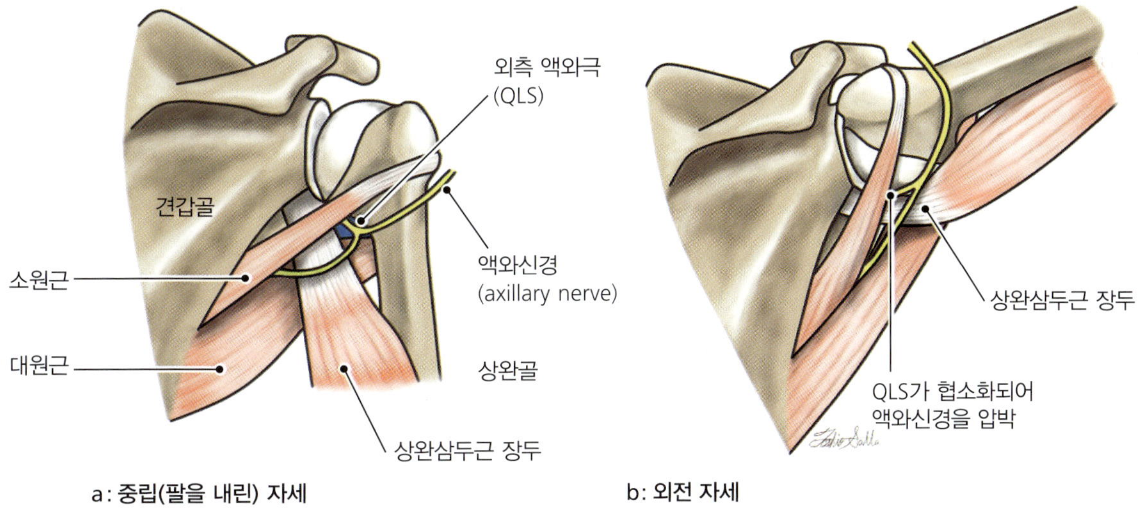

그림 59 외측 액와극(QLS)에서 액와신경의 압박
우측 견관절을 후방에서 본 그림. 액와신경이 QLS를 지나 상완 후방으로 나온다. QLS는 팔을 내린 자세(중립 자세)에서는 그리 좁지 않지만 견관절 외전 자세에서는 협소화되어 액와신경을 압박한다.

액와신경 - 외측 액와극(QLS)을 향하다

Sugawara[9]는 스포츠에 의한 액와신경병증 8례를 조사하여, 모든 증례가 'ball release나 타격 순간에 어깨 외전·신전·외회전 자세에서 급격히 내전·굴곡·내회전 자세로 변화되는 운동이 요구되는 스포츠'에서 발생한 것이었다. 또한, 모든 증례에서 QLS에 압통을 보였다고 하여 **액와신경병증**의 발생기전을 '어깨 외전·외회전 자세에서 긴장이 높아진 액와신경으로, 대원근과 상완삼두근의 수축으로 QLS가 협소화되어 압박이 증가하고, 외회전에서 내회전으로 급격히 자세가 변화하여 액와신경에 마찰이 가해져 마비가 발생하는 것'으로 추측하였다.

액와신경과 액와동·정맥은 견갑하근의 외측하연에서 QLS를 통과할 때(그림 60), 지방성 결합조직으로 감싸진다. 지방성 결합조직은 상완골의 급격한 자세 변화에 따른 마찰을 경감시키는 것으로 생각된다.

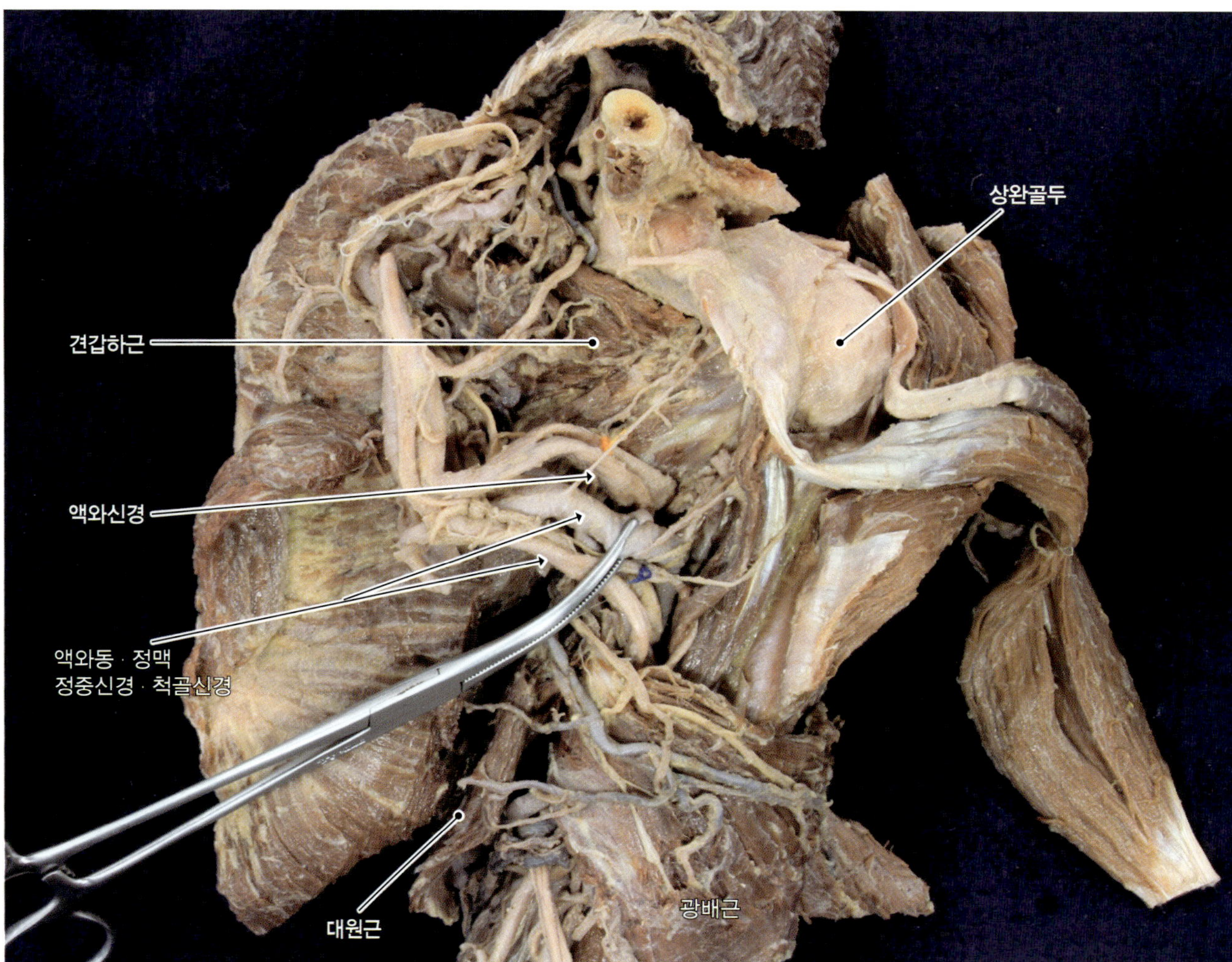

그림 60 액와신경 - 외측 액와극(QLS)을 향하다
좌측 절단 상지에서 견갑골-상완 근위부를 전방에서 본 사진. 혈관과 신경을 감싸고 있던 지방성 결합조직은 제거되었다. 액와신경의 하방에 보이는 액와동·정맥이나 정중신경, 척골신경이 상완 굴측으로 향한다. 액와신경은 견갑하근과 광배근·대원근 정지부 사이를 지나 QLS로 향한다.

액와신경 - 외측 액와극(QLS)에서 나오다

삼각근 후방 섬유를 견갑극에서 절개 후 반전하면, QLS의 천측에 풍부한 지방성 결합조직이 존재하는 것이 관찰된다(그림 61). 이 지방성 결합조직 내에는 액와신경이나 후상완회선동 · 정맥이 분포한다(그림 62). QLS는 체표에 가깝다. **후상완회선동 · 정맥**으로부터의 외상성 출혈로 QLS 근방에 반흔 조직이 형성되면, QLS 내에서 액와신경이 압박되는 동시에 근접한 **요골신경**의 분지도 손상되어 **상완삼두근 장두**의 마비가 합병되기도 한다.[10)]

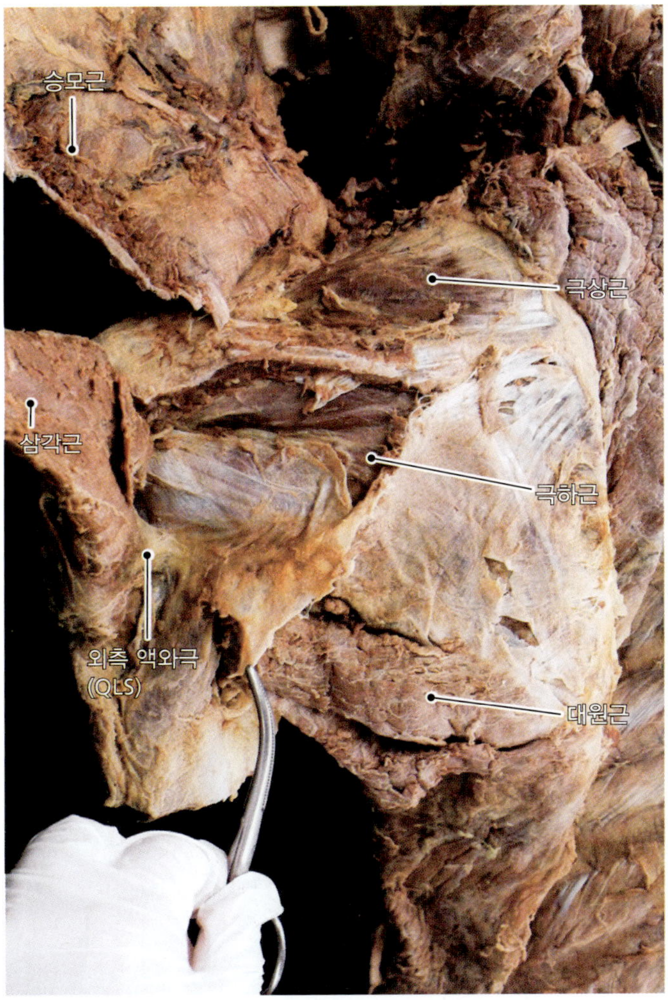

그림 61 외측 액와극(QLS)을 덮는 지방성 결합조직
좌측 견관절 후면에서 견갑골 후면 근육을 덮는 결합조직을 하방으로 견인하고 있으며 특히, QLS 주위에 지방성 결합조직이 많이 존재한다.

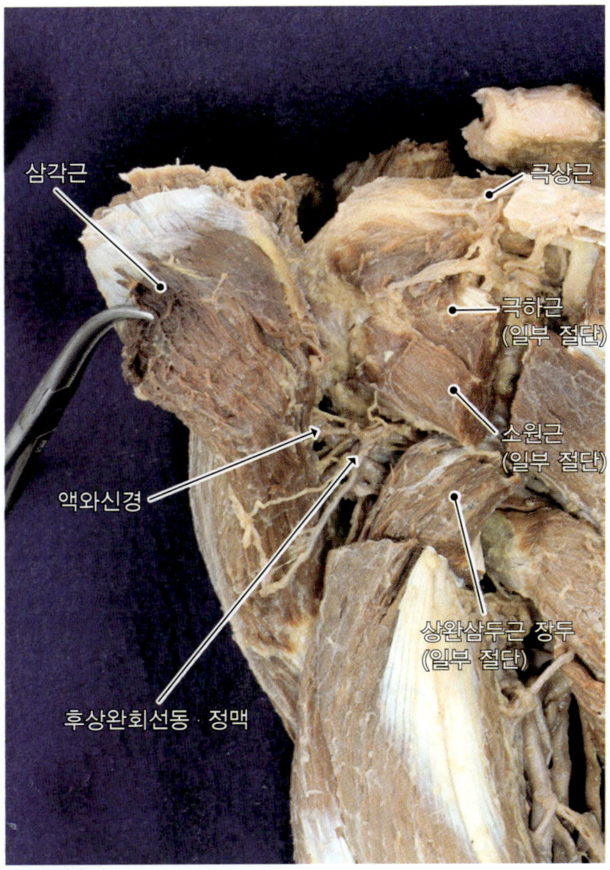

그림 62 외측 액와극(QLS)에서 나온 혈관 · 신경
좌측 견관절부 후면에서 QLS 근방의 지방성 결합조직을 제거한다. 삼각근은 견갑극에서 분리하여 외측으로 반전시킨다.

외측 액와극(QLS)의 초음파 해부

투구의 팔로우 스루 단계 등과 같이 견관절을 수평내전·내회전하면 **액와신경**이 말초 방향으로 견인된다. 또한, **소원근**이 QLS를 압박하여 협소화시킨다(그림 63).[11] 그림 64는 이 자세에서의 QLS를 초음파로 관찰한 것이다.

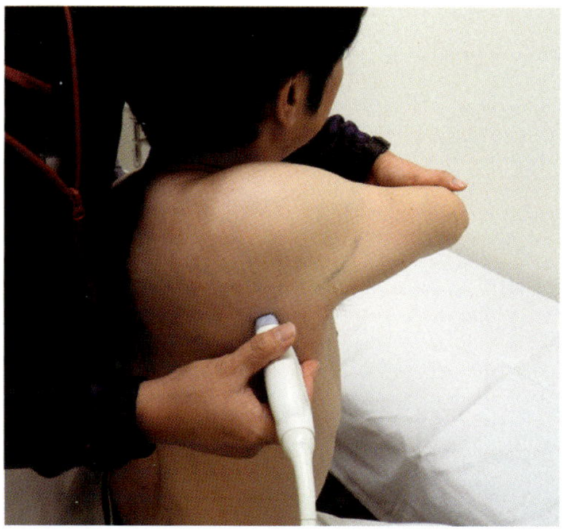

a: 견관절의 수평내전·내회전 자세

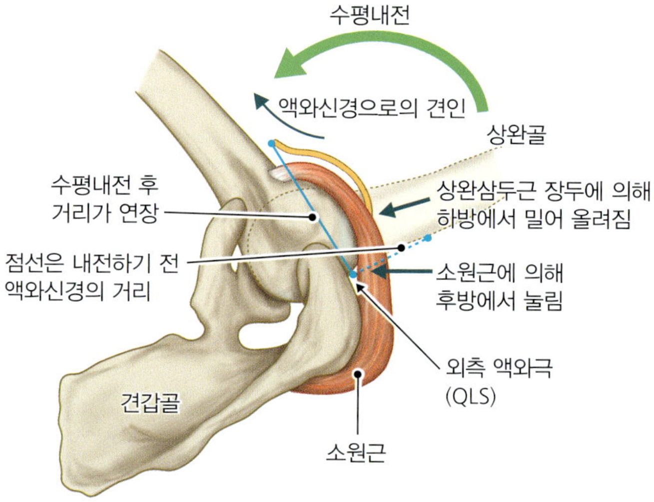

b: 견관절 부위를 상방에서 본 그림

그림 63 견관절 수평내전·내회전 시의 액와신경과 소원근

b는 상완의 수평내전·내회전에 의해 소원근과 액와신경이 함께 뻗어 있다(stretched). QLS는 협소화되어 액와신경을 압박한다.

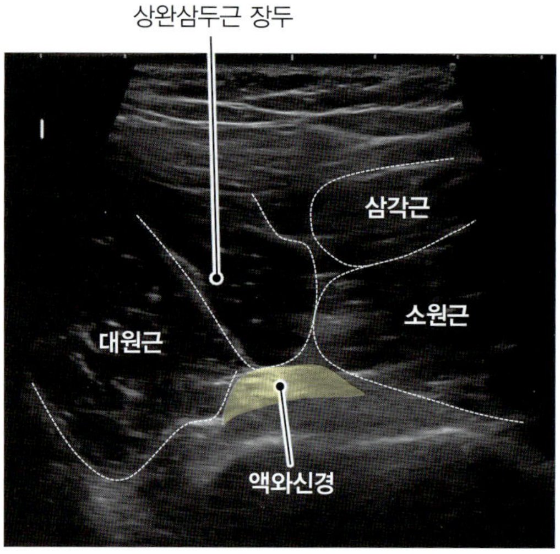

a: 견관절 90° 굴곡 자세의 QLS

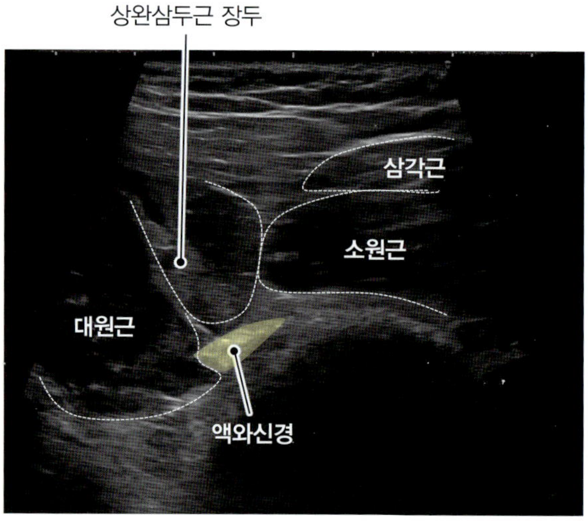

b: 견관절을 수평내전·내회전 시켰을 때의 QLS

그림 64 외측 액와극(QLS)의 초음파 영상

스캔 부위는 그림 63a를 참조. 노란색 영역이 QLS
b는 **a**에 비해 QLS가 협소화되어 있다.

외측 액와극(QLS)에 대한 운동요법

QLS 주위 소성 결합조직(그림 61)의 유착 및 반흔화는 삼각근 후방 섬유와 극하근 · 소원근 사이에서 활주성 저하를 초래한다. 이로 인해 **삼각근의 후방 섬유**를 도수적으로 이완하는 방법(그림 65)이나 **소원근**에 다이렉트 스트레칭(그림 66)을 실시하거나 능동 외회전운동(그림 67)을 통해 소성 결합조직의 유연성을 개선시킨다.

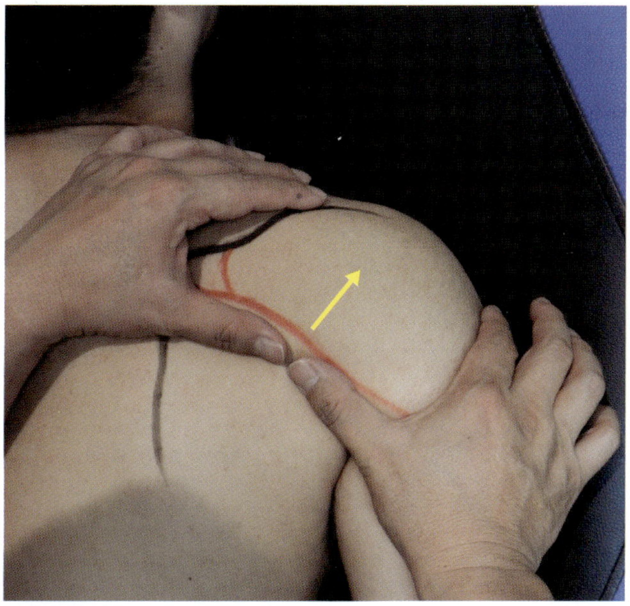

그림 65 삼각근 후방 섬유와 극하근 · 소원근 사이를 이완
삼각근 후방 섬유를 파지하고 그 심층에 위치한 극하근과 소원근에서 떼어내듯이 전방으로 움직여 나간다(⇨).

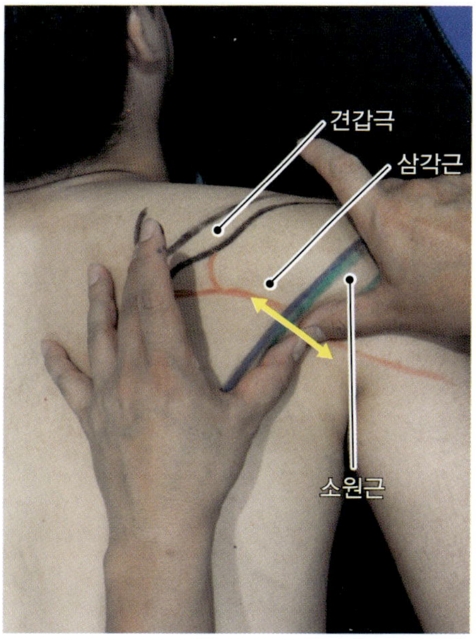

그림 66 소원근의 다이렉트 스트레칭
소원근은 견갑골 내측 영역에는 근복이 존재하지 않는다(그림 44 → **p. 69**). 견갑골의 외측연 바로 외측에서 1횡지(finger breath) 폭의 소원근을 촉지하고, 촉지한 소원근에 대해 다이렉트 스트레칭을 실시한다(⇔).

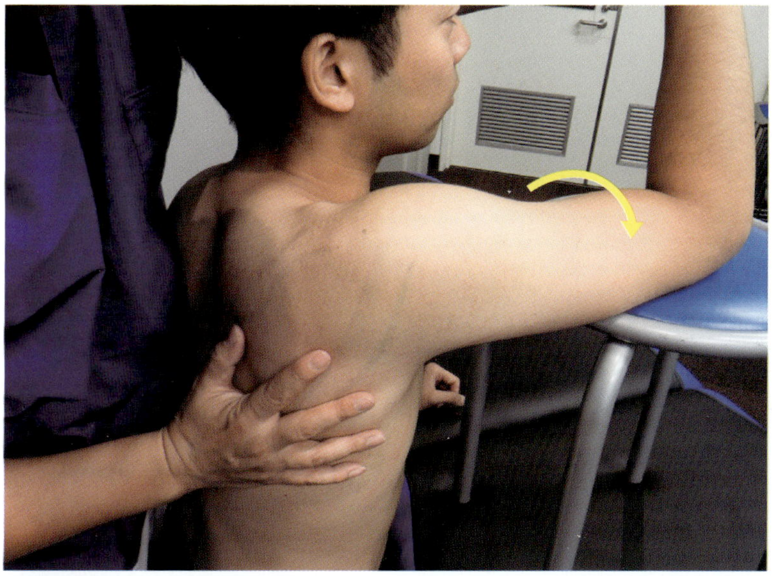

그림 67 소원근에 대한 운동요법
소원근은 견관절 90° 굴곡 자세에서 신장되어 외회전운동에 효과적으로 작용한다. 이러한 자세에서 능동 외회전운동을 통해 소원근과 주위 결합조직의 유연성을 개선시킨다.

3 Bennett 병변으로 인한 통증을 해부

상완삼두근 장두의 기시부 관찰

Bennett 골극은 견갑골 관절와의 후하연에 존재하는 **glenoid type**과 상완삼두근 장두의 기시부에 존재하는 **triceps type**으로 나뉜다.[4] 골극은 투구 동작 시 상완삼두근의 부착부(견갑골 관절하결절)와 후방관절낭에 강한 견인력이 반복적으로 가해짐으로써 반응성으로 형성된다고 한다.[2] 그러나 견갑골 후하방부의 관절와순, 관절낭, 상완삼두근 장두건의 위치 관계를 해부학적으로 검토한 Sugimoto 등[12]은 장두건 후방 섬유의 부착 영역이 3D CT 등으로 스캔한 골극 형성 부위와 일치하고, 후방관절낭은 관절와연에 부착되어, 골극 형성 부위에는 부착되지 않으므로 골극 형성에는 상완삼두근 장두의 관여가 크다고 한다. 한편, 상완삼두근 장두건의 부착 영역을 해부학적으로 조사한 Eiserloh 등[13]은 전체 부착 면적의 1.4~3.1%에 불과하지만 모든 증례에서 관절낭 후하면에 부착이 허용되었으며, 이 섬유성 부착부는 견갑상완관절의 굴곡과 내회전뿐만 아니라 외전과 외회전에서도 긴장을 보였다고 보고하였다. **그림 68**에서는 상완삼두근 장두건이 관절낭 후하면에서도 기시하는 모습이 관찰된다.

Glenoid type과 triceps type 모두, 상완삼두근 장두건이 골극 형성에 큰 역할을 담당하는 것으로 보인다. **상완삼두근 장두**(**표 4**)는 관절하결절과 부근의 후방관절낭에서 기시하여 상완골 후면을 주행한다. 견관절 거상 자세에서는 상완골두를 관절와로 당기는 작용을 가지고 있다고 생각되며, 투구 동작의 팔로우 스루 단계에는 후방관절낭을 포함한 기시 영역에는 강한 신장 부하에 노출된다.[14]

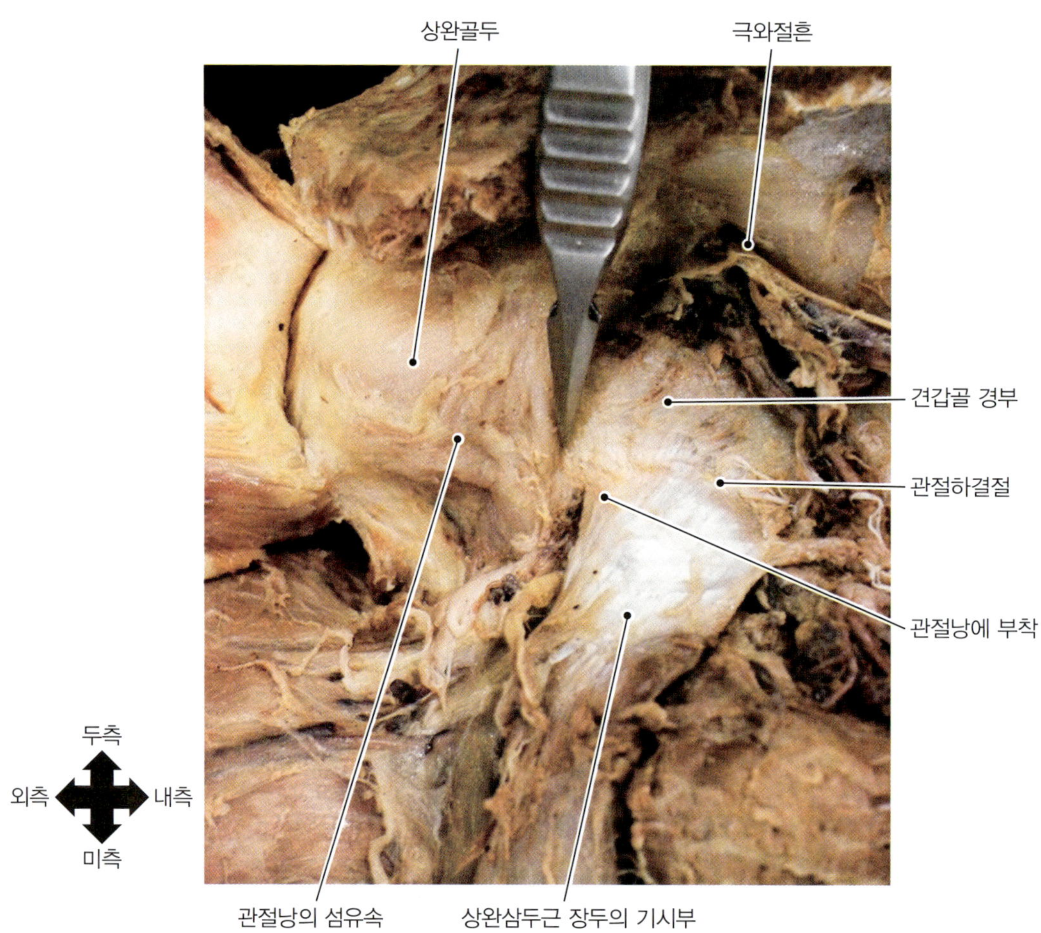

그림 68 상완삼두근 장두건의 부착 영역

좌측 견갑상완관절(관절낭)의 후면으로 견갑골 경부 부근에서 절개되어 있다. 상완삼두근 장두는 견갑골 경부의 하연에 있는 관절하결절과 일부 섬유속은 관절낭의 후하면에서도 기시한다.

주위 근육 및 연부조직에 미치는 영향

상완삼두근 장두의 천측을 **소원근**이 가로지른다(그림 69). Sugimoto 등[15]은 Bennett 병변을 가진 야구 선수를 대상으로 초음파를 이용해 골극의 해부학적 위치와 주변 조직의 형태적 변화를 비투구 측과 비교하였다. 그 결과 투구 측의 소원근 내에 부종이나 염증의 존재를 시사하는 저에코 영상을 보여 Bennett 골극의 존재가 소원근에도 만성적인 염증을 유발시킬 가능성을 시사하였다. 이와 같이 Bennett 골극은 발생 요인인 상완삼두근 장두뿐만 아니라 주위 근육에도 영향을 미치므로, 주위의 근육과 연부조직으로의 접근법도 필요하다.

Bennett 병변은 반드시 증상을 동반하지는 않으며, 골극을 인정해도 통증이 없는 경우가 많다. Nakagawa 등[16]은 반복된 투구 동작으로 어깨가 손상되어 관절경 수술을 받은 51명의 야구선수(유통성 골극 13명, 무통성 골극 11명, 골극 없음 27명)를 대상으로 이환 측 어깨와 비이환 측 어깨를 비교해, 유통성 골극을 초래하였다고 의심되는 임상적 특성을 조사하였다. 그 결과 유통성 골극을 갖는 피검자의 이환 측 어깨에서는 비이환 측에 비해 '관절 후방에 이완성이 있고', '90° 굴곡 자세에서 내회전 가동범위의 감소가 없는' 두 가지 특성을 발견했다. 즉, **후방관절낭의 유연성**(posterior capsular laxity)을 위해 팔로우 스루 단계에 상완골두가 과도하게 움직이는 것이 통증의 요인이라고 추측하고 있다.

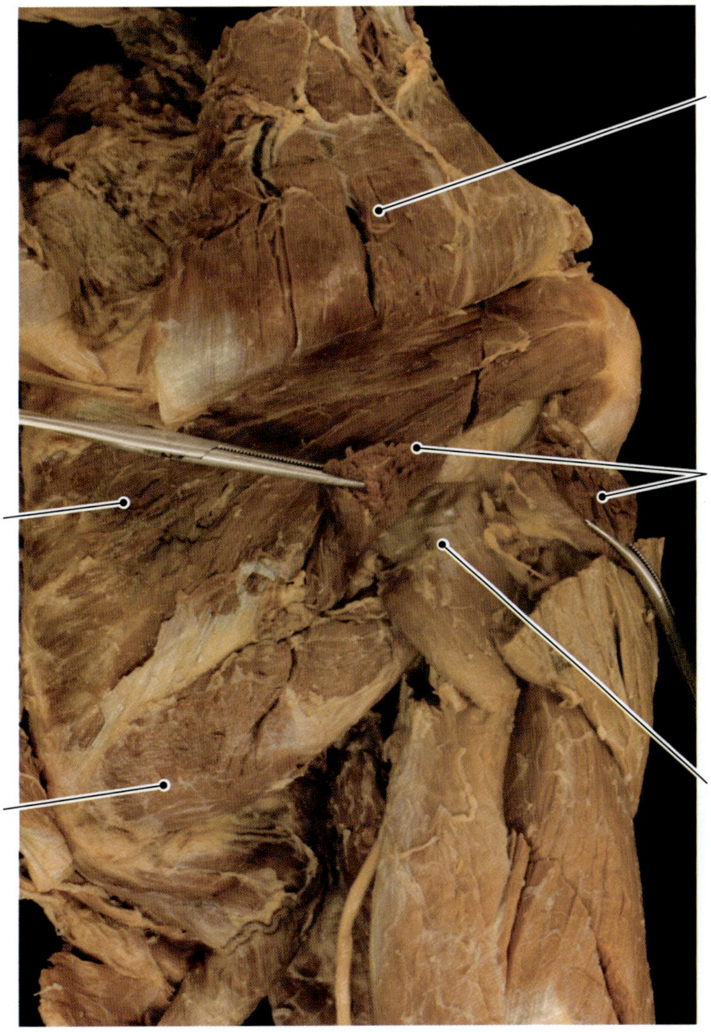

그림 69 우측 견관절부를 후방에서 관찰
소원근의 중앙부를 횡절개하여 반전시켰다. 소원근의 심측에 상완삼두근 장두의 기시건이 관찰된다.

표 4 상완삼두근 장두

	기시	정지	신경지배	수축 → 신장되는 작용	장애 시 제한되는 움직임	임상과의 접점
상완삼두근 장두	견갑골의 관절하결절	척골의 주두	요골신경	주관절의 신전 견관절의 신전, 내전	주관절 굴곡 견관절의 굴곡, 외전	Bennett 골극의 발생 요인이 된다.

Bennett 병변에 대한 운동요법

Bennett 병변의 보존요법은 극단적인 over hand 등의 투구 동작을 개선하고, 액와신경병증에 대한 QLS에 국소마취제가 혼합된 스테로이드제나 고분자 히알루론산을 주사하는 것이 효과적이다. 그러나 장기화된 만성 증례는 수술 적응증이 된다.[4)]

운동요법을 통한 개입에는 **상완삼두근**의 긴장 완화나 인접한 **삼두근**이나 **소원근**과의 활주성 향상이 Bennett 골극의 발생 예방에 필요할 것으로 보인다. 상완삼두근 장두의 기시건은 견관절 90° 외전 자세에서 주관절을 굴곡하면, 액와 후면에서 관찰하기 쉽다(**그림 70**). 근복은 상완골에 부착되어 있지 않으므로 상완삼두근 내측두의 천측에서 장두를 내측·외측 방향으로 움직일 수 있다. 확인된 근복을 내·외측 방향으로 이동시키거나 수축과 함께 근위로 유도함으로써 소원근 사이 및 삼각근 사이와의 활주성을 개선시킨다(**그림 70**). 활주성 개선을 확인 후, 상완삼두근 장두에 수동적인 스트레칭을 실시한다(**그림 71**).

또한, 골극 형성에 관련된 견인력은 후방관절낭을 통해서도 전달된다. 후방관절낭에 구축이 있는 경우, 반복되는 투구 동작 등은 견인 부하를 증가시키는 원인이 된다. 따라서 구축을 개선하고 견인 부하를 경감할 필요가 있다. 후방관절낭의 구축에 대한 운동요법에 대해서는 **II-3(→ p. 72)**을 참조한다.

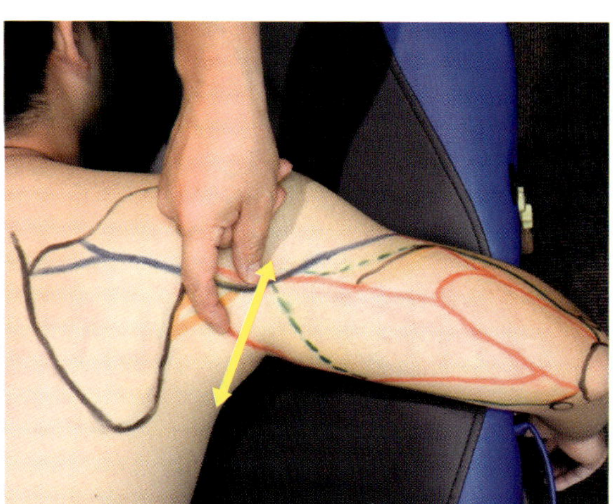

그림 70 상완삼두근 장두의 기시건 확인과 소원근 사이의 활주성 개선

파란색 : 삼각근, 주황색 : 소원근, 검은색 : 견갑골 및 상완골 내측상과와 주두, 빨간색 : 상완삼두근 장두 및 정지건, 초록색 : 상완삼두근의 내측두.
확인한 장두를 내측·외측 방향(⇔)으로 움직여 활주성을 개선시킨다.

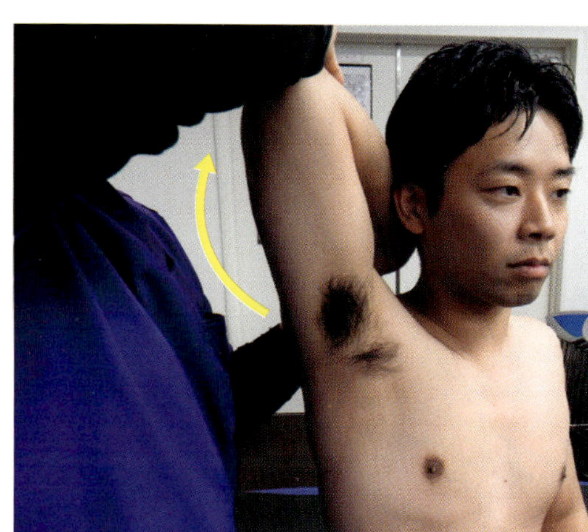

그림 71 상완삼두근 장두에 대한 운동요법

유연성을 개선한 후 수동적 스트레칭을 실시한다. 앉은 자세에서 수관절 배굴, 주관절 굴곡·전완 회외한다. 이후 견관절을 굴곡 조작하여(⇨) 장두를 신장시킨다.

참고문헌

1. 辻野昭人, 他:投球時の骨頭と広背筋腱による腋窩神経障害. 日手会誌 20:395-398, 2003
2. Bennett GE:Shoulder and elbow lesions of the professional baseball pitcher. JAMA 117:510-514, 1941
3. Ferrari JD, et al:Posterior ossification of the shoulder:the Bennett lesion. Etiology, diagnosis, and treatment. Am J Sports Med 22:171-176, 1994
4. 尾崎二郎:投球障害肩へのアプローチ. 肩関節 20:261-264, 1996
5. Ozaki J, et al:Surgical treatment for posterior ossifications of the glenoid in baseball players. J Shoulder Elbow Surg 1:91-97, 1992
6. 岩堀裕介, 他:投球による腋窩神経障害の発生状況. 肩関節 34:891-894, 2010
7. 河上敬介, 他:広背筋. 河上敬介, 他(編):骨格筋の形と触察法. 改訂第2 版, pp 41-46, 大峰閣, 2013
8. Bateman JE:The shoulder and neck. 1st ed, pp 470-472, W. B. Saunders, 1972
9. 菅原誠, 他:スポーツによる腋窩神経麻痺—肩関節痛との関連について. 肩関節 10:68-71, 1977
10. 工藤慎太郎, 他:マスターの要点—機能解剖学第44 回. 末梢神経系の機能解剖(5). 理学療法 24:624-639, 2007
11. 兼岩淳平:投球障害肩. 工藤慎太郎(編著):運動療法の「なぜ?」がわかる超音波解剖. pp 40-50, 医学書院, 2014
12. 杉本勝正, 他:関節窩後下方の解剖学的研究—Bennett 骨棘の成因について. 肩関節 29:243-246, 2005
13. Eiserloh H, et al:The long head of the triceps:A detailed analysis of its capsular origin. J Shoulder Elbow Surg 9:332-335, 2000
14. 工藤慎太郎, 他:肩. 工藤慎太郎(編著):運動機能障害の「なぜ?」がわかる評価戦略. pp 8-69, 医学書院, 2017
15. 杉本勝正, 他:Bennett 病変の超音波像. 肩関節 30:211-214, 2006
16. Nakagawa S, et al:Posterior shoulder pain in throwing athletes with a Bennett lesion. J Shoulder Elbow Surg 15:72-77, 2006

5 견관절 거상 시 전완 외측부 통증을 해부

이 장에서 다루는 근골격
- ▶ 오구완근
- ▶ 근피신경
- ▶ 상완이두근 단두

견관절 거상(굴곡) 시 전완에 통증이 발생하는 경우가 있다. 연부조직의 신장만을 고려하면 이는 이해되지 않는 증상이다. 이러한 경우에는 말초신경병증의 가능성을 염두에 두어야 한다. 전완 외측부의 감각은 **외측 전완피신경**(lateral antebrachial nerve, LACN)이 지배한다. 외측 전완피신경은 근피신경의 감각분지이다.

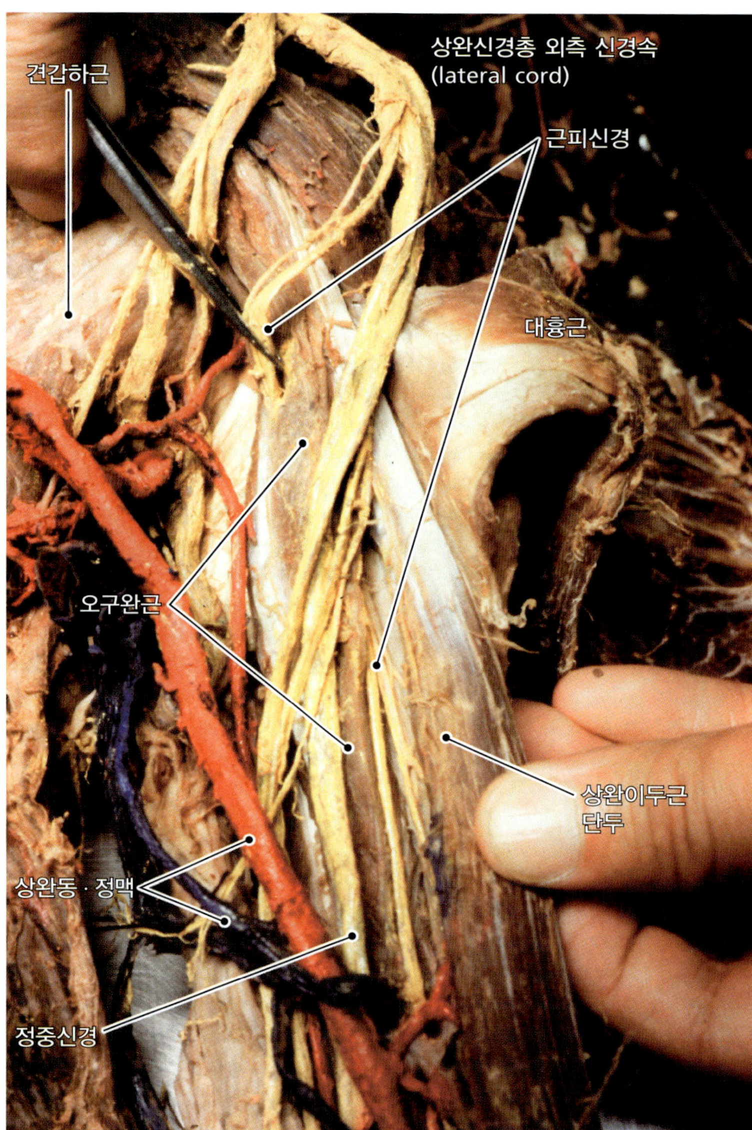

그림 72 근피신경이 오구완근을 관통

좌측 상지의 상완 근위부 굴측(전방)에서 상완이두근 단두와 오구완근, 부근을 주행하는 혈관과 신경이 드러나 있다. 상완이두근 단두는 약간 외측으로, 상완동 · 정맥은 내측으로 젖혀져 있다.

1 근피신경(musculocutaneous nerve)의 말초 주행

근피신경은 상완신경총의 외측 신경속(lateral cord)에서 분지되어 오구완근을 관통하고(그림 72) 우선은 상완이두근과 오구완근 사이, 이어서 상완이두근과 상완근 사이에서 원위를 향한다(그림 73).

근피신경은 상완굴근을 지배한다. **오구완근**으로의 분지는 같은 근육을 관통 전에 분지하지만 **상완이두근**과 **상완근**으로의 분지는 관통 후 이 근육 사이를 주행 중에 분지된다. 근피신경은 이후 팔꿈치 부위의 전면에서 상완이두근 정지건의 외측을 지나 전완 요측으로 들어가 **외측 전완피신경**이 되어 **완요골근**의 천층을 주행하고 팔꿈치 전면과 전완 외측의 피부에 분포한다(그림 74).

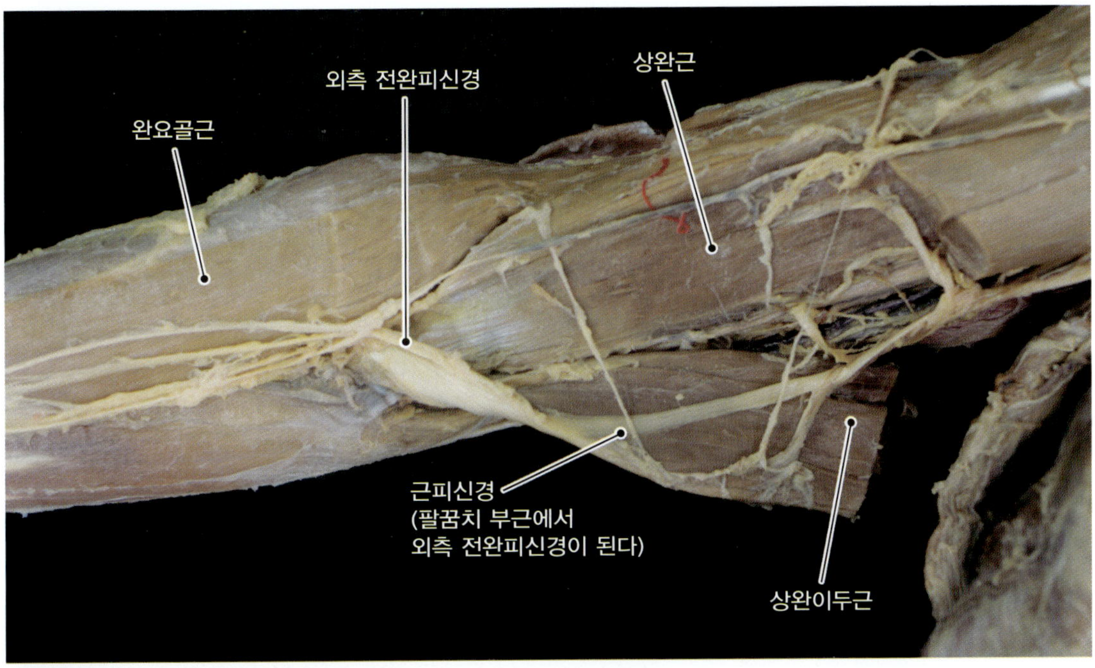

그림 73 근피신경이 상완이두근과 상완근 사이에서 원위를 향한다
우측 상지 굴측(전방). 상완 원위부에서 전완 근위부까지의 사진. 상완이두근을 근복 중앙에서 절단하고, 원위단을 내측으로 젖혔다.

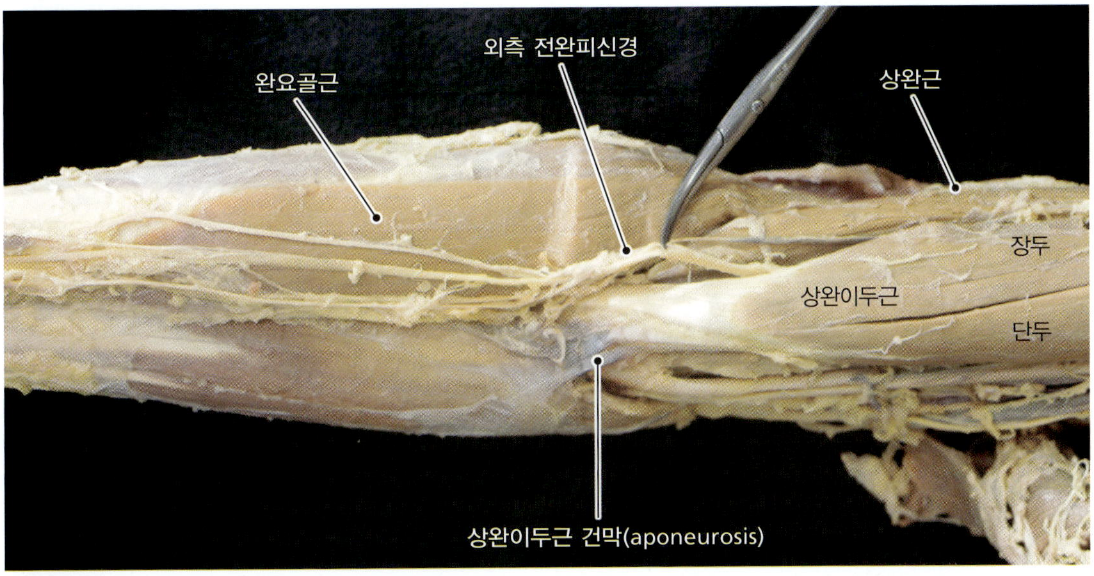

그림 74 상완이두근 정지부와 외측 전완피신경
우측 상지 전방의 상완 원위부와 전완 근위부로 상완이두근 정지부의 외측연에서 나타나기 시작하는 외측 전완피신경의 분포를 보여준다.

2 오구완근과 상완이두근 단두의 해부

오구완근과 상완이두근 단두는 삼각근의 심측에 위치하는 오구돌기에서 공통 기시건으로 기시한다(그림 75). **오구완근**(coracobrachial)은 상완골의 내측면 중앙 높이에 정지한다. **상완이두근 단두**는 장두와 합쳐져 끈 모양(cord-like)의 정지건이 되어 요골의 요골조면을 향하며, 근복 원위단이나 정지건에서 방사상으로 퍼지는 **상완이두근 건막**이 전완근막에 부착한다(그림 74).

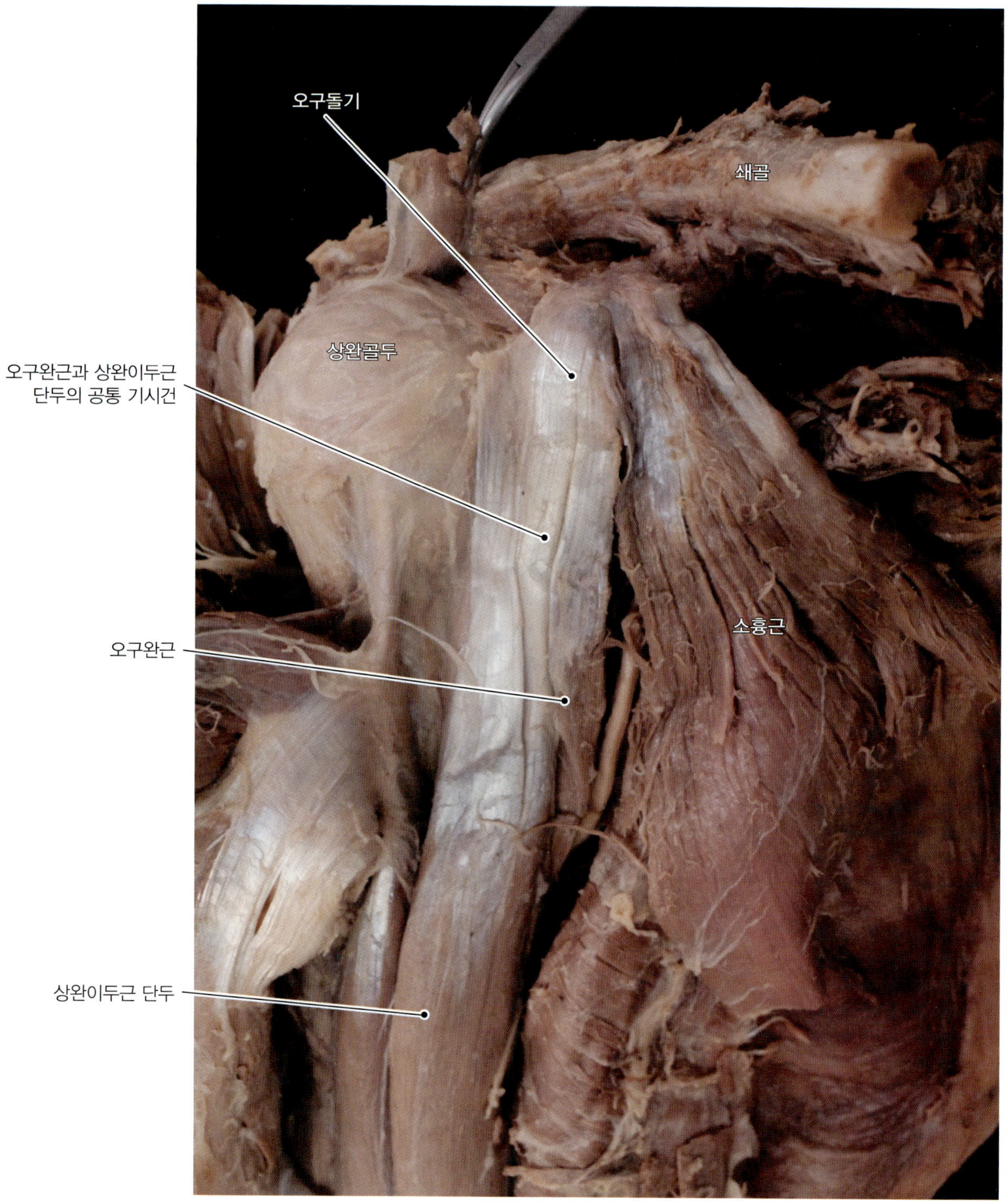

그림 75 상완이두근 단두와 오구완근의 기시부
우측 상완 굴측(전방) 근위부에서 삼각근과 대흉근이 외측으로 젖혀져 있다.

공통 기시건 영역을 전방에서 관찰하면 오구완근은 상완이두근 단두의 내측에 인접해 보인다(그림 76). 한편, 내측에서 관찰하면 오구완근은 상완이두근 단두의 후방에 위치하고 있음을 알 수 있다(그림 77).

오구완근 근섬유의 대부분은 이두근 단두의 기시건 심측면에서 기시한다. 따라서 공통 기시부에서 상완이두근 단두는 건 모양(tendinous)을 이루고, 근섬유는 오구완근 유래가 다수를 차지한다.[1)]

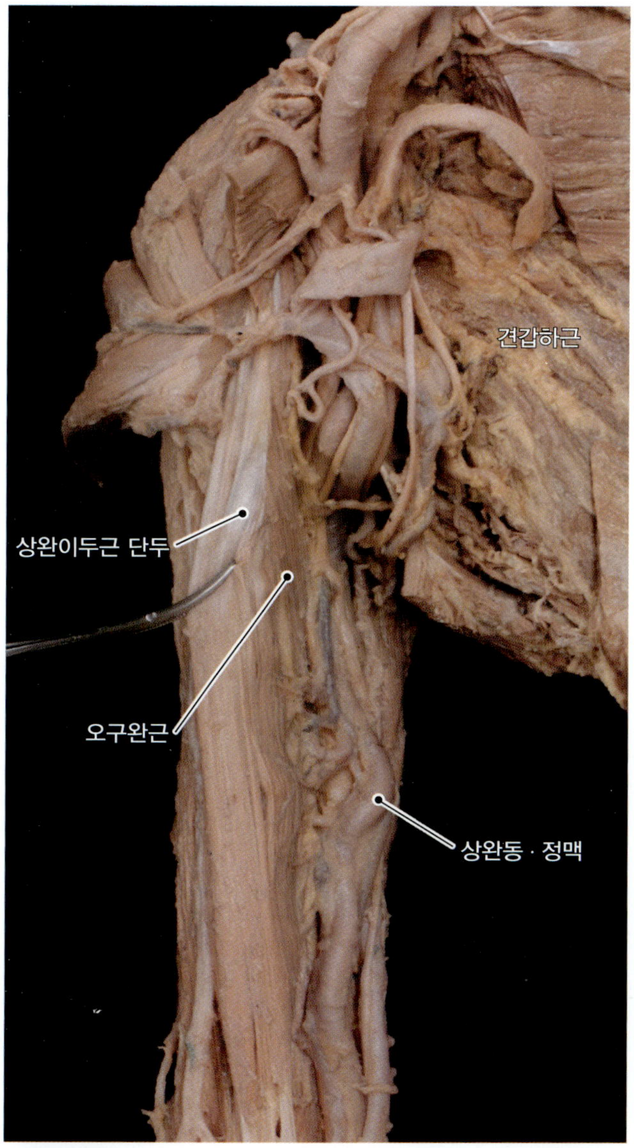

그림 76 **상완이두근 단두와 오구완근의 공통 기시부(전면)**
우측 상완 근위부 전면 사진. 상완이두근 단두는 외측으로 약간 견인되어 있다.

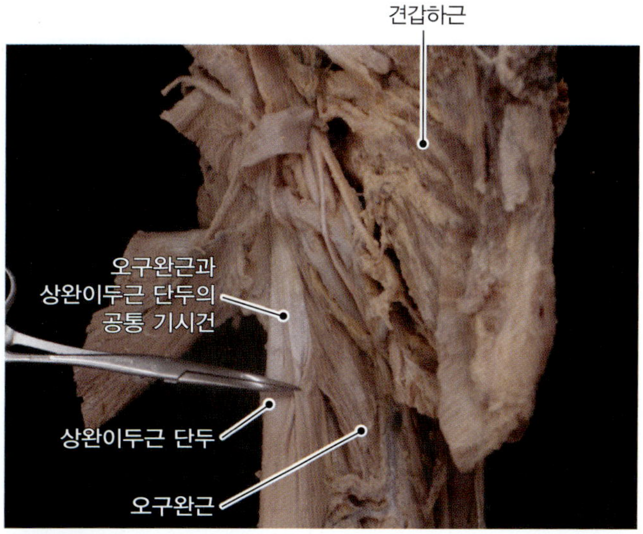

그림 77 **상완이두근 단두와 오구완근의 공통 기시부(내측면)**
우측 상완 근위부의 내측면에서 상완이두근 단두와 오구완근의 공통 기시부를 확대하고 있다.

3 근피신경 손상의 발생기전

근피신경 손상은 오구완근의 과신전이나 근피신경의 견인에 따라 근피신경이 오구완근 관통부에서 압박되는 것이 주요 요인이다. 근피신경병증으로 인해 주관절 굴곡과 전완 회외의 근력이 저하되고, 외측 전완피신경 영역에 감각 이상을 일으킨다. 전완 회외는 회외근이 주동근이지만, 상완이두근의 역할이 그에 필적할 정도로 크다고 보고되었다.[2)]

▶ 오구완근의 과신장

오구완근은 견관절 신전이나 외전에 의해 신장되므로, 이러한 운동에 따른 전완 외측부 통증을 호소하는 증례에서는 오구완근에 대한 접근법을 통해 치료 효과를 얻을 가능성이 있다.[3)]

역도 선수 등의 경우 **오구완근 관통 부위**에서 근피신경 손상이 발생하는 경우가 있다. 무거운 것을 들고 견관절과 주관절의 굴곡을 반복하면, 상완이두근과 상완근이 수축해 근피신경이 원위 방향으로 견인되어 관통 부위에서 근피신경이 마찰·압박 부하를 받게 된다.[4)] 이 경우 관통 부위보다 근위에서 분지되는 오구완근으로의 근육 분지는 손상을 피할 수 있으나 관통 후에 분지되는 **상완이두근**과 **상완근**으로의 근육 분지는 손상되어 두 근육의 근력 저하가 발생한다. 단, 완요골근이나 전완굴근의 보상으로 주관절 굴근의 근력이 약 30%는 남아있는 것으로 알려져 있다.[2)]

▶ 외적 부하로 인한 파열

Hutenma 등[5)]은 오토바이 사고로 인한 **근피신경 파열**의 3증례를 보고하였다. 발생기전으로는 오구완근 수축과 동시에 경추 측굴이 강제되면 근피신경이 견인되어 오구완근 관통 부위보다 근위에서 파열되는 것을 들 수 있다.

▶ 경추신경과 상완신경총의 견인

팔꿈치 전면에서 전완 외측의 감각 이상에 대해서는 근피신경의 기원인 **C5~C6 경추신경**이 손상된 경우나 흉곽 출구에서 **상완신경총**이 손상된 경우도 염두에 두어야 한다.[3)] 또한, 근피신경은 상완이두근 심층에서는 가동성이 높지만, 피신경 부위에서는 강하게 고정된다. 따라서 주관절 굴곡 및 상완 외전 자세에서 신경이 견인되는 것이 **상완신경총의 외측 신경속**(lateral cord)에 직접 영향을 미친다는 보고도 있다.[6)]

▶ 상완이두근 장두건의 변성(degeneration)

드물지만 기시건의 파열로 원위로 이동한 **상완이두건 장두**가 장두 원위부 바로 심층에서 외측으로 나타나는 **외측 전완피신경**(**그림 74**)을 압박하여 신경 증상을 보이는 증례가 보고되었다.[7)] 상완이두근 장두건의 파열은 견관절의 전방불안정증을 유발(→ **p. 54**)할 뿐 아니라 전완 외측의 감각장애가 발생하는 경우도 있으므로 유의한다.

표 5 상완이두근 단두와 오구완근

	기시	정지	신경지배	수축 → 신장되는 작용	장애 시 제한되는 움직임	임상과의 접점
상완이두근 (단두)	견갑골의 오구돌기	요골의 요골조면	근피신경	주관절의 굴곡 전완의 회외 견관절의 굴곡, 내전	주관절 신전 전완의 회내 견관절의 신전, 외전	오구완근과 공통건으로 기시한다.
오구완근	견갑골의 오구돌기	상완골 내측면의 중앙	근피신경	견관절의 굴곡, 내전	견관절 신전, 외전	오구완근을 근피신경이 관통한다.

4 상완이두근과 오구완근의 초음파 해부

그림 78은 상완이두근과 오구완근을 상완 내측에서 스캔한 영상이다. 상완 중앙부(그림 78b)에서는 상완이두근과 오구완근이 각각 독립적으로 근복을 스캔할 수 있지만, 상완 근위부(그림 78c)에서는 두 근육의 기시 영역이 관찰된다. 기시 영역에서는 오구완근의 근복이 대부분을 차지하며, 상완이두근 단두 영역은 좁아진 것을 알 수 있다.

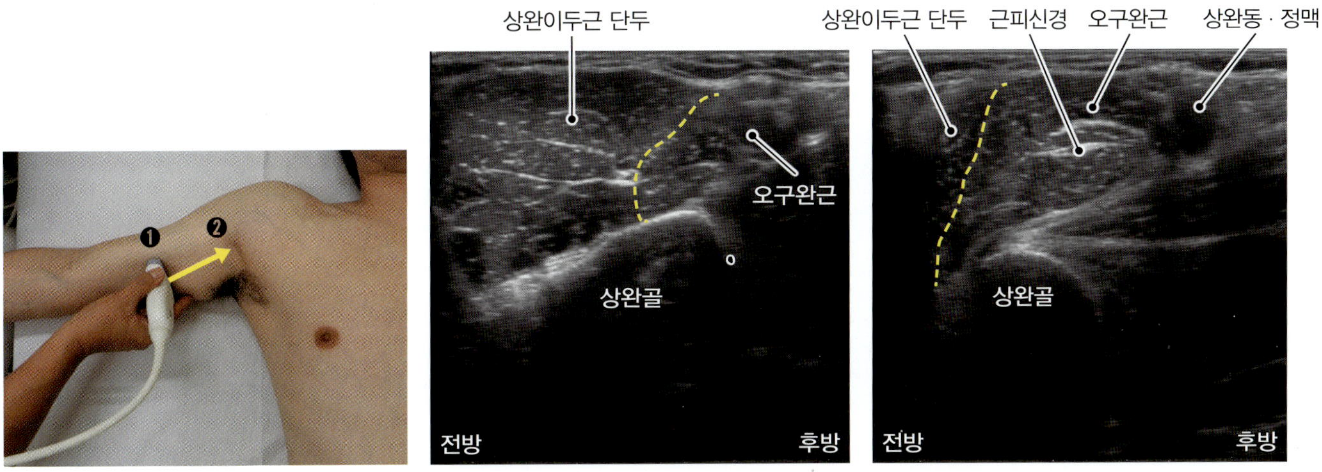

a : 스캔 부위

b : a의 상완 중앙부 ①을 내측에서 스캔 (단축 영상)

c : a의 상완 근위부 ②를 내측에서 스캔 (단축 영상)

그림 78 상완이두근과 오구완근의 초음파 영상
b, **c**의 노란 선은 상완이두근 단두와 오구완근의 경계를 나타낸다.

5 전완 외측부 통증에 대한 운동요법

오구완근과 상완이두근의 단축으로 인해 견관절의 외전 · 신전을 동반하는 동작(띠 매는 동작 등)이 어려운 경우나 전완 외측부에 통증이 동반되는 경우, 오구완근과 상완이두근으로의 접근법을 통해 증상이 개선될 수 있다.

상완 근위부에서 상완 내측에서 외측으로 **오구완근**의 다이렉트 스트레칭을 실시한다(그림 79). 상완이두근과 오구완근은 공통 기시건을 갖기 때문에 주관절을 굴곡한 상태에서는 상완이두근 단두가 느슨해지고, 공통의 기시를 가진 오구완근도 이완된다. 따라서 견관절을 경도 외전하여 신전 자세로 유지하고 오구완근을 신장시키고, **상완이두근**이 신장되도록 주관절을 신전한 상태에서 다이렉트 스트레칭을 실시한다. 오구완근의 바로 후방을 **정중신경**(상완동 · 정맥에 동반행)이 주행하므로(그림 72 → **p. 88**) 과도한 압박은 피한다. 또한, 공통 기시건 심층에는 **오구완근의 근복**이 존재한다. 이 부위에서는 오구완근이 두껍고, 상완이두근 단두는 건막이 주를 이룬다(그림 77). 공통건의 심층에 존재하는 근복에 대해 전방에서 다이렉트 스트레칭을 실시한다(그림 80).

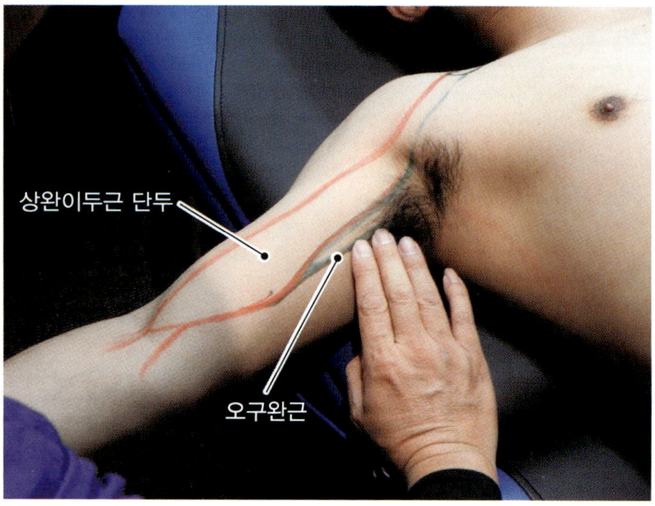

그림 79 오구완근의 측방으로부터의 다이렉트 스트레칭

오구완근은 상완이두근(주관절 굴곡근)과 상완삼두근(주관절 신전근) 사이에 위치한다. 또한, 상완 장축 길이의 중앙보다 근위에 위치한다. 이 영역에는 정중신경도 존재하므로 스트레칭 시에는 주의가 필요하다.

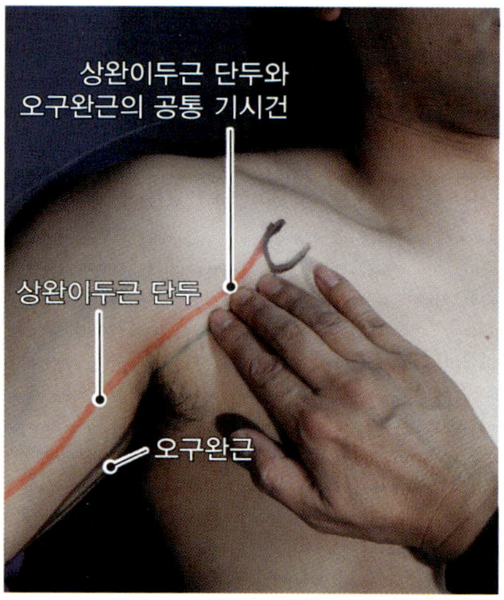

그림 80 상완이두근 단두와 오구완근 공동 기시건 전방에서의 다이렉트 스트레칭

오구돌기 선단 바로 외측 원위에서 상완이두근 단두와 오구완근 공통 기시건을 확인한다.

참고문헌

1. 河上敬介, 他:上腕二頭筋, 烏口腕筋. 河上敬介, 他(編):骨格筋の形と触察法. 改訂第 2 版, pp 178-188, 大峰閣, 2013
2. 川口浩太郎, 他:肘屈曲, 前腕回内·回外における上腕二頭筋, 上腕筋, 腕橈骨筋の運動学的考察:筋皮神経完全麻痺の症 例を経験して. 理学療法学 Suppl 19:123, 1992
3. 颯田季央:肩関節周囲炎. 工藤慎太郎(編著):運動器疾患の「なぜ?」がわかる臨床解剖学. pp 31-43, 医学書院, 2012
4. 工藤慎太郎, 他:マスターの要点—機能解剖学第44 回. 末梢神経系の機能解剖(5). 理学療法 24:624-639, 2007
5. 普天間朝, 他:オートバイ事故による筋皮神経損傷の3 例. 整形外科と災害外科 47:269-272, 1998
6. 西崎泰清, 他:上肢帯と上腕. 北村清一郎(編):鍼灸師·柔道整復師のための局所解剖カラーアトラス. 改訂第 2 版, pp 72-81, 南江堂, 2012
7. Behl AR, et al:Lateral antebrachial cutaneous nerve compression after traumatic rupture of the log head of the biceps:a case series. J Shoulder Elbow Surg 23:919-923, 2014

III ▶ 주관절(elbow joint)

1 주관절의 신전 제한을 해부

이 장에서 다루는 근골격
- ▶ 원회내근
- ▶ 상완이두근 정지건
- ▶ 상완근
- ▶ 전 · 후주관절근

주관절(elbow joint)은 팔꿈치의 굴곡 · 신전이나 전완의 회내 · 회외를 담당하여 일상생활 중 리치(reach) 동작이나 스포츠 중 손의 자세와 움직임을 조절하고 있으며, 주관절에 일어나는 가동범위 제한은 많은 활동에 지장을 초래한다.

주관절 굴신축의 굴측(전방)에 위치하는 근육(그림 1)과 연부조직은 주관절의 신전에 의해 신장된다. 따라서 전완굴근 중 상완골 내측상과에서 기시하는 **원회내근**, **요측수근굴근**, **장장근**, **천지굴근**, **척측수근굴근**의 구축은 주관절에 굴곡 구축을 유발해 신전을 제한한다. 이들 근육에는 서로 근연결이 되어있어 운동요법을 실시할 때에는 어느 근육이 구축되었는지 개별적으로 평가하여 해당 근육에 정확한 접근을 해야 한다. 또한, 전완 외측 근육에 속하는 **완요골근**(작용은 굴근)과 **장 · 단요측수근신근**도 주관절의 굴곡을 보조하므로,[1] 이들 근육의 구축도 신전 제한의 요인이 될 수 있다.

상완굴근으로 주관절을 굴곡하는 **상완이두근**과 **상완근**의 구축도 신전 제한으로 이어진다. 주관절의 **전방관절낭**과 관절낭의 층 사이에 존재하는 지방조직(**팔꿈치 전방지방체**)의 유연성도 신전 제한의 개선에 중요하다. 또한, 신전 최종 범위에는 척골 주두가 들어가는 상완골 주두와(그림 60b → **p. 132**)에서 뼈가 증식하거나, 신전 최종 범위의 직전에 주관절의 후방관절낭에 충돌이 발생하는 것 또한 신전 제한의 요인이 된다. 후방관절낭의 충돌은 상완삼두근 내측두와 관계가 있다(→ **p. 135**). 또한, 이 장에서는 상완근의 심두[2]에 부속되는 **전주관절근**(anterior articularis cubiti)에 대해서도 언급할 것이다. 이 근육은 전방관절낭의 충돌과도 관여하며 주관절 굴곡 제한(→ **p. 132**)의 요인 중 하나이다.

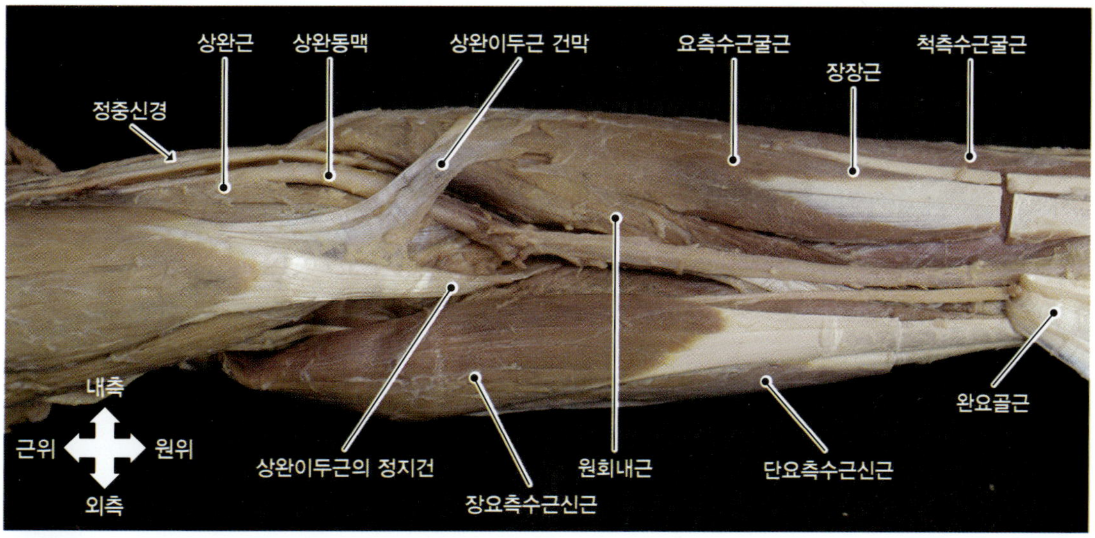

그림 1 주관절 굴신축의 굴측(전방)에 위치하는 근육
우측 팔꿈치 부위에서 전완에 이르는 굴측을 본 모습. 완요골근은 기시부에서 절단되어 원위로 젖혀져 있다.

1 내측상과에서 기시하는 근육 사이의 근연결

그림 2는 상완골 내측상과에서 기시하는 전완굴근으로 외측(요측)부터 원회내근(PT), 요측수근굴근(FCR), 장장근(PL), 척측수근굴근(FCU) 순으로 나열되며, 이들 근육의 심층에서는 천지굴근의 상완두(humeral head of FDS)가 역시 내측상과에서 기시한다.

요측수근굴근은 원회내근과 사이의 건막(그림 3)과 장장근과 사이의 건막에서도 기시한다(그림 4). 또한, **천지굴근**은 장장근 및 요측 · 척측수근굴근과의 사이, **척측수근굴근**은 장장근과의 사이, **장장근**은 원회내근과의 사이에도 각각 근연결이 있다고 알려져 있다.[3] 즉, 내측상과에서 기시하는 전완굴근은 서로 연결되어 공통 기시부를 형성하고, 서로 미치는 영향이 크다. 이들 근육의 포괄적인 과긴장은 주관절의 신전 제한으로 이어진다.

또한, **원회내근**은 팔꿈치 굴곡 이외에 전완의 회내에도 작용한다. 이 때문에 원회내근의 구축은 전완 회내 자세를 유발하며, 원회내근과 연결을 갖는 다른 근육들에도 구축이 파급되어 수관절은 장굴(굴곡) 자세가 되기 쉽다(뇌혈관질환에서 보이는 **Wernicke-Mann position**). 이 경우, 원회내근에 접근하면 주관절 신전과 수관절 배굴(신전)의 가동범위가 개선될 수 있다.

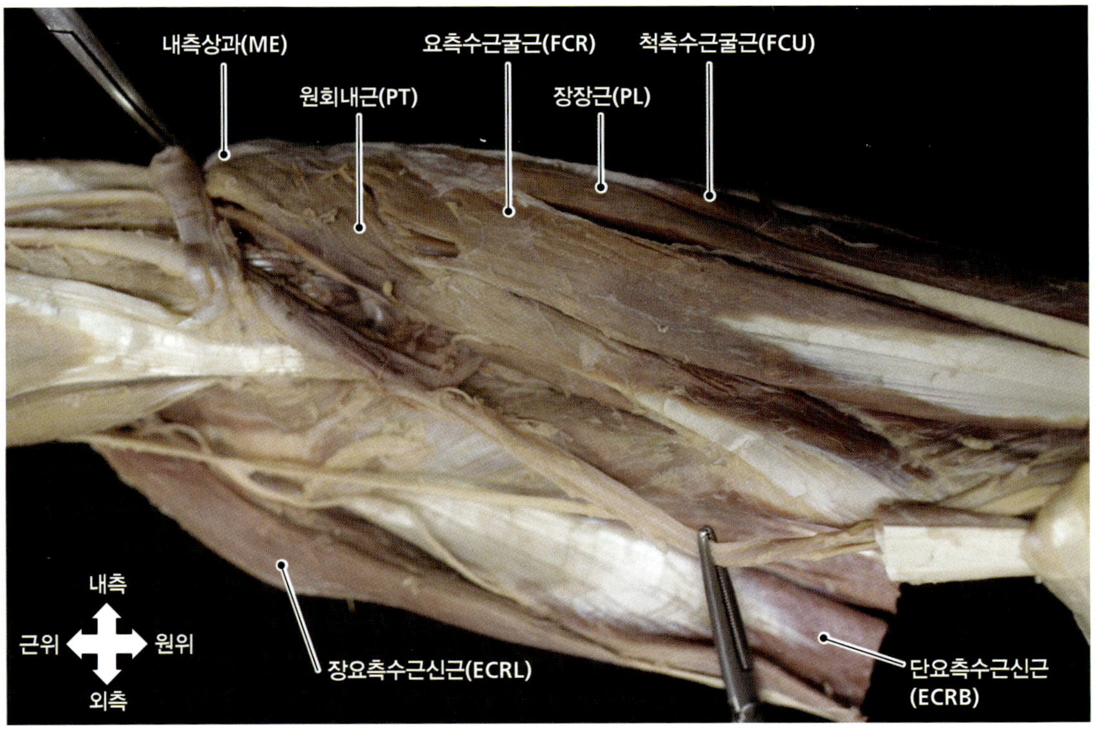

그림 2 상완골 내측상과에서 기시한 전완굴근

우측 팔꿈치 부위에서 전완에 걸친 굴측을 약간 내측(척측) 상방에서 본 모습. 완요골근이나 장 · 단요측수근신근 등의 전완 외측(요측)에 위치하는 근육은 외측으로 젖혀져 있다.

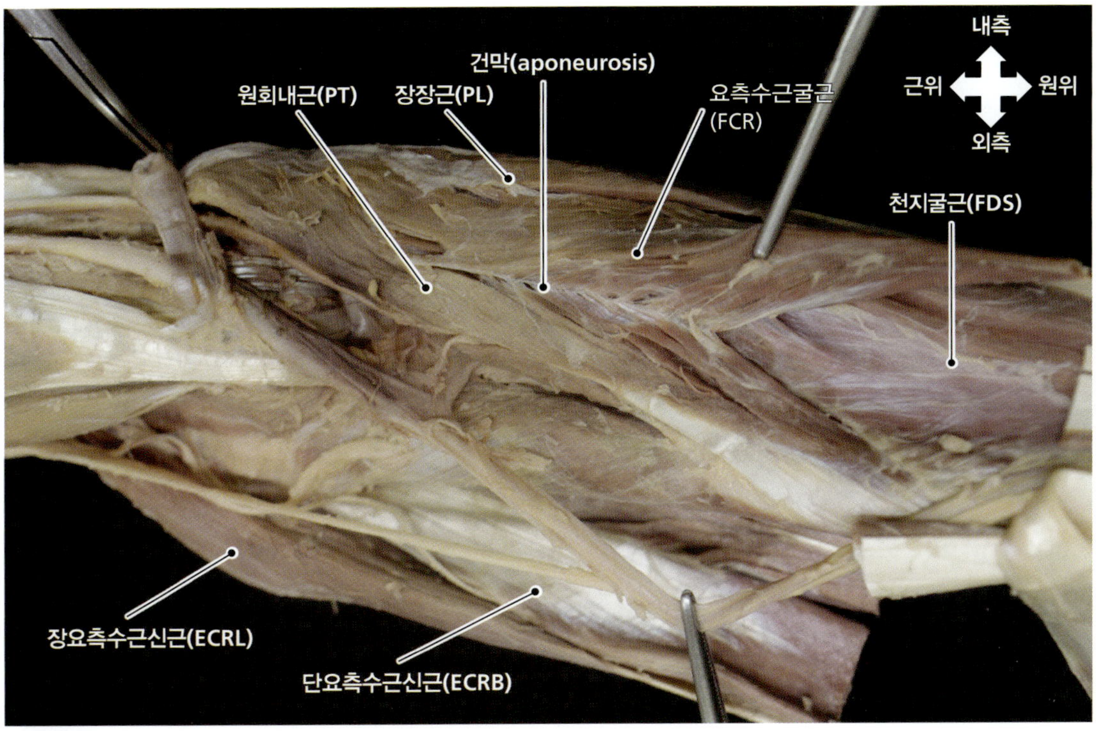

그림 3 요측수근굴근과 원회내근 사이의 연결(건막)

그림 2에서 계속. 요측수근굴근을 내측으로 견인하여 원회내근과의 경계 영역을 드러냈다.

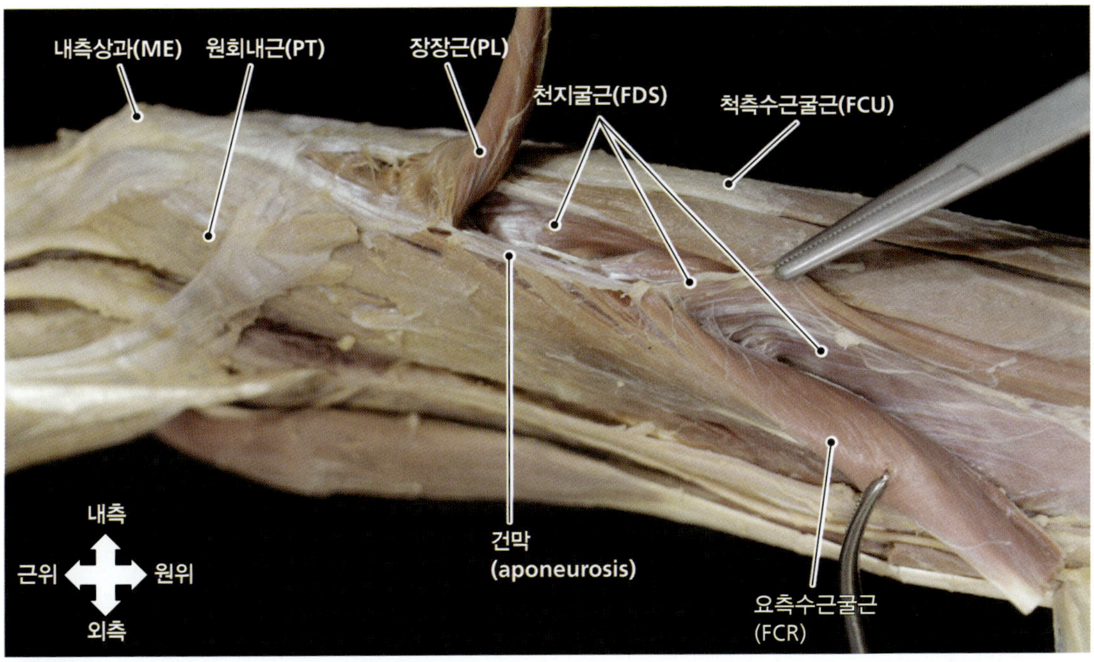

그림 4 요측수근굴근과 장장근 사이의 연결(건막)

우측 팔꿈치 부위에서 전완에 걸친 굴측을 약간 내측에서 본 모습. 근복에서 분리된 장장근의 근위 측 절단부는 근위로 반전되어 요측수근굴근과의 공통 기시건막이 드러난다. 원위부에서는 심측에 있는 천지굴근이 보인다. 천지굴근은 심측에서 이 공통 기시건막에 합류한다.

2 원회내근(pronator teres)

그림 5에서는 원회내근(표 1 → p. 105)이 기시부 부근에서 상완두와 척골두(humeral and ulnar haed)로 나뉘는 모습이 보인다. 상완골 내측상과에서 기시하는 것이 **상완두**이다. **척골두**는 상완골보다 심층에 있으며, 척골조면 내측연에서 기시한다. 이 둘이 합쳐져 외측(요측) 원위를 향하며, 편평한 건이 되어 요골 외측면의 중앙부에 정지한다. 둘 사이를 **정중신경**이 관통한다(**그림 6**). 원회내근이 과도하게 연축하면 둘 사이의 간격이 협착하여 정중신경을 압박해 마비가 발생할 수 있다(**원회내근증후군**, pronator teres syndrome).[4]

원회내근의 기시부는 **요측수근굴근**에, 근복 중앙의 일부는 **상완이두근 건막**에, 정지부는 **완요골근**에 각각 덮여 있다(그림 1 → p. 95). 요측수근굴근도 완요골근도 원회내근을 덮는 부위가 모두 얇기 때문에 수관절을 장굴(굴곡)하고, 주관절을 경도 굴곡해 표층의 근육들을 이완시킨 상태에서 전완 회내운동을 하면 원회내근의 촉진이 용이해진다.[5]

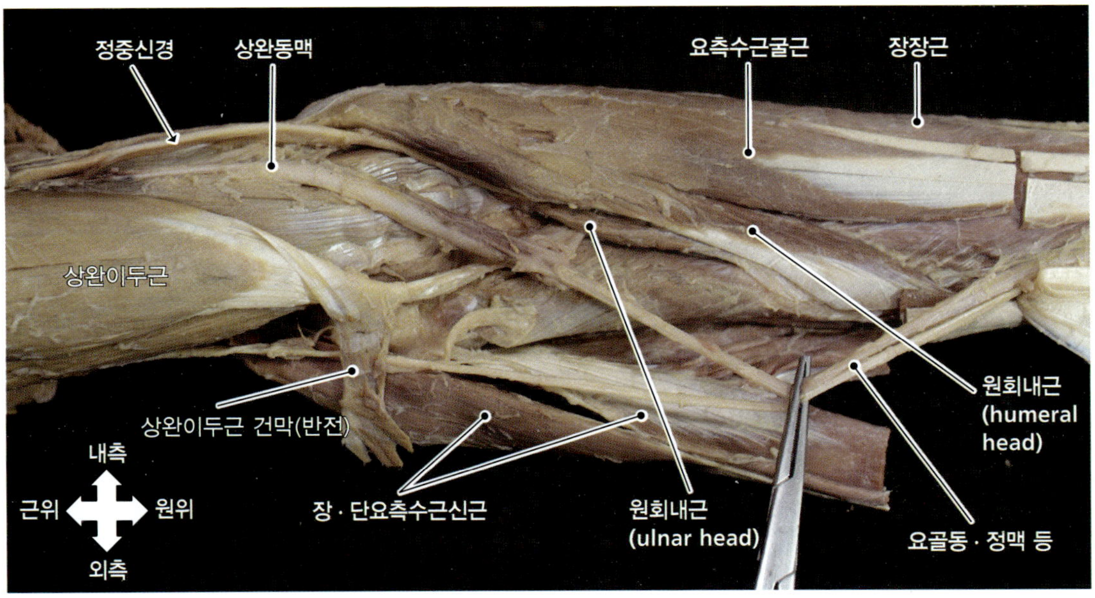

그림 5 원회내근의 상완두와 척골두
우측 팔꿈치 부위에서 전완에 걸친 굴측을 본 모습. 전완 외측(요측)에 위치하는 완요골근과 장・단요측수근신근 및 요골동・정맥은 외측으로 젖혀져 있다.

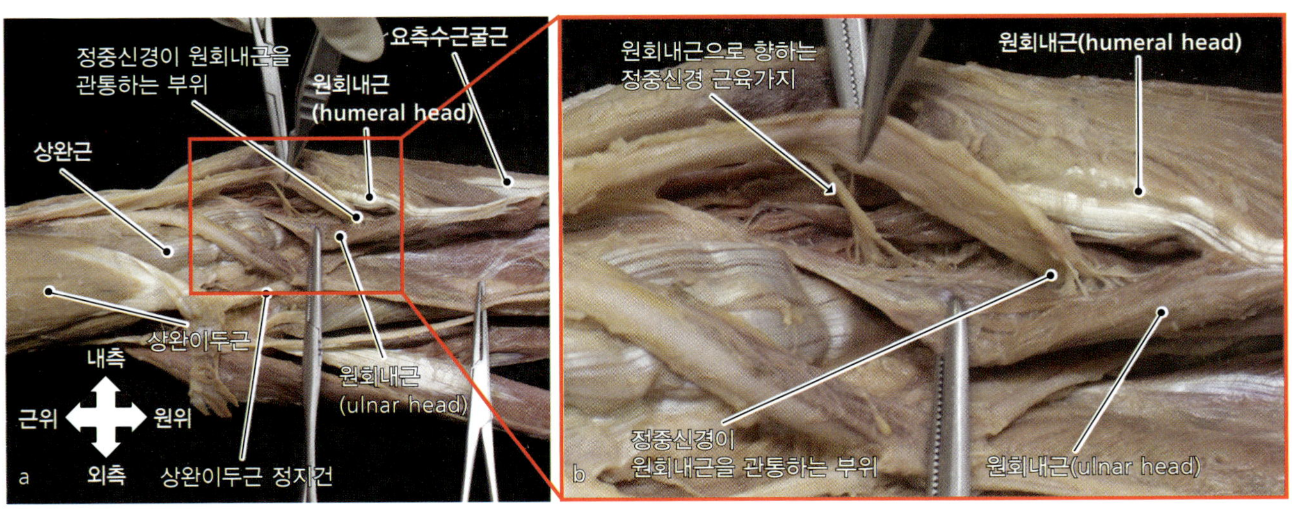

그림 6 원회내근의 척골두와 상완골두 사이를 지나는 정중신경
a : **그림 5**에서 계속. 원회내근의 상완두와 척골두 사이를 확대한 사진
b : 빨간 테두리 부위를 확대한 사진

3 주관절을 외측(요측)에서 관찰

그림 7은 우측 **전완의 외측 근육**[완요골근(BR), 장요측수근신근(ECRL), 단요측수근신근(ECRB)]들을 보여준다. 이들 근육은 **요골신경**의 지배를 받는다.

전완 외측에서 가장 표층에 위치하는 것이 **완요골근**이다. 완요골근을 기시부에서 절단 후 원위부로 반전시키면 완요골근의 심층에서 **장요측수근신근**이 관찰된다(그림 8). 장요측수근신근은 전완의 약 1/2보다 원위는 정지건으로 구성되어 있으며, 그 후방(신측)에 **단요측수근신근**이 관찰된다. 장·단요측수근신근을 반전하면 회외근이 관찰되며, **회외근의 건성 부위**를 요골신경의 심지가 관통하고 있는 것을 볼 수 있다(그림 9). 이 부위에서 요골신경 심지가 압박되어 발생하는 것이 **회외근증후군**(**후골간신경병증**, supinator/PIN syndrome)이다. 이 경우, 전완신근에 운동마비가 발생하지만 회외근 관통 부위보다 근위에서 분지되는 요골신경의 지배를 받는 전완 외측근과 회외근은 마비되지 않는다.[6]

주관절을 굴곡하면 완요골근의 근복은 팔꿈치 굴신축보다 전방으로 이동해 **굴곡 토크**가 발생하기 쉬워진다. 또한, **장요측수근신근**은 주관절에 대해서는 굴근이므로 완요관절(humeroradial joint) 구축의 요인이 된다.[7] 따라서 장요측수근신근의 구축은 주관절의 신전 제한을 일으킨다고 생각된다.

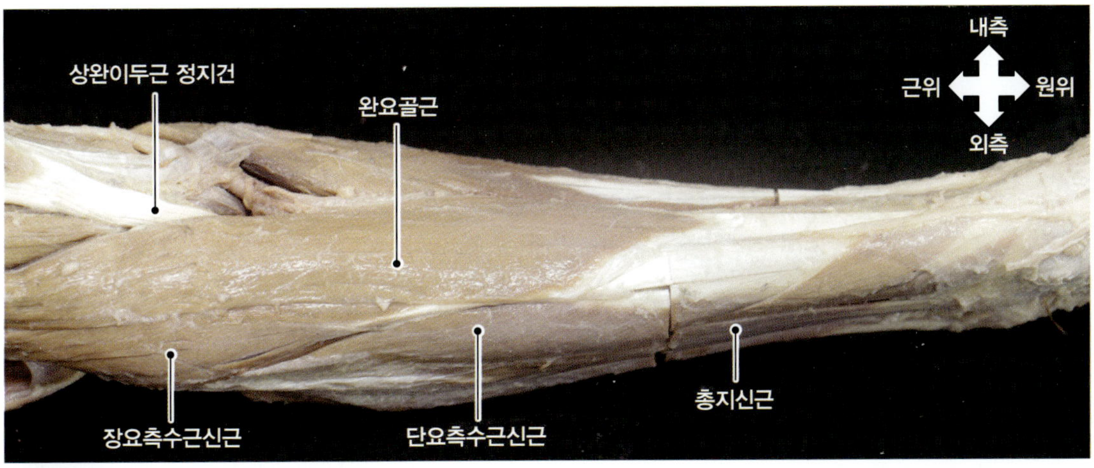

그림 7 전완 외측 근육의 가장 표층
우측 전완을 외측 및 약간 굴측(전방)에서 본 사진

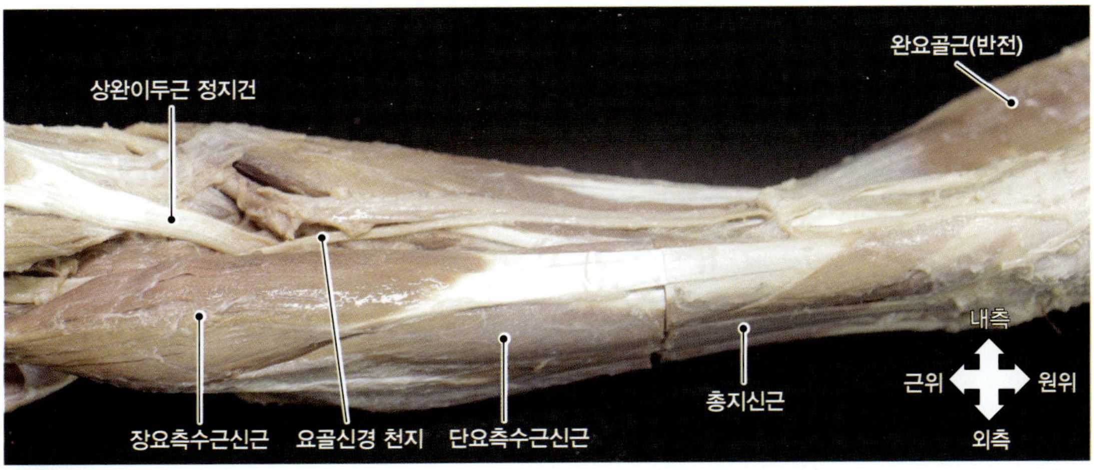

그림 8 장·단요측수근신근
그림 7에서 계속. 완요골근을 기시부에서 절단해 원위로 반전시켰다.

1 III 주관절

또한, **그림 10**은 완요골근과 장요측수근신근을 반전시켰다. 이들 근육의 바로 심층에서 주관절 부근에는 지방성 결합조직이 풍부하게 존재하며 그 결합조직 내부를 주행하는 요골동 · 정맥, 요골신경을 보호하고 있다. 이 영역에서의 결합조직 유착이나 반흔화는 주관절 신전을 저해할 수 있다.

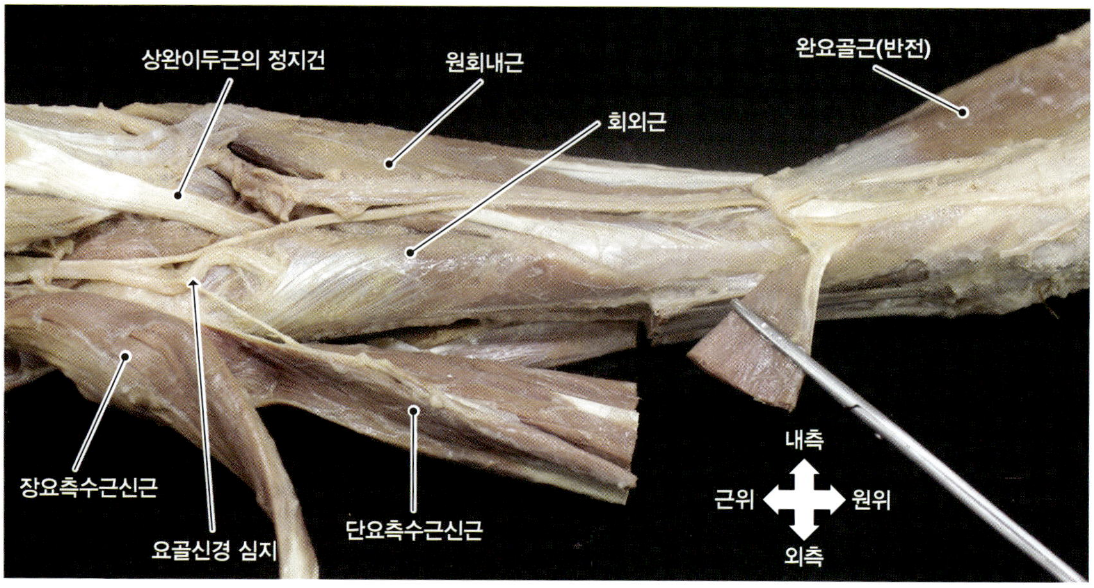

그림 9 회외근

그림 8에서 계속. 장 · 단요측수근신근의 근복이 절단되어 외측으로 젖혀져 있다.

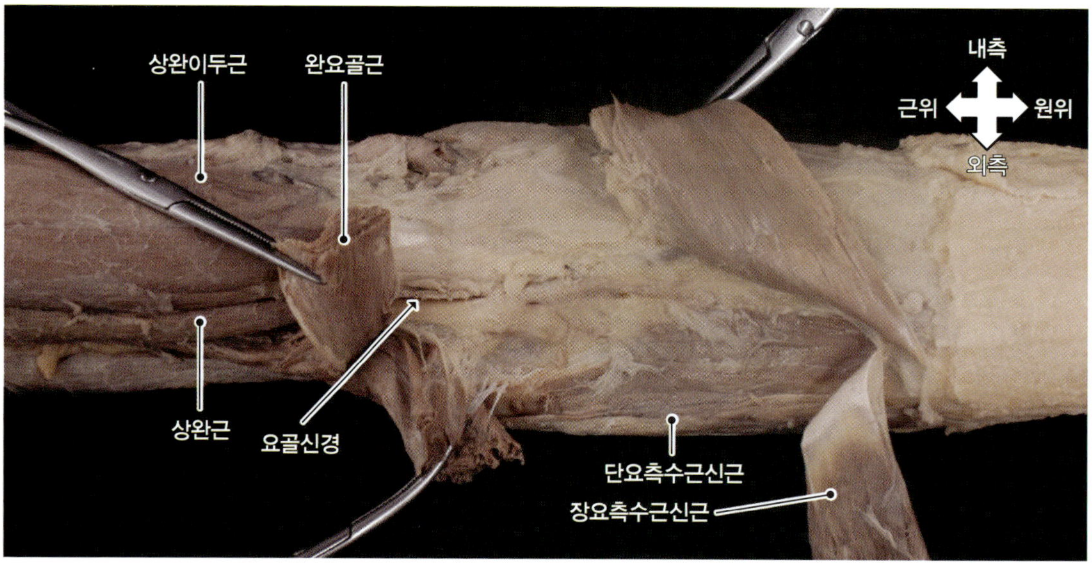

그림 10 장요측수근신근의 심층에 있는 지방성 결합조직

우측 팔꿈치 전방(굴측)을 약간 외측에서 본 사진. 완요골근과 장요측수근신근을 모두 기시부 부근에서 절단 후 절단부를 근위와 원위 양측으로 반전시켰다. 두 근육 바로 심층에 지방성 결합조직이 풍부하게 존재한다.

4 상완이두근 정지건

상완이두근(표 1 → p. 105)은 주와(cubital fossa)에 이르면 정지건이 되고 점점 가늘어져 원기둥 모양을 나타내며 완요골근과 장요측수근신근의 내측연을 따라 주행한다. 이후 원회내근과 회외근 사이를 심측으로 향해 이동하여(그림 11) 요골조면에 정지한다. 정지건의 내측연에서는 **상완이두근 건막**이 기시해 내측 원위를 향하며, 전완굴근의 내측상과 기시부를 덮는 **전완근막**에 유합한다(그림 1 → p. 95).

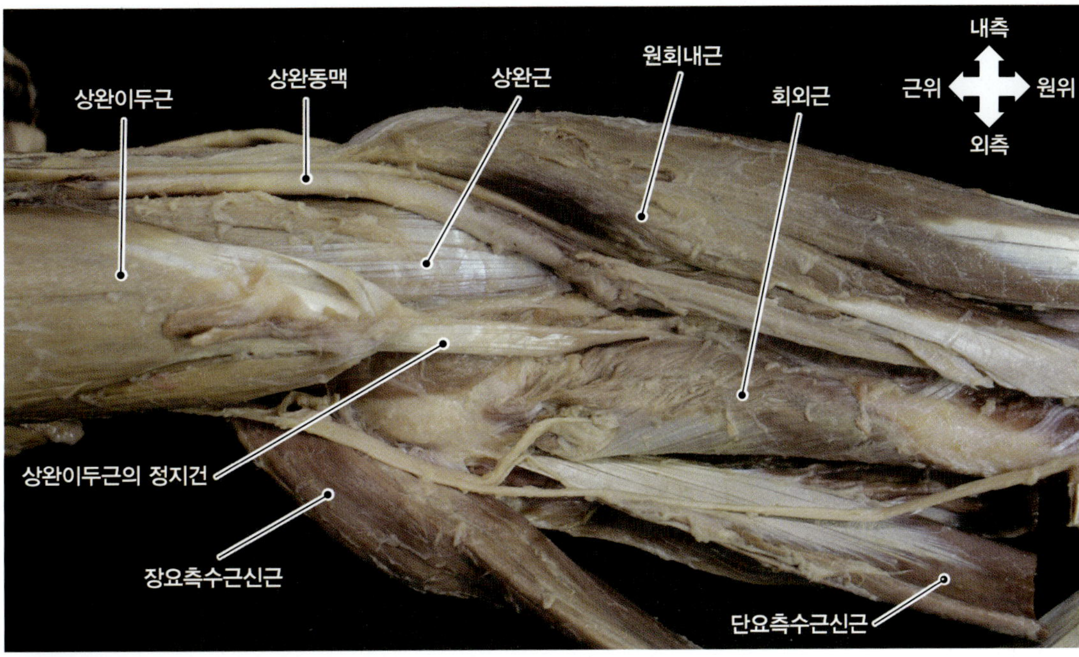

그림 11 상완이두근 정지건은 회외근과 원회내근 사이를 심측으로 향해 주행
그림 1(→ p. 95)에서 계속. 상완이두근 건막을 절제하고 전완 외측 근육도 근복 중앙에서 절단하여 근위측 부위를 외측으로 반전시켰다.

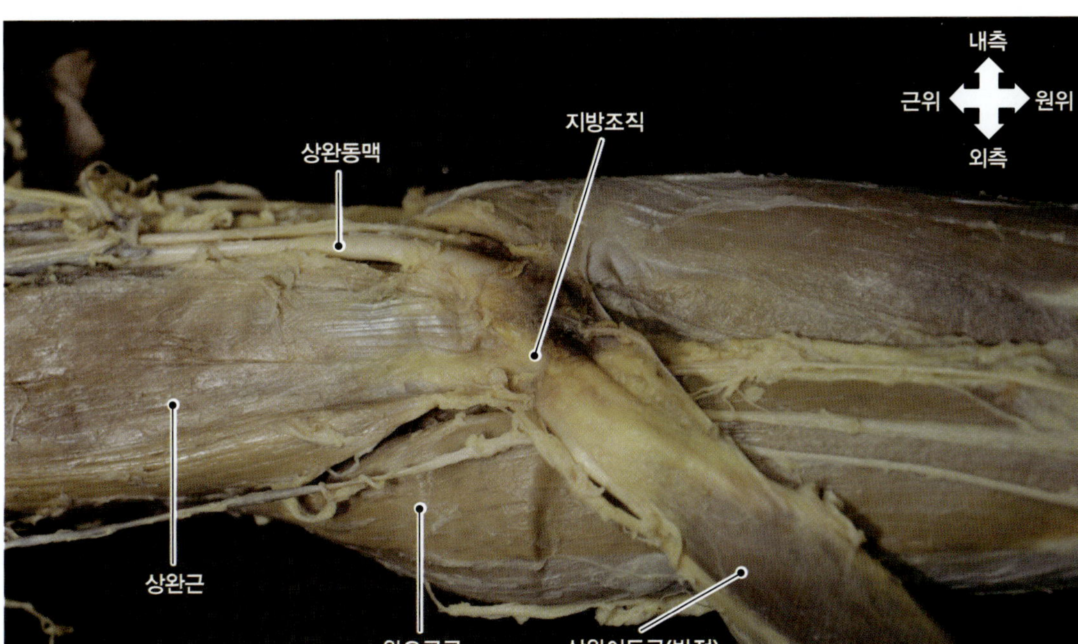

그림 12 상완이두근 정지건이 심층으로 향하는 부위를 덮는 지방성 결합조직
상완이두근이 근복에서 절단되어 원위로 반전되었다. 정지건을 수용하는 지방성 결합조직은 주관절 굴측에서 상완굴근 정지부, 전완굴근 기시부, 전완 외측 근육 기시부 사이를 채운다.

상완이두근의 구축은 상완이두근 건막을 통해 전완굴근을 근위로 당기며, 팔꿈치 신전 시 상완이두근과 전완굴근 기시부가 멀어지는 것을 방해한다. 또한, 구축된 상완이두근은 요골두를 전방으로 견인하여 팔꿈치 신전 시 요골두가 후방으로의 미끄러짐(glide)을 저해한다.[8)] 두 경우 모두 주관절의 신전 가동범위를 제한한다.

그림 11에서는 상완이두근의 정지건이 요골조면까지 이어진다. 정지건이 심층으로 향하는 부위는 풍부한 **지방성 결합조직**으로 채워진다(그림 12). 이 결합조직은 완요골근과 장요측수근신근의 바로 아래에 있는 결합조직(그림 10)과 연결되며, 합쳐져 상완부터 전완을 향하는 혈관과 신경다발의 통로를 이룬다. 또한, 주관절 전방에서 **상완굴근 정지부**, **전완굴근 기시부**, **전완 외측 근육 기시부** 사이를 채워 이들 근육들 사이의 활동성 유지에도 관여하고 있다고 생각된다. 이들 결합조직의 유착이나 반흔화는 팔꿈치의 신전 가동범위를 제한하므로, 근육간 활동성을 높이는 도수적 접근으로 주관절의 신전 가동범위를 개선할 수 있다.[9)]

5 상완근(brachialis)의 정지부

상완 원위부 외측에서는 전방(굴측)의 상완이두근, 후방(신측)의 완요골근 사이에서 **상완근**(표 1 → **p. 105**)이 관찰된다(그림 13). 그림 14는 상완근의 정지부를 보여준다. 상완이두근의 정지건이 원기둥 모양(그림 16)인 것에 비해 상완근 정지부는 폭이 넓고, 천층에서는 **근막 양상**, 심층에서는 **근성**이며, 주관절 전면 바로 전방을 지나 척골의 구상돌기나 척골조면으로 향한다. 따라서 주관절 손상 시에는 상완근도 손상될 가능성이 있다.[10)]

또한, 요골에 부착하지 않으므로 전완의 자세에 관계없이 상완근은 항상 주관절 굴곡에 작용한다. 따라서 견관절이나 수관절의 자세에 따라 주관절 신전 가동범위가 현저히 변화하는 경우를 제외하고 상완근을 목표로 신전 제한 개선을 시도해 보는 것이 첫 번째 선택이 된다.[10)]

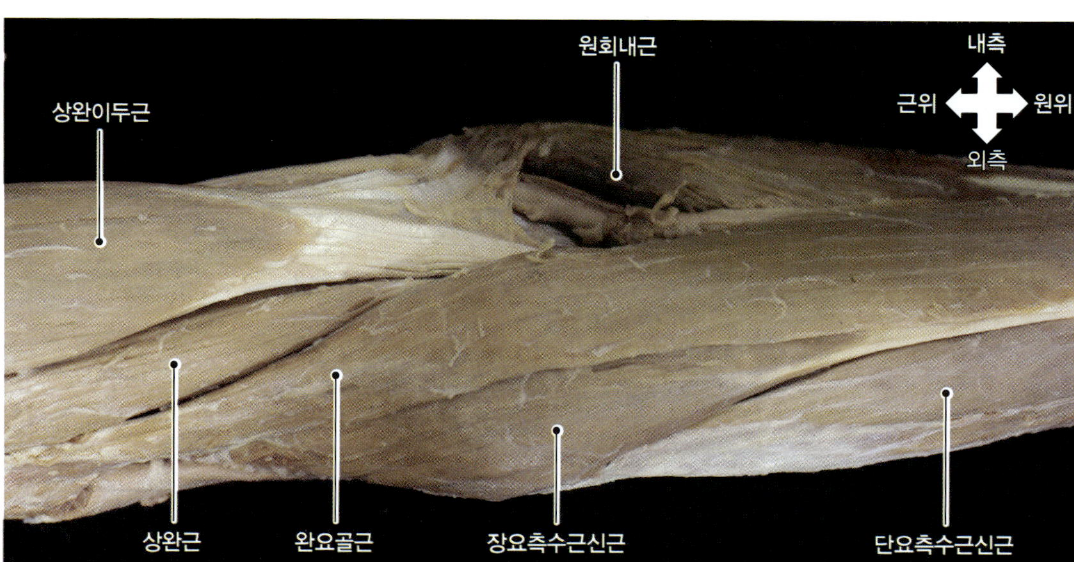

그림 13 주관절 외측의 천층 근육

우측 주관절을 외측 약간 전방에서 관찰. 상완근, 상완이두근, 완요골근의 위치 관계를 보여준다.

상완근의 근속(muscle bundle)

상완근의 근성부는 외측과 내측, 혹은 천층과 심층으로 분리되는 경향이 있으며(그림 15), 외측의 근속에는 근피신경 이외에 요골신경도 분포한다.[11] Leonello 등[2]은 상완근을 천두(superficial head)와 심두(deep head)로 구분하여 심두의 일부 근섬유(전주관절근)가 주관절 전방관절낭에 부착한다고 하였다. **천두**는 상완골 중위 1/3의 전외측면과 외측근간중격에서 기시 종주하여 척골조면에 정지한다. **심두**는 천층보다 작고, 상완골 원위 1/3의 앞면과 내측근간중격에서 기시해 부채꼴로 수렴하고 구상돌기에 정지한다. 또한, **요골신경**(radial nerve)은 심두의 하외측부에 분포한다고 한다.

1 III 주관절

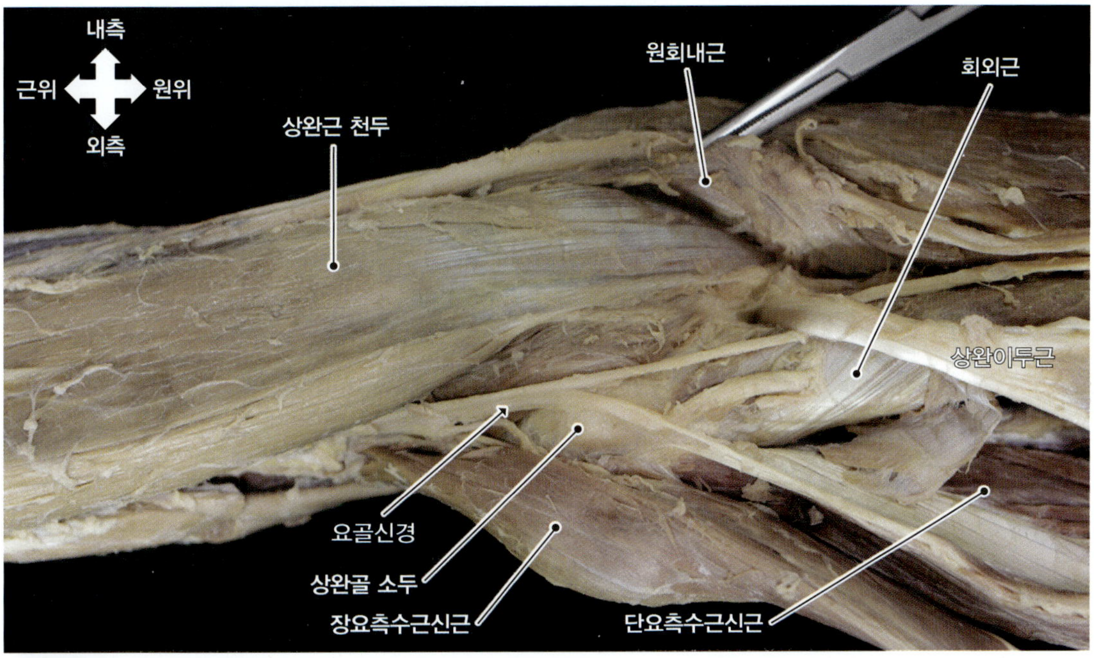

그림 14 상완근 정지부
그림 13에서 계속. 상완이두근은 원위로, 전완 외측 근육은 외측으로 각각 반전시켰다.

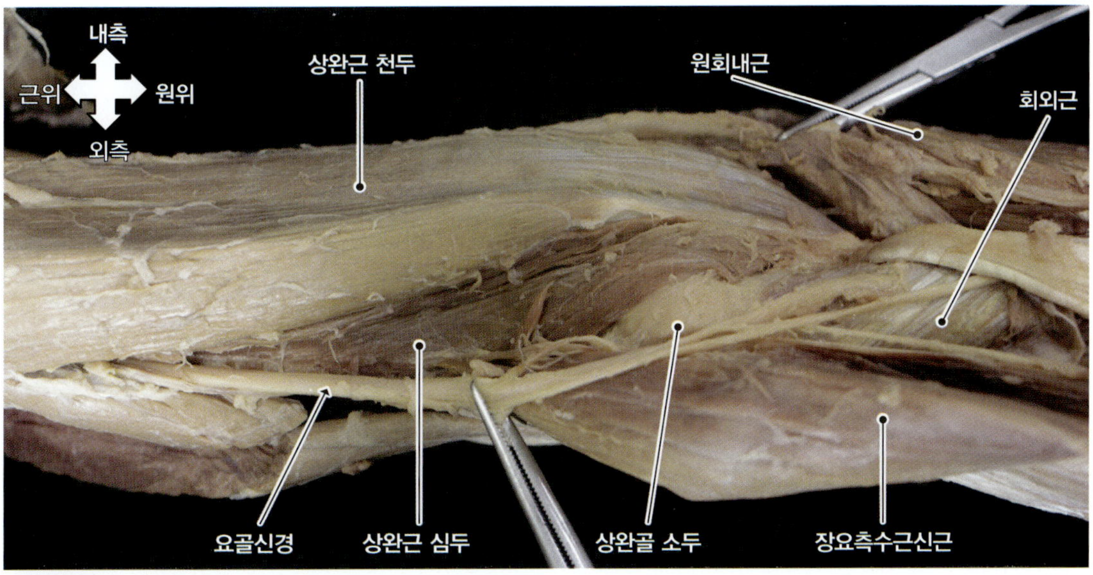

그림 15 상완근의 천두와 심두
그림 14에서 계속. 상완근의 정지부를 외측에서 본 사진.

전주관절근과 후주관절근

그림 16, 17에서는 **전주관절근**이 전방관절낭에 부착하는 모습이 관찰된다. Leonello 등[2]은 전주관절근은 전방관절낭을 근위로 견인해 주관절 굴곡 시 관절낭 충돌을 방지한다고 하였다. 따라서 굴곡 시 상완근 심두의 수축이 불충분한 경우, 주관절 전면에 관절낭이 끼여 팔꿈치 전면에 빽빽한 느낌이 생긴다.[5]

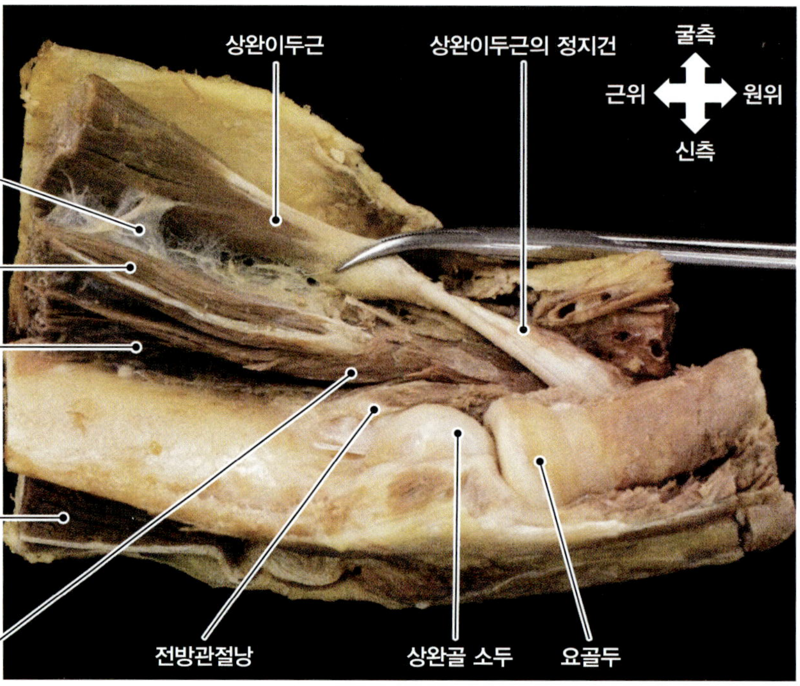

그림 16 전주관절근

좌측 주관절에서 완요관절의 관절낭을 열어 외측에서 본 사진. 상완에서는 상완골과 이에 접하는 상완근과 상완이두근이 절단되어 있다. 상완근 천두는 척골조면을 향하고, 심두는 척골 구상돌기를 향하며, 심두의 근섬유 중 일부인 전주관절근이 전방관절낭에 부착한다. 상완이두근 정지건은 요골조면에 정지한다.

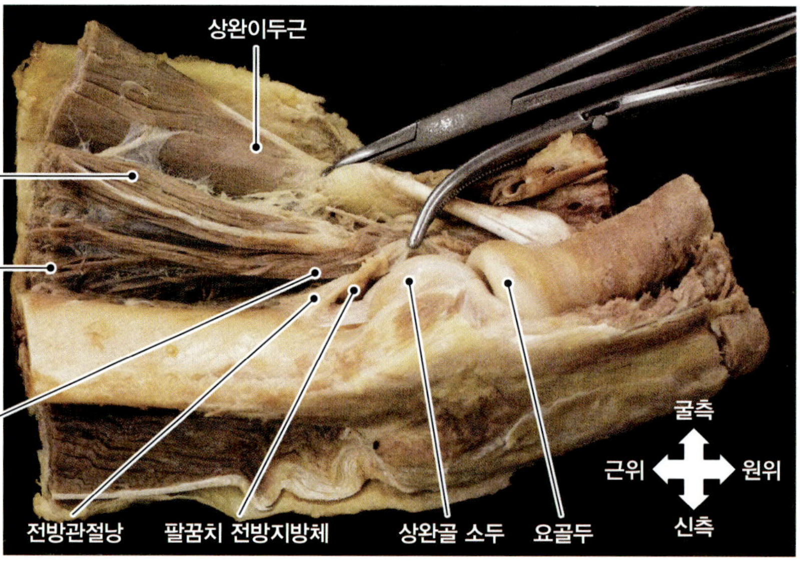

그림 17 팔꿈치 전방지방체

그림 16에서 계속. 전방관절낭을 원위 굴측(전방)으로 견인하고 있다. 관절낭의 섬유층과 활막층 사이에 전방지방체가 존재한다. 또한, 전주관절근이 관절낭에 부착하는 모습이 관찰된다.

또한, 상완삼두근 내측두의 일부 근섬유(**후주관절근**)가 주관절 후방의 관절낭에 부착되어 있어(→ **p. 135**) 관절 신전 시 관절낭을 근위로 견인한다.[5] 주관절 신전 시 내측두의 수축이 불충분한 경우, 관절낭이 주관절 후면에 끼여(충돌) 후면에 뻑뻑한 느낌이 생긴다. 이 장의 주제인 주관절 신전 제한에는 이 증상이 문제가 된다.

팔꿈치 전방지방체

전주관절근이 관절낭에 부착하는 주위에는 관절낭의 섬유층과 활막층 사이에 **팔꿈치 전방지방체**가 존재한다(**그림 17**). 이 지방체는 주관절의 굴신운동에 따라 모양과 두께가 변화한다(**그림 19**, **그림 66** → **p. 135**). 주관절 굴곡 시 심두 근섬유의 수축에 따른 전방관절낭의 근위 이동 및 주관절 신전 시 전방관절낭의 신장과 원위 이동을 모두 원활하게 하는 기능을 할 것으로 생각된다.

표 1 원회내근, 상완이두근, 상완근

	기시	정지	신경지배	수축 → 신장되는 작용	장애 시 제한되는 움직임	임상과의 접점
원회내근	**상완두** 상완골의 내측상과, 내측상완근간중격 **척골두** 척골의 구상돌기	요골의 외측면	정중신경	전완의 회내, 주관절의 굴곡	전완의 회외, 주관절의 신전	원회내근증후군
상완이두근	**장두** 견갑골의 관절상결절 **단두** 견갑골의 오구돌기	요골의 요골조면, 전완근막	근피신경	주관절의 굴곡, 전완 회외 **장두** 견관절 외전 **단두** 견관절 내전 두 갈래 모두 작용하면 견관절 굴곡	주로 주관절 신전, 전완 회내	구축되면 주관절 신전 시 전완굴근(상완이두근 건막을 통해)이나 요골두를 전방으로 당겨 신전을 방해한다.
상완근	상완골 전면의 원위 2/3 영역, 내측 상완근간중격, 외측상완근간중격, 주관절낭 전면	척골 구상돌기와 척골조면, 주관절낭 전면	근피신경, 외측근복은 요골신경	주관절의 굴곡	주관절의 신전	심층 섬유 일부가 관절낭 전면에 부착(전주관절근)

6 주관절 신전 제한의 이해(초음파 해부)

그림 18은 상완골 내측상과에서 기시하는 전완굴근 사이 근연결의 스캔 영상이다. 요측수근굴근이 원회내근이나 천지굴근과 연결되는 모습이 관찰된다.

그림 19는 주관절 굴신 동작 시 지방체 동태의 스캔 영상이다. 주관절 전방관절낭의 섬유막과 활막 사이에는 팔꿈치 전방지방체가 존재한다(그림 17). 주관절 굴곡 시(그림 66b → **p. 135**)에는 상완근의 수축과 함께 지방체의 두께가 증가한다. 한편 주관절 신전 시(그림 66a)에는 상완근이 상완골 활차 위에서 원위로 활주하는 움직임을 따라가듯이 지방체도 원위로 이동한다.

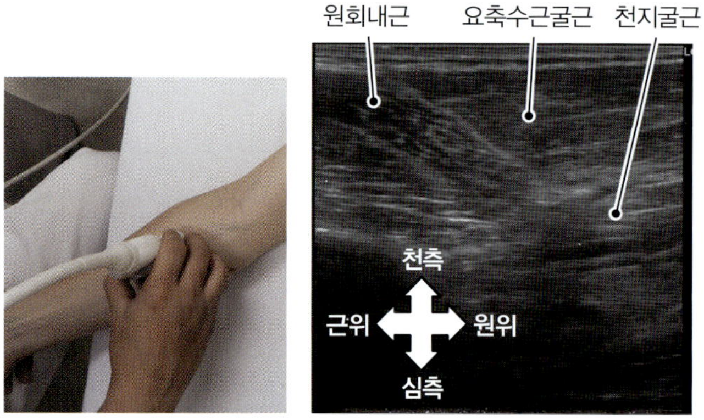

a: 장축 영상

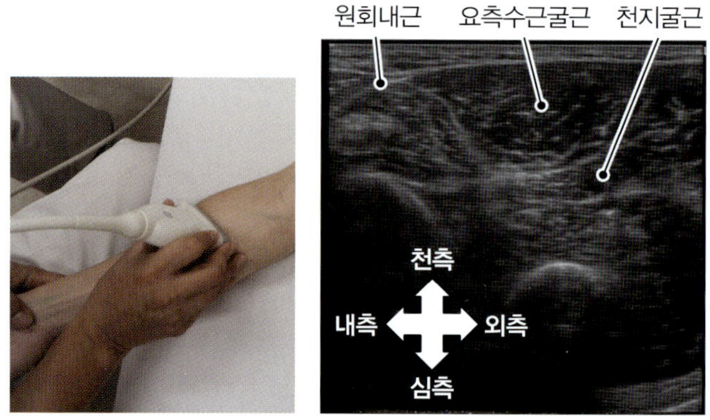

b: 단축 영상

그림 18 전완굴근 사이 근연결을 초음파로 관찰

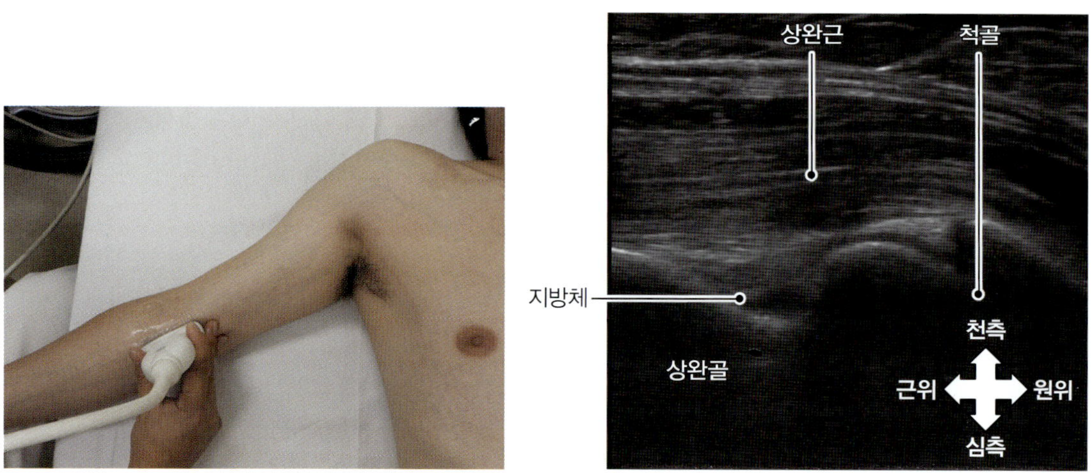

a: 주관절 신전 시

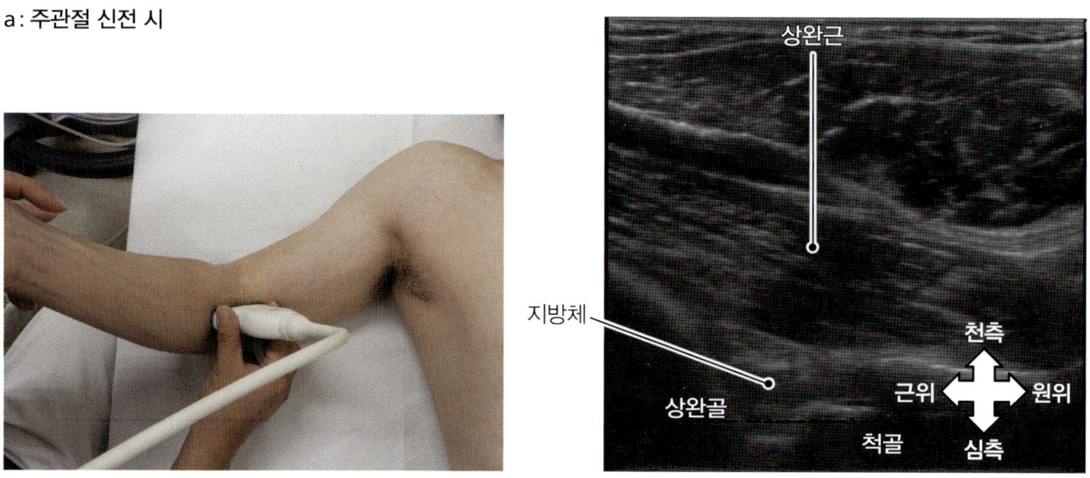

b: 주관절 굴곡 시

그림 19 주관절의 굴곡·신전 시 전방지방체를 초음파로 관찰

7 주관절 신전 제한에 대한 운동요법

여기에서는 상완근 구축에 대한 운동요법에 대해 설명할 것이다. 후방관절낭의 충돌을 근거로 한 상완삼두근 구축에 대한 운동요법에 대해서는 **III-4**(→ **p. 138**)를 참조한다. 상완근 구축에 대한 운동요법으로는 **신장장애**에 대한 스트레칭과 **활주장애**에 대한 수축 유도를 시도할 수 있다.

상완근의 스트레칭

상완근에 대한 적극적인 스트레칭은 통증을 유발하기 쉽다. 주관절의 신전에 따라 상완골 활차에 의한 신측의 밀어 올림을 받아 상완골 정지부가 신장되기 쉽기 때문이다.[7] 특히, 30° 굴곡에서 신전 자세까지는 신중한 스트레칭이 요구되며, 상완근이 구축 상태에 있으면 이보다 굴곡 자세라도 통증이 발생할 수 있다. 따라서 상완근의 스트레칭 시 방어성 수축이 일어나기 전 자세에서 시작하여 우선 내 · 외측 방향으로 스트레칭(그림 20a)하며, 유연성을 획득하면 장축 방향으로 스트레칭(그림 20b)을 서서히 진행한다. 그리고 이 조작을 반복하면서 주관절의 신전 가동범위를 서서히 개선해 나간다.

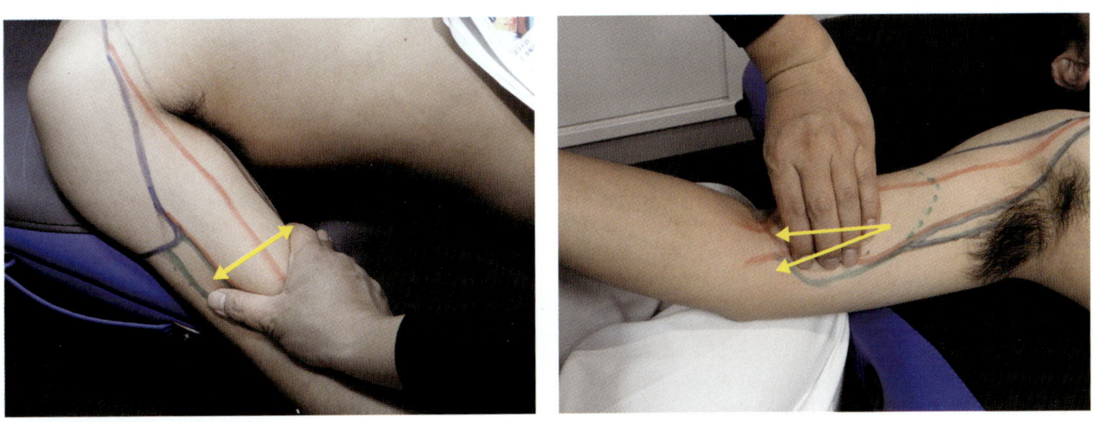

a: 내 · 외측 방향으로 스트레칭

b: 장축 방향으로 스트레칭

그림 20 상완근의 신장(스트레칭) 방법

상완근의 수축 유도

상완근 심두는 전방관절낭에 부착되어 있다. 상완근의 근수축을 통해 전방관절낭을 신장시킨다. 또한, 관절낭의 섬유층과 활막층 사이에 존재하는 팔꿈치 전방지방체의 유연성을 개선하여 팔꿈치 굴곡 시 발생하는 전방관절낭의 충돌을 방지한다(그림 21).

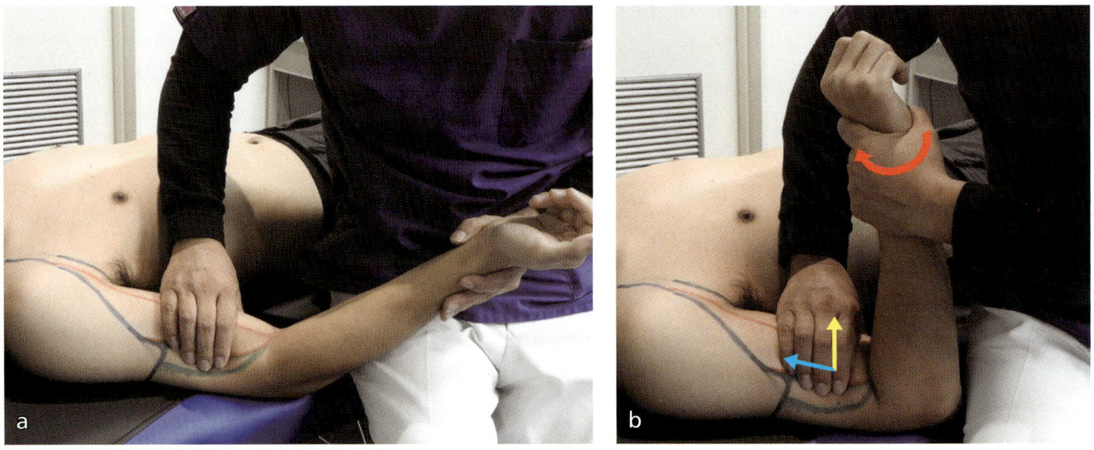

그림 21 상완근의 수축 유도

a : 주관절 30° 굴곡 자세에서 회내를 동반한 굴곡운동을 유도한다.
b : 이때 상완근을 내 · 외측에서 잡고, 굴측(전방)으로 들어 올리면서(⇧), 전방관절낭과 전방지방체를 근위로 활주시키는(⇦) 이미지로 전완을 회내시켜(⇨) 유도한다.

참고문헌

1. Schünke M, et al(著), 坂井建雄, 他(監訳):プロメテウス解剖学アトラス解剖学総論運動器系. 第 3 版, p 418, 医学書院, 2017
2. Leonello DT, et al:Brachialis Muscle anatomy, a study in cadavers. J Bone Joint Surg Am 89:1293-1297, 2007
3. 河上敬介, 他:9. 円回内筋, 橈側手根屈筋, 長掌筋, 尺側手根屈筋;10. 浅指屈筋, 深指屈筋, 長母指屈筋, 方形回内筋. 河上敬介, 他(編):骨格筋の形と触察法. 改訂第 2 版, pp 205-220, 大峰閣, 2013
4. 横山茂樹, 他:肘関節の機能解剖的理解とポイント. 理学療法 29:1210-1216, 2012
5. 工藤慎太郎:野球肘. 工藤慎太郎(編著):運動器疾患の「なぜ?」がわかる臨床解剖学. pp 44-63, 医学書院, 2012
6. 立花新太郎:下垂手. 柏森良二, 他(編):末梢神経麻痺の評価—電気診断学とリハビリテーション. pp 123-139, 医歯薬出版, 1992
7. 杉本勝正(監修), 林典雄(著):運動療法のための運動器超音波機能解剖—拘縮治療との接点. pp 52-58 , 66-70, 文光堂, 2015
8. 坂田淳:テニス肘に対する私の治療. 福林徹, 他(監修), 鈴川仁人, 他(編):スポーツにおける肘関節疾患のメカニズムとリハビリテーション. pp 128-141, ナップ, 2011
9. 工藤慎太郎:肘関節. 工藤慎太郎(編著):運動機能障害の「なぜ?」がわかる評価戦略. pp 70-99, 医学書院, 2017
10. 森田竜治, 他:肘関節脱臼. 工藤慎太郎(編著):運動療法の「なぜ?」がわかる超音波解剖. pp 59-71, 医学書院, 2014
11. 本間敏彦:上腕の筋. 佐藤達夫, 他(編):日本人のからだ—解剖学的変異の考察. pp 107-110, 東京大学出版会, 2000

2 주관절 외반불안정성을 해부

이 장에서 다루는 근골격
- ▶ 내측측부인대
- ▶ 천지굴근
- ▶ 척측수근굴근
- ▶ 상완삼두근 내측두

투구 등 상지를 이용하는 스포츠 동작에서는 외반 부하에 대한 주관절의 내측지지기구가 중요하다. 투구 시 견관절이 외전 · 외회전 자세가 되는 코킹 단계에서 가속기까지는 주관절 외반 방향에 대한 부하가 가해진다(그림 22). 이 외반 방향으로의 부하에 대한 정적지지기구에는 **내측측부인대**(medial collateral ligament, MCL)(그림 23)가 있으며, 내측측부인대는 34.29±6.9Nm의 외반 토크로 파열된다고 한다.[1] 그러나 투구 시 최대 64±12Nm의 외반 토크가 부하되고 있고,[2] 투구 동작에서는 항상 내측측부인대를 파열시키는 부하가 가해지게 된다. 따라서 외반불안정성에는 정적지지기구뿐 아니라 동적지지기구도 필요하다. 동적지지기구에는 **전완굴근**이 있다. 전완굴근은 정중신경의 지배를 받지만, **척측수근굴근**만은 척골신경 지배를 받는다. **척골신경**(ulnar nerve)은 내측측부인대의 바로 옆을 지나간다. 여기에서는 척측수근굴근과 연관된 척골신경의 포착성 신경병증에 대해서도 기재하였다.

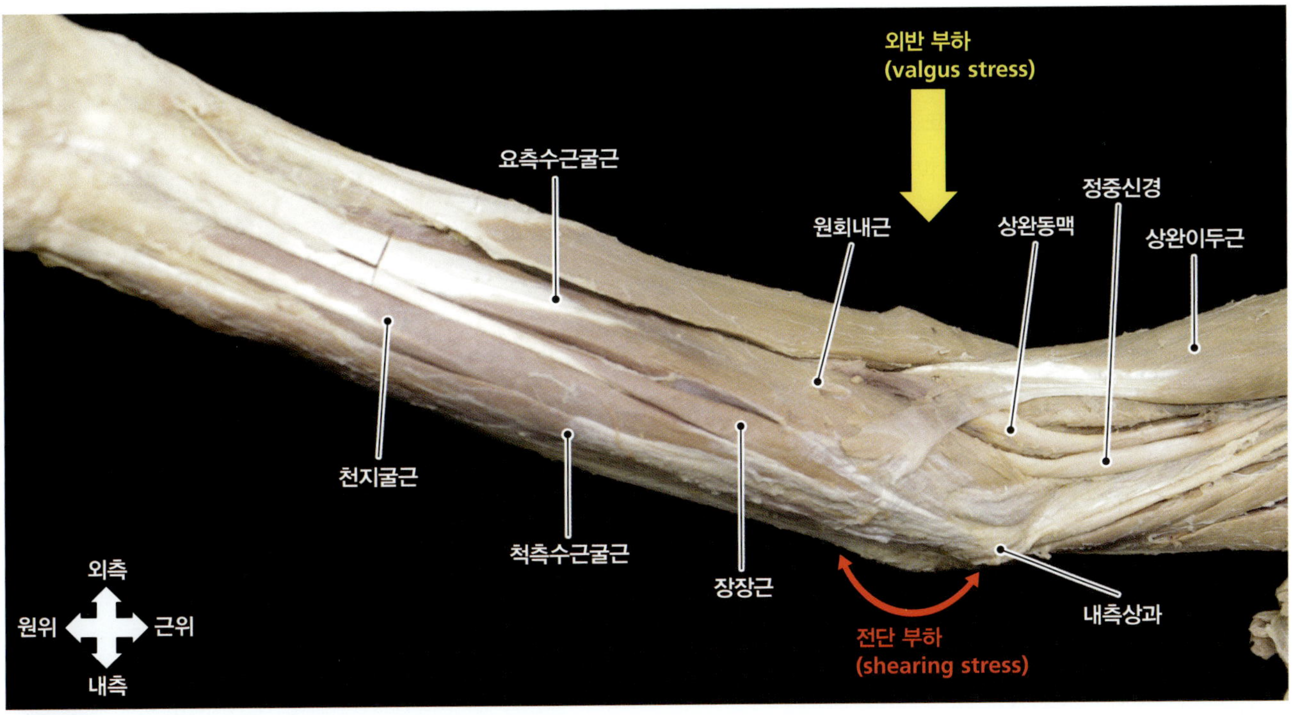

그림 22 팔꿈치 부위에서 전완까지의 굴측 천층의 근육
우측 상지 해부. 주관절 부위에 외반 부하가 가해지면, 주관절의 내측부에는 전단 부하가 가해진다. 이에 저항하는 것은 상완골 내측상과에서 기시해 주관절 내측부에 위치하는 전완굴근(척측수근굴근, 장장근, 요측수근굴근, 원회내근, 천지굴근)과 이들 근육의 심층에 위치하는 내측측부인대(그림 23)이다.

1 정적지지기구로서의 내측측부인대

내측측부인대는 3개의 섬유속(전사주섬유, 후사주섬유, 횡사주섬유)으로 구성된다(**그림 23**).

전사주섬유는 상완골 내측상과의 아랫면과 척골 구상돌기를 연결하며, 상완골 측의 부착부는 주관절 굴신축의 약간 후방에 위치한다. 신전 자세에서는 전방 섬유가, 굴곡 자세에서는 후방 섬유가 신장되기 때문에 전사주섬유는 주관절의 굴곡·신전 모든 각도에서도 긴장을 유지할 수 있다.[3)]

후사주섬유는 내측상과 최하단과 주두를 연결하고, 굴곡 시에는 신전 시의 약 2배 신장한다(**그림 24**). 즉, 내측측부인대 중 신전 시에는 전사주섬유의 전방부가, 굴곡 시는 전사주섬유의 후방부와 후사주섬유가 긴장하게 된다.[3)]

횡사주섬유는 전·후사주섬유의 척골 부착부를 연결하도록 주행한다. 기능은 불분명하지만 전사주섬유와 후사주섬유의 긴장을 조정하는 역할을 하는 것으로 생각된다.

내측측부인대를 구성하는 3개의 섬유속은 서로 기능하며 주관절의 외반불안정성을 제동한다. 따라서 이 중 하나라도 손상되면 주관절의 외반불안정성이 증가한다.[4)]

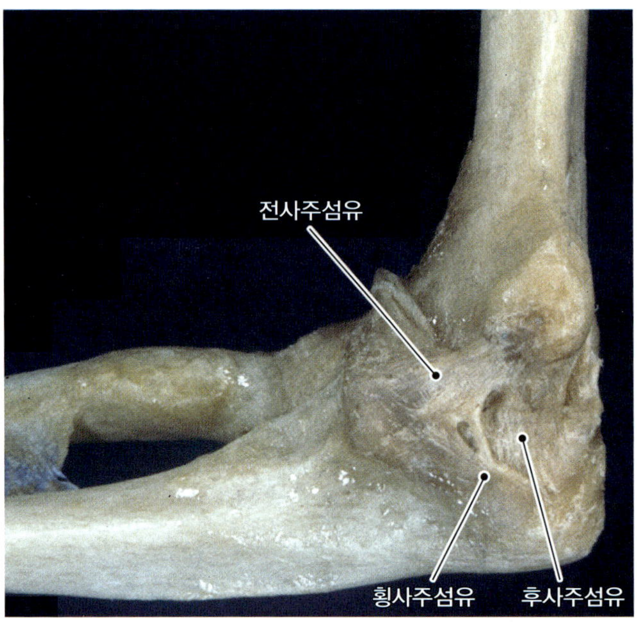

그림 23 내측측부인대
우측 주관절. 관절낭과 인대를 남긴 상태로 내측에서 관찰한 사진.

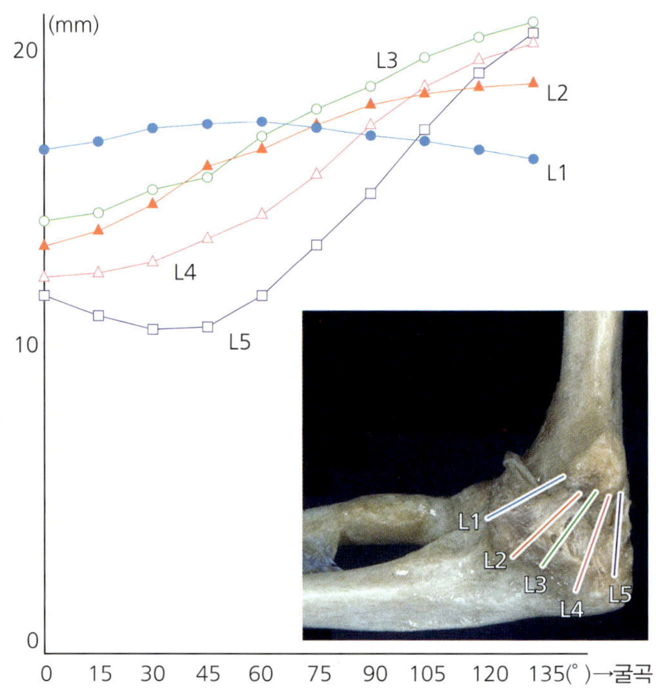

그림 24 팔꿈치 굴곡·신전운동에서 내측측부인대의 길이 변화

2 동적지지기구로서의 전완굴근

동적지지기구와 관련된 **전완굴근**에는 원회내근 상완두, 요측수근굴근, 장장근, 천지굴근 및 척측수근굴근이 있다(**그림 22**). 모두 내측상과에서 기시하며, Davidson 등[5)]은 **척측수근굴근**은 주관절 굴곡 30°, 90°, 120°에서, **천지굴근**은 굴곡 30°와 90°에서 각각 **내측측부인대**와 주행이 일치하는데, 이는 두 근육이 내측측부인대의 주관절 외반 제동 기능을 보조하고 있을 가능성을 시사한다. Fujita 등[6)]은 해부학적 생

역학(bio-mechanics) 지견에 따른 문헌을 고찰하여 Davidson 등[5]의 견해를 지지하고 있다. Park 등[7]은 신선 사체의 주관절 표본을 이용해 척측수근굴근, 천지굴근 및 원회내근의 근활동을 시뮬레이션할 수 있는 모델을 제작하여 여기에 외반 응력(stress)을 시뮬레이션한 부하를 가해 팔꿈치 외반 각도의 변화를 측정하였다. 그 결과 척측수근굴근과 천지굴근을 합친 근활동과 척측수근굴근 단독 근활동에서 외반 각도는 유의하게 감소했지만, 원회내근의 활동에 따른 감소는 최소였다고 보고하고 있다.

한편, **전완굴근**과 **회내근**의 기시부 구조를 해부학적으로 조사한 Otoshi 등[8]은 이들 근육의 기시부가 내측측부인대의 전사주섬유를 앞뒤 사이에서 두 개의 공통건을 형성 후 내측상과나 관절낭 내측면에 부착한다(그림 25)고 보고하였다. **전방공통건**은 원회내근 상완두, 요측수근굴근, 장장근, 천지굴근이, **후방공통건**은 천지굴근과 척측수근굴근이 각각 수렴하여 형성되며, 전방공통건이 끈 모양(cord-like)이며 조직학적으로도 전사주섬유와 유사하다. 또한, Otoshi 등[8]은 원회내근 척골두의 상부가 전사주섬유 바로 전방의 관절낭으로 이행하고, 거기에는 전방공통건도 부착됨을 보고하였다. 그리고 Otoshi 등[9]은 생체에서의 팔꿈치 외반 부하에 대한 전완굴근과 회내근의 관여를 초음파를 이용해 검토하였고, 원회내근과 요측수근굴근은 외반 제동에 작용하지만, 척측수근굴근은 그다지 관여하지 않는다고 하였다.

동적지지기구와 관련된 전완굴근이 **척측수근굴근**과 **천지굴근**인지, 혹은 **원회내근**과 **요측수근굴근**인지에 대해서는 의견이 나뉜다. 전완굴근 중 이러한 각각의 근육이 협력하면서 수축하여 팔꿈치에 외반 부하로 인한 완척관절에의 전단 부하(그림 22)에 대해 협동적으로 저항한다고 볼 수 있다.

원회내근과 요측수근굴근의 내측상과 부근에 대해서는 앞서 설명하였다(그림 2~6 → **p. 96~98**). 여기에서는 천지굴근과 척측수근굴근의 구조에 대해 설명한다.

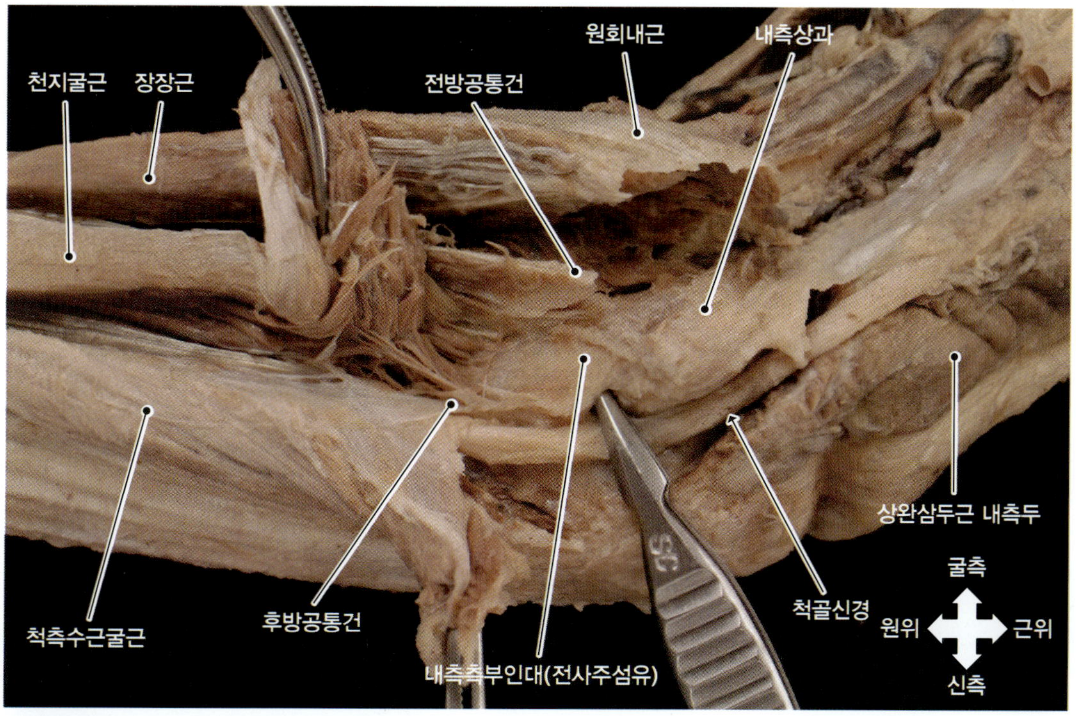

그림 25 전완굴근의 내측상과 기시부

우측 상완골 내측상과에서 기시하는 전완굴근의 기시부를 박리하여 주관절의 완척관절 부위를 해부해 내측(척측)에서 본 사진. 전완굴근이 내측측부인대의 전사주섬유를 앞뒤 사이에서 공통건을 형성해 내측상과에 부착하는 모습이 관찰된다.

1

III 주관절

천지굴근(flexor digitorum superficialis, FDS)

전완 피하의 원위부에서는 **천지굴근**(표 2)은 장장근과 척측수근굴근 사이에 넓게 관찰되지만, 내측상과 근처 근위부에서는 두 근육이 인접해 있어 천지굴근은 그 심측에 위치하게 된다(그림 22 → **p. 109**). 천지굴근은 요측수근굴근이나 장장근과 근간건막 등을 통해 연결되며(그림 4 → **p. 97**), 원회내근과도 근연결을 갖는다(그림 26).[10] 또한 An 등[11]은 근단면적과 모멘트 암(moment arm)의 크기를 통해 근육이 발휘할 수 있는 내반 토크를 추측하여 천지굴근이 최대 **내반 토크**를 낼 가능성이 있다고 하였다.

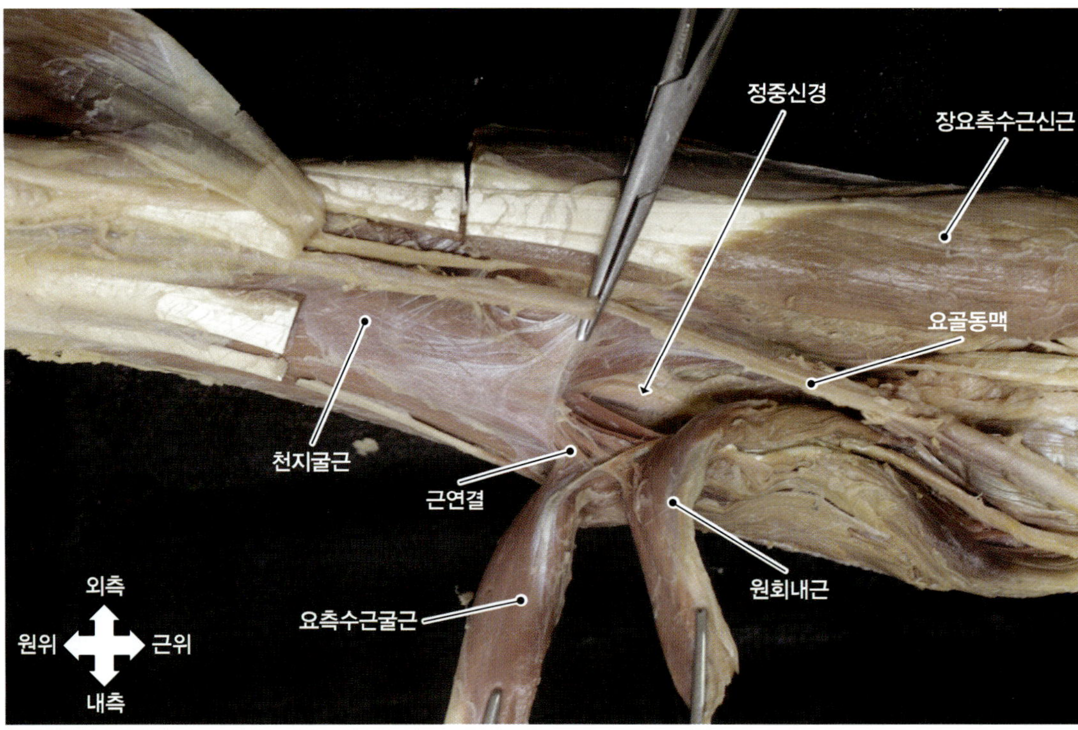

그림 26 천지굴근과 원회내근 및 요측수근굴근과의 근연결
우측 전완 내측에서 요측수근굴근 · 장장근과 원회내근의 근복이 절단되어 근위 측으로 젖혀져 있다.

척측수근굴근(flexor carpi ulnaris)

그림 27은 척측수근굴근과 척골신경을 보여준다. 척측수근굴근(표 2)은 내측상과에서 기시한 **상완두**와 주두에서 기시한 **척골두**의 합류로 형성된다. 두 갈래 사이에는 **척측수근굴근건궁**(Osborne's band)이 펼쳐져 있다. 내측 이두근구에서 내측상과 후면의 척골신경구를 거쳐 팔꿈치에 이르는 **척골신경**은 척측수근굴근건궁의 바로 심측에 있는 주부관[12]으로 들어간다. **주부관**(cubital tunnel)은 내측측부인대와 척측수근굴근건궁 사이에 형성된 터널로 척골신경은 이를 통과해 전완 전방으로 나와 척측수근굴근과 바로 심층의 심지굴근 사이에서 원위를 향한다(그림 29). 또한, 주부관에 들어가기에 앞서 척골신경은 내측상과 후면을 종주하는 척골신경구를 지나는데, 이 부위에서 척골신경은 **활차상주인대**(cubital tunnel retinaculum)로 덮인다(그림 28). 여기에 형성되는 터널이 주부관으로 불리는 경우도 있어 주부관이라는 용어는 다소 혼란을 초래한다.

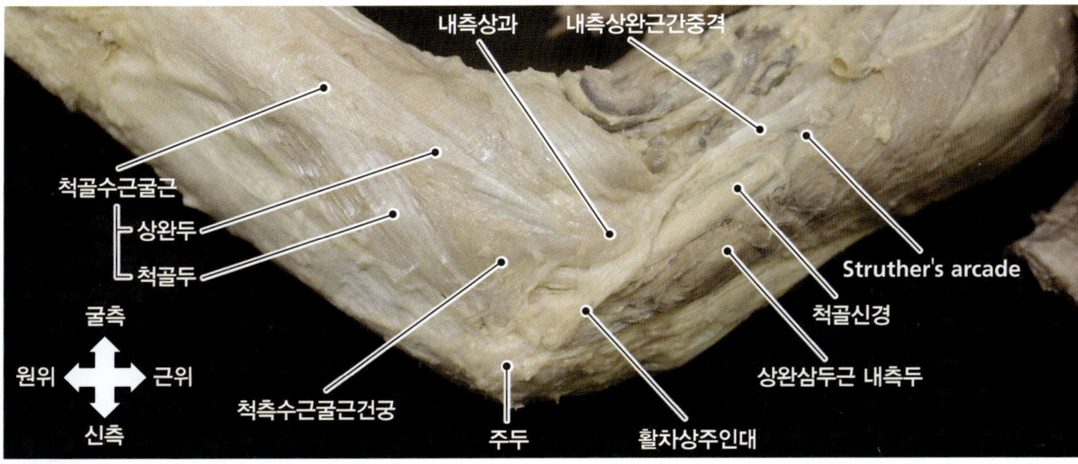

그림 27 척골수근굴근과 척골신경

우측 팔꿈치 부위를 근막을 남긴 상태에서 척측 약간 후방에서 본 모습. 근막의 바로 심측에서 척골신경이 상완에서 팔꿈치로 향한다.

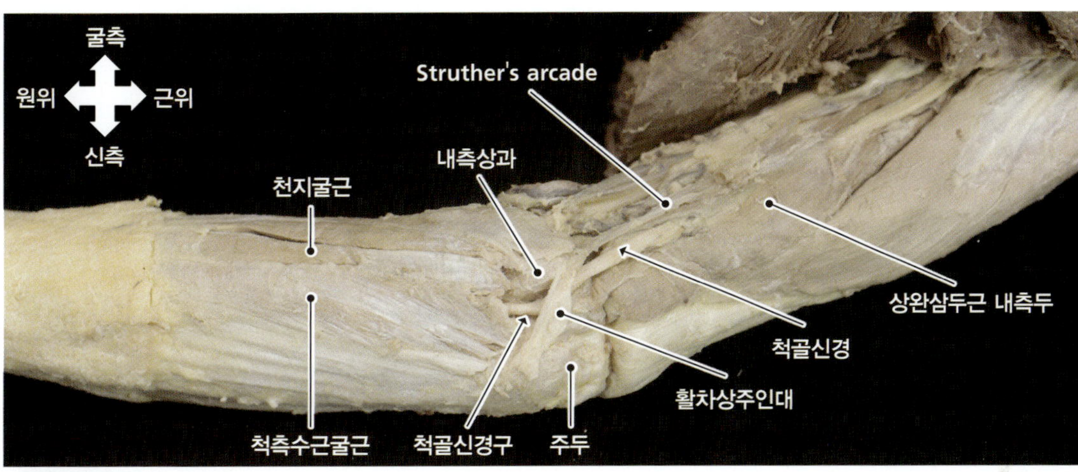

그림 28 활차상주인대

그림 27에서 계속. 척측수근굴근의 기시부를 박리하였다. 기시부의 바로 근위에서 내측상과와 주두 사이에 펼쳐진 활차상주인대가 드러나 있다.

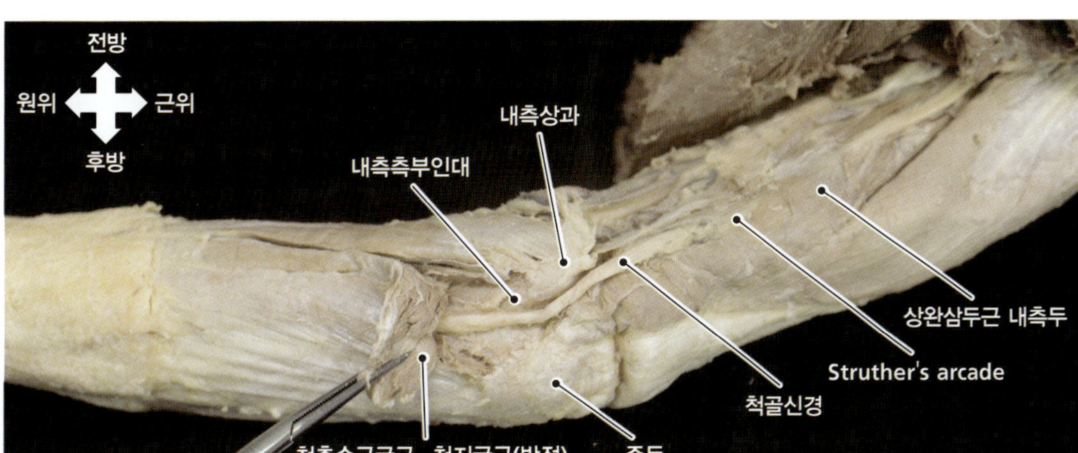

그림 29 척측수근굴근건궁의 절개

그림 28에서 계속. 활차상주인대를 제거하고 척측수근굴근과 천지굴근의 기시부를 척측수근굴근건궁과 함께 원위로 반전시켰다. 척골신경을 사이에 두고 심측에 내측측부인대가 존재한다.

1

III 주관절

주관절 근방의 척골신경 포착 부위

척골신경은 주관절 근방에서 3개[Struther's arcade, 척골신경구(활차상주인대), 척골수근굴근건궁]의 신경 포착 부위를 통과한다(그림 27).

Struther's arcade는 상완 중부에서 내측근간중격을 지나 전방에서 후방으로 빠져나온 척골신경이 처음으로 지나는 포착 부위로, 내측상완근간중격과 상완삼두근 내측두 사이를 비후한 상완심근막이 덮는 것으로 형성된다(그림 27~29).[13] 그림 30에서는 Struthcer's arcade가 절개되어 있다. 상완근과 상완삼두근의 근긴장 항진이나 구축이 발생하면 Struther's arcade가 좁아지고, 척골신경이 압박되어 전완 내측에 저림이나 통증이 발생[4]하므로, 상완근과 상완삼두근 내측두의 유연성 개선이 요구된다.

척골신경구(groove for ulnar nerve)에서는 활차상주인대와의 사이에 생기는 터널을 척골신경이 통과한다(그림 28). **활차상주인대**는 상완골 내측상과와 척골 주두를 연결하는 인대로, 완전 굴곡 자세에서 긴장한다. 활차상주인대가 비후되어 굴곡 90°~120° 전후에 긴장하게 되면 터널 내압이 증가해 척골신경이 압박된다.[4] 이 부위의 포착 증상이 **척골신경구증후군**[14]으로 주관절 굴곡 자세에서 악화된다.

이후, 척골신경은 **척측수근굴근건궁**의 바로 심층에 있는 터널로 들어간다. 척측수근굴근에 대한 과도한 부하로 건궁이 비후되면 이 부위에서도 척골신경의 포착이 발생한다.[3] 이 부위가 명명 시[12]의 주부관으로 이 부위에 발생한 포착 증상이 **주부관증후군**[14]이다. 그러나 활차상주인대가 척측수근굴근건궁의 근위연에서 가장 두꺼워진 부분[15]인 것을 감안하면, 척골신경구 부위도 주부관에 포함시키는 것이 타당하다. 또한, 주부관증후군에 대한 운동요법에서는 **척측수근굴근**의 이완이 중요하다.

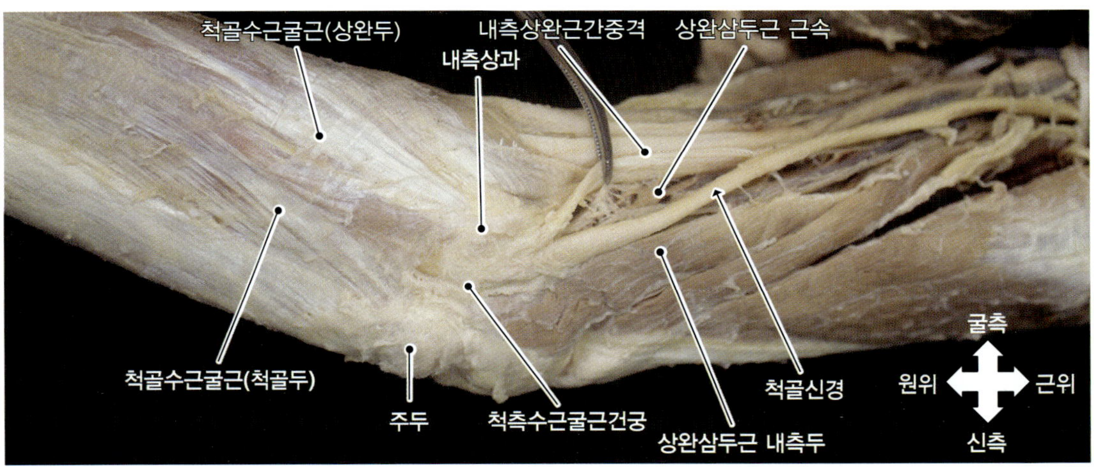

그림 30 Struther's arcade의 절개
우측 팔꿈치 부위에서 상완심근막을 박리하고 상완 원위 1/2 높이에서 척골신경이 내측상완근간중격의 후방을 주행하는 것이 관찰된다. 내측상과 부근에서 내측상완근간중격이 전방으로 당겨져 있다.

표 2 천지굴근과 척측수근굴근 *(계속)*

	기시	정지	신경지배	수축 → 신장되는 작용	장애 시 제한되는 움직임	임상과의 접점
천지굴근	**상완척골두** 상완골 내측상과, 척골의 척골조면 척골부 **요골두** 요골의 전면 근위부	제2~5 수지의 중절골 바닥	정중신경	제2~5 수지의 MP 관절, PIP 관절의 굴곡, 수관절의 굴곡	제2~5 수지의 MP 관절, PIP 관절의 신전, 수관절의 신전	주관절 외반 부하에 저항한다.

표 2 *(계속)* 천지굴근과 척측수근굴근

	기시	정지	신경지배	수축 → 신장되는 작용	장애 시 제한되는 움직임	임상과의 접점
척측수근굴근	**상완두** 상완골의 내측상과, 전완근막 **척골두** 척골 후연의 근위 1/2 영역, 전완근막	두상골, 유구골, 제5 중수골 바닥의 장측면, 두구인대, 두중수인대	척골신경	수관절의 장굴, 척굴	수관절의 배굴, 요굴	주관절 외반 부하에 저항하는 두상골에 정지하여 수관절 내측 안정성에 기여한다.

3 팔꿈치 내측지지기구의 초음파 해부

내측측부인대(전사주섬유)

Kokura 등[16]은 내측상과를 산에 비유해, 상완골 활차의 내측면에서 완만한 산기슭을 형성하고 근위를 향하면 갑자기 내측으로 솟아오르는데, 전사주섬유는 그 높아지는 바닥부터 약 7부 능선까지 부착한다고 기술하였다. Imamura[17]는 내측상과 정점에서 활차 내측면까지의 거리를 100%라고 할 경우, 전사주섬유 부착부의 최내측연은 내측상과 정점(최내 돌출부)보다 약 20% 외측에 위치한다(**그림 31**)고 하였다. 즉, **전사주섬유**는 내측상과 최고 돌출부의 약간 원위부터 부착한다. 그러므로 전사주섬유를 촉지하기 위해서는 내측부터가 아니라 내측 하방부터 만져야 한다(**그림 32**).

그림 33은 주관절 내측측부인대(전사주섬유)를 스캔한 영상이다. 내측측부인대가 **내측상과**의 최내 돌출부보다 약간 원위에 부착되어 있는 모습이 관찰된다.

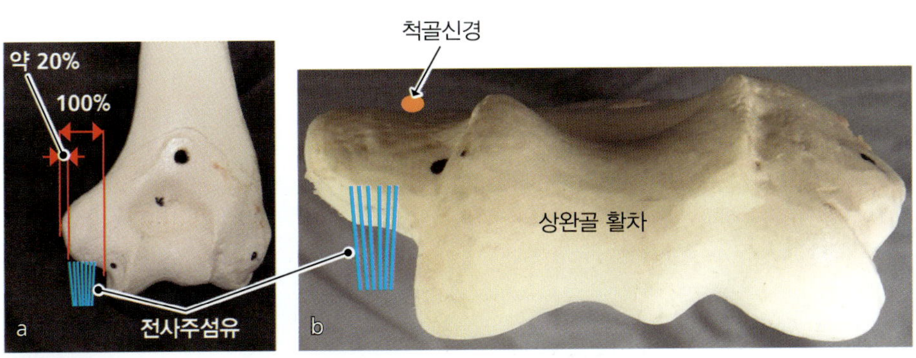

그림 31 내측측부인대 전사주섬유의 내측상과에 대한 부착 영역

우측 상완골의 원위단을 후방 및 하방 쪽에서 보고 있다.

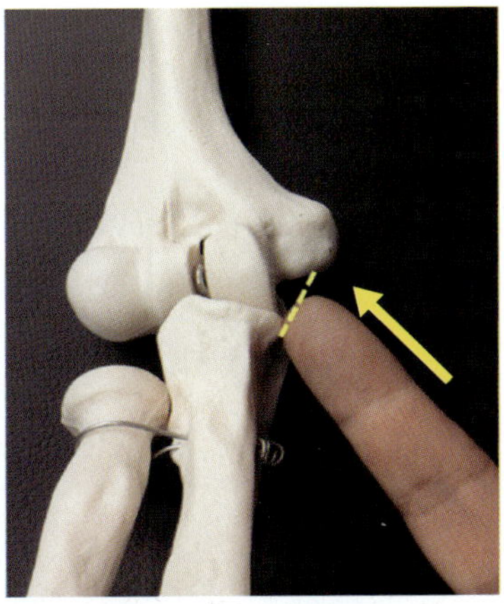

그림 32 내측측부인대 전사주섬유의 촉지 방법

우측 주관절 골격을 전방에서 본 사진. 노란색의 점선은 내측측부인대의 주행을 나타낸다.

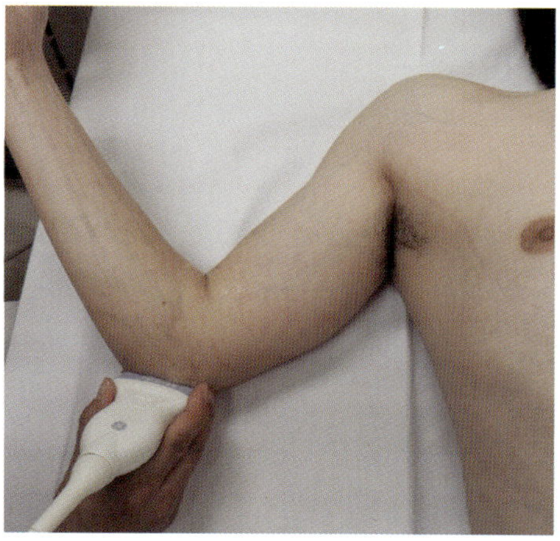

a: 스캔 부위

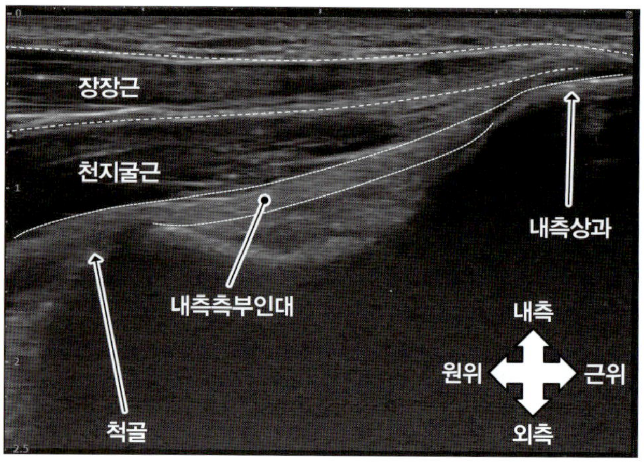

b: 장축 영상

그림 33 내측측부인대(전사주섬유)의 초음파 영상

전완굴근

그림 34는 내측상과 부근에서 전완굴근의 위치 관계를 보여준다. 외측(요측)부터 **원회내근**, **장장근**, **천지굴근**, **척측수근굴근**의 순서(그림 22 → **p. 109**)로 근육이 배열된다. 천지굴근과 척측수근굴근 바로 심측에 **내측측부인대**가 존재하며 천지굴근과 척측수근굴근이 **척골신경**을 둘러싸듯이 위치한다.

그림 35는 요골수근관절(radiocarpal joint)의 능동운동(장굴·척굴)에 따른 천지굴근과 척측수근굴근의 움직임을 스캔한 영상이다. 근수축으로 두 근육은 척골을 넘어가듯이 외측으로 이동하는 것을 알 수 있다.

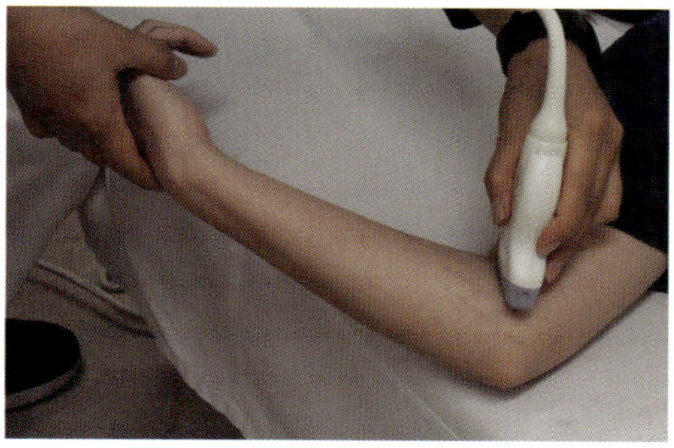

a: 스캔 부위

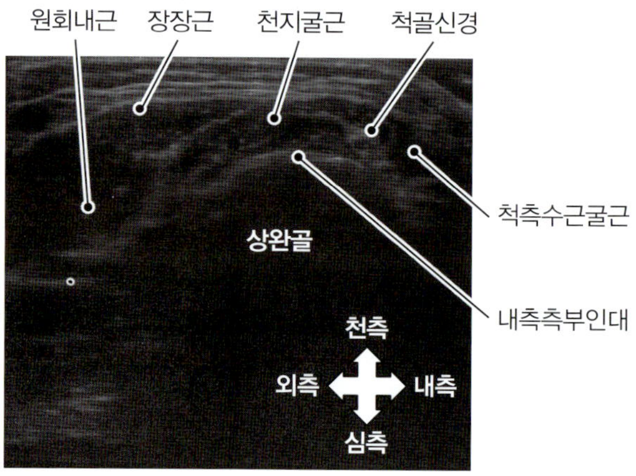

b: 단축 영상

그림 34 내측상과 부근에서 전완굴근의 위치 관계를 보여주는 초음파 영상

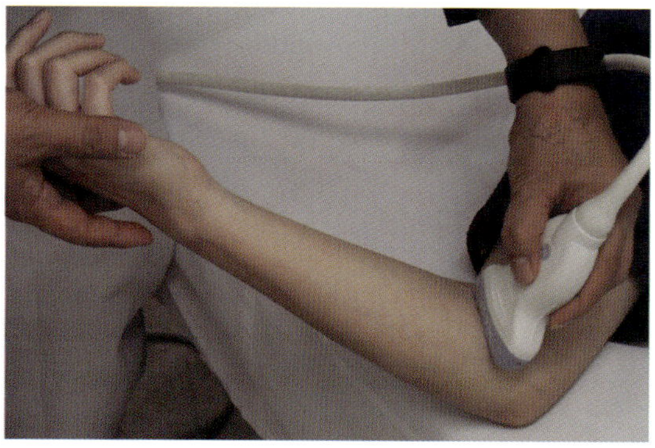

a: 스캔 부위

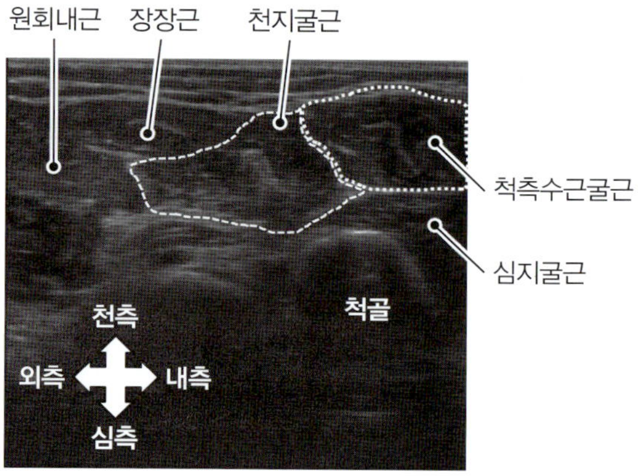

b: 안정 시

그림 35 근수축에 의한 전완굴근의 이동을 보여주는 초음파 영상 *(계속)*

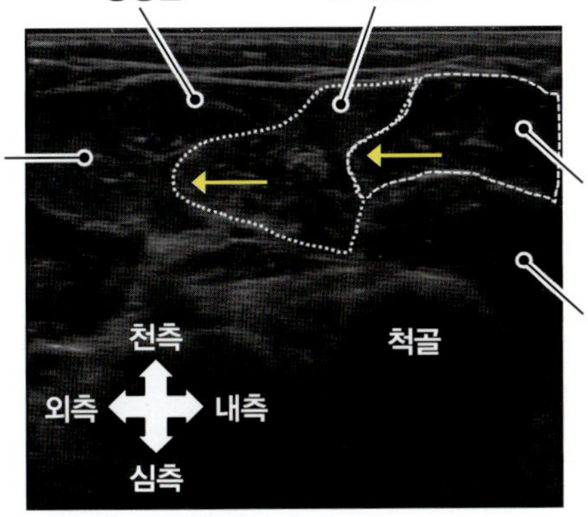

c : 장굴 · 척굴 시

그림 35 *(계속)* **근수축에 따른 전완굴근의 이동을 보여주는 초음파 영상**
전완 내측 근위부의 단축 영상

상완삼두근 내측두

그림 36은 주관절의 굴곡과 신전 자세에서 상완삼두근 내측두의 동태를 보여준다. 주관절 신전에 비해 굴곡 자세에서는 상완삼두근 내측두가 후방에서 전방으로 이동하고 있음을 알 수 있다. 상완근과 상완삼두근 내측두 사이에는 **내측상완근간중격**이 존재한다. 내측두가 전방으로 이동함으로써 내측상완근간중격 바로 후방을 주행하는 척골신경(그림 30 → **p. 114**)이 근간중격에 눌려 Struther's arcade 부위에서 압박병증이 발생할 가능성이 있다. 따라서 압박병증에 대한 접근법으로 상완삼두근 내측두의 유연성 개선이 필요하다.

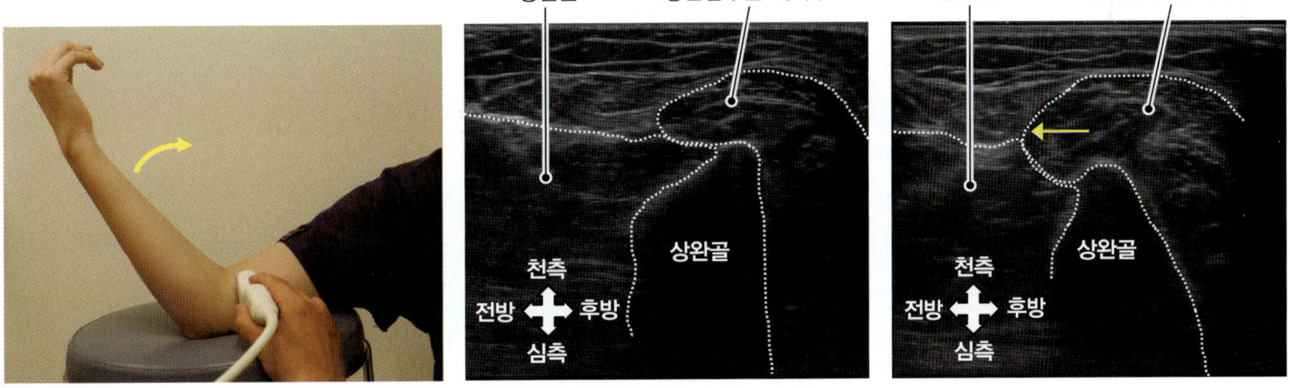

a : 스캔 부위 b : 주관절 신전 시 c : 굴곡 시

그림 36 **주관절 굴곡과 신전 자세에서 상완삼두근 내측두의 동태를 보여주는 초음파 영상(단축)**

4 팔꿈치 내측지지기구에 대한 운동요법

전완굴근의 근수축 촉진

척측수근굴근과 **천지굴근**이 내측측부인대 바로 위를 주행한다는 점에서 Davidson 등[5]은 이들 근육이 내측측부인대의 작용을 보조할 가능성을 시사한다고 하였고, 또한 Park 등[7]도 두 근육이 합쳐진 근활동 시 외반 각도가 보다 감소한다고 기술하였다. 그러나 천지굴근과 척측수근굴근은 공통 기시건을 가지며,[8] 천지굴근은 **원회내근**이나 **요측수근굴근**과 근연결을 갖는다.[11] 따라서 원회내근 · 요측수근굴근

을 포함한 전완굴근 전체의 활주성 및 유연성의 향상, 근력 훈련과 협응동작 훈련을 실시할 필요가 있다. 그림 37은 전완굴근의 근수축 촉진 방법을 보여준다.

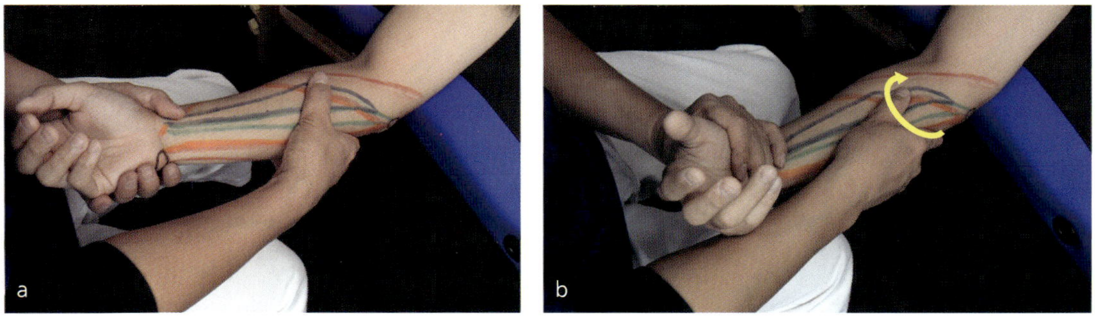

그림 37 전완굴근의 근수축 촉진

a : 전완 근위부에서 전완굴근의 근복을 잡는다.
b : 수관절의 장굴·척굴운동을 하면서, 전완굴근을 외측(요측)으로 유도한다(⇨). 근수축에 따른 근육의 외측 이동(그림 35)을 이끌어낸다.

상완삼두근 내측두에 대한 접근법

상완근과 상완삼두근 내측두는 내측상완근간중격에 부착한다. 이 두 근육이 주동근으로 작용하는 동작, 즉 주관절 굴곡·신전이 포함된 반복 동작은 내측상완근간중격의 비후를 초래한다. **내측상완근간중격의 비후**는 그 바로 후방을 주행하는 척골신경에 대한 압박인자가 된다. 따라서 상완 근육의 유연성을 확인하고(그림 38), 필요한 경우에는 활주성과 신장성을 개선해야 한다(그림 39).

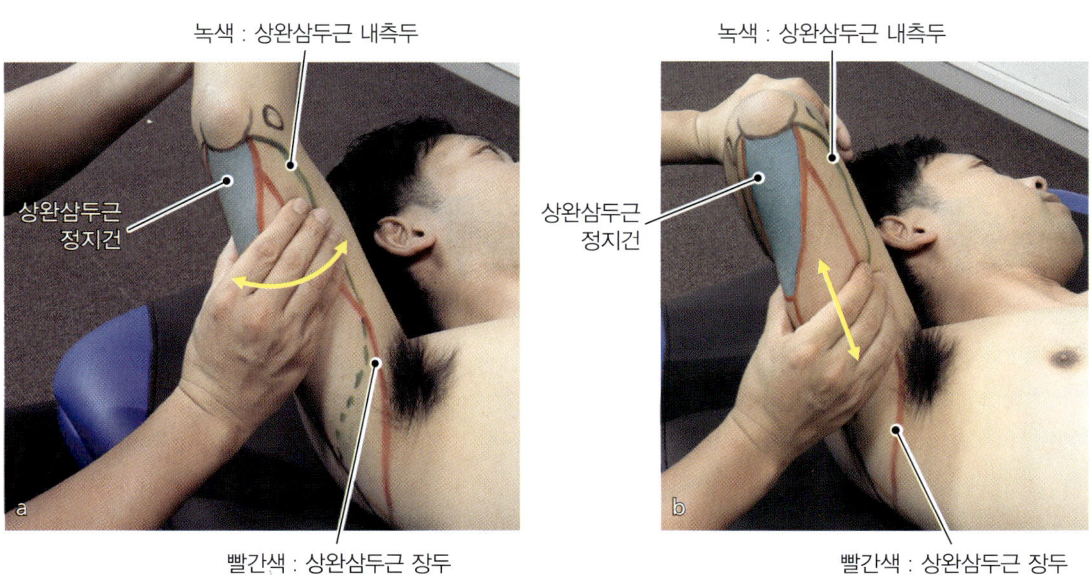

그림 38 상완삼두근 내측두의 촉지

a : 주두를 만져 상완삼두근 내측두·외측두의 전체 이미지를 연상한다. 상완 원위부에서 상완삼두근 내측두를 양측에서 파지하고, 단축 방향에서의 유연성을 원위부터 근위까지 확인한다(⇔).
b : 상완삼두근 내측두를 잡은 상태로 주관절을 굴곡시켜 장축 방향에서의 유연성을 확인한다(⇔).

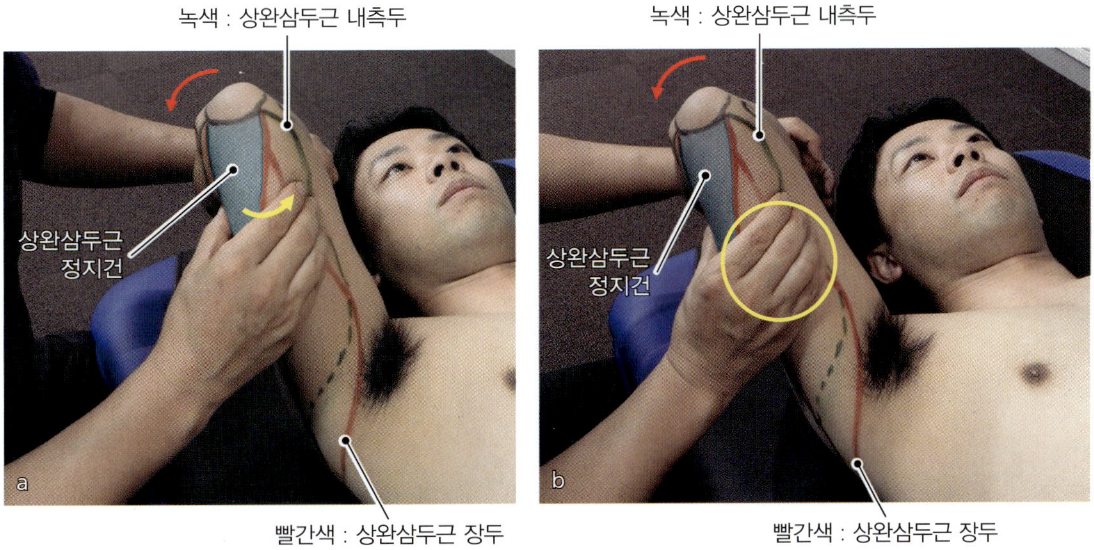

그림 39 상완삼두근 내측두에 대한 접근법

a : 주두를 만져 상완삼두근 내측두의 전체 이미지를 연상한다. 상완삼두근 내측두를 파지하고 주관절 굴곡(⇐)에 따른 근복의 전방 이동을 유도하여(⇒, 그림 36) 상완삼두근 내측두의 활주성을 개선시킨다. 이 조작은 Struther's arcade에서 척골신경의 압박(그림 29, 30 → **p. 113, 114**)을 예방·개선하는 데 도움이 된다. 유연성이 부족한 상태에서의 과도한 스트레칭은 척골신경 압박을 일으킬 수 있다.

b : 상완삼두근 내측두의 활주성이 개선되면, 다음은 전방으로의 이동을 억제하며(◎) 주관절을 굴곡시킨다(⇐). 전방으로의 이동(그림 36)을 억제하면서 굴곡 조작을 실시하면 내측두의 근위·원위 방향으로의 신장 스트레칭이 용이해지고, 상완삼두근 내측두의 내측 성분(내측상완근간중격에 인접한)을 보다 신장시킬 수 있다.[18)]

참고문헌

1. Ahmad CS, et al: Biomechanical evaluation of a new ulnar collateral ligament reconstruction technique with interference screw fixation. Am J Sports Med 31: 322-327, 2003
2. Fleisig GS, et al: Kinetics of baseball pitching with implications about injury mechanisms. Am J Sports Med 23: 233-239, 1995
3. 工藤慎太郎:肘関節. 工藤慎太郎(編著):運動機能障害の「なぜ?」がわかる評価戦略. pp 70-99, 医学書院, 2017
4. 工藤慎太郎:野球肘. 工藤慎太郎(編著):運動器疾患の「なぜ?」がわかる臨床解剖学. pp 44-63, 医学書院, 2012
5. Davidson PA, et al: Functional anatomy of the flexor pronator muscle group in relation to the medial collateral ligament of the elbow. Am J Sports Med 23: 233-239, 1995
6. 藤田真希子, 他:肘関節の内側支持機構. 福林徹, 他(監修):スポーツにおける肘関節疾患のメカニズムとリハビリテーション. pp 18-27, ナップ, 2011
7. Park MC, et al: Dynamic contributions of the flexor-pronator mass to elbow valgus stability. J Bone Joint Surg Am 86: 2268-2274, 2004
8. Otoshi K, et al: The proximal origins of the flexor-pronator muscles and their role in the dynamic stabilization of the elbow joint: an anatomical study. Surg Radiol Anat 36: 289-294, 2016
9. Otoshi K, et al: Ultrasonographic assessment of the flexor pronator muscles as dynamic stabilizer of the elbow against valgus force. Fukushima J Med Sci 60: 123-128, 2014
10. 河上敬介, 他:浅指屈筋, 深指屈筋, 長母指屈筋, 方形回内筋. 河上敬介, 他(編):骨格筋の形と触察法. 改訂第 2 版, pp 213-220, 大峰閣, 2013
11. An KN, et al: Muscles across the elbow joint: a biomechanical analysis. J Biomech 14: 659-669, 1981
12. Feindel W, et al: The role of the cubital tunnel in tardy ulnar palsy. Can J Surg 1: 287-300, 1958
13. 仲尾保志:上腕部における尺骨神経障害. Orthopaedics 22: 1-5, 2009
14. Schünke M, et al(著), 坂井建雄, 他(監訳):プロメテウス解剖学アトラス解剖学総論運動器系. 第 3 版, p 372, 医学書院, 2017
15. O'Driscoll SW, et al: The cubital tunnel and ulnar neuropathy. J Bone Joint Surg Br 73: 613-617, 1991
16. 小倉丘, 他:肘内側側副靱帯の機能解剖. 整·災外 46: 189-195, 2003
17. 今村恵一郎:上腕骨内側上顆の解剖学的研究. 日整会誌 69: 951-963, 1995
18. 森田竜治:肘関節後面. 工藤慎太郎(編):機能解剖と触診. pp 83-94, 羊土社, 2019

1
III 주관절

3 팔꿈치 외측부 통증을 해부

이 장에서 다루는 근골격

- ▶ 장 · 단요측수근신근
- ▶ 요골신경
- ▶ 회외근
- ▶ 외측측부인대 복합체
- ▶ 총지신근

테니스의 서브나 포핸드 스트록 혹은 백핸드 스트록 모두에서 가속 단계에는 **수관절 신전근**(장 · 단요측수근신근, 척측수근신근, 총지신근, **그림 40**)의 근활동이 높다.[1] 또한, 일상생활의 파지(잡는) 동작에서는 천지굴근과 요측수근굴근 등의 수관절 굴근에 선행해 **장요측수근신근**이 보다 먼저 수축함으로써 강력한 파지 동작이 가능해진다.[2] 더하여 장시간의 타이핑 동작에서는 천지굴근보다 총지신근에서 근피로가 높다고 보고되었다.[3] 이처럼 스포츠 활동 중 강력한 파지 동작이나 일상생활 중 지속적인 손가락 움직임 모두 수관절 신전근이 선행하여 활동함으로써 손가락 움직임의 토대가 되어 수관절을 안정화시킨다는 것을 알 수 있다. 이러한 수관절 신전근은 모두 **상완골 외측상과**에서 기시한다(**그림 40**). 따라서 수관절 신전근의 과사용은 외측상과에 대해 과도한 신장 부하가 되어 **외측상과염**(**테니스 엘보**)을 유발해 팔꿈치 외측 통증의 주요 요인이 된다.

한편, 외반 부하에 대한 내측지지기구로서의 전완굴근과 내측측부인대가 기능부전을 일으키면 외반제동이 되지 않아(→ **p. 110**) 과도한 외반에 의해 팔꿈치 외측부의 **완요관절**(**그림 41**)에 강한 압박 부하가 가해지는데,[4] 이 또한 팔꿈치 외측부 통증의 요인이 된다. 또한, 위치적으로 근접하는 수관절 신전근의 기시부와 완요관절의 관절벽 구조(**외측측부인대 복합체**)는 팔꿈치 외측지지기구로서 연계되므로, 팔꿈치 외측부 통증을 고찰할 때 이에 대한 접근 또한 필요하다.

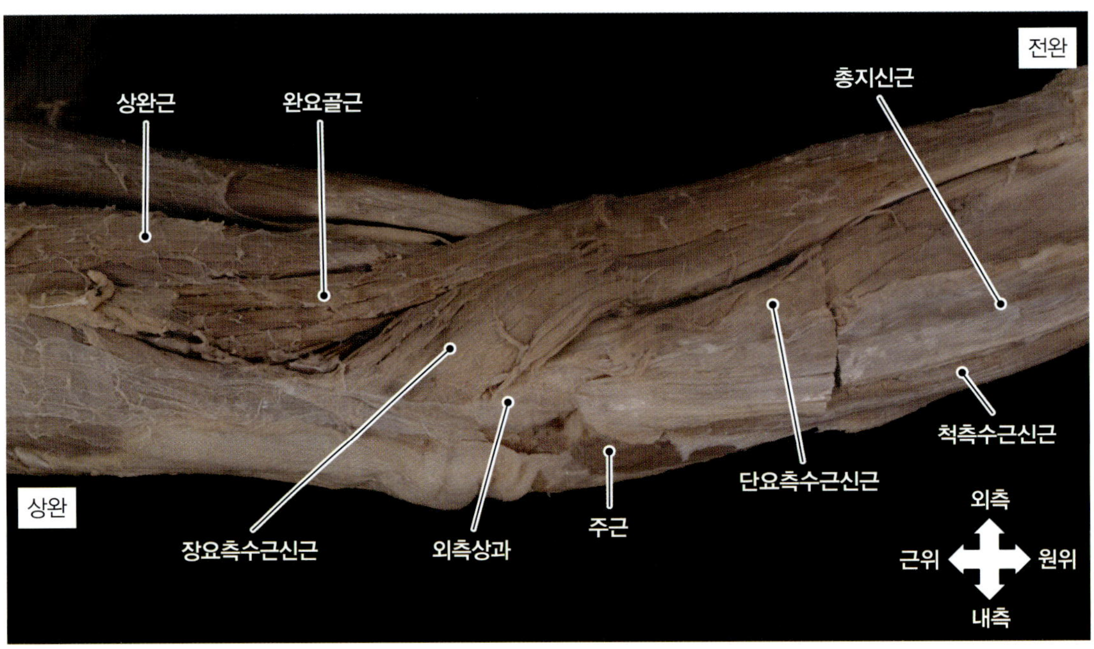

그림 40 주관절 외측(요측) 근육

우측 주관절을 외측에서 본 사진. 주관절 외측에는 근위 굴측부터 차례로 완요골근, 장요측수근신근, 단요측수근신근, 총지신근, 척측수근신근이 존재한다.

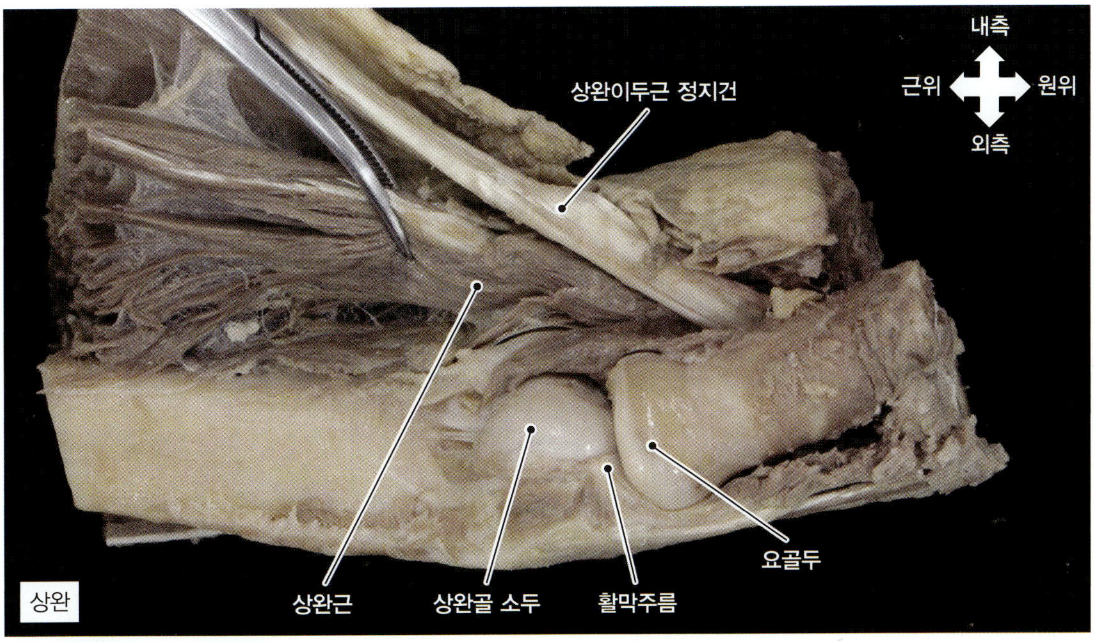

그림 41 **완요관절의 외측**
좌측 팔꿈치를 외측에서 본 사진. 팔꿈치 외측부의 근육과 관절낭이 제거되어 완요관절을 구성하는 상완골 소두와 요골두가 드러나 있다.

1 수관절 신전근

수관절 신전근인 장요측수근신근, 단요측수근신근, 척측수근신근, 총지신근(그림 42)은 모두 외측상과에서 기시한다. 그 중 뒤의 세 근육은 공통 기시건으로 기시하며, 서로 견고하게 연결되어 있다(그림 43).[5] 또한, 척측수근신근은 공통 기시건을 갖지 않는다는 보고도 있다.[6]

수관절 배굴 시 이들 근육의 장력은 공통건을 통해 **외측상과**로 집약된다. 따라서 외측상과염이 있을 때 이들 근육에 강한 부하가 가해지면, 같은 부위에 통증이 유발된다. 또한, 수관절 신전근의 공통건 중에서 **단요측수근신근**의 **건섬유**(그림 44)는 최심층에 있어 가장 근위에 도달하고 외측상과의 좁은 영역에 부착하는 동시에 다른 근육의 기시건과 다르게 순수 **건성부**로만 구성된다.[5] 단요측수근신근에서 발생하는 강한 장력이 부착 면적이 좁고 가는 건에 전달되기 때문에 특히 강한 견인 부하가 외측상과의 좁은 영역에 집중해 통증이 발생하는 것으로 생각된다.[4]

단요측수근신근(extensor carpi radialis brevis)의 주행

그림 46은 단요측수근신근이 상완골 소두나 요골두에 근접하는 모습을 보여준다. **단요측수근신근**(표 3 → **p. 128**)은 주관절 운동 시 심측면이 상완골 소두의 외측단에 접촉하여 마찰을 일으켜, 손상되기 쉬운 위치에 있다.[5] 이 상황은 단요측수근신근 기시부를 천측에서 덮는 장요측수근신근(그림 45, 표 3)이 팔꿈치 신전 시 단요측수근신근을 심측의 뼈에 밀어 붙임으로써 더욱 악화된다.[5] 또한, 팔꿈치 굴곡 자세에서 단요측수근신근은 상완골 소두에서 요골두 굴측을 주행하지만, 팔꿈치 신전에 따라 외측으로 편위된다.[5,7] 그리고 단요측수근신근은 전완 회내·회외 시에도 주행이 변화되어 회내 시 내측, 회외 시 외측으로 편위된다.[5] 즉, 단요측수근신근 기시부는 주관절 운동에 따라 심측의 뼈 구조 위를 움직이게 되어 뼈 구조에 의해 손상될 가능성이 더욱 높아진다.

단요측수근신근의 작용

O'sullivan[8]은 파지(잡는) 동작에서 전완의 회내/회외운동 시 **단요측수근신근**의 근활동을 근전도로 조사하였다. 전완 회내 시에는 회내근과 굴근이 활동하므로 단요측수근신근은 **수관절의 안정화 근육**으로, 전완 회외 시에는 **수관절 신전의 주동근**으로서 각각 작용한다고 보고하였다. 즉, 테니스에 있어서 단요측수근신근은 요골두 위를 외측 후방에서 내측 전방으로 주행을 바꿔 라켓을 잡았을 때 수관절의 안정화와 공을 치기 위한 주동근으로써 항상 활동하고 있다고 추측된다.[7]

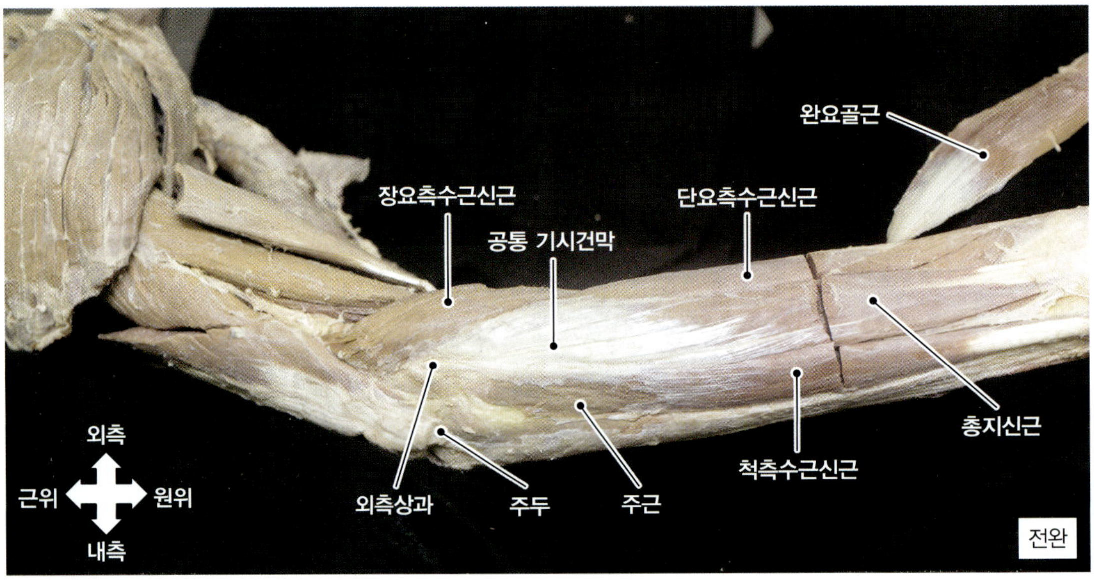

그림 42 외측상과에서 기시하는 수관절 신전근
우측 팔꿈치에서 전완 신측으로 이어지는 부위를 내측에서 본 사진. 전완은 회내 자세이다. 완요골근은 기시부에서 절단되어 원위로 반전되어 있다.

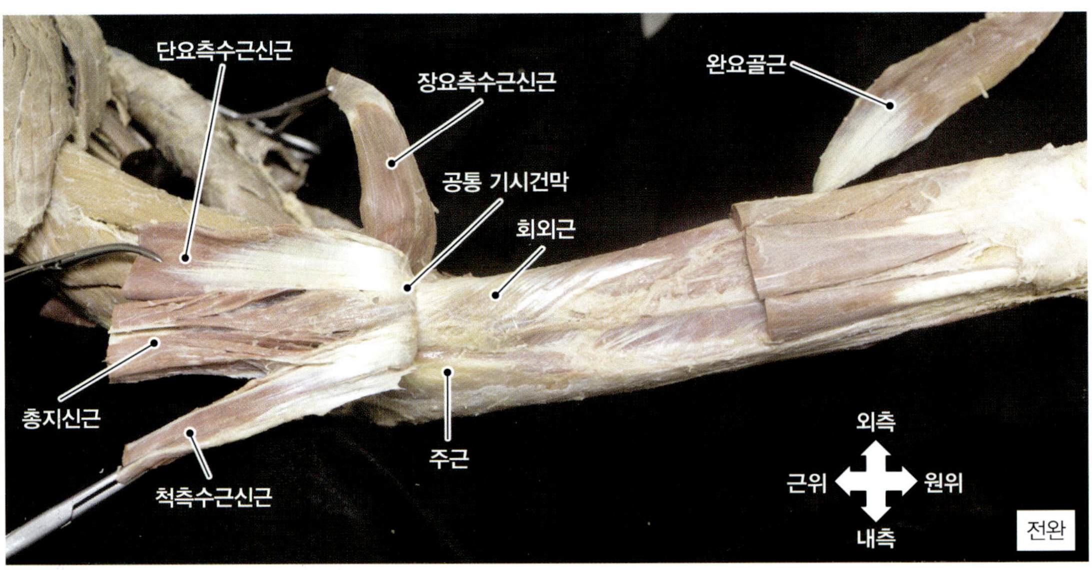

그림 43 단요측수근신근 · 총지신근 · 척측수근신근의 공통 기시건
그림 42에서 계속. 단요측수근신근 · 총지신근 · 척측수근신근의 근복을 같은 높이로 절단하고, 근위 절단 끝을 근위로 반전시켰다. 이들 근육은 공통 기시건으로 외측상과에서 기시한다.

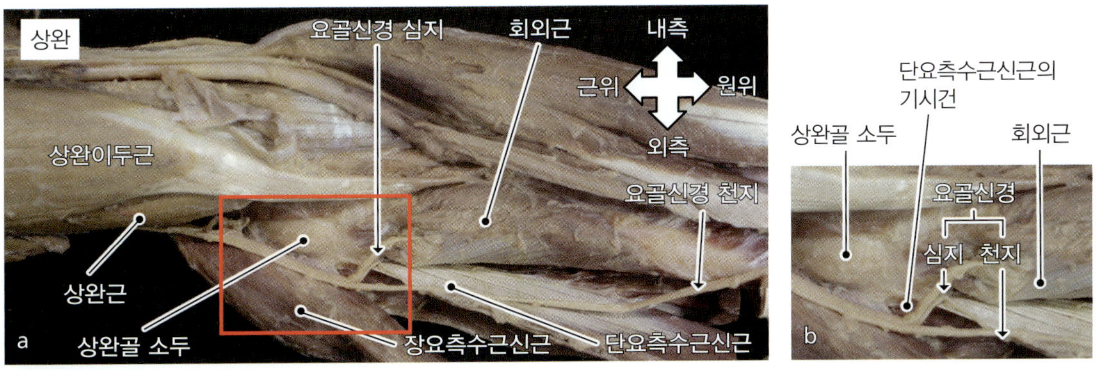

그림 44 단요측수근신근의 기시건 섬유

우측 팔꿈치에서 전완까지의 부위를 굴측에서 본 사진. 완요골근은 절제되어 있다. 장·단요측수근신근은 근복에서 절단되고, 근위 절단 끝은 외측으로 반전되어 있다. 단요측수근신근의 기시건이 근위로 이어진다. **b**는 빨간색 테두리 부분을 확대한 사진. 단요측수근신근의 기시건이 상완골 소두 외측에서, 외측상과 부근에서 기시하는 모습이 관찰된다.

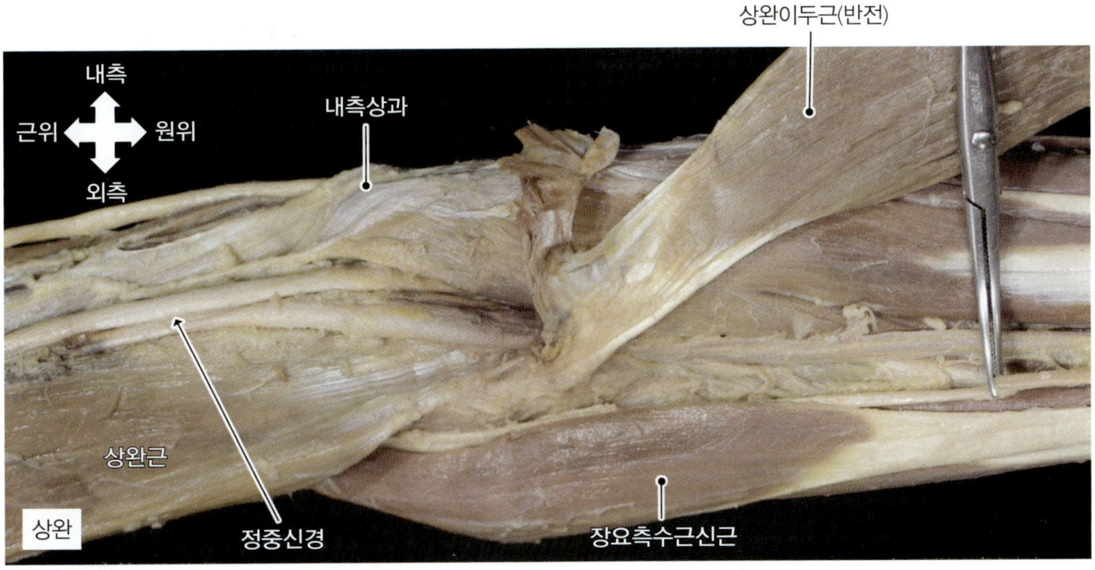

그림 45 장요측수근신근이 단요측수근신근을 덮고 있는 사진

그림 44에서 계속. 장·단요측수근신근을 원래 상태로 되돌리고, 상완이두근이 원위로 반전되어 있다.

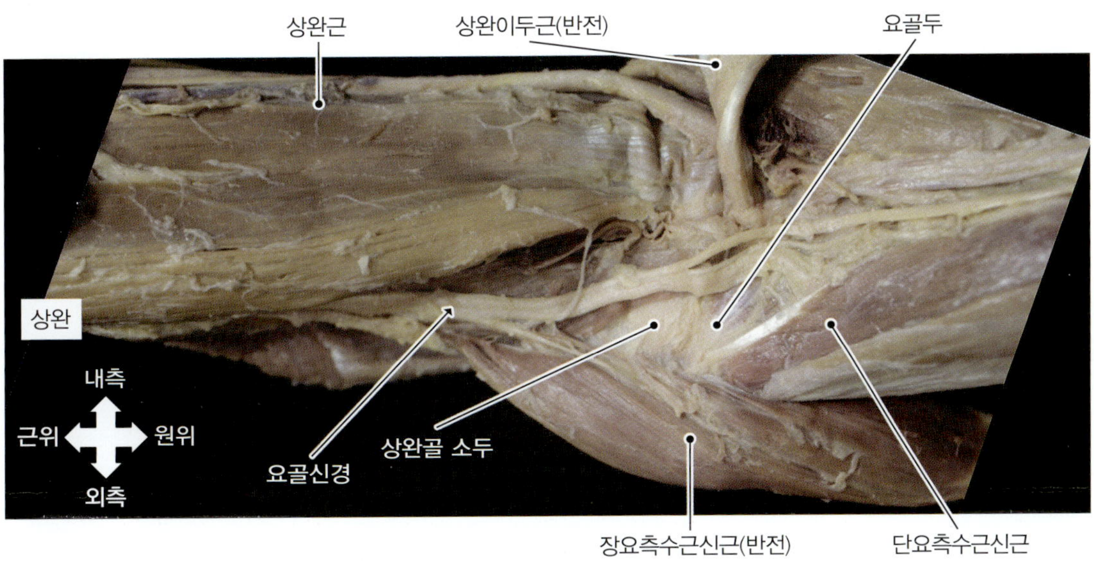

그림 46 단요측수근신근 기시부 및 상완골 소두와 요골두의 위치 관계

그림 45에서 계속. 주관절은 거의 신전되어 있으며, 장요측수근신근의 기시부가 외측으로 반전되어 있다. 또한, 장요측수근신근은 건을 거치지 않고, 근섬유 상태로 외측상과에 부착된다.[5)]

2 요골신경의 주행과 회외근

그림 47은 단요측수근신근이나 총지신근의 심측 회외근 사이에 존재하는 지방성 결합조직을 보여준다. 이 **지방성 결합조직**은 작용이 서로 다른 두 근육 사이에서 활동을 촉진하는 것으로 생각된다.

지방성 결합조직을 제거하여 요골신경과 회외근(표 3 → **p. 128**)을 드러낸 것이 그림 48이다. 완요골근과 상완근 사이에서 주와(cubital fossa) 외측에 도달한 **요골신경**은 감각성 천지와 운동성 심지로 나뉜다. **천지**는 완요골근의 심측에서 원위로 향한다(그림 49). **심지**는 건섬유로 이루어진 회외근의 근위연(Frohse's arcade)을 통과해 회외근의 바로 심측으로 들어가며, 도중에 회외근을 관통하여 천층으로 나온다(그림 48). 심지는 그 후 **후골간신경**이 되어 전완신근의 천층과 심층 사이에서 원위를 향한다.

Frohse's arcade와 그 다음의 회외근 부분은 **후골간신경 압박성 신경병증(회외근증후군)**의 호발 부위이다. 회내/회외 동작이나 수관절 배굴 동작의 반복으로 인해 회외근이나 단요측수근신근에 과긴장이 생기면 요골신경 심지의 포착을 초래할 가능성이 있다.[4] 팔꿈치 외측부 통증 등의 감각장애는 동반되지 않지만 수지의 신전이 곤란한 경우에는 압박성 신경병증(후골간신경)을 고려할 필요가 있다.

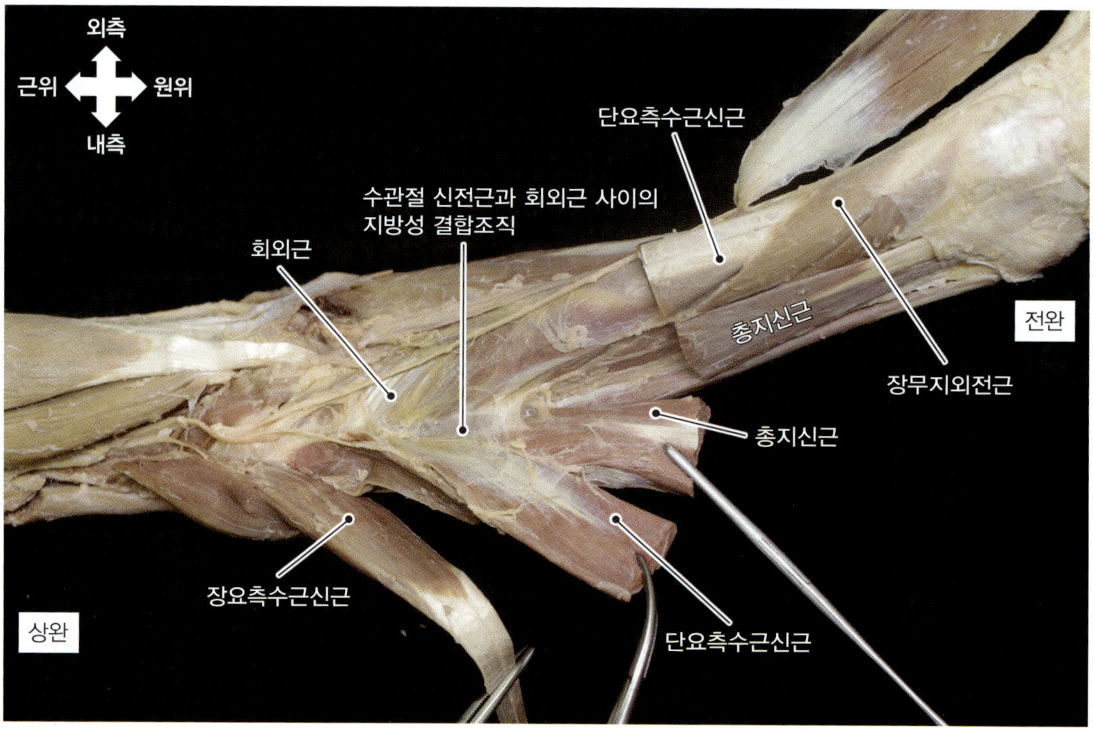

그림 47 수관절 신전근과 회외근 사이에 존재하는 지방성 결합조직

그림 43(→ **p. 122**)에서 계속. 장·단요측수근신근과 총지신근의 근복이 절단되고, 외측으로 반전되었다. 전완은 회내 자세로 팔꿈치에서는 굴측(전방), 전완에서는 신측(후방)이 관찰된다.

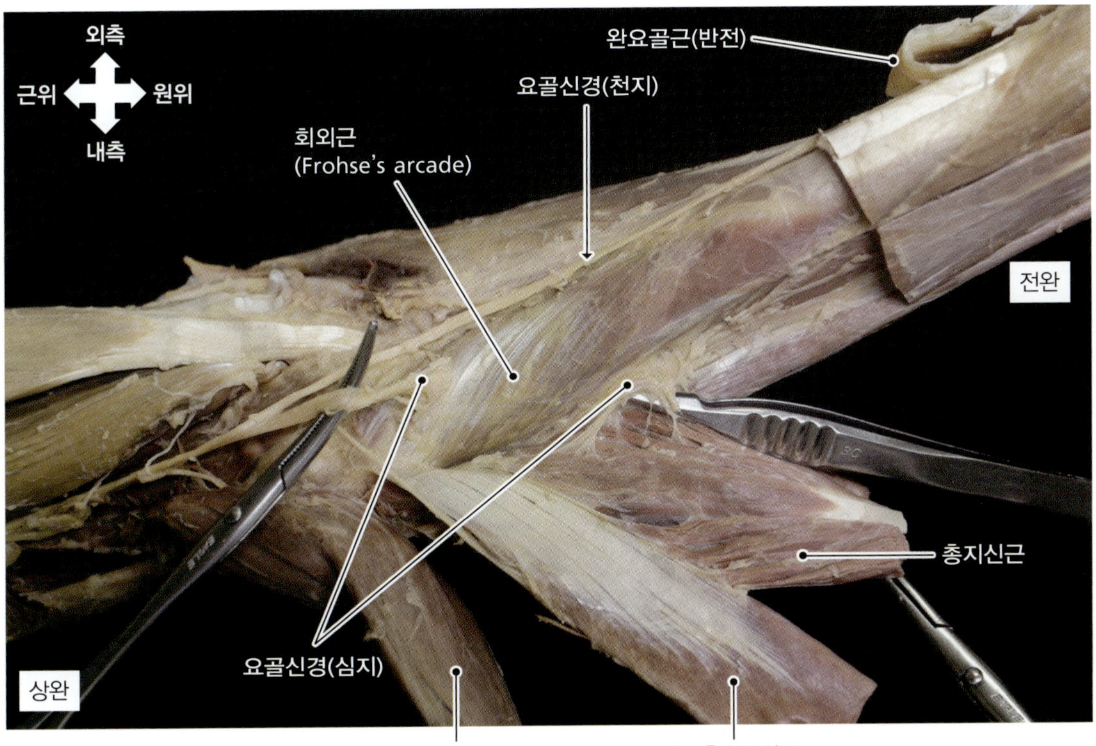

그림 48 요골신경과 회외근

그림 47에서 계속. 주와(cubital fossa)와 그 근방을 덮고 있는 지방성 결합조직이 제거되었다.

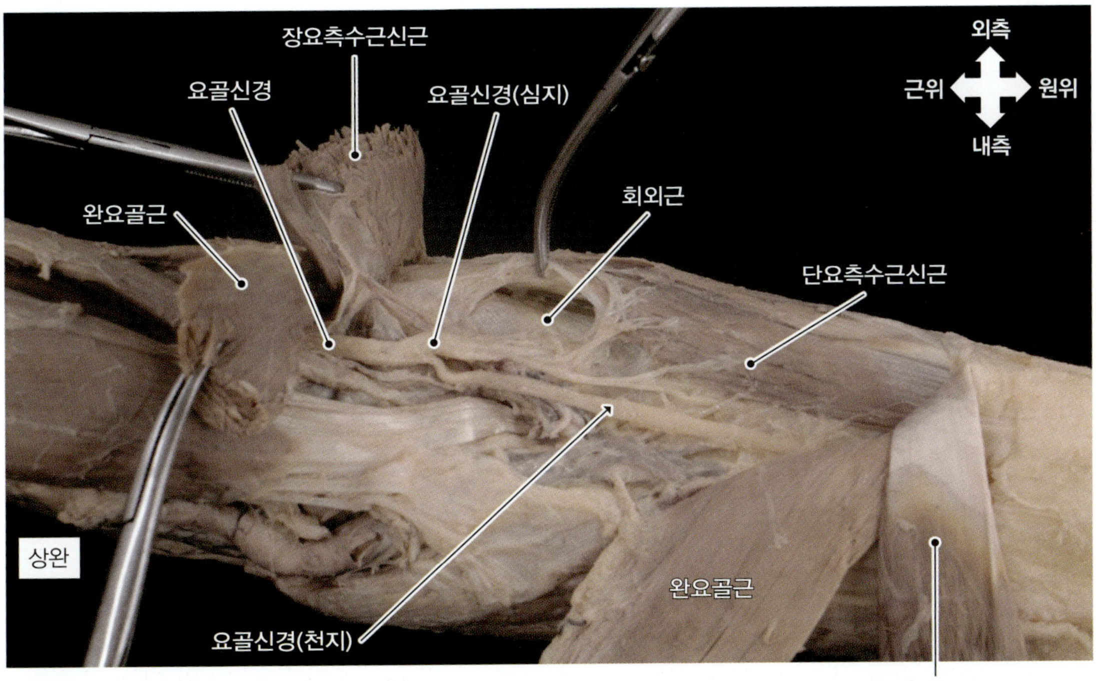

그림 49 요골신경 천지와 심지

좌측 상지의 팔꿈치 굴측(전방)에서 완요골근과 장요측수근신근의 근복이 절단되어 절단 부위가 근위와 원위로 반전되었다. 단요측수근신근이 조금 들어 올려져 있고, 그 심측에 회외근이 관찰된다. 요골신경이 천지와 심지로 나뉘고 심지는 회외근 쪽으로, 천지는 완요골근의 심측에서 원위로 향하는 모습이 관찰된다. 요골신경 주위에는 혈관과 결합조직이 확인된다.

3 외측측부인대 복합체

단요측수근신근, 총지신근, 척측수근신근의 공통 기시건 바로 심층으로 **외측측부인대 복합체**가 있다(그림 51).

외측측부인대(lateral collateral ligament) 복합체의 구조

외측측부인대 복합체는 요측측부인대, 윤상인대, 외측척골측부인대 및 부인대로 구성된다(그림 50).[9] **요측측부인대**는 상완골 외측상과에서 기시해 부채꼴로 퍼지며, 요골윤상인대의 최표층부에 부착한다. **윤상인대(요골윤상인대)**는 척골 요골절흔의 전연에서 기시해 요골두를 둘러싸고 요골절흔의 후연에 부착한다. **외측척골측부인대**는 외측상과에서 기시해 요측측부인대의 후연과 주두의 요측연을 따라 척골의 회외근릉으로 향한다. **부인대**는 윤상인대에서 기시해 회외근릉에 부착한다.

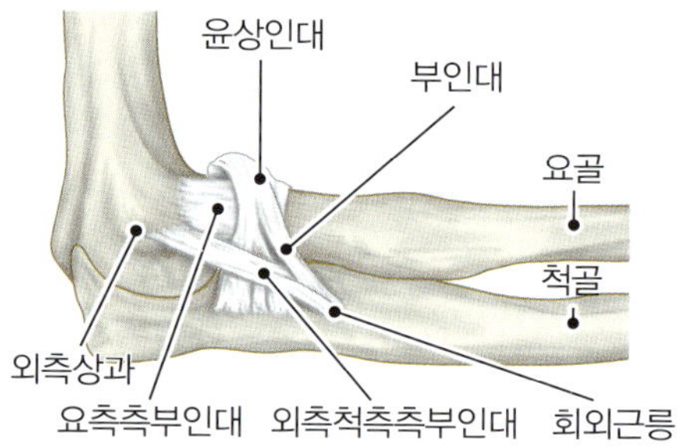

그림 50 외측측부인대 복합체의 인대 구성
우측 주관절 외측면

외측측부인대 복합체의 작용과 병태

외측측부인대 복합체는 외측상과 부착부에서 앞서 설명한 공통 기시건과도 연결되어 팔꿈치의 내반 부하에 대한 방어기구를 형성하는 한편, 외측상과에 가해지는 신장 부하를 분산시킨다.[10]

주관절을 수동적으로 신전하면서 요골과 척골을 동시에 회외시키면 요골과 척골이 상완골에 대해 후외측으로 아탈구된다.[4] 이 현상이 **후외측 회전불안정증**이다. O'Driscoll 등[11]은 후외측 회전불안정증의 원인을 외측척골측부인대로 보았다. 그러나, 외측측부인대의 형태를 해부학적으로 조사한 Isogai 등[9]은 요측측부인대와 윤상인대는 항상 존재하지만, 전형적인 외측척골측부인대의 존재는 20%에 그친다고 하였다. 마찬가지로 외측측부인대의 형태는 개인차가 크고, 부인대나 외측척골측부인대는 존재하지 않는다는 보고도 있다.[12] 따라서 팔꿈치 내반 부하에 대한 방어는 개별 인대가 아닌 외측측부인대 복합체가 담당할 것으로 생각된다.

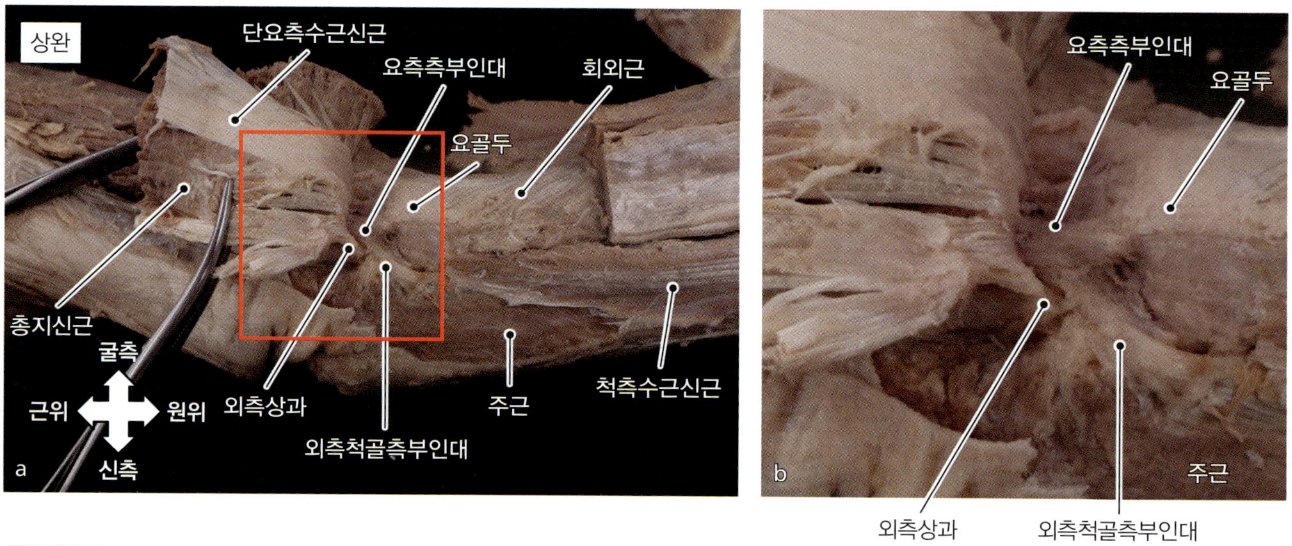

그림 51 외측측부인대 복합체의 해부
우측 팔꿈치 부위의 굴측에서 단요측수근굴근, 총지신근, 척측수근신근의 공통 기시건을 근복 근위에서 절단하여 근위로 반전시켰다. **a**의 빨간색 테두리를 확대한 것이 **b**로, 외측측부인대 복합체가 관찰된다.

또한, 외측상과염에서 특히 문제가 되는 **단요측수근신근**은 요골윤상인대에서도 기시한다.[13] **외측상과염**에서는 요골윤상인대에 미세 손상이나 반흔화가 발생하며 이로 인해 전완의 회내/회외에 제한이 발생할 가능성이 있다.[14]

4 완요관절(humeroradial joint)의 절개

팔꿈치 내측지지기구(→ **p. 110**)가 제대로 기능하지 않는 상태에서 주관절에 외반이 강제되면, 강한 **압박 부하**와 이에 관련된 전완의 회내/회외운동에 의한 **전단 부하**가 완요관절의 관절면(그림 41 → **p. 121**)에 가해진다. 이 상태가 지속되면 상완골 소두의 관절연골 일부가 연골하골과 함께 박리된다.[14] 이것이 **박리성 골연골염**(osteochondritis dissecans)으로 팔꿈치 외측부 통증의 원인 중 하나이다.

완요관절강의 후외측부에서 요골윤상인대 근위 부근의 관절낭 내면에 반월상의 융기인 **활막주름**(synovial fold)이 존재한다(그림 52). 활막주름은 완요관절의 안정성을 높이는 구조물인지, 완요관절에 대한 자극을 주는 부산물인지는 명확하지 않다.[4] 그러나 미세 손상의 반복은 활막주름의 비후나 섬유화를 초래하거나 외측측부인대 복합체의 이완에 따른 반복성 관절 동요로 활막주름이 유통성이 되어 팔꿈치 외측부 통증을 발생시킬 수 있다.[15]

또한, 완요관절의 운동 시 활막주름이 관절에 끼어 팔꿈치 외측에 통증을 발생시킬 수 있다.[14] 이는 외측상과염과 감별하여 접근해야 한다.

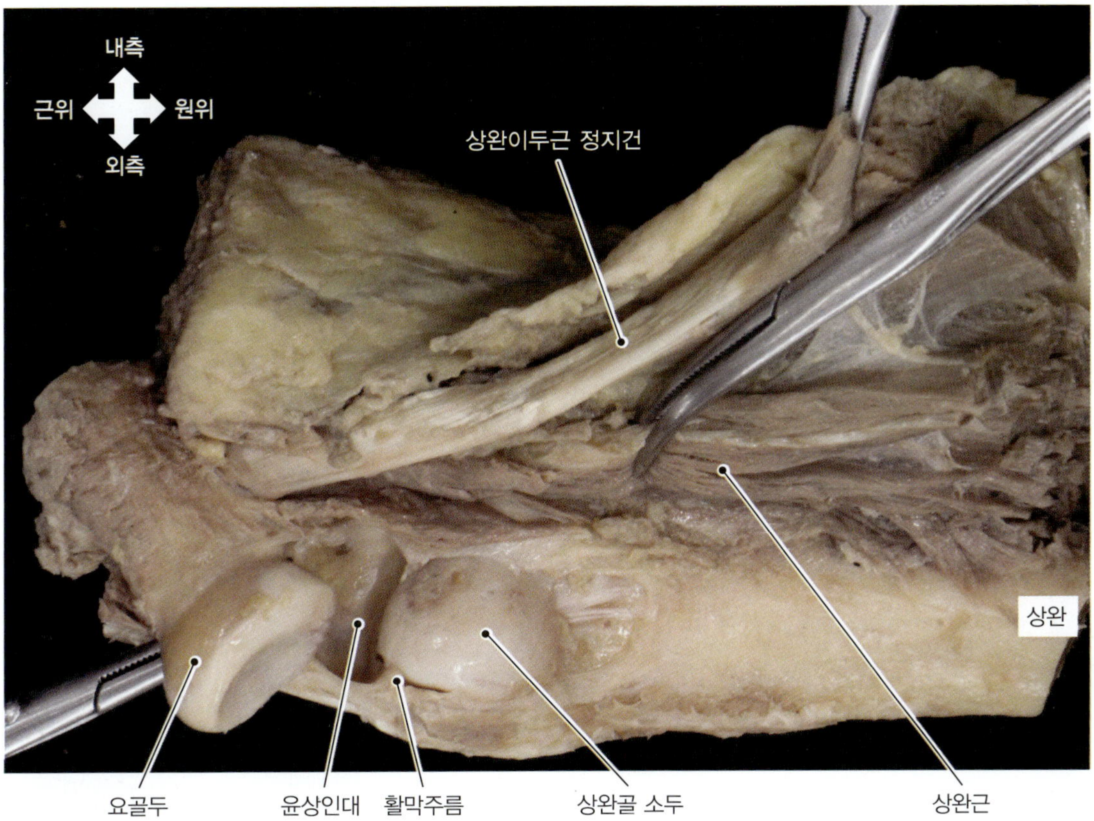

그림 52 요골윤상인대와 활막주름
그림 41에서 계속. 요골두를 탈구시켜 요골두 주변을 감싸고 있는 요골윤상인대를 관절강 쪽에서 본 사진.

요골두 주변에는 요골윤상인대와 방형인대가 존재한다(그림 53). **방형인대**(quadrate ligament)는 상요척관절의 바닥면을 이루고, 척골의 요골절흔 하단과 요골 경부의 내측면을 연결한다. 방형인대는 요골의 회전을 제한하는 것으로 보인다. 또한, **요골윤상인대**가 손상되면 전완의 회내/회외운동 시 요골두의 움직임을 제어하기가 어려워진다. 상요척관절에 불안정성이 생기면 전완의 회내/회외운동 시 요골에 과도한 움직임이 발생해 전완신근을 압박하거나 활막주름에 대한 기계적 부하가 증가해 통증이 발생할 가능성이 있다.[4)]

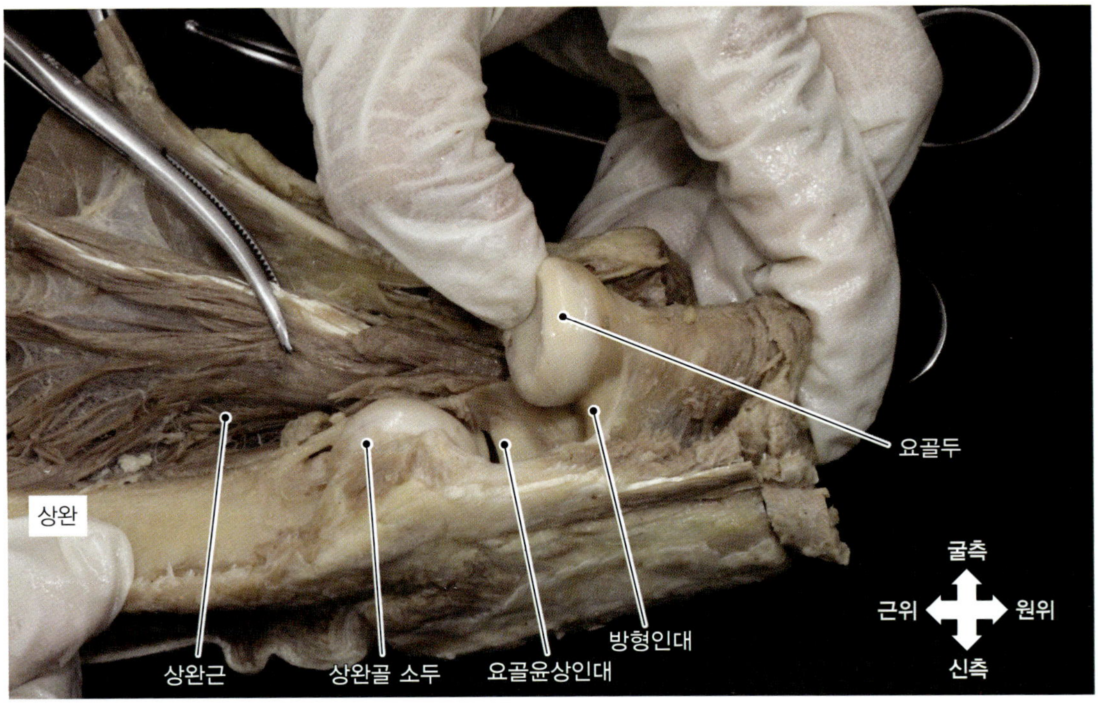

그림 53 요골윤상인대와 방형인대

그림 52에서 계속. 탈구시킨 요골두를 굴측(전방)으로 들어 올려 상요척관절의 관절강 바닥면을 이루는 방형인대를 관찰한다.

표 3 전완신근

	기시	정지	신경지배	수축 → 신장되는 작용	장애 시 제한되는 움직임	임상과의 접점
장요측수근신근	상완골 외측연의 원위 1/6 영역, 상완골 외측상과, 외측상완근간중격	제2 중수골 기저부의 배외측면	요골신경 심지	수관절의 배굴, 요굴	수관절의 장굴, 척굴	배굴 시 전완굴근보다 먼저 활성화되어 수관절을 안정시킨다.
단요측수근신근	상완골 외측상과, 요골윤상인대, 총지신근과 사이의 건막	제3 중수골 기저부의 배외측면	요골신경 심지	수관절의 배굴, 요굴	수관절의 장굴, 척굴	기시 부착부는 좁고, 외측상과에 대한 부하가 발생하기 쉽다.
총지신근	상완골 외측상과, 전완근막, 주관절낭	제2~5 수지의 지배(指背)건막	요골신경심지	제2~5 수지의 신전, 수관절의 배굴	제2~5 수지의 굴곡, 수관절의 장굴	단요측수근신근과 공동건을 형성해 외측상과에 부착한다.
회외근	상완골 외측상과, 주관절낭의 후면, 주관절의 요측측부인대, 요골윤상인대, 척골의 회외근릉	요골의 외측면 및 전면의 근위 1/2 영역	요골신경 심지	전완의 회외	전완의 회내	회외근 근위연(Frohse's arcade)과 그에 연속된 회외근 부위는 후골간신경의 포착 부위이다.

5 팔꿈치 외측부의 초음파 해부

장요측수근신근(extensor carpi radialis longus)

그림 54는 주관절 굴신(flexion-extension) 동작 시 **장요측수근신근**의 동태를 보여준다. 주관절 신전에 따라 장요측수근신근이 내측으로 이동하는 것을 알 수 있다. 장요측수근신근은 단요측수근신근을 덮듯이 위치한다.

1

III 주관절

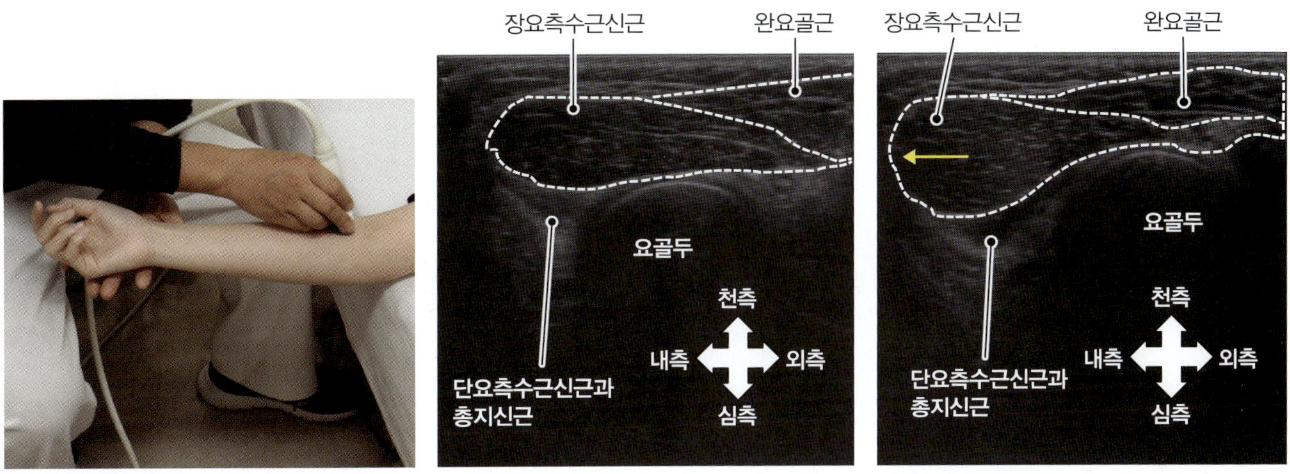

a : 스캔 부위 b : 주관절 굴곡 시 c : 주관절 신전 시

그림 54 장요측수근신근의 초음파 영상

요골두에 프로브를 올려놓고 단축으로 스캔한다.

총지신근과 단요측수근신근

그림 55는 수관절의 움직임으로 인한 **총지신근**과 **단요측수근신근**의 동태를 보여준다. 수관절의 능동 배굴에 따라 총지신근과 단요측수근신근은 내측으로 이동한다. 총지신근 · 단요측수근신근과 회외근의 근복 사이에 근연결은 없으며(그림 48 → **p. 125**), 회외근 위를 총지신근과 단요측수근신근이 활주한다.

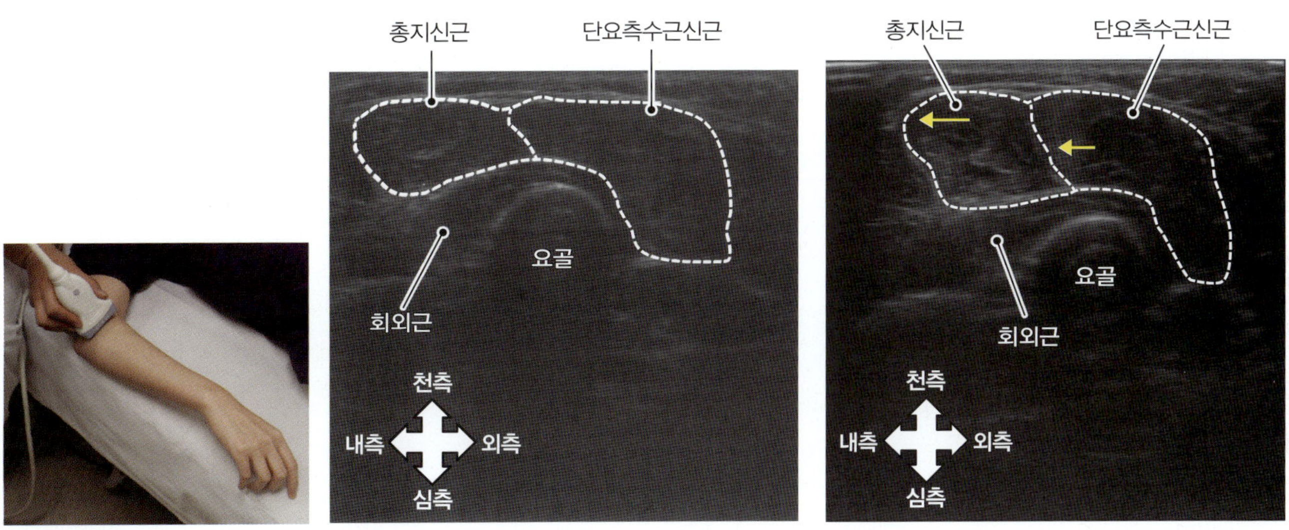

a : 스캔 부위 b : 안정 시 c : 배굴 시

그림 55 총지신근과 단요측수근신근의 초음파 영상

전완의 근위 1/5 부위에 프로브를 올려놓고 단축으로 스캔한다.

6 팔꿈치 외측부 통증에 대한 운동요법

총지신근(표 3)과 **단요측수근신근** 근위부의 근복은 단단하게 연결하고, 회외근과의 사이에 근연결은 없기 때문에 수관절 배굴 동작 시 두 근육은 회외근의 표층에서 내측으로 이동한다(그림 55). 이 이동량이 감소하는 경우, 운동요법으로 활주성을 유지시키는 것이 수관절의 배굴과 손가락의 파지 동작을 개선하는데 도움이 될 것이다.

주요 방법으로는 장·단요측수근신근과 총지신근의 유연성 향상을 목적으로 스트레칭(그림 56~58)하고, 근수축을 유도하면서 활주성을 개선시킨다(그림 59).

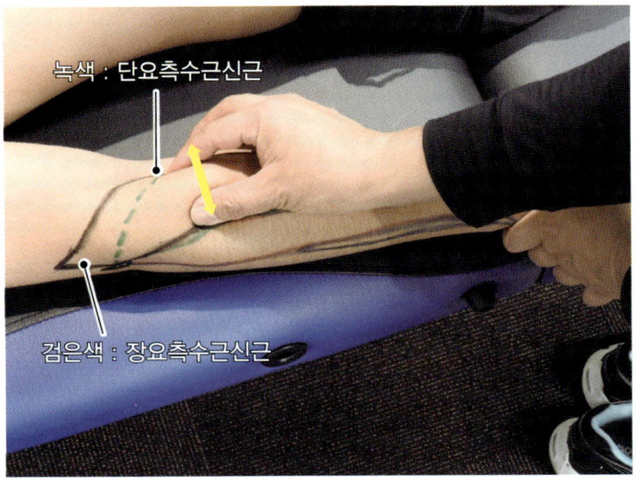

그림 56 장요측수근신근의 다이렉트 스트레칭

장요측수근신근은 바로 심측에 위치한 단요측수근신근과는 기시부 이외에 연결은 없다. 따라서 장요측수근신근의 근복을 잡고, 내측·외측 방향(⇔)으로 이동시키면서 유연성을 개선한다.

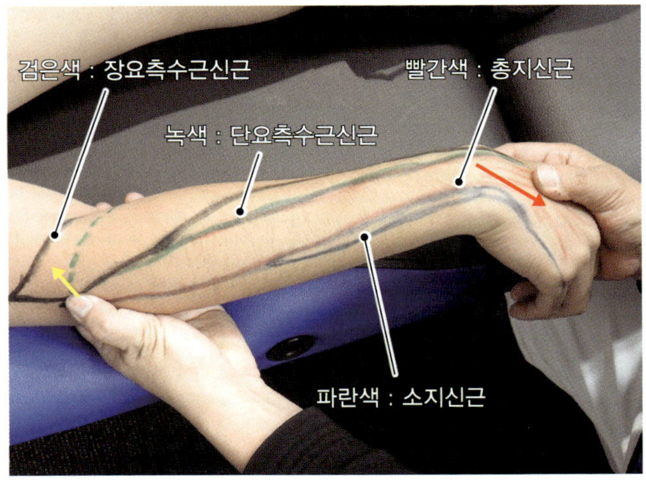

그림 57 단요측수근신근의 스트레칭

단요측수근신근 원위부에서는 수관절을 장굴·척굴 방향(➡)으로 이동시켜 스트레칭한다. 근위부에서는 신장 방향에 대해 반대(요측 근위) 방향으로 신장을 가해(⇨) 근육을 더욱 신장시킨다.

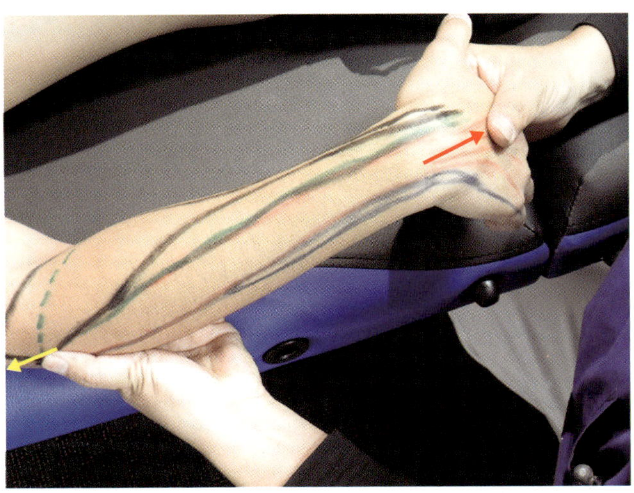

그림 58 총지신근의 스트레칭

상완골 외측상과와 수관절 중앙부를 연결하는 가상의 선을 그린다. 총지신근 원위부에서는 수관절을 장굴방향(➡)으로 움직여 스트레칭한다. 근위부에서는 신장 방향에 대해 반대 방향으로 신장을 가해(⇦) 근육을 더욱 신장시킨다.

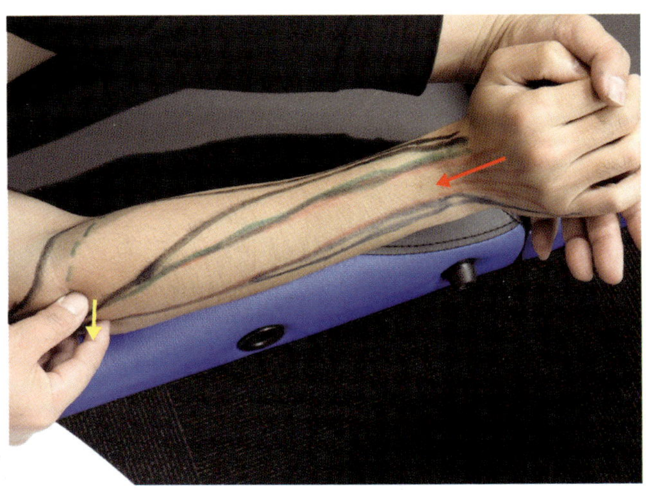

그림 59 총지신근과 단요측수근신근의 수축 유도

총지신근의 근수축을 유도 시 손가락 신전과 수관절 배굴에 따라 근복을 내측(그림 55)으로 유도하고(⇨), 단요측수근신근의 근수축을 유도 시 손가락을 신전시키지 않고, 수관절 배굴에 따라 근복을 내측(그림 55)으로 유도한다.

참고문헌

1. Morris M, et al: Electromyographic analysis of elbow function in tennis players. Am J Sports Med 17: 241-247, 1989
2. 江渡文, 他: 把握動作における手指屈筋と手関節掌屈・背屈筋の筋活動の特徴. 総合リハ 40: 383-387, 2012
3. Lin ML, et al: Electromyographical assessment on muscular fatigue—an elaboration upon repetitive typing activitiy. J Electromyogr Kinesiol 14: 661-669, 2004
4. 工藤慎太郎: 肘関節. 森田竜治, 他: 手関節・手部. 工藤慎太郎(編著): 運動機能障害の「なぜ?」がわかる評価戦略. pp 70-138, 医学書院, 2017
5. Bunata RE, et al: Anatomic factors related to the case of tennis elbow. J Bone Joint Surg Am 89: 1955-1963, 2007
6. Greenbaum B, et al: Extensor carpi radialis brevis. An anatomical analysis of its origin. J Bone Joint Surg Am 81: 926-929, 1999
7. 坂田淳: テニス肘に対する私の治療. 福林徹, 他(監修), 鈴川仁人, 他(編): スポーツにおける肘関節疾患のメカニズムとリハビリテーション. pp 128-141, ナップ, 2011
8. O'Sullivan LW, et al: Upper-limb surface electro-myography at maximum supination and pronation torques: the effect of elbow and forearm angle. J Electromyogr Kinesiol 12: 275-285, 2002
9. 磯貝哲, 他: 肘関節外側支持機構に関する解剖学的研究. 整・災外 46: 197-202, 2003
10. Milz S, et al: Molecular composition and pathlogy of entheses on the medial and lateral epicondyles of the humerus: a structural basis for epicondylitiss. Ann Rheum Dis 63: 1015-1021, 2004
11. O'Driscoll SW, et al: Posterolateral rotatory instability of the elbow. J Bone Joint Surg Am 73: 440-446, 1991
12. Beckett KS, et al: Variations in the normal anatomy of the collateral ligaments of the human elbow joint. J Anat 197: 507-511, 2000
13. 河上敬介, 他: 長橈側手根伸筋, 短橈側手根伸筋. 河上敬介, 他(編): 骨格筋の形と触察法. 改訂第 2 版, 大峰閣, pp 227-234, 2013
14. 工藤慎太郎: 野球肘. 上腕骨外側上顆炎. 工藤慎太郎(編著): 運動器疾患の「なぜ?」がわかる臨床解剖学. pp 53-72, 医学書院, 2012
15. Ruch DS, et al: The posterolateral plica: A case of refractory lateral elbow pain. J Shoulder Elbow Surg 15: 367-369, 2006

4 주관절의 굴곡 제한을 해부

이 장에서 다루는 근골격
- ▶ 상완삼두근
- ▶ 주관절낭

일상생활이나 스포츠 동작 등에서 손을 효율적으로 조작하기 위해서는 주관절 가동성이 필수적이다. 특히 식사나 몸단장(grooming), 머리 묶기나 감기 등의 동작에서 손을 얼굴로 가져갈 때 주관절 굴곡동작이 따른다. 주관절 굴곡 제한에는 굴곡 최종범위에 척골 구상돌기, 요골두가 들어맞는 상완골의 구상와, 요골와(그림 60)에서 뼈가 증식하거나, 상완삼두근이나 주관절 후면의 연부조직이 구축되어 굴곡을 저해하거나, 굴곡 최종범위 직전에 주관절 전면에서 전방관절낭에 충돌이 발생하는 등의 요인을 들 수 있다.

이 장에서는 **상완삼두근**과 **주관절 후면**의 **연부조직**을 다룰 것이다. 전방관절낭의 충돌은 상완근 심두와 관련이 있으며, 그 해부학에 대해서는 **III-1**에서 기재하였다(→ **p. 104**). 또한, 상완삼두근 내측두의 일부인 후주관절근에 대해서도 언급하였으며, 후주관절근은 주관절의 후방관절낭 충돌에도 연관되어 주관절 신전 제한(→ **p. 105**)의 요인 중 하나가 된다.

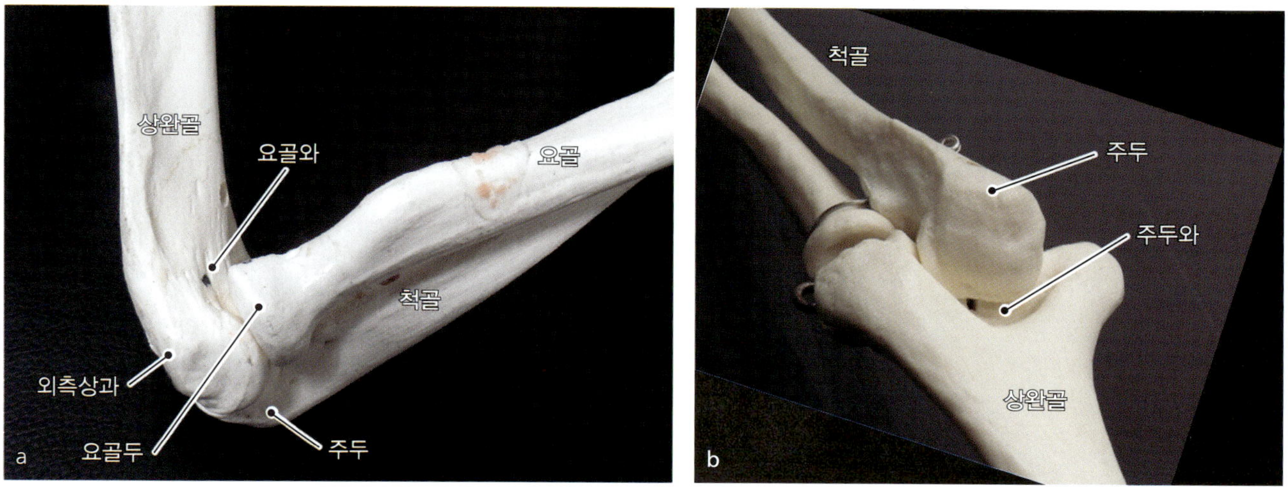

그림 60 주관절의 굴신운동을 제한하는 골 구조

a : 굴곡 자세의 주관절 골격, 외측면. 굴곡 자세의 최종범위에서 상완골 요골와에는 요골두(주관절 외측), 상완골 구상와에는 척골 구상돌기(주관절 내측에 존재하며 여기서는 보이지 않음)가 들어맞는다. 요골와나 구상와에 골증식이 발생하면 주관절의 굴곡은 최종범위에서 제한된다.

b : 신전 자세의 주관절 골격 후면. 근위의 약간 외측에서 본 사진. 신전 자세의 최종범위에서는 상완골 주두와에 척골 주두가 들어맞는다. 주두와에 골증식이 발생하면 주관절의 신전은 최종범위에서 제한된다.

1 상완삼두근(triceps brachii) 구조의 이해

상완삼두근은 **장두**(표 4 → p. 86) 및 **외측두**와 **내측두**(표 4 → p. 137)로 이루어진다(그림 61). 그림 62는 그 근육 구조를 설명한다. 심측에 있는 것이 내측두로, 요골신경이 지나는 상완골 요골신경구보다 원위의 상완골 후면과 양측의 상완근간중격에서 기시하여 그 천측의 근섬유가 우상(깃 모양)으로 모여 넓은 **정지건판**을 만든다. 정지건판은 주두에 정지한다. 내측두보다 천측에는 장두가 견갑골의 관절하결절에서, 외측두가 상완골 요골신경구보다 근위의 상완골 후면과 외측상완근간중격에서 기시하여 내측두를 덮으며 주행한다. 이후 장두는 내측두의 정지건판 내측연, 외측두는 정지건판 외측연에 부착한다. 그림 63, 64에서는 상완골에서 기시하는 외측두와 내측두를 보여준다.

상완삼두근을 지배하는 **요골신경**은 상완심동·정맥과 함께 대원근의 심측에서 주행하다가 상완 신측(후방)으로 도달하여 내측두와 외측두 부착 영역의 경계선(**상완골 요골신경구**)을 따라 외측 원위로 향한다. **척골신경**은 내측두의 내측연을 따라 전완으로 향한다(그림 61). 내측두에는 요골신경 외에도 척골신경으로부터의 근육분지도 진입하는 예가 21%(7/33)에서 관찰되었다.[1]

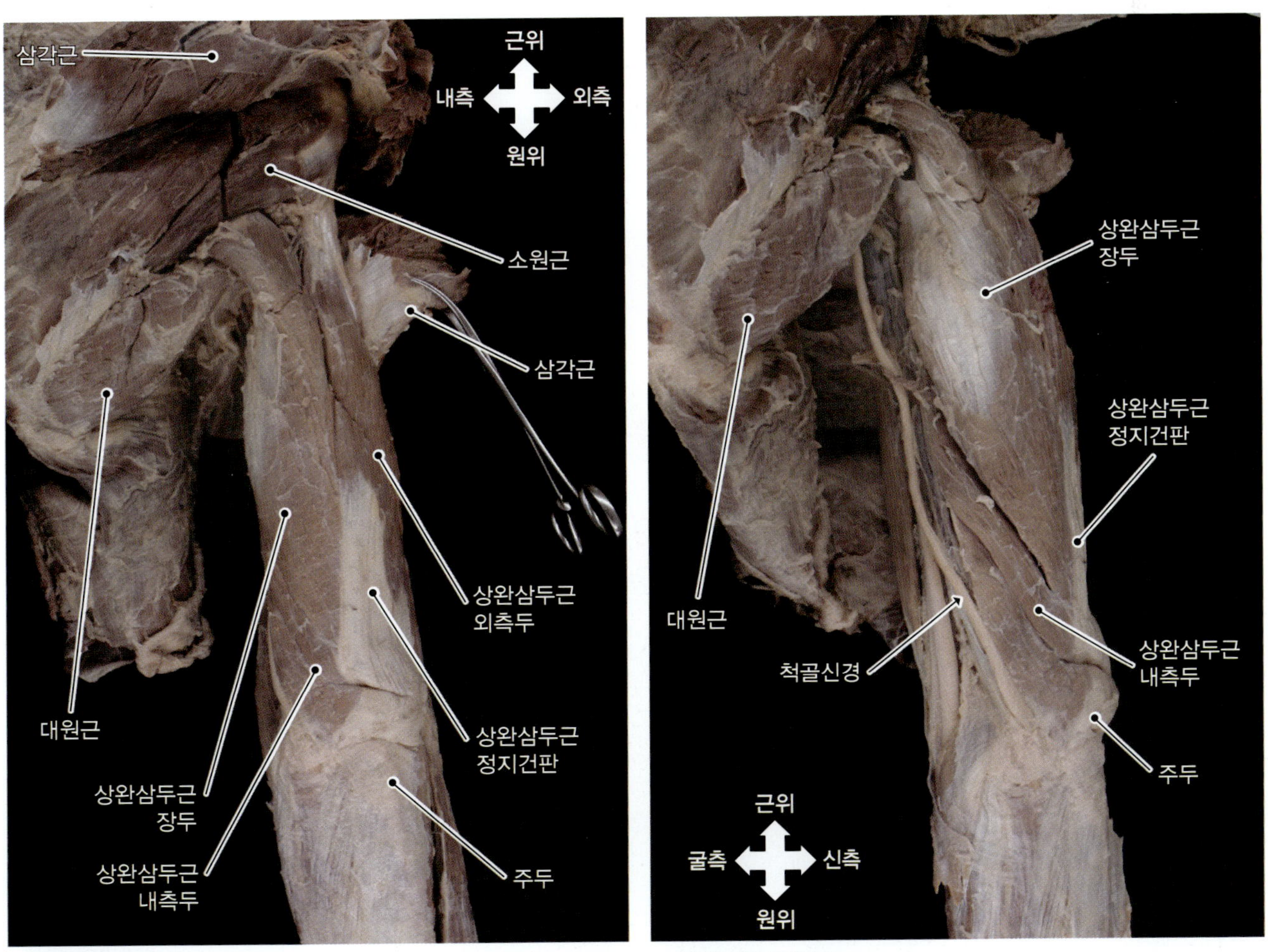

a: 상완 신측(후방)면

b: 상완 내측(전방)면

그림 61 상완삼두근

우측 상완에서 삼각근이 신측(후방)면에서 절단되어 굴측(전방)으로 반전되었다.

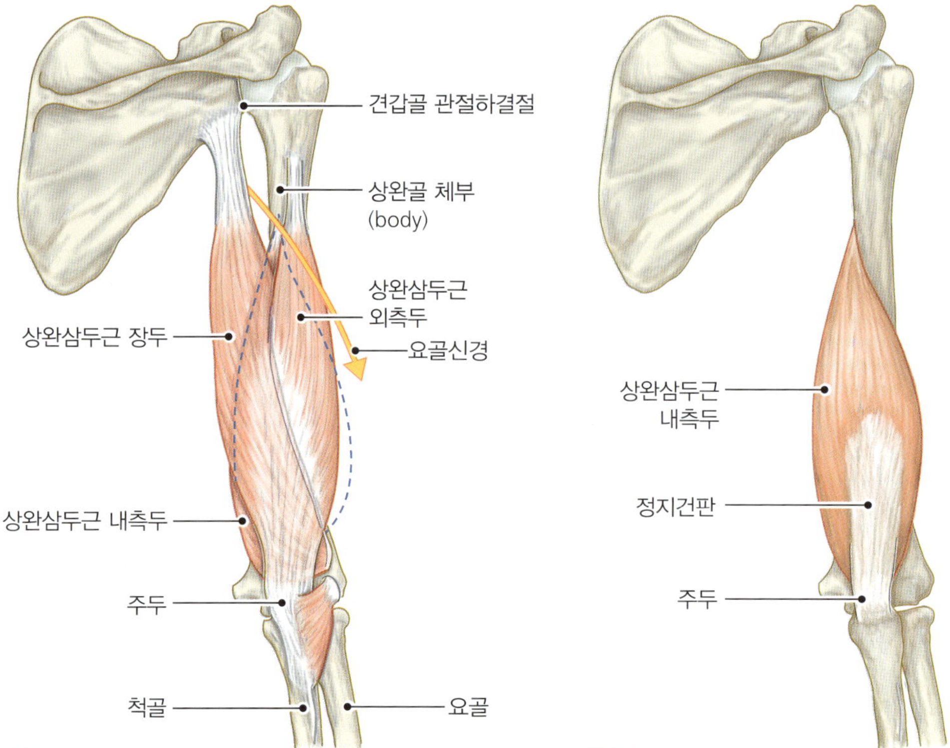

그림 62 상완삼두근의 근육 구조

요골신경 위(근위)에 부착하는 것이 외측두, 아래에 부착하는 것이 심측에 있는 내측두이다. **a**의 파란색 점선은 내측두의 윤곽을 나타낸다.

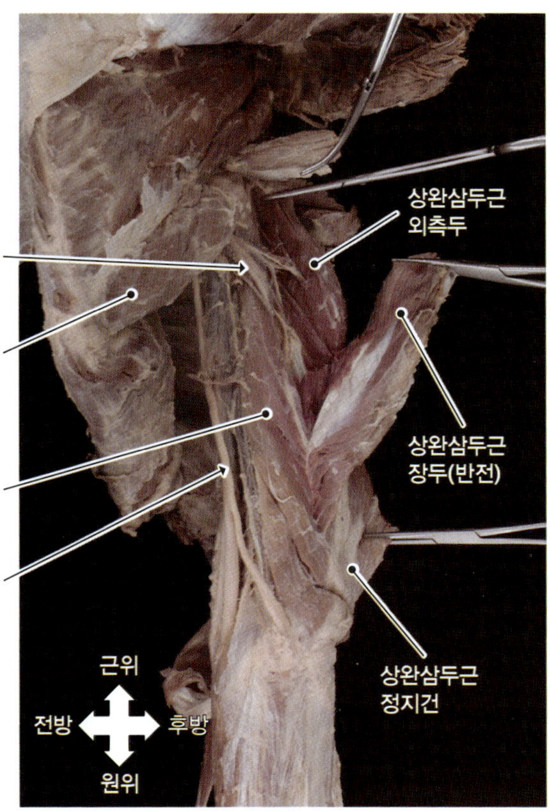

그림 63 상완삼두근 외측두와 내측두

그림 61b에서 계속. 장두를 기시부 부근에서 절단하여 근위·원위 방향으로 반전시켰다.

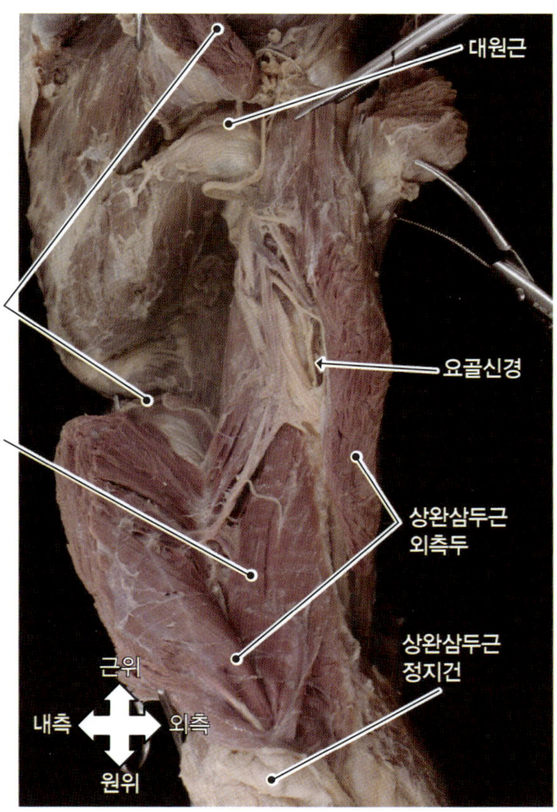

그림 64 상완삼두근 내측두

그림 63보다 더 신측에서 관찰. **그림 61a**에서 계속. 장두를 절제한 후 외측두 근복에서 절단하여 내측·외측으로 반전시켰다.

2 상완삼두근 내측두와 주관절낭

그림 65는 상완삼두근 내측두가 정지건판이나 후방관절낭에 부착하는 모습을 시상단면에서 관찰한 것이다. 상완삼두근의 정지건판은 원위를 향하며 두꺼워지고 최종적으로는 주두에 정지한다. 내측두의 근섬유는 정지건판의 심측면에 부착하지만, 심층의 근섬유에는 **후방관절낭**에 부착하기도 한다. 후방관절낭에 부착하는 내측두 심층의 근섬유속이 **후주관절근**이다.[1, 2] 후주관절근은 주관절 신전 시 후방관절낭을 근위로 당기며, 주관절을 신전운동 시 상완삼두근 내측두의 수축이 불충분한 경우에는 후방관절낭이 주관절 후면에서 충돌을 일으키기 때문에 주관절 후면에 **뻑뻑한 느낌**(주관절 신전이 불충분한 감각)이 발생한다.[2] 즉, 상완삼두근의 수축 부전은 주관절의 신전 제한인자(→ **p. 105**) 중 하나가 된다.

한편, 후주관절근이 부착하는 후방관절낭에는 관절낭의 섬유층과 활막층 사이에 지방조직이 존재한다(그림 65b). 유사한 지방조직이 전방관절낭에도 존재하므로 전방은 **팔꿈치 전방지방체**, 후방은 **팔꿈치 후방지방체**라고 한다(그림 66).[3] 그림 67은 상완삼두근 내측두의 부착 양상과 팔꿈치 후방지방체를 보여준다. 상완삼두근 내측두는 정지건판과 후방관절낭에 부착하지만 상완골 주두와의 근위 측에는 내측두가 부착하지 않는 영역이 있다(그림 66). 주관절 움직임에 대응해 지방체가 이동할 수 있는 영역으로 주관절 신전 시에는 팔꿈치 후방지방체에 의해 충당된다(그림 66, 68).[3]

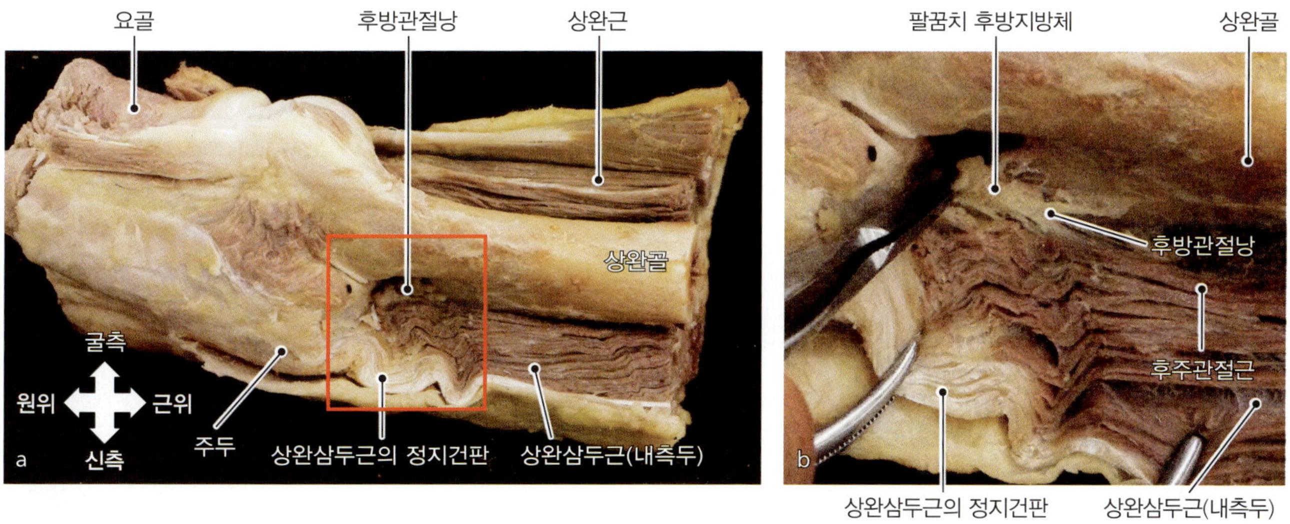

그림 65 상완삼두근 내측두와 주관절

a : 좌측 주관절의 정중보다 외측에서 연부조직(관절낭과 그 관련 구조 제외)을 제거하고 요측(외측)에서 본 모습. 전완은 회내 자세이다.

b : **a의 빨간색 부분을 확대한 사진**. 후방관절낭에 부착하는 내측두 심층의 근섬유속(후주관절근)과 후방관절낭의 층 사이에 포함된 팔꿈치 후방지방체가 표시되어 있다.

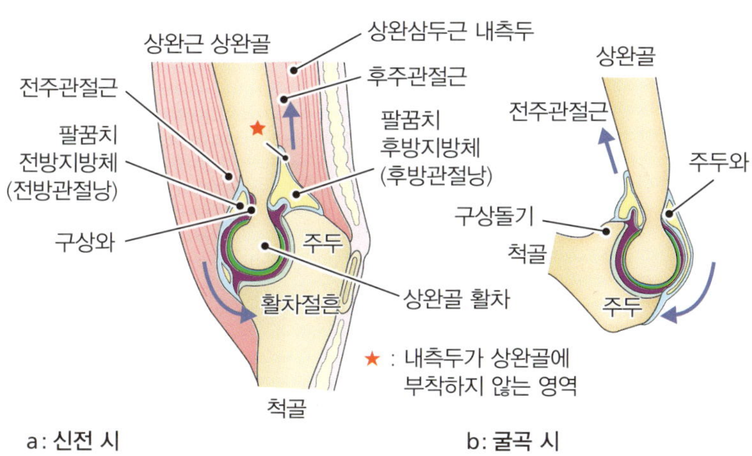

그림 66 팔꿈치 전방 · 후방지방체와 주관절의 움직임

주관절 완척관절의 시상단면이다. 하늘색 부분은 관절낭의 섬유층과 활막층이며, 팔꿈치 전방 · 후방지방체도 이 두 층 사이에 존재한다. 녹색은 관절연골, 보라색은 관절강을 나타낸다. 주관절 신전 시에는 팔꿈치 전방지방체가 구돌와를 채우지만 굴곡 시에는 진입하는 구상돌기에 의해 근위로 밀려난다. 전방관절낭에 부착하는 전주관절근의 수축은 이러한 움직임을 돕는다. 한편, 팔꿈치 후방지방체는 굴곡 시에는 주두와를 채우고 있지만, 신전 시에는 진입해 오는 주두에 의해 근위로 밀려난다. 후방관절낭에 부착된 후 후주관절근의 수축은 이 움직임을 돕는다.

3 주관절에 굴곡 제한이 발생하는 이유는?

상완삼두근 구축은 주관절 굴곡 제한의 주요 요인임은 물론 주관절 후면에서 연부조직의 유연성 저하와 상완삼두근과의 유착도 굴곡 제한의 요인이 된다.

이 장에서는 상완삼두근 내측두의 근속에는 주관절의 후방관절낭에 직접 부착하는 것(후주관절근)이 있고, 후방관절낭의 섬유층과 활막층 사이에 팔꿈치 후방지방체가 존재하는 것을 보여준다(그림 65, 67).

팔꿈치 후방지방체는 주관절 굴곡 시에는 **주두와**(olecranon fossa)를 채우고 있지만, 신전 시에는 주두가 주두와로 진입하면 밀려나듯이 형태를 바꾸며 근위로 이동한다.[3] 반대로 신전 자세에서 굴곡해 가는 과정에서는 역시 형태를 바꾸면서 이번에는 원위로 이동하여(그림 66, 68) 주두와를 다시 채움으로써 부드럽고 완전한 팔꿈치 굴신을 가능하게 하고 있다고 생각된다.

또한, 상완골 주두와의 근위에는 **상완삼두근이 부착하지 않는 영역**이 있다(그림 67). 이 영역이 주관절 신전 시 지방체 근위로의 이동을 수용하고 있다고 생각된다. 따라서 **팔꿈치 후방지방체**의 유연성 저하나 유착은 주관절 신전이나 굴곡장애의 요인이 될 수 있다. 더불어 주관절 신전 시 팔꿈치 후방지방체의 이동은 **후방관절낭**을 근위로 밀어내고 팔꿈치 신전에 따른 관절낭의 끼임(관절낭에 의한 충돌)을 피하게 한다.[4] 후방관절낭을 근위로 당기는 상완삼두근 내측두(후주관절근)의 수축은 이 회피 효과를 강화시킨다.

이러한 관점에서 보면 상완삼두근의 구축은 주관절 굴곡을 방해할 뿐만 아니라 신전에 부정적으로 작용한다. 팔꿈치 후방지방체의 유연성 저하와 상완삼두근의 구축 모두 팔꿈치의 굴곡·신전을 저해할 가능성이 있으므로 이는 임상에서 '잘 펴지지 않는 팔꿈치는 구부리기도 힘든 경우가 많다'는 것과 관련이 있을지도 모른다.

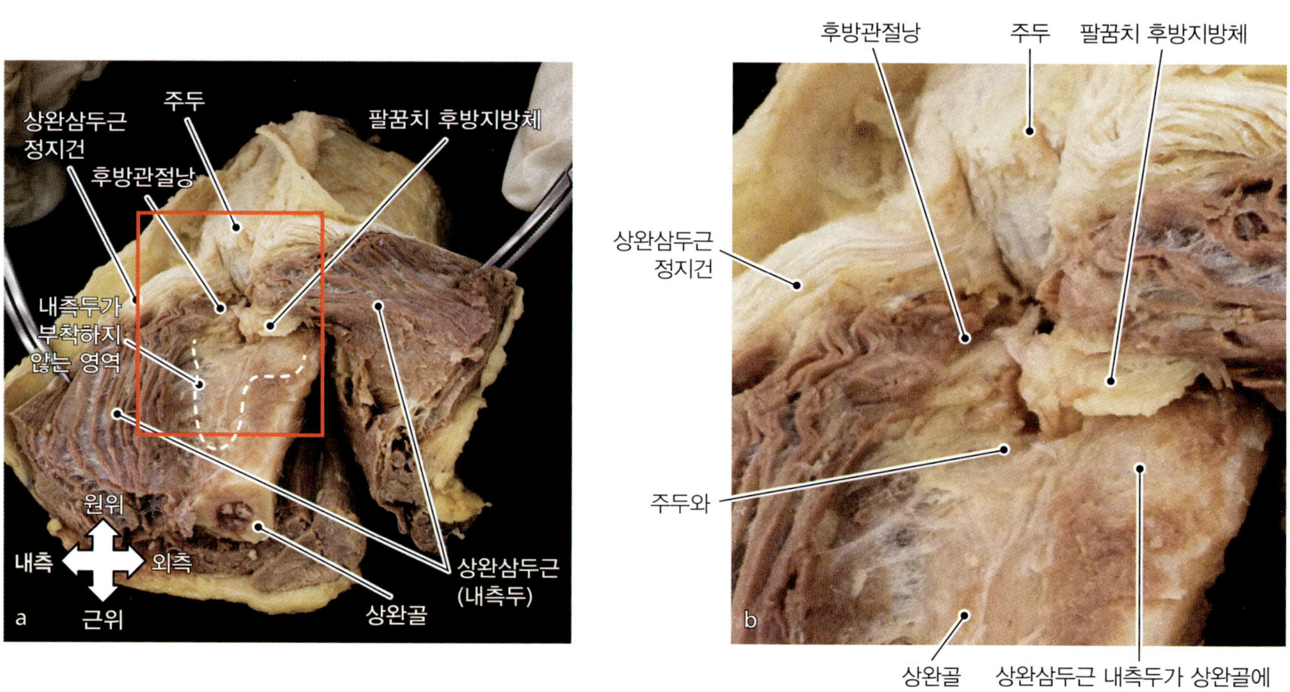

그림 67 상완삼두근 내측두와 팔꿈치 후방지방체

a : 좌측 상완은 원위부에서 절단하고, 신전 자세의 주관절을 신측(후방) 근위 방향에서 본 사진. 상완삼두근 원위부는 시상면에서 절단되어 내외측 방향으로 펼쳐져 있다.

b : **a의 확대도**. 주두와의 근위에서는 상완삼두근 내측두와 상완골 사이에 팔꿈치 후방지방체가 존재한다.

또한, 주관절 굴곡에는 **상완근**이 관여한다. 상완근 정지부에는 천층과 심층의 두 가지 근속이 있으며, 심층 근속의 일부(**전주관절근**)가 주관절의 전방관절낭에 부착한다(그림 66, 그림 16 → **p. 104**). 따라서, 상완근 심두 근속의 수축 부전은 주관절 굴곡 시 주관절 전면에서 전방관절낭의 충돌을 일으켜 주관절 굴곡 제한 요인이 된다(→ **p. 104**). 전방관절낭의 층간에 있는 팔꿈치 전방지방체(그림 17 → **p. 104**)도 주관절의 굴신운동에 따라 형태나 두께를 바꿀 수 있어(그림 19 → **p. 106**) 주관절의 굴신을 원활하게 하고, 주관절 굴곡 시 전주관절근의 수축에 따른 전방관절낭의 근위 이동을 도와 결과적으로 전방관절낭의 충돌을 방지한다. 따라서 팔꿈치 전방지방체의 유연성 저하도 팔꿈치 굴곡을 제한한다.

표 4 상완삼두근

	기시	정지	신경지배	수축 → 신장되는 작용	장애 시 제한되는 움직임	임상과의 접점
상완삼두근 (내측두 · 외측두)	**내측두** 상완골 후면에서 요골신경구보다 원위 방향의 영역, 내측상완근간중격, 외측상완근간중격 **외측두** 상완골 후면에서 요골신경구보다 근위 방향의 영역, 외측상완근간중격	척골의 주두	요골신경	주관절의 신전	주관절의 굴곡	내측두는 주관절 신전운동 시 팔꿈치 후방관절낭을 견인하여 충돌을 예방한다.

4 주관절 후면의 초음파 해부

주관절 후방에서 상완삼두근을 장축 방향으로 관찰한다(그림 68). 상완삼두근 내측두에서는 주두에 부착하는 근속과 관절낭에 부착하는 근속을 관찰할 수 있다. 또한, 주관절을 신전하면(그림 68c), 굴곡 시(그림 68b)에 비해 **팔꿈치 후방지방체**는 주두와에서 밀려나듯이 근위로 이동한다. 다시 굴곡하면 지방체는 원위로 이동한다.

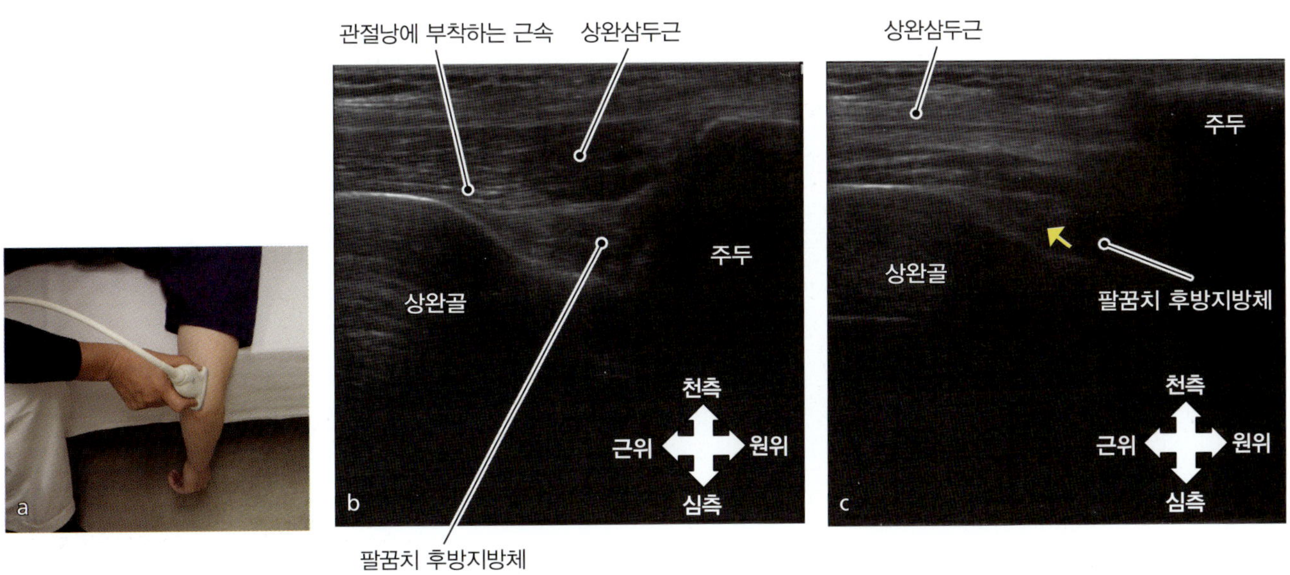

그림 68 상완삼두근의 부착과 팔꿈치 굴곡 · 신전 시 후방지방체의 동태

a : **스캔 부위**. 주두 근위에 프로브를 장축으로 댄다.
b : **팔꿈치 굴곡 시**
c : **팔꿈치 신전 시**. 굴곡 시에 비해 지방체가 주두와에서 밀려나듯이 근위로 이동한다. 굴곡하면 b의 상태로 돌아온다.

5 주관절 굴곡 제한에 대한 운동요법

상완삼두근 구축에 대한 운동요법과 전방관절낭의 충돌에 따른 '상완근 구축에 대한 운동요법'을 적용할 수 있다. 후자에 대해서는 그림 20(→ p. 107)을 참조한다. 여기에서는 전자에 대해서만 다룰 것이다.

상완삼두근 장두의 운동요법(스트레칭)은 그림 71(→ p. 86)을 참조한다. 내측두의 구축은 심층근 섬유(후주관절근)가 부착하는 후방관절낭과 팔꿈치 후방지방체(그림 65 → p. 135)의 자유로운 움직임을 방해하기 때문에 여기에서는 특히 내측두에 대하여 설명할 것이다.

상완삼두근 내측두의 스트레칭

근육 구축 치료는 신장장애와 활주장애라는 두 가지 관점에서 생각할 필요가 있다. 스트레칭은 신장장애에 대한 대응이다. 스트레칭에 대해서는 그림 39(→ p. 119)에 설명하였다.

상완삼두근 내측두의 수축 유도

근육의 수축 유도는 활주장애에 대한 접근방식이다. 내측두는 주관절 후방관절낭에도 부착한다. 내측두의 근수축을 통해 후방관절낭을 신장시키고 팔꿈치 후방지방체의 유연성을 개선한다. 또한 근수축을 유도하면서 이러한 구조 사이의 활주성을 개선시킨다.

상완삼두근 내측두는 대부분 **상완골**에 부착되어 있다(그림 62 → p. 134). 따라서 장두와 외측두는 근복을 파지하고 좌우로 이동시키면, 쉽게 움직이지만 내측두는 이동하기 어렵다. 우선 내측두를 확인하여 주두의 약간 근위 영역을 양측에서 잡는다(그림 69a). 이어서 대상자에게 주관절의 완전 신전운동(➡)을 실시하도록 한다(그림 69b). 이때 치료사는 상완삼두근 내측두를 근위로 미끄러지듯이 수축을 유도한다(⬅).

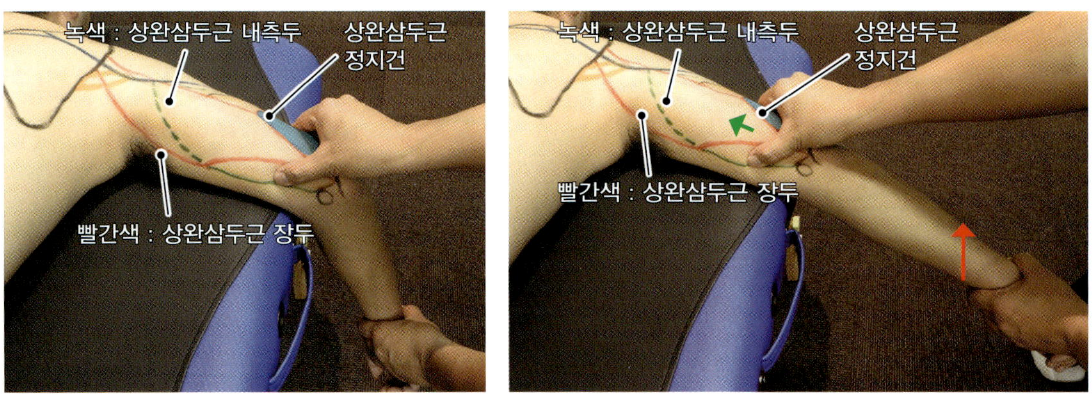

a: 내측두를 확인하여 파지
b: 수축 유도

그림 69 상완삼두근 내측두의 수축 유도

참고문헌

1. 本間敏彦:上腕の筋. 佐藤達夫, 他(編):日本人のからだ—解剖学的変異の考察. pp 107-113, 東京大学出版会, 2000
2. 工藤慎太郎:上腕骨外側顆骨折. 工藤慎太郎(編著):運動器疾患の「なぜ？」がわかる臨床解剖学. pp 44-52, 医学書院, 2012
3. 林典雄:肘関節後方脂肪体の超音波観察と拘縮との関連. 杉本勝正(監修), 林典雄(著):運動療法のための運動器超音波機能解剖. pp 71-75, 文光堂, 2015
4. 林典雄, 他:肘関節伸展運動における肘後方脂肪体の超音波動態観察よりみた後方インピンジメントの病態考察. 理学療法学 Supplement 2010:CaOI 1021, 2011

IV ▶ 수관절(articulations of hand) · 수부(hand)

1 수부의 저림을 해부

이 장에서 다루는 근골격
- ▶ 수근관
- ▶ 척골관
- ▶ 굴근지대(횡수근인대)
- ▶ 천지굴근
- ▶ 심지굴근
- ▶ 충양근

손의 피부 감각을 지배하는 정중신경, 척골신경, 요골신경은 특유의 분포 영역을 갖는다. 따라서 손바닥의 엄지 쪽에 증상(저림 등)이 나타나는 경우는 **정중신경**, 손바닥과 손등 새끼손가락 쪽에 증상이 나타나는 경우는 **척골신경**, 손등 엄지 쪽에 증상이 나타나는 경우는 **요골신경**에 대한 압박과 마찰 부하를 의심한다. 부하 부위(신경포착 부위)로 가장 의심되는 것은 정중신경에서는 **수근관**, 척골신경에서는 **척골관(Guyon's canal)**으로 모두 수근부 굴측(전방)에 위치한다(그림 1). 요골신경에서는 운동신경섬유와 관련해서 **회외근 관통 부위**(그림 48 → **p. 125**)가 있으나 감각신경섬유가 관련된 해부 구조적인 포착 부위가 특별히 존재하지 않는다. 이 장에서는 수근관과 척골관에 관련된 해부 구조를 다룰 것이다.

수근관에서의 신경압박 증상은 **수근관증후군**(carpal tunnel syndrome)이라고 한다. 수근관을 통과하는 정중신경에는 무지구근을 지배하는 운동신경섬유도 포함되므로, 무지구근의 근력장애나 위축이 감각 증상에 수반된다. 보다 고위의 신경포착 부위로 **원회내근 관통 부위**(그림 6 → **p. 98**)가 있으며, 이 경우에는 전완근의 근력장애도 증상에 가해진다.

척골관에서의 신경압박 증상은 **척골관증후군**(ulnar tunnel syndrome)이라고 한다. 척골관을 통과하는 척골신경 장지(palmar branch of ulnar nerve)에는 수부 내재근(정중신경 지배근육 제외)을 지배하는 운동신경섬유도 포함되므로, 수부 내재근의 근력장애(정교한 운동장애나 소지구근 · 골간근의 위축 등)도 증상에 가해진다. 보다 고위의 신경포착 부위로는 **주부관**(그림 27, 29 → **p. 113**)이 있으며, 이 경우는 전완 척측의 감각장애나 약지와 새끼손가락의 굴곡장애가 나타난다.

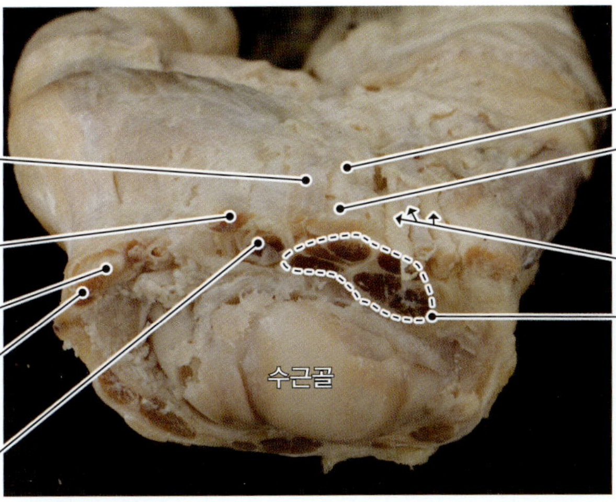

그림 1 수근부의 신경포착 부위

좌측 요골수근관절의 관절강에서 손을 분리하여 그 단면을 본 사진. 굴근지대와 수근구 사이에 요측수근굴근건, 장무지굴근건 및 정중신경, 천 · 심지굴근건을 지나는 부위가 수근관이며, 그보다 장측(손바닥)에서 척골동 · 정맥이나 척골신경이 지나는 부위가 척골관이다.

1 수근관(carpal tunnel)의 구조

수근골의 장측은 중앙이 홈 모양으로 움푹 들어간 곳으로 **수근구**(carpal groove)를 이루고, 척측 융기는 **두상골**과 **유구골**에 의해, 요측 융기는 **주상골**과 **대능형골**로 형성된다. 양측 융기 사이를 연결하는 **굴근지대**(**횡수근인대**)에 의해 수근구가 닫혀서 생긴 섬유성-골성 터널이 수근관이다(그림 2). 전완에서 손으로 향하는 정중신경과 지굴근 등의 건(힘줄)이 수근관을 통과한다(그림 3). 수근관은 대관과 소관으로 구분된다. **대관**을 정중신경, 천지굴근, 심지굴근, 장무지굴근이 지나고 소관을 요측수근굴근이 지나간다. **소관**은 대관의 요측에서 장측에 접한다. 요측수근굴근건은 굴근지대를 관통하는 형태로 소관을 지나, 대능형골결절의 척측을 거쳐 제2 중수골저로 향한다. 수부의 저림을 고려할 때 정중신경이 지나는 **대관**의 구조가 문제가 된다.

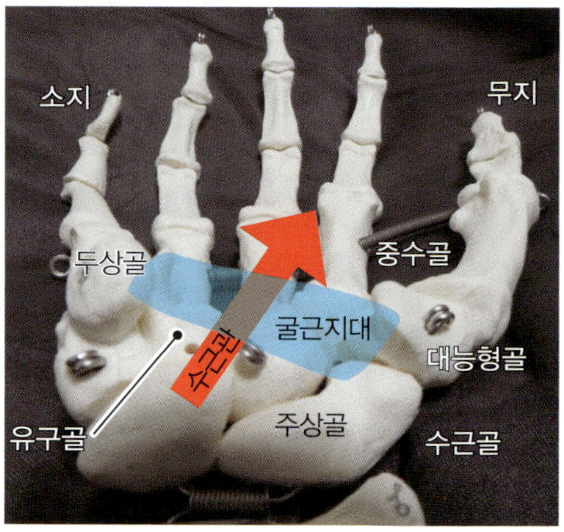

그림 2 수근관의 구조

수근관증후군의 발생기전

수근관증후군은 수근관 내에서 **정중신경**이 압박됨으로써 발생한다. 원인의 대부분은 불명확하지만 여성에게 많으며, 임신 시기나 폐경 후에 발생하므로 호르몬 균형과의 관련성이나 여성에서 수근관의 직경이 작은 것도 수근관 내 압력의 상승에 큰 영향을 미친다고 한다.[1] 부종과 건초염 또는 골절 등으로 수근관에 협착이 생기면 관강내압(intraluminal pressure)이 상승하고 그 결과 유연한 정중신경이 바로 장측의 굴근지대를 향해 압박되어 이차적인 압박성 신경병증이 발생하기도 한다.[2]

수관절의 배굴/장굴

망치와 같은 물체를 파지할 때 천지굴근과 심지굴근의 수축은 손가락을 굴곡시키지만 동시에 수관

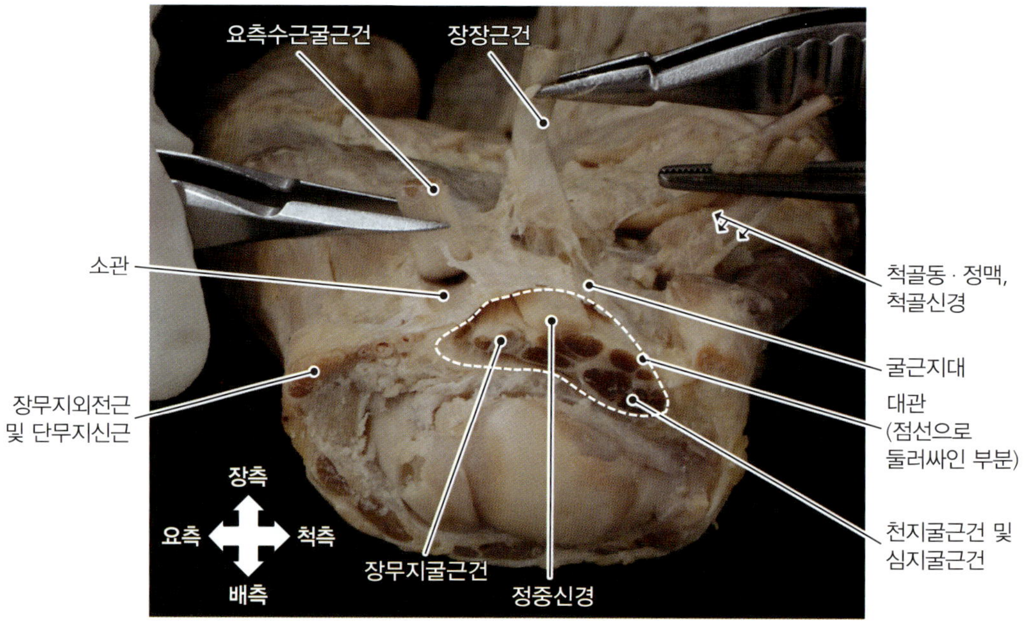

그림 3 요골수근관절 부위의 수근관 단면

그림 1에서 계속. 장장근건이 굴근지대에서 박리되어 장측으로 반전되었다. 수근관의 소관이 절개되어 이를 지나는 요측수근굴근건도 장측으로 반전되었다.

절의 굴곡 토크가 발생한다. 그러나 지신근이 과신전 상태가 되기 때문에 단요측수근신근과 같은 수관절 신근이 작용하여 수관절을 배굴시켜 지신근건의 긴장을 완화시킨다. 이러한 **건고정 작용**(tenodesis action)으로 지굴근의 수축 효과가 유지되며 손가락을 효과적으로 구부릴 수 있다.[3] 즉, **수관절 배굴**은 물체를 강력하게 잡아야 할 경우나 최대 근력을 발휘할 때 중요한 자세라고 할 수 있다.

한편, 수관절을 배굴 자세로 유지하는 수관절 신근이 작용하지 않는 상태(신근의 마비나 근피로 등)에서는 지굴근이 우세하게 작용하여 **수관절 장굴 자세**로 파지하게 된다. 수관절 장굴 60°에서는 굴근건과 정중신경 사이의 전단이나 뒤틀림(distortion) 및 굴근지대에 대한 굴근건의 활주 저항도 증가한다.[4, 5] 또한, 수관절과 손가락의 운동에 따른 수근관 내에서의 정중신경의 움직임을 초음파로 관찰한 Minamino 등[6, 7]은 수관절 장굴 자세에서의 전체 손가락 굴곡운동에 의해 정중신경이 장측·척측(내측) 즉, 굴근지대에 눌리는 듯이 이동하고, 수근관증후군 환자에서는 더욱 이러한 경향이 강해진다고 하였다. 수근관 내압의 정상치는 2.5mmHg인 것에 비해, 수근관증후군 증례에서는 30mmHg이며 수관절 장굴 자세에서는 100mmHg가 된다는 보고도 있다.[8] 이와 같이 수관절의 자세는 수근관증후군의 위험인자로 생각되고 있으며,[9] Smith 등[10]도 수관절 장굴 자세에서 반복되는 집기(pinch) 동작이나 잡는 동작이 포함된 움직임이 수근관증후군을 유발하는 요인이 된다고 말하고 있다.

2 굴근지대(횡수근인대)의 장측 구조

굴근지대의 바로 장측에 있는 **수장건막**(그림 4)은 굴근지대와 결합조직으로 단단히 연결되어 있다. 수장건막은 장장근(표 1 → **p. 146**)에서 연속되어 손바닥 중앙부에서 원위를 향해 방사상으로 퍼진다. 수장건막 근위부의 요측에는 무지구근, 척측에는 단장근이 존재한다. **단장근**은 피근(皮筋)으로 수장건막 척측연에서 기시해 소지구 척측연의 피부에 부착한다. 수장건막보다 심층이고 굴근지대보다 원위에서는 무지구와 소지구 사이를 **지방성 결합조직**이 채운다(그림 5). 이 결합조직에 **척골동·정맥**과 **척골신경 장지**가 묻혀있다(그림 6). 이 혈관과 신경은 **척골관(Guyon's canal)**을 통해 손바닥에 이른다.

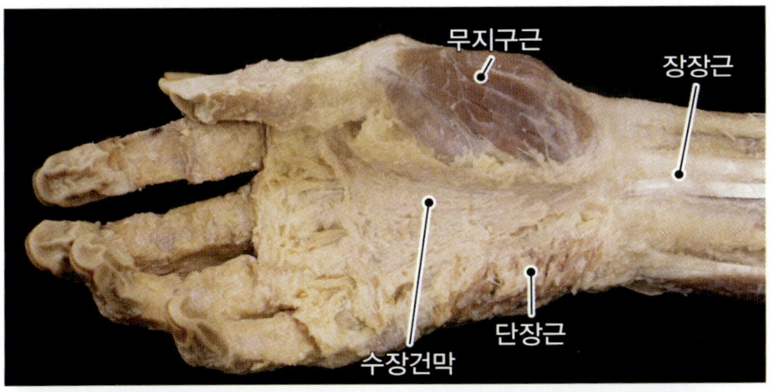

그림 4 수장건막(palmar aponeurosis)
우측 손바닥의 피부를 박리해 수장건막과 단장근을 드러냈다.

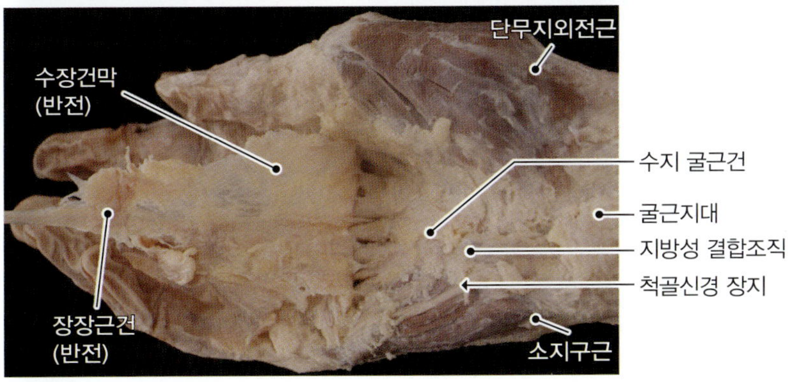

그림 5 수장건막을 굴근지대에서 박리
우측 손바닥. 굴근지대 바로 원위부를 지방성 결합조직이 채우고 있는 모습이 관찰된다.

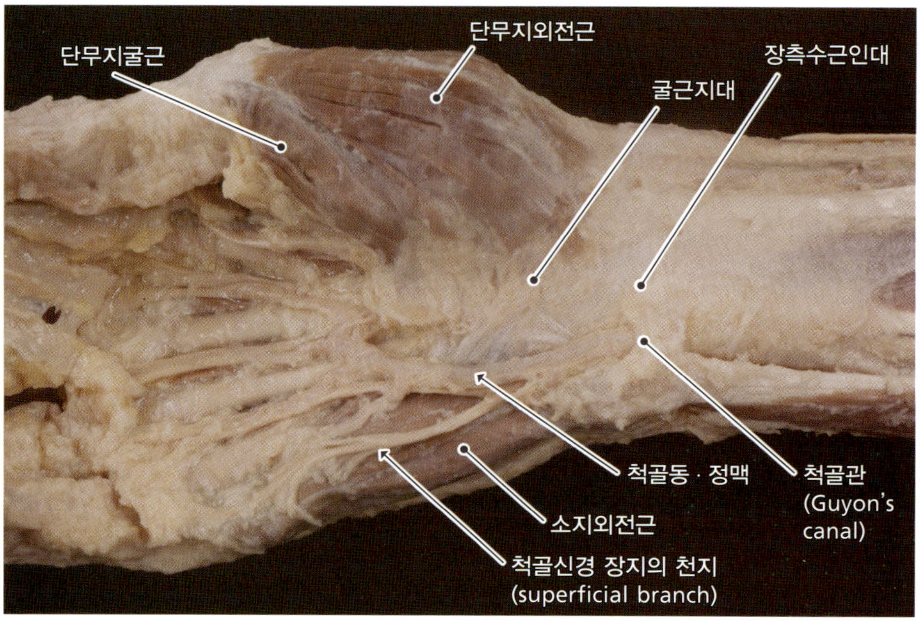

그림 6 **척골관과 이를 통해 손바닥으로 들어가는 혈관 및 신경**
수장건막하의 지방성 결합조직을 제거하여 척골동 · 정맥과 척골신경 장지의 천지를 드러냈다.

척골관의 구조

척골관은 바닥을 **굴근지대**, 천장을 **장측수근인대**, 척측을 **두상골**과 **두구인대**, 요측을 **유구골구**로 구성된 터널이다. 굴근지대는 결합조직을 통해 무지구근과 소지구근의 근막과도 연결되며, 굴근지대 원위에서는 건성 결합조직이 무지구와 소지구 사이를 연결한다(**그림 7**).

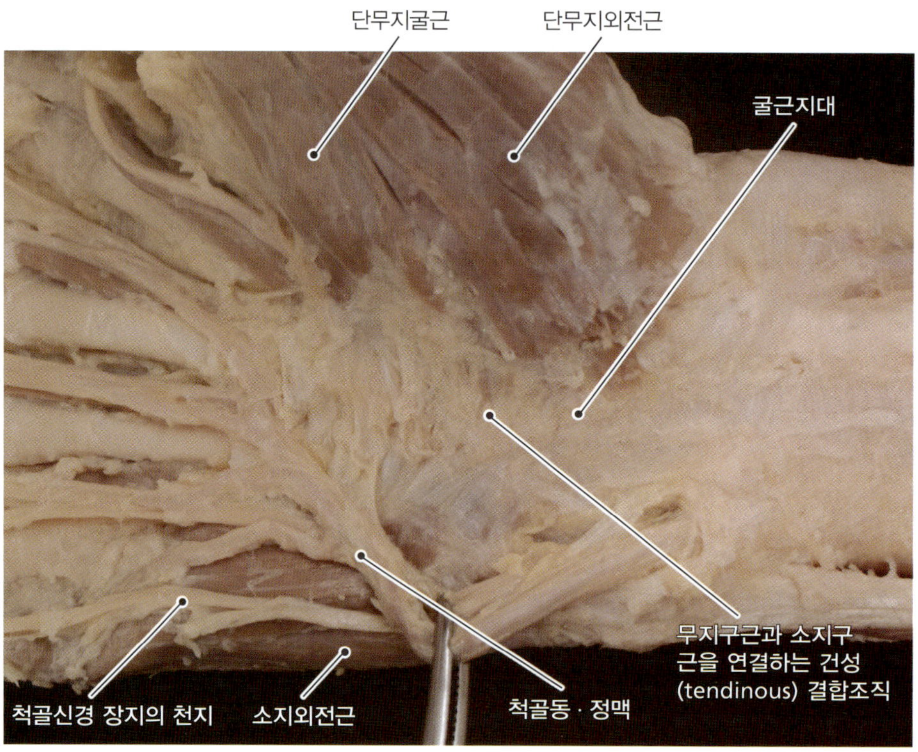

그림 7 **굴근지대(횡수근인대)**
척골동 · 정맥과 척골신경을 척측으로 견인하고 굴근지대를 장측에서 관찰한 모습

척골관증후군(Guyon's canal syndrome)의 병태

척골관증후군의 원인 질환으로는 결절종(ganglion cyst)을 비롯한 다양한 점유성 또는 염증성 병변을 들 수 있다. 한편, 원인 질환이 없고, 목발 사용 시나 자전거의 그립, 마우스 조작 시 등 척골관부에 만성적이고 반복적인 압박에 의한 증례도 보고되었다.[11]

소지구근은 굴근지대나 유구골구, 두상골에 부착한다. 척골관의 형성에도 관여하며, 소지구근의 유연성 저하와 과긴장은 장측수근인대와 굴근지대를 압박해 척골관을 좁힐 가능성도 있다.

또한, **척골신경 장지**는 두상골 부근에서 감각신경인 천지와 운동신경인 심지로 나뉜다(그림 6). 따라서 압박 부위가 분기 전의 장지라면 운동장애와 감각 마비의 두 가지 증상이, 분기 후의 천지라면 감각 마비, 심지라면 운동장애가 각각 단독으로 나타난다.[12]

3 굴근지대를 절개해 수근관 내부 구조를 관찰

수근관 내부에서는 천 · 심지굴근건을 척측에서 공동으로 감싸는 **총건초**가 큰 부분을 차지한다(그림 8). **정중신경**은 총건초의 장측에서 굴근지대 바로 심측을 지난다. 그림 9에서는 총건초를 조금 절개하여 내부의 천 · 심지굴근건을 관찰하였다. 활액초를 부분적으로 제거하며, 심지굴근(표 1 → p. 146)의 건(힘줄)에서 충양근이 기시하는 것이 관찰된다(그림 10). **충양근**(표 1)의 기시부는 수근관의 원위단(끝)에 근접한다.

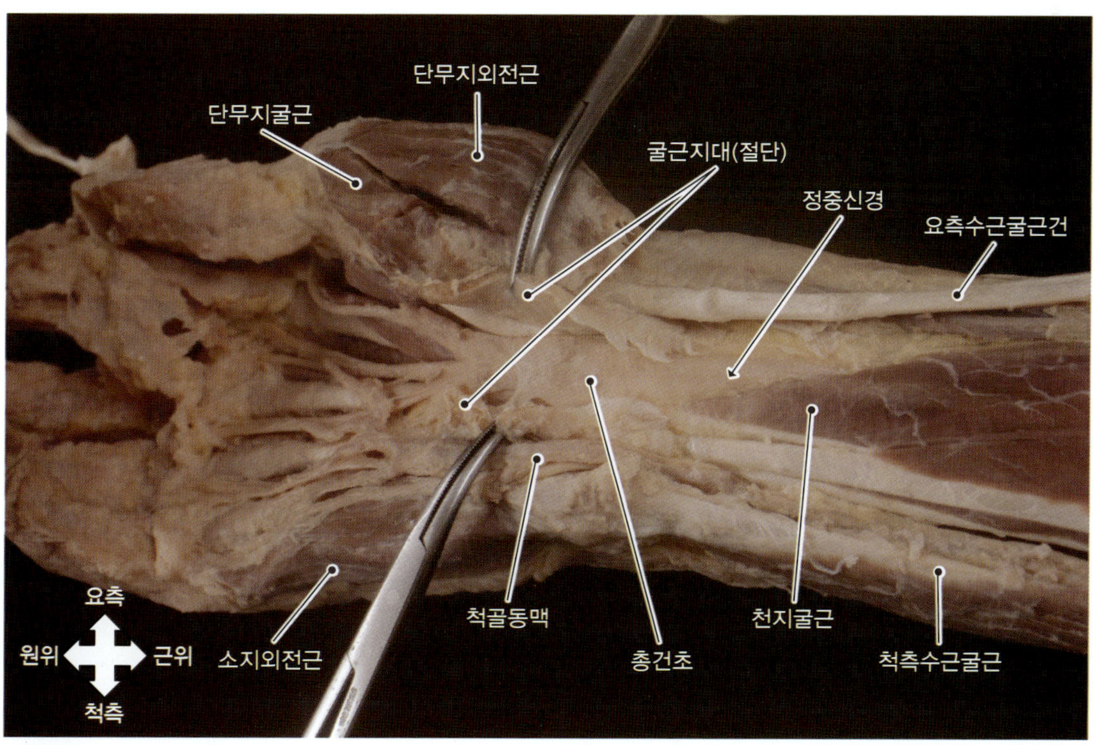

그림 8 지굴근의 총건초
우측 수근부에서 굴근지대가 중앙에서 절개되어 수근관이 열려 있다.

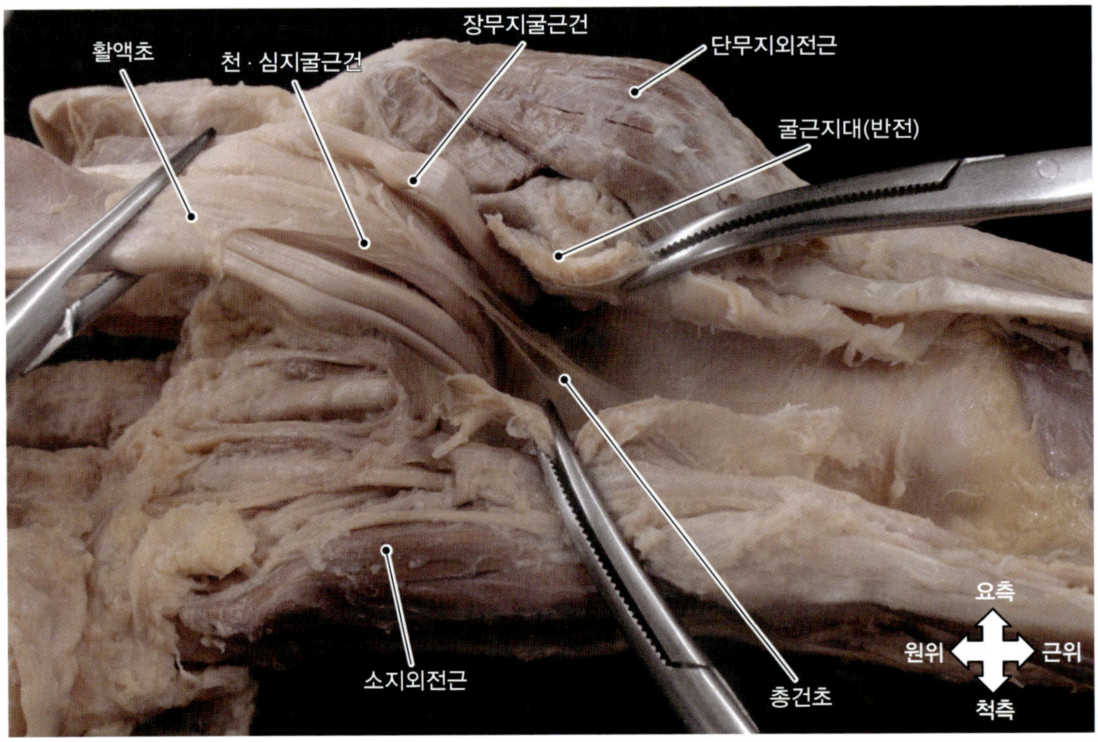

그림 9 총건초 내부를 지굴근의 건이 통과

그림 8에서 계속. 수근관 입구에서 총건초를 절단한 후 원위로 반전한다. 총건초의 심측면이 조금 열려 내부를 주행하는 지굴근의 건이 관찰된다.

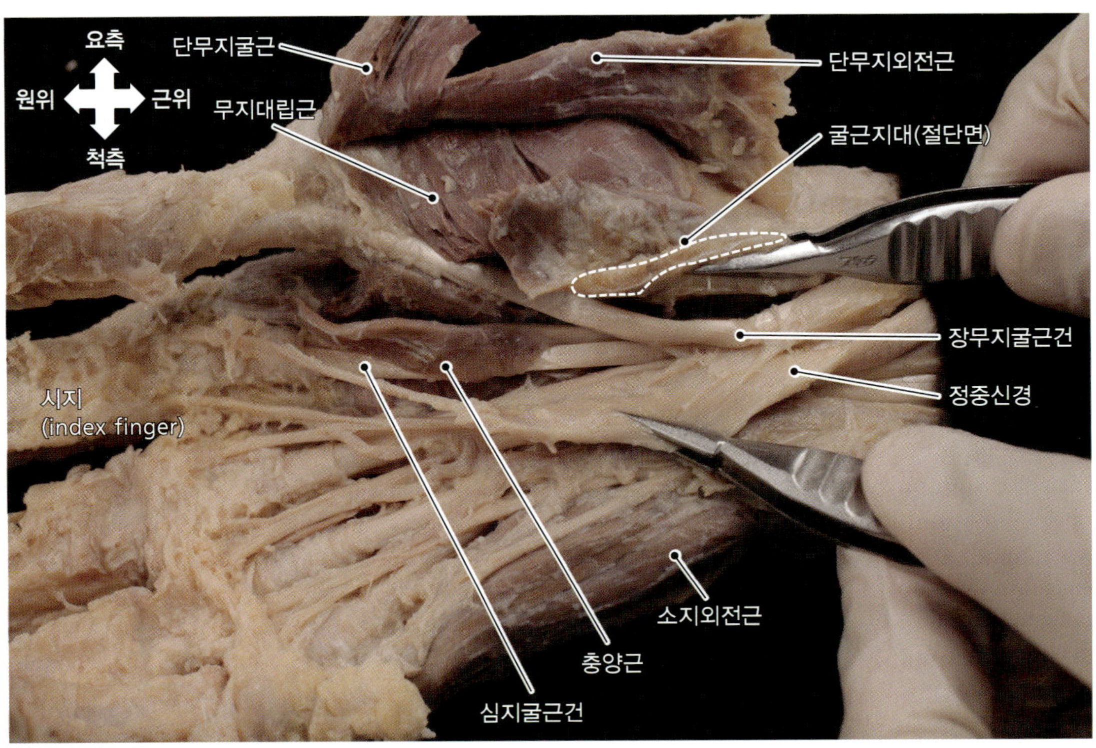

그림 10 심지굴근건과 충양근

우측 수근부에서 수근관을 열고 시지(index finger)를 향하는 심지굴근건에서 충양근이 기시하는 것을 관찰한다. 가장 천층에 있는 정중신경은 척측으로 약간 반전되고, 바로 심측의 총건초조직은 제거되었다. 이 증례에서는 충양근의 기시 근위부가 수근관 내로 들어가는 것처럼 보인다. 또한, 수근관의 가장 요측을 장무지굴근건이 통과해 엄지로 향한다.

충양근의 함입과 수근관증후군

손가락 굴곡 시 **충양근**(lumbrical)이 수근관에 함입(invagination)되는 경우가 있다. Yamada 등[13]은 충양근의 함입이 원인이라고 생각되는 양측 수근관증후군 1례를 보고함과 동시에 손가락 굴곡/신전 시의 충양근의 동태를 초음파로 조사해 정상인의 43수 중 17수, 수근관증후군 환자의 19수 중 13수에서 굴곡 시 충양근 함입을 확인하였다. 한편 Cobb 등[14, 15]은 신선사체 상지(주관절 원위의 상지)를 이용해 손가락의 최대 굴곡 자세에서는 충양근이 수근관 내에 약 30mm 함입하며, 최대 굴곡 자세에서 발생하는 수근관 내압의 상승이 충양근의 절제에 의해 억제된다는 것을 보고하였다. Yamada 등[13]은 충양근의 함입은 수근관증후군의 위험인자로, 잦은 함입은 점액낭염을 유발하여 수근관 내압을 상승시켜 수근관 증후군을 발병시킨다고 추측하고 있다.

4 정중신경의 수근관 근방에서의 주행

전완에서 **정중신경**(median nerve)은 천지굴근 바로 심측에서 심지굴근과의 사이를 하행하는데 손목에 가까워지면 천지굴근의 요측(외측)에서 피하에 나타나고, 이후 약간의 척측(내측)으로 방향을 틀어 천지굴근건의 천측으로 향하면서 수근관으로 들어간다(그림 11). 이 동안 정중신경은 **천지굴근**의 요측연에 접하여 주행한다. 이로 인해 손가락의 과도한 반복운동은 정중신경과 천지굴근 사이에서 마찰 부하를 일으킨다. 또한, 굴근지대와 정중신경 사이나 천지굴근과 심지굴근 사이(그림 12)에는 **지방성 결합조직**이 존재하고 있으며, 이러한 결합조직은 정중신경의 활주성을 유지시킨다.

요골 원위단 골절, 수부 골절 등으로 손이나 손가락의 움직임이 제한되면 결합조직의 유착으로 인해 정중신경의 활주장애로 통증이 발생할 가능성이 있다.

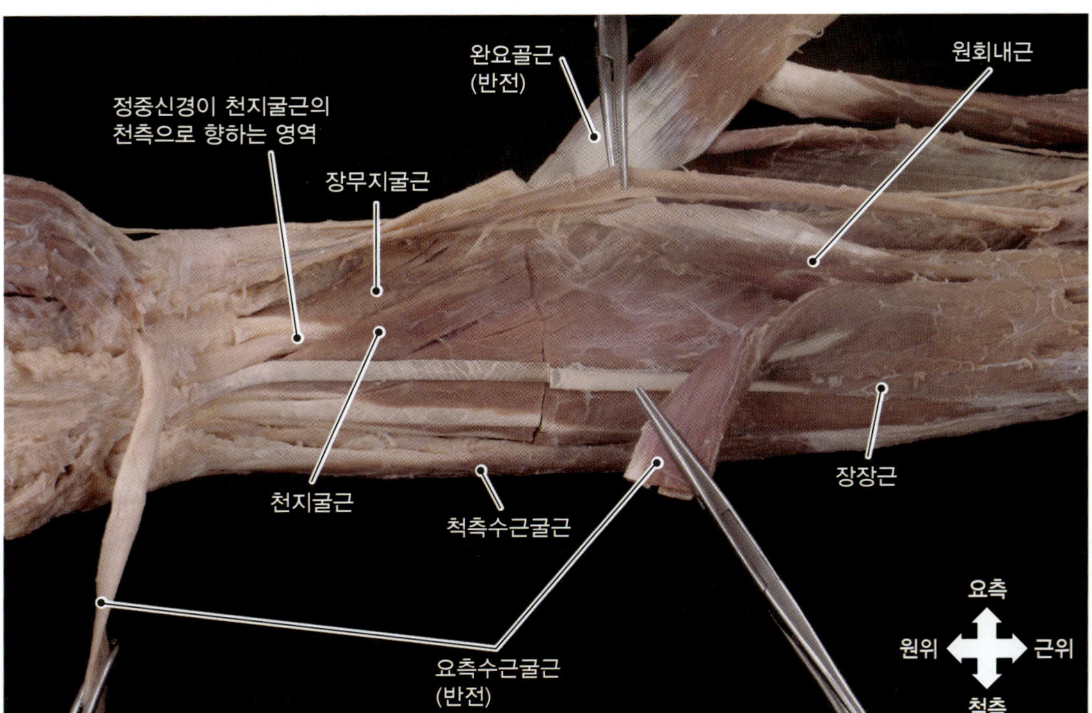

그림 11 정중신경과 천지굴근
우측 전완의 굴측에서 천지굴근이 드러나 있다. 장장근, 요측수근굴근, 완요골근은 원위 또는 근위로 반전되어 있다. 수근부(손목)에서는 천지굴근의 심측에서 피하로 나온 정중신경이 천지굴근의 요측연에 달라붙어 있도록 수근관으로 향하는 모습이 관찰된다.

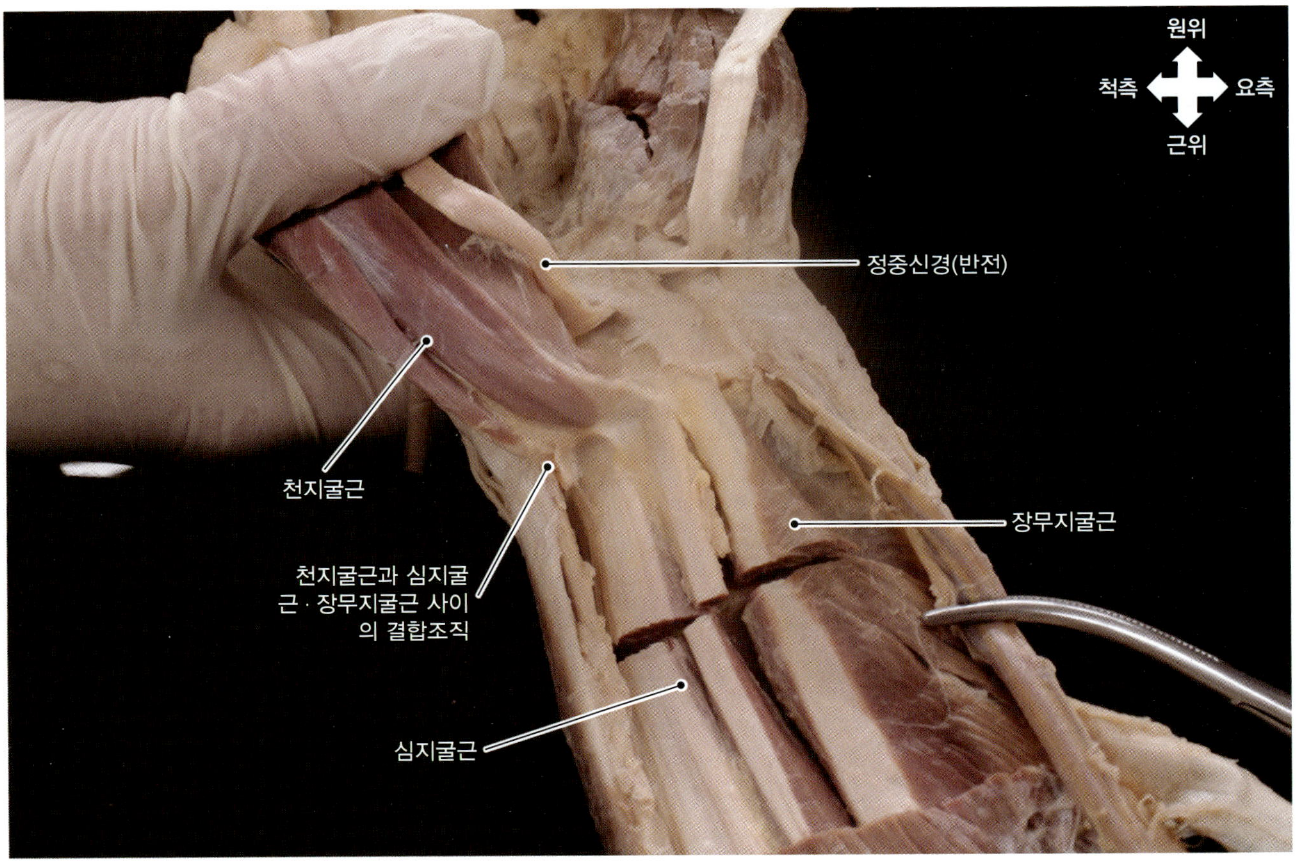

그림 12 천지굴근과 심지굴근 사이의 지방성 결합조직
그림 11에서 계속. 천지굴근과 정중신경이 원위로 반전되었다.

표 1 전완굴근

	기시	정지	신경지배	수축 → 신장되는 작용	장애 시 제한되는 움직임	임상과의 접점
천지굴근	1장 – III의 표 2(→ p. 114, 115) 참조					
척측수근굴근						
심지굴근	척골 전면의 근위 2/3 영역. 전완골간막	제2~5지의 말절골저	정중신경 척골신경	제2~5지의 MP관절, PIP관절, DIP관절의 굴곡. 수관절의 굴곡	제2~5지의 CM관절, PIP관절, DIP관절의 신전. 수관절의 신전	충양근이 기시한다.
장장근	상완골 내측상과, 전완근막	수장건막	정중신경	수관절의 장굴. 수장건막을 긴장시킨다.	수관절의 신전	발달이 불량하거나 결손된 증례가 있다. 단무지외전근이나 무지대립근과 공동으로 무지의 외전/대립운동에 작용한다.[16]
충양근	심지굴근의 정지건	제2~5지의 지배건막	정중신경 척골신경 심지	제2~5지의 신전, MP관절의 굴곡	제2~5지의 신전, MP관절의 신전	수근관증후군 발생에 관여한다.

5 수근관과 그 주위에서의 초음파 해부

수근부 부근에서 두상골과 주상골 및 두 뼈의 천측을 주행하는 **굴근지대**를 확인한다. 또한, 굴근지대를 지붕으로 한 수근관 내를 손의 **지굴근건(tendon of flexor digitorum)**이 주행하며, 지굴근건과 함께 **충양근**도 수근관 내에서 관찰된다(그림 13~15).

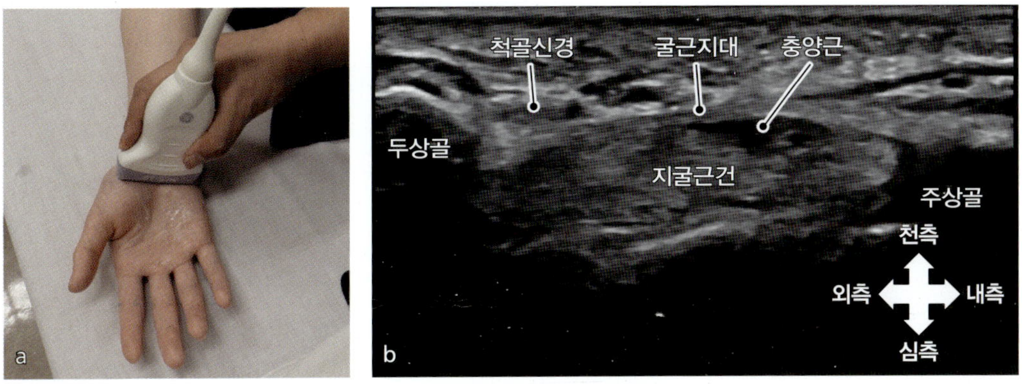

그림 13 수근관과 그 주위
a : 수근부의 약간 원위 영역에 프로브를 대고 수근관을 스캔한다.
b : 충양근(제1), 지굴근건과 수근관의 위치 관계를 보여준다. 수근관 원위 영역에서는 굴근건과 함께 충양근이 관찰된다.

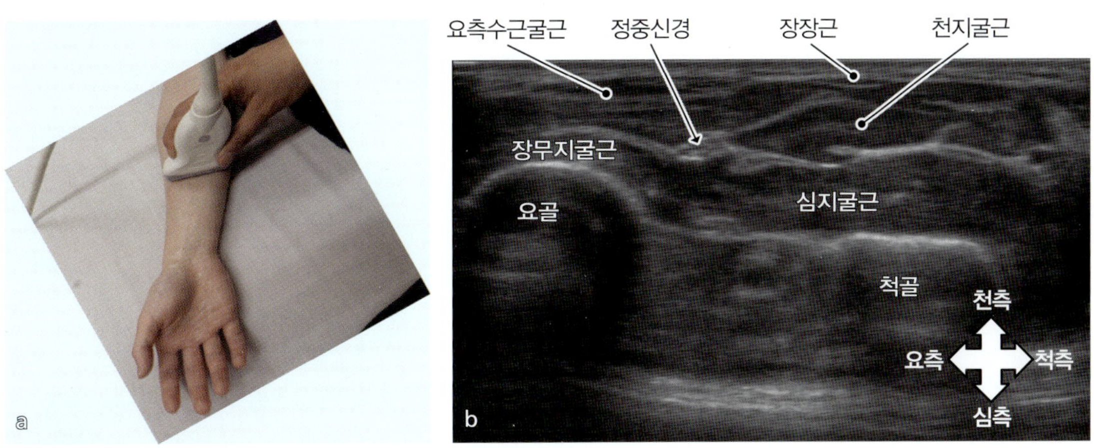

그림 14 전완굴근과 정중신경의 위치 관계(전완 1/2 부위)
a : 전완 1/2 부위에 프로브를 댄다.
b : 정중신경은 천지굴근과 심지굴근 사이에 위치한다.

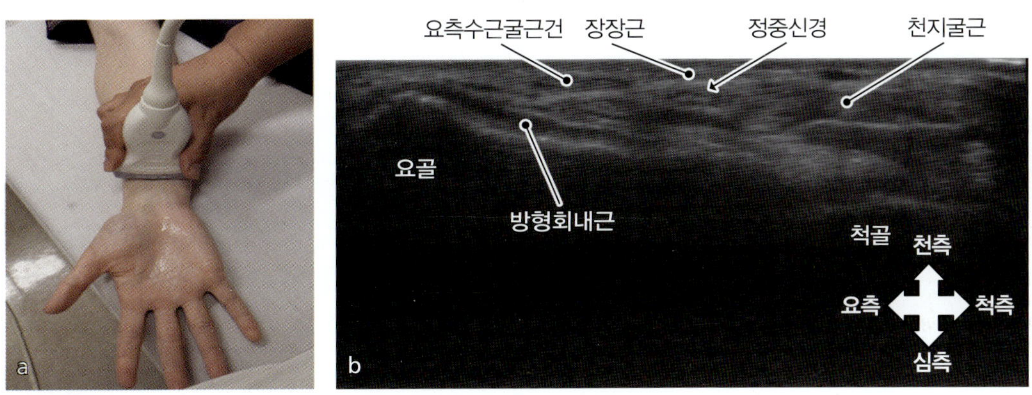

그림 15 전완굴근과 정중신경의 위치 관계(전완 원위 1/4 부위)
a : 전완 원위 1/4 부위에 프로브를 댄다.
b : 정중신경은 천지굴근 바로 천측에 위치한다.

6 수부 저림에 대한 운동요법

굴근지대에 정지하는 **무지구근**(thenar)과 **소지구근**(hypothenar)의 신전성 불량의 지연화에 따른 **굴근지대**의 탄력성 저하가 초기 수근관증후군의 수근관 내압 상승에 관여하고 있을 가능성이 시사되었다.[17] Aoki 등[18]은 이러한 관점에서 무지구근과 소지구근을 스트레칭시키는 간편한 운동요법을 고안하여 그 임상 효과를 검토하였다. 대상 증례는 경증에 국한되었지만, 손가락 저림이나 감각 저하가 소실되는 양호한 결과를 얻을 수 있었다. 그림 16, 17의 운동요법은 그 결과에 기초한 것이다.

또한, 이 장에서 설명한 것처럼 정중신경이나 천지굴근의 활주성 개선 및 충양근의 유연성 유지를 목적으로 한 운동요법도 중요하므로 이 관점에 따른 접근법도 고려해야 한다.

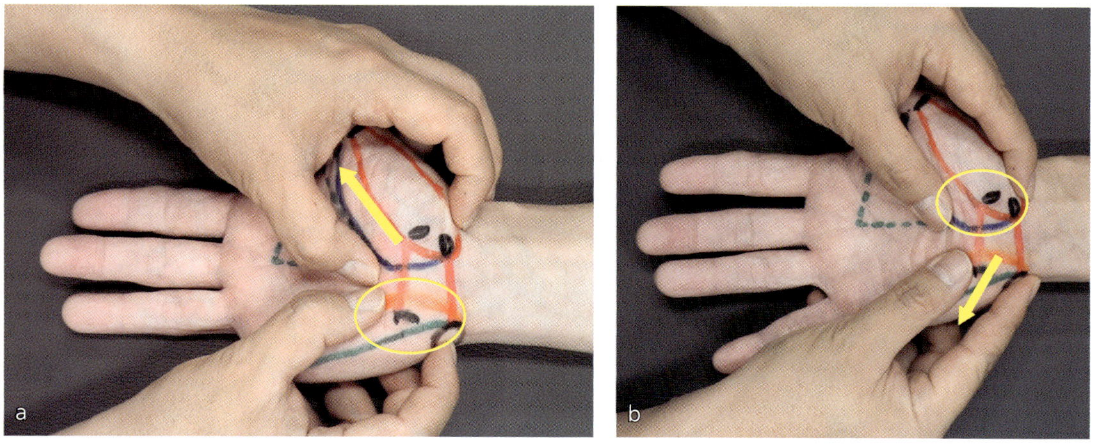

그림 16 무지구근과 소지구근에 대한 스트레칭
a : **무지구근과 굴근지대의 스트레칭**. 수관절 척측(내측)을 고정하고(◯), 무지구근을 신장시킨다(⇨).
b : **소지구근과 굴근지대의 스트레칭**. 수관절 요측(외측)을 고정하고(◯), 소지구근을 신장시킨다(⇨).

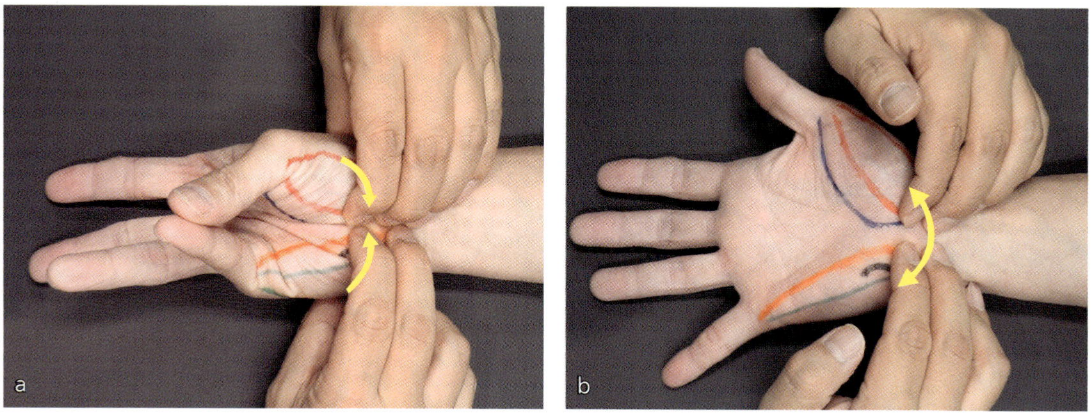

그림 17 무지구근과 소지구근에 대한 수축 유도
a : 수근 중앙부를 지점으로 무지구근과 소지구근에 의한 대립(opposition)운동을 유도한다.
b : 이 후 충분히 두 근육 사이를 벌려준다.

참고문헌

1. 森田竜治, 他:手関節・手部. 工藤慎太郎(編著):運動機能障害の「なぜ?」がわかる評価戦略. pp 100-138, 医学書院, 2017
2. 町田正文, 他:手根管症候群. 柏森良二, 他(編):末梢神経麻痺の評価―電気診断学とリハビリテーション. pp 141-152, 医歯薬出版, 1992
3. Neumann DA(著), 第7 章 手関節. Andrew PD, 他(監訳):筋骨格系のキネシオロジー. 原著第3 版, p 262-263, 医歯薬出版, 2018
4. Yoshii Y, et al:The effect of wrist position on the relative motion of tendon,nerve,and subsynovial connective tissue within the carpal tunnel in a human cadaver model. J Orthop Res 26:1153-1158 , 2008
5. Zhao C, et al:Gliding characteristics between flexor tendons and surrounding tissues in the carpal tunnel:a biomechanical cadaver study. J Orthop Res 25:185-190 , 2007
6. 南野光彦, 他:超音波短軸像による正中神経の手根管内での移動の検討―手根管開放術前後の比較. 日手会誌32:52-54, 2015
7. 南野光彦, 他:超音波短軸像による正中神経の手根管内での移動について―健常者での手関節肢位変化および手指運動による検討. 日手会誌 29:15-18, 2012
8. Gelberman RH, et al:The carpal tunnel syndrome. A study of carpal pressure. J Bone Joint Surg Am 63:380-383, 1981
9. de Krom MC, et al:Risk factors for carpal tunnel syndrome. Am J Epidemiol 132:1102-1110 , 1990
10. Smith EM, et al:Carpal tunnel syndrome:contribution of flexor tendons. Arch Phys Med Rehabil 58:379-385 , 1977
11. 今井富裕:尺骨神経管症候群. 臨床神経生理学 43:183-188, 2015
12. Gross MS, et al:The anatomy of the distal ulnar tunnel. Clin Orthop Relat Res 196:238-247, 1985
13. 山田賢治, 他:虫様筋が原因と考えられた両側手根管症候群の1 例―症例報告と超音波による解析. 日手会誌 24:972-979, 2008
14. Cobb TH, et al:Lumbrical muscle incrusion into the carpal tunnel during finger flexion. J Hand Surg Br 19:434-438, 1994
15. Cobb TH, et al:Effect of lumbrical muscle incrusion within the carpal tunnel on carpal tunnel pressure:a cadaveric study. J Hand Surg Am 20:186-192, 1995
16. 市江雅芳:長掌筋の作用に関する機能解剖学的研究. 信州医誌 35:33-44, 1987
17. 堀口元, 他:手根管症候群の発症における手内在筋の関与について(第1 報). 日手会誌 24:S 247, 2007
18. 青木孝文, 他:軽症手根管症候群の治療における母指対立開排運動の施行. Peripheral Nerve 19:537-539, 2008

2 수관절 척측의 불안정성을 해부

이 장에서 다루는 근골격
- ▶ 삼각섬유연골복합체
- ▶ 척측수근신근
- ▶ 척측수근굴근
- ▶ 소지외전근

수관절은 **요골수근관절**, **수근중앙관절**, **원위요척관절**의 복합운동에 의해 장굴/배굴, 요굴/척굴, 회내/회외운동이 가능하다.[1] 전완에서는 척골을 축으로 회전하는 요골에 손이 연결되어 전완과 손의 회내/회외운동이 가능해진다. 척골은 요골수근관절의 형성에는 관여하지 않으며, 근위 수근골과 척골 사이는 삼각섬유연골이라는 관절원판과 이를 둘러싼 인대 등으로 이루어진 **삼각섬유연골복합체**(triangular fibrocartilage complex, TFCC)에 의해 채워져 있다(**그림 18**). TFCC는 수관절의 일부로서 원위요척관절과 요골수근관절 사이를 경계로(**그림 19**) 요골-척골 사이와 요골-수근골 사이의 연결을 지지하는 한편, 동시에 두 관절의 운동도 방해하지 않는 성질이 요구된다.

수관절에서 힘의 전달은 주로 요골수근관절에 의해 이루어지지만, 척측-수근골 사이에서도 힘의 전달이 있으며 약 20%의 힘은 TFCC를 통해 전달된다.[2] 따라서 TFCC는 수관절 척측 축압에 대한 완충 작용을 가짐과 동시에 수관절에서의 힘을 일부 전달하는 기능을 한다. 또한, 요골과 척골의 각 하단을 연결하므로 원위요척관절의 안정성에도 관계되어 TFCC 손상은 수관절 척측뿐만 아니라 인접한 원위요척관절도 불안정하게 한다.

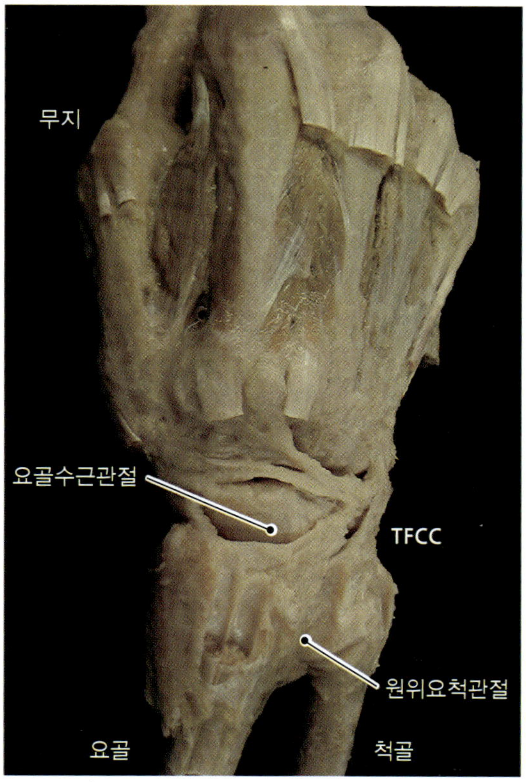

그림 18 삼각섬유연골복합체(TFCC)와 요골수근관절
우측 손등. 수근부를 덮는 근육과 요골수근관절의 관절낭이 제거되어 관절강이 보인다.

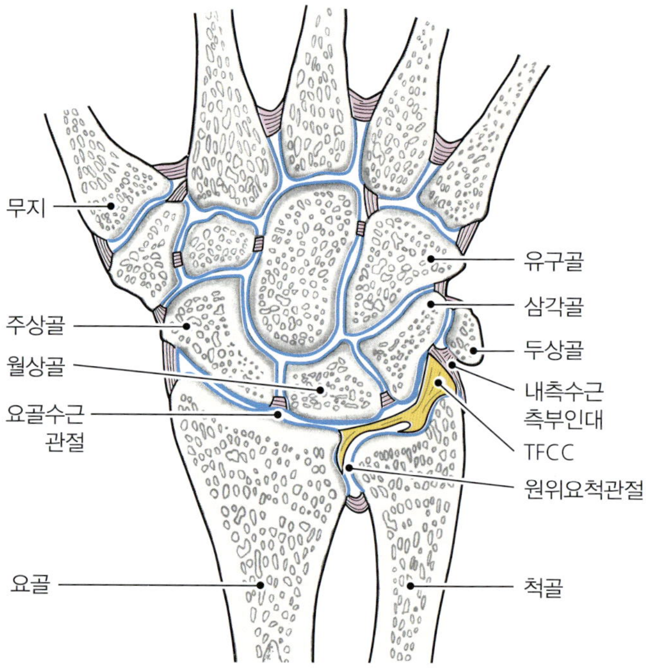

그림 19 수관절의 개요와 삼각섬유연골복합체(TFCC)
좌측 수근부의 관상면에서 TFCC의 위치를 노란색으로 표시하였다.

TFCC 손상은 그립 동작을 동반하는 테니스나 야구에서 발생 빈도가 높다.[3] 발생 상황으로는 수관절 척측에 대해 압박 · 견인 · 전단 부하라는 외력이 빈번하게 가해짐으로써 발생하는 만성 외상이 많고 미숙한 그립 동작이 요인이 되는 경우가 많다.[3] 임상 증상으로는 수관절 척측부의 안정 시 통증이나 운동 시 통증, 전완의 회내/회외 가동범위 제한, 원위요척관절의 불안정성이 특징이며 특히 수건을 짜거나 손잡이를 돌리는 수관절의 회전 동작 시 통증을 호소하는 경우가 많다.

1 삼각섬유연골복합체(TFCC)의 구조

TFCC의 구조에 관한 해설은 문헌마다 다소 차이가 있다. 여기에서는 TFCC를 육안해부학적 · 조직학적으로 조사하여 3차원 구조를 명확히 밝힌 Nakamura의 연구[4]에 기초해 설명할 것이다. 이 3차원 구조가 TFCC의 기능을 잘 설명해 주며, 그 이해가 TFCC 손상에 대한 영상진단이나 수술에 도움이 되기 때문이다. Nakamura[4]는 TFCC의 구조가 **원위면**과 **근위면** 및 **척측벽**의 3부위로 이루어진다고 한다(그림 20).

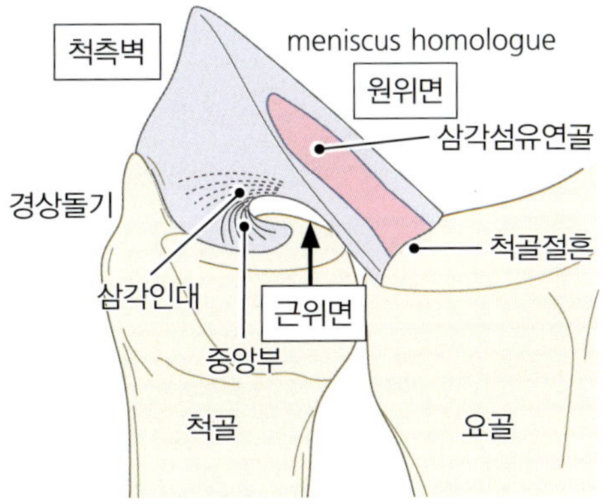

그림 20 삼각섬유연골복합체(TFCC)의 3차원 구조

TFCC의 원위면

원위면(그림 21)은 요골의 **척골절흔**(sigmoid notch)에서 이행되는 **삼각섬유연골**과 그 척측으로 연속된 **meniscus homologue**(**관절 반월상 구조**)로 이루어져(그림 20), 주위에는 **장측요척인대**와 **배측요척인대**라는 두꺼운 인대 모양의 조직이 존재한다. 이들 원위면의 구조는 전체적으로 해먹 형태를 보이며, 해먹 내에 **월상골**과 **삼각골**이 들어가는 구조로 되어 있다(그림 19). Meniscus homologue와 요척인대는 척측에서 TFCC의 척측벽에 합류한다.

TFCC의 근위면

근위면은 삼각인대로 구성된다(그림 20, 22). **삼각인대**는 경상돌기와 척골두 아랫면과의 이행부(척골소와)에서 부채꼴로 펼쳐져 요골의 척골절흔에 부착한다(그림 23). 삼각인대는 Nakamura[4]가 최초로 기술한 것으로 배측부, 중앙부, 장측부의 3부위로 나뉜다. **배측부**와 **장측부**는 단단한 섬유 구조로 척골소와에서 나와 각각 요골 척골절흔의 배측연과 장측연에 이른다. **중앙부**는 척골소와에서 거의 수직으로 기시해 중간에 요측으로 꺾이고 그 다음 삼각섬유연골에 합류한다(그림 20).

배측부와 장측부에 대해서는 기존에 부르던 배측요척인대와 장측요척인대와의 차이가 문제가 된다. 위치적으로 다르고 기존의 것은 척골에 부착하지 않으므로, Nakamura[4]는 양자를 별개의 것으로 보고, 실제로 요척인대로서 기능하는 것은 삼각인대의 배측부와 장측부이며, 기존의 것은 원위면의 해먹 구조를 지지한다고 하였다.

TFCC의 척측벽

척측벽은 척측수근신근의 건초상을 포함한 **내측수근측부인대**로 척골 경상돌기의 선단과 삼각골과의 사이에 뻗어있다(그림 19). 삼각섬유연골과 meniscus homologue(원위면), 삼각인대(근위면), 내측수근측부인대(척측벽)로 둘러싸인 TFCC 내부는 비교적 성기고, 취약한 구조이다.

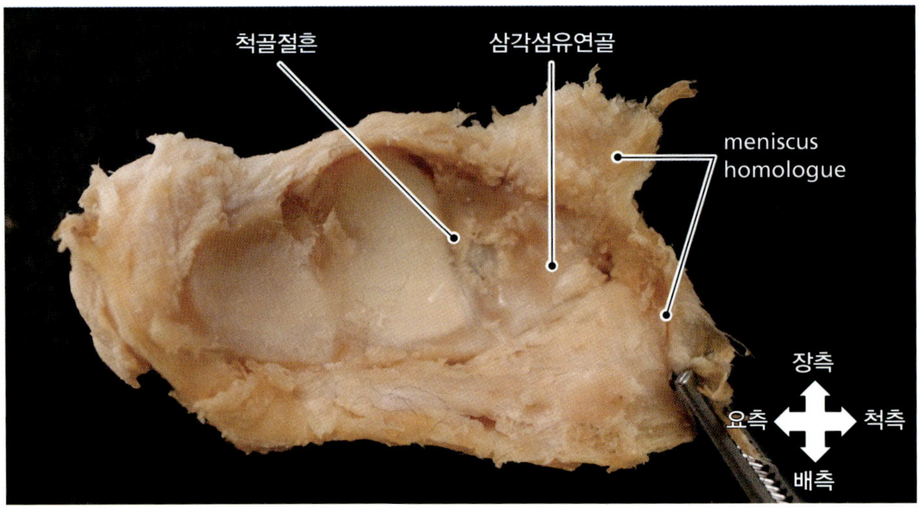

그림 21 삼각섬유연골복합체(TFCC)의 원위면
우측 요골수근관절. 전완에서 손을 떼어내고 관절와와 TFCC를 원위에서 본 사진

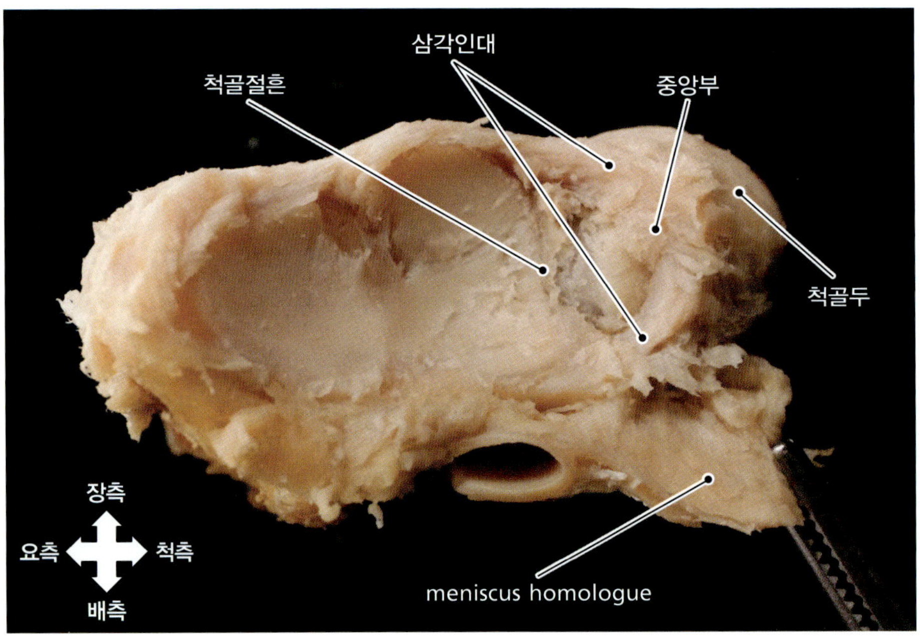

그림 22 삼각섬유연골복합체(TFCC)의 근위면을 이루는 삼각인대
그림 21에 이어서 삼각섬유연골을 제거하고 근방에 위치한 삼각인대를 원위에서 본 사진

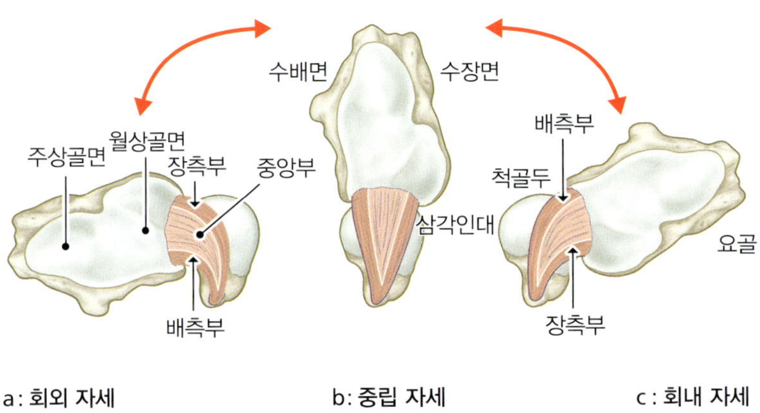

그림 23 전완의 회내/회외운동과 삼각인대
요골과 척골의 하단을 연결하는 삼각인대를 원위에서 본 그림. 주상골면·월상골면은 근위 수근골의 요골수근관절면에서 각각 주상골과 월상골(그림 19)을 마주보는 면(그림 24도 동일)

2 삼각섬유연골복합체(TFCC)의 기능

TFCC는 척측 근위 수근골(월상골과 삼각골)과 척골 원위단 사이를 채우고 있으며(그림 19) 전체적으로 수관절 척측의 축압에 대한 완충 작용(쿠션 작용)과 수관절 척측으로의 힘의 전달 작용을 갖는 것으로 생각된다.

TFCC 부위별로 그 기능을 생각하면, **삼각섬유연골**과 **meniscus homologue**로 이루어진 **원위면** 해먹 구조는 요골수근관절의 관절와 척측에 연속되는 오목(그림 21)으로 척측 근위 수근골을 수용하므로 **요골수근관절에 대한 내측지지기구**인 동시에 그 관절운동을 가능하게 해주는 보조적 구조이다.

근위면을 이루는 **삼각인대**에 관해서는 원위요척관절의 바로 원위에서 요골과 척골 하단끼리를 연결하여 관절강의 바닥면을 이루므로(그림 19, 23), **원위요척관절**의 **안정화기구**라고 할 수 있다. 또한, Nakamura[4]는 전완의 회전으로 삼각인대가 비틀리는 것을 관찰하였는데, 척골소와에서 수직으로 기시하며, 회전 중심에 근접한 인대 기시부(그림 20)에서 비틀림이 특히 현저하므로, 삼각인대가 원활한 전완의 회전운동(요골이 척골두를 축으로 회전)을 가능하게 한다(그림 23)고 하였다. 한편, 수근골이 요골과 일체화되어 회전함에 따라 척골 경상돌기와 척측 근위 수근골 사이의 내측수근측부인대는 전완의 회전에 따라 축대칭적으로 위치가 바뀐다(변위). 그러나 삼각인대의 비틀림이나 내측수근측부인대의 변위와 상관없이 TFCC 원위면에 있는 삼각섬유연골에서 전완의 회전에 따른 형태 변화가 거의 나타나지 않는다고 보고되었다.[5] 이는 TFCC 내부의 취약 구조가 완충기구로 작용하여 삼각인대의 비틀림이나 내측수근측부인대 변위에 의한 영향을 삼각섬유연골에 전달되지 않도록 한다는 Nakamura[4]의 추측을 뒷받침하는 것이다. 전완의 회전이 요골수근관절의 움직임에 영향을 미치지 않도록 하는 TFCC의 중요한 역할 중 하나를 가능하게 해주는 것이 이 완충기구이다.

삼각인대의 변연(가장자리)을 이루면서 요골과 척골의 원위단을 연결하는 배측부·장측부, 즉 진정한 **배측·장측요척인대**는 전완의 회내·회외 시 요골의 회전운동(그림 23)을 제동한다고 생각된다. 그 제동 방식에 대하여 Makida 등[6]은 삼각인대는 회내에서 배측부가, 회외에서 장측부가 긴장하는 일원적인 긴장 방식을 취하는 것이 아니라 회전 시에 두 인대가 협조하여 작용한다고 하였다. Moritomo[7]는 배측부와 장측부 모두에 있어서 척골 경상돌기에 부착하는 천층과 척골소와에 부착하는 심층을 구별하고 회외 시 긴장하는 것은 배측부 심층과 장측부 천층, 회내 시 긴장하는 것은 배측부 천층과 장측부 심층이라고 하였다(그림 24).

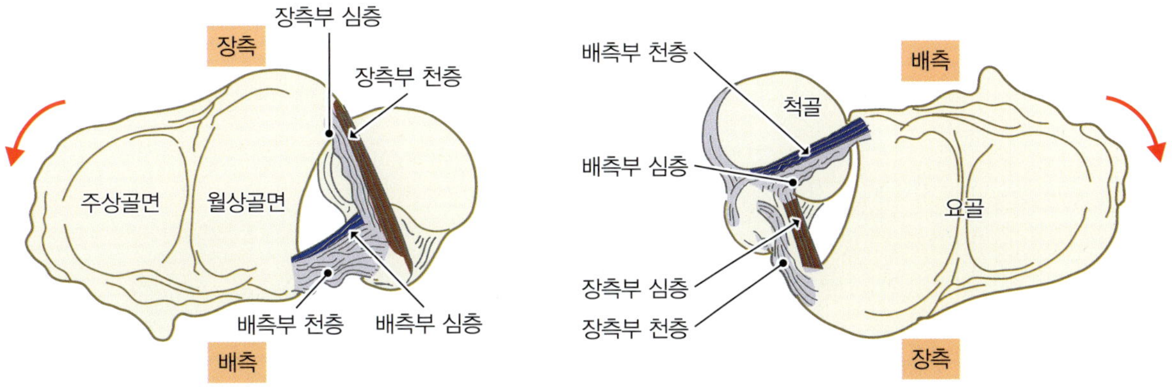

a: 원위요척관절 회외 시　　b: 원위요척관절 회내 시

그림 24 전완의 회내/회외운동과 삼각인대 변연의 동태

원위요척관절의 부분을 원위에서 본 그림. 관절의 바닥면을 이루는 삼각인대는 변연(장측부와 배측부)만이 그려져 있다. 회외 시에는 장측부 천층(갈색)과 배측부 심층(파란색), 회내 시에는 장측부 심층(갈색)과 배측부 천층(파란색)이 각각 긴장하는 것을 보여준다.

3 척측수근신근과 삼각섬유연골복합체(TFCC)

TFCC 척측벽은 척측수근신근(표 2)의 건(힘줄)이 신근지대를 통과하는 부위(그림 25)의 심측에 있다. 이 건은 신근지대에 있는 6개의 건구획 중 가장 내측의 제6 건구획을 통해 손등으로 들어간다(그림 26). **척측수근신근건**은 제6 건구획에서는 척골 원위단 후면의 척골구를 지나 척골구의 부분에서는 폭 1.5~2cm의 결합 섬유속으로 덮여있다(그림 26, 27). 이 결합 섬유속이 **subsheath**로, 척측 원위단 레벨에서 척측수근신근건을 안정시킨다(그림 26). 수부 전체를 회외 방향으로 비틀면 척측수근신근건이 신장되어 subsheath에 덮인 부위의 마찰 부하가 증가한다.[8)]

척측수근신근건의 절단 끝부분을 원위로 반전시키면(그림 28) 심층에 내측수근측부인대가 보인다. **내측수근측부인대**는 TFCC 척측벽의 천층을 구성한다. 척측수근신근건은 척측벽에 접해 있어 TFCC가 수관절 척측에 대한 지지 작용을 강화하는 것으로 생각된다.

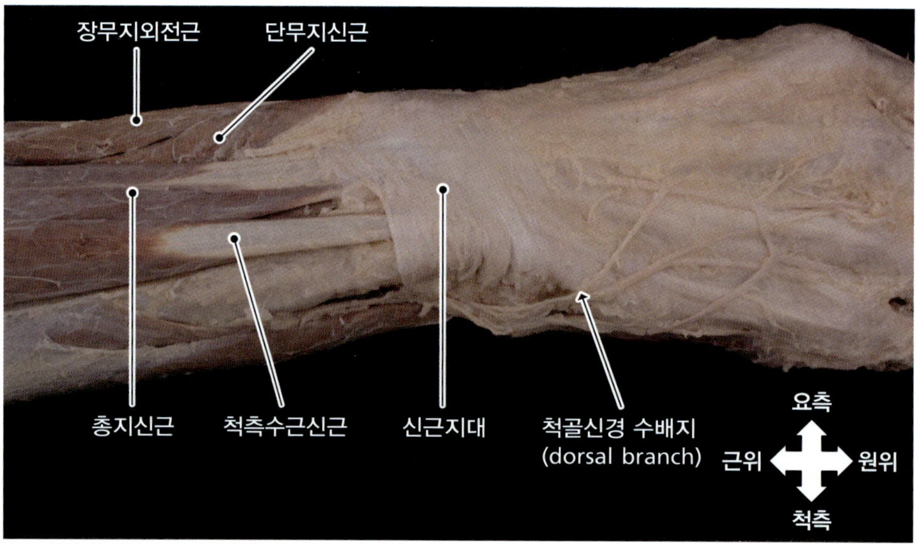

그림 25 척측수근신근과 신근지대

우측 수근부 배측면을 약간 척측에서 본 사진. 신근지대보다 근위에서는 전완근막이 제거되어 있다.

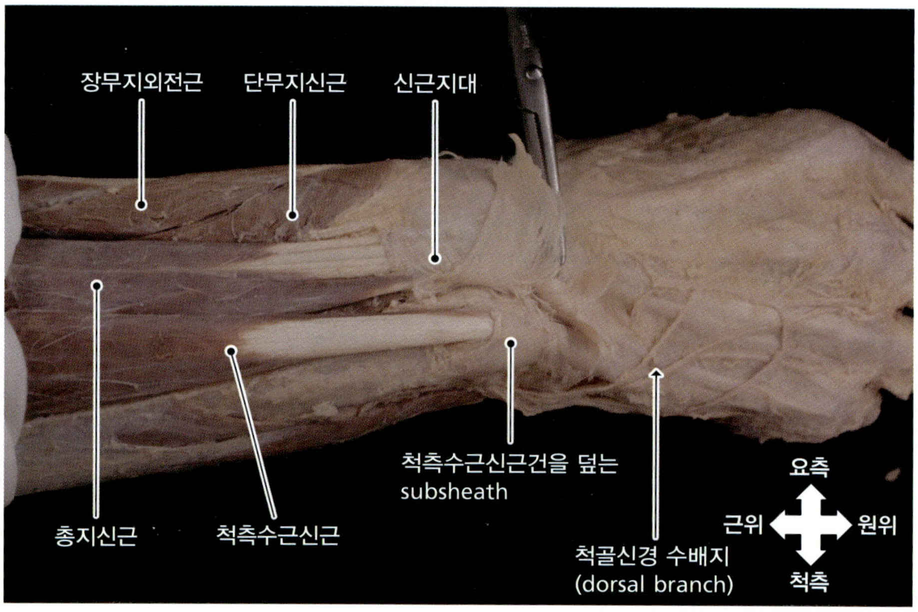

그림 26 신근지대의 제6 건구획을 개방

그림 25에서 계속. 척측수근신근건이 지나는 제6 건구획을 덮는 신근지대가 열려 있다.

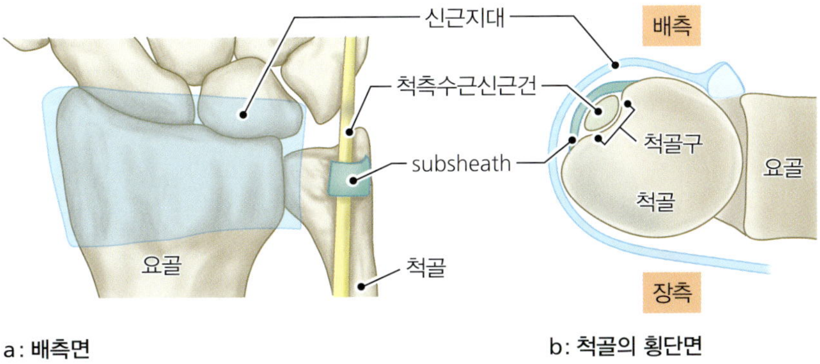

그림 27 척측수근신근건과 subsheath
b는 원위요척관절 부위를 원위에서 본 그림

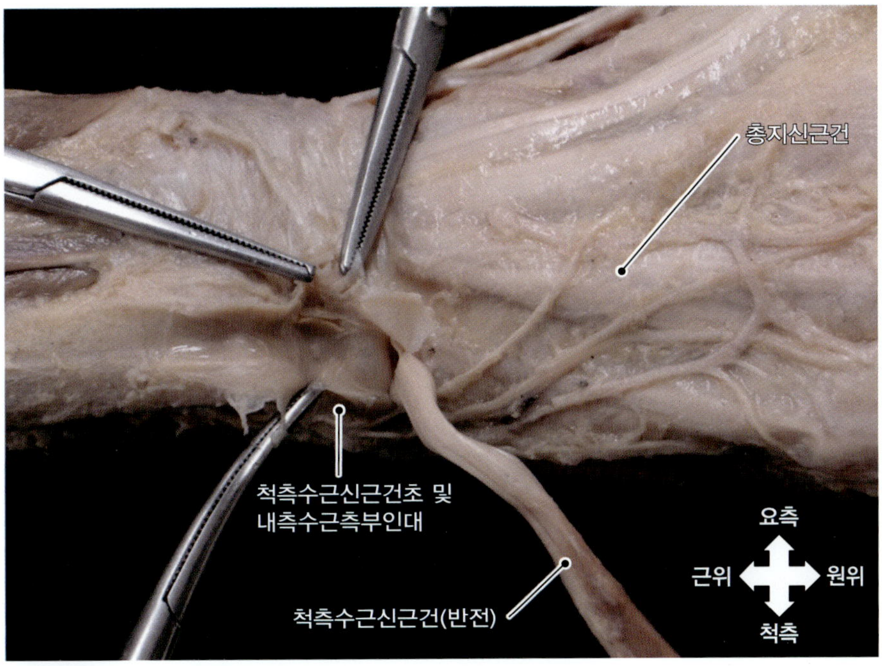

그림 28 TFCC 척측벽의 천층을 구성하는 내측수근측부인대
그림 26에서 계속. subsheath를 절개 후 정지부에서 척측수근신근을 절단하여 원위로 반전시켰다.

4 척측수근굴근·소지외전근과 수관절 척측의 안정성

척측수근굴근은 TFCC와 해부학적인 연결성은 없다. 척측수근굴근은 상완골 내측상과 및 척골 후연에서 기시해 **두상골**에 정지한다. 두상골에서는 **소지외전근**이 기시하고, 두 근육은 강한 연결을 갖는다(**그림 29**).

척측수근굴근은 수관절 지지기구로서도 기능하며, 척측수근신근이나 장측·배측 요측수근인대와 함께 요골수근관절과 수관절 척측(내측)의 안정성에 기여한다.[9] 척측수근굴근이 지지기능을 발휘하기 위해서는 소지외전근(**표 2**)의 작용으로 두상골이 원위에 고정되어 있어야 하며, 대립운동 시 보이는 소지외전근의 긴장 저하는 수관절 척측의 안정성을 저하시킬 위험이 크다.

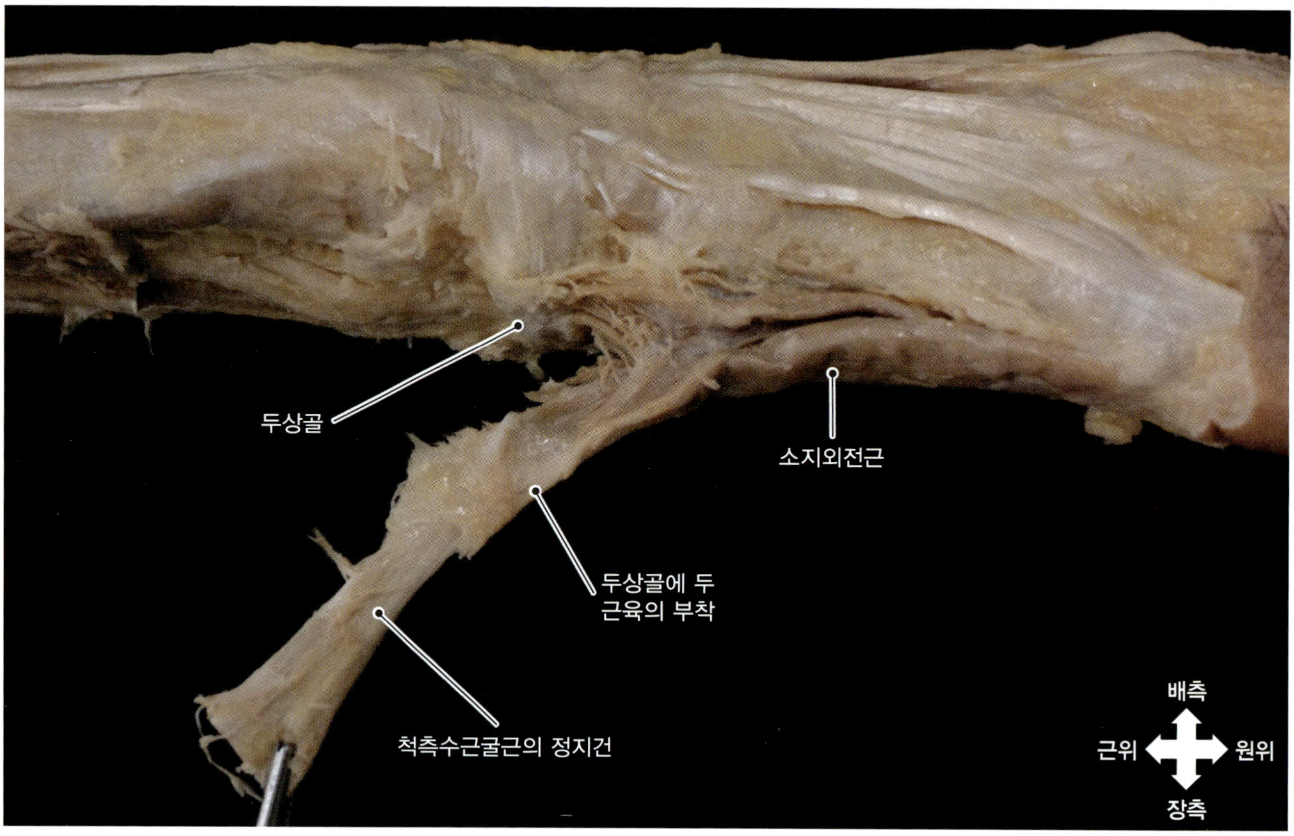

그림 29 척측수근굴근과 소지외전근
우측 수부를 척측에서 본 사진. 척측수근굴근의 두상골 부착부를 박리하여 두상골에서 기시하는 소지외전근과의 연결 관계를 보여준다.

표 2 척측수근신근, 척측수근굴근, 소지외전근

	기시	정지	신경지배	수축 → 신장되는 작용	장애 시 제한되는 움직임	임상과의 접점
척측수근신근	상완골 외측상과, 외측측부인대, 척골의 후면	제5 중수골저의 배내측면	요골신경 심지	수관절 배굴/척굴	수관절 장굴/요굴	수관절 배굴 동작에서 일어나는 요굴 경향의 운동 제어를 실시[10]
척측수근굴근	1장 – III의 표 2 (→ p. 115) 참조					
소지외전근	두상골 굴근지대	종자골이 포함된 건을 통해 새끼손가락의 기절골저 내측부	척골신경 장지의 심지	새끼손가락의 굴곡, 외전	새끼손가락의 신전, 내전	척측수근관절과 두상골을 통해 연결을 가지며 수관절 척측의 안정에 작용[9]

5 수부 척측부의 초음파 해부

TFCC를 구성하는 주요 해부 구조는 삼각섬유연골, meniscus homologue, 삼각인대 및 내측수근측부인대이다. 삼각섬유연골이나 meniscus homologue, 삼각인대를 스캔하기는 어렵지만, TFCC의 척측벽을 구성하는 **내측수근측부인대**(ulnar collateral ligament of wrist joint)는 척측수근신근건 바로 심층에서 관찰된다(그림 30). 또한, 수관절 운동에 의해 내측수근측부인대가 이완되거나 신장되는 모습도 확인된다.

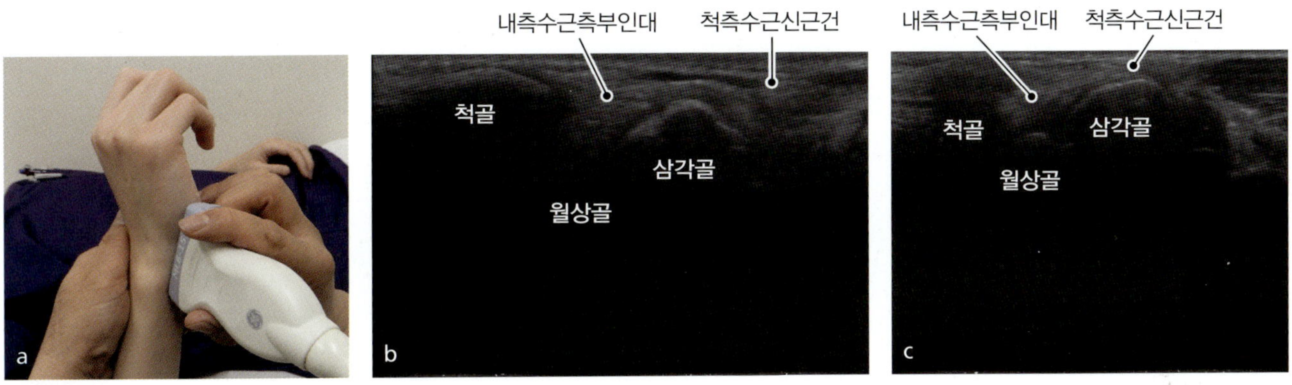

그림 30 내측수근측부인대의 초음파 영상
a : **스캔 부위**. 척골 경상돌기와 척골두 사이에서 확인된 척측수근신근건을 따라 프로브를 대고, 수부 척측부를 스캔한다.
b : **수관절 중립 자세**. 내측수근측부인대가 이완되었다.
c : **수관절 요굴 자세**. 내측수근측부인대가 신장되는 모습이 관찰된다.

6 TFCC 손상에 대한 운동요법

TFCC의 구조적 파탄에 의한 통증을 운동요법으로 개선하는 것은 쉽지 않다. 치료에는 주로 보조기를 이용한 수관절 고정이나 척굴을 제한하는 테이핑 등의 보존적 치료가 선택되며, 개선되지 않는 경우에 수술치료의 적응이 된다. Blair 등[11]은 TFCC 손상에 의한 통증 발생기전 중 하나로, 손상 후의 불안정성이 이차적인 활막염을 초래하는 것을 들고 있다. 따라서 TFCC 손상 시 보존적 치료에 의한 수관절 고정은 활막염의 소실이나 통증 경감에 작용할 것이다. 또한, Sawaizumi 등[12]은 TFCC에 대한 보조기 치료를 검토하여 TFCC 단독 손상에서는 26례 중 22례(84.6%)에서 통증의 소실 또는 통증은 잔존해도 일상생활의 활동에는 지장이 없었다고 보고하였다.

보존적 치료에서는 수관절 척측부의 통증 제거가 중요하며, 일상생활 중 척굴·장굴 자세에서 힘을 가하거나 전완 회전을 강제하지 않도록 동작을 지도하는 것이 필요하다. 일상생활이나 스포츠 중 전완 회전 제한이 있을 경우, 그 제한을 수관절의 척굴·장굴 및 무지의 내전으로 보상하기도 한다. 또한, 전완 척측근육(척측수근굴근과 척측수근신근)의 근력 저하는 악력을 저하시킨다. 수관절 척측에 불안정성이 발생하고 있는 경우, 악력 저하를 보상하기 위해 엄지를 손바닥 쪽으로 밀어 붙이면(무지 내전), 수관절의 요굴 작용이 강해져[3] TFCC에 대한 견인 부하가 증가한다.

따라서, **전완회전근**의 움직임 개선과 **전완 척측근육**의 근수축 반복에 의한 과긴장을 개선, 엄지의 압박에 의한 **무지내전근**의 과긴장 개선이 TFCC의 부하 경감에 효과적일 것으로 생각된다.

전완 회전근에의 어프로치

IV-3의 그림 46(→ p. 169) 참조

척측수근굴근의 스트레칭

척측수근굴근은 체표에서 관찰되며 내측상과, 주두, 두상골을 지표로 촉지 가능하다. 두상골에 정지하기 위해 더욱 신장을 더하려면 두상골의 고정이 필요하다.

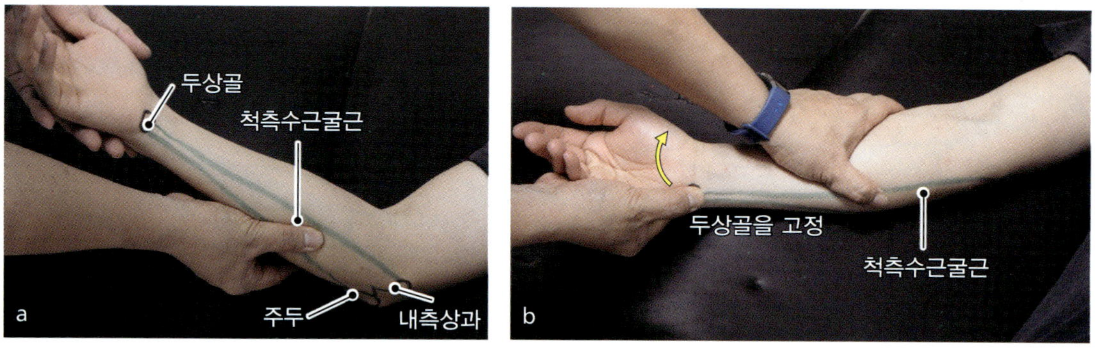

그림 31 척측수근굴근의 스트레칭

a : 척측수근굴근을 녹색으로 표시하였다. 위치를 확인 후 척측수근굴근에 다이렉트 스트레칭을 실시한다.
b : 수동적 스트레칭에서는 척측수근굴근의 정지부인 두상골의 안정성이 결여되어 충분히 신장되지 않을 수 있다. 따라서 한쪽 손으로 전완을 잡고, 다른 한 손으로 두상골을 고정한 상태에서 손목을 요굴 방향(⇨)으로 움직여 보다 신장시킨다. 그러나 요굴 방향으로의 과도한 신장은 TFCC에 견인 부하를 주기 때문에 주의가 필요하다.

척측수근신근의 스트레칭

척측수근신근도 척측수근굴근과 마찬가지로 체표에서 촉지와 다이렉트 스트레칭이 가능하다. 수동적 스트레칭 시 과도한 신장으로 인한 TFCC의 견인 부하에 주의해야 한다.

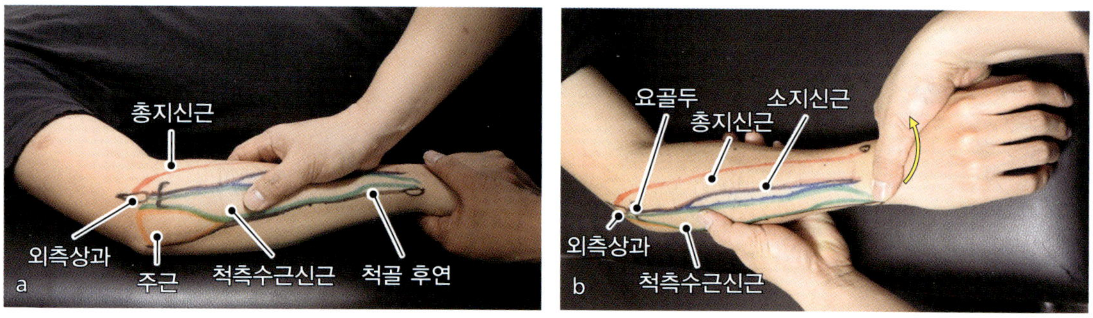

그림 32 척측수근신근의 스트레칭

a : 척측수근신근은 전완 척측 방향에서 척골의 후연을 확인 후, 배요측으로 손가락을 기울이게 함으로써 촉지할 수 있다. 척골의 근위 부근(주두)에는 주근이 존재하므로 그 위치도 확인해둔다. 먼저 확인한 척측수근신근에 대해 다이렉트 스트레칭을 실시한다.
b : 이어서 척측수근신근에 대해 요굴 방향(⇨)으로 스트레칭한다.

무지내전근(adductor hallucis)의 스트레칭

무지내전근은 수장건막·지굴근건 심층에 위치하기 때문에 내측연은 촉지가 어렵다. 다만, 외측 원위연의 일부 영역(그림 33a의 ◯)은 제1 배측골간근의 손바닥 쪽에서 촉지된다.

무지내전근 내측연의 위치는 제3 중수골두와 수근부 장측면의 중앙을 연결하는 선에 있다고 가정한다. 한쪽 손가락으로 수지구근(그림 33b의 ◯)을 고정하고, 다른 쪽 손으로 무지내전근을 요측 방향(그림 33b의 ⇧)으로 신장한다. 또한, 수장건막과 지굴근건을 통해 무지내전근에 다이렉트 스트레칭을 실시한다.

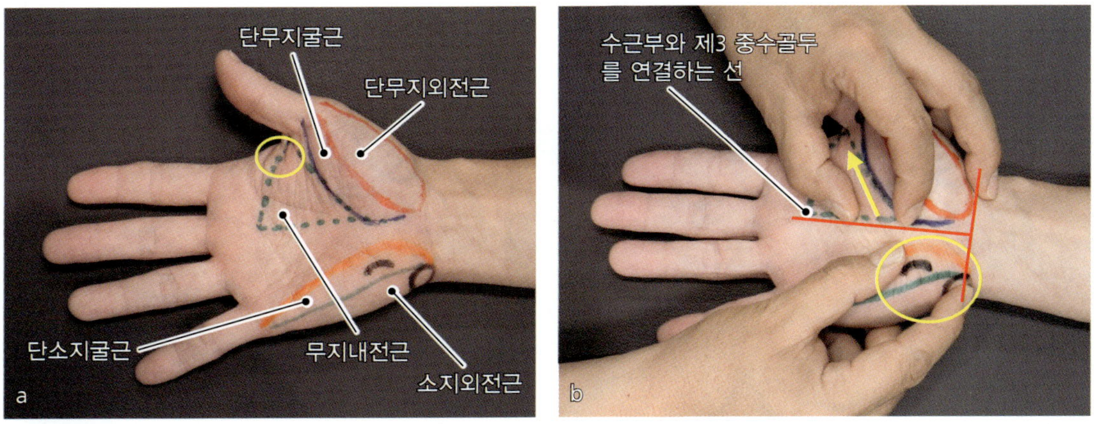

그림 33 무지내전근의 스트레칭
a : 무지내전근을 녹색으로 표시하였다. ◯의 영역은 체표에서 촉지할 수 있다.
b : 무지내전근에 대한 다이렉트 스트레칭. 소지구근을 고정(◯)하고, 요측 방향으로 신장한다(⇨).

참고문헌

1. 大森信介:手関節のバイオメカニクス. Jpn J Rehabil Med 53:762-764, 2016
2. 多田浩一:手の外科に必要な解剖学と運動学. OT ジャーナル 28:768-774, 1994
3. 山内仁, 他:TFCC 損傷に対する理学療法—テニスにおけるグリップ動作を中心に. 関西理学 6:59-64, 2006
4. 中村俊康:手関節三角線維軟骨複合体の機能解剖および組織学的研究. 日整会誌 69:168-180, 1995
5. 牧田聡夫, 他:手関節三角線維軟骨複合体の回内外中の形状解析—第 2 報 disc proper の形状変化. 日手会誌 15:211-215, 1998
6. 牧田聡夫, 他:手関節三角線維軟骨複合体の回内外中の形状解析—第 1 報 三角靱帯の長さの変化. 日手会誌 14:245-249, 1997
7. 森友寿夫:掌側進入による直視下TFCC 縫合術と尺骨手根骨靱帯修復術. 整形・災害外科 53:333-339, 2010
8. 森田竜治, 他:手関節・手部. 工藤慎太郎(編著):運動機能障害の「なぜ?」がわかる評価戦略. pp 100-138, 医学書院, 2017
9. 小野正博, 他:右変形性手関節症にDarrach 法を施行した一症例—橈骨手根関節の安定性に着目して. 整形リハ学会誌 13:62-65, 2010
10. 矢崎潔, 他:手の運動を学ぶ. p 47, 三輪書店, 2017
11. Blair WF, et al:Arthrotomography of the wrist:An experimental and preliminary clinical study. J Hand Surg Am 10:350-359, 1985
12. 澤泉卓哉, 他:TFCC 損傷に対する装具療法の検討. 日手会誌 14:230-233, 1997

3 수관절 요측의 통증을 해부

이 장에서 다루는 근골격
- ▶ 장무지외전근
- ▶ 단무지신근건
- ▶ 수근중수(CM)관절

수관절 요측(외측)부 통증의 원인을 역학적 부하의 관점에서 **마찰 부하**와 **압박 부하**의 두 가지로 나눌 수 있다.[1]

마찰 부하가 생기는 기전

마찰 부하의 경우, 마찰이 가해지는 것은 **장무지외전근**과 **단무지신근**이다(그림 34, 표 3 → p. 167). 수관절을 척굴하면 수관절 요측부의 연부조직에 신장 부하가 가해지고, 근육에는 가장 요측에 있는 위의 두 근육이 가장 많이 신장된다. 이 두 근육은 신근지대하에서 최요측의 제1건구획(이하, 제1구획)을 거쳐 수부에 도달하며(그림 35), 척굴 시 두 근육의 건과 제1구획 사이에 마찰 부하가 발생한다. 무지 레벨에서 장무지외전근은 무지의 **수근중수관절(CM관절**, carpometacarpal joint)의 요측 외전과 장측 외전, 단무지신근은 무지CM관절의 요측 외전과 중수지절관절 신전에 작용한다. 이에 길항하는 움직임, 즉 엄지의 '쥐는' 동작으로 두 근육은 신장된다.

골프나 테니스 등의 그립 동작, 장시간의 글쓰기, 수건 짜기, 드라이버로 나사 돌리기 등의 동작에서는 이 엄지의 '쥐기' 상태에 더해 수관절의 척굴/요굴이 반복된다. 이 강한 마찰 부하로 인해 발생하는 건초염이 **드퀘르뱅병(de Quervain disease)**이다.

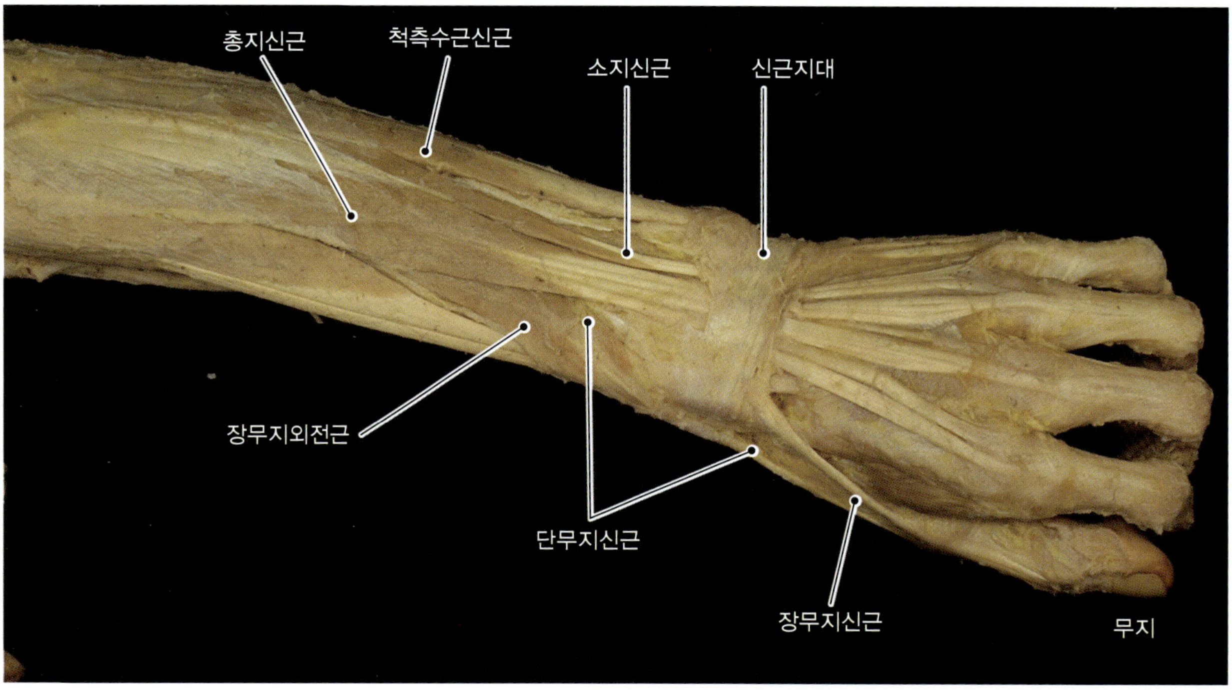

그림 34 장무지외전근과 단무지신근
좌측 전완 신측(전면)과 손등의 천층 근육을 나타낸다.

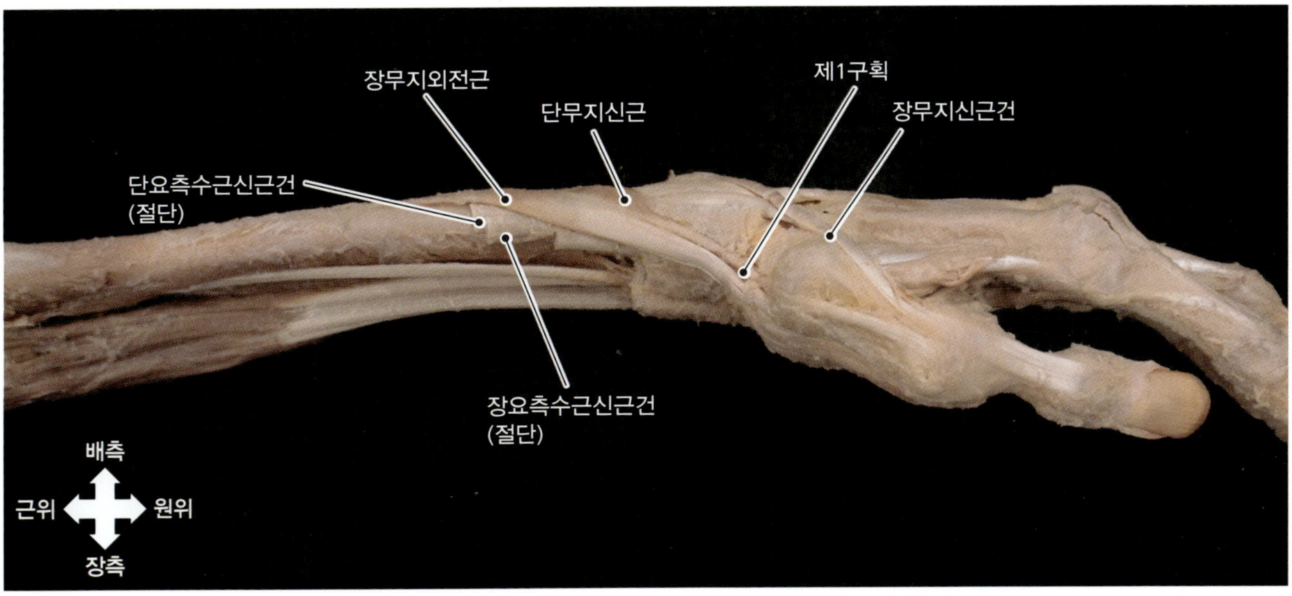

그림 35 장무지외전근 · 단무지신근과 신근지대
좌측 전완 신측과 손등을 요측(외측)에서 본 사진. 장 · 단요측수근신근이 근건이행부 부근에서 절단되어 근위 절단 끝이 제거되었다. 장무지외전근과 단무지신근이 지나는 부위의 신근지대가 절제되어 이 두 근육이 통과하는 터널(제1구획)이 나타난다.

압박 부하가 발생하는 기전

압박 부하의 경우, 압박 부하가 가해지는 것은 **무지CM관절**(그림 36a)이다. 엄지는 물건을 파지할 때의 **대립 동작**(동적 기능)과 바닥이나 테이블에 손을 대고 몸을 지지할 때 손을 평탄화시키는 등의 **비파지 동작**(정적 기능)의 두 가지 기능이 있으며, 일상생활 중 손의 동작에서 항상 중심적인 역할을 담당한다. 이러한 엄지 기능의 기반이 되는 것이 무지CM관절이다.

무지CM관절은 대능형골과 제1 중수골저 사이의 안장관절(그림 36b)로 가동성이 크고, 무지의 기반 관절로서 요구되는 기능적 요구도 크다. 따라서 여러가지 상황에서 압박 부하를 받기 쉽고, 수부관절 중 **관절염**, **변형성 관절증**에 걸리기 쉬우며, 물건을 잡을 때나 병마개를 열 때 등 엄지의 힘을 필요로 하는 동작에서 엄지의 근위부에 통증이 발생한다.

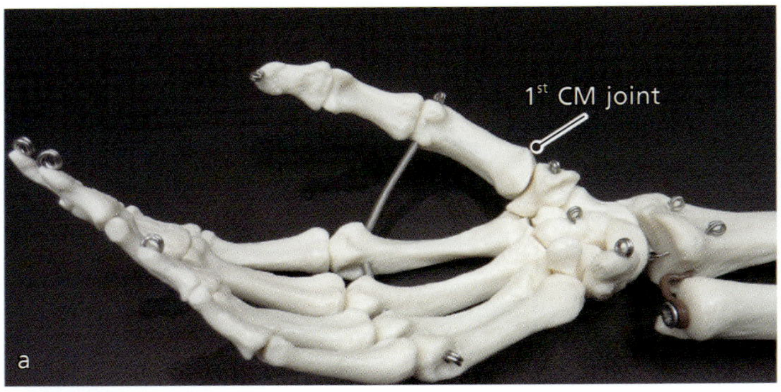

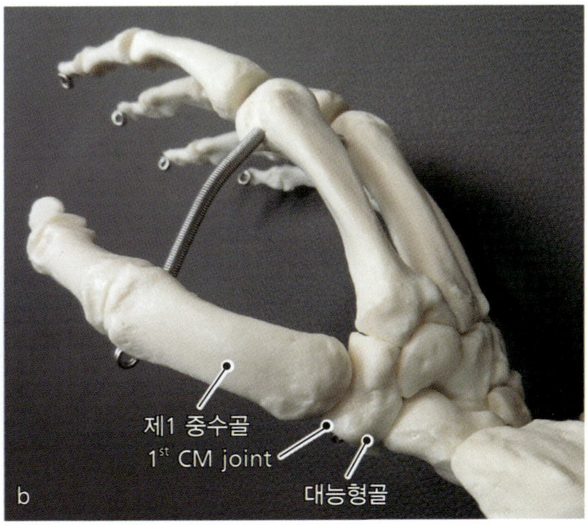

그림 36 무지의 수근중수(CM)관절
우측 수부의 골격 표본을 장측 약간 척측 근위(a)와 배측 약간 요측 근위(b)에서 본 사진

1 신근지대의 제1구획과 장무지외전근건 · 단무지신근건

전완근막이 수관절 배측을 덮는 부분에서 두꺼워진 것이 **신근지대**이며, 전완신근의 건은 그 바로 심층을 지나 손등으로 향한다(그림 37). 신근지대의 심층에는 6개의 **건구획**이 있고(그림 38), 활액초(synovial sheath)로 싸인 **전완신근건**이 지난다. 각 구획은 신근지대 심층면에서 장측 및 수직으로 나와 골면이나 관절낭에 이르는 결합조직중격에서 서로 이격되며, 요측에서 척측을 향해 번호가 매겨져 있다. **장무지외전근건**과 **단무지신근건**은 가장 요측에서 요골 경상돌기 요측면에 있는 **제1구획**을 통과한다.

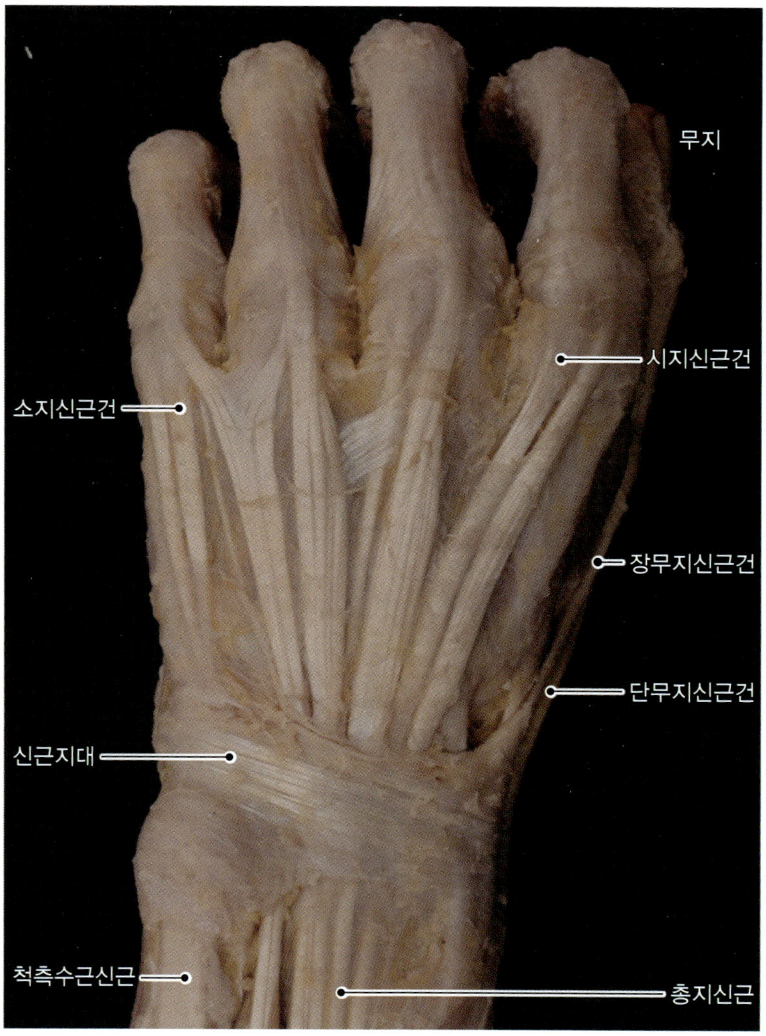

그림 37 신근지대와 전완신근의 건(힘줄)

좌측 손등. 장무지신근건 바로 요측에 단무지신근건이 보이며, 그 아래에 장무지외전근이 가려져 있다.

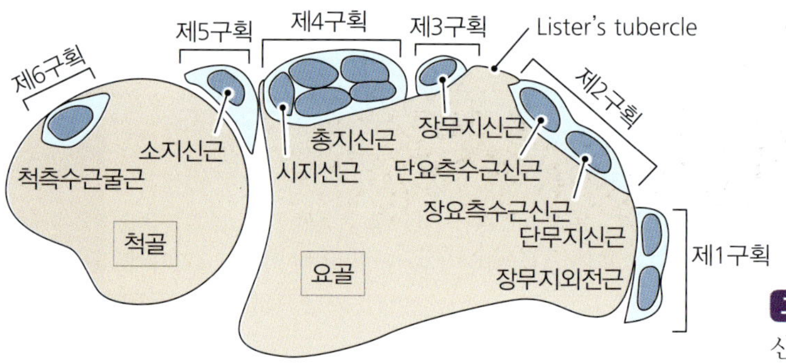

그림 38 신근지대와 건구획

신근지대는 6개의 건구획을 형성한다.

해부학적 변이

제1구획을 절개해 장무지외전근건과 단무지신근건을 관찰한다(그림 39a). **단무지신근**은 이 증례에서 1개의 건으로 제1구획 내를 무지기저골저로 향하고 있다. 하지만 근복과 건은 2개로 양분하기도 하고, 장무지외전근건과의 유합도 많으며, 근육의 결손도 보고되고 있다.[2] **장무지외전근건**은 단무지신근건보다 장측에서 주행해 제1 중수골저의 배외측면을 향하며, 이 증례에서는 도중에 **부건**(accessory tendon)이 나와 단무지외전근과 연결된다(그림 39b). 장무지외전근이 부건을 갖는 빈도는 상당히 높고(94%), 부건은 대능형골(가장 흔히), 단무지외전근, 관절낭 등에 정지한다.[2] 초음파 영상 판독 시 이러한 해부학적 변이를 알고 있어야 한다.

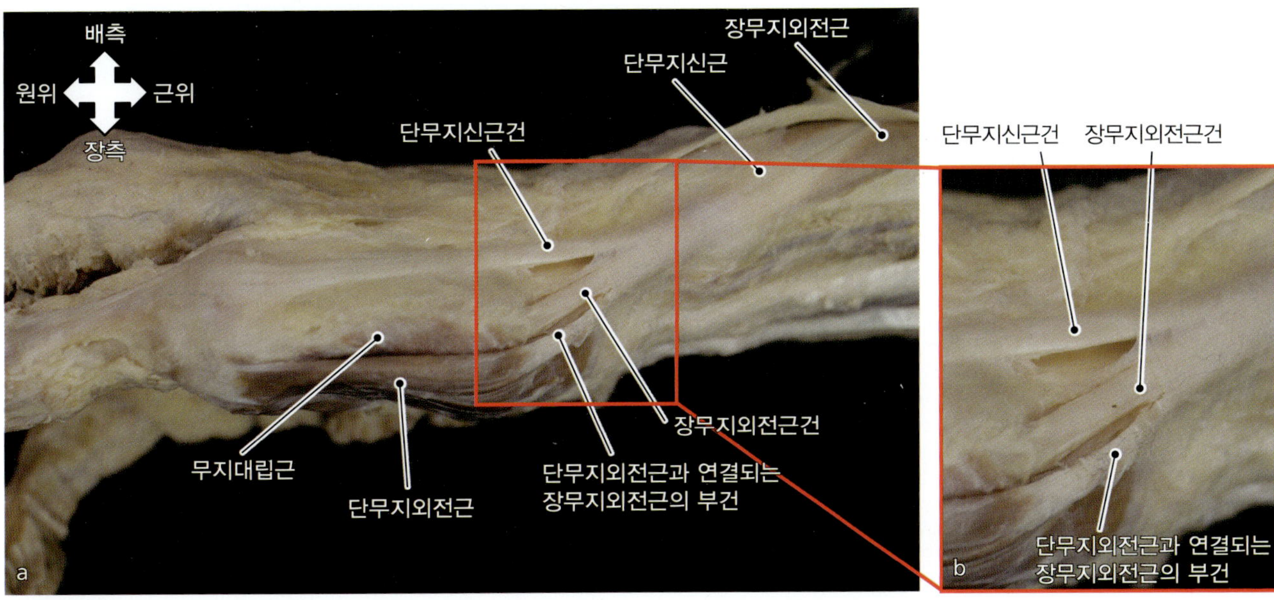

그림 39 제1구획과 장무지외전근건 · 단무지신근건
a : 우측 수관절을 요측에서 본 사진. 제1구획을 열고, 이를 통과하는 근건을 노출한다. 그 원위에 있는 무지구근도 드러나 있다.
b : a의 빨간색 테두리를 확대한 사진

격벽의 출현과 드퀘르뱅병(de Quervain disease)

제1구획을 더욱 상세하게 관찰한다(그림 40). 이 증례에서는 장무지외전근건과 단무지신근건 사이에 **격벽**(septum)이 보인다. 제1구획 내에서의 격벽 출현 빈도는 보고에 따라 다르지만, 정상 해부 예에서는 30~50%라고 한다.[3] 드퀘르뱅병 임상 증례에서는 이보다 높아, 73.3%(완전 격벽 26.7%, 부분적 격벽 46.6%)[4] 혹은 76.5%(완전 격벽 61.7%, 원위 격벽 13.6%, 근위 격벽 1.2%)[3]의 빈도를 보였다.

즉, 격벽의 존재가 드퀘르뱅병의 발병에 적지 않은 영향을 미친다고 할 수 있다. Hiranuma 등[5]은 격벽의 존재로 인한 제1구획 관강의 이분화나 앞서 설명한 단무지신근건이나 장무지외전근건의 해부학적 변이를 고려한다면 제1구획 개방 수술 시에는 노출된 건의 숫자에 현혹되지 말고, 부관강이나 별도의 관강에 숨은 건초도 확실히 절개하는 것이 중요하다고 하였다.

건의 활주거리

제1구획에서는 건의 활주거리가 장무지외전근보다 **단무지신근**이 더 길다. 그 차이는 무지 신전 시보다 굴곡 시에 현저하게 크다.[4] 활주거리가 길면 활주에 따른 마찰 부하가 커진다. 따라서 드퀘르뱅병의 발병 원인은 장무지외전근보다 단무지신전근에 있는 경우가 많다.

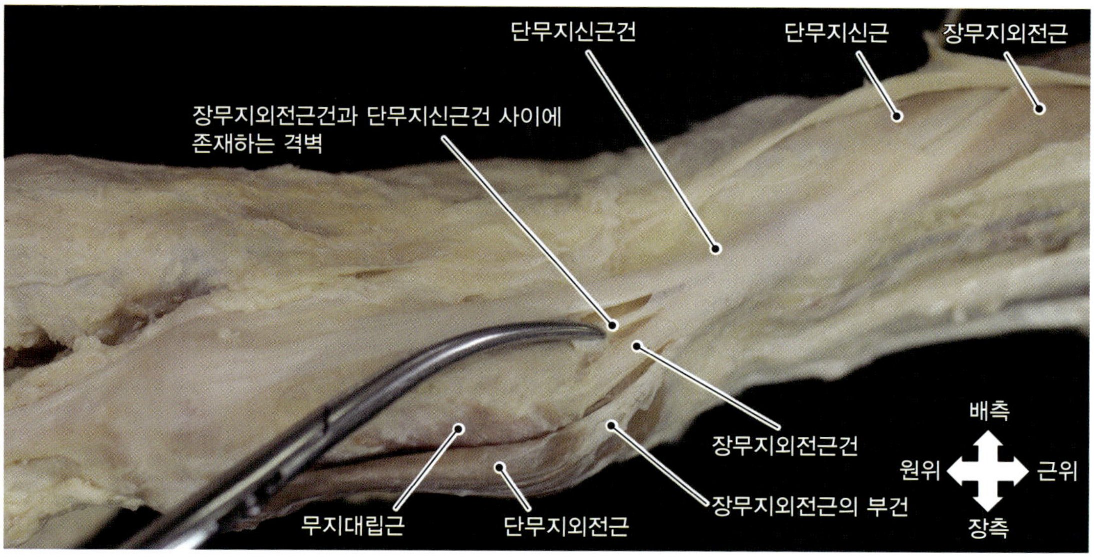

그림 40 장무지외전근건과 단무지신근건 사이에 보이는 격벽
그림 39에서 계속.

드퀘르뱅병 검사법

Kokura 등[4]은 단무지신근건에 가해지는 장력이 수관절 척굴에 무지의 최대 굴곡이 가해지는 **Finkelstein test** 자세에서 가장 크다고 하였다. 드퀘르뱅병의 진단 시 이 검사의 유효성을 나타내는 것이며, 이 자세에서는 장무지외전근도 신장된다.

단무지신근에 특화된 검사로 '**Iwahara-Nozue sign**'이 있으며, 수관절을 최대 장굴시킨 상태에서 엄지를 능동 신전시켜 통증이 악화되면 양성으로 판단한다.[6] 이 자세에서는 장측으로 굴곡한 제1구획을 지나는 단무지신근을 작용시켜야 하기 때문에 단무지신근에의 마찰 부하가 증가한다. 또한, 격벽으로 인한 부관강이나 개별 관강을 지나는 것은 모두 단무지신근건이므로,[5] 격벽에 의한 압박 증상은 단무지신근건에 나타나기 쉽다. Horiuchi 등[6]은 단무지신근건에 압박 소견이 있는 증례에 'Iwahara-Nozue sign'의 자세를 취하면 높은 확률로 통증이 악화된다고 보고하였다.

2 무지CM관절의 인대와 근육

무지CM관절에는 5개의 인대가 존재한다.[7] 장측에 보이는 것(**그림 41**)이 대능형골의 장측돌기에서 기시해 제1 중수골의 장측돌기에 부착하는 **전사인대**(anterior oblique ligament, AOL)와 굴근지대에서 기시해 제1 중수골 척측기저부에 부착하는 **척측측부인대**(ulnar collateral ligament, UCL)이다. 배측에 보이는 것(**그림 42**)은 대능형골의 배척측에서 기시해 제1 중수골 내측기저부에 부착하는 **후사인대**(posterior oblique ligament, POL)와 대능형골의 배요측돌기에서 기시해 제1 중수골 배측기저부에 부착하는 **배요측인대**(dorsoradial ligament, DRL)이다. **제1 중수간인대**(first intermetacarpal ligament, IML)는 제2 중수골 기저부 배측에서 기시해 제1 중수골 내측기저부에 부착하며 제1 중수골 사이에서 장측-배측 이행 영역에 보인다(**그림 43**). 이러한 인대들은 관절낭이 비후된 부위로 각 인대의 경계는 불명확하다.

이 인대들이 가장 긴장되는 자세는 장측에 있는 전사인대와 척측측부인대에서는 외전 자세, 신전 자세, 대립 자세이며, 배측에 있는 제1 중수골간인대와 후사인대에서는 외전 자세, 대립 자세이고, 배요측인대에서는 신전 자세를 제외한 모든 자세이다.[7)~9)] 대체로 대립 자세와 외전 자세에서 많은 인대가 긴장 상태에 있으며, 모든 인대가 한 개의 제동장치로서 탈구에 대해 저항한다고 생각된다.[8] 무지CM관절에서는 외전 · 굴곡 · 신전운동의 최종범위에서 제1 중수골 회전이 동반된다.[9] 또한, 무지의 자세를 유지하는 근육으로 **무지구근**이 작용하고, 손의 동작과 작업 등 근력이 필요할 때 **수부 외재근**이나 **무지내전근**과의 사이에 역할 분담이 이루어지고 있다. 이러한 근육이 작용하는 중에 관절의 안정성을 유지하면서 최종 운동범위에서 회전운동을 유도하는 인대의 역할은 크다.[9]

제1 중수골 기저부에는 **장무지외전근**이 부착되어 있다(**그림 42**). 이 근육의 장력은 대능형골의 원위 관절면에서 제1 중수골 기저부를 요측(외측) 및 장측으로 견인하고 있으며, 어떠한 원인으로 제1 중수간인대가 느슨해지면 이 관절에 아탈구 상태가 유발된다.[9] 또한, 변형성 관절증에서는 폭이 넓고, 두껍고, 강인한 **전사인대**가 취약화 또는 파괴되어 있는 것으로 보고되어,[7] 전사인대의 변성은 계속해서 발생하는 CM관절의 관절증화로의 진행과 관련이 있는 것으로 생각된다.

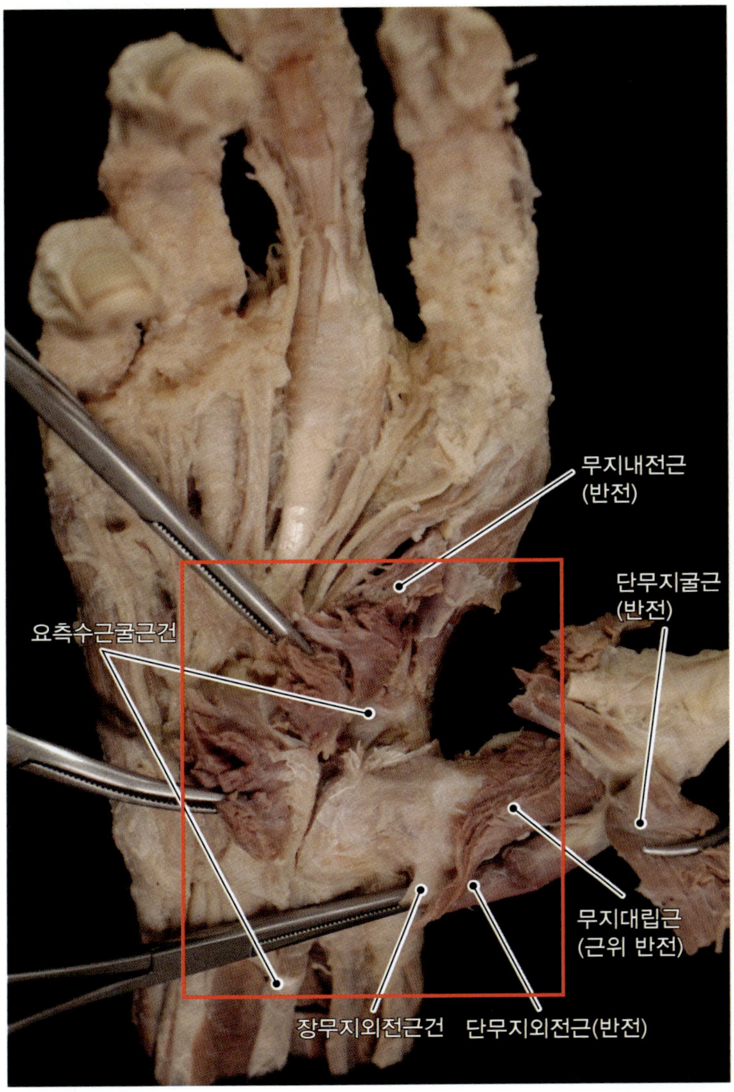

a : 무지CM관절(장측)

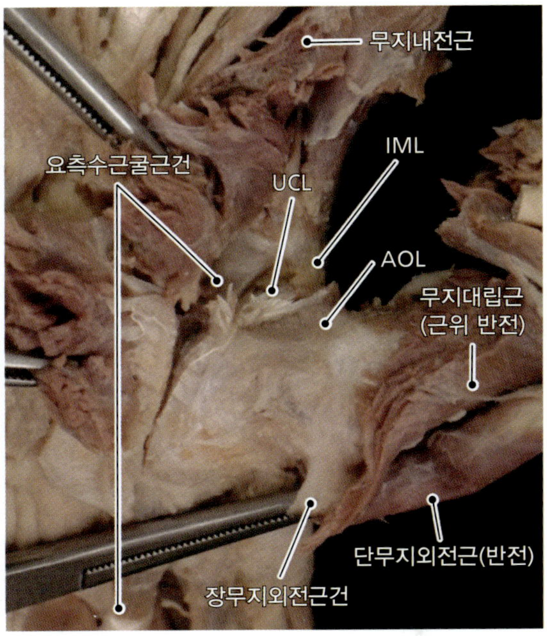

b : a의 확대도

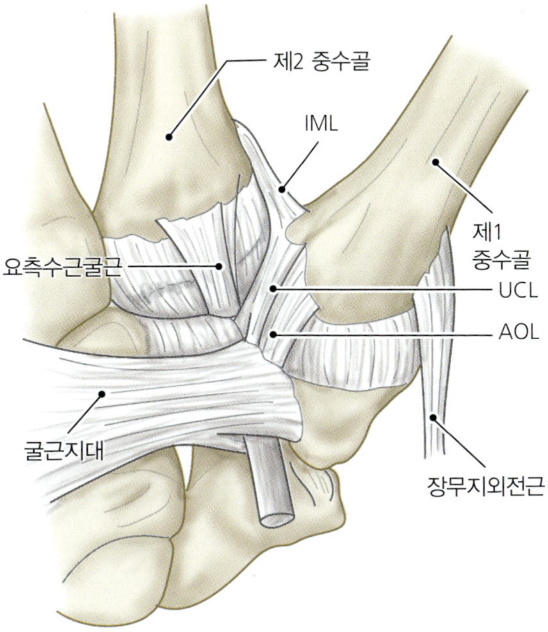

c : 장측면

그림 41 무지CM관절의 인대(장측에서 관찰)

우측 손바닥에서 무지구 근육의 근복을 절단해 양측으로 반전시켜 무지CM관절을 드러낸다.

그림 41~43의 약어

AOL : 전사인대, DRL : 배요측인대, IML : 제1 중수간인대, POL : 후사인대, UCL : 척측측부인대

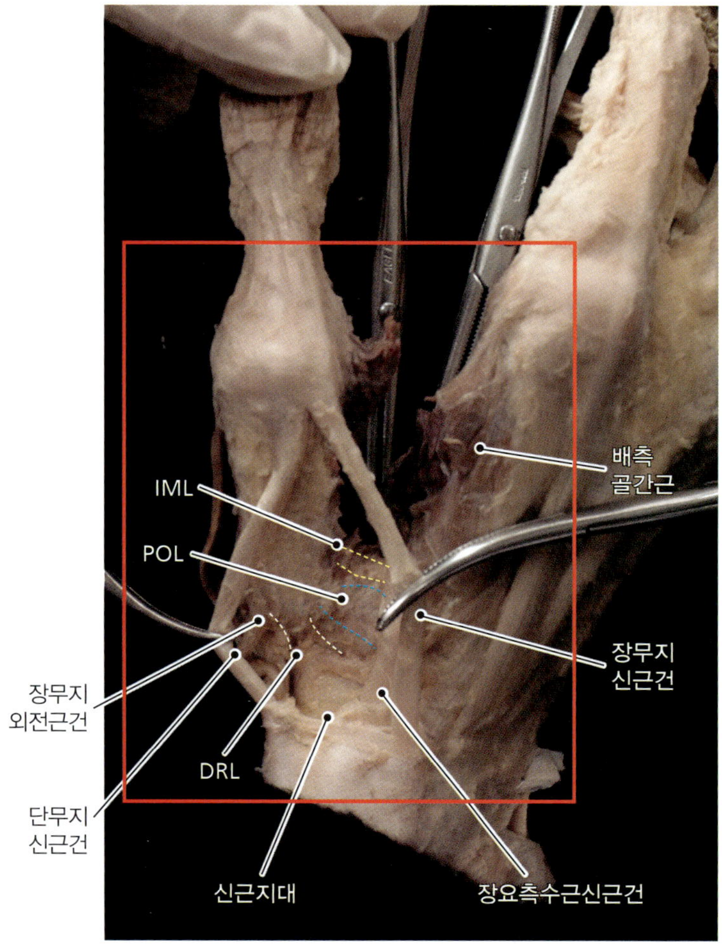

a: 무지CM관절(배측)

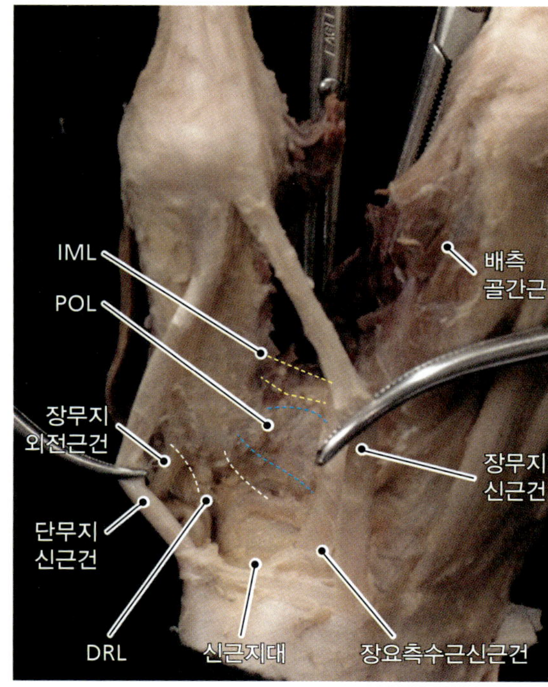

b: a의 확대도

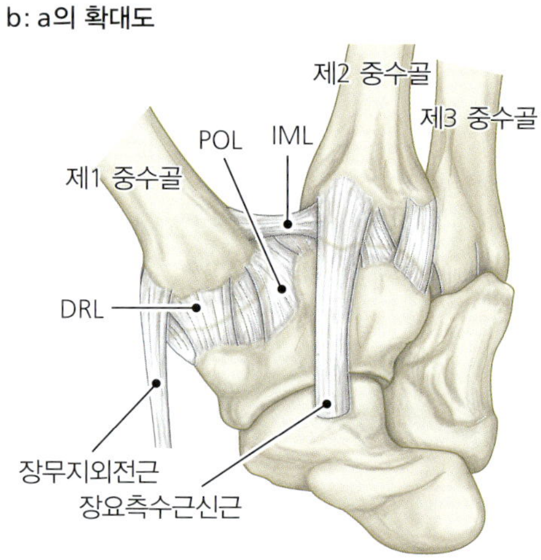

c: 배측의 약간 요측면

그림 42 무지CM관절의 인대(배측의 약간 요측면에서 관찰)

그림 41에서 계속. 우측 손등으로 제1 배측골간근이 무지측 부착부에서 분리되어 있다. 장무지신근건과 단무지신근건의 사이가 벌어져 있다.

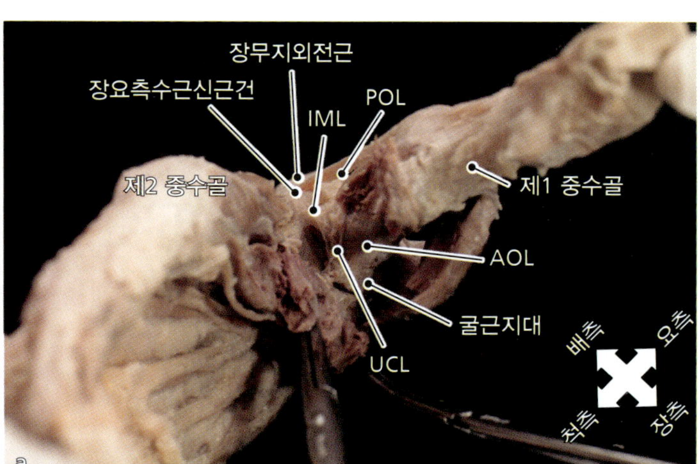

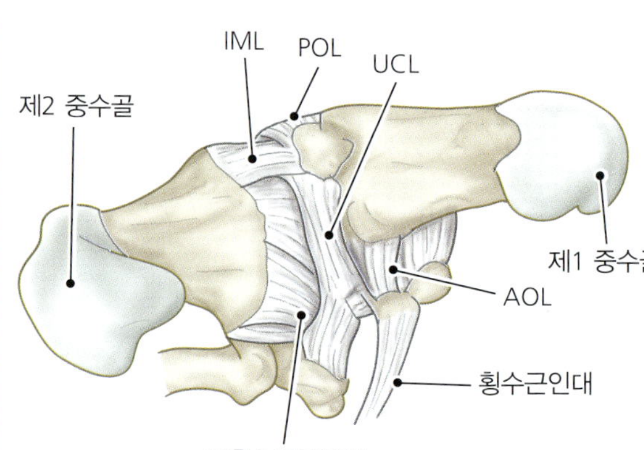

b: 원위 측면

그림 43 무지CM관절의 인대(원위에서 관찰)

그림 42에서 계속. 우측 제1 중수골과 제2 중수골 사이가 벌어져 있다.

3 수부 요측의 초음파 해부

드퀘르뱅병에서 염증기는 운동요법의 적응이 아니라 보존적 치료나 보조기 치료가 선택된다. 다만, 격벽의 존재가 드퀘르뱅병의 발병이나 예후에 영향을 미친다는 것도 보고되었다.[10] 초음파에 의한 제1구획 내에서의 격벽의 존재나 부건의 평가가 가능하며, **격벽**이나 **부건**이 존재하는 경우(그림 44)에는 그에 따른 수술 치료도 고려해야 한다.[10]

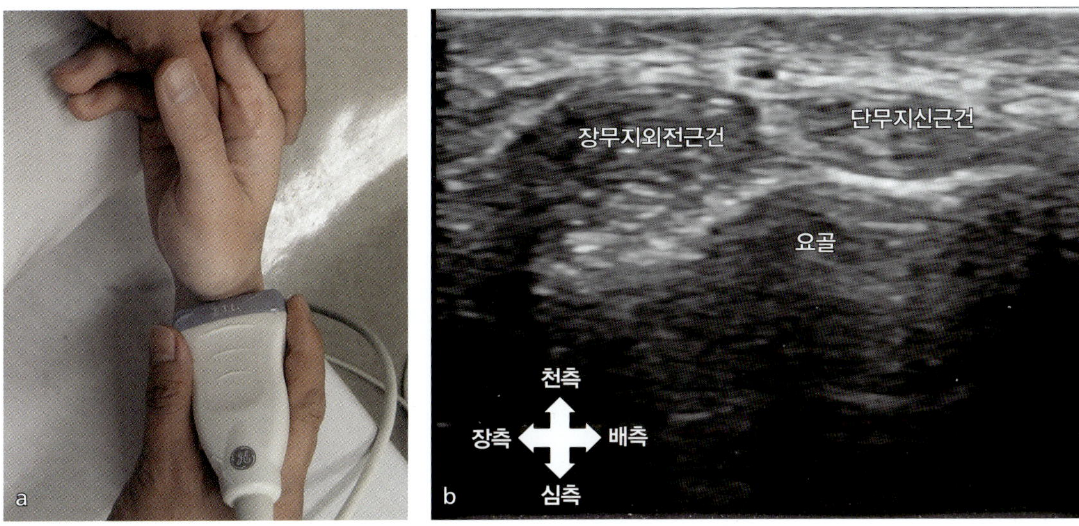

그림 44 수부 요측의 초음파 영상

a : 수부 요측에서 장무지외전근건과 단무지신근건을 확인하여 두 힘줄에 교차하듯이 프로브를 댄다.
b : 장무지외전근과 단무지신근이 고에코 영상으로 관찰된다. 이 증례에서는 두 힘줄 사이에 격벽이 존재한다.

표 3 단무지신근과 장무지외전근

	기시	정지	신경지배	수축 → 신장되는 작용	장애 시 제한되는 움직임	임상과의 접점
단무지신근	전완 골간막 요골의 후면	무지 기절골저의 배측면	요골신경 심지	무지MP관절의 신전 무지의 외전	무지MP관절의 굴곡 무지의 내전	과도한 사용은 드퀘르뱅병의 발병 요인이 된다.
장무지외전근	척골의 골간연 전완 골간막 요골의 후면	제1 중수골저의 외측면	요골신경 심지	무지의 외전	무지의 내전	대능형-중수관절의 안정에도 작용한다.[9]

4 수관절 요측부의 통증에 대한 운동요법

Morita 등[1]은 무지CM관절에 압박 부하가 되는 요인으로 ① 전완의 회내/회외 제한, ② 장무지외전근의 근력 저하, ③ 무지내전근의 단축, ④ 무지구근과 소지구근의 유연성 저하 4가지를 들며 ①~③에 대해서는 수관절 요측부에 마찰 부하가 가해지는 요인이라고도 하였다. 따라서 수관절 요측 통증의 발생 요인과 부하의 종류를 밝힌 후 대처할 필요가 있다.

전완의 회내/회외 제한에 대한 접근법

회내/회외 제한을 수관절의 척굴이나 장굴, 무지의 외전이나 내전으로 보상하므로, 제1구획에서의 마찰 부하가 증가한다.[1] 또한, 전완의 회내 제한을 무지CM관절의 움직임으로 보상함으로써 무지CM관절에 대한 압박 부하가 증가한다.[1]

여기에서는 회내/회외 제한의 제한인자인 **근위·원위요척관절**에 대한 접근(그림 45)과 전완회전근(특히 **원회내근**)의 스트레칭(그림 46)에 대해 설명한다. 전완 회내 제한이 근위요척관절의 요골윤상인대(annular ligament of radius) 구축으로 인해 발생하는 경우가 있다.[11] 스트레칭(그림 45a)에 따른 회내 제한 및 드퀘르병병의 주요 요인인 장무지외전근건·단무지신근건 유래의 통증에 변화가 있는지 관찰한다. 스트레칭 방법으로는 우선 팔꿈치 경도 굴곡 자세에서 전완 회외 자세로 하고 한 손으로 요골두를, 다른 손으로는 전완 원위부를 파지한다. 그리고 대상자에게 전완 회내를 지시하고(그림 45a의 ➡), 치료사는 요골두를 요측 방향으로 압박(그림 45a의 ⇨)하여 요골윤상인대를 스트레칭한다.

원위요척관절에 대해서는 회내/회외 가동범위 훈련을 실시한다(그림 45b). 원위요척관절에서 요골과 척골의 운동은 최대 회외 자세에서 회내 45°까지는 회전운동이지만, 회내 45°에서 최대 회내 자세는 거의 병진운동(translation)으로 요골이 척골에 대해 손바닥 쪽으로 어긋난다고 알려져 있어[12] 상대적으로 회내 시는 척골두가 배측으로, 회외 시에는 손바닥 쪽으로 이동한다.[13] 따라서 가동범위 훈련 시에는 이 움직임에 따라 유도한다.

공통건막을 형성해 상완골 내측상과에서 기시하는 전완회내근(그림 1 → p. 95)에 대해서도 스트레칭을 실시한다(그림 46).

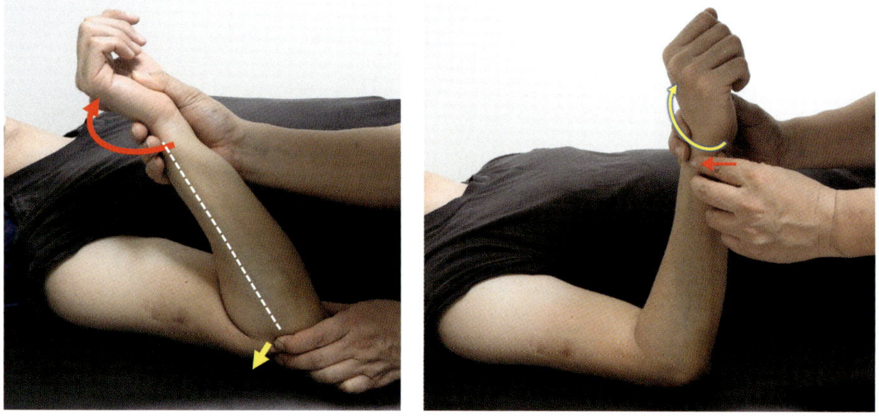

a: 근위요척관절의 요골윤상인대 스트레칭 b: 원위요척관절의 회내/회외 가동범위 훈련

그림 45 근위 및 원위요척관절에 대한 접근법

a : 요골두는 전후 지름이 좌우 지름에 비해 긴 타원형이다. 따라서 전완 회내 자세에서는 요골두가 2mm 정도 외측으로 이동한다. 이 제어를 윤상인대가 수행하고 있으며, 회내 시 인대는 요측 방향으로 신장되어 있다. 스트레칭에서는 이 상태를 지지한다.

b : 치료사는 요골 원위를 파지하고 다른 손으로 척골두를 잡는다. 회내/회외 모두 요골 원위로 유도하는데, 회내 시 척골두는 배측으로 카운터를 가하도록 유도(➡)하고, 회외 시 척골두는 손바닥 쪽으로 카운터를 가하도록 유도한다.

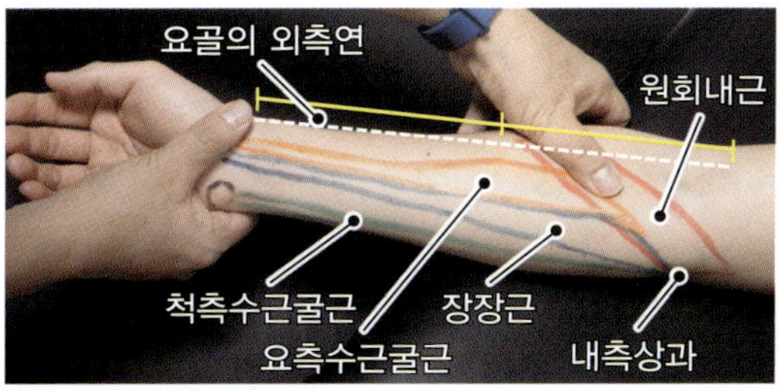

a: 다이렉트 스트레칭

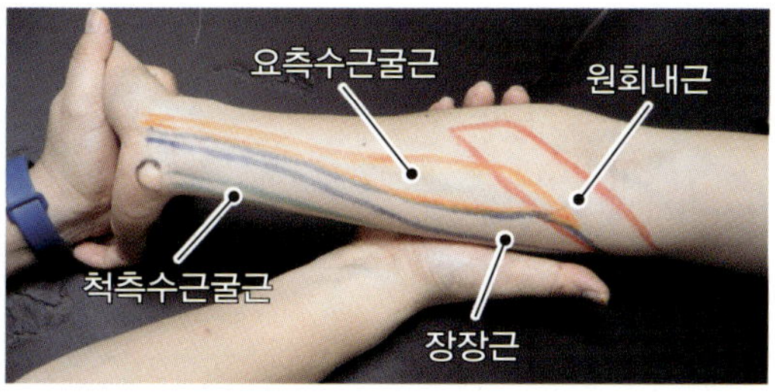

b: 수동적 스트레칭

그림 46 전완회내근(특히 원회내근)의 스트레칭

a : 원회내근의 내측 하연은 내측상과와 요골의 외측연 중앙부를 연결하는 선상에 위치하며, 그 선의 근위 2횡지 폭에 근복이 존재한다. 원회내근과 전완굴근 사이에 근연결이 보이기 때문에 원회내근 및 전완굴근의 근연결 영역에 대해 다이렉트 스트레칭을 실시한다.

b : 치료사가 한 손으로 대상자의 전완 배측을, 다른 한 손으로 손바닥을 파지한다. 대상자의 전완을 회외 자세, 수관절과 손가락을 신전 자세로 하여 원회내근과 근연결이 있는 전완굴근에 대해 스트레칭을 실시한다.

장무지외전근 근력 저하에 대한 접근법

장무지외전근은 무지CM관절의 안정에 작용[9]하기 때문에 근력 저하나 부담이 과중되면 무지CM관절의 불안정화를 초래한다. 또한, 근력 저하 시 그 기능(무지의 외전과 척굴 시의 제동)을 보상하는 **단무지신근**도 부담이 과중되어 제1구획에 강한 마찰 부하가 발생한다.[1]

통증이 장무지외전근이나 단무지신근의 과긴장에 기인하는 경우, 보존적 치료나 보조기 치료로 증상이 완화된다면 장무지외전근과 단무지신근의 유연성을 개선시키고(**그림 47**), 이를 통해 통증 완화를 도모한다. 또한, 근위수근열(proximal carpal row)의 장측 편위나 회내 제한이 있는 경우에는 미리 정렬을 교정한다. **그림 48**은 장무지외전근의 근력 저하에 대한 대응이다. 관절운동을 동반하는 근력 트레이닝에서는 CM관절에 대한 부담이 우려되기 때문에 관절의 운동 방향에 맞춰 근력 트레이닝을 실시한다. 또한, 등척성 수축을 이용해 훈련한다. 그리고 **그림 47, 48** 모두 제1구획에 마찰 부하가 생기지 않도록 근위부를 파지한 상태에서 근복을 원위로 활주시킨다.

무지내전근 단축에 대한 대처

무지와 시지·중지에 의한 **집기**와 **파지(잡기) 동작**은 **무지내전근**의 근긴장 증가로 인한 단축을 유발하는 동시에 길항근인 **장무지외전근**의 근기능을 저하시킨다.[1] 장무지외전근의 근력 저하는 무지CM관절의 불안정화를 초래한다. 무지내전근에 대한 접근법에 대해서는 **그림 33** (→ **p. 159**)을 참조한다.

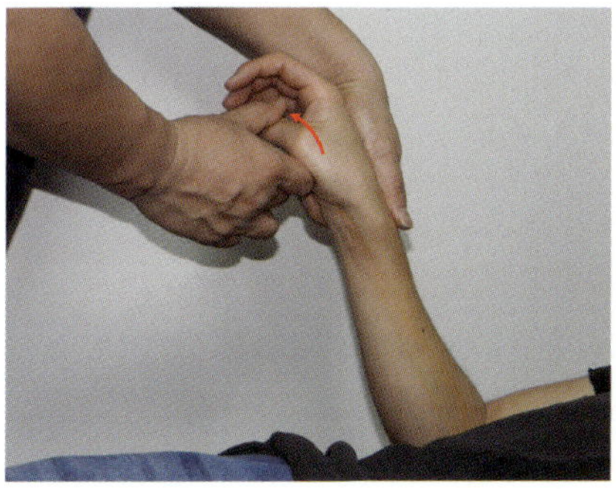

a: 장무지외전근

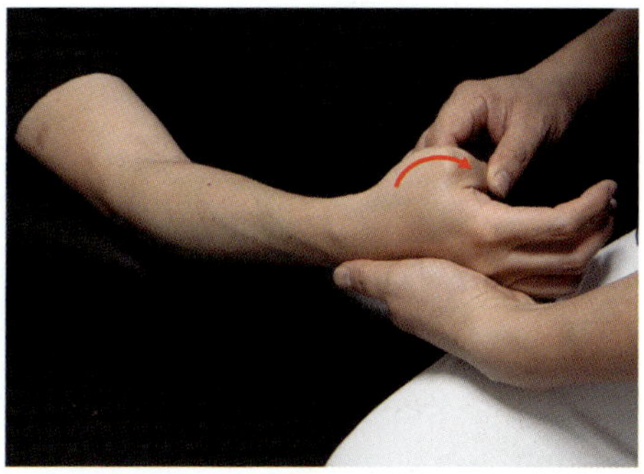

b: 단무지신근

그림 47 장무지외전근과 단무지신근의 스트레칭

a : 팔꿈치 굴곡 자세, 전완 회외 자세, 수관절 척굴 자세에서 무지CM관절을 척측 내전하여 신장시킨다.

b : 전완은 중립 자세에서 약간 회내 자세, 수관절 척굴 자세, 무지CM관절 대립 자세로 중수지절관절(MP관절)을 굴곡하여 스트레칭한다.

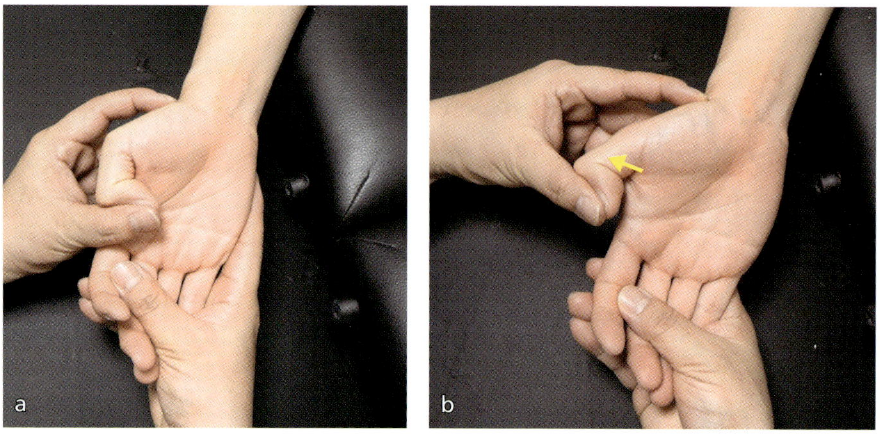

그림 48 **장무지외전근 근력 저하에 대한 접근법**

장무지외전근을 우위로 활동시키기 위해 같은 작용을 하는 장무지신근의 장력을 약화시키도록 무지의 지절간관절이 굴곡된 상태(**a**)로 무지의 요측 외전운동(**b**의 ⇦)을 실시한다.

무지구근과 소지구근의 유연성 저하에 대한 대처

무지구근과 소지구근의 유연성 저하로 인해 손의 **횡아치**가 거상하면, 무지가 내전 자세를 취하기 쉽다. 무지CM관절에서는 요측 외전이 제한되어 무지의 중수지절(MP)관절의 과신전으로 보상하려고 한다. 그 결과 무지CM관절의 불안정성이 커져 압박 부하가 증가한다.[1)] 무지구근과 소지구근에 대한 접근법에 대해서는 **그림 16, 17**(→ **p. 148**)을 참조한다.

참고문헌

1. 森田竜治, 他:手関節・手部. 工藤慎太郎(編著):運動機能障害の「なぜ?」がわかる評価戦略. pp 102-138, 医学書院, 2017
2. 本間敏彦:前腕の伸筋. 佐藤達夫, 他(編):日本人のからだ—解剖学的変異の考察. pp 113-115, 東京大学出版会, 2000
3. 城石達光, 他:de Quervain 病における第 1 区画の臨床的意義. 整形外科と災害外科 51:570-574, 2002
4. 小倉丘, 他:伸筋支帯第1 区画における短母指伸筋と長母指伸筋の滑走距離—その臨床的意義について. 日手会誌 14:332-335, 1997
5. 平沼晃, 他:de Quervain 狭窄性腱鞘炎と手背第1 区画における解剖学的変異. 整形外科 23:1186-1188, 1972
6. 堀内行雄, 他:de Quervain 病手術例の検討. 整形外科 40:199-203, 1989
7. 今枝敏彦:大菱形中手骨関節の靱帯解剖. 日本手外科学会雑誌 10:704-707, 1993
8. Neumann DA(著), 嶋田智明, 他(監訳):筋骨格系のキネシオロジー. pp 217-224, 医歯薬出版, 2005
9. 矢崎潔, 他:手の運動を学ぶ. pp 79-98, 三輪書店, 2017
10. 清水弘之, 他:de Quervain 病の治療成績と隔壁の関与について. 日手会誌 17:295-299, 2000
11. 杉本勝正(監修), 林典雄(著):運動療法のための運動器超音波機能解剖—拘縮治療との接点. pp 76-82, 文光堂, 2015
12. Nakamura T, et al:In Vivo motion analysis of forearm rotation utilizing magnetic resonance imaging. Clin Biomech 14:315-320, 1999
13. 蓬莱谷耕士:前腕の基礎知識とセラピィ. 大阪作業療法ジャーナル 24:22-32, 2011

4 손가락의 신전 제한을 해부

이 장에서 다루는 근골격
- ▶ 지굴근건
- ▶ 신근지대
- ▶ 지배건막
- ▶ 사지인대

일상생활에서 손을 사용하는 동작은 기본적으로 비파악 동작과 파악 동작으로 나뉜다.[1)]

비파악 동작은 다양한 정지 자세에서 행해지는 손의 사용 형태이며, 손바닥을 연 상태에서 사용되는 경우가 많다. 세안이나 창문 닦기 동작, 바닥에 손을 대고 일어서는 동작 등에서는 **중수지절관절(MP관절)**이나 **근위지절간관절(PIP관절)**의 신전 제한이 있으면 제대로 수행할 수 없다.

파악 동작에는 **집기 동작**과 **쥐기 동작**이 있다.[1)] 이러한 동작에서는 시각 시스템 등의 감각계를 이용해 대상물의 형태나 공간 및 대상물과의 거리감을 인지함으로써 효율적이고, 선택적인 reaching(뻗기)이나 손의 자세가 가능해진다. 예를 들어 대상물이 작은 탁구공이나 야구공의 reaching에서는 손가락이 굴곡 경향을 보이지만, 스위치를 누르는 동작이나 큰 농구공을 잡는 등의 동작에서는 손가락의 신전이 필요하다. 손가락의 신전 제한은 ADL을 크게 저하시킨다. 손가락의 신전 제한은 수지신근건이 주체가 되는 **수지신전기구**의 장애뿐만 아니라 **수지굴근건의 활주장애**에 의해서도 발생한다. 따라서 굴근건의 활주기구에 대한 지식이 필요하다.

한편, 손등의 피하조직에는 **피정맥**이 풍부하게 존재한다(그림 49). 따라서 주위로부터의 압박에 의해 정맥의 혈류가 쉽게 저해된다. 또한 손등의 피하조직은 드물고, 매우 유연하며 수부의 외상 후에는 종창이 나타나는 경우가 많다. 따라서 손이 깁스 등으로 고정되어 손가락의 부동 상태가 오래 지속되면 혈류의 저해에 의해 손상된 지신근건 주위 조직에 반흔이 생겨 손가락의 신전장애로 이어진다. 따라서 손가락의 피하조직 구조에 대해서도 이해가 필요하다.

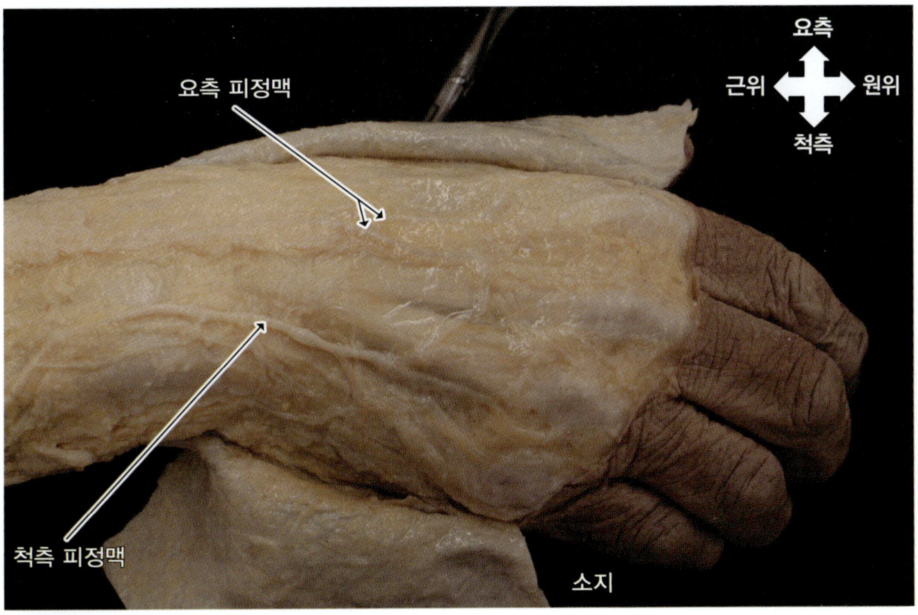

그림 49 손등의 피하조직과 피정맥
우측 손등의 표피와 진피를 박리하여 피하조직을 해부한다.

1 손등의 피하조직 구조

손등의 피부(**표피**와 **진피**)와 **수배건막** 사이는 피하조직이라는 지방성 결합조직으로 채워져 활주성이 높고, 그 내부를 **피정맥**이 주행한다. 따라서 표층으로부터의 압박에 의해 피정맥이 쉽게 눌려지고, 조직액이 피하조직에 저류되어 **부종**과 **종창**이 발생한다.

이에 비해 손바닥의 피하조직은 강인한 **수장건막**(그림 4 → **p. 141**)에 의해 천층과 심층으로 나뉘며, 수장건막의 천측면은 약간 조밀한 결합조직으로 진피에 연결된다. 이로 인해 손바닥 피부의 활주성은 낮다. 손목의 피부는 얇아 집을 수 있어도 손바닥의 피부는 두껍고 집을 수 없는 이유이다.

한편, 피하조직보다 심층에 있는 **지신근건**의 심측(그림 50)이나 지신근건에서 연속된 지배건막의 심측(그림 51)에도 **지방성 결합조직**이 존재해 지신근건의 활주를 용이하게 하고 있다. 이들 결합조직이 반흔화되면 지신근건의 움직임은 크게 저해될 수 있다.

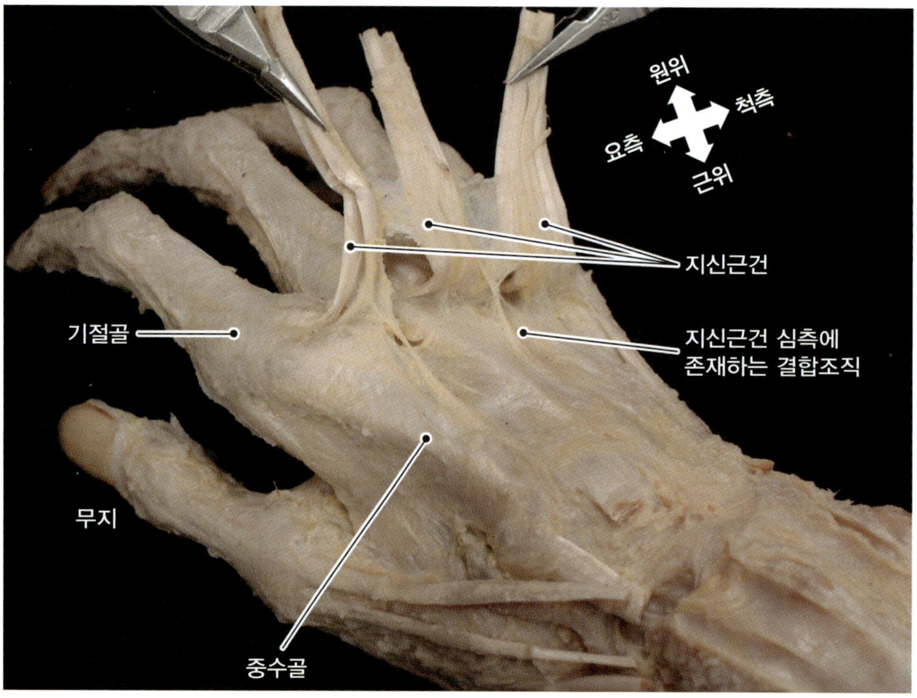

그림 50 지신근건의 심측에 있는 지방성 결합조직
우측 손 제2지(검지)~제4지의 지신근건을 수근부에서 절단해 원위로 반전시켰다.

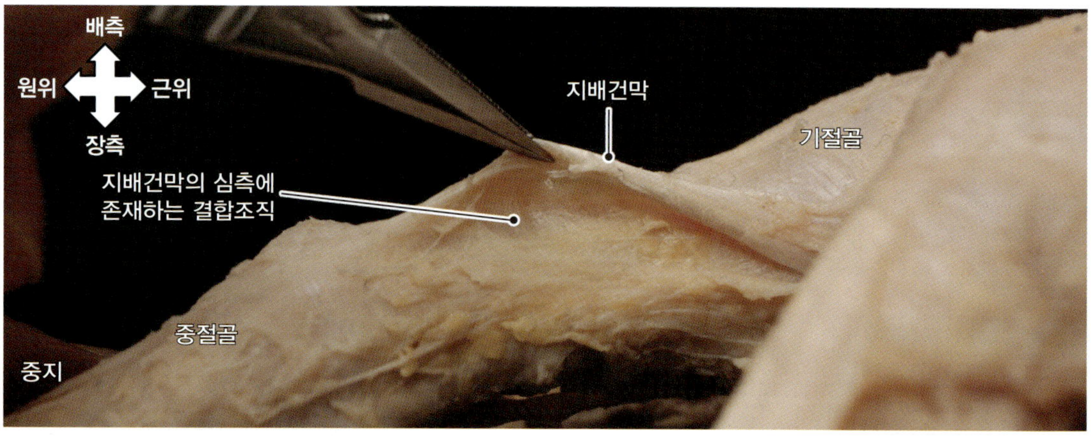

그림 51 지배건막의 심측에 있는 지방성 결합조직
우측 손 제3지(중지)의 지배건막 외측연을 들어 올리고 있다.

2 손가락 부위 장측에서의 지굴근건 pulley기구

손가락의 장측에서는 천지굴근과 심지굴근이 공동의 건초 내를 주행한다(그림 52). **건초**의 내층은 **활액초**, 외층은 **섬유초**로 구성된다. 섬유초는 섬유 주행이 다른 두 종류의 인대 구조, 즉 윤상부(**윤상형 활차**)와 십자부(**십자형 활차**)로 보강되어 있으며, **인대성 건초**라고도 한다. **윤상부**(annular)는 간격을 두고 5개(근위부터 순서대로 A1~A5)가 있으며, **십자부**(cruciform)는 A2부터 A5 사이에 3개(근위부터 순서대로 C1~C3)가 있다(그림 53). 윤상부는 관절 부근에 존재하며 관절의 움직임에 따라 건의 방향을 바꾸는 **활차**(도르래, pulley) 역할을 하며, 건의 움직임을 정지부에 효율적으로 전달한다. 인접한 윤상부 사이의 간격은 손가락의 굴곡을 용이하게 하기 위한 것으로,[2] 간격 부위에 십자부가 위치하여 인대성 건초의 기능적 연속성을 도모한다. 윤상부·십자부 인대의 요측단과 척측단은 지절골에 부착하고 손가락의 굴곡 시 건초가 편위되는 것을 막는다.[2]

MP관절, PIP관절 및 원위지절간관절(DIP관절)의 장측에는 섬유연골성 **장측판**(volar plate)이 존재한다(그림 54). 그림 52는 장측판의 위치를 보여준다. 장측판은 장측인대의 일부가 연골화된 것이다.[3] **장측인대**는 MP관절과 지절간관절(IP관절)의 관절낭 장측면에 있으며, 건초의 섬유초에 부착한다. 윤상부나 십자부의 인대는 장측판에도 부착한다. PIP관절의 장측판에는 근위연의 양단에서 인대가 근위로 뻗어 나와 A2·C1 부착부 근방의 기절골 장측면에 부착한다(그림 55). 이 인대는 장측판에서 뻗어 나오는 형태로 인해 **수강인대**(checkrein ligament)라고 한다. 수강인대의 내측부에는 혈관이 주행하고 있으며, 이 부위의 외상은 쉽게 반흔 형성이나 굴곡 구축을 초래한다.[1]

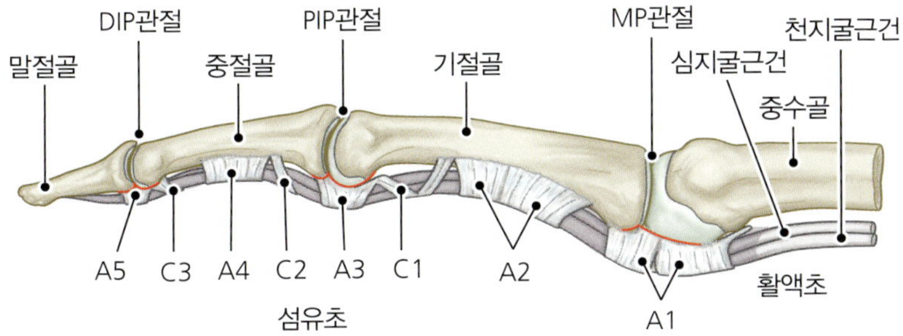

그림 52 지굴근건 pulley기구
손가락을 측면에서 본 그림. 빨간색 선은 장측판의 위치를 나타낸다.

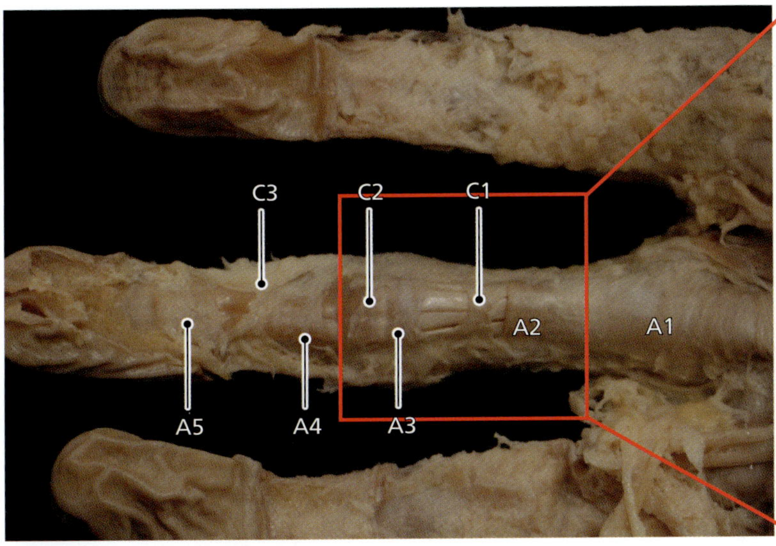

그림 53 섬유초의 윤상부와 십자부
우측 손 제3지의 근복에서 피부와 피하조직을 제거하고 지굴근건의 건초를 드러냈다.

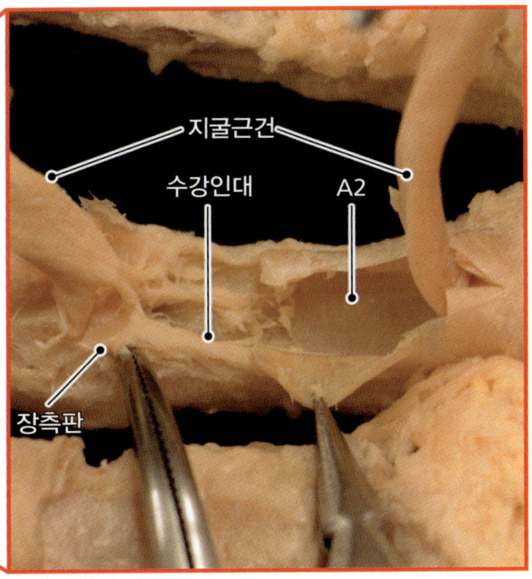

그림 54 장측판과 수강인대
그림 53의 빨간색 테두리 영역의 지굴근건을 절단하여 각각 근위와 원위 양측 방향으로 반전시켰다. PIP관절에서 장측판과 수강인대가 드러나 있다.

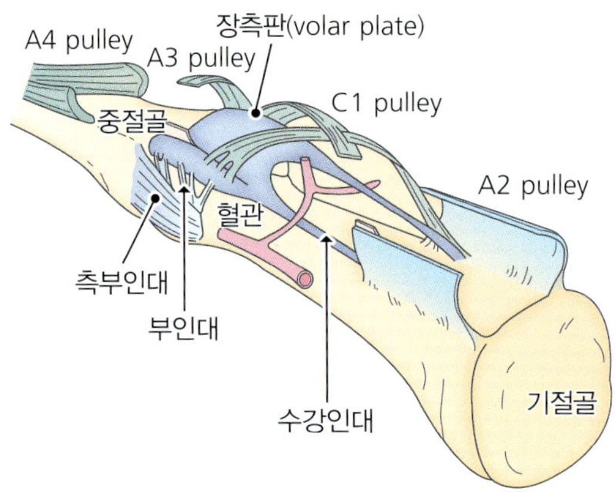

그림 55 PIP관절의 장측판

3 손가락의 신전기구

신근지대와 지신근

제2~5지의 중수골 배측면에서는 **총지신근**의 정지건이 원위를 향해 주행한다. 또한 제2지와 제5지에서는 **시지신근건**과 **소지신근건**이라는 고유신근건도 원위로 향한다(그림 37 → **p. 162**). 이들 건은 수관절 배측에서는 **신근지대**에 덮여 있다. **신근건**은 신근지대하에 형성된 6개의 건구획을 통과하여 손가락에 이른다(그림 38 → **p. 162**).

손가락이 굴곡되면 총지신근은 원위를 향해 활주한다. 요골원위단 골절 등으로 지신근건과 신근지대 사이에 유착이 발생하면 유착 부위보다 원위로 건의 활주가 어려워진다(**그림 56**). 따라서 지신근건이 신장 상태에 있는 수관절 장굴 시에 손가락의 굴곡으로 더욱 신장이 요구되면, 수관절 배측에 통증이 발생해 굴곡할 수 없지만(**그림 56a**), 수관절을 배굴시켜 건을 느슨하게 하면 통증이 완화되고 손가락의 굴곡이 가능해진다(**그림 56b**). 수관절을 배굴시켜도 손가락의 굴곡 제한에 변화가 없는 경우에는 수관절보다 원위에서의 유착 즉, 지신근건 심측 결합조직(그림 50 → **p. 172**)의 반흔화에 따른 유착 등을 의심한다.

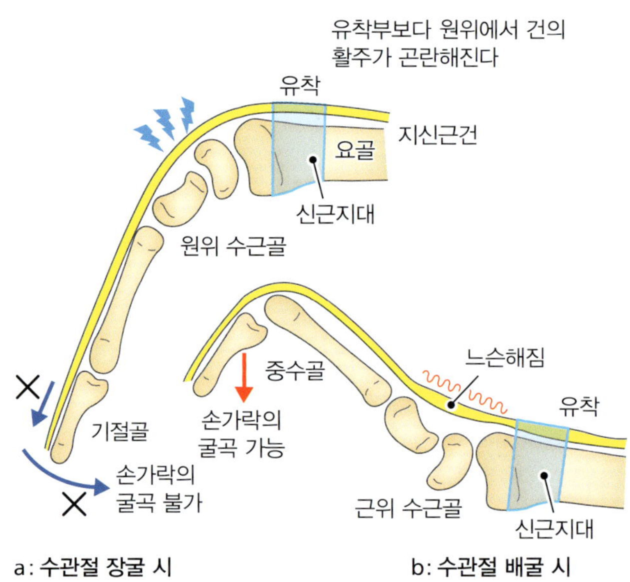

그림 56 신근지대와 지신근건의 유착

지배건막(dorsal aponeurosis)

제2~5지 등쪽에서는 지신근의 정지건이 막상으로 확장되어 골간근(표 4 → p. 179)이나 충양근의 공통건이 기절골인 곳에서 양측으로부터 합쳐져 **지배건막**이 형성된다(그림 57). 그림 58에는 골간근과 충양근의 정지건이 합쳐져 지배건막의 형성에 함께하는 모습이 관찰된다. 각 손가락의 외측면에는 골간근의 건과 충양근의 건이 각각 **심횡중수인대**(deep transverse metacarpal ligament)의 배측과 복측을 거쳐 기절골 측면에 도달한다(그림 59).

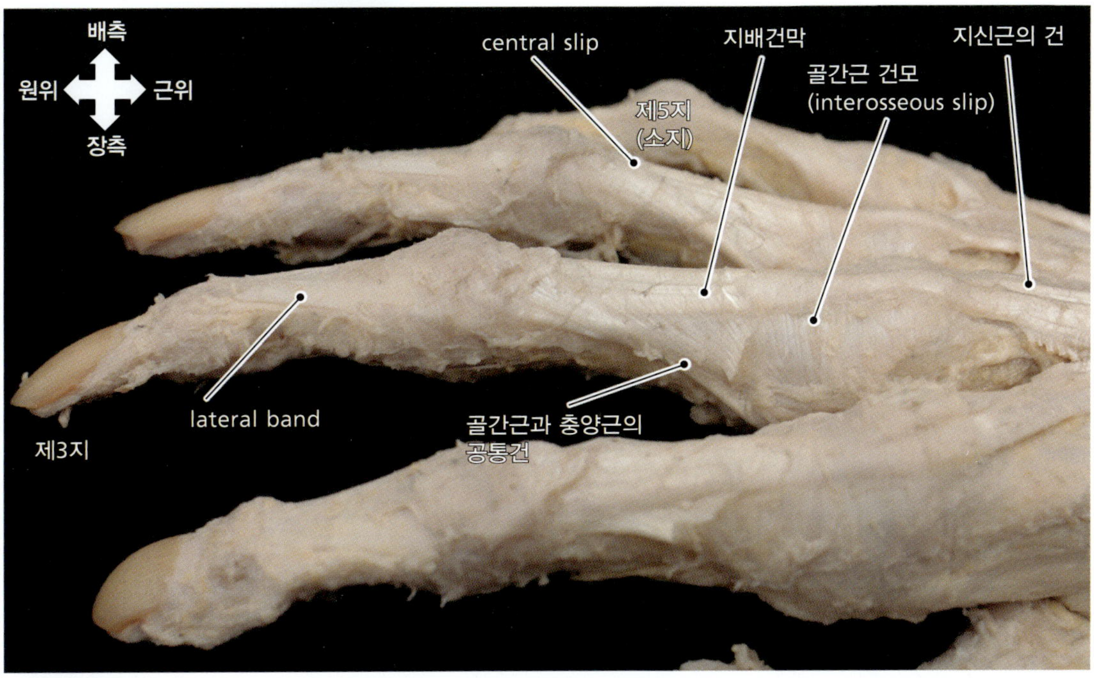

그림 57 지배건막
우측 손 제2~5지(소지)의 등쪽을 배요측에서 본 사진. 피부와 피하조직이 제거되어 지신근의 건이 지배건막으로 이어지는 모습이 제3지에서 드러나 있다.

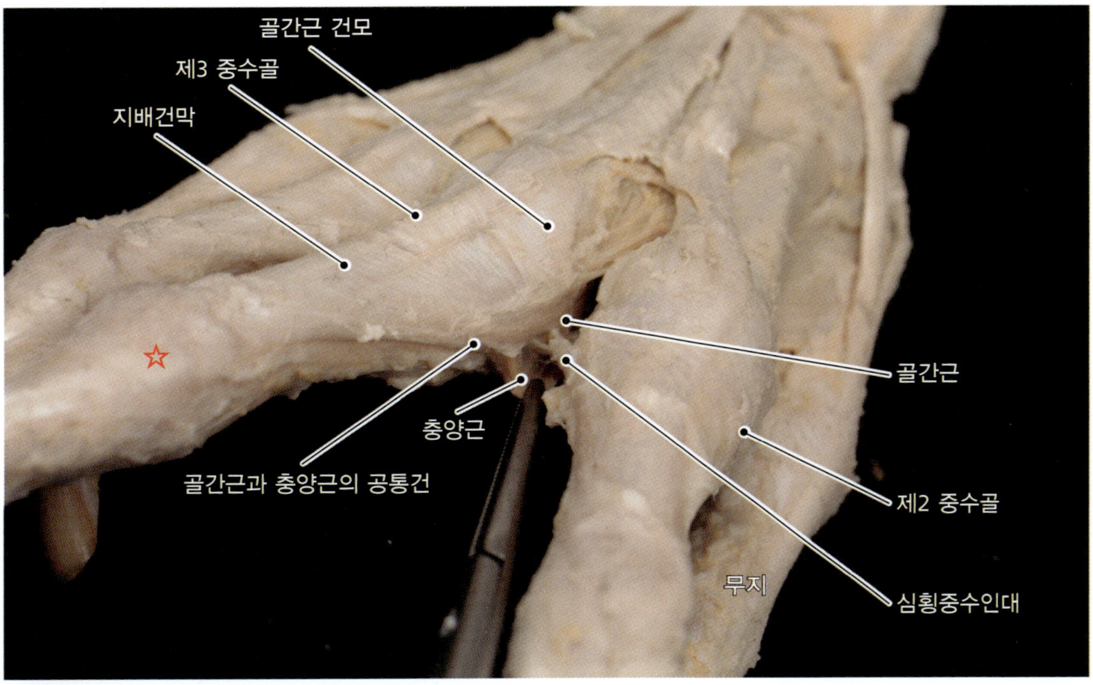

그림 58 골간근과 충양근이 지배건막에 합류
그림 57에서 계속. 제2 중수골과 제3 중수골의 골간을 넓혀 제3 중수골의 요측면을 배측 원위에서 본 사진. 중수골두 사이에 있는 심횡중수인대는 절단되어 있다. ☆는 PIP관절의 위치를 나타낸다.

1
IV 수관절 수부

한편, 척측면에서는 골간근만 지배건막에 합류한다.

PIP관절의 굴곡/신전에서 지배건막의 역할

지배건막은 MP관절 및 PIP · DIP관절의 관절낭과 유착하며, 원위에서 **중앙삭**(central slip)과 좌우의 **측삭**(lateral band)으로 나뉜다. 중앙삭은 중절골저에, 좌우의 측삭은 보다 원위에서 합쳐져 말절골저에 부착한다(**그림 60 c,d**). 지신근, 골간근, 충양근의 근섬유 모두 이 두 삭에 유입되며, 지신근의 근섬유는 주로 중앙삭에, 골간근과 충양근의 근섬유는 주로 측삭에 유입된다(**그림 60**).[1)]

PIP관절의 신전은 측삭이 동관절의 배측으로 지나기 때문에 일어난다(**그림 60 a,c**). 이 경우 근육에 의해 견인된 측삭은 지배건막을 근위 방향으로 활주시키고 좌우의 측삭은 근접하는 방향으로도 활주한다.[1)] 한편, PIP관절의 굴곡 시(**그림 60 b,d**) 측삭은 원위로 당겨지고 좌우의 측삭이 멀어지는 방향으로 활주한다.[1)] 즉, PIP관절의 운동에는 측삭의 활주가 필요하며, 활주를 가능하게 하는 것이 지배건막의 바로 심층에 있는 **지방성 결합조직**(**그림 51** → **p. 172**)이다.

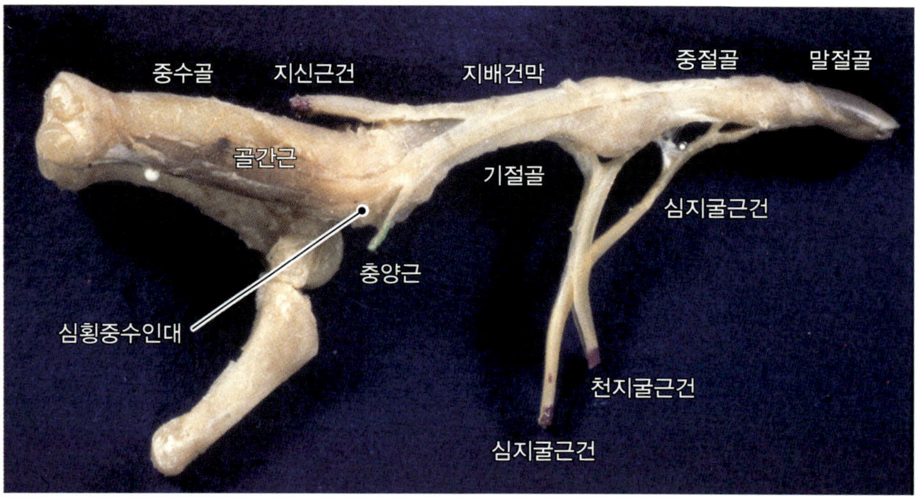

그림 59 골간근과 충양근의 위치 관계

좌측 손의 제4지(약지)에 부착하는 힘줄을 요측에서 본 사진. 장측골간근의 건과 충양근의 건이 합류하고, 그 합류 건이 다시 총지신근의 건(지신근건)과 합류하여 지배건막이 형성된다.

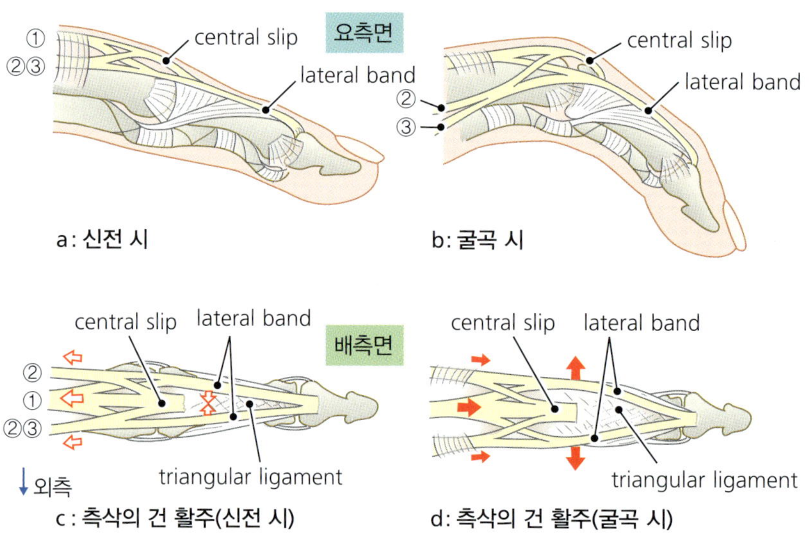

그림 60 지배건막의 구성과 손가락의 굴곡과 신전 시 측삭의 움직임

① 지신근, ② 골간근, ③ 충양근

지인대(사섬유) 또는 사지인대

지인대(**사섬유**)[1] 또는 **사지인대**[4]는 PIP관절 장측면에서 기시해 중절골 측면에서 비스듬하게 원위로 주행하며, DIP관절 배측면에 이르는 인대이다(그림 61).[1]

DIP관절의 신전운동은 지신근의 수축뿐만 아니라 측삭을 근위로 당기는 충양근과 골간근의 수축으로 발생하며(그림 60), DIP관절의 신전에는 사지인대에 의한 수동적인 힘도 작용한다.[1] 즉, PIP관절이 지신근의 수축으로 지배건막 중앙삭을 통해 신전되면(그림 60 a,c), 사지인대는 수동적으로 늘어나고 그 장력이 DIP관절을 신전시킨다(그림 62c). PIP관절이 굴곡 자세가 되면(그림 62b), 사지인대가 느슨해져 DIP관절에 대한 수동적 신전력은 해소되어 DIP관절의 굴곡이 용이해진다. 반대로 DIP관절이 심지굴근의 작용으로 굴곡되면(그림 62d), 사지인대는 긴장하고 PIP관절은 굴곡이 강제된다.[4] 따라서 사지인대에는 PIP관절과 DIP관절의 굴신운동에 연동하여 협조성을 제공하는 작용이 있으며, 사지인대의 단축은 PIP관절과 DIP관절의 협조운동을 제한하게 된다.

또한, **백조목 변형**(**swan neck deformity**)은 지관절의 신전기구와 굴곡기구의 균형이 파괴되어 PIP관절이 과신전 자세, DIP관절이 굴곡 자세를 보이게 된다. 외상 후 발병한 백조목 변형에 대해 장장근건을 이식하여 사지인대를 재건하는 Thompson 술식을 이용해 좋은 성적을 거두었다는 보고가 있다.[5]

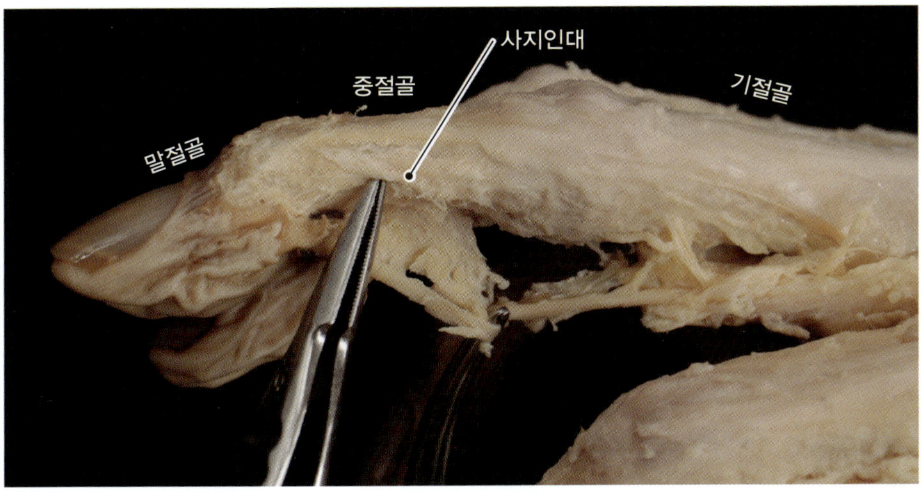

그림 61 사지인대
우측 손 제2지의 요측면에서 피부를 박리하여, 중절골 측면을 주행하는 사지인대가 드러나 있다.

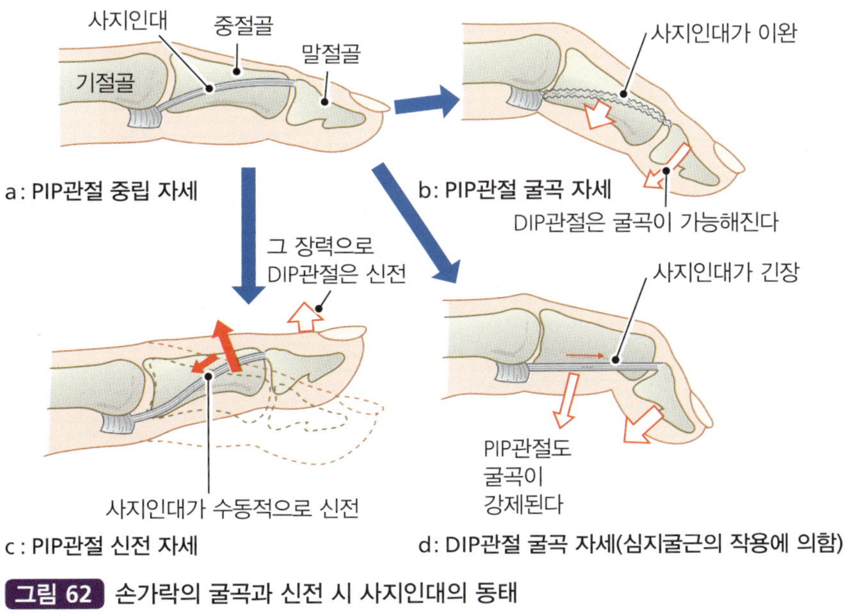

그림 62 손가락의 굴곡과 신전 시 사지인대의 동태

1
IV 수관절 수부

4 무지의 지배건막

무지(엄지)에서는 **장무지신근**과 **단무지신근**의 건이 지배건막을 형성한다(그림 63). 무지에는 충양근이나 골간근이 존재하지 않기 때문에 같은 기능을 하는 **단무지외전근**(그림 64)과 **무지내전근**(그림 63)의 각 정지건이 각각 요측과 척측에서 지배근막에 부착하여 이를 고정한다.[6]

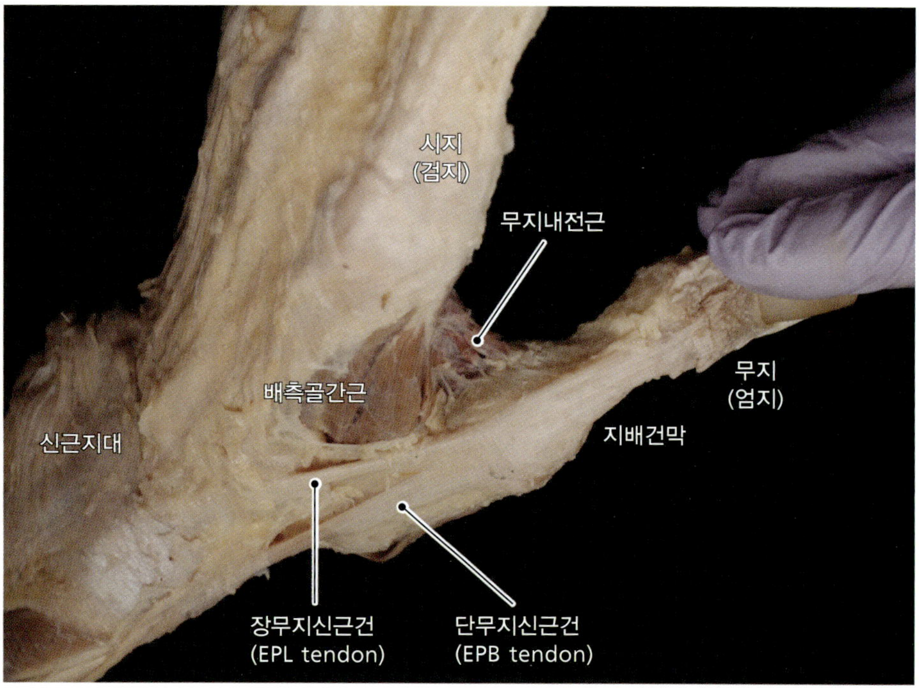

그림 63 무지의 지배건막과 무지내전근
좌측 손등의 표피와 진피를 박리하여 피하조직이 드러나 있다. 무지와 제2지(검지)의 기저부에서는 피하조직도 제거되어 근육이 드러나 있다. 장·단무지신근이 지배건막을 형성하고, 무지내전근의 건이 척측에서 이에 부착하는 모습을 보여준다.

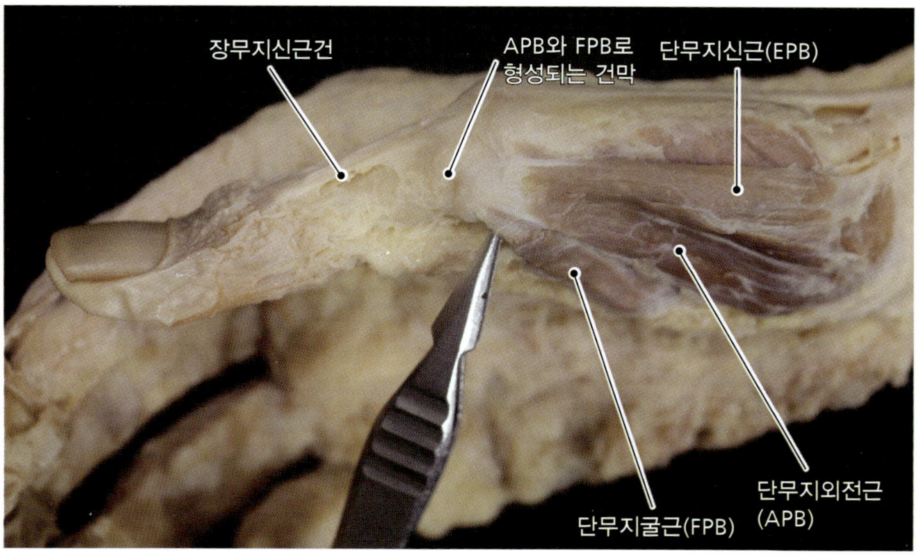

그림 64 무지의 지배건막과 단무지외전근
우측 손 무지의 기저부를 요측에서 본 사진. 무지 기절의 지배건막, 또한 무지구에서 손등에 이르는 부위의 근육이 드러나 있다. 단무지외전근이 요측에서 지배건막에 부착하는 모습이 관찰된다.

표 4 배측 · 장측골간근

	기시	정지	신경지배	수축 → 신장되는 작용	장애 시 제한되는 움직임	임상과의 접점
배측골간근	두 갈래로 제1~5 중수골저 및 몸의 마주보는 면	제2~4지의 지배건막	척골신경 장지의 심지	제2, 4지의 외전, 제3지의 요측 외전 및 척측 외전, 제2~4지의 IP관절 신전, MP관절 굴곡	제2, 4지의 외전, 제3지의 요측 외전 및 척측 외전, 제2~4지의 IP관절 굴곡, MP관절 신전	양측 근육의 정지건은 주로 측삭에 부착한다.
장측골간근	**제1** 제2 중수골 내측면 **제2** 제4 중수골 외측면 **제3** 제5 중수골 외측면	제2, 4, 5지의 지배건막	척골신경 장지의 심지	제2, 4, 5지의 내전, 제2, 4, 5지의 IP관절 신전, MP관절 굴곡	제2, 4, 5지의 외전, 제2, 4, 5지의 IP관절 신전, MP관절 신전	

5 손가락의 신전 제한에 대한 운동요법

PIP관절 주위의 부종에 의한 결합조직의 유착과 반흔화 및 **지배건막**의 **중앙삭**과 **측삭**의 활주성 개선에 대한 접근(**그림 65**)이 중요하다. 또한, DIP관절 주위에서는 **사지인대**의 단축 방지를 목적으로 한 접근법(**그림 66**)이 필요하다.

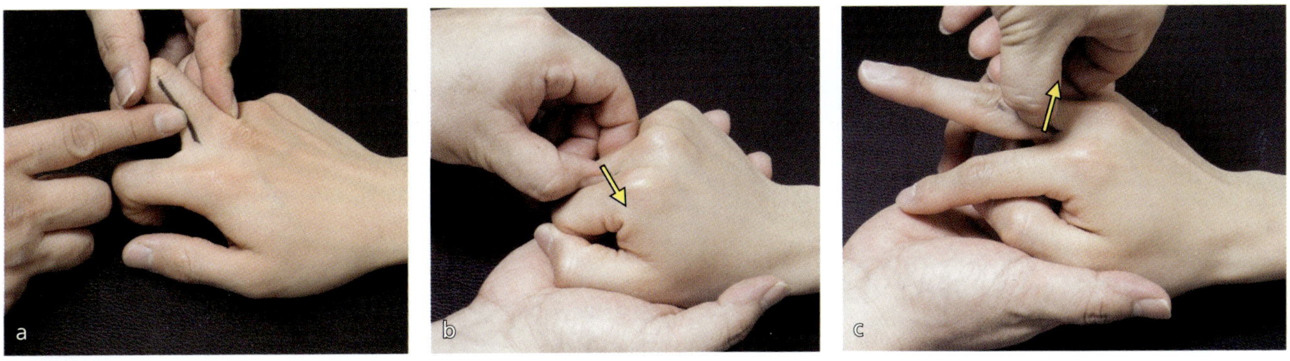

그림 65 지배건막의 중앙삭과 측삭의 활주성 개선 수기

a : 손가락 MP관절의 신전과 IP관절의 굴곡을 통해 기절골의 전후폭 중앙부에 측삭을 확인한다.
확인한 측삭을 양측에서 파지하고, 손가락 굴곡 시(**b**)에는 장측으로, 신전 시(**c**)에는 배측으로 유도한다. 측삭의 이동이나 기능적 신근건의 연장을 유지하며, 부드럽게 손가락의 굴신운동을 촉진한다.

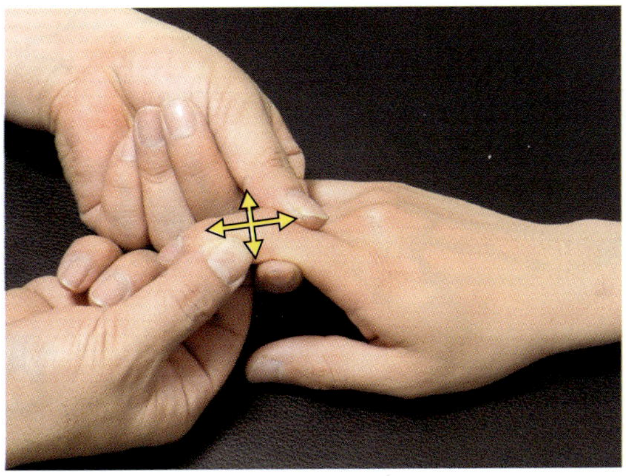

그림 66 사지인대 및 주위 결합조직의 유연성 개선 수기

PIP관절과 DIP관절 사이를 손가락으로 파지하고, 피부 및 피하조직을 내측 · 외측 방향이나 원위 · 근위 방향으로 활주시키거나 회전시킨다.

참고문헌

1. 矢崎潔, 他:手の運動を学ぶ. pp 2-14, 60-77, 100-117, 三輪書店, 2017
2. Schünke M, et al(著), 坂井建雄, 他(監訳):プロメテウス解剖学アトラス解剖学総論運動器系. 第3 版, pp 292-293. 医学書院, 2017
3. 森於菟, 他:分担解剖学1 - 総説・骨学・靭帯学・筋学. 第 11 版, p 221, 金原出版, 1982
4. 上羽康夫:手—その機能と解剖. 改訂第 5 版, pp 179-192, 金芳堂, 2010
5. 上本宗唯, 他:外傷性Swan neck 変形に対する治療経験. 整形外科と災害外科 47:1004-1007, 1998
6. Drake RL, et al(著), 塩田浩平, 他(監修・監訳):グレイ解剖学. 原著第 3 版, p 665, エルゼビア・ジャパン, 2016

Part 2
하지

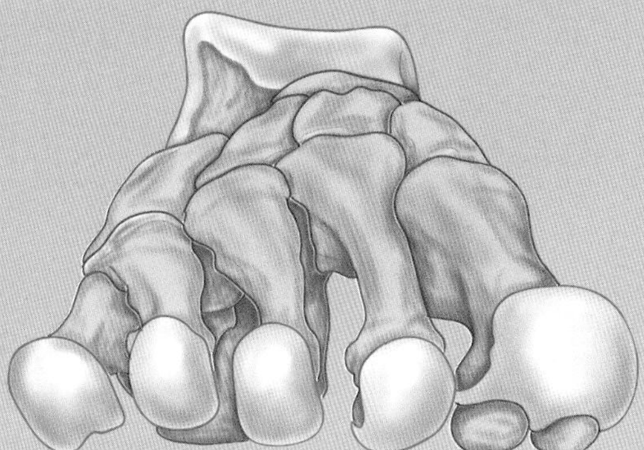

I ▶ 고관절(hip joint)

1 고관절의 굴곡 가동범위 제한을 해부

이 장에서 다루는 근골격
- ▶ 대퇴직근
- ▶ 관절와순
- ▶ 소둔근

2 I 고관절

고관절은 관골구와 대퇴골두로 형성되는 구상관절이다(그림 1). **관골구(비구**, acetabulum)는 전외측 하방을 향하는 반면, **대퇴골두**(head of femur)는 전내측 상방을 향하고 있으며, 관절 전면에서의 관골구에 의한 대퇴골두의 피복율은 낮아진다(그림 25 → **p. 203**). 낮은 피복율을 보충하기 위해 관절 전방의 관절낭인대인 **장골대퇴인대**(iliofemoral ligament)는 매우 강인하다. 또한, 구개와 관절낭 사이에 존재하는 섬유연골조직은 **관절와순**이라고 하며, 관골구의 깊이를 늘려 안정성을 높이는 구조로 되어 있다.

그러나 관골구나 대퇴골두의 변형이나 어떠한 기능적 요인에 의해 관절와순과 대퇴골두의 충돌 혹은 관절와순과 관절낭의 끼임이 발생하면 관절운동이 제한된다. 이를 **femoral acetabular impingement (FAI)**라고 한다. FAI가 생기는 전방의 관절낭이나 관절와순에 부착하는 근육에는 **대퇴직근**과 **소둔근**이 있다.

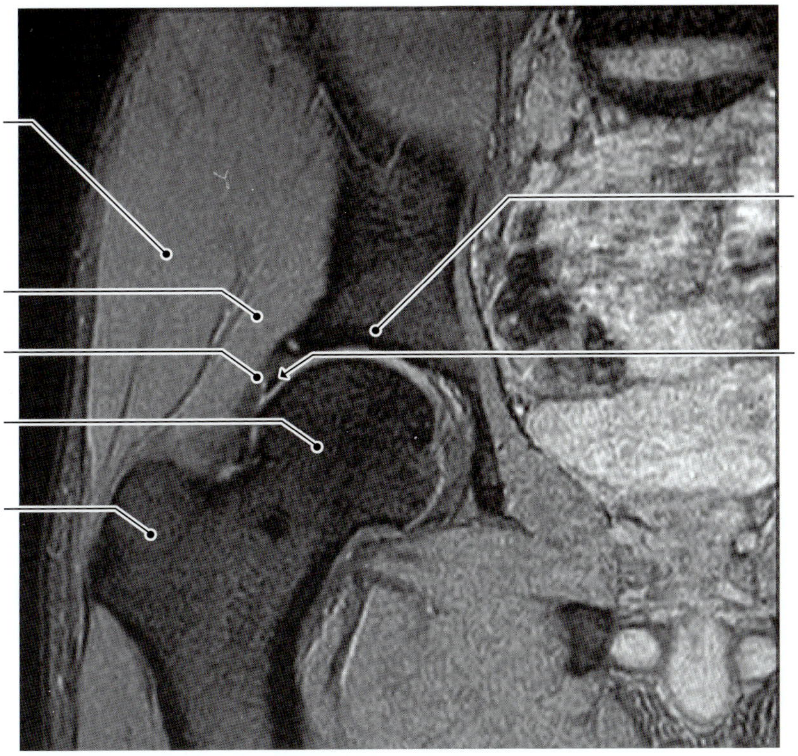

그림 1 고관절의 관상면 MRI

고관절은 관골구와 대퇴골두로 형성된다. 대퇴골두가 들어가는 깊이를 보충하기 위해 관절와순이 관골구의 변연에 존재한다. 관절와순과 관절낭(장골대퇴인대)의 경계는 불명확하고, 관절낭의 대전자 근방에서는 소둔근과 관절낭의 경계가 불명확하다.

1 대퇴직근(rectus femoris)

대퇴직근은 하전장골극(AIIS)뿐만 아니라 구개 전상연이나 주위의 관절낭, 관절와순에서도 기시하여 슬개골을 거쳐 경골조면에 정지한다(그림 2). Kassarjiana 등[1]은 대퇴직근의 기시부(건)를 하전장골극에서 기시하는 **직두**(straight head)와 관절와순이나 주위의 결합조직에서 기시하는 **반회두**(indirect head 또는 reflected head)로 구분하였다. 반회두는 구개의 상연에도 엉겨 붙듯이 부착하여 넓은 부착부를 보인다(그림 3). Ryan 등[2]에 의하면 직두 부착부는 대략 세로 13mm, 폭 26mm인데 비해, 반회두 부착부는 세로 48mm, 폭 17mm로 되어 있다. 이러한 이유로 고관절 굴곡운동 시 충돌을 예방하기 위해서는 대퇴직근의 반회두가 관절와순이나 주위 결합조직(관절낭)을 외측 방향으로 끌어내는 것이 중요하다. 대퇴직근의 기시부 주변에는 **봉공근**, **대퇴근막장근**, **외측광근**(그림 4) 및 **장골관절낭근**(그림 3)과 **소둔근**(그림 6 → **p. 188**)이 존재하며, 이들 근육 사이에는 **소성 결합조직**이 있다. 따라서 대퇴직근이 고관절와순과 관절낭을 끌어내기 위해서는 이러한 소성 결합조직이 고착되지 않고 대퇴직근과 주위 근육 사이에 충분한 활주성이 확보되어야 한다.

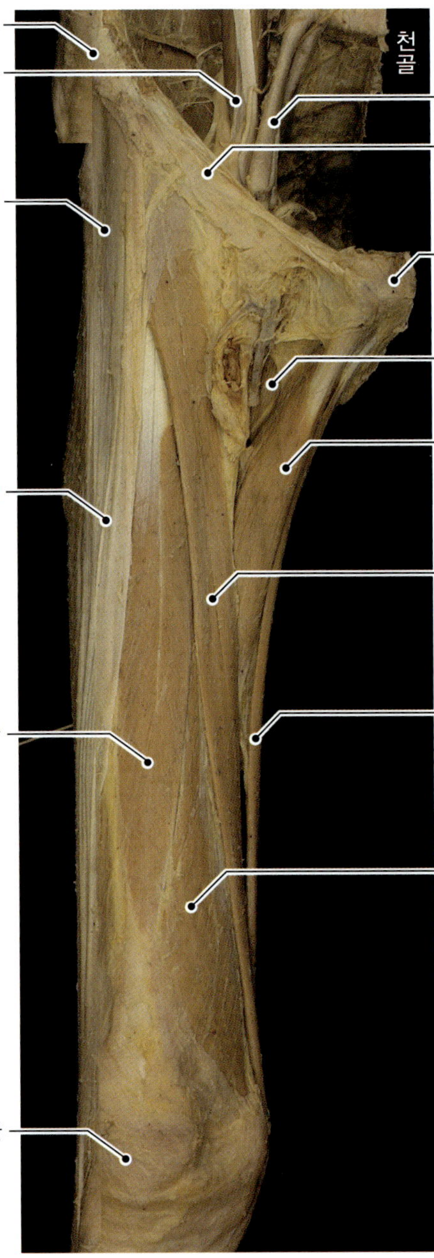

그림 2 대퇴직근의 외관

대퇴직근의 기시는 봉공근이나 대퇴근막장근에 덮여 있으며, 표층에서는 관찰할 수 없다. 원위부는 슬개골의 근위 레벨에서 정지건이 된다. 이 정지건에 외측광근이나 내측광근이, 대퇴직근보다 심측에서는 중간광근이 각각 정지한다.

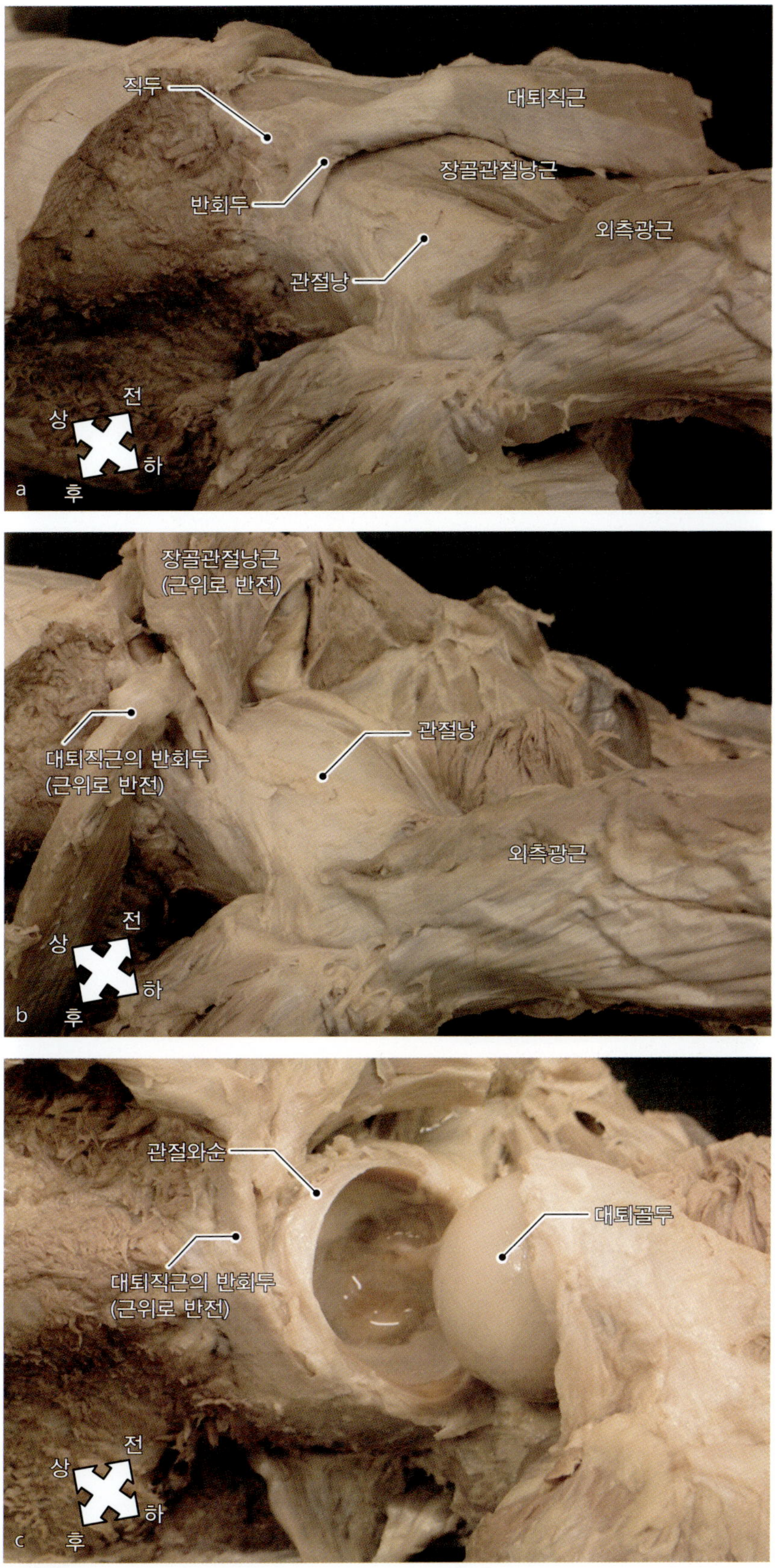

그림 3 대퇴직근의 반회두와 관절낭 · 관절와순의 위치 관계

a : 우측 고관절, 외측면. 대퇴직근의 기시부에는 상전장골극(ASIS)의 원위부를 향하는 건조직(직두)과 고관절 후방을 향하는 반회두가 존재한다.

b : 우측 고관절, 관절낭 전면. **a**에서 대퇴직근과 장골관절낭근[3]을 근위로 반전하여 관절낭 전면을 노출하고 있다. 장골관절낭근(**그림 27** → **p. 204**)도 FAI와 관련이 있다.

c : 우측 고관절, 관절와순과 대퇴골두. 관절낭을 절개하여 대퇴를 굴곡 · 내회전시켜 대퇴골두를 노출하였다. 관절와순을 확인할 수 있다. 대퇴직근의 반회두는 관절와순이나 관절낭에도 연속되며(**그림 7b** → **p. 189**), 각각의 경계는 불명확하다. 즉, 대퇴직근의 기시건이 손상되면 관절와순도 손상되며, 관절와순이 손상되면 관절낭도 손상된다. 어느 쪽이든 관절의 안정성은 손상된다.

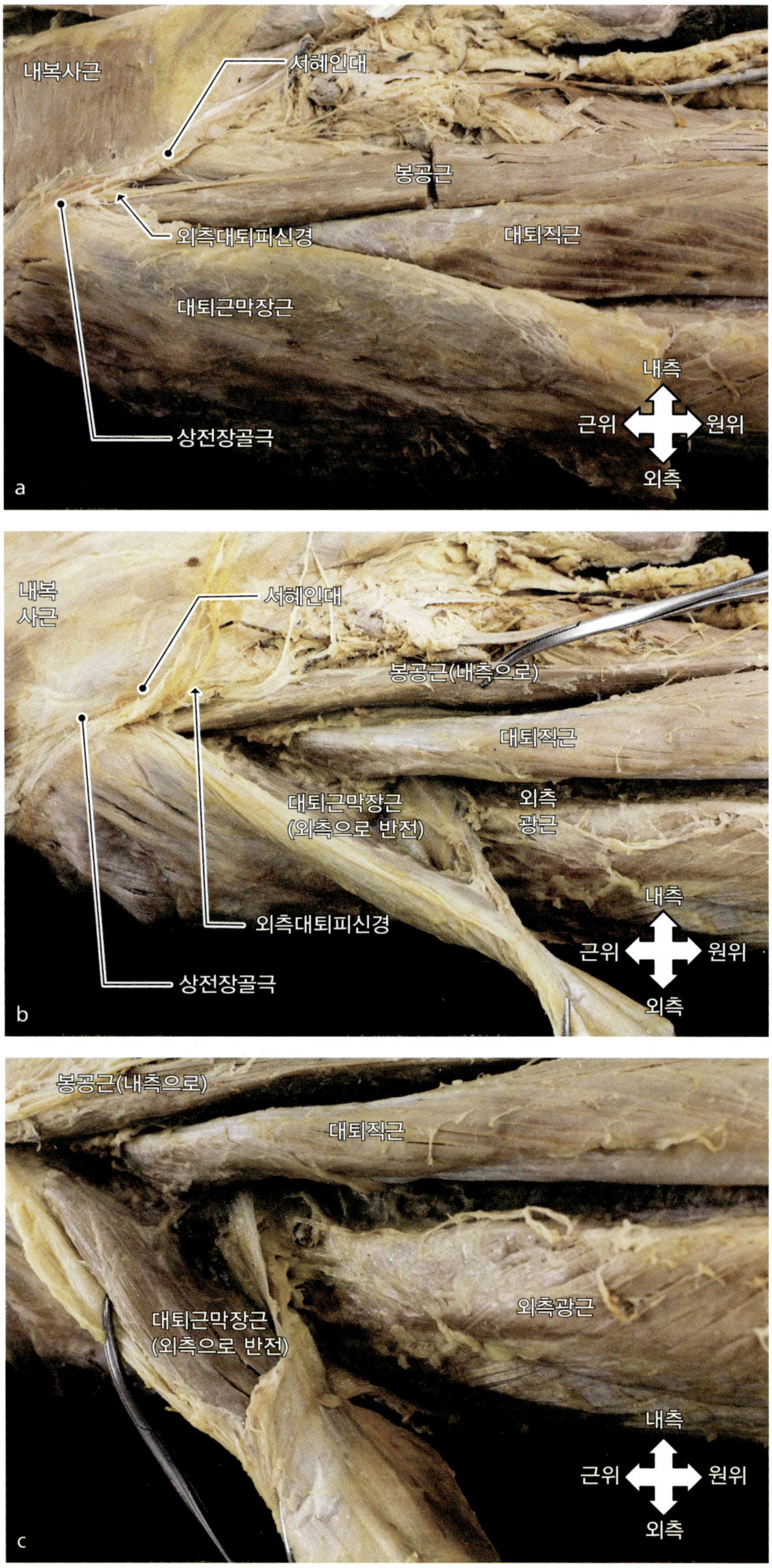

그림 4 **대퇴직근 기시부에서 주위 구조와의 위치 관계**

a : **우측 고관절, 전외측면.** 대퇴직근 기시부는 봉공근과 대퇴근막장근으로 덮여 있다.

b : **a**에서 대퇴근막장근을 외측으로 반전하고, 봉공근을 내측으로 이동시킨다. 대퇴직근 기시부는 아직 심층에 위치하고 있으며 충분히 관찰할 수 없다. 각 근육 사이에는 지방성 결합조직이 많이 존재한다.

c : **대퇴직근 기시부의 확대도.** 대퇴직근 주위는 많은 지방성 결합조직으로 덮여 있어 주위 근육 사이에 활주성이 존재한다고 추측할 수 있다.

2 소둔근(gluteus minimus)

소둔근은 장골익 외면에 있는 전둔근선과 하둔근선 사이에서 기시해 전방으로 비스듬히 주행하고 대퇴골 대전자의 전면에 정지한다(그림 5). 그러므로 고관절을 외전시킬 뿐만 아니라 굴곡시키는 작용도 있다. 고관절의 회전에 있어 소둔근은 굴곡 자세에서는 내회전으로 작용하지만 신전 자세에서는 외회전으로 작용한다.[4)]

소둔근은 둔근 중에서 가장 심부에 있으며, 전방에서는 대퇴직근의 기시부에 근접한다(그림 6). 또한, 소둔근과 고관절낭의 전상방부 사이에는 결합조직에 의한 연결이 있다(그림 7). 이 때문에 소둔근의 수축은 고관절 굴곡과 외전운동에서 관절낭을 끌어올림으로써 관절낭과 관절와순의 충돌을 막는다.[5)]

또한, 그림 7에서는 소둔근의 관절낭 부착부 전상방에서 대퇴직근 반회두의 관절낭 부착 부위도 드러난다. 소둔근과 대퇴직근이 협력하여 관절낭과 관절와순의 충돌을 막고 있음을 보여주는 것이라 생각된다.

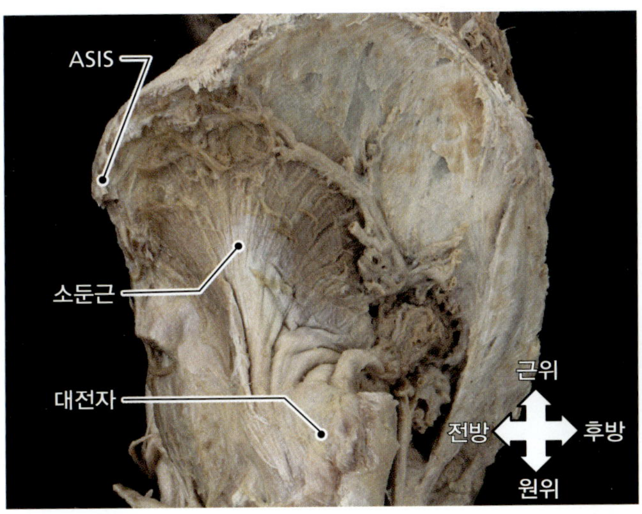

a : 좌측 고관절, 외측면
소둔근 이외의 외전근은 제거되었다. 소둔근에서는 전방뿐만 아니라 후방에서 기시하는 근속도 대전자 전방으로 돌고 있는 것을 알 수 있다.

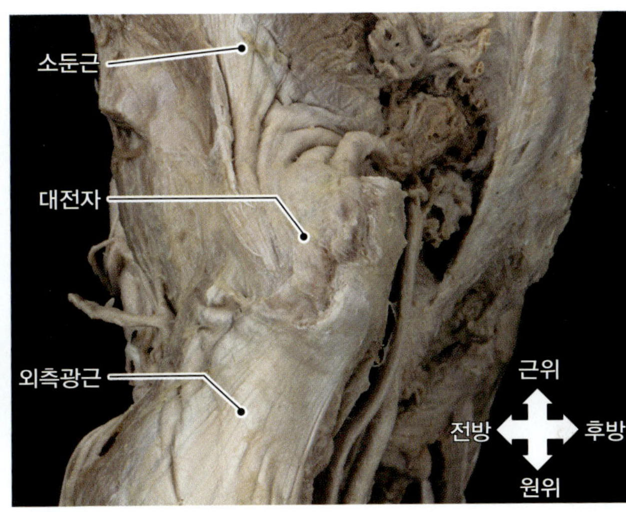

b : a의 대전자 부근을 확대한 사진
소둔근의 정지건이 대전자의 전방으로 돌아가는 모습이 확인된다.

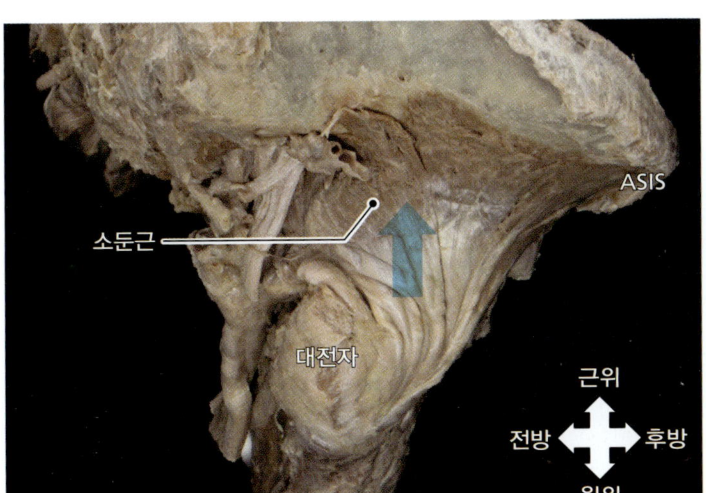

c : 우측 소둔근을 상방에서 관찰
소둔근의 근섬유 주행에서 장력을 발휘하면 대퇴골을 관골구로 끌어당기는 벡터(↑)가 있음을 알 수 있으며, 또한, 고관절이 내회전하는 것도 추측할 수 있다.

그림 5 소둔근의 형태와 기능

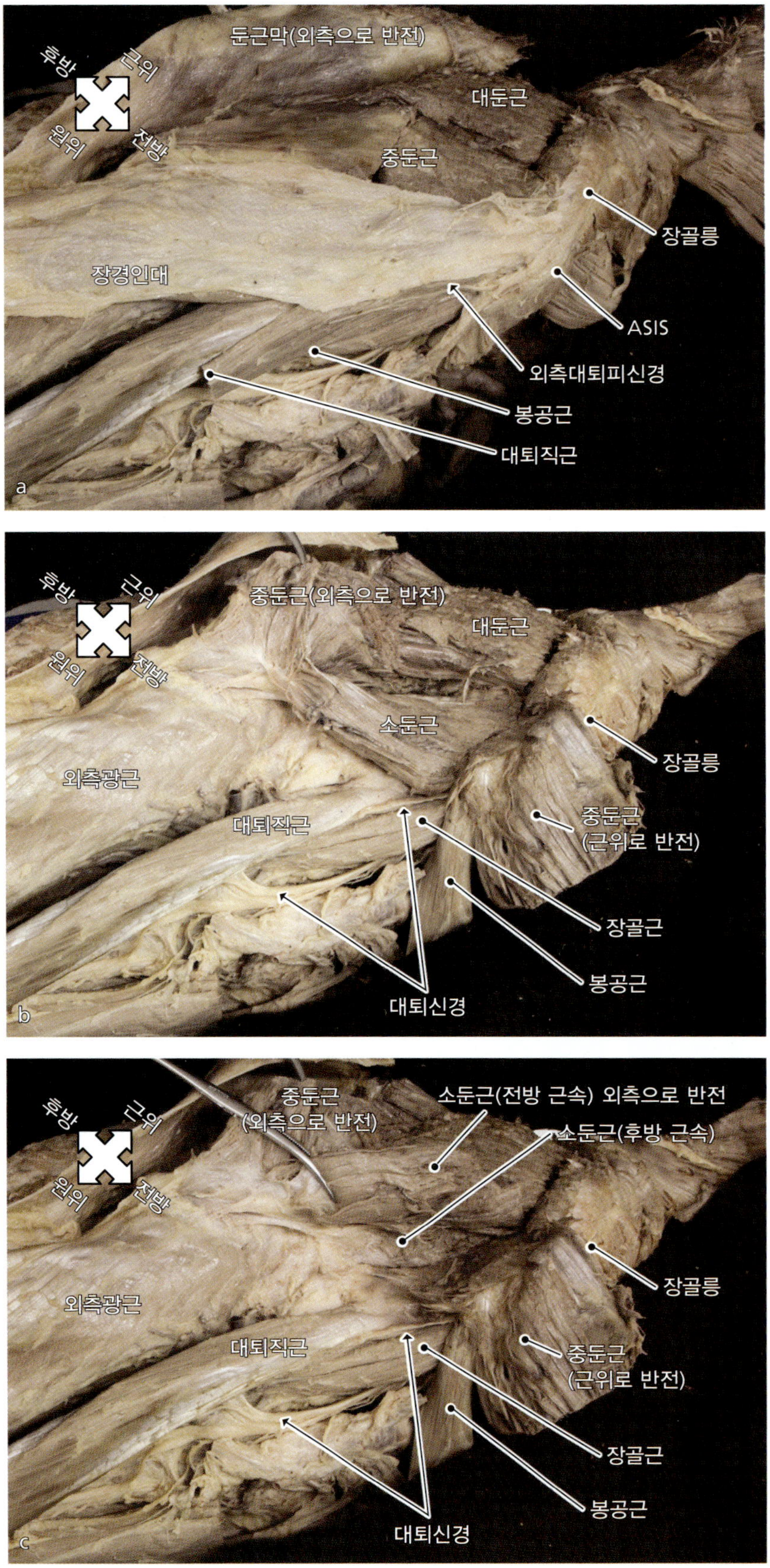

그림 6 소둔근의 위치

a : 둔근막의 심측에 대둔근과 중둔근이 존재한다.

b : 대둔근과 중둔근을 외측 후방으로 반전하면, 소둔근의 전방 근속이 확인되며, 대퇴 전면을 외측 상방으로 상행해 온 대퇴직근이 소둔근 전방 근속의 전연에서 심측으로 들어간다. 소둔근의 전방은 지방성 결합조직이 많으며, 지방성 결합조직을 통해 대퇴직근과 접하고 있다.

c : 소둔근의 전방 근속을 외측으로 반전하면 소둔근의 후방 근속을 확인할 수 있다.

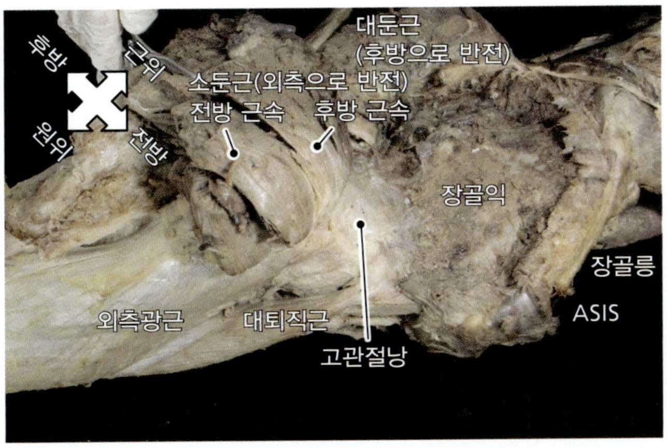

a : 소둔근의 후방 근속도 외측으로 반전하면 고관절낭이 확인된다.

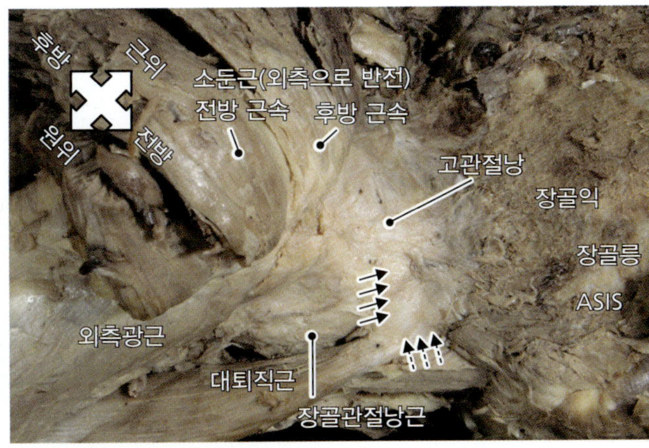

b : **고관절낭의 확대도.** 대퇴직근의 반회두(→)가 고관절낭의 심측, 관절낭을 향하는 것이 관찰된다.

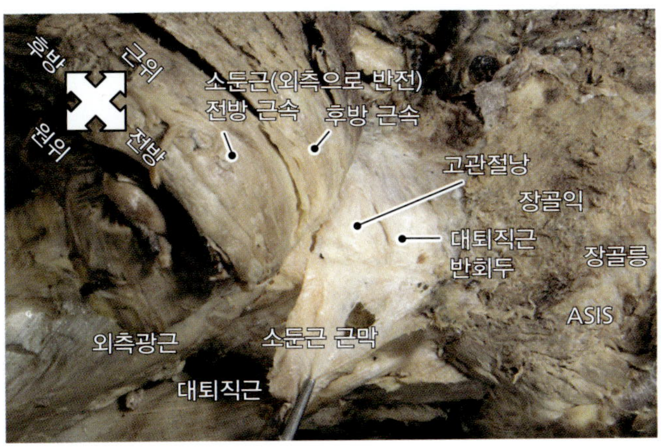

c : 소둔근 후방 근속의 심층 근막을 전방으로 박리시키면 근막이 관절낭과 일체화되어 있음을 확인할 수 있다.

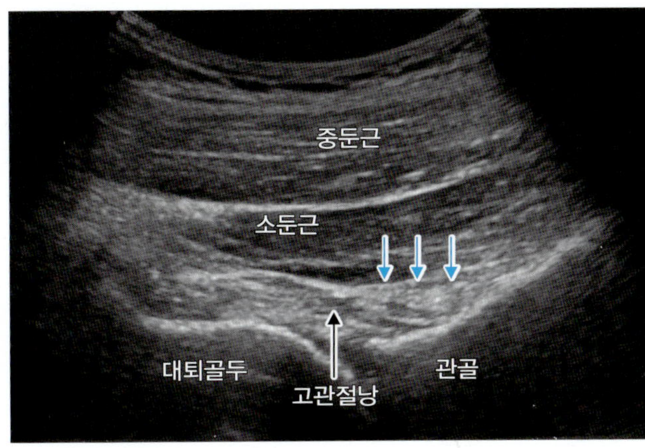

d : **소둔근과 관절낭의 초음파 영상.** 소둔근의 심층 근막과 관절낭과의 경계는 불명확하며, 소둔근 근막이 관절낭과 일체화되어 있음(↓)을 알 수 있다.

그림 7 소둔근과 고관절낭

3 대퇴직근과 소둔근에 대한 운동요법

지금까지의 임상 해부를 통해 FAI를 방지하기 위해서는 대퇴직근이나 소둔근의 근수축을 충분히 촉진할 필요성이 제시되었다.

대퇴직근에 대한 운동요법은 대퇴직근 주위에 존재하는 **봉공근**(sartorius), **대퇴근막장근**(tensor fasciae latae), **장골관절낭근** 사이의 활주성을 개선할 필요가 있다. 여기에서는 임상에서 흔한 접근법으로 대퇴직근과 소둔근 사이의 활주성 개선 수기를 소개한다. 세심한 촉진으로 대퇴직근과 소둔근 사이에 손가락을 대고, 슬관절의 굴곡/신전을 반복함으로써 근육 사이의 활주성을 유지 및 개선한다(**그림 8**).

소둔근은 **중둔근**과 함께 고관절의 외전에 작용하지만 중둔근보다 심층에 위치하기 때문에 고관절 외전 초기에 작용한다. 특히, 고관절 외전 20°에서의 등척성 수축에서 강한 근방전이 확인되었다.[5] 그러므로 소둔근의 근수축을 촉진할 때(**그림 9**)에는 고관절 내회전운동이나 고관절의 초기 외전운동이 효과적이다.

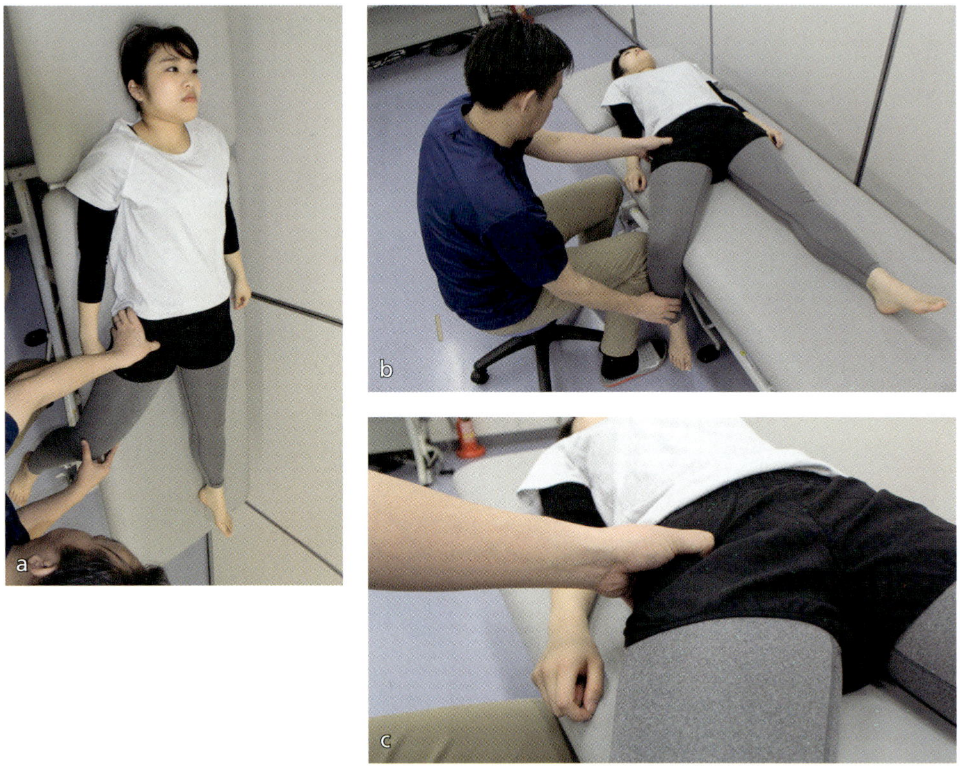

그림 8 **대퇴직근과 소둔근 사이의 활주성 개선 수기**

a : 자세는 고관절 외전 상태에서 하퇴를 침대 가장자리에서 내리고, 슬관절을 굴곡 상태로 위치한다. 치료사의 왼손은 대퇴직근과 소둔근 사이에 깊이 넣는다.
b · c : 이 상태에서 슬관절의 굴곡/신전을 반복하여 대퇴직근과 소둔근 사이의 활주성을 이끌어내도록 한다

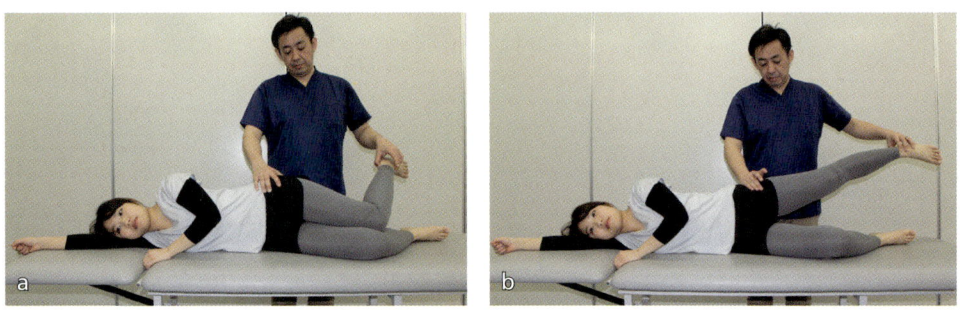

그림 9 **소둔근의 수축 촉진 수기**

소둔근은 고관절 내회전(**a**) 또는 적은 각도의 외전운동(**b**)으로 그 수축을 촉진할 수 있다.

참고문헌

1. Kassarjiana A, et al: Current concepts in MRI of rectus femorismusculotendinous (myotendinous) and myofascial injuries in elite athletes. Eur J Radiol 81 : 3763-3771, 2012
2. Ryan JM, et al: Origin of the direct and reflected head of the rectus femoris: an anatomic study. Arthroscopy 30 : 796-802, 2014
3. Ward WT, et al: Anatomy of the iliocapsularis muscle. Relevance to surgery of the hip. Clin Orthop Relat Res 374 : 278-285, 2000
4. Beck M, et al: The anatomy and function of the gluteus minimus muscle. J Bone Joint Surg Br 82 : 358-363, 2000
5. Walters J, et al: Gluteus minimus: observations on its insertion. J Anat 198 : 239-242, 2001

2 고관절의 내전 제한을 해부

이 장에서 다루는 근골격
- ▶ 장경인대
- ▶ 대둔근
- ▶ 대퇴근막장근
- ▶ 중둔근

고관절은 신체의 무게중심 가까이 위치한다. **무게중심**은 고관절의 움직임에 골반의 움직임이 수반되어 원활하게 이동한다. 고관절의 내전운동은 보행에서 입각기로의 중심이동 등에서 중요하지만, 일상생활 중 의식하는 경우는 드물다. 그러나 내전운동이 제한되면 골반의 측방 경사가 발생하기 어려워지고 골반 회전을 수반하는 보상이 발생하기 때문에 중심이동이 과도하게 커진다. 따라서 **고관절의 내전 제한**은 임상에서 주의해야 할 기능장애 중 하나이다.

1 장경인대의 주행과 대퇴근막·둔근근막

고관절의 내전을 제한하는 구조물은 고관절의 중심보다는 외측에 위치하는 근육, 힘줄, 인대이다. 피하조직의 바로 아래에는 **대퇴근막**과 **둔근근막**이 존재한다(그림 11). 대퇴근막의 최외측부는 **장경인대**(iliotibial tract)라는 두꺼운 치밀결합조직이다(그림 10, 11). 상단의 대전자 후방 둔근근막과의 이행부에서는 장경인대의 섬유속이 깍지를 끼듯 교차(interdigitation)하여 단단한 구조가 된다. 하단에는 경골 상단의 전외측면에 붙는 한편, 하퇴근막으로 방사한다. 장경인대는 외측광근과 피하조직 사이에 끼어 있는 판으로서 어느 쪽과도 느슨하게 결합하여 슬관절 굴곡/신전운동 시 양자 사이를 활주할 수 있는 구조로 되어 있다. 따라서 수술에 의한 침습이나 좌상에 따른 장경인대나 피하조직의 반흔화는 장경인대의 활주성을 저하시키고, 고관절의 내전 가동범위를 제한할 뿐만 아니라 슬관절의 굴곡/신전운동에도 영향을 미친다.

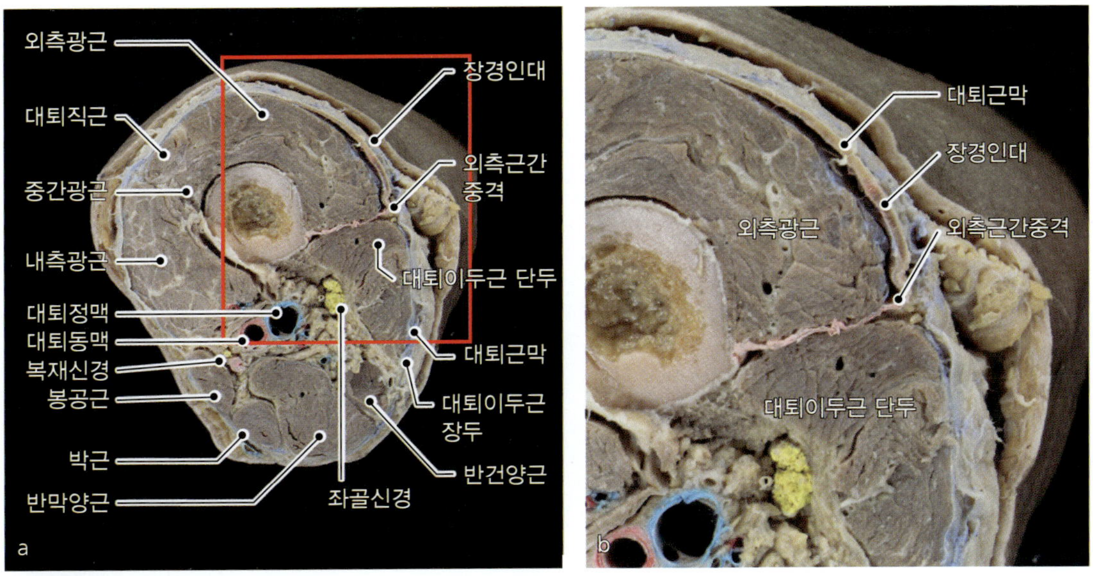

그림 10 장경인대의 수평 단면
a : **대퇴 원위 1/4 높이의 수평 단면**
b : **a의 확대도.** 대퇴근막의 외측부가 비후되어 장경인대가 된다.

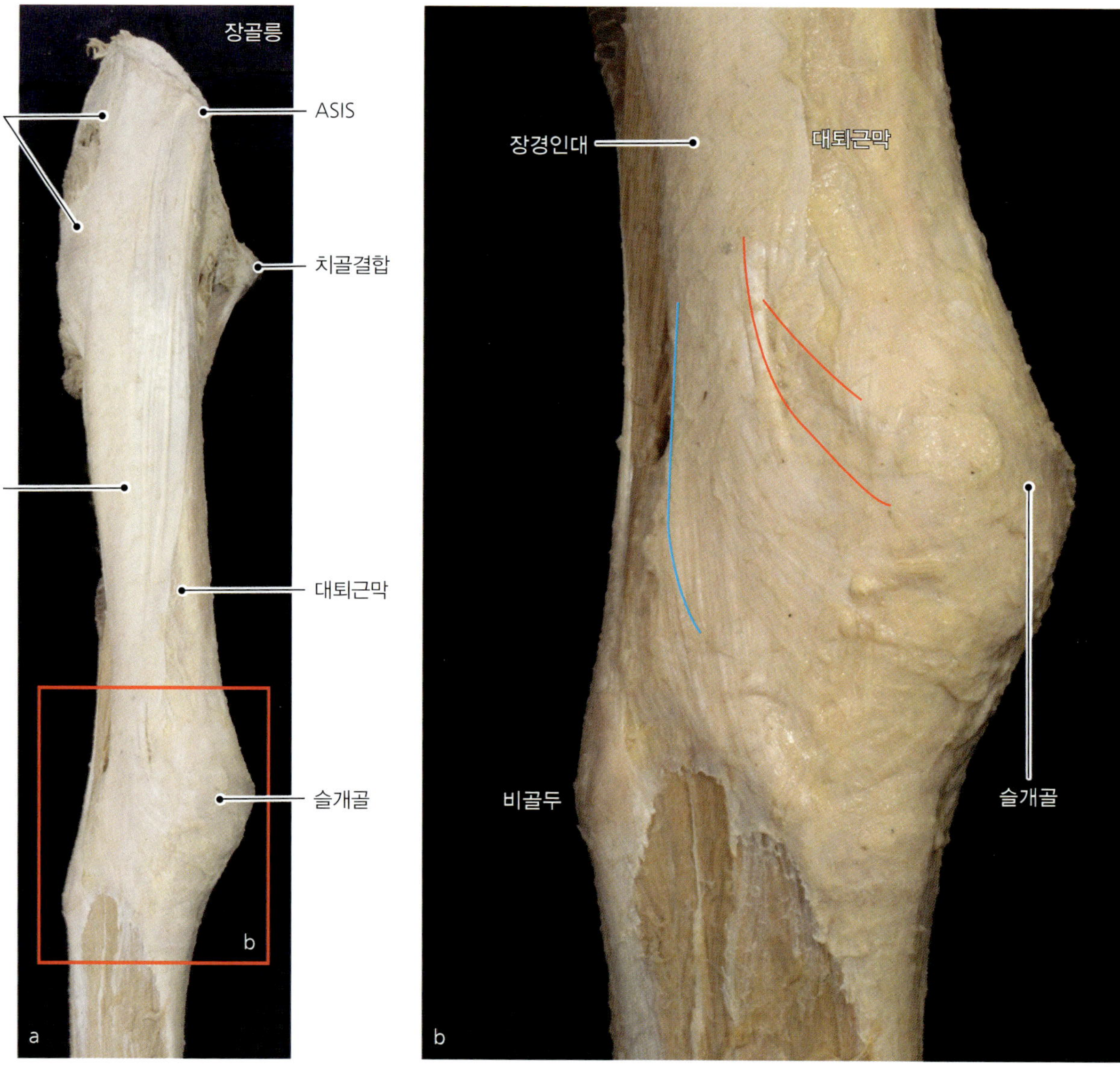

그림 11 장경인대의 외관

a : 우측 대퇴부, 외측면. 근위부에서는 대퇴근막 상부가 둔근근막을 덮고, 장경인대를 형성한다.

b : 장경인대 원위부의 확대도. 장경인대의 전방 부위는 슬개골을(——), 후방 부위는 경골 전외측부(——)를 향한다.

2 대둔근과 장경인대의 관계

둔근근막을 제거하면 대둔근이 보인다(그림 12). **대둔근**(gluteus maximus)은 고관절의 강력한 신전근이다. 천층은 요배건막, 천골 및 미골 외측연에서 기시하여 건막이 장경인대로 이행한다(그림 12). 심층은 장골익의 후둔근선 후방이나 천결절인대에서 기시하여 대퇴골의 둔근조면에 정지한다. 넓은 기시부를 가지므로 고관절 내전/외전운동의 운동축보다 상부 근속은 외전, 하부 근속은 내전에 작용한다. 따라서, **상부 근속**의 신장성 저하는 고관절 내전운동을 제한한다. 또한, **하부 근속**의 일부는 장경인대(그림 12b)나 근연결을 통해 외측광근에도 정지되어 있다. 따라서 하부 근속의 신장성 저하는 장경인대의 활주성 등을 저하시키고 내전 제한의 원인이 되기도 한다.

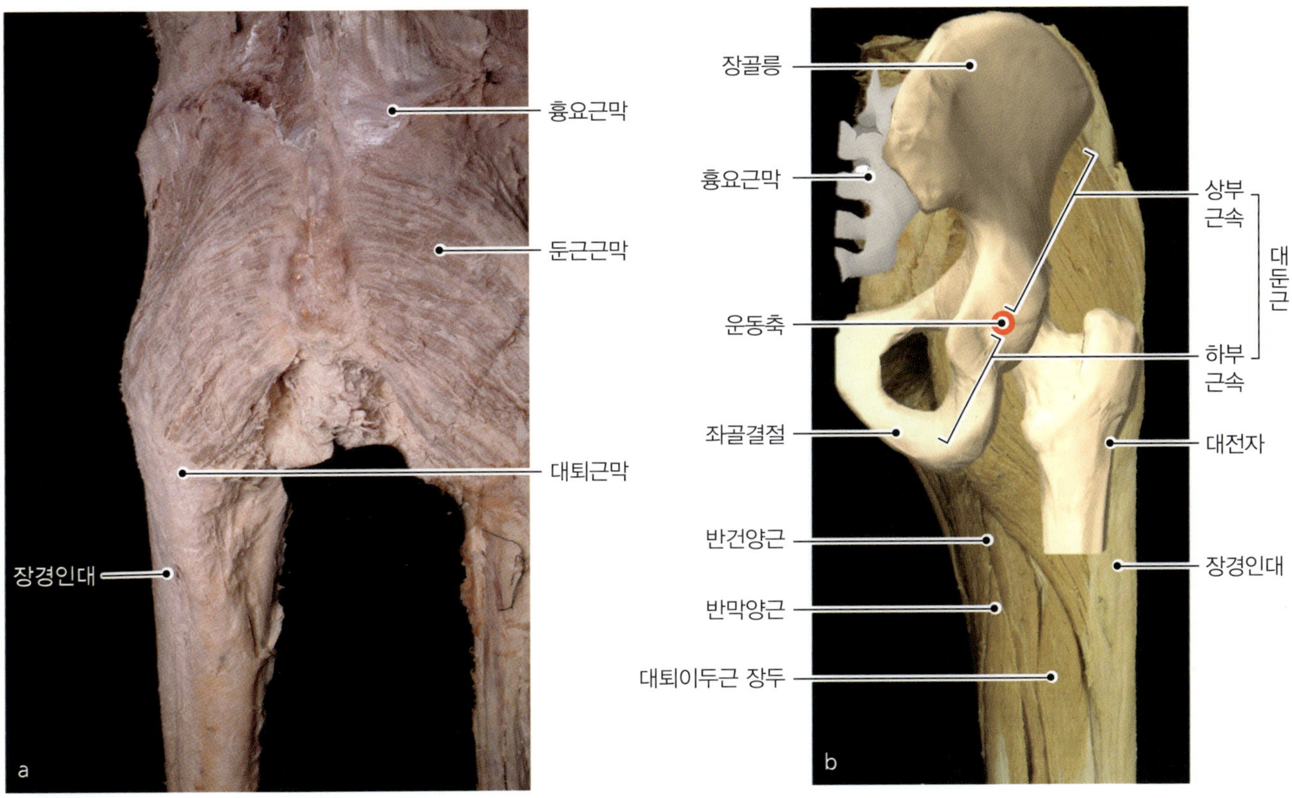

그림 12 대둔근의 구조

a : **대둔근의 표면을 덮는 둔근근막**

b : **둔근근막을 제거하고 대둔근을 드러낸다.** 일부 골격을 겹쳐 놓았다. 천층에서는 대전자를 넘어 원위부에서 장경인대에 정지되어 있다. 운동축(●)보다 상부 근속은 고관절 외전 작용이 있으며, 하부 근속은 고관절 내전 작용을 한다.

3 대퇴근막장근의 위치

상전장골극(ASIS)의 전외측에서 대퇴근막을 열면 대퇴근막장근의 근복을 볼 수 있다(그림 2 → p. 184). **대퇴근막장근**(tensor fasciae latae)은 대퇴근막에 싸여 상전장골극의 외측에서 기시하여 장경인대로 이행한다. 따라서 대퇴근막장근의 신장성 저하도 장경인대의 활주성을 저하시킨다.

4 중둔근의 근속 구성

대둔근을 반전시키면 중둔근의 근복 전체를 확인할 수 있다(그림 13). **중둔근**(gluteus medius)은 고관절을 외전한다. 따라서 중둔근의 신장성 저하는 고관절 내전운동을 제한한다.

표층에서 관찰하면 중둔근은 전방 · 후방 또는 전방 · 중부 · 후방 근속으로 나뉜다. 중둔근은 전체적으로는 고관절의 외전에 작용하며, 운동축의 전방에 부착하는 **전방 근속**은 고관절을 굴곡하고, 굴신축의 후방에 위치하는 **후방 근속**은 고관절을 신전한다. 또한, 후방 근속은 전방 근속보다 심측에 있으며, 천측(전방)과 심측(후방)의 근속 사이에는 대전자로 향하는 정지건이 존재하며 중둔근은 **우상근**(bipennate)의 구조를 보인다. 중둔근의 초음파 장축 영상에는 우상각을 확인할 수 있다(그림 14).

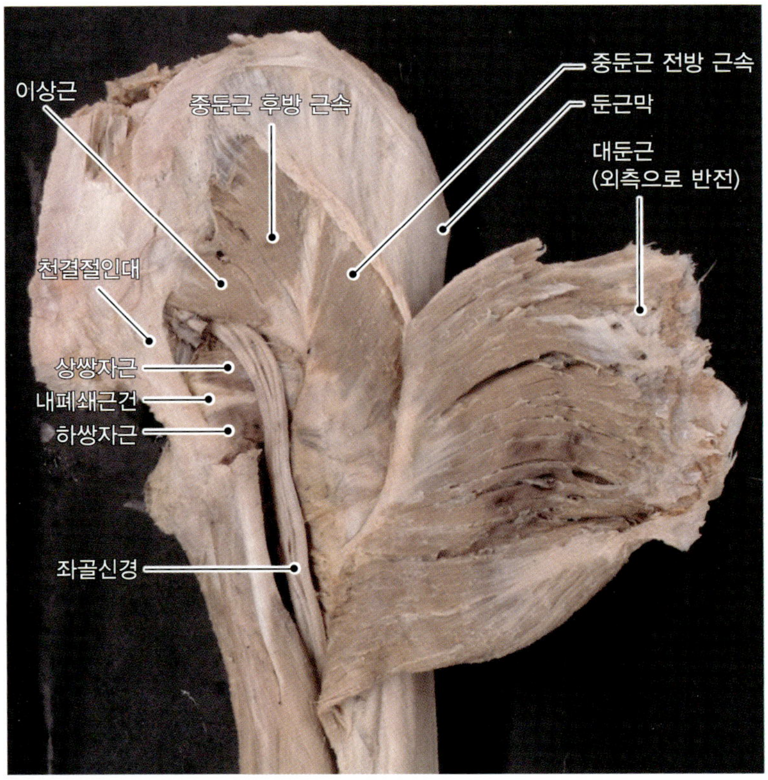

그림 13 중둔근의 위치 관계
중둔근은 대둔근을 반전시키면 확인할 수 있다. 여기에서는 중둔근의 상외측부가 둔근근막에 덮여 있다. 중둔근은 전방 근속과 후방 근속으로 나뉘며, 후방 근속이 보다 심측에 위치한다.

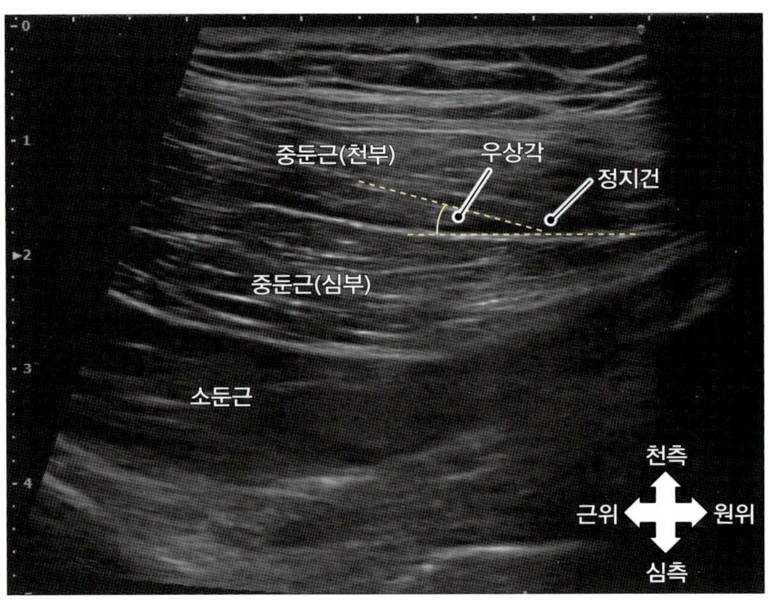

그림 14 중둔근의 초음파 영상
대전자 근위부에서 소둔근의 천측에 우상 구조를 갖는 중둔근을 관찰할 수 있다.

5 내전 제한에 대한 운동요법

고관절 내전운동을 저해하는 인자에는 **장경인대**의 활주성 저하와 고관절 외전근(특히, **대둔근**의 상부 근속과 **중둔근**)의 신장성 저하를 들 수 있다. 대둔근의 신장성 저하는 **장경인대**의 활주성 저하와도 연관될 것으로 생각된다.

대둔근과 장경인대의 활주성

대둔근 하부의 심층 근속에는 대전자 후하방에서 외측광근에 직접 결합(근연결)하는 부분과 둔근조면(gluteal tuberosity)에 부착하는 부분이 있다. 둔근조면에 부착하는 부분은 장경인대와의 사이에 지방성 결합조직이 존재하여 양자 사이에 활주성이 나타난다. 그러나, 외상이나 수술 후 부동(fixation) 등 어떠한 원인으로 이 부분의 지방성 결합조직이 치밀화되면 활주성이 저하되어 장경인대의 긴장이 항진한다. 이러한 경우, 대전자의 후하방을 도수적으로 압박하면서 슬관절을 능동 굴곡/신전운동시킨다. 이 때 슬관절 굴곡에 따라 대둔근의 부착부를 근위로, 신전에 따라 원위로 이동시켜 장경인대에 신장 자극을 가할 수 있다(그림 15).

중둔근의 신장성

중둔근은 고관절 내전운동 시 신장되지만 둔근근막에서 기시하는 근속은 둔근근막을 근위로 압박함으로써 더욱 신장된다. 또한, 심층 근속은 표층에서 압박하는 것이 아닌 후방에서 전방으로 압박함으로써 직접(direct) 움직일 수 있다(그림 16).

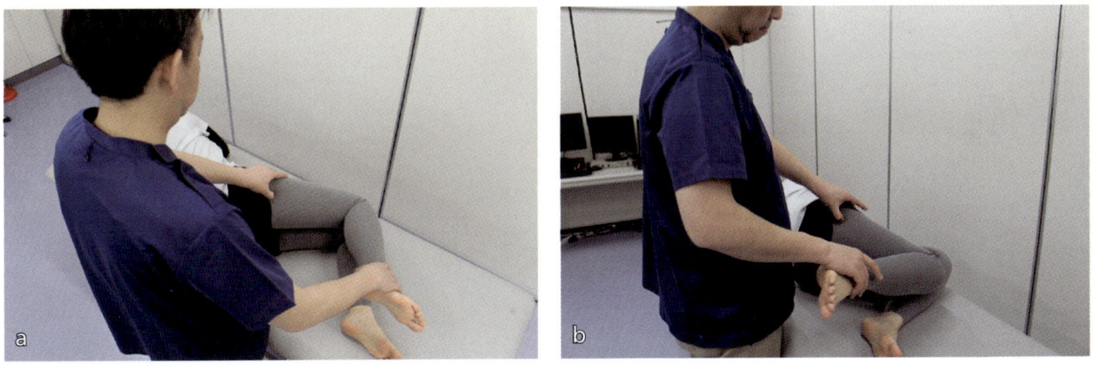

그림 15 대둔근과 장경인대 사이의 활주성 개선 수기
대전자의 상후방에 손가락을 대고, 장경인대와 대둔근 사이에 손가락을 넣는다. 이 자세로 슬관절을 굴곡/신전시켜 장경인대를 활주시킨다.

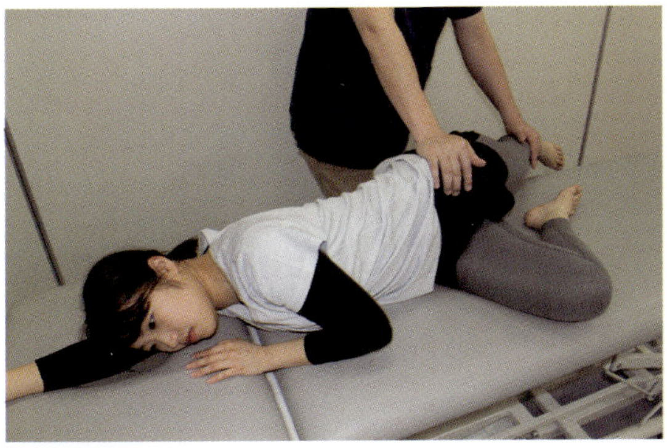

그림 16 중둔근의 다이렉트 스트레칭
중둔근을 다이렉트 스트레칭할 때에는 오른손으로 중둔근의 근복을 전방으로 밀어내듯이 조작한다. 왼손으로는 end-feel(최종범위감각)을 느끼면서 고관절을 내전시킨다.

2 I 고관절

3 고관절의 외전 근력 저하를 해부

이 장에서 다루는 근골격
- ▶ 중둔근
- ▶ 이상근
- ▶ 대퇴방형근
- ▶ 상/하쌍자근
- ▶ 내/외폐쇄근

1 고관절 외전운동에는 심층외회전근이 중요

고관절 외전운동은 한쪽 다리로 서거나 유각(내딛는 다리) 측으로 중심을 이동할 때의 동작이다. 이러한 외전 근력의 저하는 **트렌델렌버그 징후**(Trendenburg's sign)라고 불리는 유각 측의 골반 내림과 불충분한 중심이동이 발생한다.

고관절 외전운동의 주동근은 **중둔근**으로, **소둔근**, **대퇴근막장근**, **이상근** 및 **고관절 내전/외전축**보다 상방을 지나는 **대둔근**의 상부 근속에도 보조적인 작용이 있다. 중둔근의 근력 저하는 골반의 수평 자세 유지나 체중의 측방 이동을 어렵게 한다.

중둔근의 장력은 대퇴골 경부를 따라 대퇴골두를 관골구로 끌어당기는 벡터와 대퇴골을 외측 상방으로 끌어올리는 외전 방향 벡터로 분해된다(**그림 17**). 그러나, 중둔근의 장력은 대퇴골을 외측 상방으로 당기는 벡터도 발생시키므로, 대퇴골두를 구심위로 유지하는 벡터의 발휘 효율이 낮다. 이 벡터를 효율적으로 발휘할 수 있는 근육이 소둔근과 둔부 최심층에 위치하는 **심층외회전근**이다(**그림 17**). 따라서 이들 근육의 근력이 저하되면, 고관절 외전근은 그 작용을 충분히 발휘할 수 없다.

6개의 심층외회전근은 **이상근**(piriformis), **상쌍자근**(gemellus superior), **하쌍자근**(gemellus inferior), **내폐쇄근**(obturator internus), **대퇴방형근**(quadratus femoris), **외폐쇄근**(obturator externus)이다(**표 1**). 이러한 근육들은 대퇴골 상단 후면에 대전자 상단에서 전자와, 전자간선(intertrochanteric line)에 걸쳐 정지한다(**그림 18**).

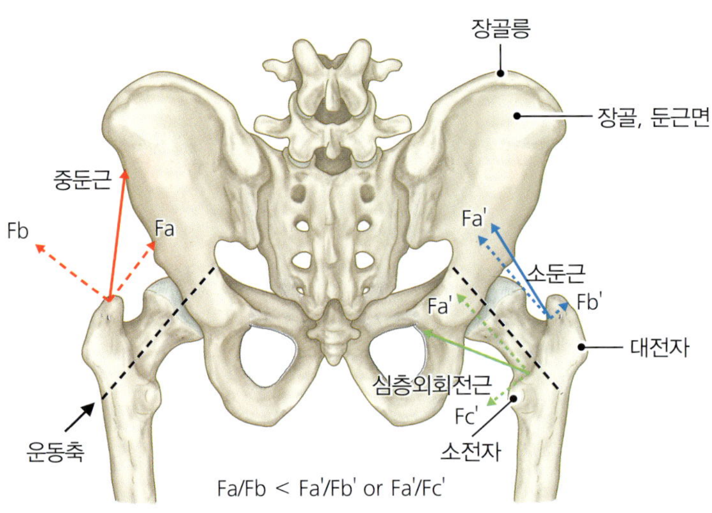

그림 17 고관절의 동적 안정화기구

소둔근과 심층외회전근의 수축에 의해 대퇴골 경부(검은색 점선) 축을 따라 고관절을 구심위에 유지하는 벡터(Fa)가 효율적으로 형성된다.

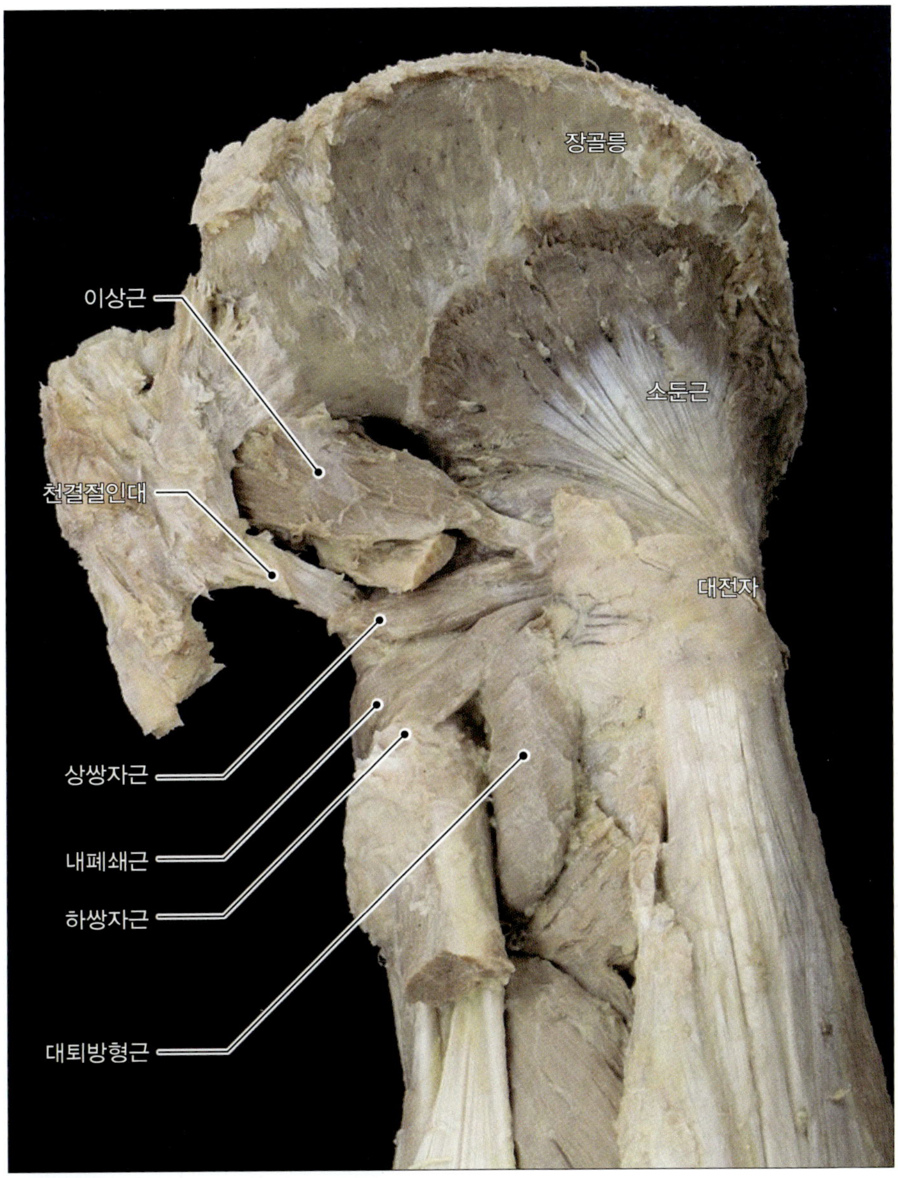

그림 18 고관절을 안정화시키는 근육
우측 고관절을 후방에서 본 사진. 심층외회전근은 대퇴골두의 후방부를 덮고 있다.

표 1 심층외회전근 *(계속)*

	기시	정지	신경지배	수축 → 신장되는 작용	장애 시 제한되는 움직임	임상과의 접점
이상근	천골 전면	대전자 상단 후연	천골신경총	고관절 외회전	고관절 내전, 내회전	고관절 굴곡 자세에서는 내회전으로 작용한다. 좌골신경의 압박과 관련된다.
상쌍자근	좌골극	전자와	천골신경총	고관절 외회전	고관절 내회전	상/하쌍자근은 근복이 작고, 내폐쇄근의 정지부 위아래에 위치한다. 내폐쇄근의 일부로도 여겨진다.
하쌍자근	좌골결절	전자와	천골신경총	고관절 외회전	고관절 내회전	
내폐쇄근	폐쇄막 내면	전자와	천골신경총	고관절 외회전	고관절 굴곡, 외전, 내회전	내폐쇄근의 분리에 의해 고관절 굴곡 각도는 증가한다.

표 1 *(계속)* 심층외회전근

	기시	정지	신경지배	수축 → 신장되는 작용	장애 시 제한되는 움직임	임상과의 접점
대퇴방형근	좌골결절 외측면	대전자 하부와 전자간릉(intertrochanteric crest)	천골신경총	고관절 외회전, 내전	고관절 굴곡, 외전, 내회전	
외폐쇄근	폐쇄막 외면	전자와 하부(내폐쇄근, 상/하쌍자근의 하부)	폐쇄신경	고관절 외회전, 내전, 굴곡	고관절 신전, 외전, 내회전	고관절 아랫면을 전방에서 후방으로 비스듬히 주행한다. 심층외회전근 중 가장 부피가 크다.

2 주행으로 본 폐쇄근의 기능

심층외회전근은 고관절의 후방 안정성을 고려할 때 중요한 근육이다(**그림 18**). 심층외회전근 중 동적 안정화기구로서 중요한 역할을 하는 것은 부피가 큰 **외폐쇄근**과 **내폐쇄근**으로 생각된다.

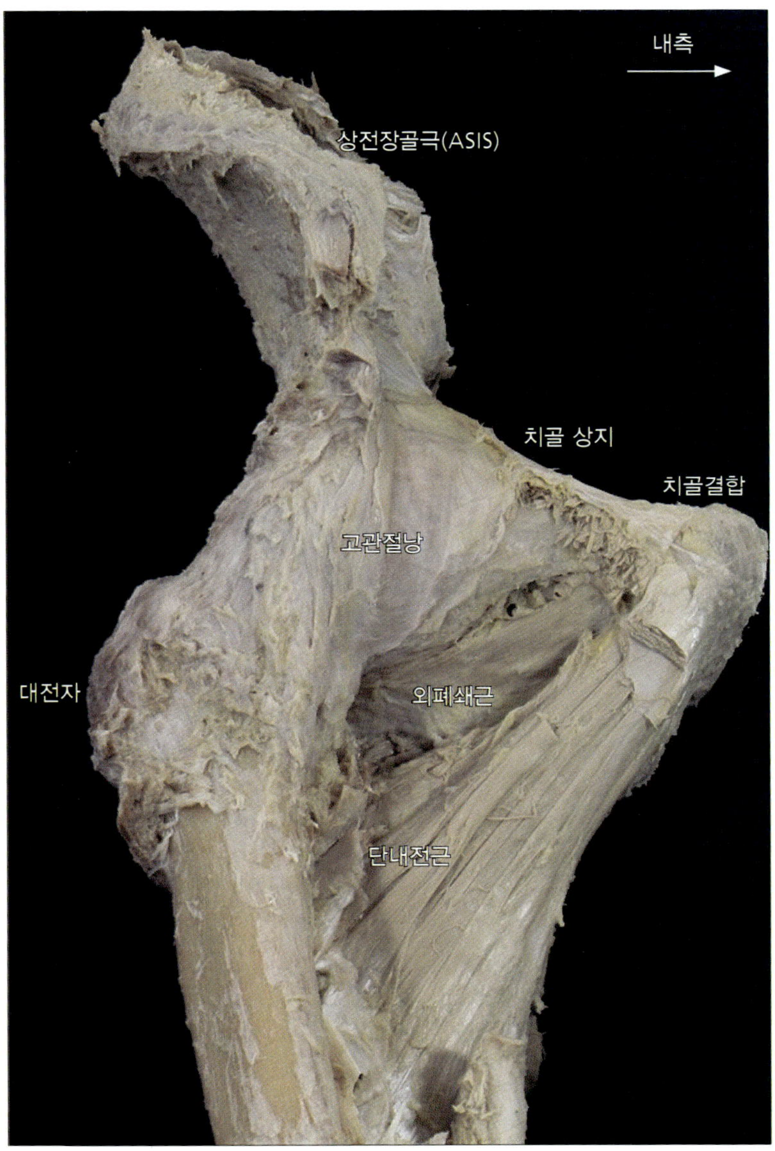

그림 19 외폐쇄근의 위치
우측 고관절을 전방에서 본 사진

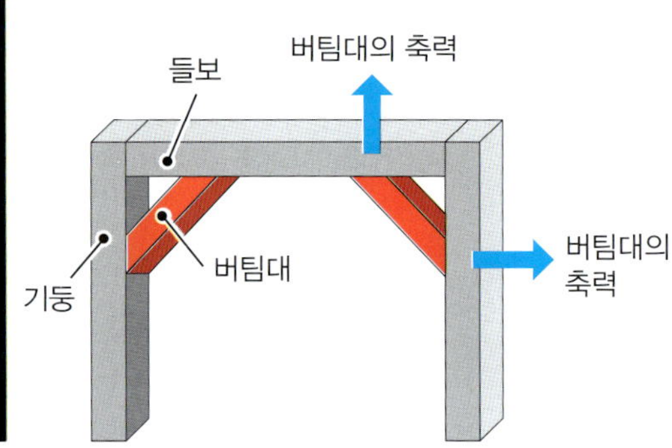

그림 20 버팀대의 구조

외폐쇄근(obturator externus)

외폐쇄근은 고관절 외회전 작용뿐만 아니라 내전 작용도 갖는다. 한발로 원활하게 서 있기 위해서는 고관절 외전근과 내전근 사이의 균형 잡힌 수축이 필요하다. 특히, 외폐쇄근은 내전근 중에서도 고관절 바로 하방을 주행한다(그림 19). 건축학적으로 대퇴골이라는 '기둥'에 골반이라는 '들보'가 걸려 있다고 비유하면 외폐쇄근은 '버팀대'와 유사한 구조를 갖는다. 버팀대는 들보에 수직 방향으로 가해지는 힘에 대한 저항력을 강화하기 위해 설치한다(그림 20). 즉, 외폐쇄근은 한발로 선 자세에서 고관절 수직 방향으로의 동적 안정성에 중요한 역할을 하는 것으로 보인다.

외폐쇄근은 대퇴골두의 아랫면을 내측 전방에서 외측 후방을 향해 비스듬히 주행한다(그림 19). 대퇴 후면에서는 외폐쇄근의 건(힘줄)이 전자와를 향해 약간 상방으로 향한다. 따라서 외폐쇄근은 고관절 굴곡 작용이 있어 신전 자세에서는 원심성 수축 상태가 되는데 이는 고관절을 하방에서 지지하기에 적합하다.

내폐쇄근(obturator internus)

내폐쇄근은 폐쇄막의 내면에서 기시하여 좌골결절 상방 소좌골공(lesser sciatic forame)의 변연을 거쳐 대퇴골 전자와에 정지한다. 소좌골공 부분을 지점으로 후방에서 전방을 향해 주행을 전환하기 때문에(그림 21) 강한 외회전 모멘트를 갖는다. 내폐쇄근 정지건의 위아래에 접하는 **상쌍자근**과 **하쌍자근**(그림 18)은 그 외회전력을 더욱 강화시킨다. 또한, 고관절 90° 굴곡 자세에서의 외전·외회전운동으로 내폐쇄근의 근활동이 증가한다.[1)] 이는 고관절을 90° 정도 굴곡하면 내폐쇄근이 정지하는 대전자 후상면을 내폐쇄근이 후상방으로 당겨 외전·외회전 벡터를 갖도록 위치 관계를 변화시키기 때문으로 보인다.

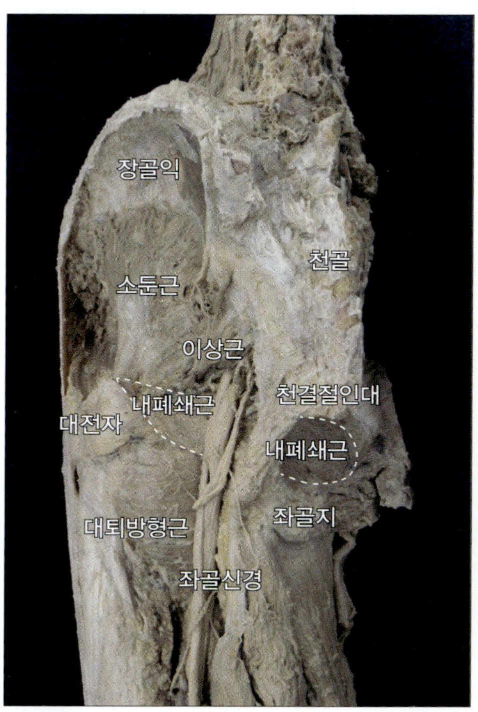

a: 후면

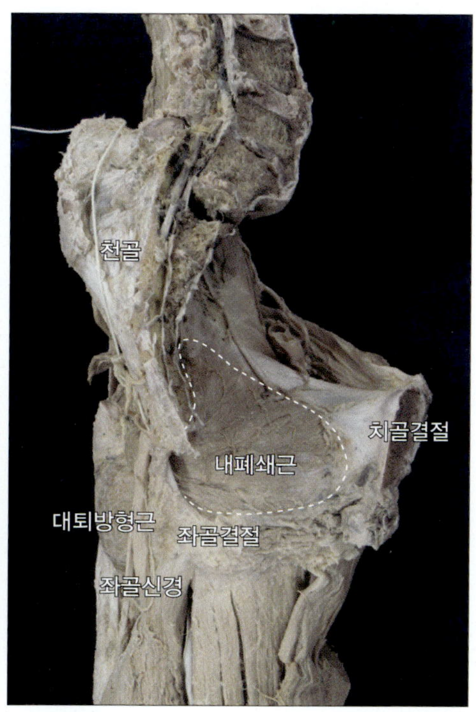

b: 내측면

그림 21 골반의 좌측 1/2 *(계속)*

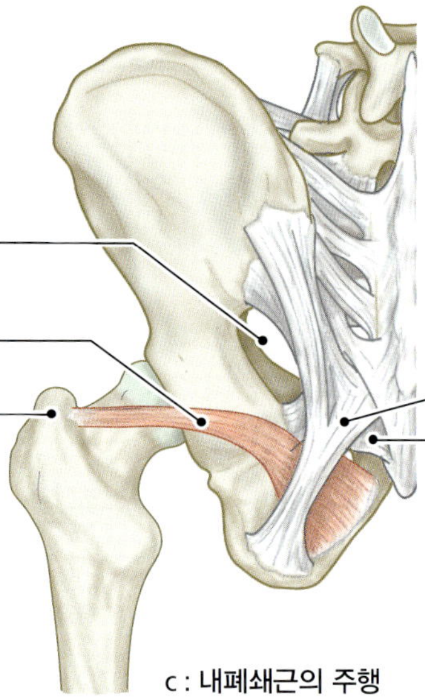

c : 내폐쇄근의 주행

그림 21 *(계속)* 골반의 좌측 1/2
내폐쇄근은 폐쇄막 내면에서 기시하여 후방으로 돌아들어가 소좌골공 변연에서 골반강 밖으로 나온다(**a** · **b**의 점선).

3 폐쇄근(obturator)에 대한 운동요법

폐쇄근은 고관절 심층에 위치하므로 근전도 등의 근기능 해석이 불가능하고 효과적인 운동요법은 제시되지 않았다. MRI를 이용한 연구에서는 내폐쇄근은 고관절 90° 굴곡 자세에서의 외전 · 외회전, 외폐쇄근은 고관절 신전 자세에서의 외회전으로 근활동이 증가한다고 보고되었다.[1, 2] 또한, 저부하 고빈도 트레이닝이 효과적이라는 보고도 있다.[3] 그래서 옆으로 누운 자세에서의 고관절 굴곡/외전/외회전운동에 대해 대퇴 원위부에 내회전 방향으로 도수저항을 가함으로써 **내폐쇄근**의 **등척성 수축**을 촉진한다(**그림 22a**). 또한, 이때 저항을 강하게 하면, 외회전근인 대둔근이 강하게 수축하기 때문에 약한 부하로 저항을 가한다. 저항을 약화시켜도 대둔근의 수축이 강하게 나타나면, 저항을 가하는 부위를 근위로 옮긴다.

외폐쇄근에 대해서는 바로 누운 자세에서 고관절 외회전운동을 시행한다(**그림 22b**). 또한, 하중 자세(선 자세)에서의 외폐쇄근 기능을 향상시키기 위해 하중 자세에서 고관절 외전/외회전 상태에서의 스쿼트 자세를 유지하거나 이 자세로부터의 고관절 내전을 의식한 스쿼트를 실시한다(**그림 23**). 고관절 외전/외회전 자세를 함으로써 외폐쇄근을 신장시킨 상태에서 수축시키고, 무게중심을 아래로 낮추면 고관절이 더욱 외전되기 때문에 외폐쇄근은 **원심성 수축**을 강요받는다. 이후 무게중심을 높일 때(제자리로 돌아감) 고관절의 내전운동을 의식하게 함으로써 외폐쇄근의 **구심성 수축**이 이루어진다.

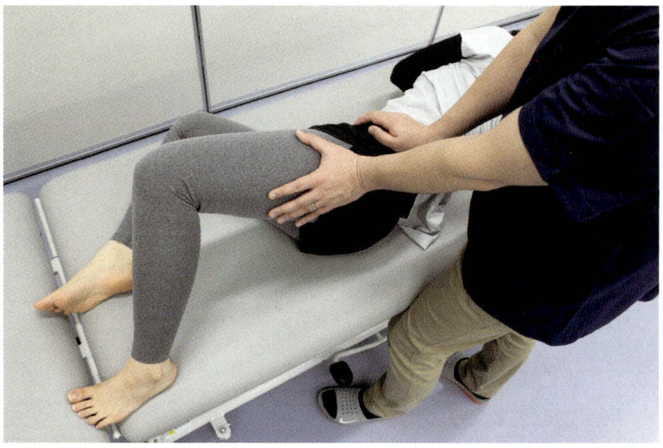

a : 내폐쇄근의 촉진

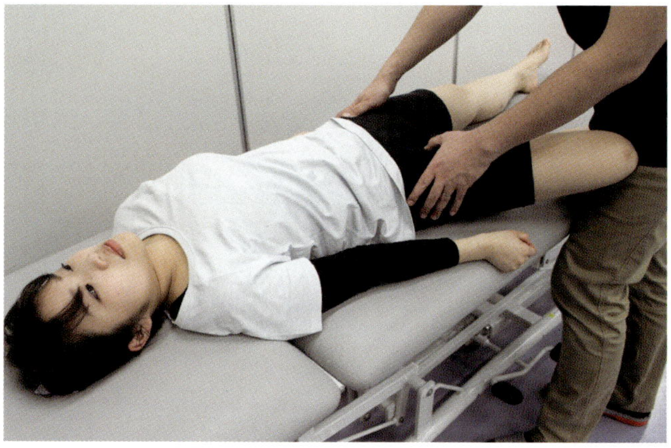

b : 외폐쇄근의 촉진

그림 22 내 · 외폐쇄근의 촉진 수기

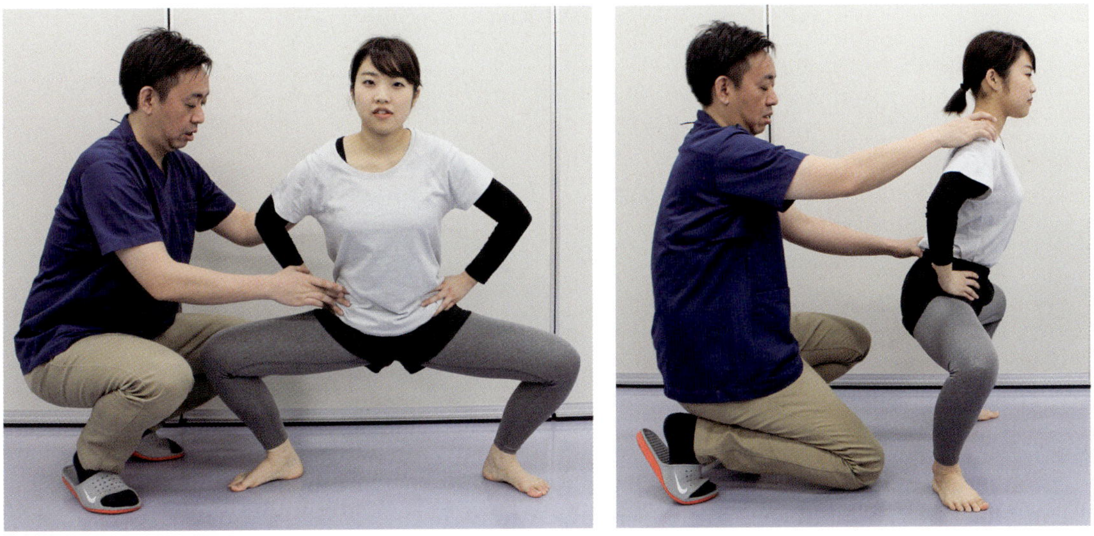

a: 관상면 b: 시상면

그림 23 wide stance squat

스탠스(발의 너비)를 넓게 한 시작 자세에서 고관절을 굴곡·외전·외회전이 되도록 무게중심을 아래로 내린다.

4 이상근과 좌골신경의 관계

이상근(piriformis)은 골반 측벽과 천극인대로 둘러싸인 대좌골공을 통해 골반 밖으로 나간다. 따라서 대좌골공은 이상근보다 상방의 **이상근상공**(foramen suprapiriforme)과 이상근보다 하방의 **이상근하공**(foramen infrapiriforme)으로 나뉜다(그림 24). 천골신경총에서 하지를 향하는 신경은 이 둘 중 하나의 구멍을 통해 골반 밖으로 나간다.

좌골신경(sciatic nerve)은 통상적으로 이상근하공에서 골반 밖으로 나가 대퇴골 후면에서 하행하고, 대퇴 원위부에서 **경골신경**(tibial nerve)과 **총비골신경**(common peroneal nerve)으로 나뉜다(그림 24). 고관절 신전에 작용하는 대퇴이두근 장두나 반건양근, 반막양근은 경골신경 성분에 지배되고, 슬관절 굴곡에만 작용하는 대퇴이두근 단두는 총비골신경 성분에 의해 지배된다.

좌골신경과 이상근증후군

좌골신경은 이상근하공에서 이상근의 심층을 통과하는 부분(그림 24의 ▶)으로 압박이나 마찰과 같은 기계적 부하에 노출되어 좌골신경 영역에 방사통이나 이상감각이 나타나는 경우가 있다. 이를 **이상근증후군**(piriformis syndrome)이라고 한다.

이상근과 좌골신경의 위치 관계에는 해부학적 변이가 많다. 좌골신경이 고위에서 경골신경 성분과 총비골신경 성분으로 분기되어 경골신경 성분은 이상근하공을 지나지만, 총비골신경 성분이 이상근을 관통하는 예나 이상근상공을 통과하는 예, 분기하지 않고 좌골신경 전체가 이상근을 관통하는 예가 알려져 있다.[4] 이러한 변이의 존재도 이상근증후군의 요인 중 하나로 생각된다.

골반출구증후군

좌골신경은 이상근의 심층을 통과한 후 상·하쌍자근, 내폐쇄근, 대퇴방형근의 천층을 지난다. 이상근에 의해 천층에서 압박된 좌골신경은 이 부위에서는 반대로 심층에서 밀어 올려지듯이 주행을 한다.

이상근증후군으로 진단된 증례 중에는 상쌍자근이나 내폐쇄근에 원인이 있는 경우도 포함되어 있으며, 상쌍자근을 포함한 심층외회전근에 건(힘줄) 성분이 포함된 예가 40~50% 정도의 비율로 존재한다고 보고되고 있다.[5,6] 따라서 이상근 이외의 요인도 고려한 **골반출구증후군**이라는 호칭도 제창되었다.[6]

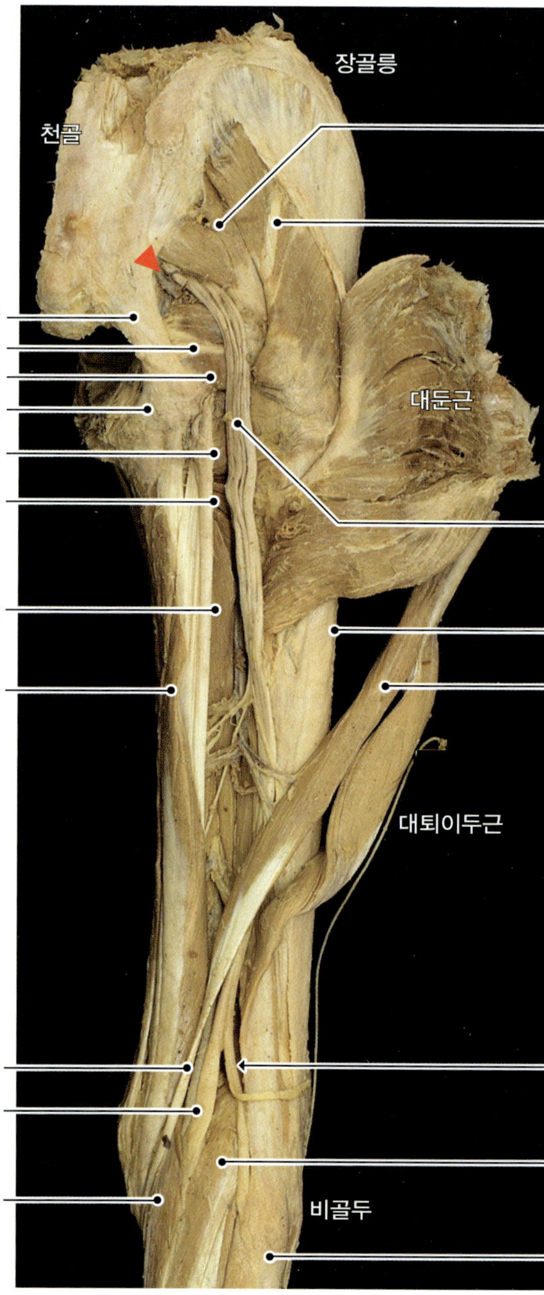

그림 24 **우측 대퇴부 후면에서 좌골신경의 주행**

대퇴 중앙 높이에서는 햄스트링을 구성하는 반건양근, 대퇴이두근, 반막양근으로 향하는 가지가 좌골신경에서 분기한다. 햄스트링 중 반건양근과 대퇴이두근은 기시부에서 공통건을 형성한다. 좌골신경은 대퇴이두근 장두 아래에서 하행하여 슬와 상부의 높이에서 경골신경과 총비골신경으로 분기된다.

참고문헌

1. 木下一雄, 他:Magnetic Resonance Imaging (MRI) の特性を用いた単一運動課題における内閉鎖筋, 外閉鎖筋の筋活動の差 異についての検討. 理学療法ジャーナル44:1113-1117, 2010
2. 平野和宏, 他:ヒト屍体を用いた股関節外旋筋群の機能解剖の検討—THA 術後脱臼予防における内・外閉鎖筋の役割. Hip joint 35:174-176, 2009
3. 平尾利行, 他:磁気共鳴画像(MRI)を用いた閉鎖筋の筋活動分析. 理学療法科学 31:297-302, 2016
4. Beaton LE, et al: The sciatic nerve and the piriformis muscle: their interrelation a possible cause of coccygodynia. J Bone Joint Surg Am 20 : 686-688, 1938
5. Windisch G, et al: Piriformis Muscle: clinical anatomy and consideration of the piriformis syndrome. Surg Radiol Anat 29: 37-45, 2007
6. 川谷義行, 他:梨状筋症候群の診断と病因一骨盤出口症候群の呼称の提唱. 西日本脊椎研究会誌24, 255-261, 1998

4 고관절의 신전 제한을 해부

이 장에서 다루는 근골격
- ▶ 장골대퇴인대
- ▶ 장요근
- ▶ 장골관절낭근
- ▶ 대퇴신경

1 고관절 전면의 안정화기구

관골구는 전외측 하방을 향하고, **대퇴골 경부**는 전염각과 경체각에 의해 전내측 하방을 향한다. 따라서 고관절 전면에서 관골구에 의한 대퇴골두의 피복율이 낮아진다(그림 25). 이 낮은 피복율을 보완하기 위해 고관절 전면의 지지 구조는 강인해진다. 또한, 고관절 신전 시에는 **대퇴골두**가 전방으로 구르기 때문에 피복율이 더욱 낮아진다. 따라서 고관절의 신전 제한을 개선하기 위해서는 관절 전면의 안정성을 유지하면서 구조의 유연성을 높여 나가는 것이 필요하다.

장골대퇴인대

고관절 전면 구조 중 가장 심층에 위치하는 것이 **장골대퇴인대**(iliofemoral ligament)이다. 장골대퇴인대는 섬유의 주행에 따라 **수평부**와 **수직부**로 나뉘며, 두꺼운 관절낭인대이기 때문에 그 경계를 구별하기 어렵다(그림 26). 장골대퇴인대의 장골 부착부는 하전장골극(AIIS)의 원위부이며, 심층에서는 고관절와순과의 경계가 불분명하다(그림 1 → p. 183).

장요근과 장골관절낭근

대퇴직근의 내측에는 대퇴골두의 전면에서 아랫면으로 돌아가도록 장요근이 존재한다(그림 27a). **장요근**(iliopsoas)은 대요근과 장골근으로 구성된다. **대요근**(psoas major)은 주로 요추 추체의 측면과 늑골돌기에서 기시하여 하행하며 서혜인대(poupart ligament)를 지나는 부위에서 건(힘줄)이 된다. **장골근**(Iliacus)은 장골와에서 기시하여 대요근건과 함께 소전자에 부착한다. 즉, 서혜인대보다 원위에서 근복을 갖는 것은 장골근뿐이다.

또한, 장골근에서 대퇴직근에 이르는 부위의 심층에는 하전장골극보다 원위의 장골과 관절낭에서 기시하여 고관절 전방을 통과하여 소전자의 원위부에 부착하는 근육[**장골관절낭근**(iliocapsularis)[1)]]이 존

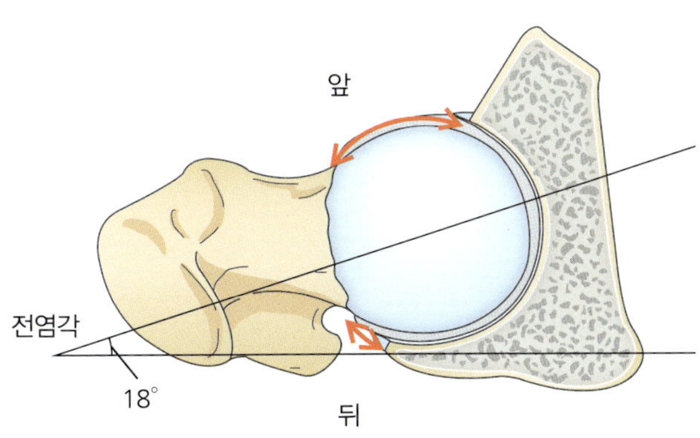

그림 25 고관절의 수평 단면
대퇴골에 전염각이 있고, 관골구는 전방을 향하므로 고관절은 전방 피복율이 낮다.

재한다(그림 27b). 이 근육은 고관절 전면의 안정성을 높이는 동시에 고관절 굴곡 시 관절낭의 충돌을 예방하는 것으로 생각된다.[1] 또한, 구개형성부전증에서는 장골관절낭근의 단면적이 증가한다[2, 3]는 보고도 있어 이 근육이 전면 안정성과 관련된다는 주장을 뒷받침하지만 불명확한 점도 많다. 또한, 고관절의 바로 전방을 통과하기 때문에 장골관절낭근이나 관절낭을 포함한 주변 구조의 구축은 고관절 신전 제한의 원인이기도 하다.

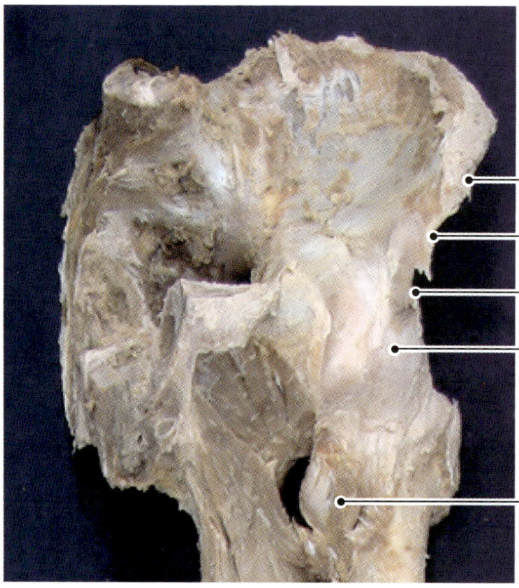

그림 26 장골대퇴인대와 하전장골극 위치

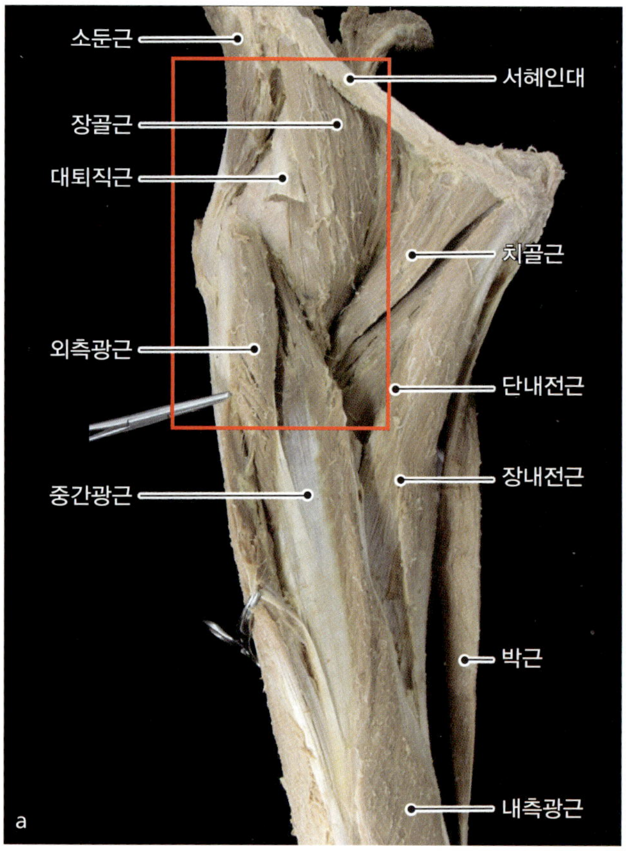

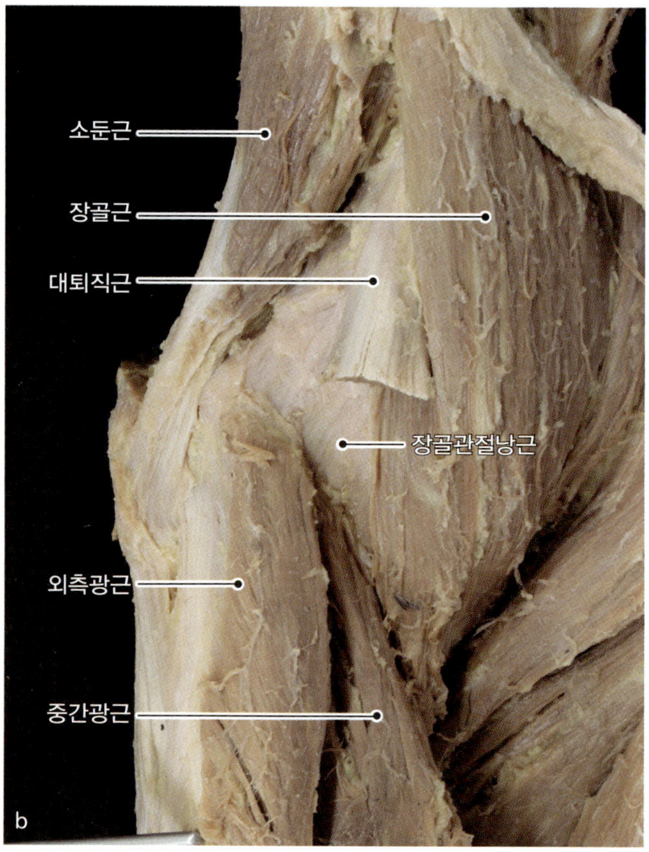

그림 27 장요근과 장골관절낭근(대퇴직근의 기시부는 남겨져 있음)

a : 장요근은 서혜인대 심층을 통과해 대퇴 전면에 이르며, 이 부위에서는 근복의 대부분이 장골근이다.

b : **a의 확대도**. 장골근의 외측에 존재하는 대퇴직근 심층에는 장골관절낭근이 관찰된다.

2 대퇴신경의 위치와 고관절염

대퇴신경은 제2~4 요신경의 전지가 분기와 문합(anastomosis)을 반복하여 형성된다. **대퇴신경**은 장요근과 함께 서혜인대 후방의 근열공(lacuna musculorum)을 통과해 대퇴 전면에 이른다(그림 28). 대퇴신경은 대퇴 전면에서 내측면의 피부에 분포하는 **전피지**(ramus cutaneus anterior), 대퇴사두근과 봉공근 및 치골근을 지배하는 **근지**(ramus muscularis), 하퇴 전내측과 슬개골 하부의 피부에 분포하는 **복재신경**(saphenous nerve), 그리고 고관절 전면의 관절낭을 지배하는 **관절지**(rami articulares)로 나뉜다. 따라서 고관절낭 전방의 염증이나 조직 비후는 대퇴신경의 과민 상태를 유발할 가능성이 있다.

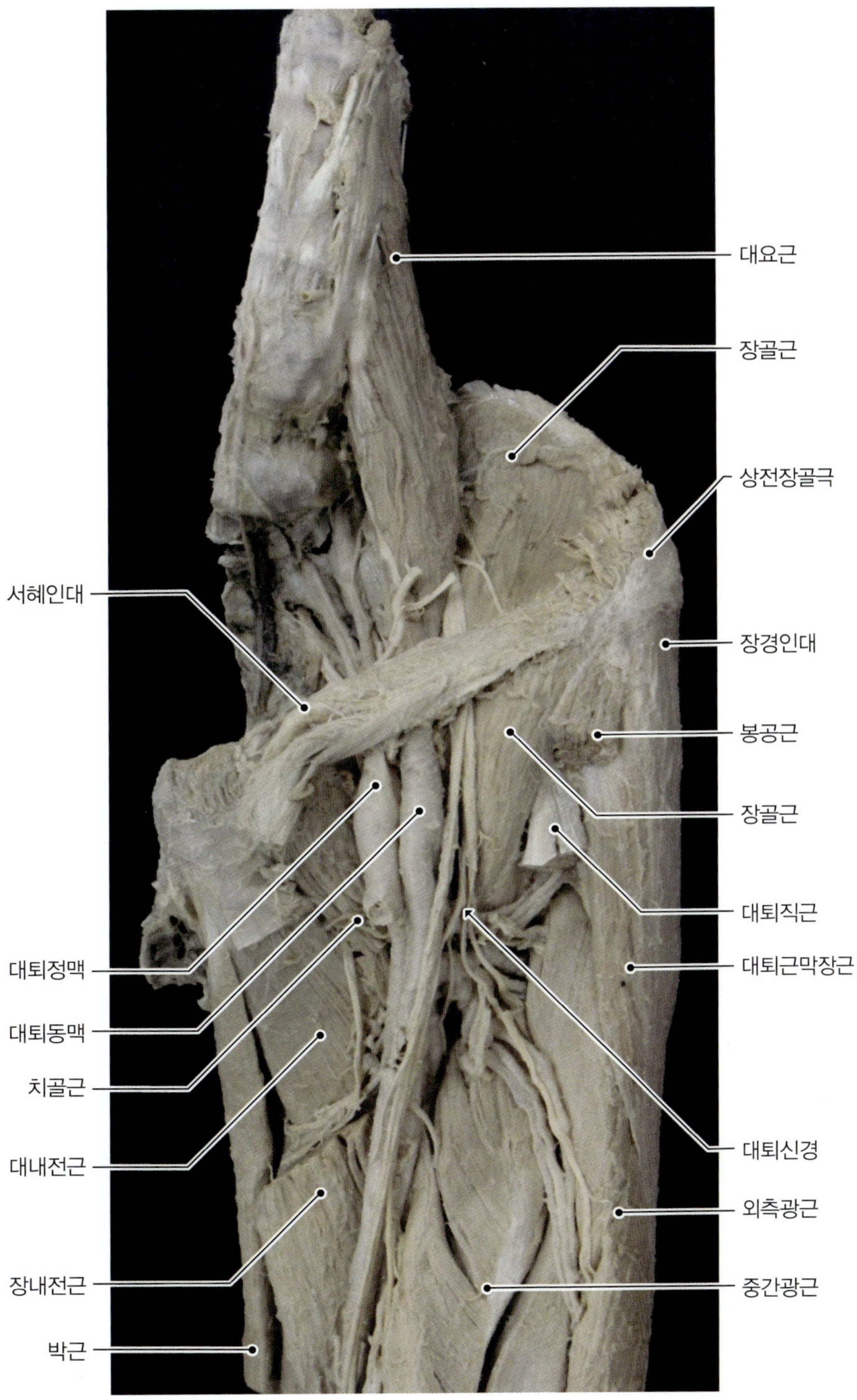

그림 28 대퇴신경의 주행

대퇴신경은 대요근과 장골근 사이를 하행하여 장요근과 함께 서혜인대 후방을 통과한다.

3 장골대퇴인대와 장요근에 대한 운동요법

장골대퇴인대

장골대퇴인대는 매우 강인한 인대로, 도수적으로 신장하기 어렵기 때문에 고관절의 굴곡/신전운동을 반복하는 등의 방법으로 천층의 결합조직이 치밀화되는 것을 예방하고 개선할 필요가 있다.

또한, 장골대퇴인대의 전방을 주행하는 장요근이나 장골관절낭근의 신장성과 장골대퇴인대 사이의 활주성도 유지해야 한다. 이를 위해서는 인접한 대퇴직근과 장요근, 장골관절낭근 사이에 손가락을 깊게 넣어 고관절과 슬관절의 굴곡/신전운동을 실시하여 대퇴직근과 장요근, 장골관절낭근의 활주성을 개선한다(그림 29).

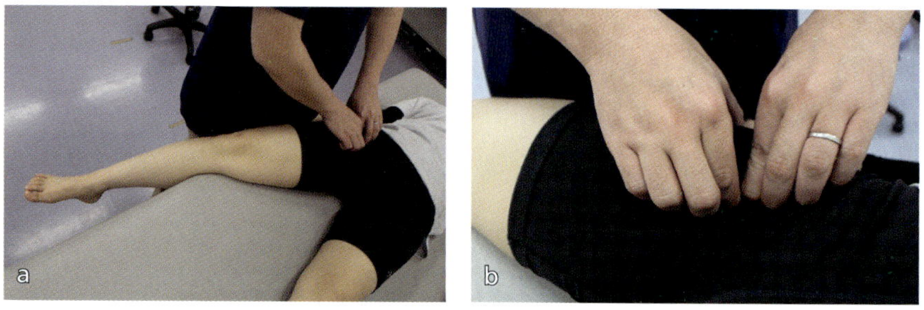

그림 29 장골관절낭근과 대퇴직근의 활주성 개선 수기
대퇴직근 내측에서 장골근과의 간격에 손가락을 깊게 넣어, 장골관절낭근을 촉지한다. 이후, 이 상태에서 장요근이나 대퇴직근의 수축을 촉진하기 위해 고관절과 슬관절의 굴곡/신전을 반복하여 대퇴직근과 장요근, 장골관절낭근 사이의 활주성을 개선한다.

장요근

장요근은 고관절 굴곡과 외회전에 작용하며, 앉거나 선 자세에서 대퇴부가 고정되었을 때에는 골반을 전경시킨다. 스쿼트 동작이나 앉은 자세에서 골반을 전경 자세(anterior tilt)로 유지하는 운동은 장골근을 보다 활성화시킨다. 따라서 골반운동을 촉진하여 장골근의 수축을 유도한다(그림 30).

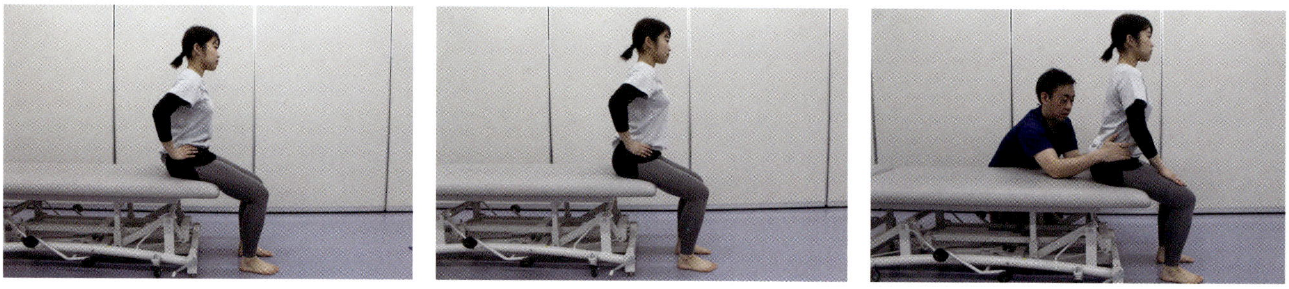

a : 양발을 바닥에 대고 앉은 자세 b : 골반을 앞으로 기울인다(전경) c : 저항운동을 이용한 골반 전경

그림 30 골반 전경(앞기울기) 운동
양발을 바닥에 대고 앉은 자세에서 골반 전경을 유발한다. 이 때 골반에 손을 대고 골반 전경을 의식하게 한다. 또한, 치료사가 골반을 잡아 저항운동을 하기도 한다.

참고문헌

1. Ward WT, et al: Anatomy of the iliocapsularis muscle. Relevance to surgery of the hip. Clin Orthop Relat Res 374 : 278-285, 2000
2. Babst D, et al: The iliocapsularis muscle: an important stabilizer in the dysplastic hip. Clin Orthop Relat Res 469 : 1728-1734, 2011
3. Haefeli PC, et al: An increased iliocapsularis-to-rectus-femoris ratio is suggestive for instability in borderline hips. Clin Orthop Relat Res 473 : 3725-3734, 2015

5 서혜부 통증을 해부

이 장에서 다루는 근골격
- ▶ 장내전근
- ▶ 치골근
- ▶ 대내전근
- ▶ 외폐쇄근
- ▶ 폐쇄신경

서혜부 통증의 재활치료를 위해서는 통증이 어느 구조에서 유래되었는지 감별하는 것이 중요하다. 서혜부 통증의 원인은 다양하지만, 서혜부에 존재하는 치골결합(pubic symphysis)이나 치골 상지는 고관절 내전근의 기시부이므로, **내전근**과 그 지배신경인 **폐쇄신경**이 중요하다. 또한, 앞에 설명한 대퇴신경의 기시건 장애나 관절낭·관절와순의 충돌(→ **p. 187**) 등도 원인이 된다.

1 내전근의 주행

장내전근(adductor longus)과 치골근(pectineal)

고관절 내전근의 중 가장 전방에 **장내전근**이 위치하며, 봉공근 및 서혜인대와 함께 **Scarpa's triangle**을 형성한다(그림 2 → **p. 184**). Scarpa's triangle 안에는 내측에서부터 치골근, 대퇴정맥, 대퇴동맥, 대퇴신경, 장요근이 존재한다(그림 27 → **p. 204**).

치골근은 고관절 내전근이면서 대퇴신경의 지배를 받으며, 그 신경분지는 대퇴동·정맥 후방을 거쳐 치골근에 도달한다. 장내전근은 치골결합의 하방에서 기시하여 대퇴골체 후면 중앙 높이의 내측에 정지한다.

대내전근(adductor magnus)

장내전근과 치골근의 심층에는 단내전근, 대내전근, 외폐쇄근이 존재하며(그림 31, 그림 33a → **p. 210**), 그림 31에서는 단내전근이 제거되었다. 치골 하지(inferior ramus)에서 기시한 대내전근의 상부근속은 일반적으로 독립된 **소내전근**이라고도 한다(그림 31).

대내전근은 치골근 하지에서 넓게 기시하여 좌골지를 거쳐 좌골결절에 이른다. 따라서 고관절 굴곡/신전 운동축의 전후에 근속이 존재하고 있으며, 운동축 전방을 지나는 근속은 고관절 굴곡, 후방을 지나는 근속은 신전에 각각 작용한다(그림 32). 또한, 대내전근은 대퇴골 조선 내측순의 전장에 부착하며, 좌골결절에서 기시하는 가장 후방의 근속은 수직으로 하행하고 대퇴골 내측과의 근위부에 있는 내전근결절에 정지한다(그림 31). 내전근결절을 향하는 정지건에서는 내측광근(vastus medialis)의 원위부 근속이 기시한다(그림 2 → **p. 213**).[1] 그 때문에 고관절을 굴곡 자세로 하면 대내전근의 후방 근속이 신장되고, 대내전근 정지건(내측광근 원위근속의 기시부)이 안정되어 내측광근이 수축하기 쉬워진다.

외폐쇄근(obturator externus)

외폐쇄근은 폐쇄막 외면에서 기시하여 대퇴골 전자와에 정지한다. 최심측에 위치하는 폐쇄신경이 지배하는 내전근이며, 심층외회전근(이상근, 대퇴방형근, 내/외폐쇄근, 상/하쌍자근) 중의 하나이기도 하다. 외폐쇄근의 운동요법에 대해서는 **I-3**(→ **p. 200**)을 참조.

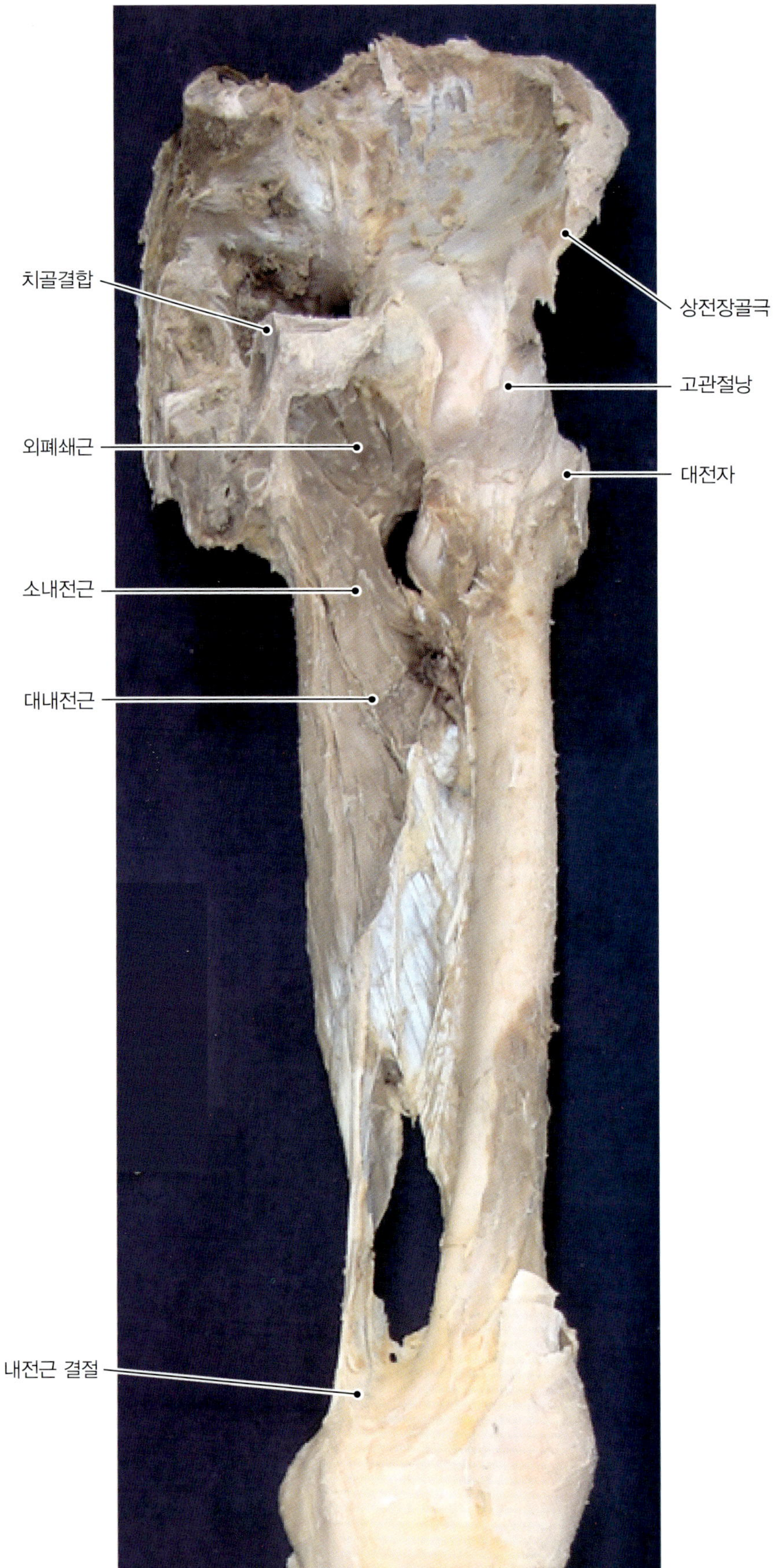

그림 31 내전근 심층의 외폐쇄근과 대내전근의 주행

대퇴를 전방에서 본 사진
천층의 내전근인 치골근, 박근, 장내전근과 중층의 단내전근이 제거되었다.
치골 하지에서 기시하는 대내전근의 상부 근속은 소내전근이라고도 한다.

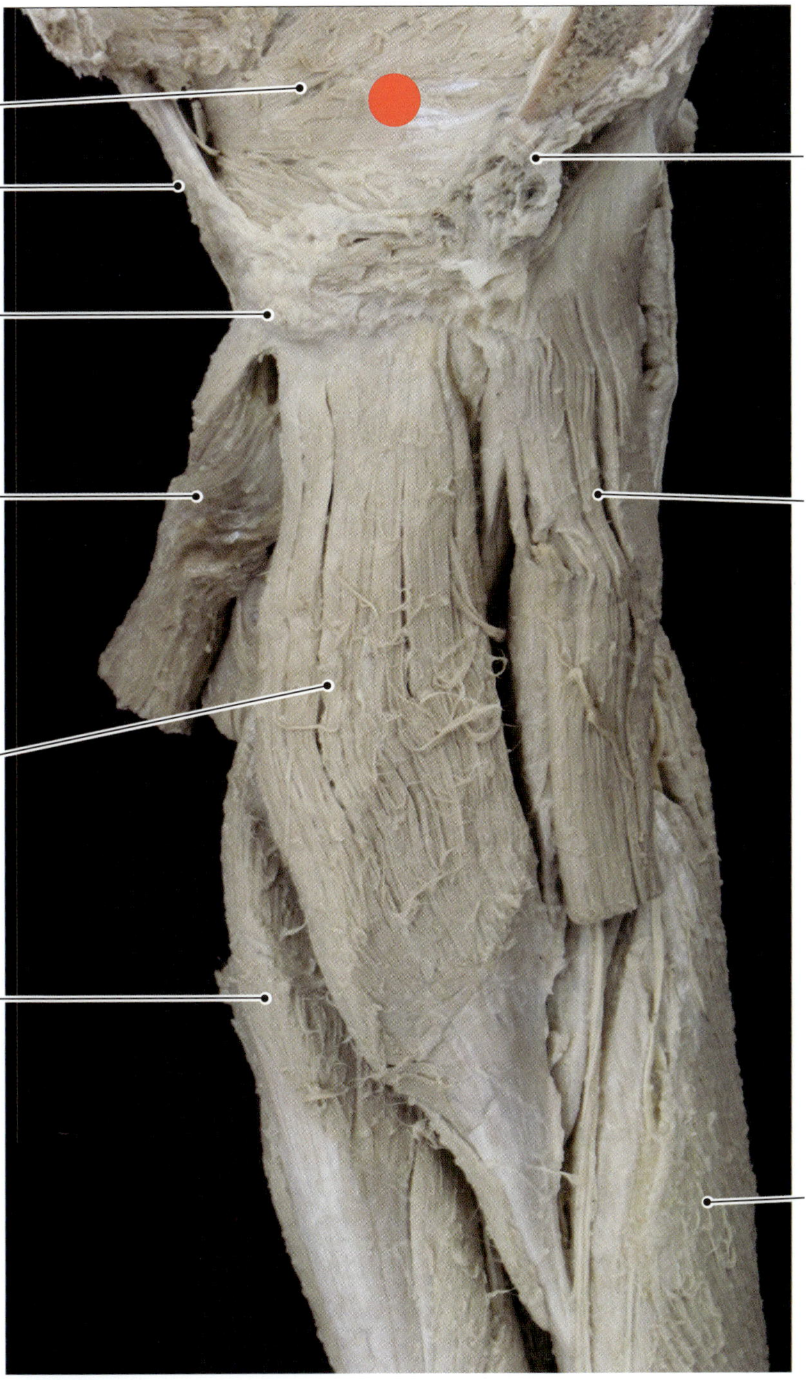

그림 32 대내전근의 작용
대퇴를 내측에서 본 사진. ●은 고관절의 굴곡/신전 운동축의 위치를 나타낸다.

2 폐쇄신경(obturator nerve)의 주행

폐쇄신경은 요신경총에서 분지한 후, 골반강 내를 하행하고 폐쇄공의 상전방각과 폐쇄막 사이에 열린 **폐쇄관**을 통해 대퇴 내측으로 나온다. 이후 폐쇄신경은 전지와 후지로 나뉘며, **전지**는 외폐쇄근의 전방을 거쳐 치골근과 장내전근 후방으로 들어가 단내전근의 전방에서 내측 후방으로 돌아들어 가듯이 대퇴 내측을 하행한다(그림 33a). 또한, 원위로 향하는 분지는 박근(gracilis)의 심측을 하행하고 박근의 전방에서 내측 후방으로 돌아들어 가듯이 대퇴 내측면에 분포한다. 한편, **후지**는 외폐쇄근을 관통하여 단내전근과 대내전근 사이를 하행한다(그림 33b).

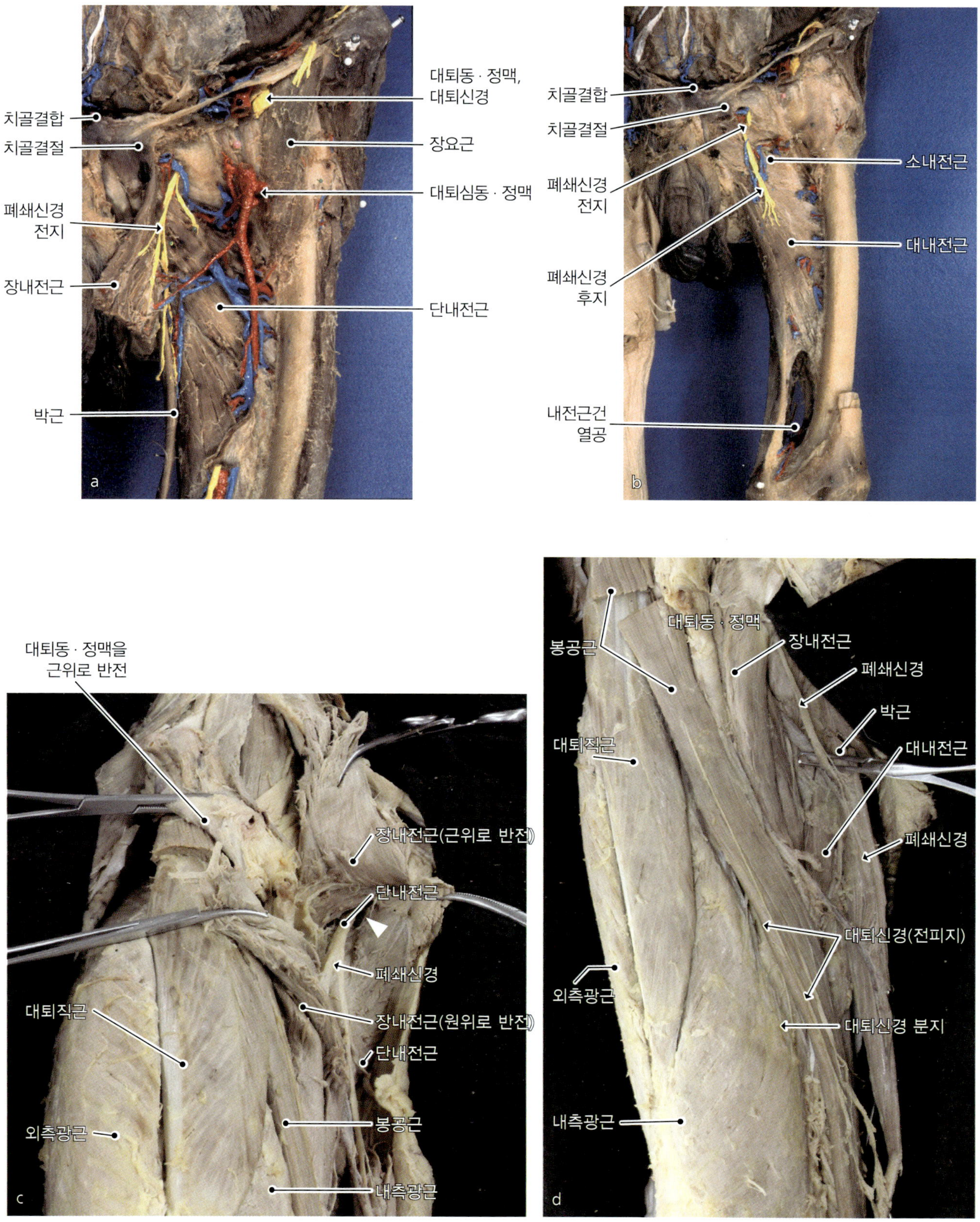

그림 33 폐쇄신경

a : 전지의 주행. 치골근은 절제되고, 장내전근은 내측으로 반전되어 있다. 폐쇄관에서 나온 폐쇄신경 전지가 치골근과 장내전근의 후방에서 단내전근의 전방을 하행하여 박근의 심층에 도달한다.

b : 후지의 주행. 장내전근과 단내전근도 제거되어 있다. 외폐쇄근을 관통해 온 후지가 대내전근의 전방을 하행한다.

c : 우측 고관절을 원위에서 관찰. 장내전근과 단내전근 사이의 좁은 간격을 폐쇄신경이 통과한다(△).

d : 박근의 심층을 하행하는 폐쇄신경 전지. 박근과 대내전근 사이는 지방성 결합조직으로 채워져 있다.

3 폐쇄신경 주위에 대한 운동요법

내전근의 근파열이 반복된 후 만성화된 서혜부 통증 증례에서는 고관절 외전 시 대퇴 내측 통증을 호소하는 경우가 있다.

폐쇄신경은 장내전근과 단내전근 사이의 좁은 간격(그림 33c)에서 박근과 대내전근 사이(그림 33d)를 지나며, 내전근에 분포한다. 내전근 주위의 근막을 포함한 근육 사이 결합조직의 반흔화 등에 의해 그 안을 지나는 폐쇄신경의 활주성이 저하되어 폐쇄신경이 과도하게 신장되거나 마찰 부하에 노출되어 통증이 발생하고 있는 것으로 추측된다. 이러한 증례에서는 폐쇄신경 주위의 결합조직에 대해 도수치료를 실시함으로써 고관절 외전 시 통증이 소실된다(그림 34).

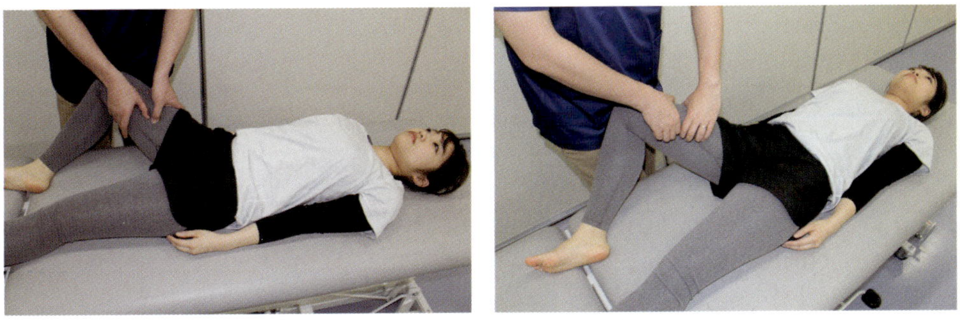

a: 박근 전방에서의 접근법　　b: 박근 후방에서의 접근법

그림 34 폐쇄신경 주위의 결합조직과 내전근의 활동성 개선 수기

박근의 전방(**a**) 또는 후방(**b**)에서 손가락을 넣어 고관절의 능동 내전운동을 실시한다. 박근과 그 심측의 내전근과의 사이, 나아가 심측의 내전근 사이의 활주성을 이끌어냄으로써 그 사이를 지나는 폐쇄신경의 활주성을 높일 수 있다.

참고문헌

1. Bose K, et al: Vastus medialis oblique: an anatomic and physiologic study. Orthopedics 3 : 880-883, 1980

II ▶ 슬관절(knee joint)

1 슬관절의 신전 부전을 해부

이 장에서 다루는 근골격
- ▶ 대퇴사두근
- ▶ 슬개골
- ▶ 슬개인대 · 슬개지대
- ▶ 슬개하지방체

1 슬신전기구

슬관절 신전 최종범위에서는 하퇴가 외회전되면 내측 · 외측 측부인대가 긴장하고 슬관절의 안정성이 높아진다. 따라서 슬관절의 신전 가동범위를 확보하는 것이 중요하다. 임상에서 슬관절의 수동운동에서의 신전 가동범위가 확보되더라도 자동운동에서의 신전 가동범위를 확보하지 못할 수도 있다. 이러한 상태를 **extension leg**라고 부르며 슬신전기구에 문제가 있는 경우가 많다.

슬신전기구는 힘의 원천이 되는 **대퇴사두근**, 효율을 높이는 **슬개골(patella)**, 장력을 전달하는 **슬개인대(슬개건)**와 **슬개지대**를 말한다.

힘의 원천인 대퇴사두근

대퇴사두근(quadriceps femoris)은 슬관절의 유일한 신전근으로, 대퇴 전면에 위치한다. **대퇴직근**, **내측광근**, **외측광근**, **중간광근**의 4개의 근두(갈래)가 공통건을 거쳐 슬개골에 부착하고, 이를 통해 슬개인대가 되어 경골조면에 부착한다(그림 1). 중간광근에 대해서는 슬관절의 굴곡 가동범위와 크게 관련되기 때문에 II-2(→ p. 219)에 기재하였다.

▶ **대퇴직근**(rectus femoris)

대퇴직근은 하전장골극과 구개 상연에서 기시(그림 1)하는 이관절근으로 대퇴사두근의 전면 표층에 위치한다. 근위부 구조에 대해서는 I-1(→ p. 184)에 기재하였다. 원위부에서는 대퇴직근의 심층 건막이 정지건(공통건)이 되어 슬개골 바닥과 양측 모서리에 부착한다. 이 정지건을 향해 비스듬히 주행하는 것이 내측광근과 외측광근의 근속이다.

▶ **내측광근**(vastus medialis)

내측광근은 대퇴골 조선 내측순에서 기시하여 대퇴 내측에

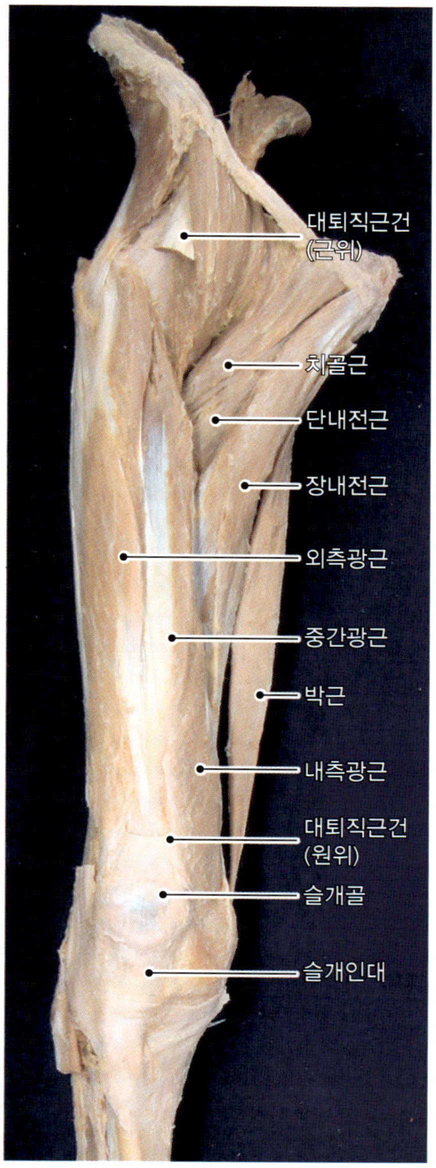

그림 1 대퇴사두근의 외관
대퇴직근은 절제되었다.

서 앞면으로 돌아들어 간다. 또한, 대내전근의 정지건이나 광근 내전근판에서 기시하는 근속도 있으며, 이를 내측광근 사두로 분류하여 취급하기도 한다(그림 2).[1] **내측광근 사두**는 슬개골과 내측종슬개지대에 대해 둔각적으로 부착(그림 4)하여 슬 신전 각도가 변화해도 근섬유속 길이의 변화가 적기 때문에 최종 신전 범위에서도 작용하기 쉬운 근육으로 생각되고 있다. 또한, 육안해부학적으로 내측광근 사두와 다른 부위 사이에 명확한 경계가 존재하지 않으며 내측광근 사두가 최종 신전범위에서 작용한다는 의견에 부정적인 연구도 존재한다.[2]

▶ **외측광근**(vastus lateralis, 그림 3)

외측광근은 대퇴 외측부에 유일하게 존재하는 근육으로 대퇴골 조선 외측순에서 기시하여 슬개골에 부착한다. 그 표층은 외측광근과 대퇴이두근 사이(**외측대퇴근간중격**)에서 기시하는 **대퇴근막**으로 덮여 있다. 이 대퇴근막 외측의 비후부는 **장경인대**(그림 11 → **p. 192**)라고 한다. 외측광근의 원위부에는 내측광근과 마찬가지로 슬개골이나 외측종슬개지대에 부착하는 근속이 있다(그림 4).

이와 같이, 내측광근과 외측광근은 슬개골을 측방으로 견인하는 벡터를 가지고 있어 **슬개대퇴관절**(patellofemoral joint)의 안정화에 중요한 기능을 한다. 또한, 외측광근 부착부는 대전자의 하부 근방에도 확장되어 있다(그림 3a). 대퇴골 전자부 골절 시 외측광근 자체에도 손상을 줄 수 있음을 주의한다.

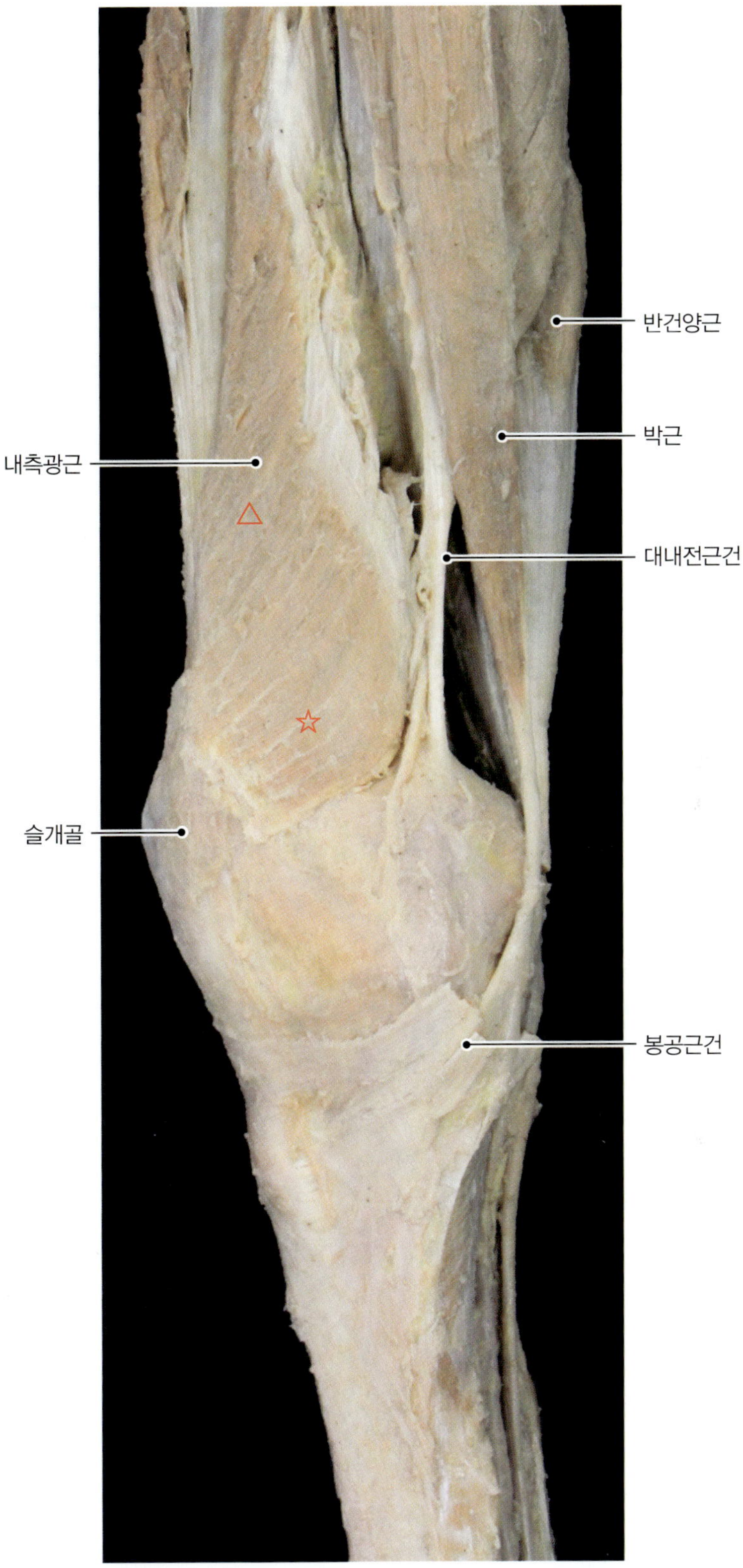

그림 2 내측광근 : 슬관절을 내측에서 관찰
내측광근에는 대퇴골 조선 내측순에서 기시하는 근속(장두△) 이외에 대내전근건이나 거기서 뻗어나온 광근 내전근판에서 기시하는 근속(사두☆)이 존재하며, 두 갈래 사이에 명확한 경계는 없다. 또한, 사두는 횡방향으로 슬개골에 부착한다.

2
II 슬관절

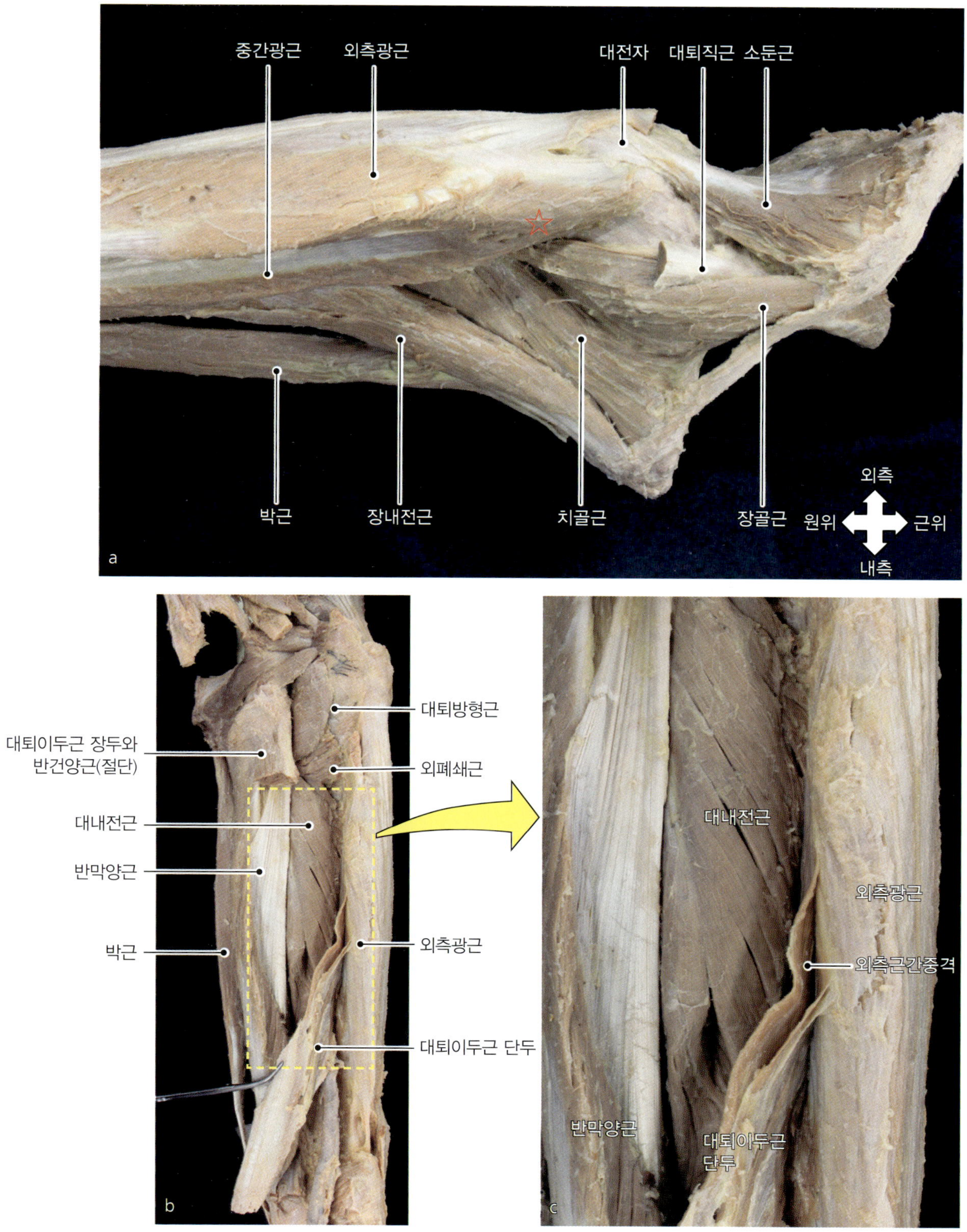

그림 3 외측광근

a : 대퇴부, 외측면. 외측광근은 대퇴골 조선 외측순에서 기시하며, 일부 근속(☆)은 대전자 하방에서도 기시한다.

b : 대퇴부, 후면. 외측광근의 근복은 후방에서도 크게 관찰된다.

c : b의 확대도. 외측광근을 덮는 외측근간중격에서 대퇴이두근 단두가 기시하여 외측광근과 근막성으로 연결된다는 것을 알 수 있다.

효율화를 위한 슬개골

슬개골(patella)은 대퇴사두근건 내에 생기는 인체 최대 **종자골**로 대퇴골 과부(하단)의 슬개면과 슬개대퇴관절을 구성한다.

슬개골은 **경골대퇴관절**(femorotibial joint)의 신전운동 시에는 대퇴사두근 수축으로 인한 장력을 효율적으로 경골에 전달하고, 굴곡 시에는 대퇴사두근을 효율적으로 늘릴 수 있도록 그 위치나 방향을 절묘하게 바꾼다.

슬관절 신전운동 시에는 슬개골은 대퇴사두근의 수축에 따라 상방으로 거상(이동)되며, 이로 인해 슬개인대나 슬개지대에 장력이 발생한다. 또한, 굴곡운동에 동반하여 슬개인대는 하방으로 당겨져 슬개골의 하방 이동, 관상면에서의 외회전, 수평면에서의 내회전이 발생한다.[3] 관상면과 수평면에서의 이 움직임은 '대퇴골 과부의 형태'와 '슬개골 주위의 연부조직 긴장' 과의 균형의 산물이다.

슬개인대와 슬개지대에 의한 장력 전달

슬개인대와 슬개지대(그림 4)에는 대퇴사두근의 장력을 경골에 전달하는 기능이 있다. 특히, **슬개인대**(patellar ligament)는 굵고 강한 인대이다. **슬개지대**(patellar retinaculum)는 슬개골의 내측과 외측에 존재하며, 세로 및 가로로 주행하는 섬유속이 있어 각각 **종슬개지대**와 **횡슬개지대**라고 한다. 이들은 슬개골의 안정성에도 관여한다.

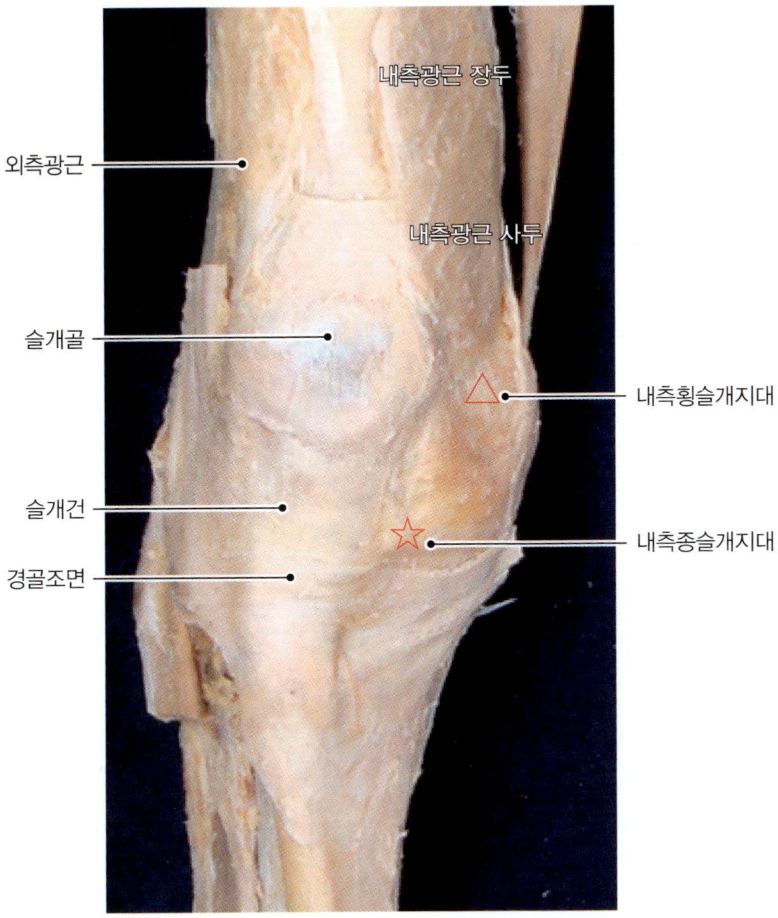

그림 4 슬개인대와 슬개지대, 전면
내측슬개지대의 섬유속이 관찰된다. 슬개인대의 측방을 종주하는 섬유속성 피막(☆)이 내측종슬개지대, 대퇴골 내측상과와 슬개골을 연결하도록 횡주하는 섬유속성 피막(△)이 내측횡슬개지대이다. 모두 관절낭의 일부를 구성한다.

2 슬개하지방체의 위치와 범위

슬개하지방체(infrapatellar fat pad)는 슬개인대와 슬개지대의 후방에서 대퇴경골관절과의 사이 공간을 채우는 지방조직(**그림 5**)으로 **관절낭 내** 및 **관절강(활막강) 외**에 위치한다. 전방에서 지방체에 접하는 활막은 내/외측 중앙에서 **슬개하활막주름**(infrapatellar plica)이 되어 전십자인대를 따라 후방으로 이어진다.

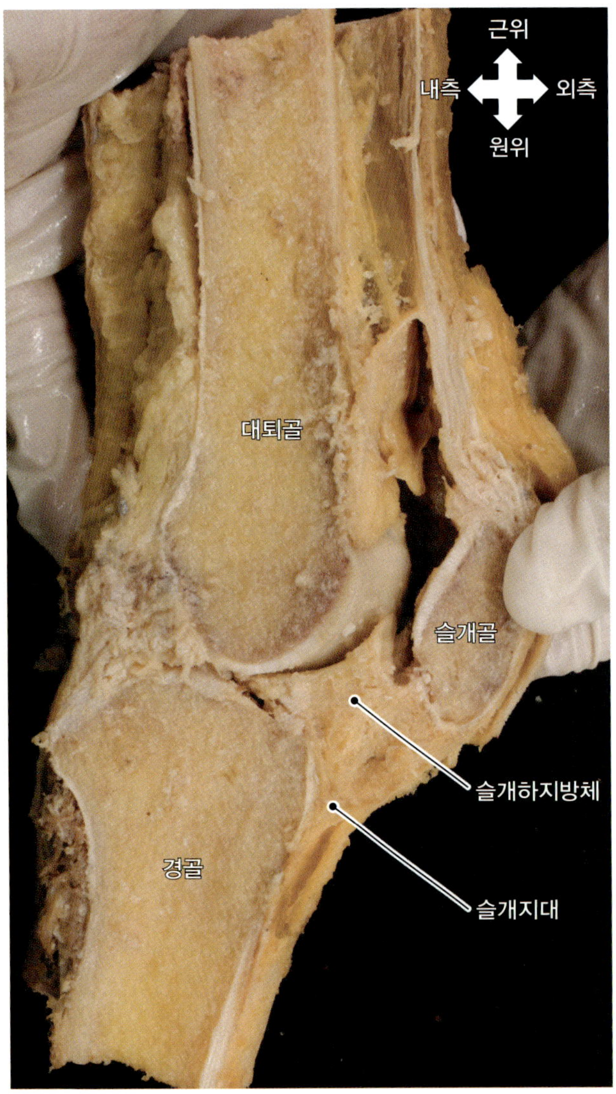

그림 5 슬관절의 시상단면

슬개하지방체가 슬개지대 후방에서 경골대퇴관절과의 사이 간격 심부까지 퍼져 있는 것을 볼 수 있다.

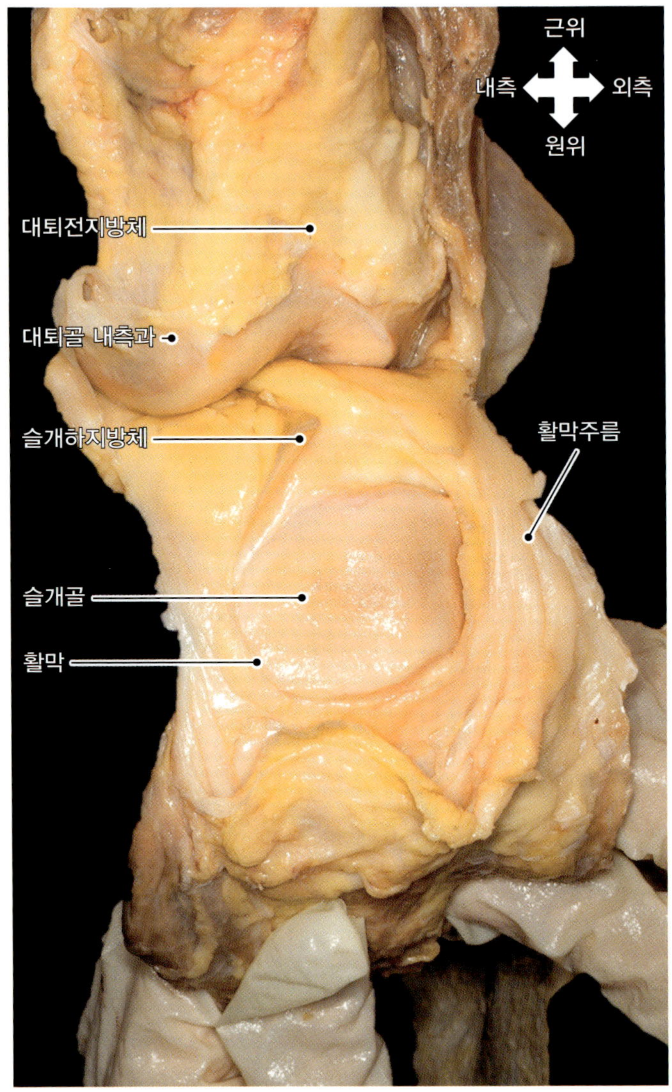

그림 6 슬개골을 원위로 반전

슬개하지방체 후방에 접한 활막은 제거하였다. 슬개하지방체가 대퇴경골관절의 심부까지 파고 들어간 모습이 관찰된다.

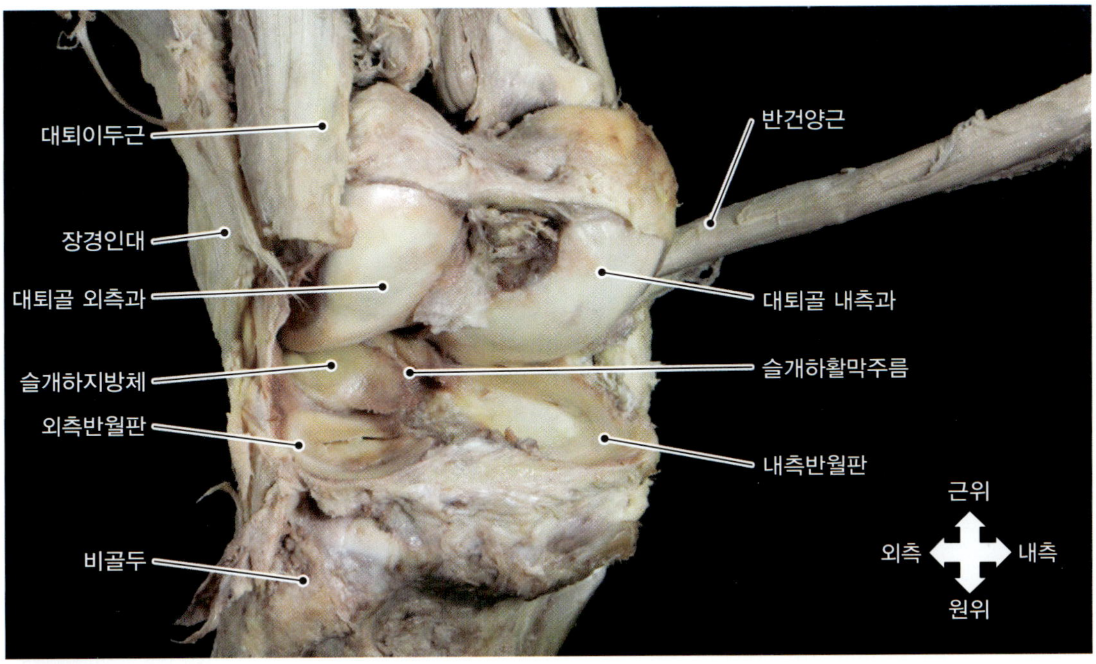

그림 7 **슬관절의 관절강 내를 후방에서 관찰**

슬십자인대는 절제되어 있다. 슬관절을 과신전 상태로 함으로써 슬개하지방체와 반월판과의 위치 관계를 확인할 수 있다. 여기에는 슬개하지방체와 접하는 활막이 남아 있다. 그 내/외측 중앙에서는 활막이 슬개하활막주름이 되어 대퇴골 과부의 과간와(intercondylar fossa) 전단과 슬개골의 하연 중앙을 연결한다.

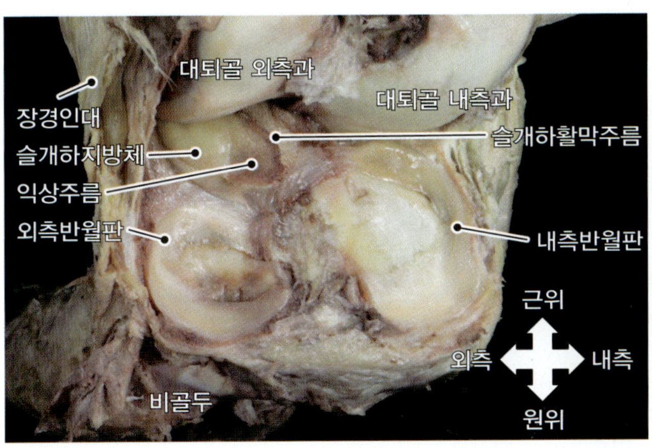

a: '익상주름'이라는 활막주름이 슬개하활막주름의 양측에서 슬개골 양측 모서리까지 뻗어나간다.

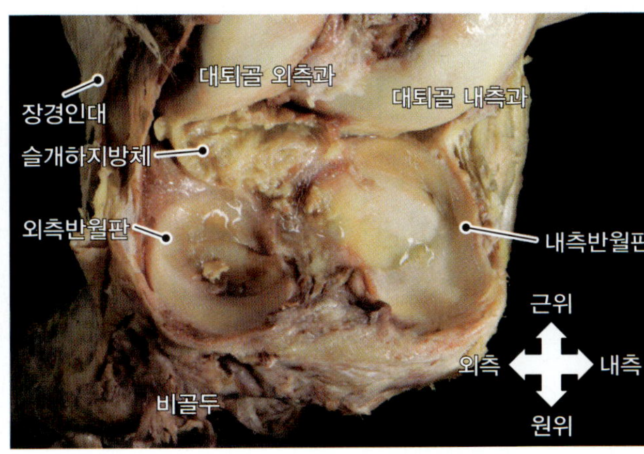

b: 슬개하지방체 후방에 접하는 활막을 절개하면 슬개하지방체의 지방 조직이 확인된다.

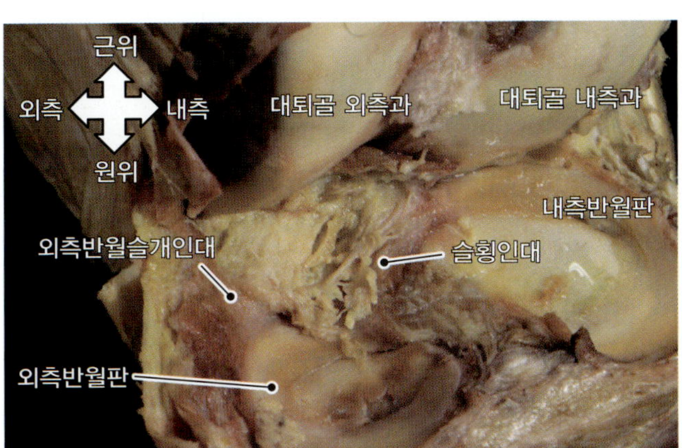

c: 지방조직이 적절히 제거되어 양측 반월판을 연결하는 슬횡인대와 반월슬개인대가 드러나 있다.

그림 8 **슬관절 내의 확대도**

3 슬개하지방체의 기능

슬개하지방체에는 신경과 혈관이 다수 분포한다. 또한, 신경지배가 활막과 동일하므로, 통증이 발생하기 쉬운 조직이다. 따라서 신장 부하로 인한 염증은 무릎 전면에 통증을 유발하는 원인이 된다.

슬개하지방체의 기능은 충분히 밝혀지지 않았다. 생체역학적 연구에서는 무릎 굴곡에 따라 슬개인대와 경골 전상방부 사이가 좁아질 때, 그 부위에 위치하는 슬개하지방체가 후방으로 이동하여 내압을 조절한다고 생각된다.[4] 또한, 사체를 이용한 연구[5]에서는 슬개하지방체의 절제에 의해 슬개골 후면과 대퇴골 슬개면의 접촉압 감소, 슬개대퇴관절면의 접촉 면적 감소, 하퇴 외회전 감소, 슬개골 내측 변위가 발생하여 슬개대퇴관절의 안정성을 높이고 있다고 생각된다.

▶ 슬개하지방체의 구축

슬관절경하 수술을 할때에는 슬개지대에서 슬개하지방체를 통해 관절경을 자입한다. 수술로 인해 이 부분에 반흔화나 구축이 발생하면 슬개골의 이동성이 떨어진다. 또한, 퇴행성 관절염 등으로 활막에 염증이 생긴 경우에도 슬개골이 변성 및 비대화된다(그림 9). 이로 인한 슬개하지방체의 구축이 의심되는 증례에서는 슬개하지방체의 유연성, 특히 굴곡운동 시 후방으로의 활주성, 신전운동 시 전방으로의 활주성을 이끌어내는 도수치료를 실시한다(그림 10).

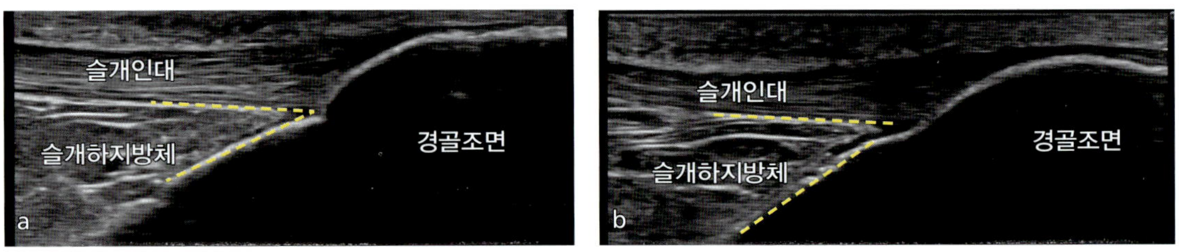

그림 9 슬개하지방체의 초음파 영상

정상 슬개하지방체(**a**)에 비해 변형성 슬관절증의 슬개하지방체(**b**)에서는 각도가 증가하는 것을 확인할 수 있다.

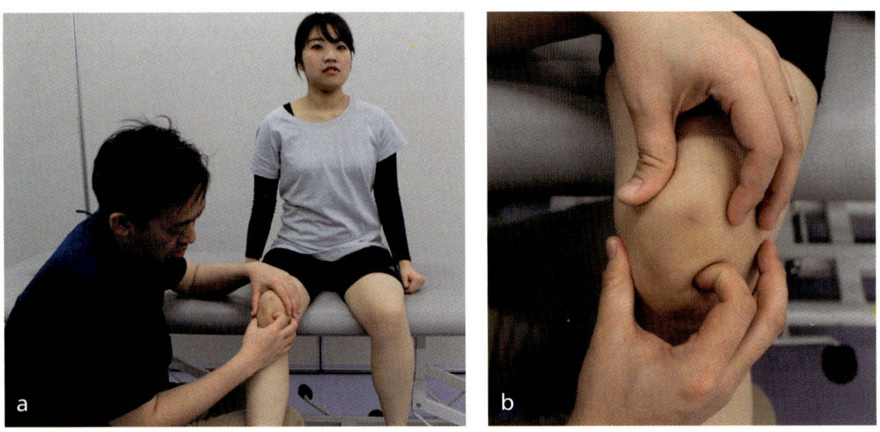

그림 10 슬개하지방체에 대한 도수치료

a : 슬관절 경도 굴곡 상태에서 능동 신전운동을 실시한다.
b : 이때, 슬개하지방체를 신전하여 천측으로, 굴곡에 따라 심측으로 이동시키도록 우측 검지로 유도한다.

참고문헌

1. Bose K, et al : Vastus medialis oblique: an anatomic and physiologic study. Orthopedics 3 : 880-883, 1980
2. 市橋則明, 他 : スポーツ外傷後の大腿四頭筋筋萎縮の一考察. PT ジャーナル28 : 205-207, 1994
3. 富士川恭輔, 他 : 膝関節障害に対する新しい評価法—膝関節のバイオメカニクス. 関節外科16:310-319, 1997
4. Gallagher J, et al : The infrapatellar fat pad: anatomy and clinical correlations. Knee Surg Sports Traumatol Arthrosc 13 : 268-272, 2005
5. Bohnsack M, et al : Biomechanical and kinematic influences of a total infrapatellar fat pad resection on the knee. Am J Sports Med 32 : 1873-1880, 2004

2 슬관절의 굴곡 가동범위 제한을 해부

이 장에서 다루는 근골격
- ▶중간광근
- ▶슬개상낭
- ▶슬관절근

슬관절 굴곡운동 시 **대퇴골**은 경골 위를 후방으로 구르고(roll), 전방으로 미끄러진다(glide). **슬개골**은 하방으로 미끄러지면서 관상면 위에서 외회전하고 수평면 위에서 내회전한다.[1] 슬관절의 굴곡에 따라 대퇴골과 슬개골이 이렇게 움직이기 위해서는 움직임과 관련된 슬관절 전면의 해부 구조가 충분히 신장되어야 한다. 슬관절 전면의 신장성이 부족하면, 굴곡 가동범위는 강하게 제한된다.

무릎 전면의 신장성을 고려할 때에는 슬개골 상부와 하부 조직으로 나누어 생각하는 것이 좋다. 슬개골 하부에 대해서는 **II-1**(→ **p. 215**)에 기재되어 있으므로 여기에서는 슬개골 상부의 중간광근과 슬개상낭에 대해 설명할 것이다.

1 중간광근의 주행으로 미루어 본 기능

중간광근(vastus intermedius)은 대퇴골체 전면에서 기시해 대퇴직근의 정지건(공통건)에 합류한다. 심층에 위치하는 근육으로 대퇴골을 대퇴골과(epicondyle)로 누르는 동시에 슬개골을 근위로 당

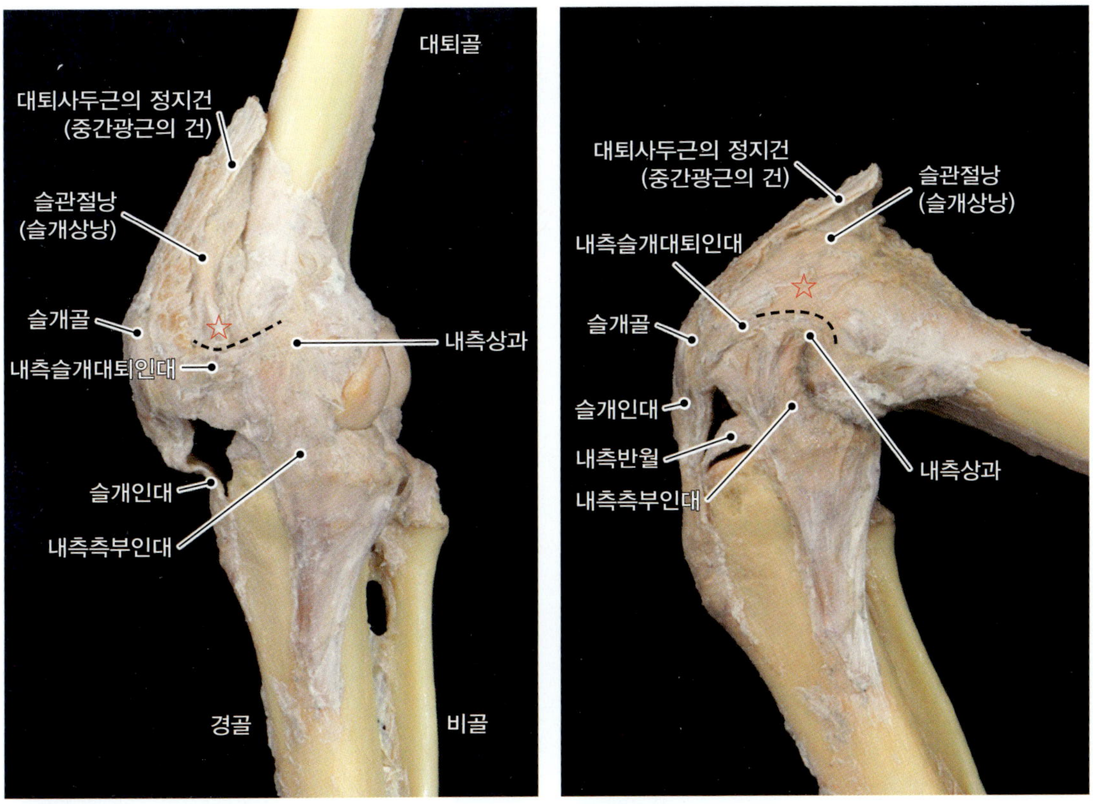

a: 신전 자세

b: 굴곡 자세

그림 11 중간광근의 정지건과 내측슬개대퇴인대

중간광근의 정지건은 슬개골에 부착할 뿐만 아니라 슬개골의 내측에도 확장되어 내측슬개대퇴인대에도 연속된다(점선으로 표시). ☆는 이행부를 나타낸다.

기는 벡터를 갖는다. 또한, 중간광근의 측방에는 내측광근과 외측광근이 위치하며, 외측광근과의 경계가 불명확한 경우도 있다(그림 1 → **p. 212**). 중간광근의 정지건은 슬개골에 부착할 뿐만 아니라 슬개골 내측으로도 확장되어 내측슬개지대나 내측슬개대퇴인대라고 불리는 관절낭인대와 연속성을 갖는다(그림 11a). **내측슬개대퇴인대**는 내측슬개지대의 심측에서 대퇴골 내측상과 후방과 슬개골 상부 2/3의 내측연을 연결하는 횡주섬유이다.[2)]

슬관절을 굴곡 자세(그림 11b)로 하려면 중간광근과 내측슬개대퇴인대 이행부(그림 11 ☆)의 신장성이 필요하다. 또한, 내측측부인대 부착부와 내측슬개대퇴인대의 위치 관계도 바뀌므로(그림 11 점선), 내측상과 근방 연부조직의 유연성도 요구된다. 따라서 인공관절치환술 등에서 슬개골 내측으로 접근한 경우에는 이 부위의 구축을 예방하기 위해서도 뒤에 설명할 prefemoral fat pad의 유연성을 유지함과 동시에 중간광근을 수축시킬 필요가 있다.

2 슬개상낭의 범위와 가동범위 제한

슬개상낭(suprapatellar bursa)은 슬개골의 상방에 있는 점액낭이다(그림 12). 이 점액낭은 슬관절 신

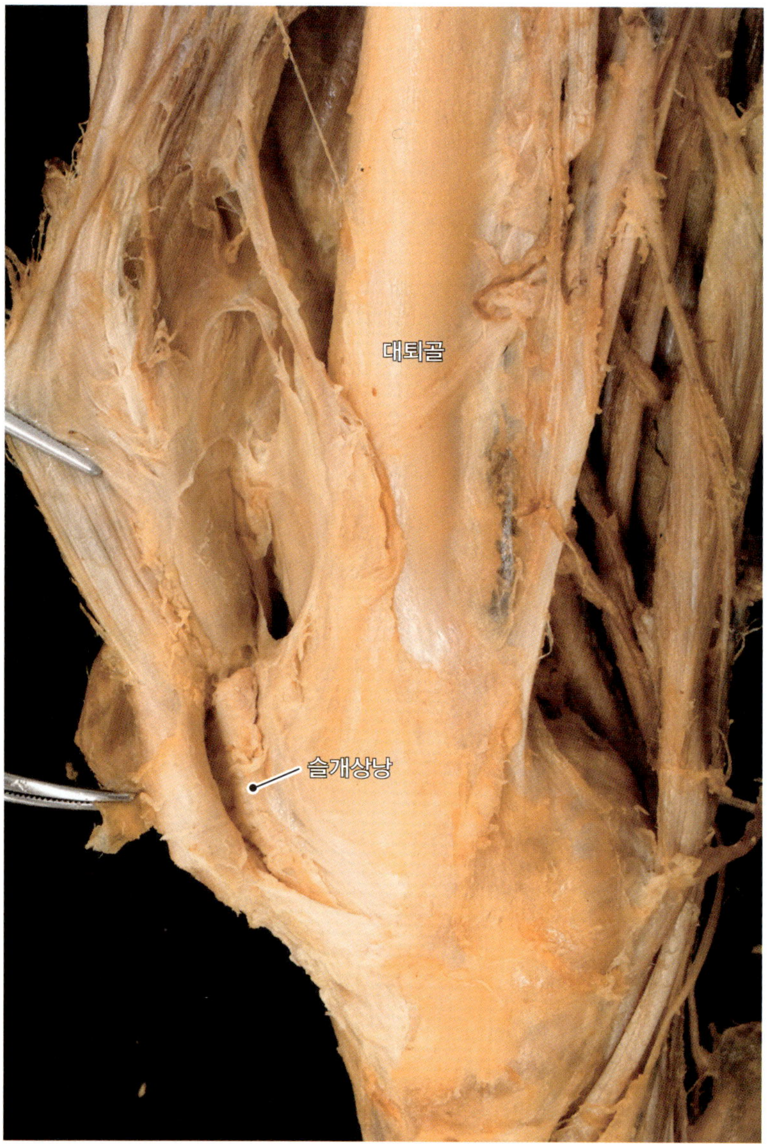

그림 12 슬개상낭, 신전 자세
외측면에서 본 사진. 슬개상낭을 절개해 관절 내부가 관찰된다.

전 자세에는 이중으로 접히는 구조로 되어 있고[3] 굴곡 자세가 되면 이 이중 구조가 풀리게 된다. 슬개상낭 후방에서 대퇴골과의 사이에 존재하는 지방이 **prefemoral fat pad**이다(그림 13, 그림 6 → **p. 216**). 외상 후나 변형성 슬관절증에서 이 지방체의 섬유화[4, 5]는 인해 슬개상낭을 포함한 무릎 전면 구조의 역학적 균형을 무너뜨리고 무릎 전면 통증을 유발한다.

또한, 대퇴골체 전면 하부에서 기시하여 슬개상낭에 부착하는 근육이 **슬관절근**이다(그림 14). 슬관절 수술 후나 외상 후 고정 기간 동안 중간광근 및 슬관절근의 수축을 촉진하는 **대퇴사두근 세팅**(Q-setting)은 대퇴사두근 위축을 예방할 뿐만 아니라 슬개상낭 구축의 예방에도 중요하다.

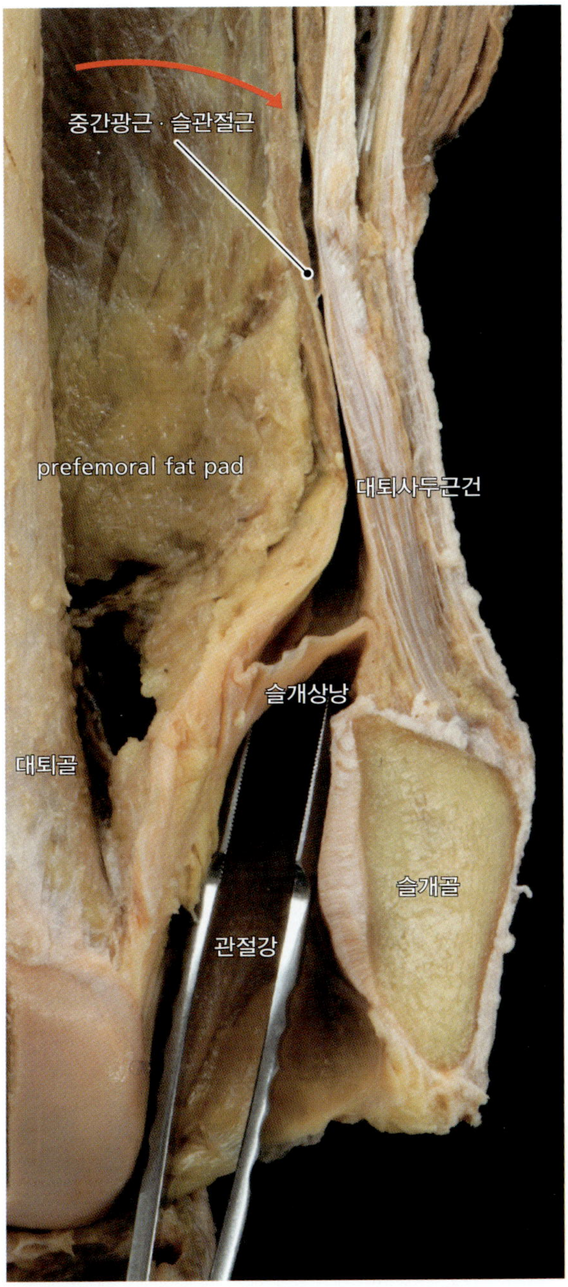

그림 13 **슬개상낭과 prefemoral fat pad**
슬관절 상방의 시상단면. 관절강에서 슬개상낭으로의 연속성이 확인된다. 중간광근과 슬관절근은 대퇴골에서 떼어내어(→) 슬개상낭 후방에서 중간광근 · 슬관절근의 원위에 위치하는 prefemoral fat pad와 함께 전방으로 반전되어 있다.

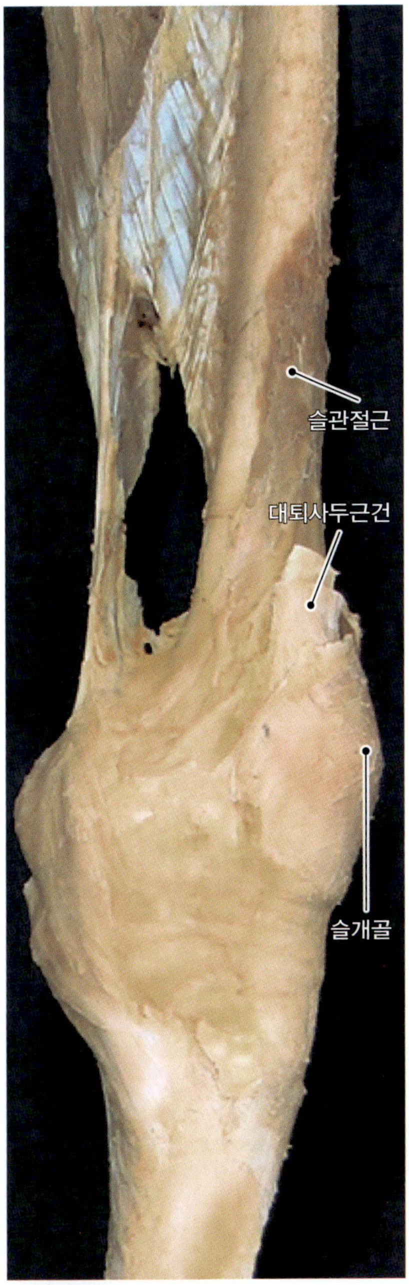

그림 14 **슬관절근**
대퇴골체 전면 하부에서 기시해 슬관절낭에 부착한다. 슬관절 신전 시 슬개상낭을 상방으로 잡아당긴다.

2
II 슬관절

3 중간광근과 슬개상낭에 대한 운동요법

중간광근과 슬개상낭은 대퇴 전면에 있으나 심층에 위치하므로, 대퇴 전면에서 직접 조작하기는 쉽지 않다. 대퇴 내측에서 내측광근을 전방으로 들어올리도록 하여 심층에 위치하는 중간광근이나 슬개상낭을 조작한다(그림 15). 이때 슬관절의 굴곡/신전을 가벼운 부하로 실시하면 근육이나 슬개상낭의 활주성이 개선되기 쉽다.

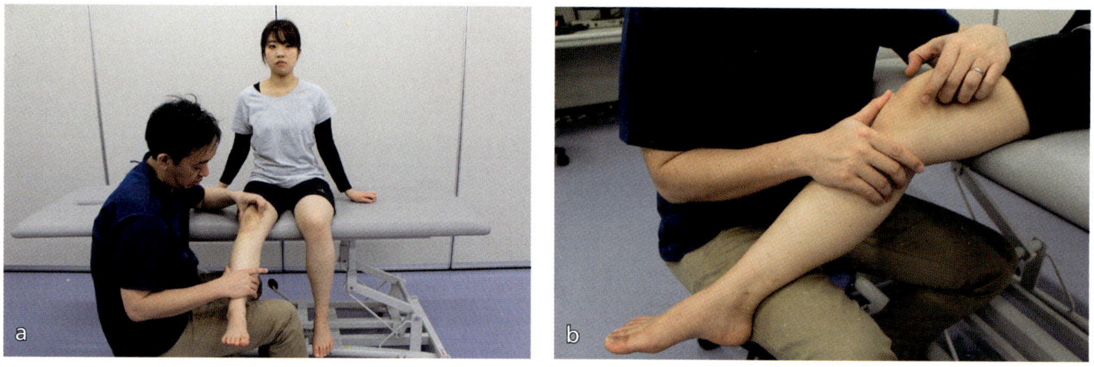

그림 15 중간광근 · 슬관절근 및 prefemoral fat pad의 유연성 개선 수기

슬관절 윗면의 내측에서 내측광근을 피하도록 손가락을 깊게 넣는다. 이 상태에서 슬관절을 능동 신전시킨 다음 중간광근과 슬관절근을 근위로 활주시킨다(**a**). 또한, prefemoral fat pad의 유연성을 높이기 위해 내측광근을 피하도록 깊이 넣은 손가락을 전방으로 들어올리듯이 움직이면 효과적이다(**b**).

참고문헌

1. 富士川恭輔, 他:膝関節障害に対する新しい評価法 - 膝関節のバイオメカニクス. 関節外科 16:310-319, 1997
2. 小泉憲司, 他:膝蓋骨内側の支持構造について—特に内側膝蓋大腿靱帯の形態. 臨床解剖研究会記録 11:60-61, 2011
3. Schünke M, et al(著), 坂井建雄, 他(監訳):プロメテウス解剖学アトラス 解剖学総論 運動器系. 第3 版, p 451, 医学書院, 2017
4. Kim YM, et al: Prefemoral fat pad: impingement and a mass-like protrusion on the lateral femoral condyle causing mechanical symptoms. A case report. Knee Surg Sports Traumatol Arthrosc 15:786-789, 2007
5. Shibata K, et al:Ultrasonographic Morphological Changes in the Prefemoral Fat Pad Associated with Knee Osteoarthritis. J Med Ultrasound 26:94-99, 2018

3 슬관절의 내측부 통증을 해부

이 장에서 다루는 근골격
- ▶ 봉공근
- ▶ 박근
- ▶ 반건양근

1 거위발(pes anserinus) 통증

보행 동작 시 슬관절을 신전할 때나 방향을 전환할 때, 혹은 발을 디딜 때 등으로 슬관절이 외반되면 슬관절 내측부에 통증이 발생할 수 있다. 슬관절의 후내측에서는 **봉공근**, **박근**, **반건양근**이 하행한다(그림 16). 이들은 모두 대퇴골 내측상과 후방을 거쳐 경골조면 내측으로 정지한다. 이 정지부는 새의 발을 닮은 형태로 인해 **거위발**이라고 불린다. 한편, 이러한 정지건에서는 각각 직하방으로 주행하는 건막이 나와 복잡하게 교차하면서 하퇴근막에 정지한다(그림 17).

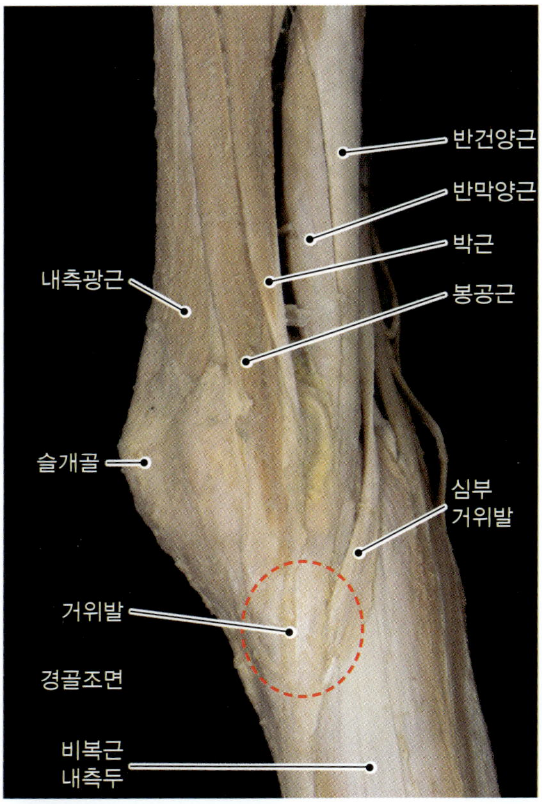

그림 16 우측 하지 내측면에서 거위발의 주행

거위발을 구성하는 근육 중 봉공근이 가장 표층을 주행하며, 근복이 원위까지 존재한다. 여기에서는 비복근 내측두를 덮는 근막을 제거한다. 또한, 박근과 반건양근 사이 또는 심층에 반막양근이 위치하여 이를 심부 거위발이라고 부른다.

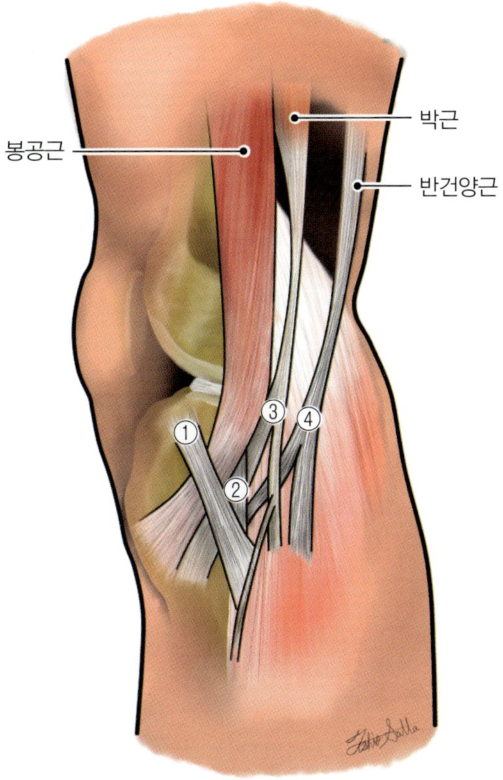

그림 17 거위발 정지부의 구조

① superficial longitudinal fibrous bundle : 봉공근건의 표층을 비스듬히 주행하는 섬유
② deep longitudinal fibrous bundle : 봉공근의 심층에서 비스듬히 주행하는 섬유
③ 박근건
④ 반건양근건

거위발 구성근에 가해지는 부하

일반적으로 거위발 구성근은 경골조면 내측과 하퇴근막에 정지하여 슬관절을 굴곡한다. 또한, 경골조면 내측에 부착하는 부위(**거위발**)는 하퇴 내측부에 있어 하퇴의 내회전에도 관계된다. 따라서 슬관절 외반이나 하퇴 외회전 정렬이 나타나면, 거위발 구성근에 과도한 수축이 일어나 부착부에 대한 **신장 부하**나 거위발-경골 사이에 있는 **거위발점액낭**에 대한 **마찰 부하**로 인해 같은 부위에 통증이 나타난다.

한편, 하퇴삼두근의 근력이 불충분한 상태에서 걷기나 달리기를 지속하면, 근력의 부족함을 보상하기 위해 거위발 구성근이 과도하게 수축하여 하퇴근막의 긴장을 증가시킨다. 이러한 증례에서는 거위발에 가해지는 **신장 부하**가 증가되어 통증을 유발한다.

2 거위발의 구조

거위발을 구성하는 근육(표 1) 중 가장 표층에 위치하는 것이 **봉공근**이며, 그 심층에 **박근**과 **반건양**

표 1 거위발을 구성하는 근육

	기시	정지	신경지배	수축 → 신장되는 작용	장애 시 제한되는 움직임	임상과의 접점
봉공근	상전장골극	경골조면 내측	대퇴신경	고관절 굴곡, 외전, 외회전, 슬관절 굴곡, 하퇴 내회전	슬관절 신전	거위발염에서는 이러한 조직 유래의 통증이 나타난다.
박근	치골결합 외측	경골조면 내측	폐쇄신경	고관절 내전, 슬관절 굴곡, 하퇴 내회전	고관절 외전 슬관절 신전	
반건양근	좌골결절	경골조면 내측	좌골신경의 경골신경 성분	고관절 신전, 슬관절 굴곡, 하퇴 내회전	고관절 굴곡 자세에서의 슬관절 신전	

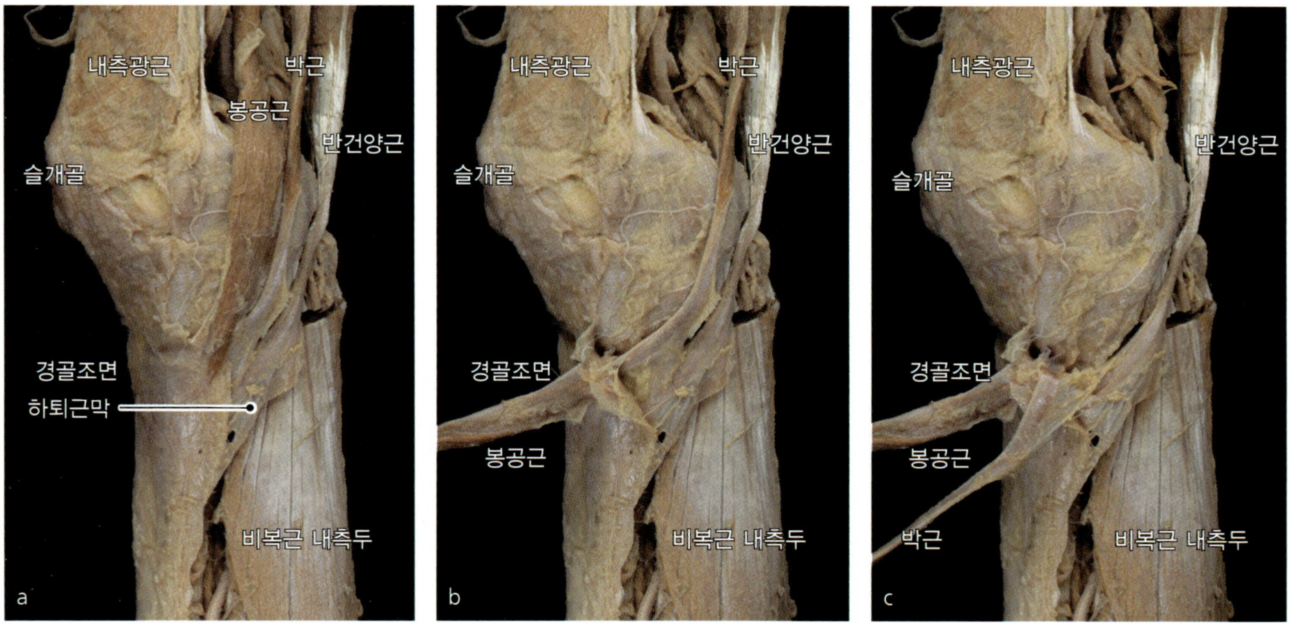

그림 18 거위발의 층 구조 *(계속)*

a : **제1층**. 거위발 구성근이 하퇴근막에 부착한다.
b : **제2층**. 봉공근을 전하방으로 반전. 봉공근과 박근 · 반막양근 사이에 지방성 결합조직이 존재한다.
c : **제3층**. 봉공근과 박근을 전하방으로 반전. 봉공근 · 박근의 심층에도 지방성 결합조직이 존재한다.

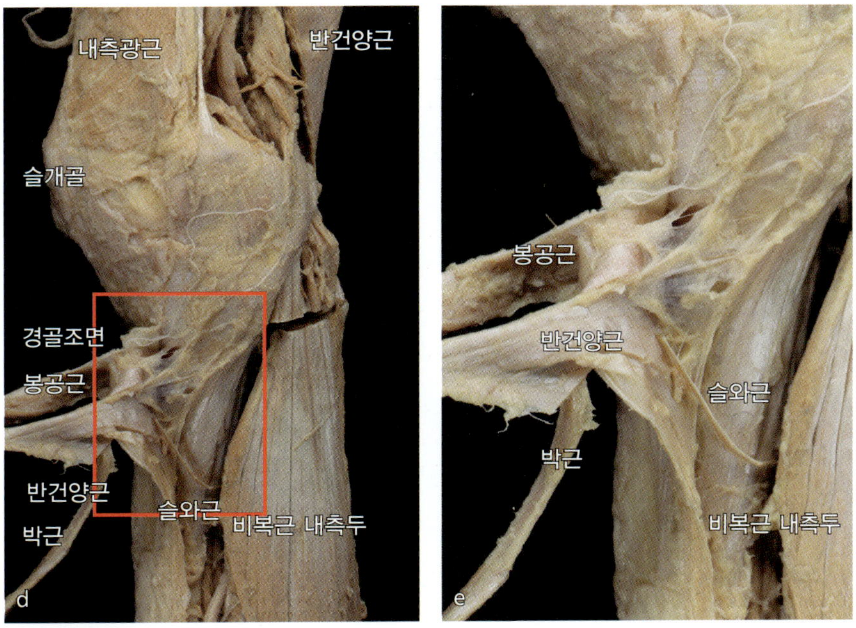

그림 18 *(계속)* 거위발의 층 구조

d : **제4층**. 반건양근도 전하방으로 반전.

e : **제5층**. **d**의 확대도. 슬와근과 사이에도 지방성 결합조직이 존재한다.

근이 있다. 이들 사이는 서로 **지방성 결합조직**으로 결합되어 있다(**그림 18**). 어떠한 원인으로 거위발 부위에 염증이 발생하면, 그 부위의 지방성 결합조직이 반흔화되어 거위발 부위에 부하가 강해진다.

또한, **반막양근** 정지부의 일부는 거위발의 심측에서 경골 내측면에 부채꼴로 부착되어 **심부 거위발**이라고도 한다(**그림 16**, 그림 21 → p. 227). 즉, 거위발 통증의 원인 근육으로 반막양근도 고려할 필요가 있다.

거위발의 초음파 해부

거위발을 초음파로 관찰하면(**그림 19**), 거위발 구성근이 하퇴근막의 심측으로 들어가고 근육 사이는 지방성 결합조직으로 덮이면서 각 건(힘줄)이 섬유성의 고에코 영상으로 연결되어 있는 것처럼 관찰된다.

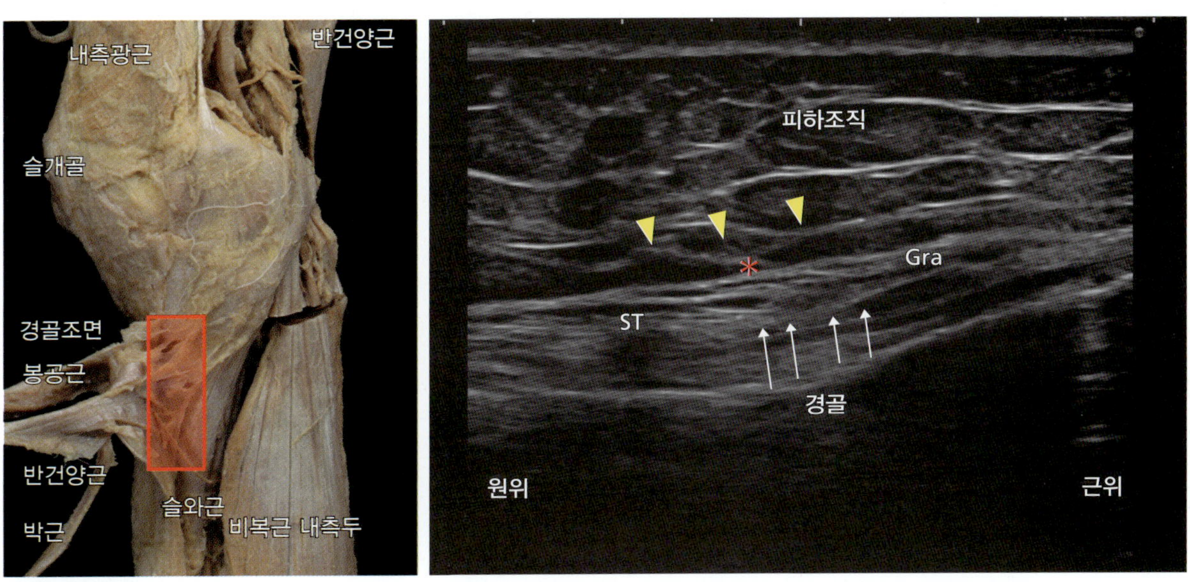

a : 스캔 부위　　b : 초음파 영상

그림 19 거위발의 초음파 영상(하퇴 장축 영상)

a : 빨간색 테두리 부위가 스캔 부위이다.

b : 근위의 저에코 영상이 박근(Gra), 원위의 저에코 영상이 반건양근(ST)이다. 박근, 반건양근 모두 하퇴근막(▷)의 심측에 위치한다. 두 근육은 하퇴근막 심층의 지방성 결합조직(*) 안에 존재하며, 두 근육을 연결하는 섬유성 결합조직의 고에코 영상(↑)도 관찰된다.

3 거위발에 대한 운동요법

우선, 거위발 구성근에 대한 스트레칭을 통해 어떤 근육이 과도한 신장을 받고 있는지 확인한다. 그 다음에 통증유발점(trigger point)이 되는 근육을 집중적으로 스트레칭할 필요가 있다. 또한, 거위발 정지부에서 지방성 결합조직의 활주성을 개선하기 위한 도수치료도 효과적이다.

거위발 구성근의 선택적 스트레칭은 다음과 같이 실시하며, 어느 근육이 신장되며 통증이 유발되는지 확인해 통증유발점 근육을 감별한다.

- **봉공근** : 고관절을 신전 · 내전 · 내회전하고, 슬관절을 신전한다.
- **박근** : 고관절을 신전 · 외전 · 외회전하고, 슬관절을 신전한다.
- **반건양근, 반막양근** : 고관절을 굴곡 · 외전 · 외회전하고, 슬관절을 신전한다.

＊ 반건양근과 반막양근은 촉진으로 감별한다.

지방성 결합조직에 대한 접근법

한편, 지방성 결합조직의 활주성을 개선하기 위해 저자들은 하퇴 근위 후내측부에서 비복근 내측두의 내측부터 거위발을 향해 전방으로 손가락을 대고, 원위로 손가락을 활주하면서 슬관절의 최종 신전을 실시(그림 20)하여 지방성 결합조직이 움직이는 것을 확인한다.

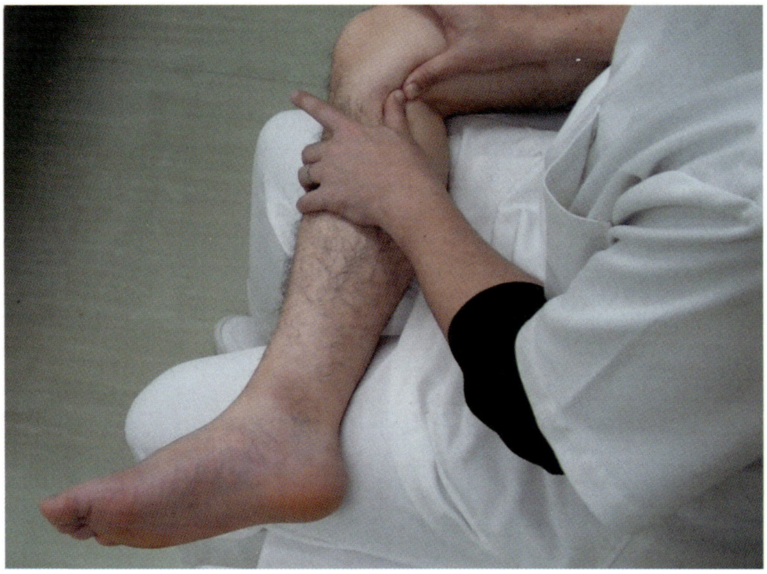

그림 20 거위발 주위의 지방성 결합조직에 대한 도수치료

비복근 내측두의 내측에서 전방을 향해 손가락을 대고, 전방으로 압박한다.
이 상태에서 원위로 활주하면서 슬관절을 능동 신전시킨다.

4 슬관절의 신전 제한을 해부

이 장에서 다루는 근골격
- ▶ 반막양근
- ▶ 비복근 내측두
- ▶ 후방관절낭

슬관절의 신전운동 시 대퇴골은 경골 위에서 전방으로 구르며, 후방으로 미끄러진다. 따라서 슬관절 후면 연부조직의 신장성은 신전 가동범위를 획득하기 위해 필수적이다. 또한, 신전 최종범위에서는 **screw home movement**라는 하퇴의 외회전이 발생하기 때문에 하퇴 내회전 작용을 갖는 구조의 신장성은 특히 중요해진다.

1 반막양근(semimembranosus)과 비복근 내측두

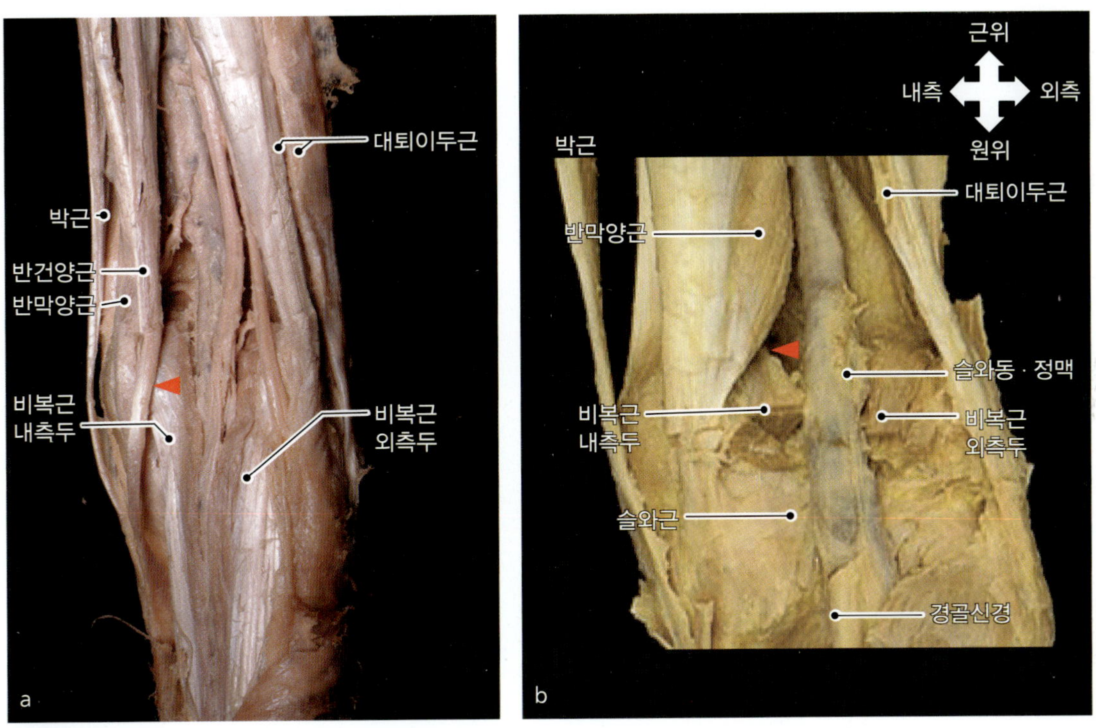

그림 21 반막양근과 비복근 내측두의 교차부

a : 우측 무릎 후면 천층. 가장 표층에 존재하는 긴 건성부가 반건양근건, 그 심측에 보이는 근복이 반막양근, 반막양근의 심층으로 들어가듯이 비복근 내측두가 존재한다. 좌골신경은 근위에서 제거되어 있다.

b : 우측 무릎 후면 심층. 박근과 반건양근을 내측으로 반전하고, 비복근의 근복은 기시부를 남기고 절제되어 있다.

◀는 비복근 내측두와 반막양근의 교차 부위이다.

반막양근과 비복근 내측두가 교차하는 부위의 구조

무릎 후면 내측부를 후방에서 관찰하면 반막양근과 비복근 내측두가 존재한다(그림 21a). **반건양근**은 대퇴 원위부에서 건성분이 되므로, 반건양근 양측의 심층에 **반막양근**의 근복이 보이게 된다(그림 28a → p. 233). **비복근 내측두**는 반막양근과 교차하는 형태로 반막양근의 바로 외측에서 심층으로 들어간다(그림 21b). 이 교차 부분에는 결합조직이 들어가 있으며, 점액낭(**반막양근하 점액낭**)이 존재한다. 슬관절강과 교통하는 이 점액낭의 종창은 **베이커 낭종**(Baker's cyst)이라고 한다. 베이커 낭종이 존재하면 반막양근과 비복근 내측두 사이에 저에코 영상으로 관찰된다(그림 22).

▶ 베이커 낭종의 발생 요인과 장애

반막양근하 점액낭의 무릎 후방관절강에 대한 개구부는 슬관절을 굴곡하면 넓어지고, 신전하면 닫힌다. 신전 제한이 있으면 슬관절낭과 이 점액낭과의 교통부가 넓어진 채로 베이커 낭종이 생기기 쉬워질 가능성이 있다. 슬관절 굴신축 바로 후방에 있기 때문에 베이커 낭종의 존재는 슬관절 굴곡장애의 한 원인이 된다. 또한, 반막양근과 비복근 내측두에 끼어 있기 때문에 베이커 낭종은 슬관절 신전의 최종범위에서 두 근육의 근접을 방해하고, 슬관절 신전범위의 제한을 일으킬 수 있다. 저자들이 실험한 증례에서는 베이커 낭종에 천자 직후 슬관절의 신전 제한이 개선된 적이 있다.

반막양근의 구조

반막양근은 좌골결절에서 기시하여 경골 내측과에 정지할 뿐만 아니라 슬관절 후면 내측부의 관절낭에도 넓게 부착한다(그림 21b). 후면 내측부 관절낭의 비후된 부분의 내측 편향은 **내측측부인대**의 **후사주섬유**, 후방관절낭 중 근위 외측에서 원위 내측을 향해 비스듬히 주행하는 섬유속은 **사슬와인대**(oblique popliteal ligament)라고 한다(그림 24). 또한, 후방관절낭의 내측부는 **내측반월판**에도 부착되어 있다. 반막양근의 부착 범위는 경골 내측과 후방뿐만 아니라 후방관절낭 내측측부인대의 후사주섬유, 사슬와인대, 내측반월판까지 확장된다.

즉, 하퇴 내회전 작용을 갖는 반막양근의 신장성을 높이는 것은 슬관절 신전 최종범위에 발생하는 하퇴의 외회전을 담보할뿐만 아니라 슬관절 후면의 넓은 범위의 연부조직 활주성을 향상시켜 슬관절의 신전 가동범위 획득에 크게 기여한다.

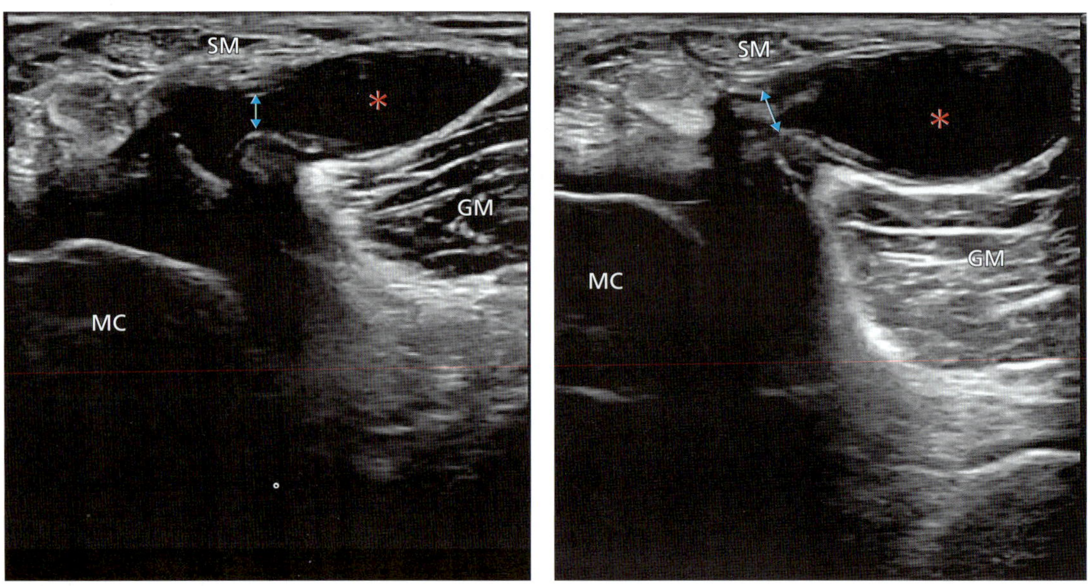

a: 신전 자세　　b: 굴곡 자세

그림 22 베이커 낭종의 초음파 영상

베이커 낭종(*)의 개구부(↕)는 굴곡 자세에서 열린다.
GM : 비복근 내측두, SM : 반막양근, MC : 대퇴골 내측과

비복근 내측두의 주변 구조

비복근 내측두는 대퇴골 내측상과에서 기시한다. **대퇴골 내측상과**에는 내측측부인대나 대내전근도 정지 또는 부착한다(그림 24b). 비복근 내측두 기시부와의 위치 관계로 말하면 **대내전근** 정지부(내전근 결절)는 전방, **내측측부인대** 부착부는 그 원위 전방으로, 모두 내측두 기시부에 근접해 있다. 그리고 기시부 심층에는 **관절낭**이 존재하며 관절낭에서도 내측두가 기시하여 근복과 관절낭은 지방성 결합조직을 통해 인접해 있다(그림 23). 따라서 비복근 내측두와 후면관절낭 사이의 지방성 결합조직이 치밀화되면, 슬관절의 후방관절낭이 비후되어 슬관절의 신전 제한이 발생한다.

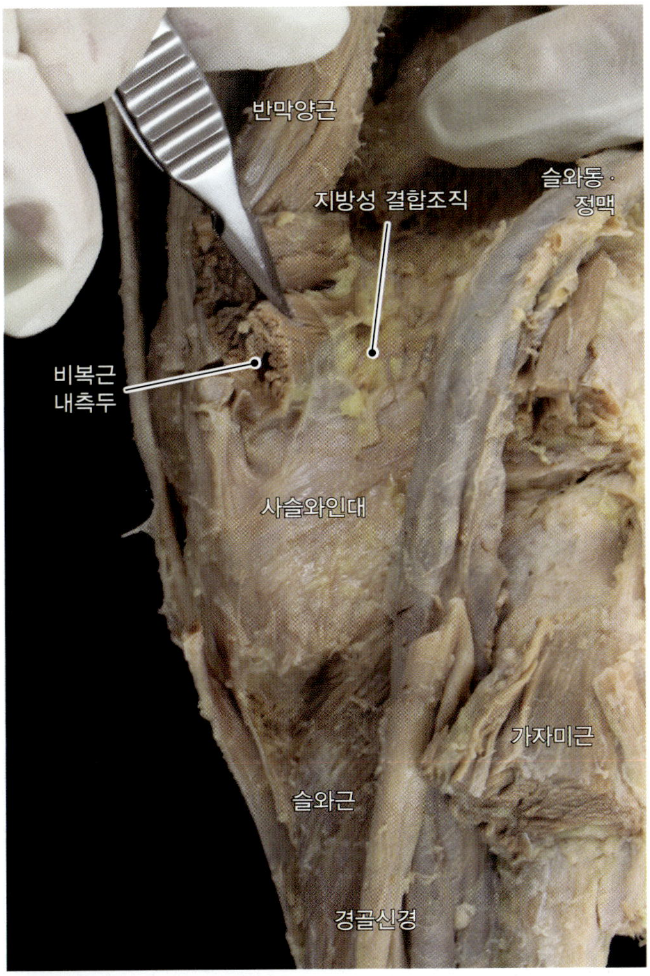

그림 23 비복근 내측두와 관절낭 사이에 존재하는 지방성 결합조직

2 후방관절낭(posterior capsule)

Hirasawa[1)]에 따르면, 슬관절낭의 신경지배는 전면과 후면에서 다르다. 후면은 **경골신경**(tibial nerve)과 **총비골신경**(common peroneal nerve) 및 **폐쇄신경**(obturator nerve)의 가지에 의해 지배를 받는다. 이들 신경 주위에는 주위 조직과의 활주성을 유지하기 위해 지방성 결합조직이 존재한다. 이 지방성 결합조직에 수술 침습 등으로 반흔이 생겨 신경의 활주성이 저해되면, 무릎 신전 시 신경이 과도하게 신장되어 통증이 발생하고 신전을 제한하는 요인이 된다.

후방관절낭 내측부에는 **내측측부인대**의 심층 부분과 **사슬와인대**가 존재하지만 관절낭과 인대의 경계는 불명확하다(**그림 24**). 후방관절낭 내측부는 인공관절전치환술 시 외과적으로 분리되는 부위로도 알려져 있다. 따라서, 굴곡 구축된 무릎의 치료 포인트로 중요하며 인공관절전치환술 후의 물리치료에서도 이 부위가 다시 구축되지 않도록 충분히 접근할 필요가 있다.

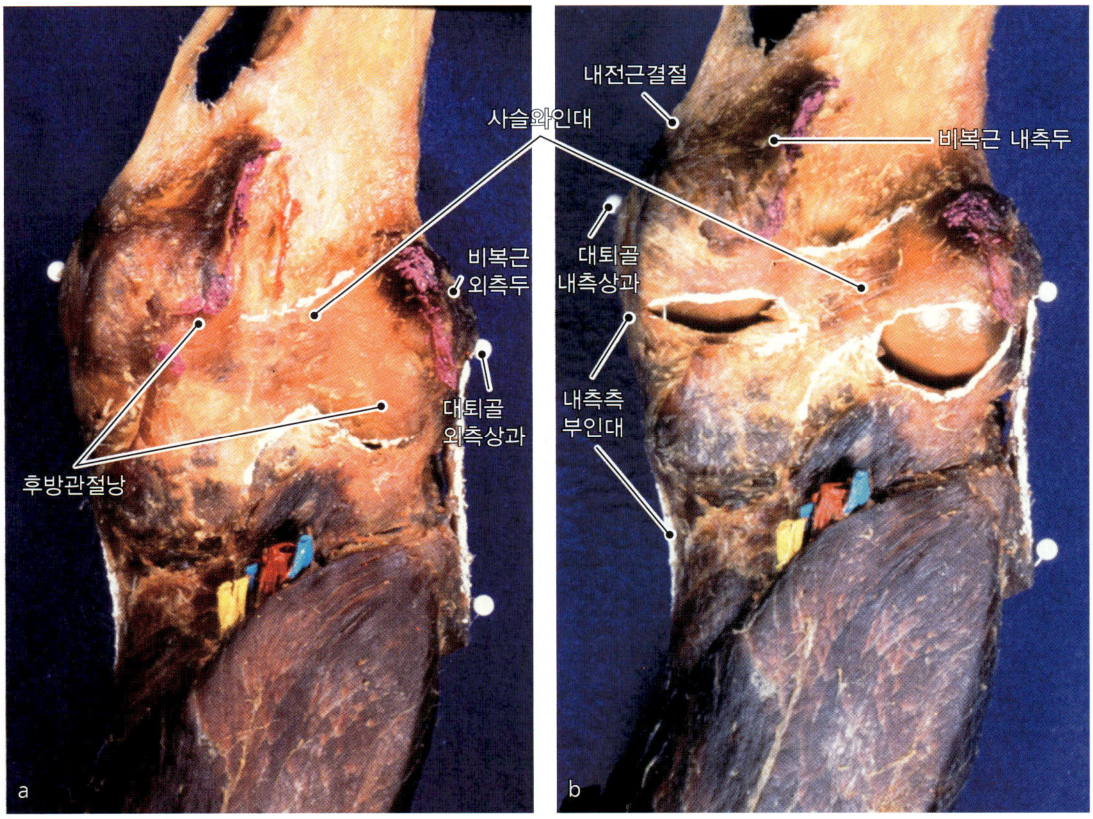

그림 24 **후방관절낭**
b에서는 사슬와인대에 인접한 부분의 후방관절낭이 제거되어 관절강이 관찰된다.

3 후방관절낭 주위의 초음파 해부와 운동요법

무릎의 후방관절낭 내측부에는 반막양근과 비복근 내측두 등, 슬관절 신전 제한의 원인이 되는 구조가 다수 존재한다. 그러므로, 반막양근의 신장성 저하나 반막양근 정지부 및 비복근 내측두 기시부 근방의 연부조직 활주성 저하에 대한 대처가 필요하다.

초음파를 이용해 이들 부위의 활주성을 확인하면 족관절 저굴운동 시에 비복근 내측두가 반막양근의 심층으로 들어가듯이 내측으로 이동하는 것을 관찰할 수 있다(**그림 25**). 저자들의 경험 증례이지만 신전이 제한되고, 무릎 후내측부에 압통이 있는 변형성 슬관절증의 증례에서는 이 내측으로의 활주성이 저하되어 있었다. 따라서, 슬관절 신전 제한이 있는 경우에는 후방관절낭 내측부의 활주성을 얻을 수 있도록 족관절 저굴운동 중 비복근 내측두의 내측 이동을 도수적으로 유도하여 **반막양근과 비복근 내측두** 사이의 **활주성**을 개선하도록 하고 있다(**그림 26**).

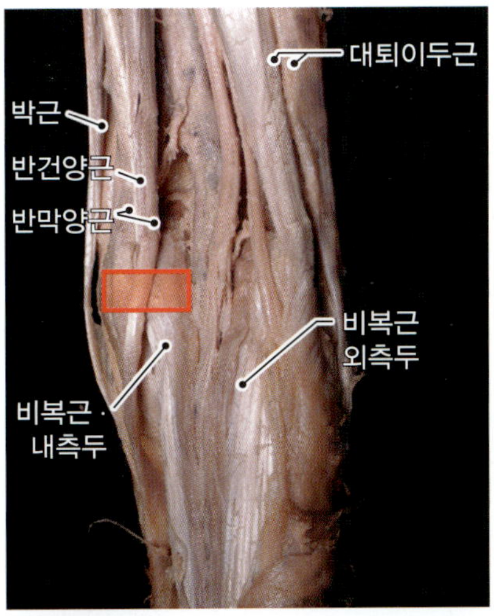

a: 스캔 부위

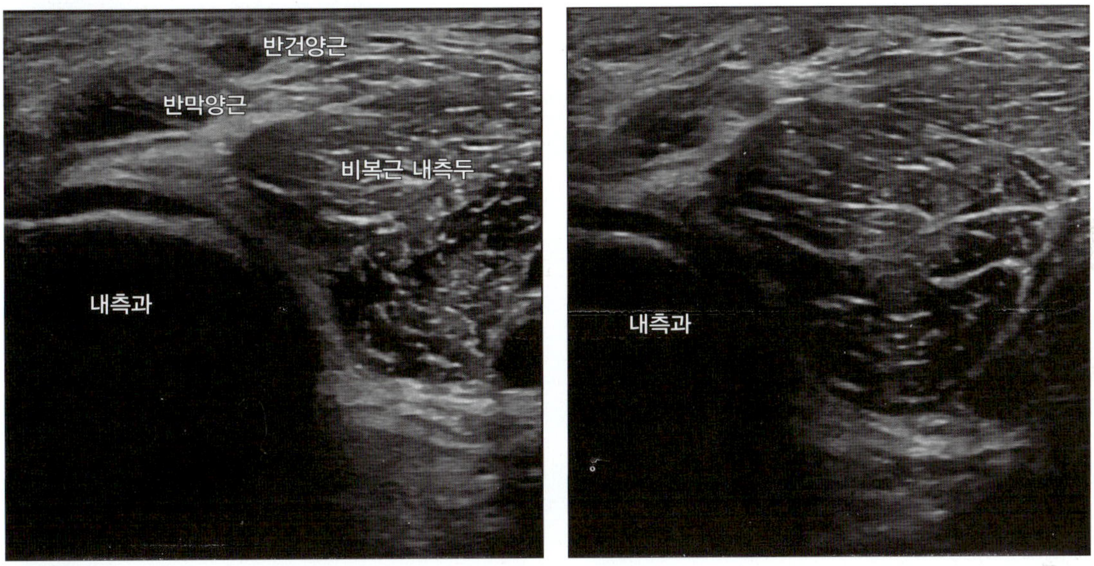

b: 안정 시

c: 수축 시

그림 25 슬관절, 후내측의 초음파 영상(족관절 저굴운동 시)

a에서 스캔한 초음파 영상을 보여준다.

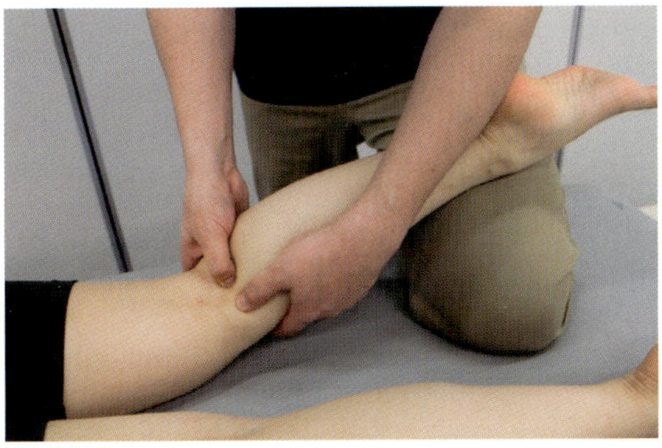

그림 26 비복근 내측두와 반막양근의 활주성 개선 수기

비복근 내측두의 근복을 파지하고, 족관절 저굴운동에 맞춰 근복을 근위 내측으로 이동시킨다.

참고문헌

1. Hirasawa Y, et al: Nerve distribution to the human knee joint: anatomical and immunohistochemical study. Int Orthop 24 : 1-4, 2000

5 슬관절의 내반불안정성을 해부

이 장에서 다루는 근골격
- ▶ 외측측부인대
- ▶ 대퇴이두근
- ▶ 비복근 외측두
- ▶ 슬와근
- ▶ 족저근

내반 변형은 변형성 슬관절증에서 흔히 나타나며, 무릎 외측지지기구가 파괴된다.

외측지지기구 중에서도 **외측측부인대**(lateral collateral ligament)는 대퇴골 외측상과에서 후하방으로 비스듬히 주행하는 굵은 끈 모양(cord-like)의 관절낭외인대이며, 무릎 내반과 하퇴 외회전으로 긴장한다. 또한, 슬관절 굴곡/신전운동의 운동축 후방을 통과하므로 슬관절 최종 신전 자세에서 긴장하고, 굴곡 자세에서 이완한다(그림 27). 외측측부인대의 심층에는 단외측측부인대, fabella-비골인대, 궁상슬와인대로 이루어진 **후외측지지기구**(postero-lateral structure)도 존재한다. 이는 개인차가 큰 구조로[1] 관절낭의 일부분이기도 하여 식별하는 것은 곤란하다.

슬관절의 내반불안정성을 제어하기 위해서는 이러한 정적지지기구에 부착하여 동적 안정화에 기여하는

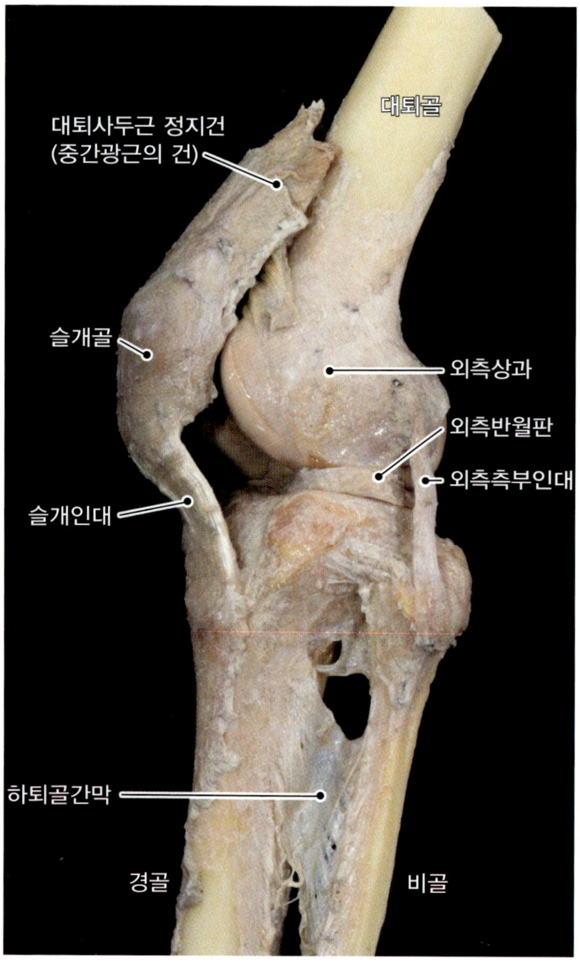

a: 신전 자세

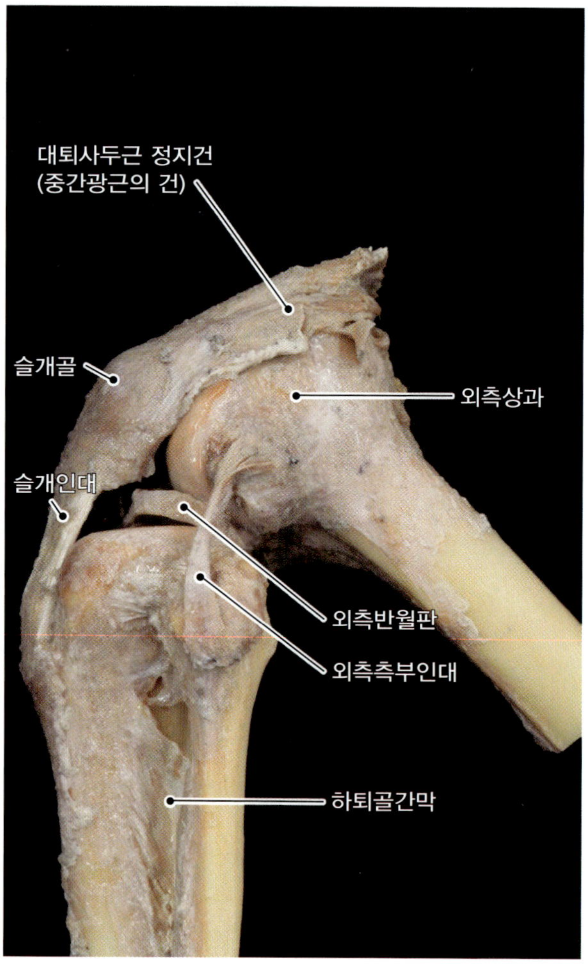

b: 굴곡 자세

그림 27 외측측부인대
외측측부인대는 슬관절낭 밖에 있는 큰 모양의 인대로 슬관절을 신전하면 긴장하고, 굴곡하면 이완한다.

근육의 존재가 중요하다. 이러한 근육에는 **대퇴이두근, 비복근 외측두, 슬와근, 족저근** 등이 있다.

1 대퇴이두근에 의한 동적 안정화

대퇴이두근(biceps femoris)은 장두와 단두로 이루어진다. 좌골결절에서 기시하는 **장두**는 표층에 위치하며, 대퇴 원위부에서 건(힘줄)이 된다(그림 28). 대퇴골 후면 1/2에서 기시하는 **단두**의 근속은 이 표층의 장두건에 합류하기 위해 근위 심층에서 원위 표층을 향해 주행한다. 따라서 슬관절 근위부에서 근복으로 촉진할 수 있는 것은 대퇴이두근 단두이다. 대퇴이두근은 슬관절낭에 직접 부착하지는 않지만, 정지부는 외측측부인대와 근접해 있어 무릎 내반을 제동할 것으로 추측된다.

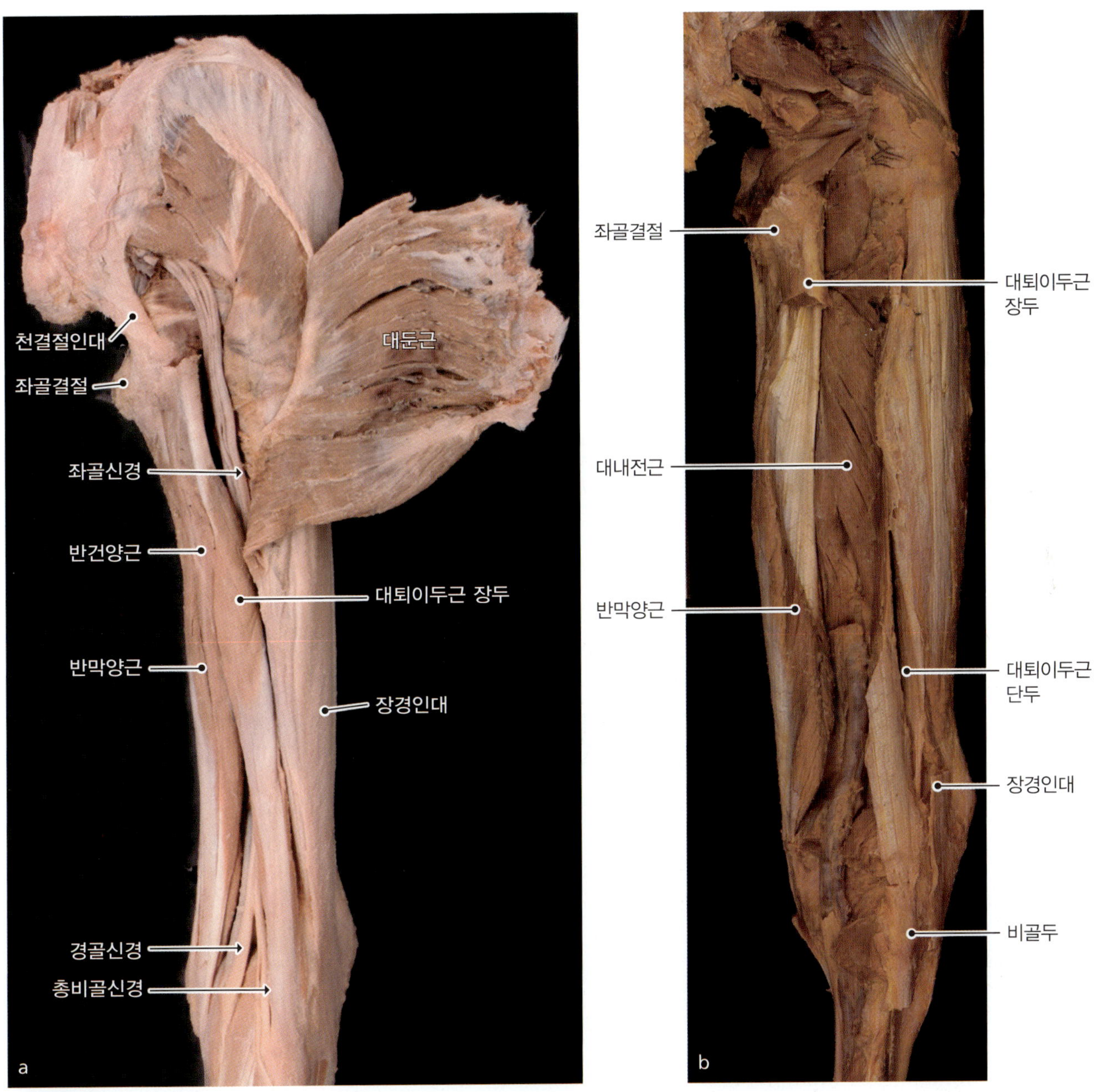

그림 28 **대퇴이두근(biceps femoris)**

a : **장두**. 대퇴이두근 장두는 좌골결절에서 기시한다. 이 기시부의 건은 천결절인대와 연속되어 있다. 대퇴이두근 장두와 반막양근은 기시부에서는 공통건으로 되어 있다.

b : **단두**. 장두는 절제되어 있다. 대퇴이두근 단두는 대퇴골 및 외측근간중격에서 기시하며, 장두와는 다르게 대퇴 원위부에서도 근복을 유지한다.

II 슬관절

2 비복근 외측두에 의한 동적 안정화

비복근 외측두(lateral head of gastroncemius)는 대퇴골 외측상과와 주위 슬관절낭에서 기시한다(그림 24 → p. 230). 슬관절의 굴곡과 족관절의 저굴에 작용하며, 슬관절의 운동축보다 외측을 통과하므로, 내반 제동에도 작용하는 근육이다. 기시부는 **대퇴이두근 단두**의 바로 심층에 위치하며, 이후 대퇴이두근건 내측에서 표층으로 나타난다. 이 부분은 대퇴근막과 하퇴근막의 이행부에 해당하며, 지방성 결합조직이 풍부하게 존재한다. 이 대퇴이두근 단두와 비복근 외측두의 관계는 반막양근과 비복근 내측두의 관계와 유사하며 대퇴이두근 단두와 비복근 외측두 사이의 활주성 저하는 슬관절 굴곡 구축의 원인이 될 수 있다. 비복근 외측두의 심층 근막과 **후방관절낭**은 연속성을 갖지만, 비복근 외측두를 반전해도 후방관절낭은 완전한 상태로 남아 있으며(그림 29a) 생체에서는 관절낭의 가장 바깥쪽 섬유층과 비복근 외측두 심층 근막과의 사이에도 활주성이 있을 것으로 추측된다.

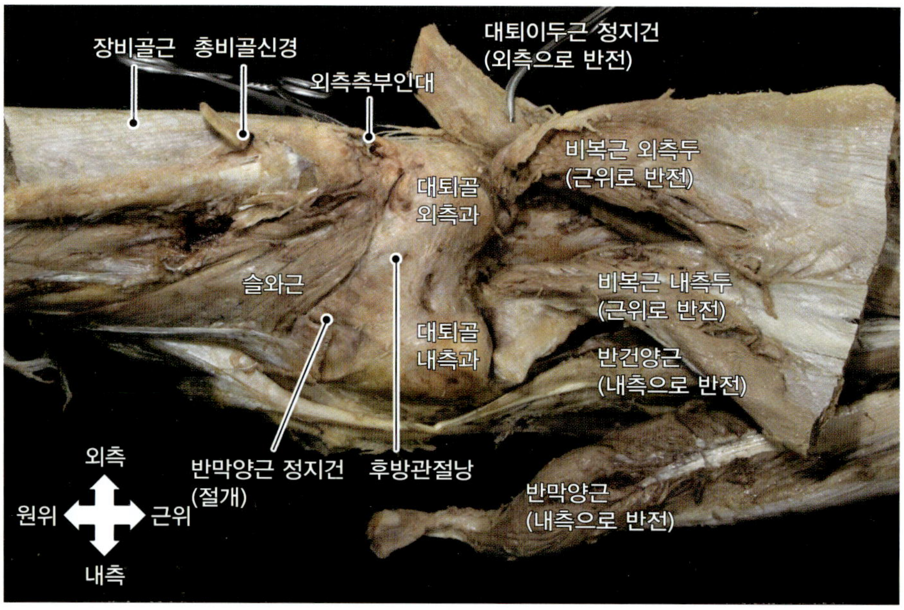

a: 비복근 외측두를 근위로 반전하였다. 후방관절낭은 보존되어 있다.

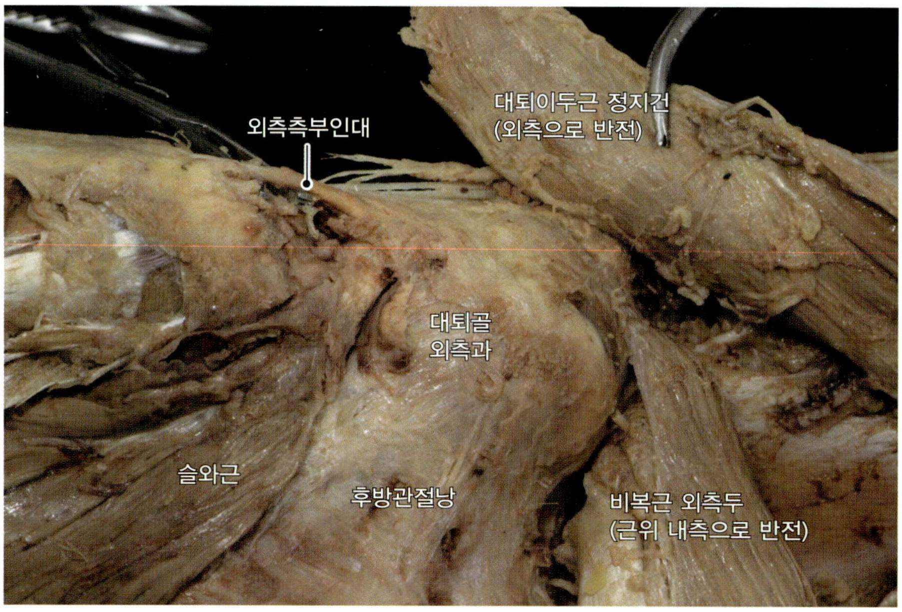

b: a의 **확대도**. 외측측부인대의 심층을 슬와근건이 통과한다.

그림 29 슬관절, 외측면 *(계속)*

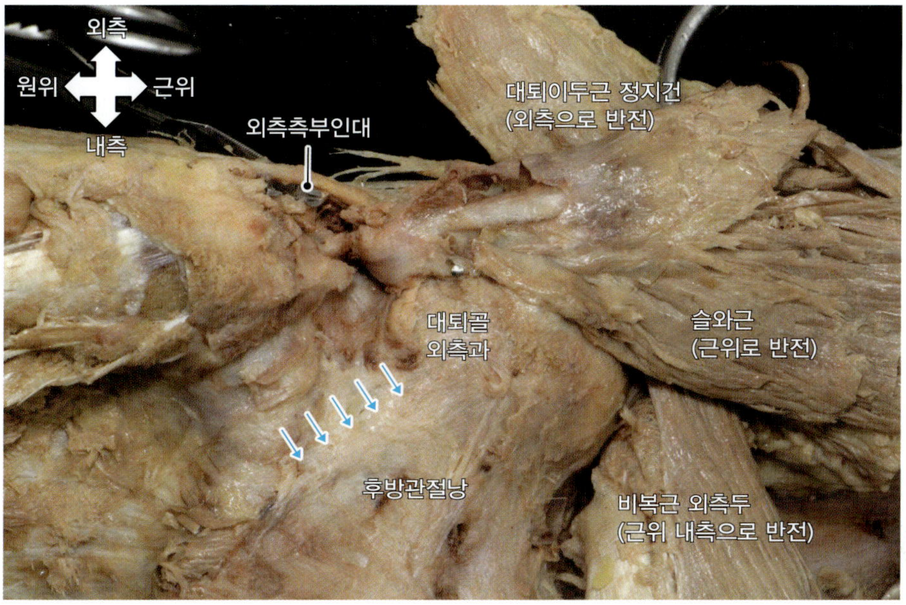

c : **후방관절낭 외측부의 확대도.** 슬와근건은 근위로 반전되었다. 사슬와인대(→)가 확인된다.

그림 29 *(계속)* **슬관절, 외측면**

3 슬와근(popliteus)에 의한 동적 안정화

슬와근(그림 29a)은 대퇴골 외측상과에서 기시하여 내측 하방으로 주행하고, 경골 가자미근선(soleus line) 근위부에 정지하여 하퇴의 내회전에 작용한다. 슬와근의 슬관절에 대한 작용에 대해서는 일반적으로 굴곡 작용이 알려져 있지만, 신전으로 기재되는 경우도 있다.[2, 3] 어느 쪽이든 슬와근 외측상과에서의 부착부가 슬관절의 운동축에 가깝기 때문에 강한 토크를 발생시킨다고 보기 어렵다.

외측상과에서 기시한 슬와근건은 외측측부인대의 심측으로 지나면서(그림 29b) 슬관절낭의 바로 후외측으로 비스듬히 주행(그림 29c)하기 때문에 슬와근에는 **내반 제동 작용**이 있다. 또한, **외측반월판**에도 부착하지만, 그 부착 형태에는 개인차가 크다.[4] 슬와근의 근위부에서 슬관절낭에 접하는 부위에서는 슬와근의 건섬유 일부가 관절낭을 관통하여 외측반월판에 직접 부착하기도 하고, 관절낭을 통해 간접적으로 외측반월판에 부착하기도 한다.

4 족저근(plantaris)에 의한 동적 안정화

족저근은 비복근 외측두의 근위 혹은 심층에서 대퇴골 외측상과와 슬관절낭으로부터 기시하는 작은 근육이다. 비복근 외측두, 슬와근, 족저근은 모두 슬관절낭과 강하게 결합하여 이들 근육의 장력은 무릎 외측면과 후면 외측부의 관절낭 및 인대의 긴장에 영향을 미친다.

그러나 족저근은 작고, 결손된 경우도 많아[5] 내반불안정성을 제어하기 위해서는 비복근 외측두와 슬와근이 중요할 것으로 생각된다.

5 슬와근에 대한 운동요법

비복근의 근력 트레이닝에 대해서는 **III-1**(→ **p. 240**)에서 설명하였다.

슬와근은 비복근의 심층에 위치하며, 표층의 근막이 발달되어 있다. 또한, 슬와근의 표층을 경골신경과 슬와동·정맥이 주행한다. 따라서 하퇴 후면에서 슬와근을 촉진하기 어렵고, 통증을 유발할 수 있다. 그래서 저자들은 하퇴 근위 내측에서 압통 소견을 확인하고 있다(그림 30).

슬와근은 하퇴의 내회전에 작용하기 때문에 하퇴 내회전운동에 의한 근력 트레이닝을 실시한다. 그러나 슬관절 신전 자세에서는 하퇴가 외회전하여 측부인대나 십자인대의 긴장이 높아지고, 회전 가동성이 저하된다. 그러므로 바로 눕거나 앉은 자세에서 무릎을 굽히고, 하퇴의 내회전운동을 실시한다(그림 31).

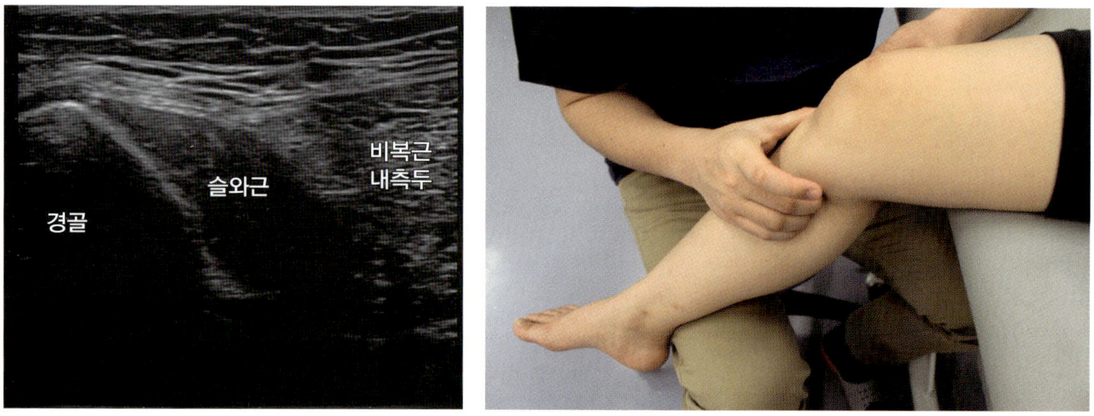

a: 슬와근의 초음파 영상 b: 슬와근의 촉지 부위

그림 30 슬와근의 위치

슬와근은 경골 근위에서 경골 내측과의 원위부에서만 근복을 체표에서 촉지할 수 있다.

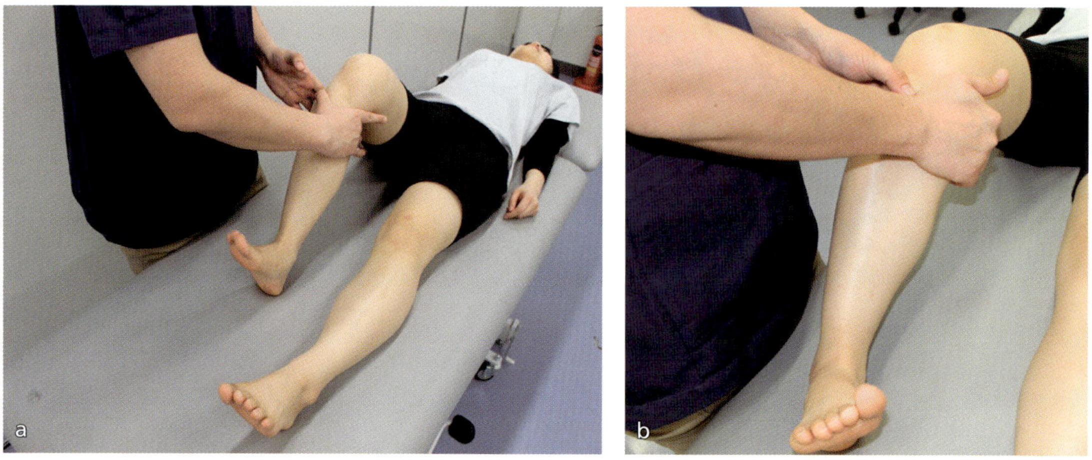

그림 31 슬와근의 트레이닝

슬관절 굴곡 자세에서 하퇴의 내회전운동을 실시한다.

a : 오른손으로 경골 내측과를 잡는다.

b : 하퇴 내회전 시 내측과가 후방으로 이동할 때에 저항을 가한다.

참고문헌

1. Kaplan EB: The fabellofibular and short lateral ligaments of the knee joint. J Bone Joint Surg Am 43 : 169-179, 1961
2. 河上敬介, 他(編): 骨格筋の形と触察法. 第2 版, p365, 大峰閣, 2013
3. Kapandji A(I 著), 塩田悦仁(監訳):カラー版カパンジー機能解剖学Ⅱ 下肢. 原著第6 版, 医歯薬出版, 2010
4. Last RJ : The popliteus muscle and the lateral meniscus. J Bone Joint Surg Br 32 : 93-99, 1950
5. 森於菟, 他:分担解剖学1—総説·骨学·靭帯学·筋学. 改訂第11 版, pp406-409, 金原出版, 1982

III ▶ 족관절(ankle joint) · 족부(foot)

1 족관절 저굴근의 근력 저하를 해부

이 장에서 다루는 근골격
- ▶ 아킬레스건
- ▶ 비복근
- ▶ 가자미근

족관절 저굴근은 보행 중 바닥을 차거나, 기립이나 보행 중에 발생하는 하퇴의 전경을 제어하는 중요한 근육이다. 저굴 작용을 갖는 몇 가지 근육 중 하퇴 후면에 위치하는 **하퇴삼두근**(triceps surae)의 부피가 가장 크다. 하퇴삼두근은 **비복근**과 **가자미근**의 총칭이다. 두 근육의 기능은 다르지만 두 근육의 건판은 합쳐져 **아킬레스건**이 되어 종골융기(calcaneal tuberosity)에 정지한다(그림 1).

족관절 저굴근을 효과적으로 트레이닝하기 위해서는 비복근, 가자미근, 아킬레스건의 구조를 충분히 이해해야 한다.

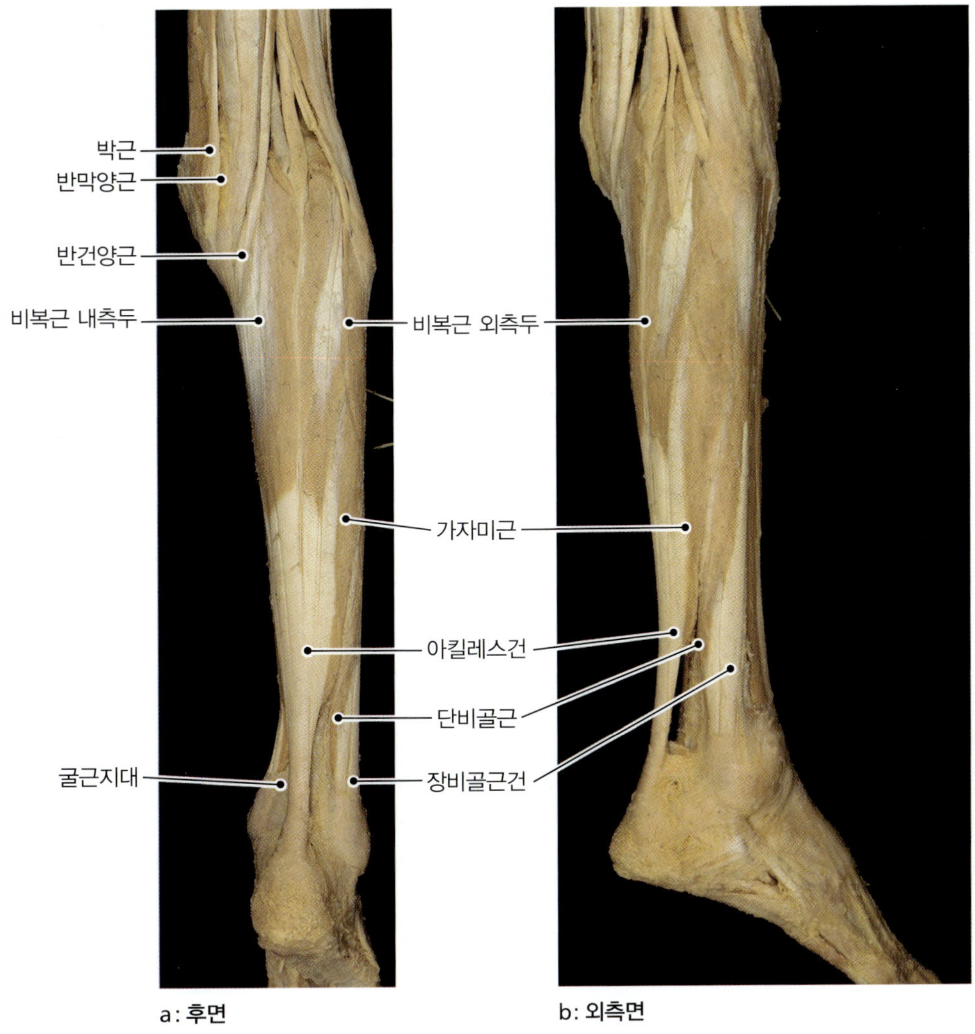

그림 1 우측 하지의 하퇴삼두근

1 아킬레스건(Achilles tendon)

Edama 등[1]은 아킬레스건의 **비틀림 구조**를 해석하여 개인차는 있지만, 근복(의 높이) **심층**에 위치하는 가자미근의 정지건은 아킬레스건의 **내측**에, 근복 **천층**에 있는 비복근 외측두와 내측두의 정지건은 각각 아킬레스건의 **심층 외측**과 **천층 외측**에 위치하게 된다고 보고하였다. 이 비틀림 구조의 임상적 의의는 충분히 해명되어 있지 않다. 그러나 아킬레스건에 통증이 발생한 증례에서는 통증 부위에 따른 원인 근육을 알 수 있을지도 모른다.

또한, 후방에서 볼 때 비복근 내측두의 정지건이 아킬레스건의 표층을 내측 상방에서 외측 하방으로 가로지르는 형태, 즉, 족관절의 내회전에 의해 비틀림이 강해지는 구조를 하고 있다(그림 1). 실제로 족관절을 내회전 자세에서 배굴함으로써 내측두가 보다 효과적으로 신장된다는 보고가 있다.[2] 이는 아킬레스건의 비틀림 구조를 고려하는 것이 효과적인 스트레칭으로 이어질 가능성을 시사하고 있다.

아킬레스건은 인체에서 가장 긴 힘줄로 단단한 치밀결합조직(dense connective tissue)으로 이루어졌다. 따라서 늘어나기 힘든 조직이며, 조금이라도 신장되면 원상태로 돌아가려는 힘(탄성력)이 강하다. 특히, 보행 중에 족관절이 배굴하여 하퇴삼두근이 신장되어도 근속 길이는 일정하며, 아킬레스건이 신장된다는 것, 이후 발꿈치가 지면에서 떨어져 무게중심을 들어 올릴 때에는 근속과 함께 아킬레스건도 단축한다는 것이 알려져 있다.[3] 동작 중 저굴근력을 강화하기 위해서는 근육뿐만 아니라 아킬레스건의 탄성력도 높일 필요가 있다.

2 비복근(gastrocnemius) 내측두 · 외측두

비복근은 이관절근으로 족관절의 저굴근인 동시에 슬관절의 굴근이기도 하다. 비복근의 **내측두**는 대퇴골 내측상과에서, **외측두**는 대퇴골 외측상과에서 기시하여 대퇴골 내측과와 외측과의 융기를 넘어가듯이 슬관절 후방을 통과한다. 특히 대퇴골에서는 내측과의 곡률(curvature)이 외측과보다 크기 때문에 비복근 내측두는 슬와부에서 보다 큰 곡선을 그리면서 하퇴 후면에 나타난다. 또한, 이 부위에서는 관절낭에서 기시하는 섬유속도 존재한다. 따라서 비복근 내측두는 슬관절 신전 시 보다 높은 신장성이 필요하며 그 활주성 저하는 슬관절 구축의 원인이 된다.

비복근의 기시건은 근복의 표층에 있고, 정지건은 심층에 위치한다(그림 2a, b). 즉, 근속이 표층에서 심층의 정지건을 향해 주행하는 반우상근(unipennate)의 구조를 하고 있다(그림 3a). 근섬유속이 일정한 각도(우상각)를 가지고 정지건막에 부착하여 **우상각**을 가짐으로써 이는 생리적 단면적을 증가시켜 강한 저굴력을 발휘할 수 있다. 비복근에서는 특히 원위의 근건이행부에서 근육파열이 발생하는 경우가 많으며 이 경우에는 우상 구조의 손상이 문제가 된다(그림 3b).

3 가자미근(soleus)

가자미근은 가자미근선 원위의 경골 후면 및 비골두와 비골 후면에서 기시하며 하퇴굴근 중 가장 부피가 크다. 가자미근에서는 정지건이 표층, 기시건이 심층에 있다(그림 2b, c).

슬관절 굴곡 자세에서 다관절근육인 **비복근**은 이완되어서 족관절 저굴에 작용하기 힘들고, 단관절근육인 가자미근이 족관절 저굴에 작용한다. 걷거나 달리기 중 입각기에 하퇴가 전경하는 운동을 제동하기 위해 가자미근이 강한 장력을 발휘한다. 가자미근의 구조는 복잡하고 개인차가 크므로 구조의 이해가 어렵다.

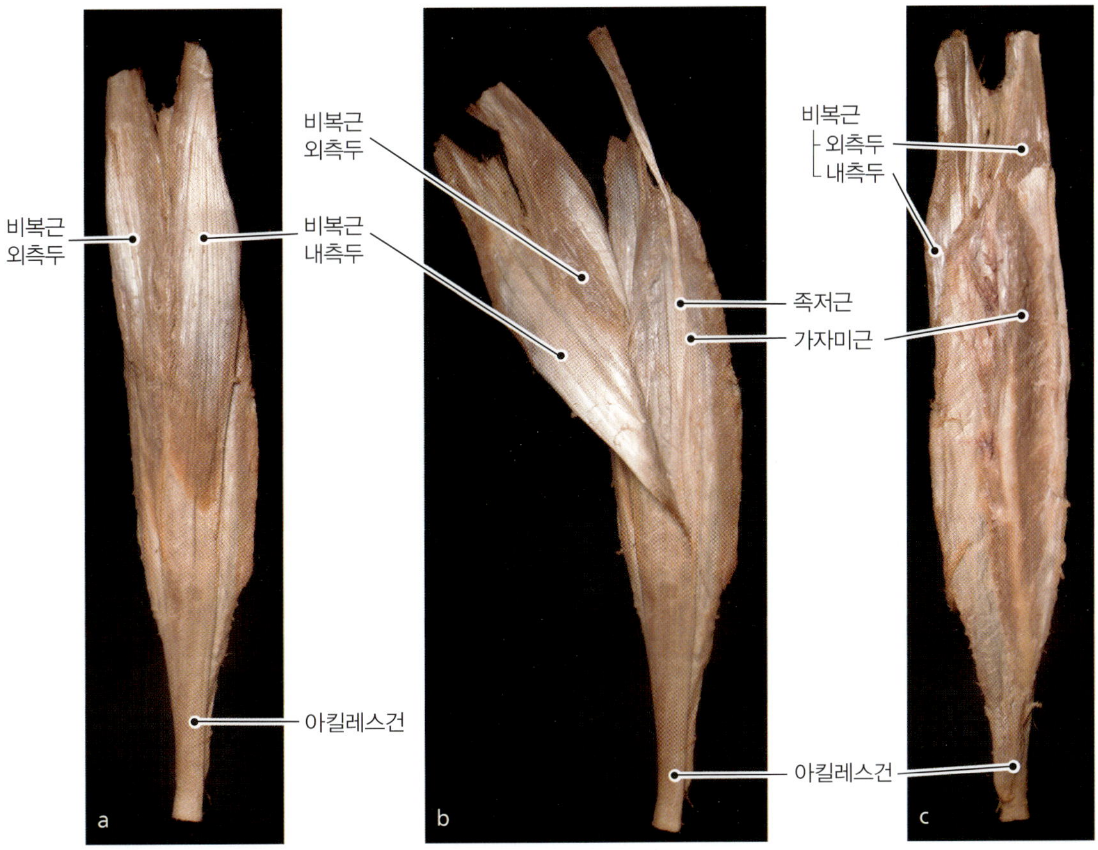

그림 2 **비복근과 가자미근의 구조**

a : 비복근 후면에서 본 사진. 기시건이 근복보다 표층, 정지건이 심층에 위치한다.

b : **a**에서 비복근을 외측으로 반전하였다. 비복근의 정지건이 기시건의 심층에 위치하는 것을 알 수 있다. 또한, 가자미근의 정지건이 표층에 존재한다.

c : **a**를 전방에서 본 사진. 가자미근의 기시건이 심층에 존재하는 것을 알 수 있다.

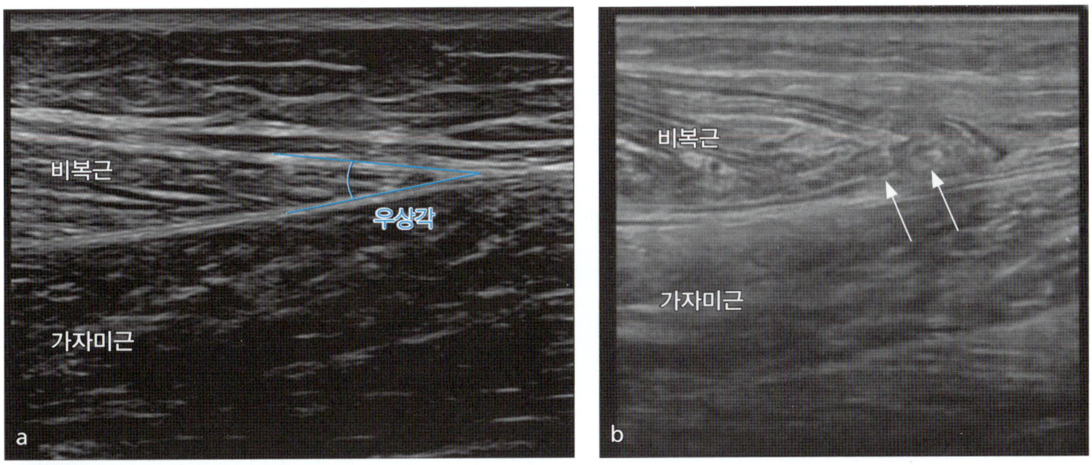

그림 3 **비복근의 초음파 영상**

a : **정상적인 비복근의 근건이행부**

b : **근육파열이 발생한 비복근의 근건이행부**. 아킬레스건이 되는 건막에 정지하는 비복근의 근속이 근건이행부에서 불명확해져 우상각이 소실되었다(↑).

4 족저근력을 개선시키는 운동요법

족관절의 저굴근력을 개선시키기 위해서는 비복근 내측두나 외측두, 가자미근 중 어느 근육의 근력이 저하되어 있는지 평가하여 효과적인 트레이닝을 실시할 필요가 있다.

트레이닝 대상에 가자미근을 포함할지 여부는 **calf raise**를 슬관절 신전 자세에서 실시할지, 굴곡 자세에서 실시할지에 따라 나뉜다(**그림 4**). 슬관절 신전 자세에서는 족관절을 저굴시킴으로써 비복근도 가자미근도 모두 작용한다. 슬관절 굴곡 자세에서는 비복근의 장력이 감소되어 가자미근을 의식한 트레이닝이 된다.

또한, 건(힘줄)에 부하를 가하는 방법으로 **stretch-shortening cycle**을 이용한 **plyometric training**이 알려져 있다. 저자들은 아킬레스건에 대한 plyometric training이 되는 운동으로서 족관절 배굴 자세에서 반동을 주어 빠르게 발꿈치를 들어 올리는 **eccentric calf raise**[4)]를 지도하고 있다(**그림 5**).

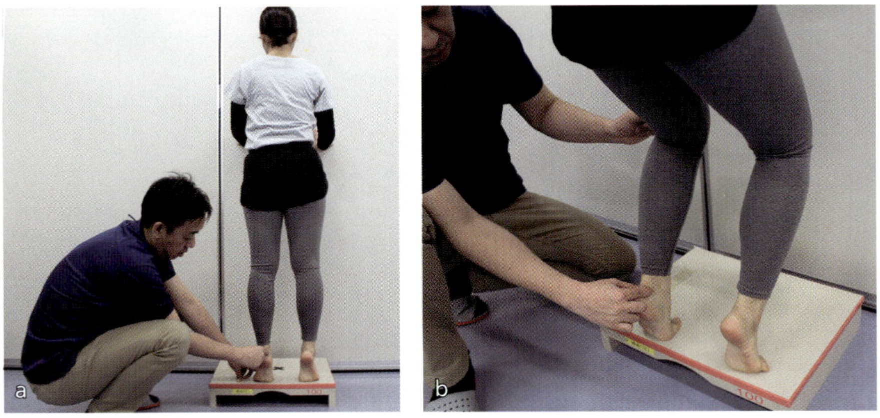

그림 4 calf raise

a : **슬관절 신전 자세에서 calf raise**. 실시할 때, 종골이 충분히 들어 올려졌는지, 또한, 회내나 회외가 발생하지 않았는지를 확인한다.

b : **슬관절 굴곡 자세에서 calf raise**. 가자미근을 보다 강조하여 트레이닝할 때에는 슬관절 굴곡 자세에서 실시한다. 굴곡 자세에서 종골이 충분히 저굴되지 않은 경우는 가자미근의 근력 저하를 의심한다. 신전 자세에서도 되지 않는 경우는 비복근과 가자미근 모두 근력 저하를 의심한다.

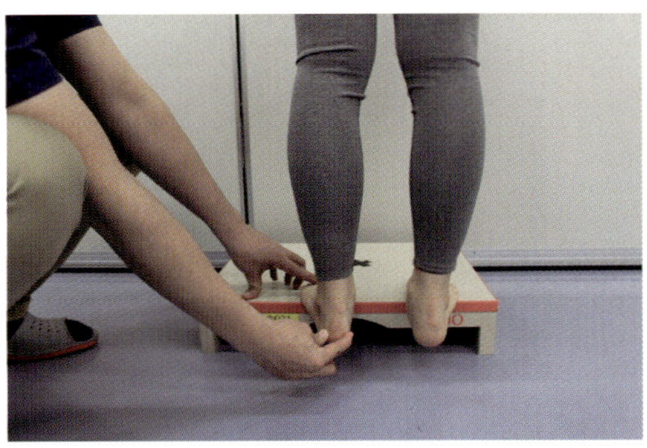

그림 5 eccentric calf raise

전족부만을 접지하고, 받침대에서 발꿈치를 내민다. 족관절 배굴 자세에서 빠르게 저굴한다. 특히, 배굴 후에는 빠르게 저굴하는 것이 중요하다.

참고문헌

1. Edama M, et al: The twisted structure of the human Achilles tendon. Scand J Med Sci Sports 25 : 497-503, 2015
2. 江玉睦明, 他: 腓腹筋内側頭のストレッチング方法の検討—アキレス腱のねじれ構造に着目して. スポーツ障害 17 : 21-22, 2012
3. Fukunaga T, et al: In vivo behaviour of human muscle tendon during walking. Proc Biol Sci 268 : 229-233, 2001
4. Kudo S, et al: Determination of the fascicle length of the gastrocnemius muscle during calf raise exercise using ultrasonography. J Phys Ther Sci 27 : 3763-3766, 2015

2 족관절의 배굴 제한을 해부

이 장에서 다루는 근골격
- ▶ 거골전지방체
- ▶ 전경비인대
- ▶ 장무지굴근
- ▶ 장지굴근
- ▶ Kager's fat pad

족관절[거퇴관절(talocrural articulation)]에는 **경골 하단**, **내과**, **외과**로 구성된 **관절와**[**장붓구멍**(mortise)]에 관절두인 **거골체**가 들어있다. 따라서 족관절의 배굴운동 시 거골이 상방으로 회전하면서, 후방으로 미끄러져야 한다. 이 거골의 움직임이 저해되면 족관절의 배굴운동이 제한된다.

임상에서는 족관절의 배굴운동 시, 거퇴관절 전방에 막힘감이나 통증을 호소하는 증례를 흔하게 경험한다. 그 원인에 대해 거퇴관절을 전방과 후방으로 나누어 생각해 볼 수 있다.

1 족관절(거퇴관절)의 전방

거골전지방체 및 신근건과 관절낭

그림 6은 거골전지방체보다 전방에 위치하는 해부 구조를 천층부터 순서대로 해부한 것이다.

그림 6a에는 하퇴 전면의 하퇴근막과 족배근막이 상신근지대를 남기고 제거되었다. 전경골근건, 장무지신근건, 장지신근건 등이 **상신근지대**(superior extensor retinaculum)를 지나 족배에 이른다.

그림 6b에서 상신근지대를 내측으로 반전하였다. 족관절 전방을 **장무지신근건**, 심비골신경과 전경골동·정맥으로 이루어진 혈관신경속, **장지신근건** 및 제3 비골근건이 지나간다. 전경골근건, 장무지신근건, 장지신근건(그림 6c), 이어서 전경골동맥과 심비골신경(그림 6d)을 반전하였다. 심층의 족배 근육인 **단무지신근**과 **단지신근**이 종골 전방부의 배면에서 외측면에 걸쳐 기시한다. 또한, 족관절의 관절낭 전면 전방에 거골전지방체가 펴져 있다.

▶ 거골전지방체의 역할

거골전지방체(pretalar fat pad)는 족관절의 관절낭 전면과 신근건 사이에 존재하는 지방조직이다. 족관절 배굴운동에서 거골은 상방으로 회전한다. 족관절 전면을 하행하는 신근건은 배굴 자세가 되면서 기시와 정지가 가까워지고, 건의 긴장은 저하되어 족관절과 건 사이의 거리가 넓어진다. 한편 저굴 자세에서는 신근건은 긴장하여 족관절을 압박한다.

이와 같이 족관절 전면의 신근건과 족관절 사이에는 역학적 부하가 강하게 발생한다. 따라서 건과 관절낭을 역학적 부하로부터 보호하는 구조로서 건에는 건초(tendon sheath)가 존재하고 관절낭 전방에는 거골전지방체가 존재한다고 생각된다. 초음파로 족관절 배굴운동을 실제로 관찰하면 배굴운동 시 경골에서 신근건이 드러나고, 그 공간에 거골전지방체가 미끄러져 들어가는 모습이 관찰된다.

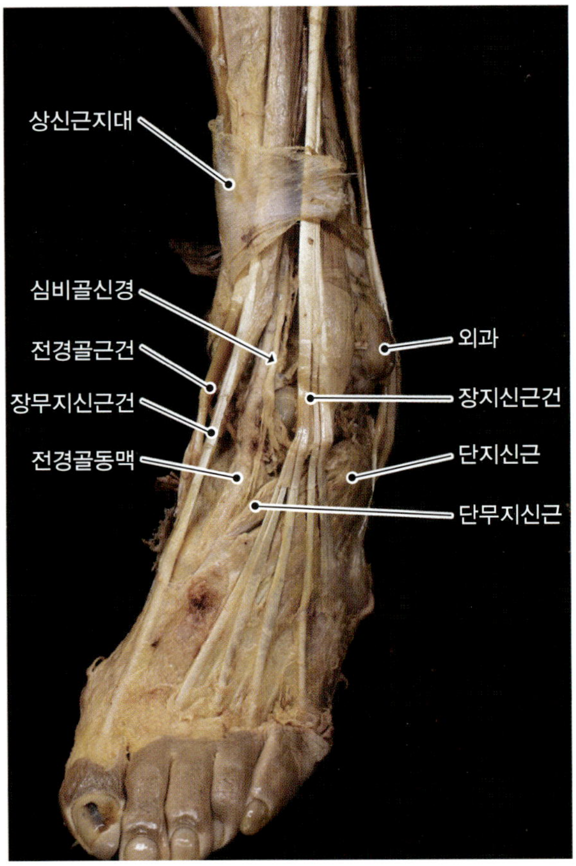

a : 하퇴 전면

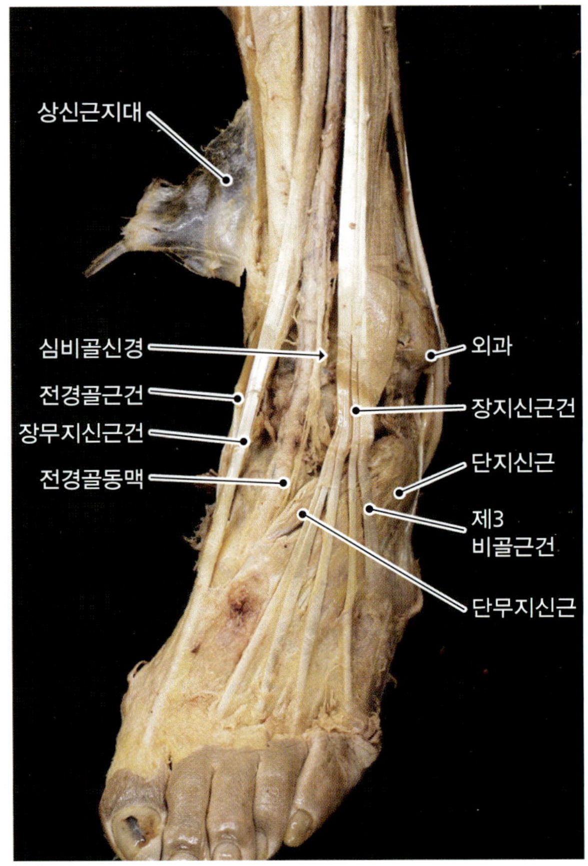

b : 상신근지대를 내측으로 반전

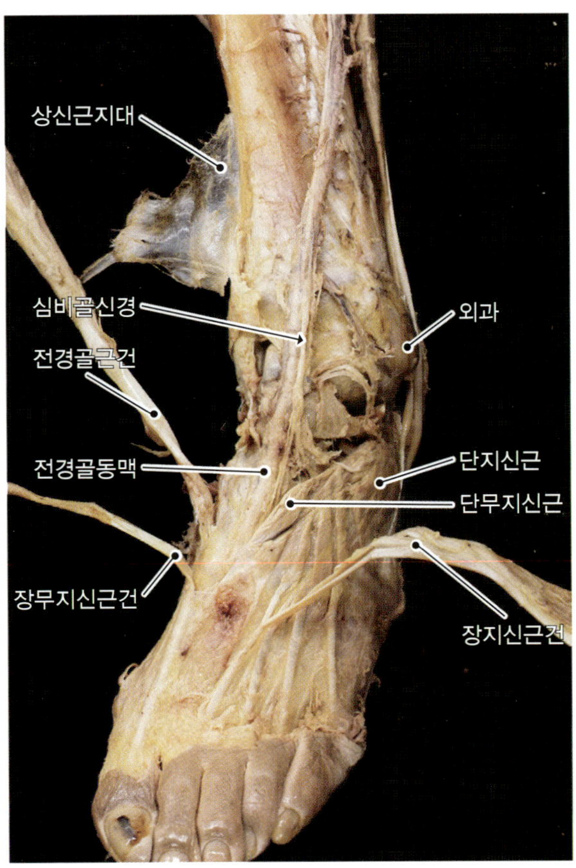

c : 장지신근건을 외측으로, 전경골근건과 장무지신근건을 내측으로 반전

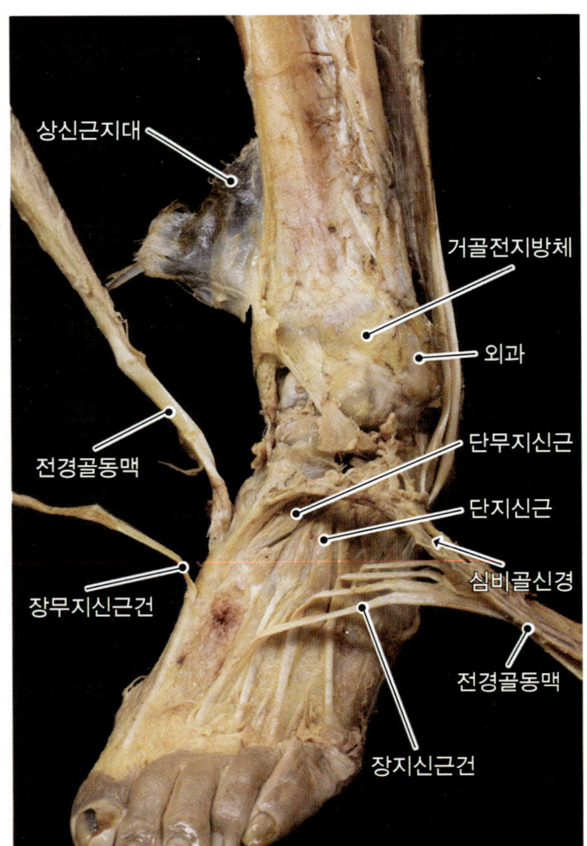

d : 전경골동맥과 심비골신경을 외측으로 반전하고, 거골전지방체를 노출

그림 6 족관절(거퇴관절)의 전방

전경비인대(anterior tibiofibular ligament)

그림 7 은 족관절의 앞면을 보강하는 인대의 해부이다. 인대를 뒷받침하고 있던 관절낭은 인대 사이 부분에서 제거되었다. 하퇴 원위단 전면에서 경골의 원위단과 비골의 외과를 연결하는 것이 전경비인대이다. **전경비인대**는 후면에서 두 뼈를 연결하는 후경비인대와 함께 하경비관절(**경비인대결합**)의 연결을 보강한다. 족관절의 배굴운동 시에는 거골이 후방으로 미끄러지므로 거골체의 전방부가 장붓구멍(족관절의 관절와)으로 들어간다. 거골체는 후방부보다 전방부가 폭이 넓기 때문에 배굴 시에는 거골체에 의해 장붓구멍이 좌우로 펼쳐진다. 즉, 경골과 비골이 경비인대 결합 부분에서 벌어진다. 전경비인대는 긴장하여 장붓구멍의 좌우 벽을 거골체로 꽉 눌러 관절의 연결을 강화시켜 족관절의 안정성을 높인

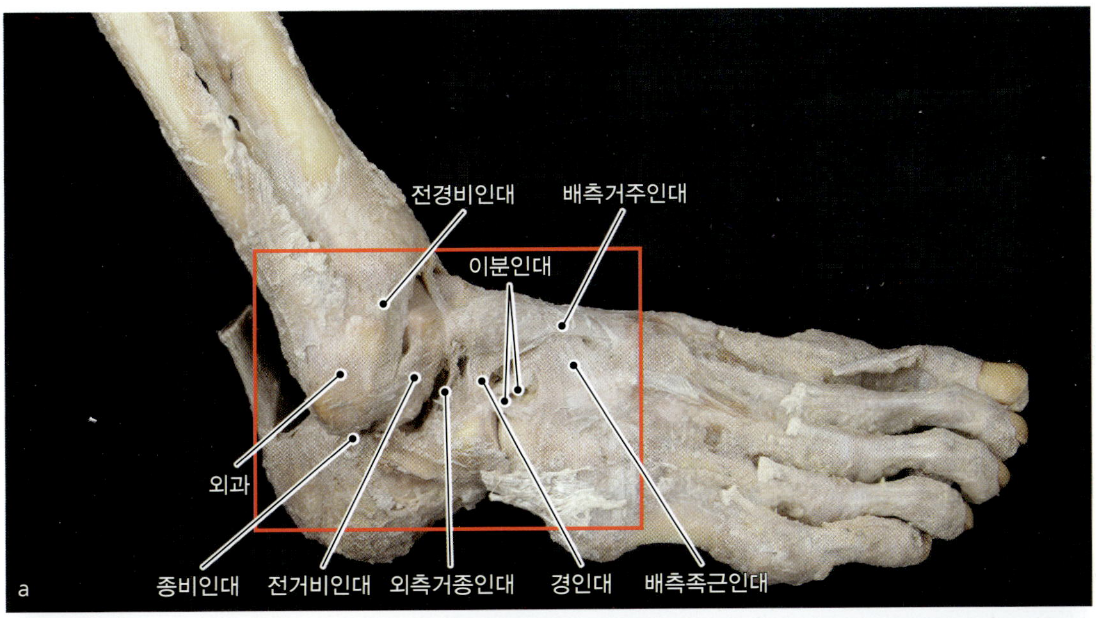

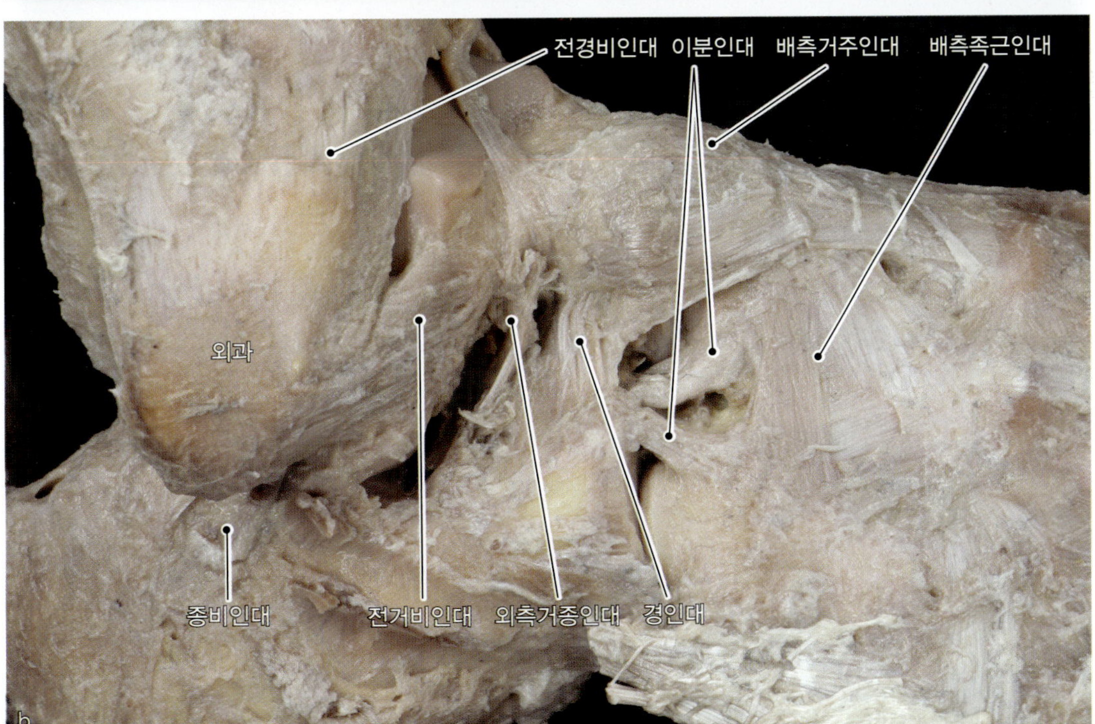

그림 7 족관절 전면을 보강하는 인대

a : 외측면

b : **a의 확대도**. 전경비인대가 외과 부착부를 향하는 것이 관찰된다.

다. 반대로 저굴 시에는 거골체의 좁은 후방부가 장붓구멍에 들어가게 되지만 장붓구멍이 좁아짐으로써 안정성이 떨어지게 된다. 이때 후경골근이 작용한다.[1] **후경골근**(tibialis posterior)은 경골과 비골에서 기시하는 족관절의 저굴근이다. 이 근육은 족관절을 저굴시키면서 비골을 경골에 근접시켜 장붓구멍의 폭을 좁힌다. 배굴 시 장붓구멍의 움직임을 제동하는 것이 **전경비인대**이다. 전경비인대가 손상되면 경골과 비골 사이가 벌어지기 쉬워 배굴 가동범위를 확보하기에는 용이하지만, 불안정성이 증가되어 이차적인 **변형성 족관절증**으로 이행될 수 있다. 한편, 족관절의 탈구 골절로 경골과 비골을 나사로 고정한 경우에는 경비인대결합이 벌어지지 않아, 족관절 배굴운동이 제한된다. 또한, 전경비인대 원위부에는 과도한 섬유속(**Basset's ligament**)이 나란히 주행하는 경우가 있다.[2] Basset's ligament가 존재하면 족관절 배굴운동 시 이 인대가 관절와와 거골두 사이에 끼어들 가능성이 발생한다.

2 족관절의 후방

그림 8은 족관절 후방에 있는 구조이며, 근육을 중심으로 해부하였다. 하퇴심층굴근에 속하는 **장무지굴근**과 **장지굴근** 및 비골근에 속하는 **단비골근**이 관찰되며, 장무지굴근과 장지굴근 사이에서 **경골신경**이 주행한다.

장무지굴근(flexor hallucis longus)

족관절 후방 조직에 의한 배굴 제한은 장무지굴근을 중심으로 생각하면 이해하기 쉽다. 비골체 중간부위에서 기시한 **장무지굴근**은 족관절 후면을 통과한다. 경골 원위단부에는 **장무지굴근건구(내과구)**라고 불리는 구(groove)가 있어 족관절의 저굴 작용을 하는 장무지굴근은 족관절 배굴 시에는 이 구를 따라 원위로 활주한다. 장무지굴근이 원위로 활주함으로써 족관절 후방의 유연성과 거골 후방으로의 미끄러짐이 유지된다. 그러나 장무지굴근 자체에 구축이 발생하면 근육이 활주하지 못해 족관절의 배굴 제한이 발생한다. 또한, 장무지굴근의 내측에는 경골신경과 후경골동·정맥을 통해 **장지굴근**(그림 8a)이, 외측에는 **단비골근**(그림 8b)이, 표층에는 **Kager's fat pad**(그림 10)가, 심층에는 **후방관절낭**이 각각 존재한다. 이러한 위치 관계로 인해 각 조직 사이의 결합조직이 고밀도화되면 장무지굴근의 활주성이 저하된다. 장무지굴근에는 단비골근 사이의 근막(**후하퇴근간중격**)에서 기시하는 근속이 존재한다(그림 8c).

장지굴근(flexor digitorum longus)

장지굴근은 경골채 후면 1/2에서 기시하여 하퇴의 후내측을 하행한다(그림 8a). 족관절의 후면에서 장지굴근은 **족근관**(tarsal tunnel)이라는 굴근지대의 심측 부분을 장무지굴근, 후경골근, 경골신경, 후경골동·정맥과 함께 통과하여 발바닥으로 돌아들어 간다. 장지굴근과 장무지굴근 사이를 후경골동·정맥, 경골신경이 통과한다(그림 8a, 그림 23 → **p. 255**). 동·정맥과 말초신경 주위에는 **지방성 결합조직**이 풍부하게 존재한다. 따라서 외상 후 족관절 고정기간 동안에는 이 결합조직의 경화를 막기 위해 발가락운동을 실시하여 장지굴근과 장무지굴근을 활주시킬 필요가 있다.

단비골근(peroneus brevis)

단비골근은 비골체 원위 외측면에서 기시하여 하퇴 외측을 외과 후방까지는 근복으로서 장비골근의 심층을 하행하며, 외과 후방을 지나 건이 되어 제5 중족골저부에 정지한다. 하퇴 외측을 하행할 때 근복이 근막을 통해 **장무지굴근**과 인접한다(그림 9a). 또한, 장무지굴근과 단비골근 사이에는 풍부한 **지방성 결합조직**이 존재한다(그림 9b).

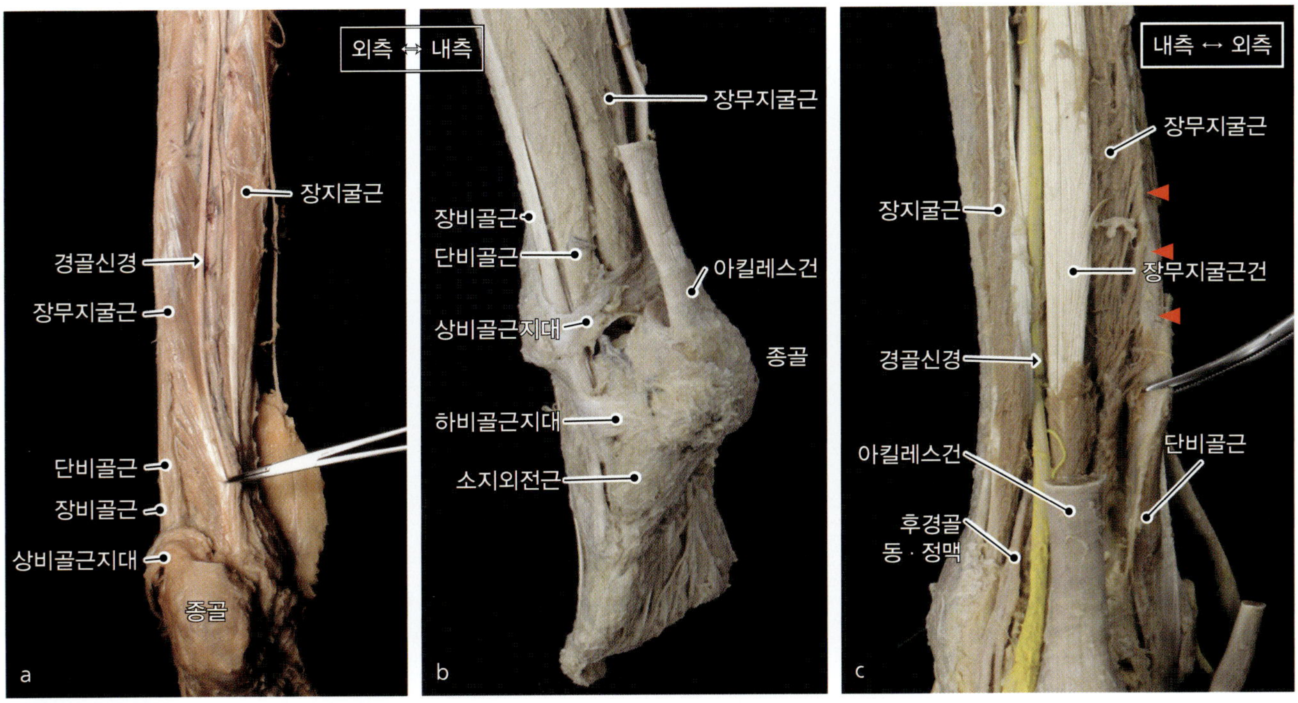

그림 8 **장무지굴근과 장지굴근, 단비골근의 위치 관계**

a : 좌측 하지의 하퇴심층굴근, 후면. 장무지굴근과 장지굴근 사이에는 경골신경과 후경골동 · 정맥이 주행한다.
b : 좌측 하지의 하퇴심층굴근, 원위부.
c : 우측 하지의 하퇴심층굴근. 장무지굴근에는 단비골근 사이의 근막(후하퇴근간중격)에서 기시하는 근속(◀)이 존재한다.

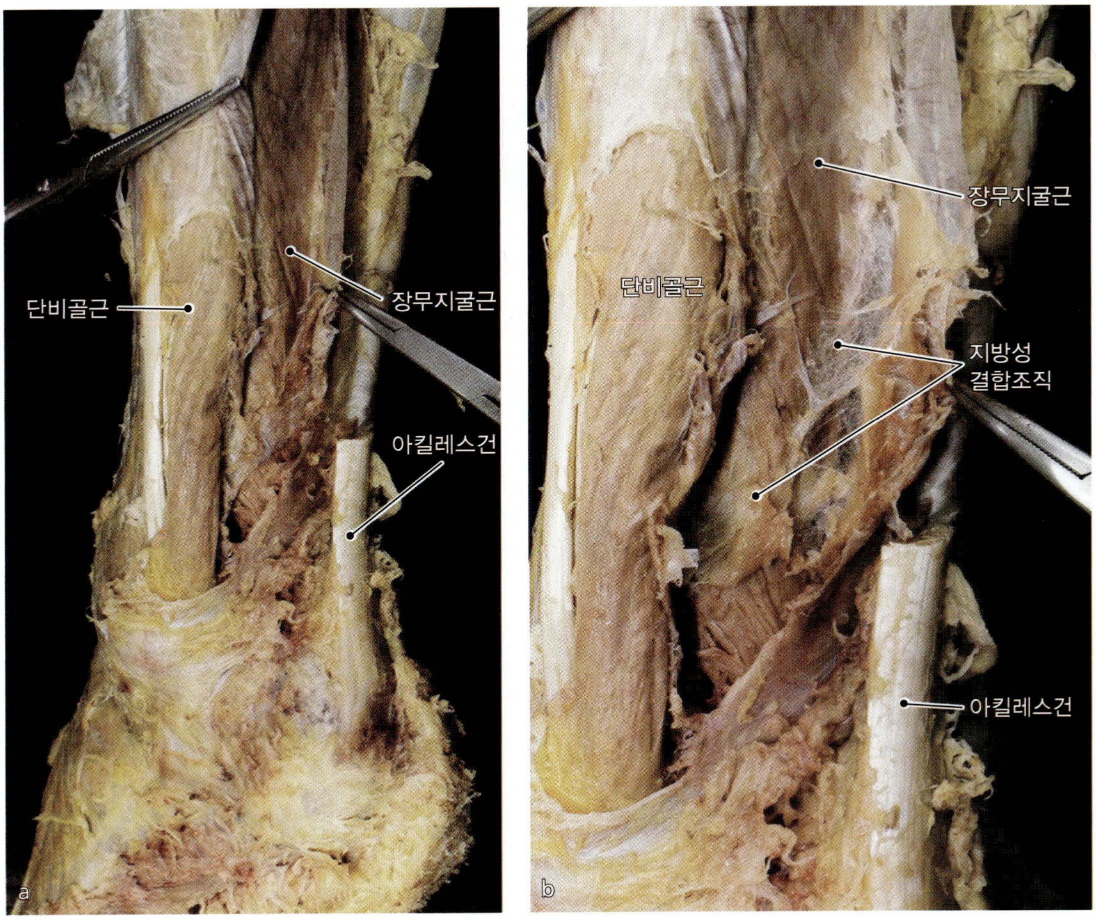

그림 9 **장무지굴근과 단비골근 사이의 지방성 결합조직(좌측 하지)**

a : 하퇴의 후외측부
b : 장무지굴근의 근막을 겸자로 들어 올렸다. 단비골근과 사이에 지방성 결합조직이 존재하는 것을 알 수 있다.

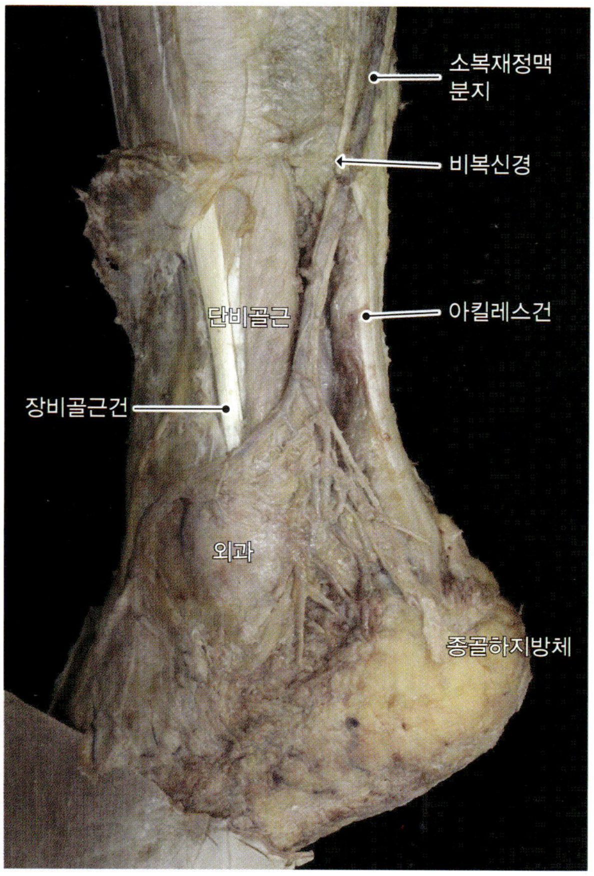

a : 천층

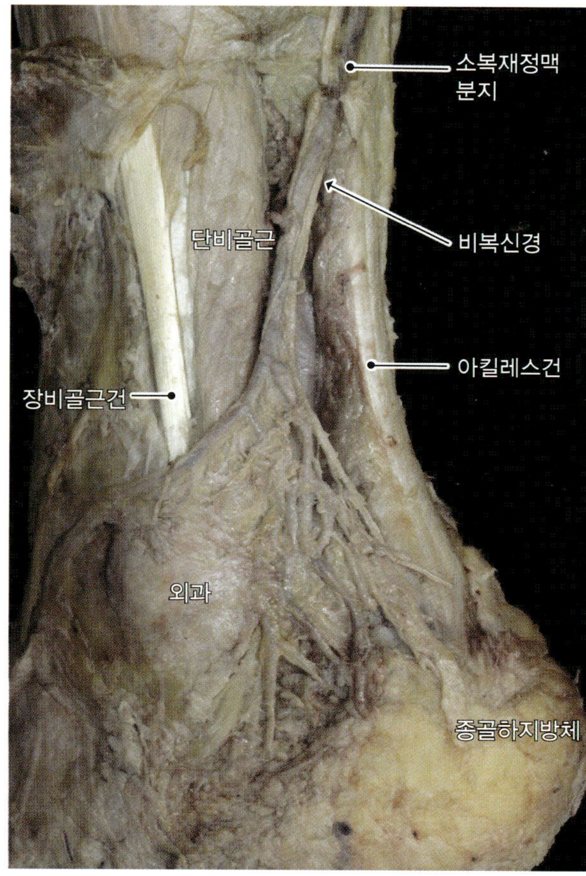

b : a의 확대도

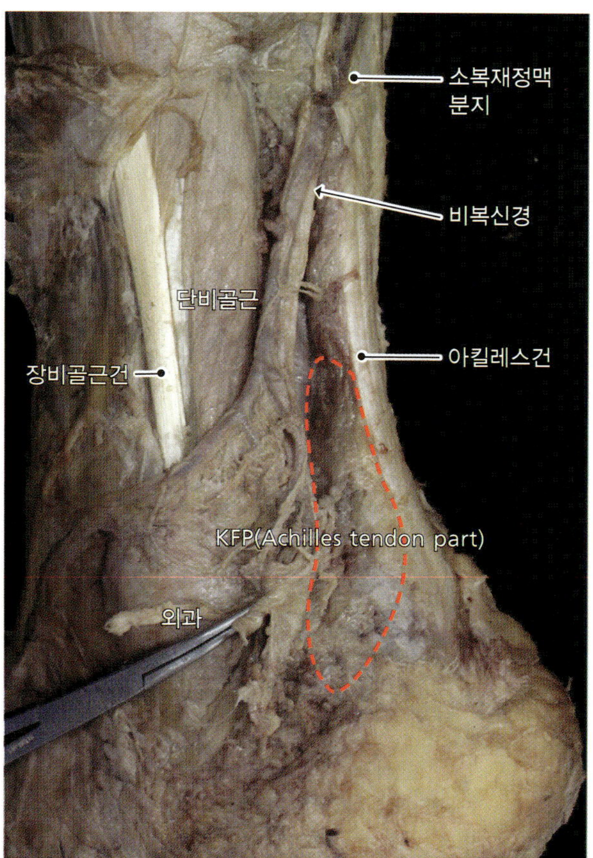

c : **Kager's fat pad(KFP) 주위 확대도.** 비복신경 주위의 하퇴 결합조직 표층의 지방체가 KFP를 나누고 있다.

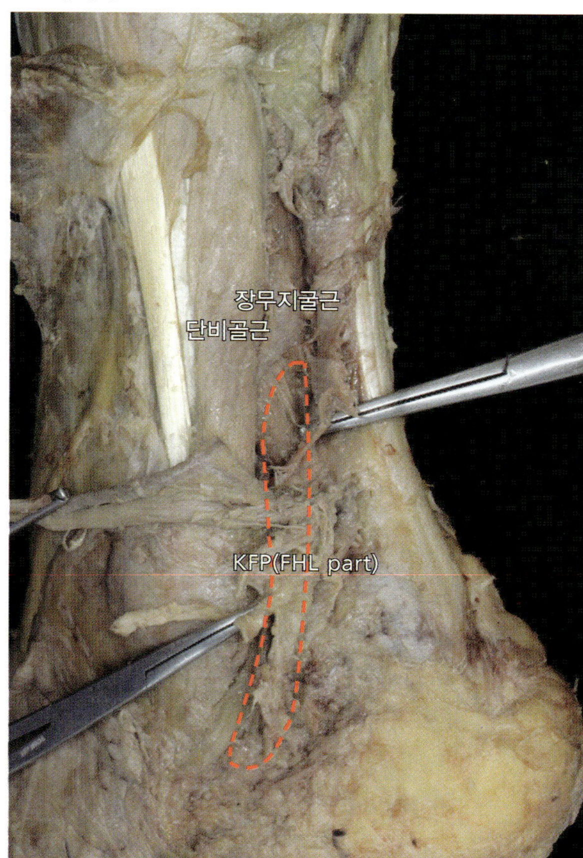

d : **비복신경을 제거.** 주위 하퇴 결합조직 심층에 있는 것이 FHL part이다.

그림 10 좌측 하지의 족관절 외측면

Kager's fat pad

Kager's fat pad(KFP)는 아킬레스건보다 심층에 위치하는 지방체로 아킬레스건 바로 심층에 있는 **아킬레스건 부분**(Achilles tendon part)과 장무지굴근 표면에 있는 **장무지굴근 부분**(FHL part) 및 아킬레스건 부착부의 심층에서 종골의 후상방부에 있는 **후종골쐐기 부분**(wedge of fat adjacent to the calcaneus)으로 분류된다(그림 10, 11).

아킬레스건 부분은 아킬레스건을 감싸는 결합조직 안에 싸여져 있다. 이 결합조직성 막의 심층에도 지방이 있는데 이것이 장무지굴근 부분이다. 족관절 배굴운동 시 아킬레스건의 족관절 운동축까지의 거리는 장무지굴근보다 멀고, 배굴운동 시 아킬레스건의 원위에의 활주량은 장무지굴근보다 크다. 따라서 KFP 내에서도 아킬레스건 부분과 장무지굴근 부분 사이에 활주성이 생기고, 이 부분의 활주성이 저하되면 배굴 제한이 발생한다.

후방관절낭

후방관절낭은 얇고, 그 심층에 **후거비인대**(posterior talofibular ligament)가 존재한다. 이 얇고 부드러운 관절낭과 장무지굴근 사이의 지방성 결합조직이 치밀화되면 장무지굴근건의 활주성이 저하된다.

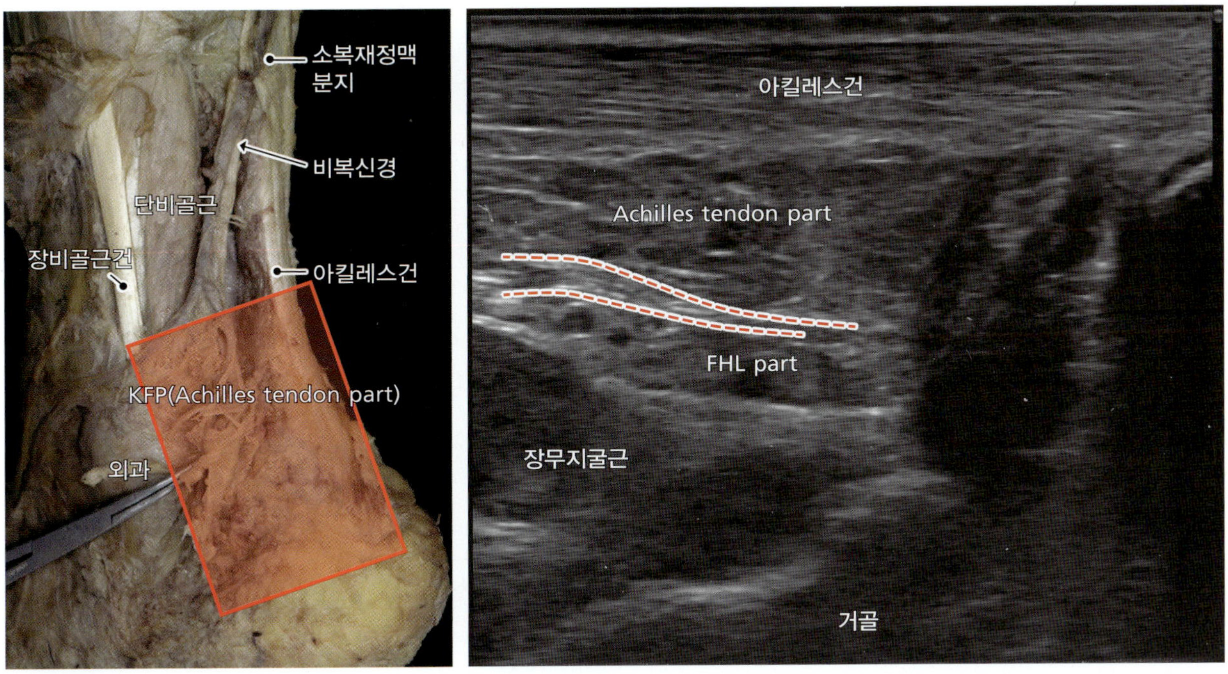

a: 스캔 부위 b: 초음파 영상

그림 11 KFP의 초음파 영상

a : 빨간색 박스 부위가 스캔 부위.

b : KFP 내에 비치는 선상의 고에코 영상(점선)이 관찰되며, 이에 따라 아킬레스건 부분과 장무지굴근 부분으로 나뉜다.

3 거골전지방체와 장무지굴근에 대한 운동요법

족관절 배굴 제한에 대한 운동요법으로는 **거골전지방체**를 중심으로 한 족관절 전면 구조에 대한 접근법과 **장무지굴근**을 중심으로 한 족관절 후면 구조에 대한 접근법이 필요하다.

거골전지방체의 활주성을 개선하기 위해서는 전경골근의 내측이나 장지신근건의 외측에서 손가락이 심측으로 들어가도록 하여 족관절 저굴/배굴운동에 맞춰 미끄러지게 한다(그림 12).

장무지굴근에 대해서는 장무지굴근과 장지굴근 및 단비골근 사이를 꼼꼼히 촉진하고, 그 사이에 손가락을 대고 장무지굴근을 스트레칭하거나 KFP를 움직여 활주성을 개선한다(그림 13).

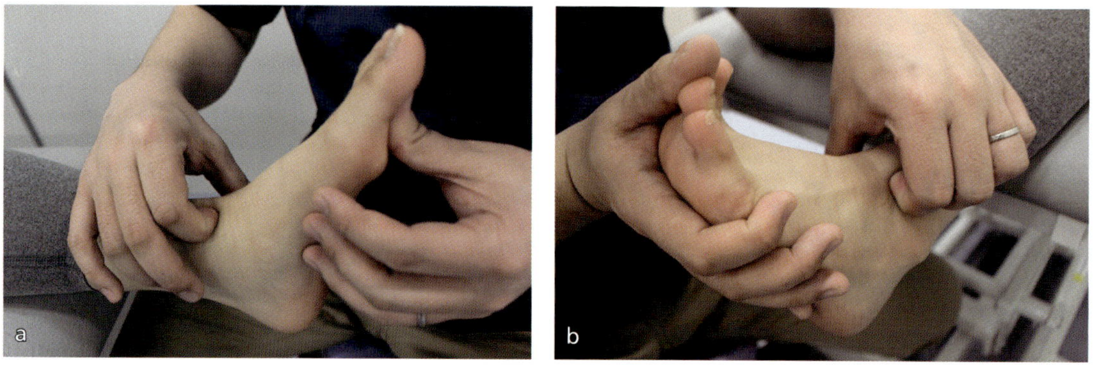

그림 12 거골전지방체와 전경골근건/장지신근의 활주성 개선 수기
a : 거골전지방체를 전경골근건의 내측에서 촉지해 상하로 움직이며 족관절 저굴/배굴운동을 반복한다.
b : 거골전지방체를 장지신근건의 외측에서 촉지해 상하로 움직이며 발가락 굴곡/신전운동을 반복한다.

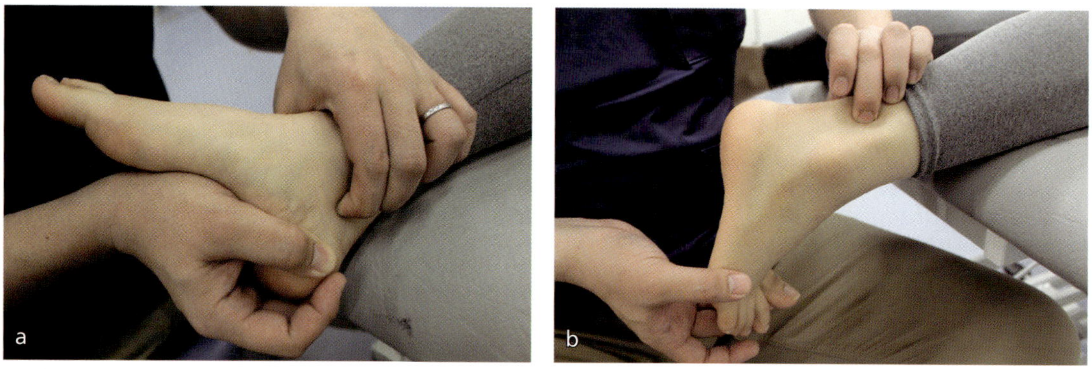

그림 13 KFP 및 장무지굴근-단비골근 사이의 활주성 개선 수기
a : KFP의 장지굴근과 장무지굴근 사이에 손가락을 대고 압박하며, 족관절 저굴/배굴운동을 반복한다.
b : 장무지굴근과 단비골근 사이에 손가락을 대고 발가락 저굴/배굴운동을 반복한다.

참고문헌

1. Bassett FH, et al:Talar impingement by the anteroinferior tibiofibular ligament. A cause of chronic pain in the ankle after inversion sprain. J Bone Joint Surg Am 72:55-59, 1990

3 족관절의 내반불안정성을 해부

이 장에서 다루는 근골격
- ▶ 전거비인대
- ▶ 종비인대
- ▶ 후거비인대
- ▶ 장 · 단비골근

족관절을 구성하는 내과와 외과 중 외과가 더 길기 때문에 가동성은 내반 방향으로 더 높다. 이 내반 불안정성을 제동하는 것이 **외측측부인대**와 **비골근**이다.

1 정적지지기구로서의 외측측부인대

외측측부인대는 전거비인대, 종비인대, 후거비인대의 3개의 인대로 구성된다.

전거비인대(anterior talofibular ligament)

전거비인대(그림 14)는 외과의 전연과 거골 경부 외측부를 연결하는 관절낭 섬유층의 비후한 부분이다. 그 주행에서 족관절의 저굴과 내반을 제동한다. 외측측부인대 중 가장 짧고 취약하여 족관절 내반 염좌로 손상되는 경우가 많다. Edama는 전거비인대가 양분되어 있는 증례도 많다고 보고하였다.[1), 2)]

거골에서의 부착부는 **족근동**(sinus tarsi)이라는 거골하관절에 연결된 동(sinus)의 천정을 구성한다. 이 천정으로 덮인 동부에는 **골간거종인대**(inter talo-calcaneus ligament)가 존재하며, 부착부에 근접한 종골 전방의 배면에서는 단지신근과 단무지신근이 기시한다.

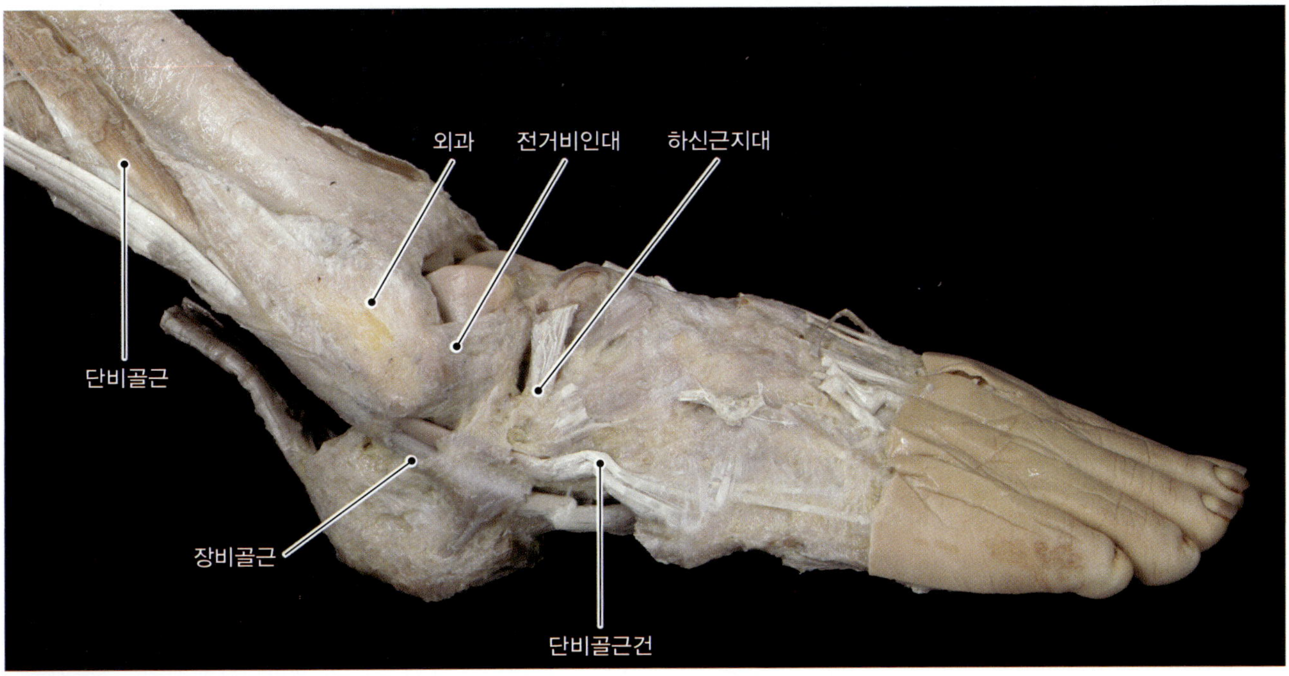

그림 14 전거비인대의 주행
족관절 외측면의 해부 구조가 드러나 있다.

종비인대(calcaneo-fibular ligament)

종비인대(그림 15)는 외과 하단에서 종골 외측면을 향해 주행하는 끈 모양(cord-like)의 인대이다. 이 인대는 관절낭 외에 존재하는 인대로 매우 강하다. 종비인대의 주행에는 개인차가 있으며, 비골의 장축에 대해 평행하게 주행하는 예부터 60°에 가깝게 후방으로 기울어진 예까지 다양하게 존재한다.[3] 따라서 종래부터 배굴 자세에서의 내반 제동에 관련된 인대로 생각되었지만, 저굴 자세에서의 내반을 제동하는 예도 존재하는 것으로 나타났다.[3]

후거비인대(posterior talofibular ligament)

후거비인대(그림 16)는 외과와(lateral malleolar fossa)와 거골후돌기(processus posterior tali)의 외측 결절을 연결하는 인대이다. 매우 강인한 인대로 배굴 시 거골의 후방 이동을 제동하고, 배굴 자세에서의 내반으로 긴장한다. 손상되는 경우는 비교적 드물다.

또한, 외측측부인대를 구성하는 3개의 인대는 외과 부착부에서 섬유가 서로 연결되어 있어 최근 손상으로 인해 전거비인대의 기능이 저하된 경우, 종비인대나 후거비인대의 기능에 문제는 없는지에 대해 논의가 이루어지고 있다.

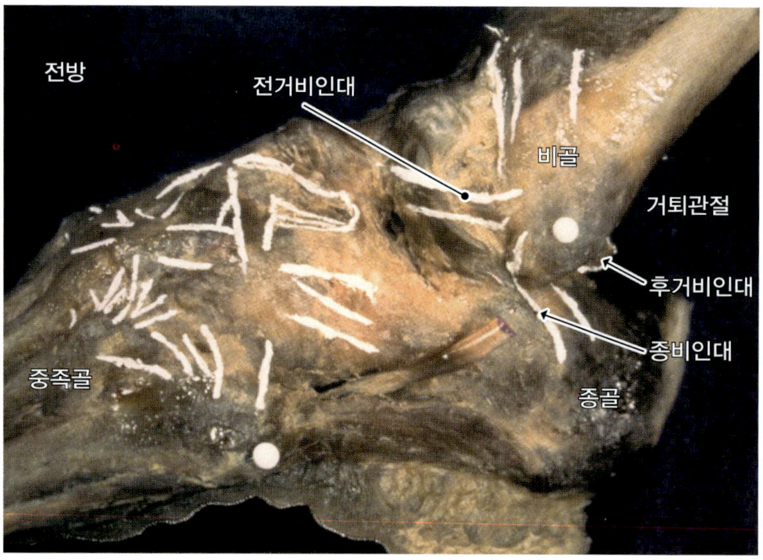

그림 15 종비인대
좌측 발의 족근 외측 인대. 외과에서 전거비인대, 종비인대, 후거비인대가 부착한다. 이들은 족관절의 인대로 외측측부인대라고 총칭한다.

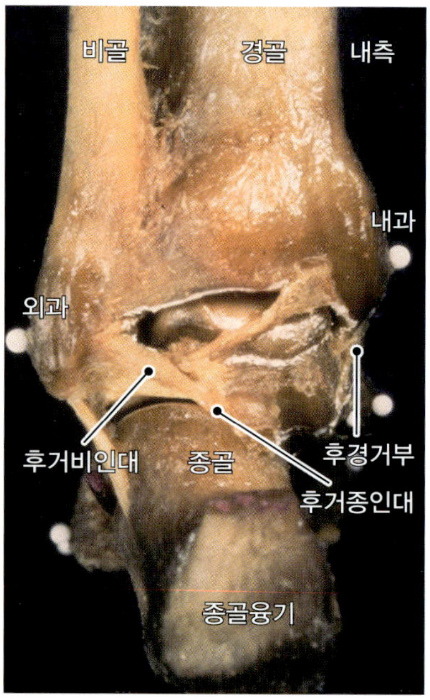

그림 16 후거비인대
좌측의 족근 후면 인대. 외측측부인대 중 하나인 후거비인대, 내측측부인대의 후경거부, 거골하관절을 보강하는 후거종인대 등이 드러나 있다.

2 동적지지기구로서의 비골근(그림 19)

장비골근(peroneus longus)은 비골두 및 비골체 근위부에서 기시하여 하행하며, 하퇴 원위부에서 건이 되고, 외과 후방에서 전방으로 방향을 바꿔 입방골 바닥을 향한다. 이어서 입방골 바닥에서 다시 방향을 바꿔 발바닥을 원위 내측으로 향해 비스듬히 주행한다(그림 17).

단비골근(peroneus brevis)은 비골체 원위단에서 기시하여 하행하며, 장비골근과 마찬가지로 외과 후방에서 전방으로 방향을 바꿔 주행해 제5 중족골저에 정지한다(그림 18).

즉, 장·단비골근건은 외과 후방에서 전방을 향해 주행하기 때문에 하퇴에 대한 족부의 전방 이동을 제동한다(그림 18). 또한, 저굴 자세가 되면 족관절 외측을 하행하게 되어 내반을 제동한다. 따라서 비골근은 족관절의 내반불안정성을 제동한다.

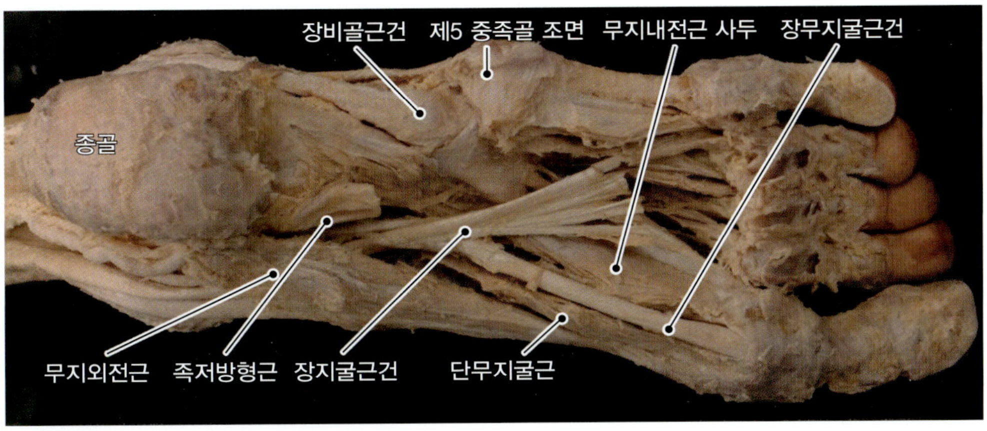

그림 17 장비골근건 발바닥에서의 주행
장비골근건은 입방골 바닥으로 돌아들어 간 후 제1 중족골저를 향해 장지굴근건의 심층을 원위 내측으로 비스듬히 주행하여 발바닥을 가로지른다.

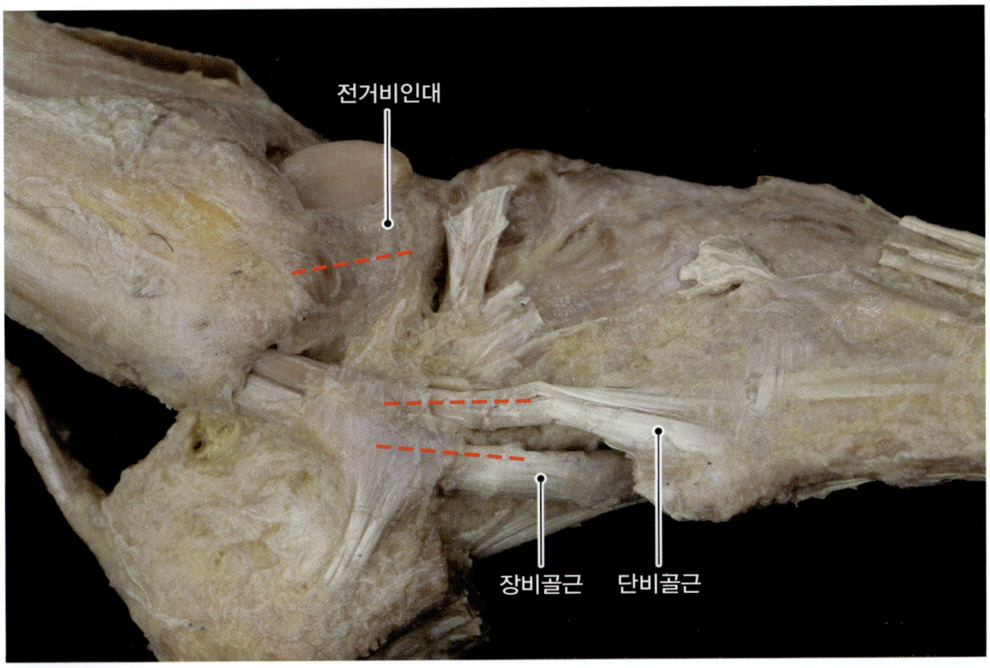

그림 18 비골근과 전거비인대의 주행
비골근과 전거비인대는 족부에 대한 기울기가 비슷하며, 양쪽 모두 족부에 대해 동일한 내반 제동 작용을 한다.

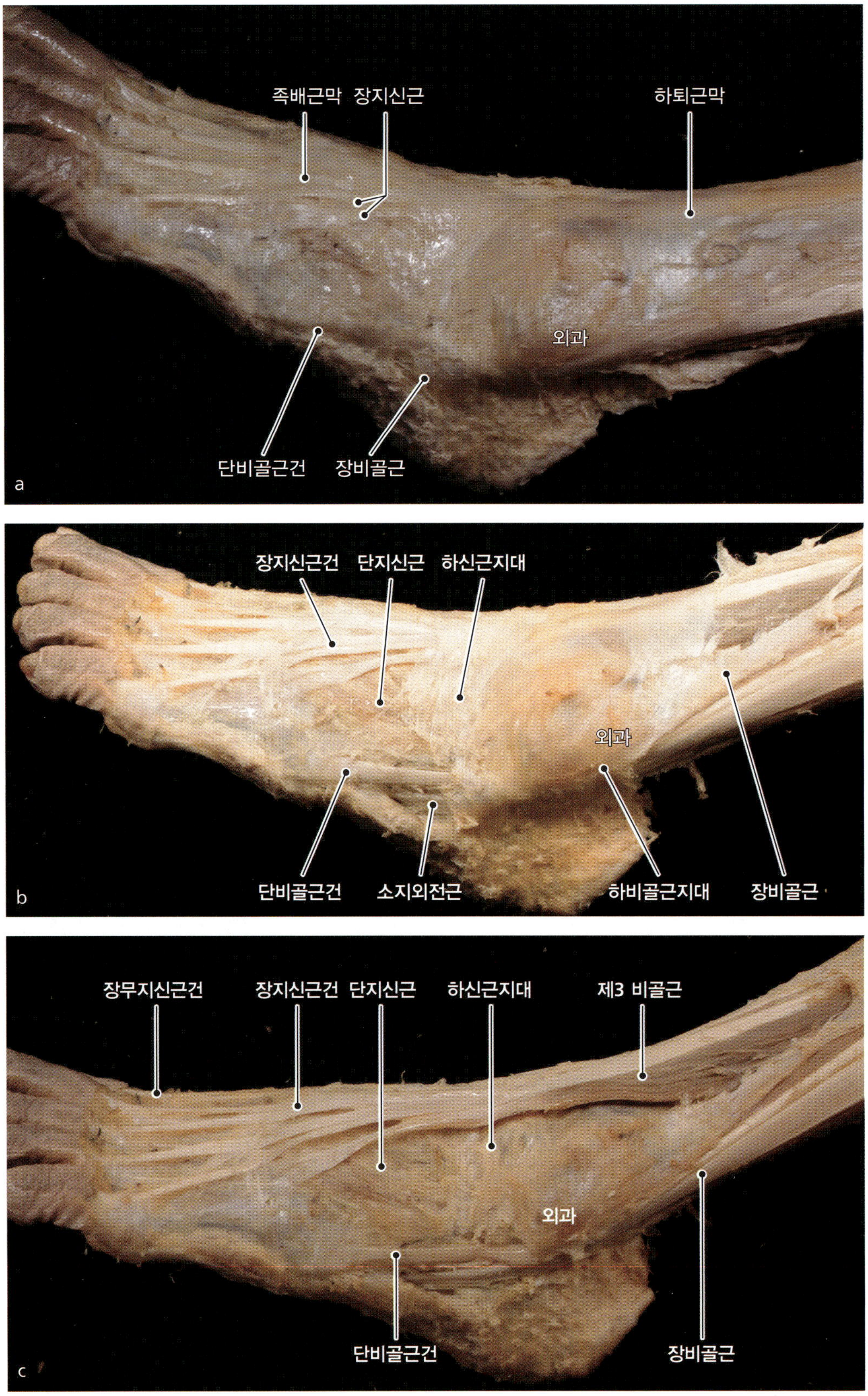

그림 19 비골근(족부 외측면)

a : **근막에 싸인 상태**. 외과 원위에서의 단비골근건과 장비골근의 위치를 추측할 수 있다.
b : **근막을 제거**. 하신근지대에서 연속된 하비골근지대에 의해 비골근건이 덮여 있다.
c : **하비골근지대를 제거**. 단비골근이 제5 중족골저에 부착하여 장비골근이 발바닥으로 돌아들어가는 모습이 확인된다.

3 족부의 내반불안정성과 족근동

족부의 내반불안정성을 고려할 때 거퇴관절뿐만 아니라 거골에 관련된 기타 관절의 가동성도 중요하다.

여기에서는 거골과 관련된 관절을 족관절(거퇴관절), 거골하관절, 거종관절, 거주관절로 4개로 구분한다. **거골하관절**(subtalar joint)은 족관절 바로 아래에서 거골과 종골 각각의 후관절면 사이에 형성된다(그림 20). **거종관절**(talocalcaneus joint)은 거골과 종골 각각의 전·중관절면 사이에 형성되며, **거주관절**(talonaviccular joint)은 거골두와 주상골 사이에 형성된다(그림 20). 해부학적으로 거종관절과 거주관절을 합쳐 **거종주관절**(talocalcaneonavicular joint)이라고 한다.

거골하관절과 거종관절 사이에는 **골간거종인대**(talocalcaneal interosseous ligament)가 존재하며(그림 20) 거종주관절의 내반을 제동한다. 골간거종인대는 족근동을 채우고 있으며,[4] 후방은 족근관을 통과하는 장무지굴근의 건초에 연속되고,전방은 하신근지대나 단지신근 부착부와 연속된다.

저굴 자세에서 내반 제동에 작용하는 전거비인대(그림 14 → **p. 249**)는 족관절 내반염좌로 손상될 수 있다. 따라서 손상 후에 이를 보완하기 위한 재활치료가 충분하지 않고 내반불안정성이 남아있는 경우, 내반염좌가 반복되어 **만성족관절불안정증**(chronic ankle instability, CAI) 상태가 된다. 거종주관절의 내반 제동에는 외측거종인대나 **경인대**(골간거종인대 원위에서 거골 경부 외측면과 종골체 전단부 외측면을 연결)도 관련된다(그림 7 → **p. 243**). 이들도 족근동 부근에 위치하기 때문에 족근동 부위의 압통 소견 유무를 확인하는 것이 내반불안정성의 정도를 파악하는데 중요하다.

또한, 저자들은 초음파를 이용하여 외과 전방 부분에서 거종관절을 확인하고, 내반 시 관절면의 벌어지는 정도를 통해 거종관절의 불안정성을 평가하고 있다(그림 21).

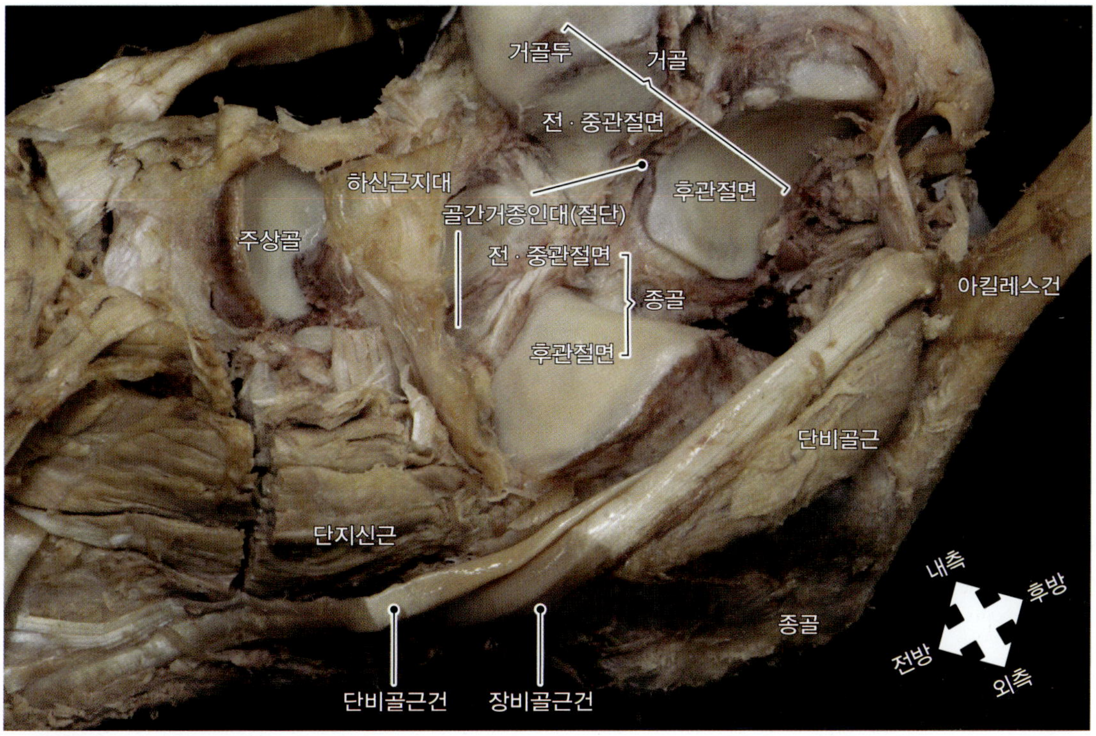

그림 20 거골하관절
거골을 내측으로 반전시키고, 외측에서 본 사진. 단지신근 부착부와 하신근지대, 그 심층에 절단된 골간거종인대가 확인된다.

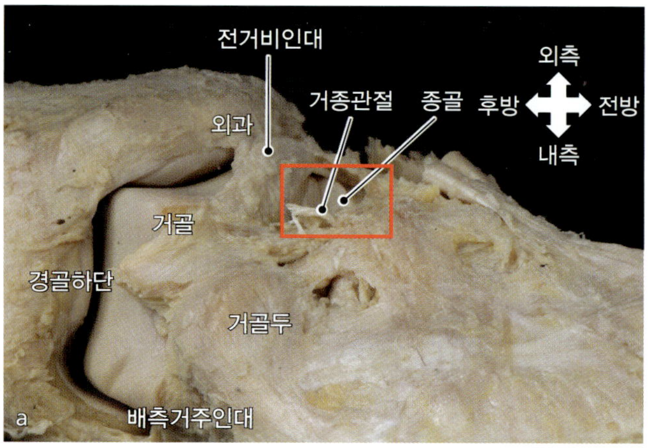

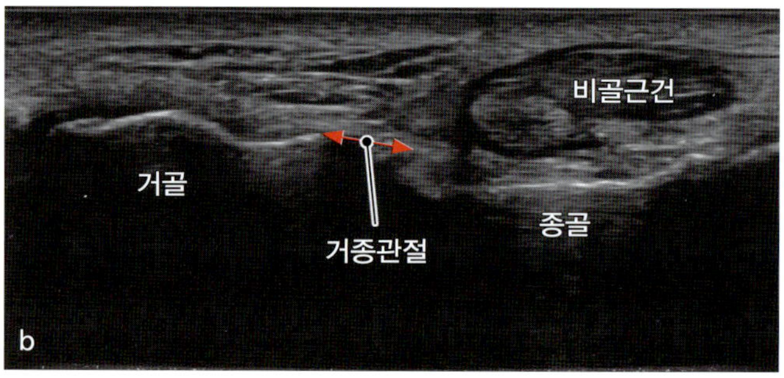

그림 21 거종관절의 초음파 영상
a의 빨간색 박스 안을 초음파로 관찰한 것이 **b**이다. 족관절 불안정성이 있는 예에서는 거종관절에서의 관절면이 1.7mm 이상 벌어진다(↔).

4 장·단비골근에 대한 운동요법

족관절 내반을 제동하는 동적 안정화기구는 수가 적기 때문에 장비골근이나 단비골근의 기능을 향상시켜야 한다. 단비골근과 장비골근은 모두 족관절 외측으로 작용하지만, 장비골근은 발바닥을 가로지르므로 족부의 회내에도 작용한다. 이 때문에 **단비골근**을 트레이닝할 때에는 제5 중족골저에 저항을 가해 족부 외전의 저항운동을 실시한다(**그림 22a**). 한편, **장비골근**을 트레이닝할 때에는 족부를 외전시켜 무지구에 체중을 실은 상태에서 **calf raise**를 실시한다(**그림 22b, c**).[5)]

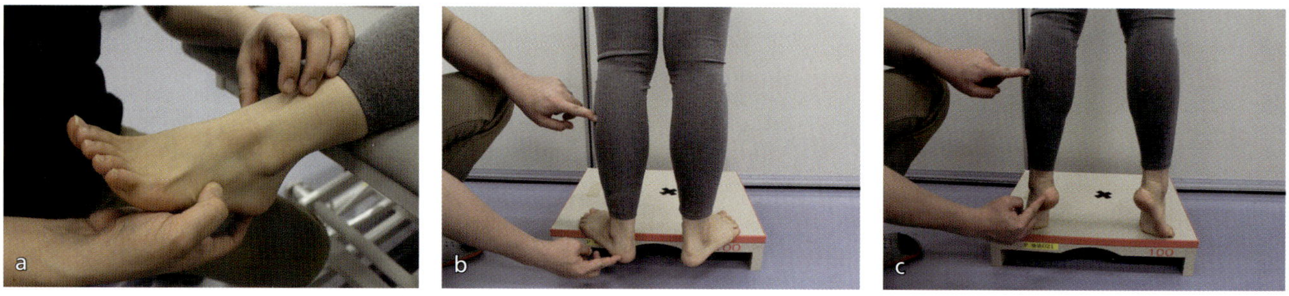

그림 22 장·단비골근 트레이닝
a : **단비골근 트레이닝**. 제5 중족골저에 저항을 가해 족부 외전운동을 실시한다.
b, c : **족부를 외전시킨 상태로 실시하는 calf raise**. 무지구에 체중을 실어 장비골근을 보다 활성화시킨다.

참고문헌

1. Edama M, et al:The effect of differences in the number of fiber bundles of the anterior tibial ligament on ankle braking function: a simulation study. Surg Radiol Anat 41 : 69-73, 2019
2. Edama M, et al:Morphological features of the anterior talofibular ligament by the number of fiber bundles. Ann Anat 216 : 69-74, 2018
3. Edama M, et al: The effects on calcaneofibular ligament function of differences in the angle of the calcaneofibular ligament with respect to the long axis of the fibula: a simulation study. J Foot Ankle Res 10 : 60, 2017
4. Yamaguchi R, et al:Anatomy of the Tarsal Canal and Sinus in Relation to the Subtalar Joint Capsule. Foot Ankle Int 39 : 1360-1369, 2018
5. Akuzawa H, et al:The influence of foot position on lower leg muscle activity during a heel raise exercise measured with fine-wire and surface EMG. Phys Ther Sport 28 : 23-28, 2017

4 하퇴 내측부 통증을 해부

이 장에서 다루는 근골격
- ▶ 가자미근
- ▶ 장지굴근
- ▶ 장무지굴근
- ▶ 후경골근

러닝이나 점프 등의 반복으로 하퇴 내측부에 통증이 발생하는 경우가 있다. 이는 **내측경골피로증후군**(medial tibial stress syndrome, MTSS)으로 알려진 대표적인 달리기 장애 중 하나이다. 이에 대한 운동요법으로는 족부 정렬의 수정이나 하퇴부 근육의 유연성을 향상시키고 러닝 폼을 개선하는 것을 포함한다.

우선 하퇴 내측부의 어느 구조에 통증이 발생하는지 자세히 평가하고 MTSS를 원인이 되는 구조에 따라 분류할 필요가 있다.

1 가자미근과 장지굴근

하퇴 내측부와 관련된 근육으로서 **하퇴굴근**(lower leg flexor muscles, 천층 : 비복근과 가자미근, 심층 : 장지굴근, 장무지굴근, 후경골근)이 있다. 이 중 MTSS의 통증 영역인 경골 내측연 원위 1/2~1/3에서 기시하는 것은 **가자미근**과 **장지굴근**으로(**그림 23**), 두 근육의 긴장이 항진되면 같은 부위에 대한 **견인 부하**가 증가한다. 기시부는 가자미근이 근위이고, 장지굴근이 원위이다. 따라서, MTSS에서도 비교적 근위에 통증을 호소하는 경우에는 가자미근의 관여를 의심하고, 원위에 통증을 호소하는 경우에는 장지굴근의 관여를 고려한다.

MTSS 증례에서 압통 부위 바로 아래에 있는 조직 구조를 초음파로 관찰하면, 통증 부위에는 장지굴근이 존재하는 경우가 흔하다. 또한, MTSS의 발생 부위로 여겨지는 영역에 부착하는 근육을 육안해부학적으로 조사한 Edama 등[1]도 남녀차는 있지만 장지굴근이 많았다고 보고하였다.

즉, MTSS의 통증 영역에 부착하는 근육의 빈도는 장지굴근에서 더 많다. 그러나 근육으로서 크고 천층에 존재한다는 점에서 가자미근의 중요도가 결코 낮지 않다고 생각한다.

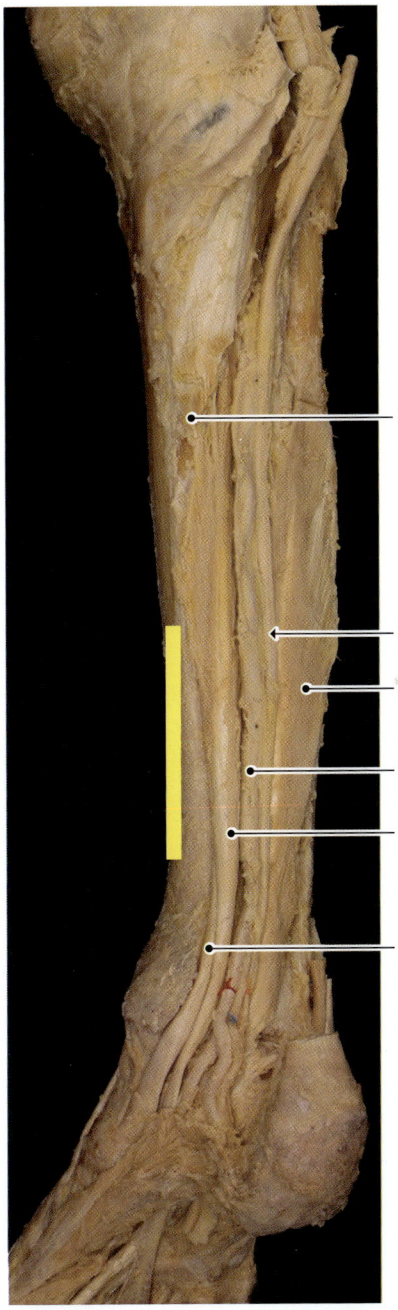

그림 23 장지굴근과 가자미근의 기시
노란색 막대는 MTSS의 통증 영역을 나타낸다. 이 두 근육의 기시부가 MTSS의 통증 영역에 존재한다. 장무지굴근은 경골과 떨어진 위치에서 주행한다.

2 심하퇴근간중격

가자미근과 하퇴심층굴근은 **심하퇴근간중격**으로 분리된다(그림 24, 25). 심하퇴근간중격은 내측에서는 경골을 둘러싼 골막으로 이행한다. 후방은 심하퇴근간중격, 전방은 하퇴골간막, 내측은 경골, 외측은 비골로 둘러싸인 공간이 **심후방 구획**(deep posterior compartment)인데, 여기에는 하퇴심층굴근이 포함된다. 따라서 어떠한 원인으로 이 구획의 내용물에 변화가 생겨 심하퇴근간중격으로 견인 부하가 가해지며 이 부하가 골막을 통해 내측연에 전달되어 통증을 유발하는 것으로 생각된다.

3 장무지굴근과 후경골근

장무지굴근과 후경골근은 경골 내측연에서 기시하지 않는다(그림 23, 26). 그러나 심하퇴근간중격을 통해 MTSS와 관련될 가능성이 있다.

러닝 시에는 족관절 배굴운동과 거골하관절의 회내/회외운동 및 중족지절관절의 급격한 신전운동이 발생한다. 족관절 배굴운동 시에는 저굴 작용을 하는 하퇴굴근이 **신장 부하**에 노출된다. 거골하관절의 회내운동 시에는 회외 작용을 하는 하퇴심층굴근에, 중족지절관절의 급격한 신전운동 시에는 족지굴근에 원심성 수축이 강요된다. 양쪽 모두 하퇴심층굴근에 과도한 견인 부하가 가해지고, 이 견인 부하는 경골 내측연에 기시하는 장지굴근에서는 직접적으로, 기시하지 않는 **장무지굴근**(flexor hallucis longus)과 **후경골근**(posterior tibial)에서는 심하퇴근간중격을 통해 간접적으로 각각 경골 내측연에 전달되어 같은 부위에 압통을 유발할 것으로 생각된다.

후경골근은 장지굴근과 장무지굴근보다 심층에 위치하지만(그림 25b), 내과 후방의 약간 근위부에서는 이들 근육의 전방에서 표층으로 빠져나온다(그림 23). MTSS에서는 내과 근위부에 통증을 호소하는 경우가 있다. 이 경우에는 압통에 후경골근이 관여하고 있을 가능성을 생각할 수 있다.

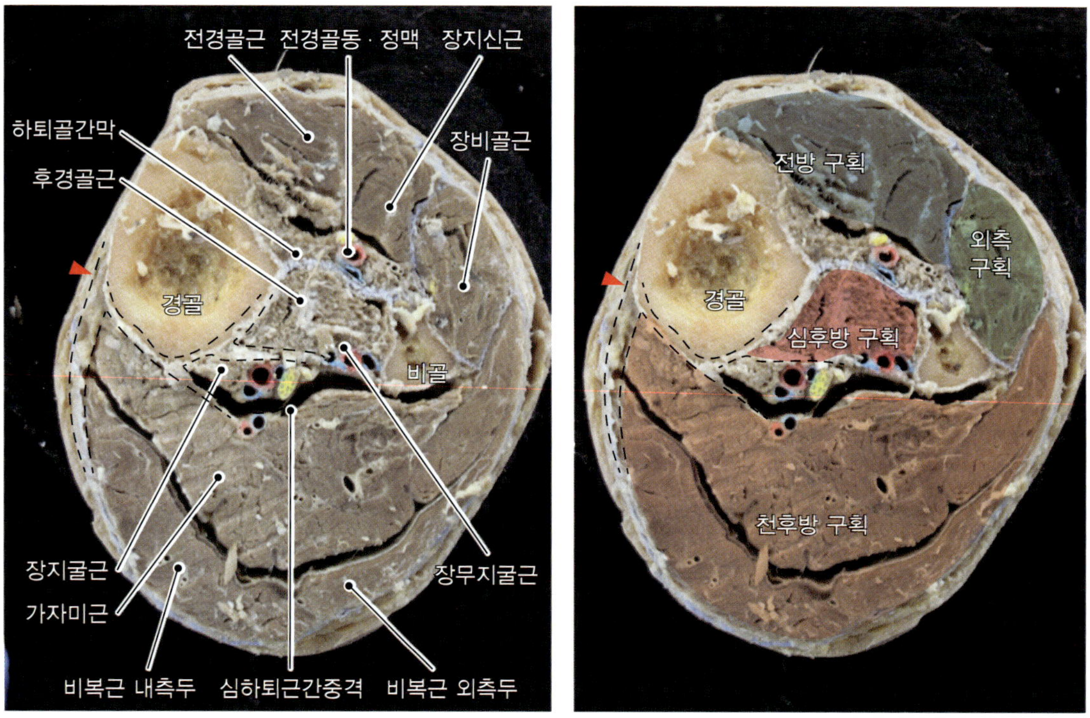

a: 하퇴의 횡단면 b: a의 근 구획(compartment)

그림 24 하퇴의 수평 단면
하퇴삼두근의 근막과 심층굴근의 근막이 경골 내측부에서 합류해(▶) 골막이 된다.

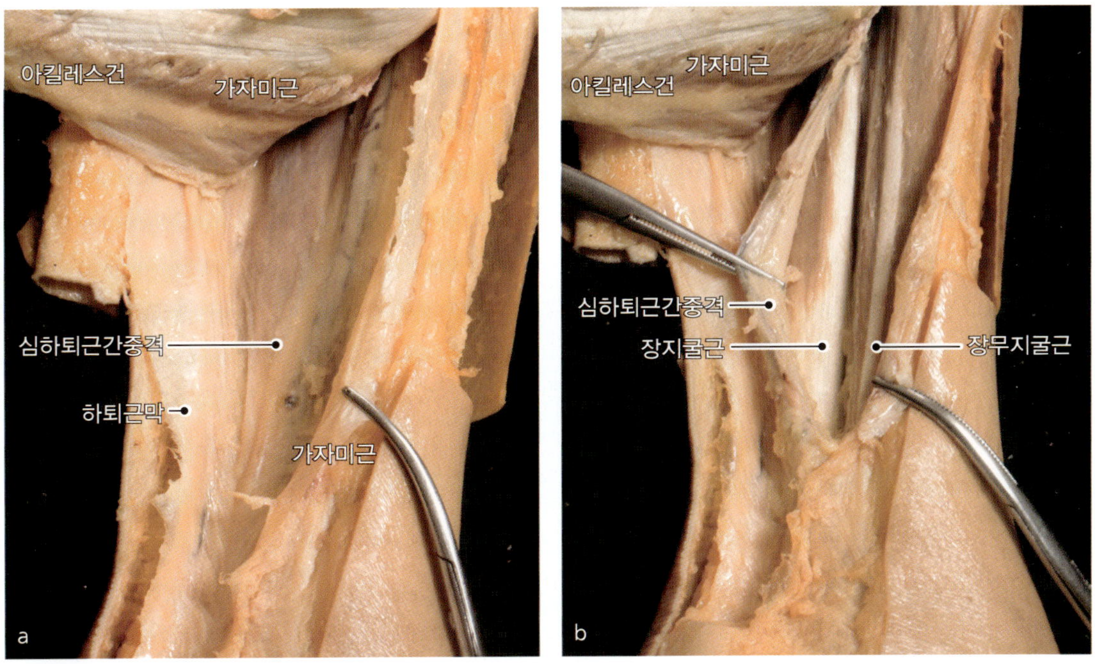

그림 25 심하퇴근간중격과 하퇴심층굴근

a : 하퇴 굴측 천층에 있는 가자미근을 아래에서 위로 젖혔다. 심후방 구획에 포함된 하퇴심층굴근과의 사이는 심하퇴근간중격으로 분리되어 있다.

b : 심하퇴근간중격을 열면 하퇴심층굴근인 장지굴근과 장무지굴근이 관찰된다. 후경골근은 이 두 근육 사이의 심층에 위치한다.

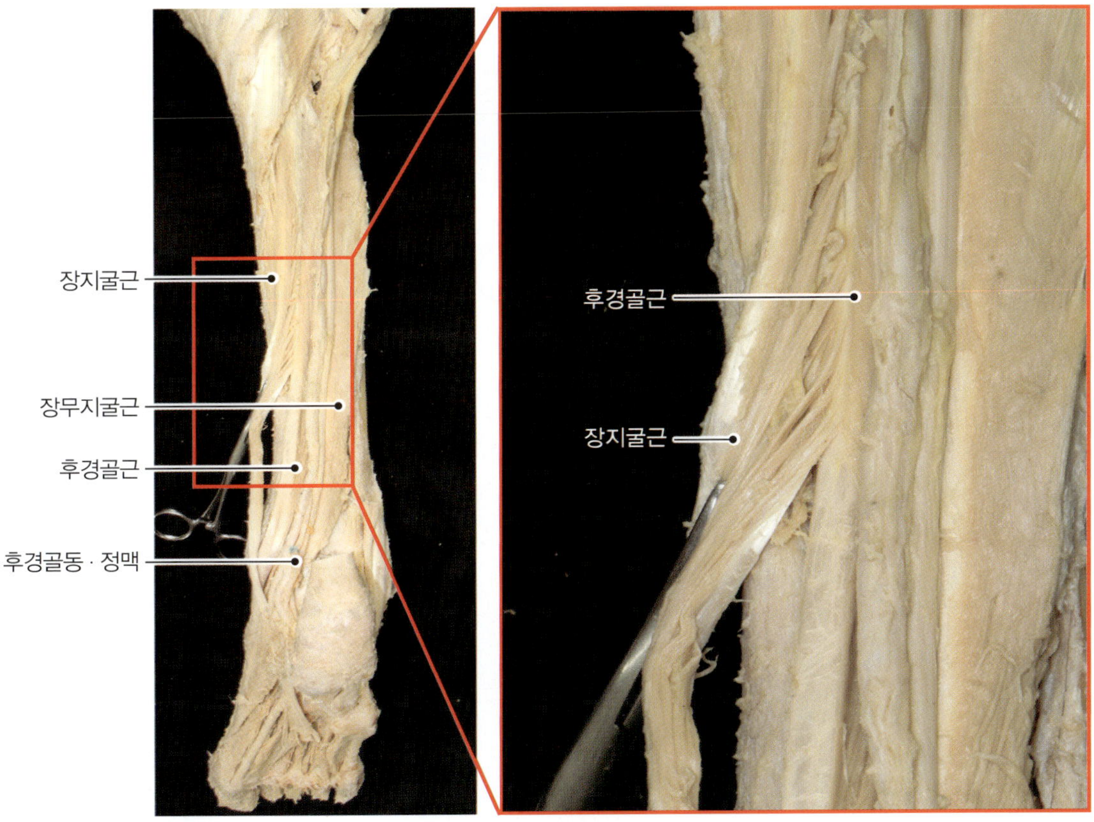

그림 26 후경골근

심하퇴근간중격이 제거되었다. 후경골근은 하퇴골간막 후상방 1/2과 경골 및 비골이 이에 접하는 부위에서 기시한다. 정지건은 내과 바로 후방을 거쳐 발바닥 내측부로 향한다. 또한, 장지굴근의 근복은 후경골근건에서 기시하기도 한다. 이는 후경골근의 단축으로 장지굴근의 근복도 근위로 견인될 가능성을 시사한다.

4 MTSS에 대한 운동요법

MTSS에 대해서는 통증 부위에 직접 부착하는 가자미근이나 장지굴근뿐만 아니라 후경골근이나 장무지굴근에 대해서도 접근할 필요가 있다. 또한, 심하퇴근간중격이 통증의 발생과 관련될 가능성도 있어 같은 근막에 대한 접근도 필요하다.

저자들은 MTSS에 접근할 때에 **장지굴근**의 이완과 함께 **심하퇴근간중격**을 직접 움직이는 조작을 가한다(그림 27). 또한, 압통이 발생하는 부위가 근육마다 다르다는(가자미근과 장미굴근에서는 경골 내측연의 각각 근위와 원위, 후경골근에서는 내과의 근위부) 점에 주목하여 통증 부위의 차이로 원인 근육을 추측하는 것도 중요하다.

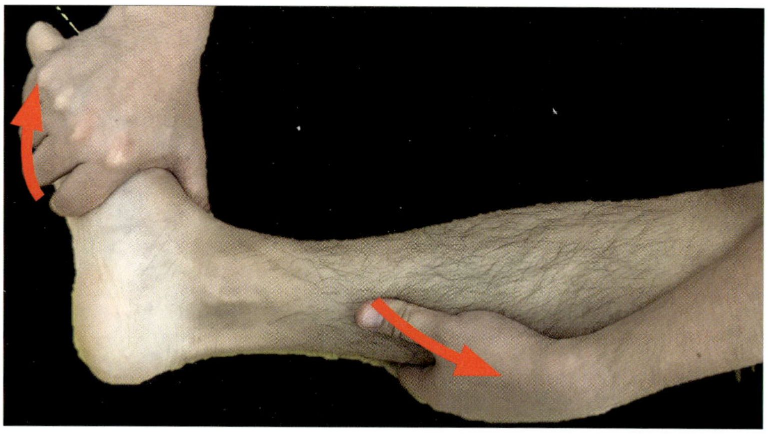

그림 27 장지굴근의 스트레칭
족관절과 발가락을 신전 자세로 하여 장지굴근을 근위와 외측으로 움직임으로써 장지굴근의 근복을 신장시킨다.

참고문헌

1. Edama M, et al: Gender differences of muscle and crural fascia origins in relation to the occurrence of medial tibial stress syndrome. Scand J Med Sci Sports 27 : 203-208, 2017

5 발꿈치 통증을 해부

이 장에서 다루는 근골격
- ▶ 종골하지방체
- ▶ 내측 · 외측종골 분지
- ▶ 족근관

발꿈치 통증은 발꿈치에 국한되어 나타나는 통증의 총칭으로, 보행이나 점프 등의 하중 시 발꿈치 부위의 조직에 압박 부하가 가해져 발생한다. 또한, 보행이나 주행 시, 차고 나갈 때에는 족저건막에 강한 신장 부하가 가해진다. 이러한 기계적 부하로 인해 발꿈치 부위의 조직이 구조적 및 기능적으로 파열되어 통증이 발생한다.

구체적으로는 **종골골단증(세버병**, Sever's disease) 등의 성장기 골연골장애와 스포츠 동작에서의 **족저건막염**, 종골하지방체나 발꿈치 부위를 주행하는 신경의 압박 등이 발꿈치 통증의 요인이 된다고 알려져 있다. 족저건막에 관해서는 다음 장에서 설명할 것이다(→ **p. 267**). 여기에서는 종골하지방체와 발꿈치 부위에 분포하는 신경에 대해 설명한다.

1 종골하지방체의 구조와 기능

종골하지방체(heel pad)는 종골의 족저면을 감싸는 피하 결합조직으로 표피, 진피와 족저건막 사이에 위치한다(**그림 28, 29**). 상지나 복부의 피하조직과는 다른 구조를 가지며, 발꿈치 부위에 특유의 역학적 기능을 담당한다. 즉, 하중에 의해 종골하지방체가 변형됨으로써 종골과 바닥 사이에 쿠션처럼 존재하여 발꿈치에 가해지는 충격을 흡수해 종골에 대한 충격을 완화시킨다.

종골하지방체는 벌집 모양의 지방조직으로 치밀섬유성 결합조직의 격벽으로 둘러싸인 **소강**(chamber)과 소강을 채우는 섬유성 지방조직으로 구성된다.[1, 2] 소강의 격벽은 족저건막과 진피에 연결되며,

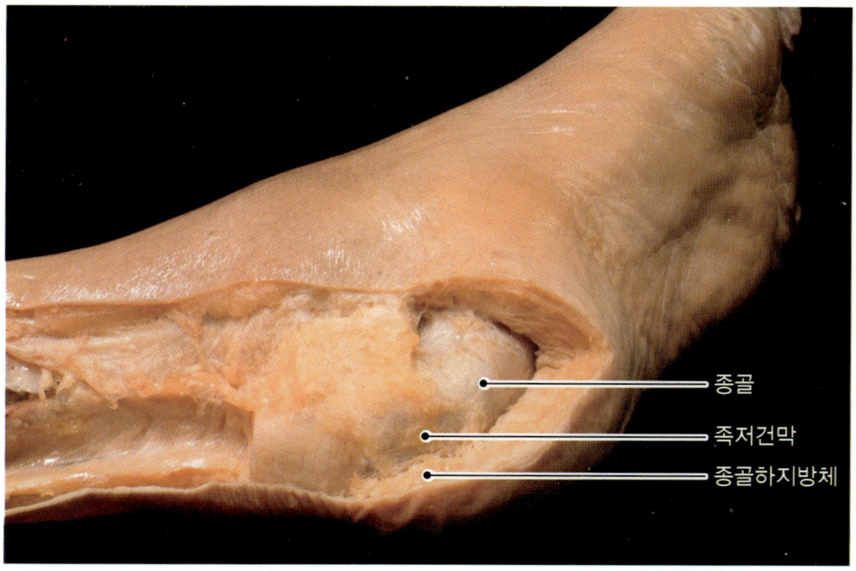

a: 종골의 바닥면을 두꺼운 지방층(종골하지방체)이 감싸고 있는 모습이 관찰된다.

그림 28 종골하지방체의 위치와 기능 *(계속)*

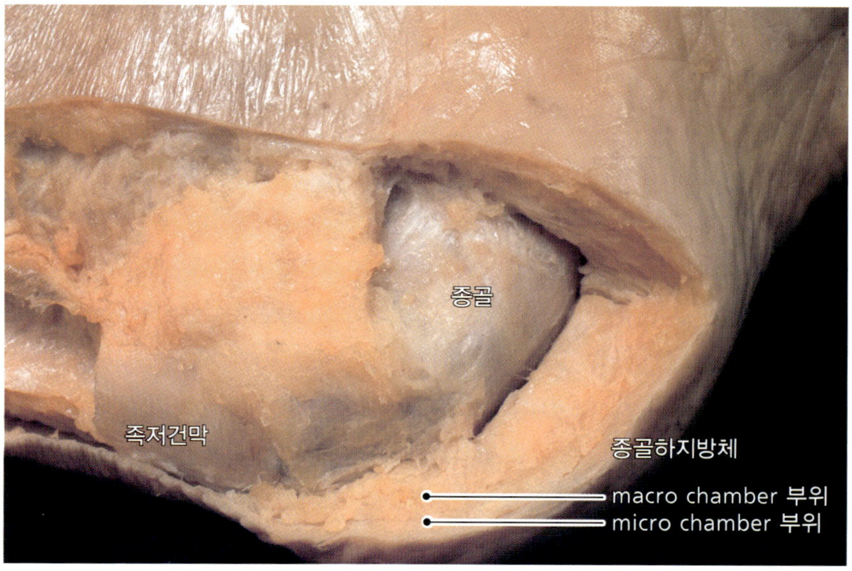

b: a의 **종골하지방체 확대 그림.** 종골하지방체 표층의 micro chamber 부위와 심층의 macro chamber 부위를 확인할 수 있다.

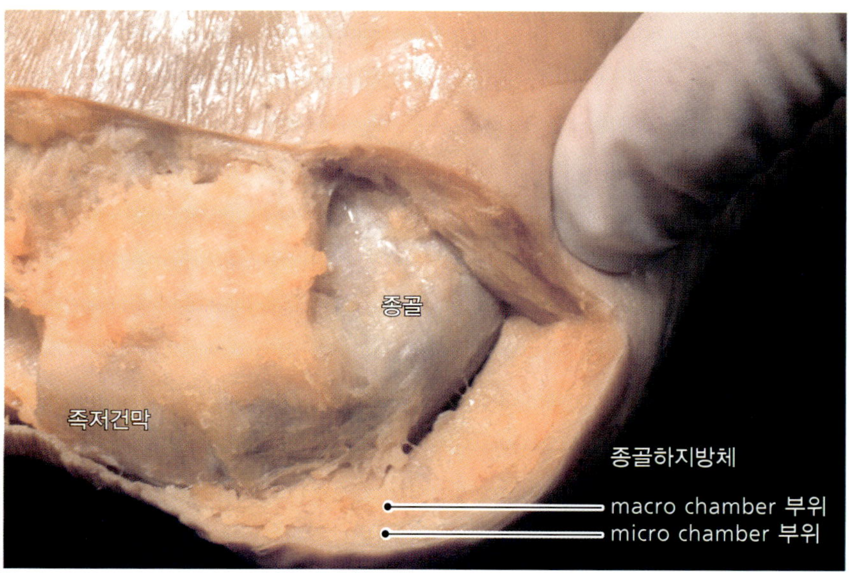

c : 종골하지방체를 압박하면 macro chamber 부위에 변형이 발생한다.

그림 28 *(계속)* 종골하지방체의 위치와 기능

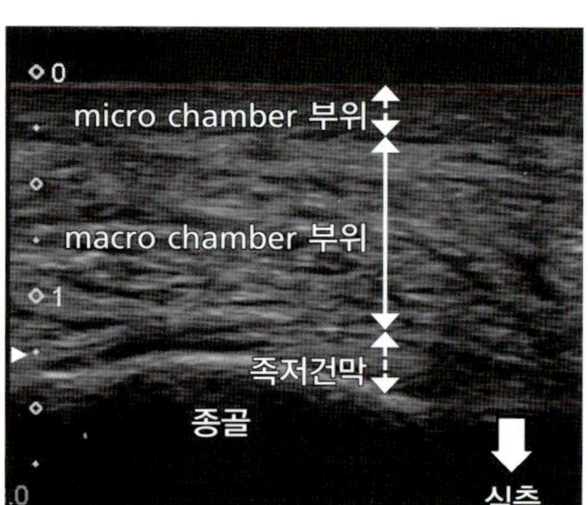

a: 비압박 시

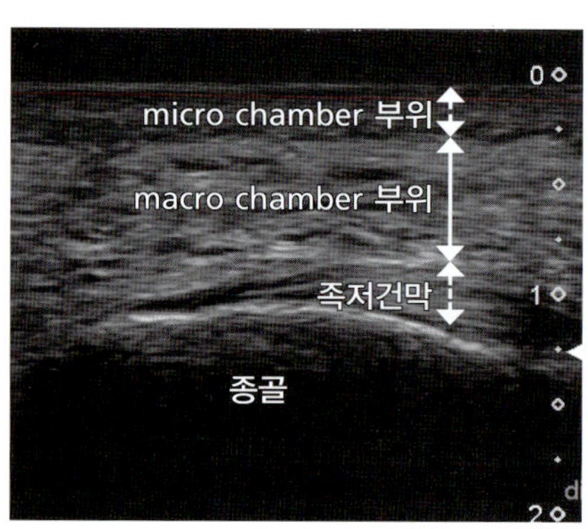

b: 압박 시

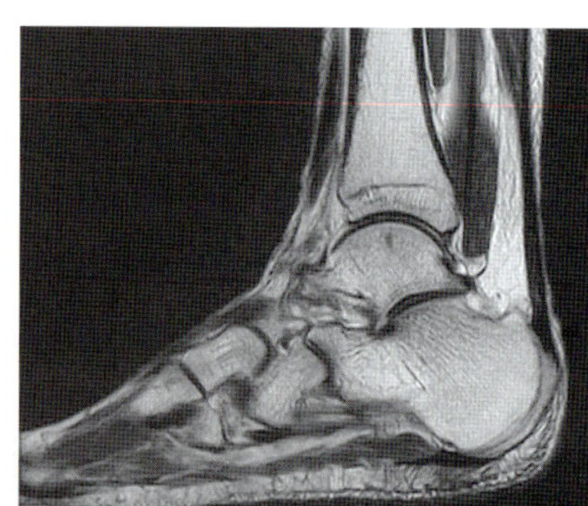

c : MRI

그림 29 종골하지방체의 초음파 영상과 MRI

종골하지방체의 두께를 확인할 수 있다. 초음파에서는 압박 시 지방체의 두께를 계측해서 유연성도 평가할 수 있다.

발달된 혈관망이 분포하여 종골하지방체에 영양을 공급한다. 이 벌집 모양의 구조로 인해 하중이 가해져도 소강 내의 지방조직이 이동하지 않고, 쿠션으로서의 역학적 기능을 다한다. 또한, 소강의 크기는 종골하지방체의 심층(족저건막에 가까운 쪽)과 천층(피부에 가까운 쪽)에서 다르며, 심층의 **macro chamber** 부위와 천층의 **micro chamber** 부위로 구별된다(그림 28, 29).[3] 모두 발꿈치에 가해지는 충격을 완충하는 기능을 하지만 완충기능은 macro chamber 부분에서 크다고 한다.[3]

발꿈치 통증이 지속되는 사람들에게서 종골하지방체의 두께가 과도하게 얇아진 경우나 두꺼워진 경우가 있다. 즉, 두 경우 모두 역학적 기능을 다하지 못해 통증이 발생하는 것으로 생각된다.

2 발꿈치 부위에 분포하는 신경

발꿈치 부위는 **경골신경**의 내측 종골지(그림 30)와 **비복신경**의 외측 종골지(그림 31)에 의해 지배된다.

내측 종골지(medial calcaneal branches)는 발꿈치 부위 내측면에서 바닥면에 분포하며, 경골신경에서 분지되어 무지외전근의 표층을 거쳐 종골하지방체로 들어간다(그림 30). 경골신경에서 분지되는 위치는 개인차가 있다.[4] 분지 위치가 족근관보다 근위라면 내측 종골지는 족근관을 통과하지 않고 발꿈치 부위에 이른다. 분지 위치가 족근관 내(그림 30) 또는 그보다 원위라면 족근관을 통해 발꿈치 부위에 이르게 된다. 즉, 족근관증후군에는 발꿈치 통증이 동반되는 예와 동반되지 않는 예가 존재한다.

또한, **외측 종골지**(lateral calcaneal branches)는 비복신경에서 분지하고, 종골 외측면부터 바닥면에 분포한다(그림 31).

그리고 **외측족저신경**에서 분지된 **하방 분지**(inferior branch)가 무지외전근의 바로 심층을 거쳐 발바닥으로 돌아들어가 족저방형근의 표층 및 단지굴근의 심층을 지나 종골의 전방을 가로질러 족부 외측에 도달하여 소지외전근을 지배한다. 발꿈치 부위의 바닥면 근방을 가로지르기 때문에 이 하방 분지도 발꿈치 부위 통증의 요인으로 알려져 있다.[5]

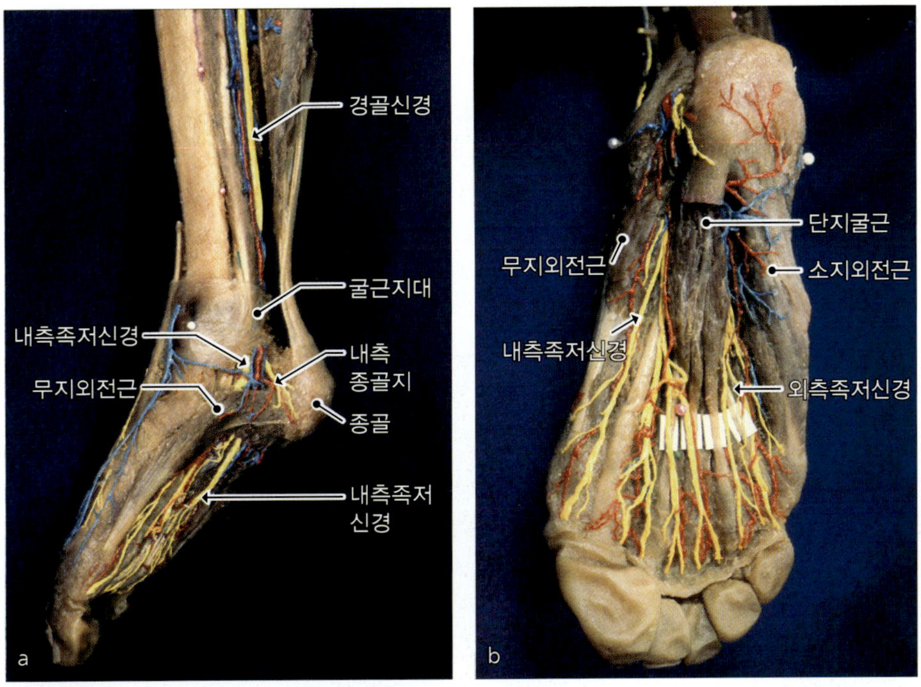

그림 30 내측 종골지와 족근관의 관계
a : 굴근지대 중 족근관을 덮는 부분이 절제되어 있다.
b : 족저건막을 제거해 단지굴근과 족근관에서 발바닥으로 퍼지는 혈관과 신경이 드러나 있다. 경골신경에서 분지한 내측 종골지는 굴근지대(하퇴심근막에서 연속된 결합조직성 피막)의 심층(족근관)을 통과해 발꿈치 부위에 이른다.

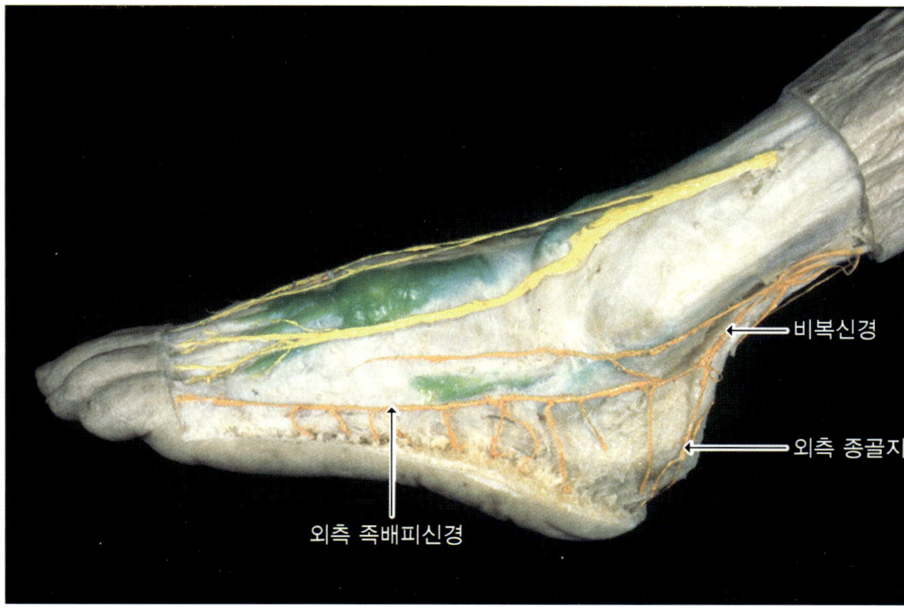

그림 31 외측 종골지

발꿈치 부위의 외측에서 바닥면까지의 피하는 비복신경에서 분지된 외측 종골지의 지배를 받는다.

3 종골하지방체에 대한 운동요법

종골하지방체에 대한 운동요법의 목적은 종골하지방체의 유연성과 두께를 회복하는 것이다. 종골하지방체의 유연성을 얻기 위해서는 종골하지방체의 다이렉트 마사지가 있다. 또한, 종골하지방체가 하중에 의해 분산되는 것을 막기 위한 테이핑도 효과적이다(그림 32).

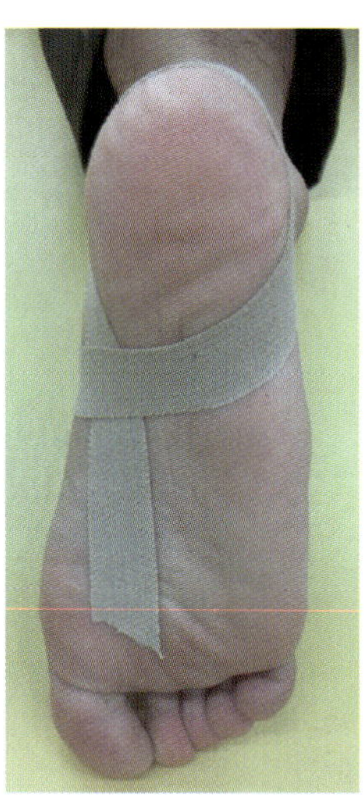

그림 32 종골하지방체에 대한 테이핑요법

제1 중족골두 외측에서 종골 내측을 향해 텐션을 가한 상태로 테이핑을 하면, 입각 후기에 발꿈치가 지면에서 떨어지기(heel off) 쉽다. 또한, 발꿈치를 돌릴 때 종골하지방체를 발꿈치 바닥 쪽으로 모으도록 테이핑을 하면 지방체가 바닥 쪽으로 몰려 하중 응력의 분산 기능을 할 수 있게 된다.

참고문헌

1. Blechschmidt E: The structure of the calcaneal padding. Foot Ankle 2 : 260-283, 1982
2. Jahss MH, et al: Investigations into the fat pads of the sole of the foot: anatomy and histology. Foot Ankle 13 : 233-242, 1992
3. Hsu CC, et al: Microchambers and macrochambers in heel pads: are they functionally different? J Appl Physiol 102 : 2227-2231, 2007
4. Davis TJ, et al: Branches of the tibial nerve: anatomic variations. Foot Ankle Int 16 : 21-29, 1995
5. Louisia S, et al: The medial and inferior calcaneal nerves: an anatomic study. Surg Radiol Anat 21 : 169-173, 1999

6 족부 아치의 기능 저하를 해부

이 장에서 다루는 근골격
- ▶ 무지 · 소지외전근
- ▶ 무지내전근
- ▶ 척측종주인대
- ▶ 장족저인대
- ▶ 전 · 후경골근
- ▶ 장무지굴근
- ▶ 장 · 단지굴근
- ▶ 장비골근

족부에는 3개의 아치 구조가 존재한다. 이 아치 구조로 인해 하중 분산, 충격 완화, 보행 시 전방 추진력의 보조가 가능해진다. 족부 아치 기능의 상실은 중요한 기능장애 중 하나로, 족부에 대한 역학적 부하를 증가시킬 뿐만 아니라 슬관절과 고관절의 통증이나 요통을 유발시키는 등 그 영향이 족부에만 국한되지 않는다.

1 족부 아치의 구조(그림 33)

내측 종아치는 후방에서 종골, 거골, 주상골, 내측 설상골, 제1 중족골 순으로 구성된 가장 높은 아치이다. 아치의 정점은 **거골**(talus)이다.

외측 종아치는 후방에서 종골, 입방골, 제5 중족골 순으로 구성된다. 아치의 정점은 **입방골**(cuboid bone)이다.

횡아치는 5개의 중족골로 구성된 전족부와 내측 · 중간 · 외측 설상골과 입방골로 구성된 중족부의 2개의 횡아치가 존재한다. 정점은 각각 **제2 중족골**과 **중간 설상골**이다.

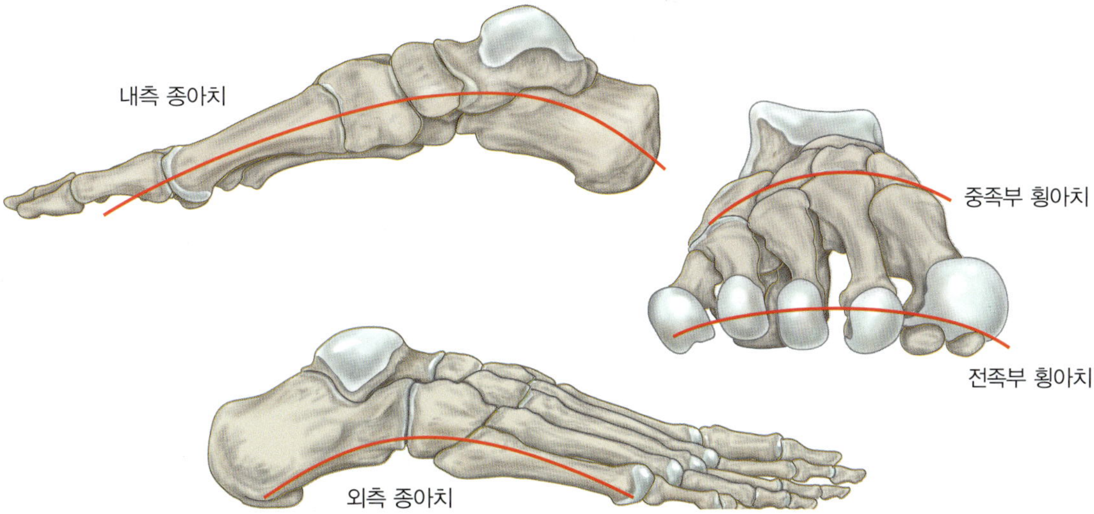

그림 33 족부 아치의 구조

2 하중에 대한 족부의 움직임

족부는 7개의 족근골과 5개의 중족골로 구성되며, 각 관절의 가동성을 인대와 근육으로 제동한다. 체중 부하 자세에서는 족부가 회내하고, **전족부**(중족골)와 **중족부**(3개의 설상골과 주상골, 입방골)가 저굴하는 **후족부**(거골, 종골)에 대해 배굴·외전하면, **내측 종아치**가 낮아진다(그림 34). 족부 아치의 기능 저하를 고려할 때에는 전족부와 중족부의 배굴·외전, 족부의 회내를 제동하는 근육이나 인대가 중요하다.

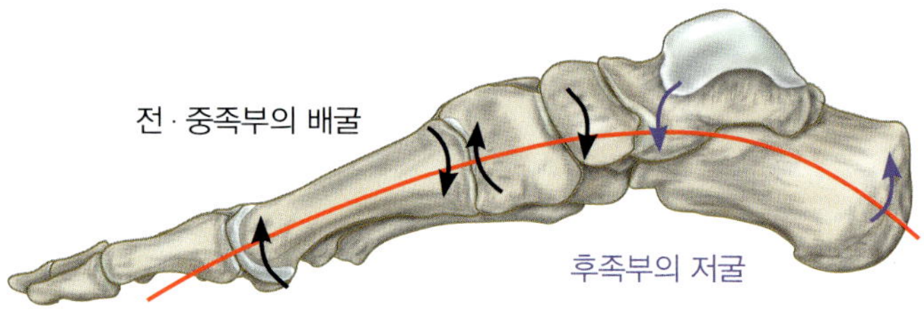

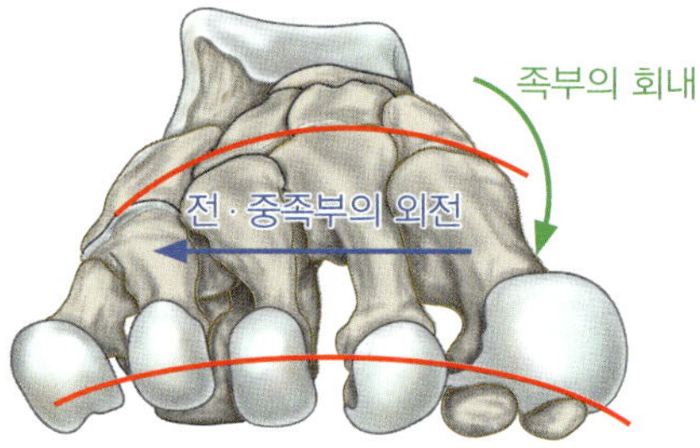

그림 34 하중에 의한 족부 아치의 변화

3 족부의 회내 제동

내측측부인대

족관절의 내측측부인대는 **삼각인대**(deltoid ligament)라고도 하며, 4개의 섬유속으로 구성된다. **전경거부**, **경주부**, **경종부**, **후경거부**이다(그림 35). 모두 후족부의 회내를 제동하는 강한 인대이다.

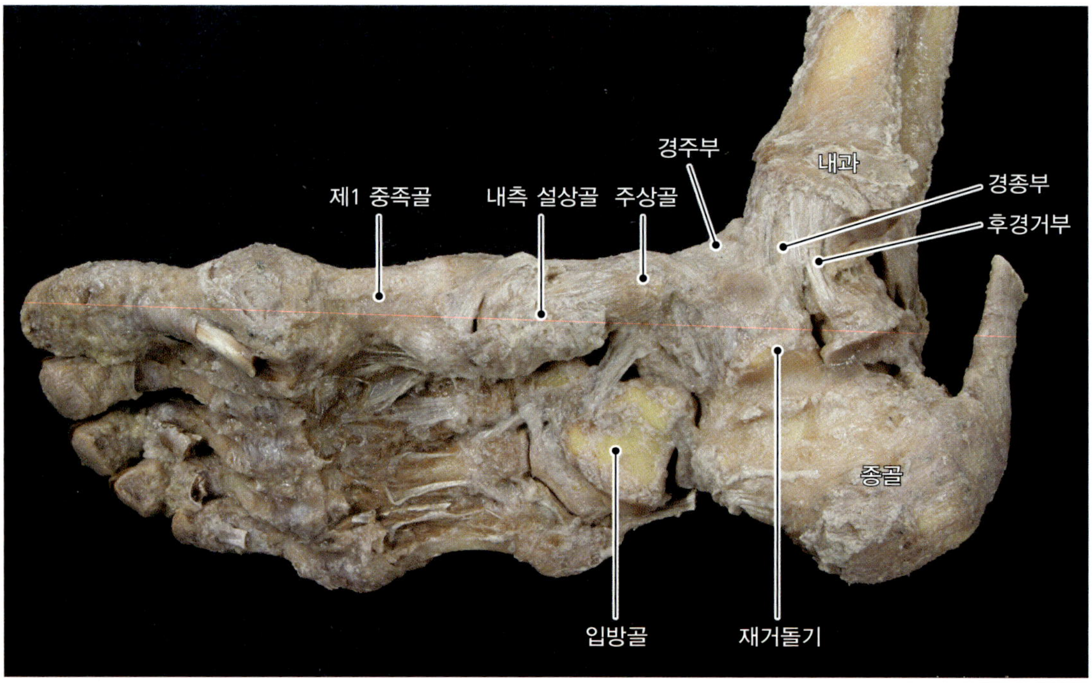

그림 35 내측측부인대(삼각인대)

후경골근(tibialis posterior)

후경골근은 내과의 후방을 통과하고 족근관 내에서 전하방을 향해 방향을 바꿔 주상골에 부착한 후(그림 36) 족저면을 돌아들어가 내측 설상골까지 정지건이 연장된다(그림 38). 후경골근의 정지건 중 일부는 족저면을 더 전외측으로 향해 더욱 주행하여 중간·외측 설상골이나 입방골, 제2~3 중족골저에 도달한다.

따라서 후경골근은 내번(회외) 작용을 하여 하중 자세에서 내측 종아치를 상승시킬 뿐만 아니라 족근골 부위의 횡아치 유지에도 작용한다. 이 근육의 기능장애는 **후경골근 기능부전증**이라고 하며, 내측 종아치를 유지할 수 없기 때문에 **편평족**(talipes planus)의 원인이 된다.

전경골근(tibialis anterior)

하퇴 전면을 하행한 전경골근의 정지건은 내과의 전방, 이어서 주상골의 전면을 거쳐 내측 설상골의 내측면부터 제1 중족골저의 바닥면에 부착한다(그림 36). 전경골근의 수축은 족부의 내번(회외)에 작용하며, 내측 종아치 지지기구로써 기능한다.

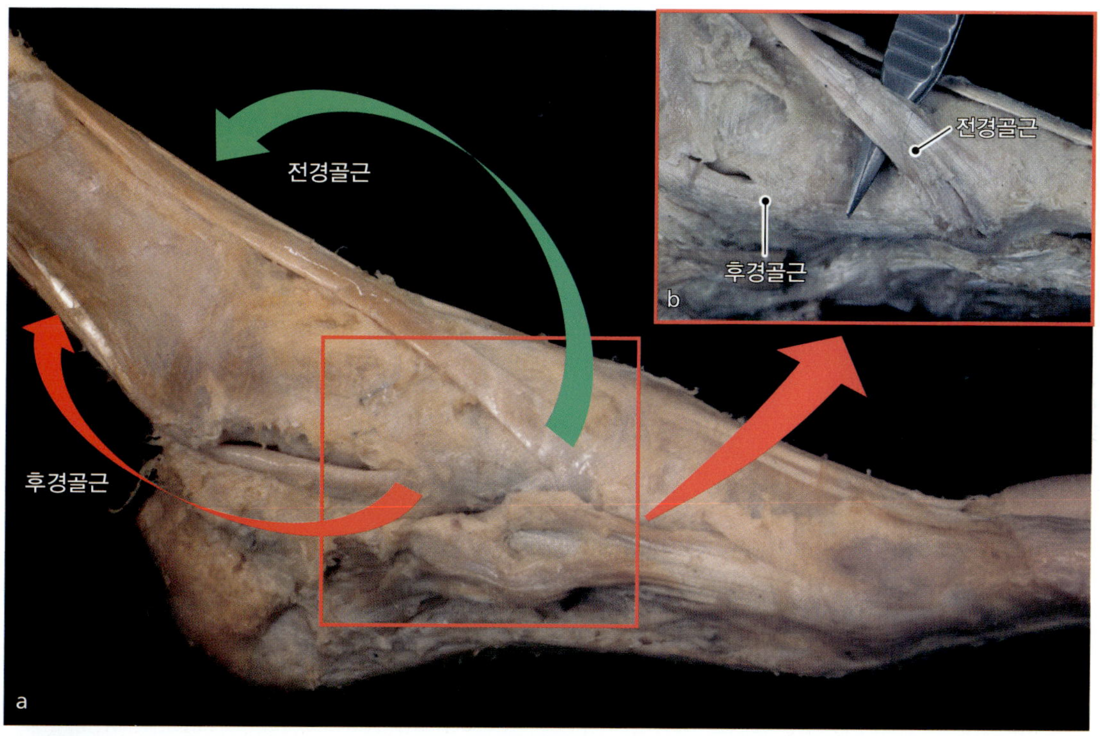

그림 36 후경골근과 전경골근의 내측 종아치에 대한 작용
후경골근은 주상골 아랫면을 상방으로 끌어올리는, 전경골근은 주상골을 내측에서 감아올리는 작용을 한다.

소지외전근(abductor digiti minimi)

소지외전근(그림 37a, b)은 족부의 외측연 제1층에 있는 긴 근육으로 소지의 기절골저나 이 근육을 감싸는 족저건막(비측건막)을 통해 제5 중족골 조면에 부착하며, 외과 후방에서 전방으로 하행하여 제5 중족골 조면에 부착하는 단비골근건과 함께 외측 종아치 유지에 관여한다. 또한, 하중 자세에서 소지외전근이 작용하면 **Lisfranc joint**에서 회외운동이 발생하므로 족부의 회내 제동 작용 즉, 족부 내측 종아치의 유지 기능이 있는 것으로 생각된다.

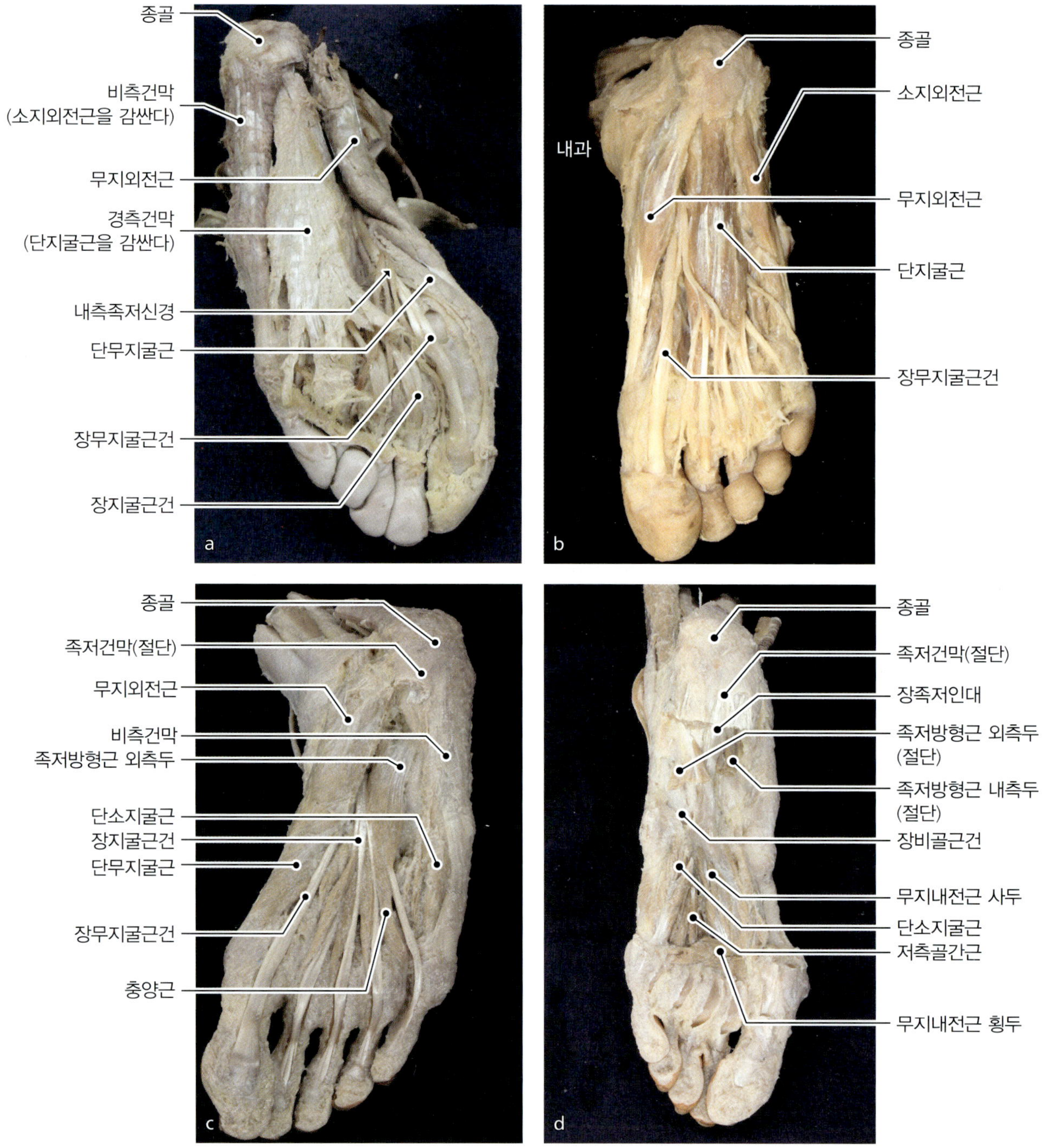

그림 37 발바닥의 아치 지지기구

a : **발바닥 표층**. 족저건막(경측건막과 비측건막)이 드러나 있다.
b : **족저건막을 제거**. 단지굴근과 그 내측에 위치하는 무지외전근과 외측에 위치하는 소지외전근이 관찰된다.
c : **단지굴근을 제거**. 장무지굴근건과 장지굴근건, 족저방형근이 드러나 있다.
d : **무지외전근, 소지외전근, 족저방형근을 제거**. 무지내전근의 횡두와 사두가 관찰된다.

장지굴근과 장무지굴근

장지굴근(flexor digitorum longus)과 **장무지굴근**(flexor hallucis longus)(그림 37c)도 족관절의 내번(회외) 작용을 가지고 있지만 발가락에 부착하는 근육이며, 족부 아치와의 직접적인 관계가 전·후경골근만큼은 아니다. 그러나 모두 내과의 후방에서 전하방으로 방향을 바꿔 내측 종아치의 하방을 지나 발바닥으로 들어간다. 또한, 장무지굴근은 내측 종아치 아랫면을 받치는 형태로 거골의 내측 결절, 종골의 재거돌기(sustentaculum tali), 내측 설상골의 하방을 지난다.[1] 이러한 점에서 내측 종아치를 견고하게 하기 위해서는 장지굴근과 장무지굴근의 충분한 근력이 필요할 것이라고 생각된다.

4 전족부·중족부의 배굴 제동

족저건막(plantar aponeurosis)

족저건막은 족부 내재근의 바닥 측을 덮는 강인한 건막이며, **경측건막**과 **비측건막**으로 구분된다. 경측건막은 단지굴근을 덮고, 비측건막은 소지외전근을 덮는다(그림 37a). 경측건막은 비측건막에 비해 매우 크고 강인하다. 통상의 문헌에 기재된 족저건막은 경측건막이지만 비측건막은 작지만 항상 존재한다.[2] 족저건막은 하중 부하에 대해 전족부와 중족부가 배굴하는 것을 제동하여, 족부 내측·외측 종아치를 유지하는 기능을 한다.

단지굴근(flexor digitorum brevis)과 족저방형근(quadratus plantae)

종골융기의 아랫면에서 기시해 제2~5 지를 향하는 **단지굴근**(그림 37b)은 족저건막(경측건막)으로 덮여 있다(그림 37a). 이 건막의 내면에도 기시부가 있기 때문에 같은 근육의 수축은 족저건막을 긴장시킴으로써 종아치를 유지하는데 관여한다. 한편, **족저방형근**(그림 37c)은 종골융기 아랫면의 내측돌기와 외측돌기에서 기시해 전방으로 주행하여 장지굴근건 외측연에 부착한다. 두 근육이 합쳐지면 족저건막과 동일하게 주행하므로 족저건막과 같이 내측·외측 종아치 유지에 관여한다.

장비골근(peroneus longus)

장비골근(그림 38)은 외과의 후방을 하행하고 입방골 바로 아래에서 발바닥으로 돌아들어가 외측 종아치 유지에 관여한다. 또한, 발바닥 부위를 횡단하여 제1 중족골저에 이르기 때문에 횡아치를 유지하는 작용도 한다. 더불어 족부의 외전·회내 작용을 가지지만 제1 중족골의 저굴에 작용하기 때문에 내측 종아치 유지에도 관여한다.

장족저인대(long plantar ligament)

장족저인대(그림 38)는 종골융기의 아랫면과 입방골, 중족골저를 연결하는 길고 강인한 인대로 발바닥의 인대 중 가장 천층에 있다. 족저건막과 마찬가지로 하중에 의한 전족부와 중족부의 배굴을 제동하여 내측·외측 종아치를 유지하는 기능을 한다. 또한, 중족골저를 향하는 섬유의 족배 측을 장비골근건이 통과한다.

무지내전근(adductor hallucis)

무지내전근(그림 37d)은 **사두**와 **횡두**로 나뉜다. 모두 발바닥을 횡단하기 때문에 횡아치의 유지 작용을 한다. 특히 사두는 부피가 크고, 제1 중족골두 바닥 측을 외측 종자골에 부착한다. 이로 인해 제1 중족골을 저굴하는 작용을 하며 내측 종아치 유지에도 관여한다.

5 전족부·중족부의 배굴·외전 제동

무지외전근(abductor hallucis)

무지외전근(그림 37b)은 발바닥의 **무지구 제1층**에 존재한다. 족부의 내측연을 형성하고 발바닥의 내재근 중 가장 부피가 크다. 제1 중족골두 바닥 측의 내측 종자골에 정지하기 때문에 중족골의 저굴 작용을 한다. 따라서 하중 부하 시 중족골의 배굴을 제동한다. 또한, 족부의 내측에 존재하므로 하중 부하 시 중족부의 외전도 제동한다.

척측종주인대(plantar calcaneonavicular ligament)

척측종주인대(그림 38, 39)는 **용수철인대**(spring ligament)라고도 불리며, 종골과 주상골 사이 바닥면과 내측면에 닿는 인대로 전족부와 중족부의 배굴·외전 제동에 효과적으로 작용한다. 이 인대는 **상내측부**(superomedial part), **내측저측부**(medioplantar part), **하저측부**(inferoplantar part)로 나뉜다.[3, 4] 특히, 상내측부는 거골두의 내측면을 지지하고 있어 내측 종아치의 유지에 중요하다.[5]

용수철인대의 윗면은 평활하고,[6] 섬유연골조직이 존재하며, 그 위에 거골두가 올려져 있다. 용수철인대는 내측 종아치의 가장 높은 위치에 있으며, 족부 아치를 지지한다. 짧고 강인하며 탄성섬유가 포함되어 탄성이 풍부하다고 알려져 있지만,[7] 사체의 발을 이용해 용수철인대의 기계적 특성을 조사한 Davis에 따르면 그 명칭에 걸맞지 않게 탄성이 낮은 조직이라고 한다.[4]

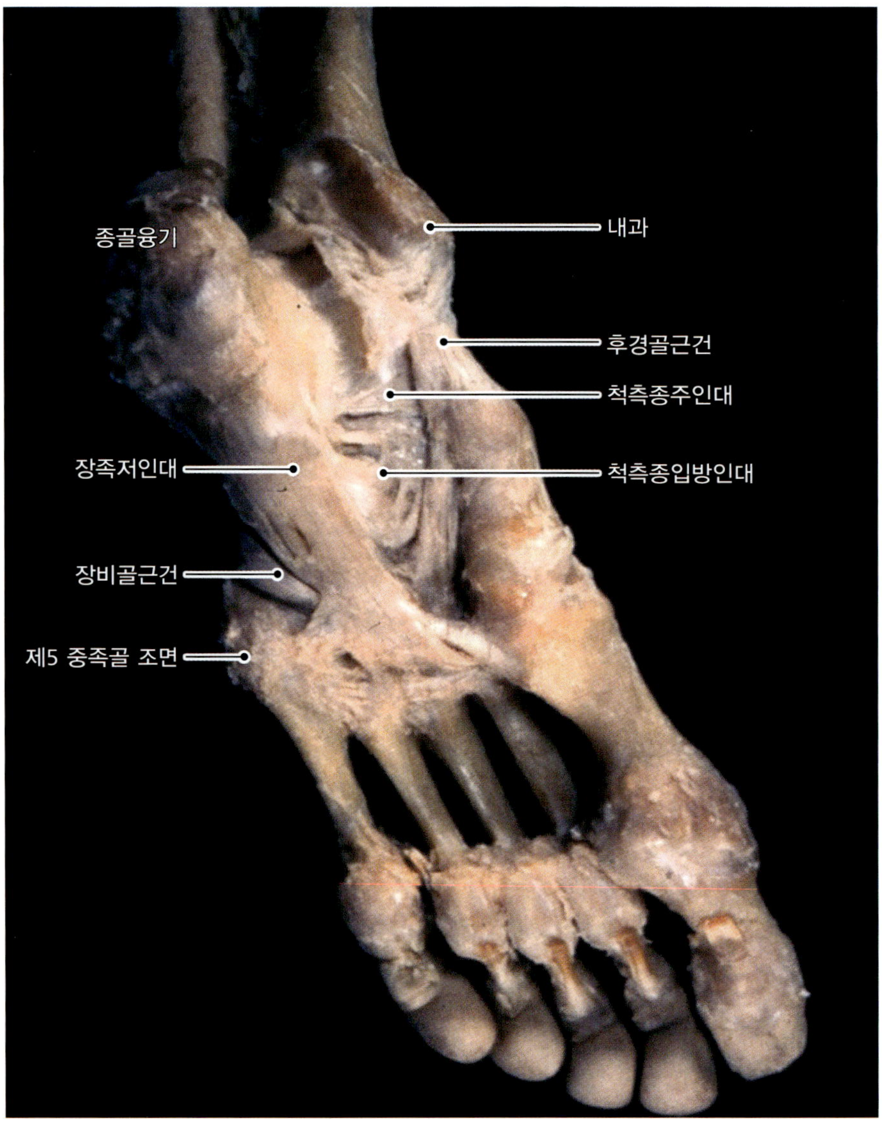

그림 38 발바닥 인대의 천층

종골융기에서 중족골저로 향하는 것이 장족저인대이다. 발의 외측연에서 돌아들어온 장비골근건이 장족저인대 심층을 지나 비스듬히 전방으로 발바닥을 가로질러 제1 중족골저에 이른다. 장족저인대의 내측에는 척측종주인대의 하저측부와 내측저측부가 관찰된다. 족근관을 지나 발바닥에 도달한 후경골근건이 척측종주인대의 내측연을 따라 장비골근건 정지부 부근에 이른다.

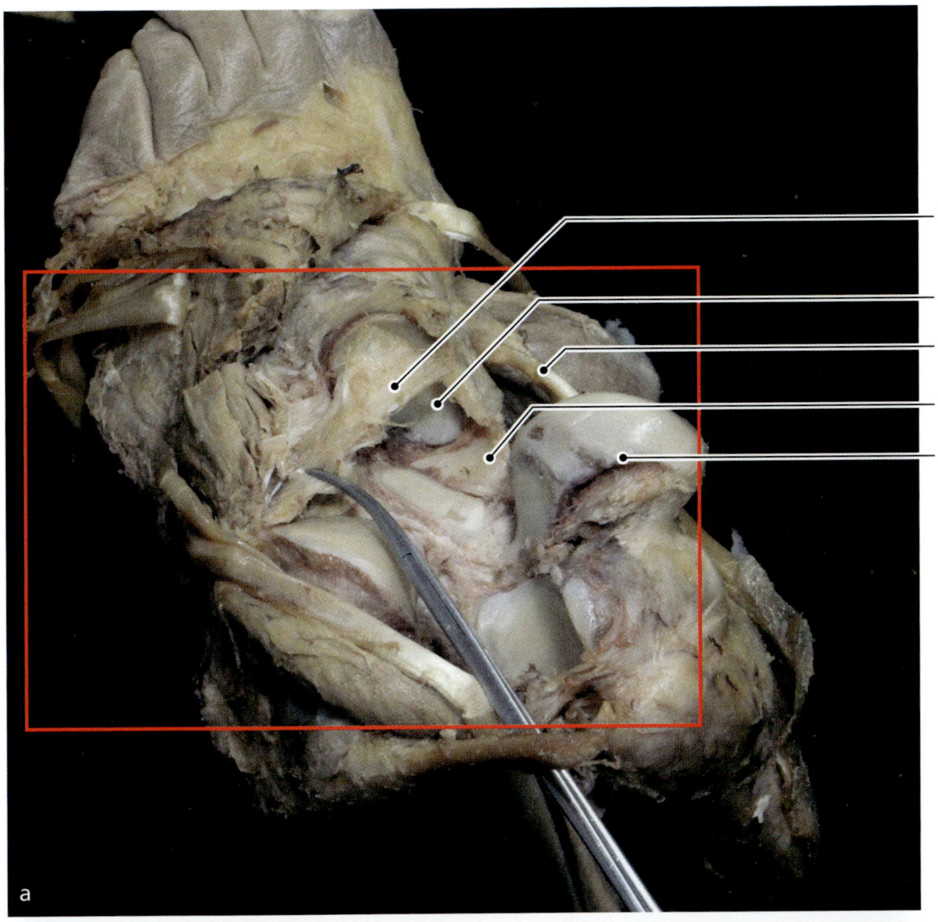

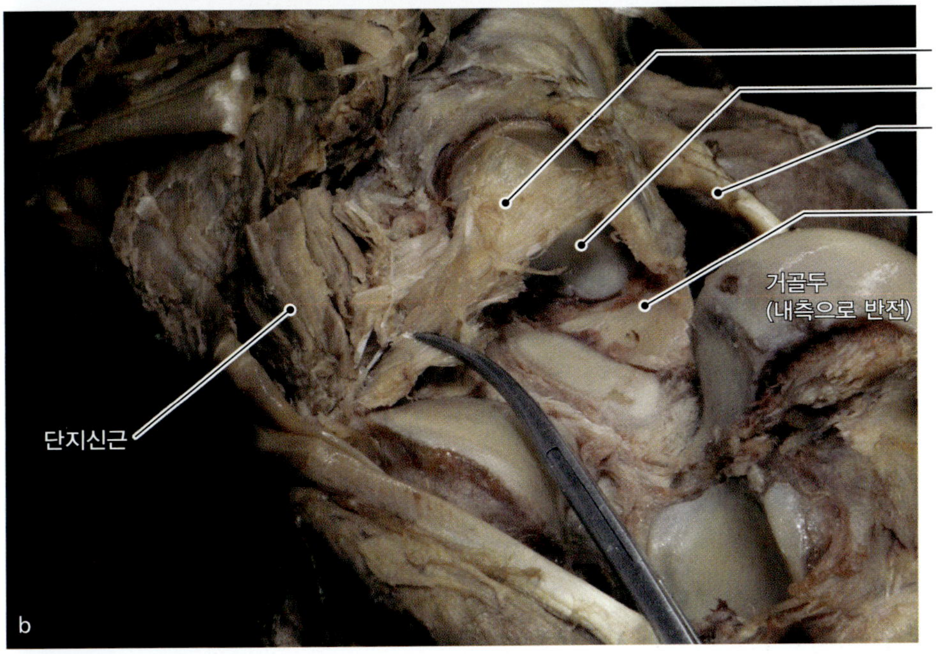

그림 39 **척측종주인대의 상내측부**

a : 거골을 반전시켜 거종관절과 거골하관절을 드러냈다. 이 관절의 관절면을 확인할 수 있다.

b : **a의 확대도.** 주상골의 바닥 측 근위에 척측종주인대의 상내측부를 관찰할 수 있다.

6 족부 아치에 대한 운동요법

족부 외재근에는 족관절을 거쳐 아치를 지지하는 전·후경골근, 장비골근, 장무지신근, 장지신근 등이 있다. **족부 내재근**은 족관절 원위에 위치하는 무지외전근, 소지외전근, 단지굴근, 장무지굴근, 족저방형근 등의 굴근이다.

족부 아치를 유지하는 운동요법은 ① 족부 외재근에 대한 근력 트레이닝, ② 족부 내재근에 대한 근력 트레이닝, ③ 정적지지기구에 대한 접근법으로 인솔요법의 세 가지로 분류할 수 있다. 치료사는 족부 외재근과 내재근에 대한 근력 트레이닝을 지도할 필요가 있다. 그러나 내재근의 근육을 개별적으로 수축시키는 것은 어렵다. 내재근의 트레이닝으로는 **짧은 발 운동**(short foot exercise)이 알려져 있다. 이 운동으로 무지외전근의 수축을 촉진할 수 있다(그림 40).

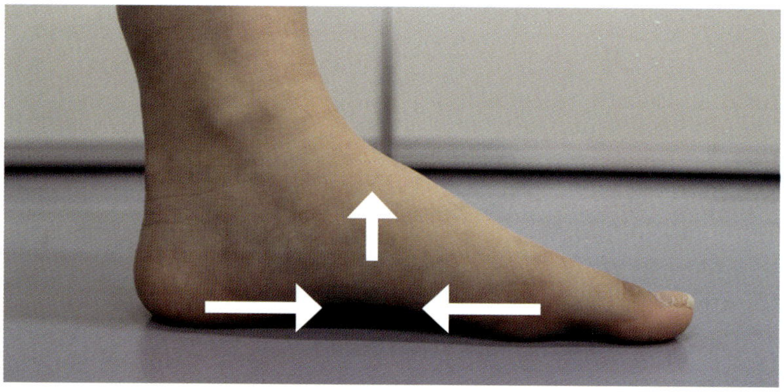

그림 40 **짧은 발 운동(short foot exercise)**
발가락을 굽히지 않고 중족골 두부를 발꿈치에 가깝게 하여 아치의 거상을 촉진하는 운동이다. 발꿈치나 무지구가 바닥에서 떨어지지 않도록 하여 실시한다.

참고문헌

1. Schünke M, et al(著), 坂井建雄, 他(監訳):プロメテウス解剖学アトラス 解剖学総論運動器系. 第 3 版, p 470, 医学書院, 2017
2. Hiramoto Y:Shape of the fibular part of the plantar aponeurosis in Japanese. Okajimas Folia Anat Jpn 60 : 329-338, 1983
3. Harish S, et al: Sonography of the superomedial part of the spring ligament complex of the foot : a study of cadavers and asymptomatic volunteers. Skeletal Radiol 36 : 221-228, 2007
4. Davis WH, et al: Gross, histological, and microvascular anatomy and biomechanical testing of the spring ligament complex. Foot Ankle Int 17 : 95-102, 1996
5. Kitaoka HB, et al: Stability of the arch of the foot. Foot Ankle Int 18 : 644-648, 1997
6. Taniguchi A, et al: Anatomy of the spring ligament. J Bone Joint Surg Am 85 : 2174-2178, 2003
7. 奈良勲(シリーズ監修), 野村嶬(編): 標準理学療法学·作業療法学 専門基礎分野 解剖学. 第 5 版, 医学書院, 2020

Part 3
체간

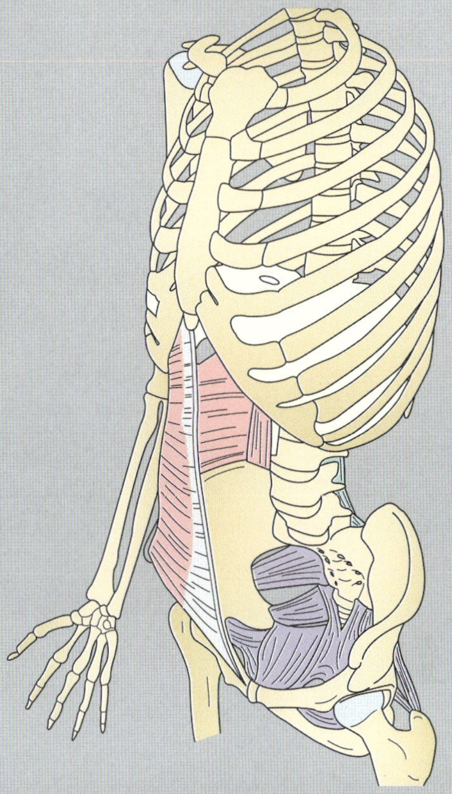

I 두경부

1 연하기능장애를 해부
2 두경부 통증을 해부

II 흉부

1 흉곽의 불안정성을 해부
2 흉곽의 운동성 저하를 해부

III 요부 · 골반부

1 체간의 불안정성을 해부
- 요부 고유배근

2 체간의 불안정성을 해부
- 복근

3 천장관절의 불안정성을 해부
4 골반저의 기능 저하를 해부

I ▶ 두경부(head and neck)

1 연하기능장애를 해부

이 장에서 다루는 근골격
- ▶ 설골상근
- ▶ 설골하근
- ▶ 저작근

연하 시 설골과 후두는 거상된다. 이 모습은 밖에서 잘 보이기 때문에 연하가 일어날 때의 좋은 지표가 된다. **설골**과 **후두의 거상**은 인두기의 개시 시 시작되며, 이후 계속되는 인두기 운동의 전제가 되는 중요한 역할을 한다(**그림 1**).[1] 이 설골과 후두의 움직임(올림과 내림)에 관계되는 것이 설골을 위아래 사이에 두고 위치한 **설골상근**과 **설골하근**이다(**그림 2**).

연하기능장애는 다양한 요인으로 발생하며, 각 요인에 따른 대처법이 고안되어 효과를 높이고 있다.[2] 임상에서 치료사의 대응이 요구되는 것은 ① **설골상·하근 등에 대한 운동요법적 접근**과 ② 섭식 연하와 섭식 연하 훈련을 실시하기에 적합한 **자세를 조절**하는 것이다. 따라서 여기에서는 ①의 실시에 필요한 해부학적 지식과 ②의 자세를 조절할 때 유의해야 할 점에 대해 설명한다.

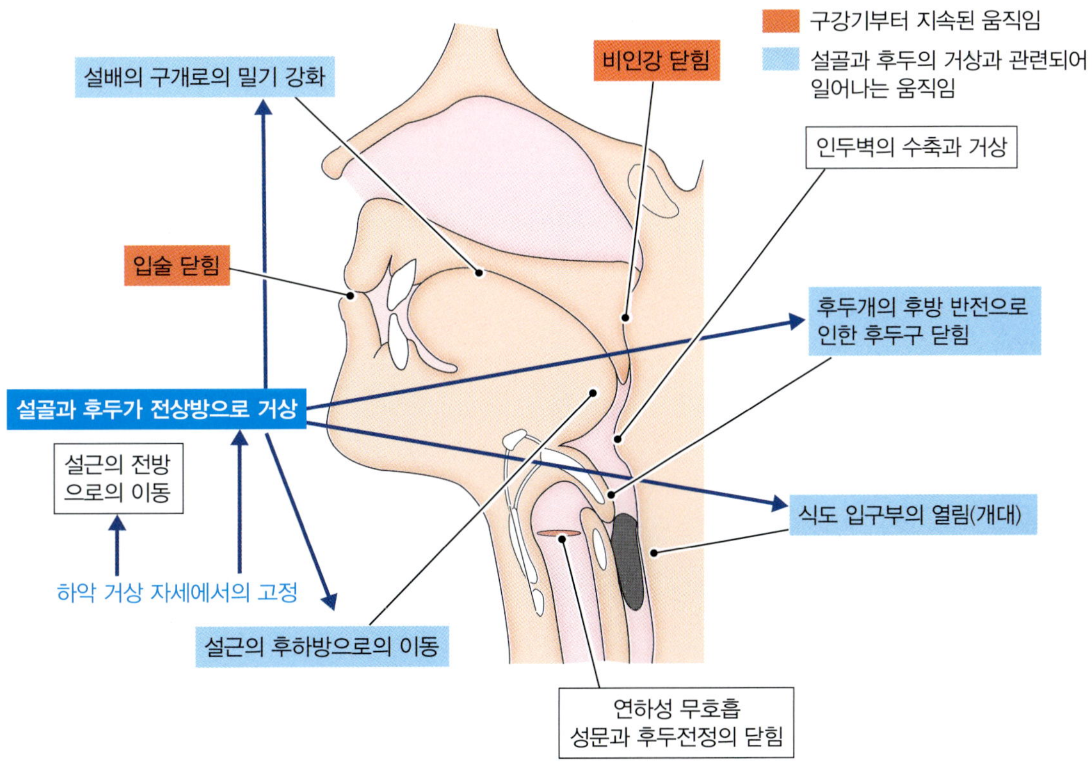

그림 1 연하에 따른 설골·후두의 거상과 인두기의 움직임

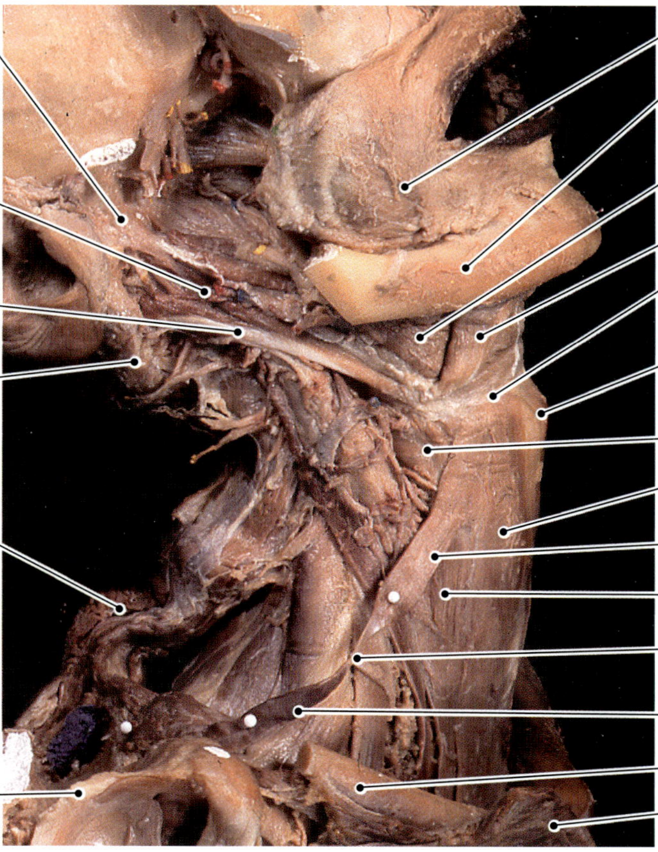

그림 2 설골 · 후두의 움직임과 관련된 근육

설골상근 : 악이복근 전복, 악이복근 후복, 경돌설골근, 악설골근. 이설골근(geniohyoid)은 보이지 않는다.
설골하근 : 흉골설골근, 견갑설골근, 갑상설골근, 흉골갑상근

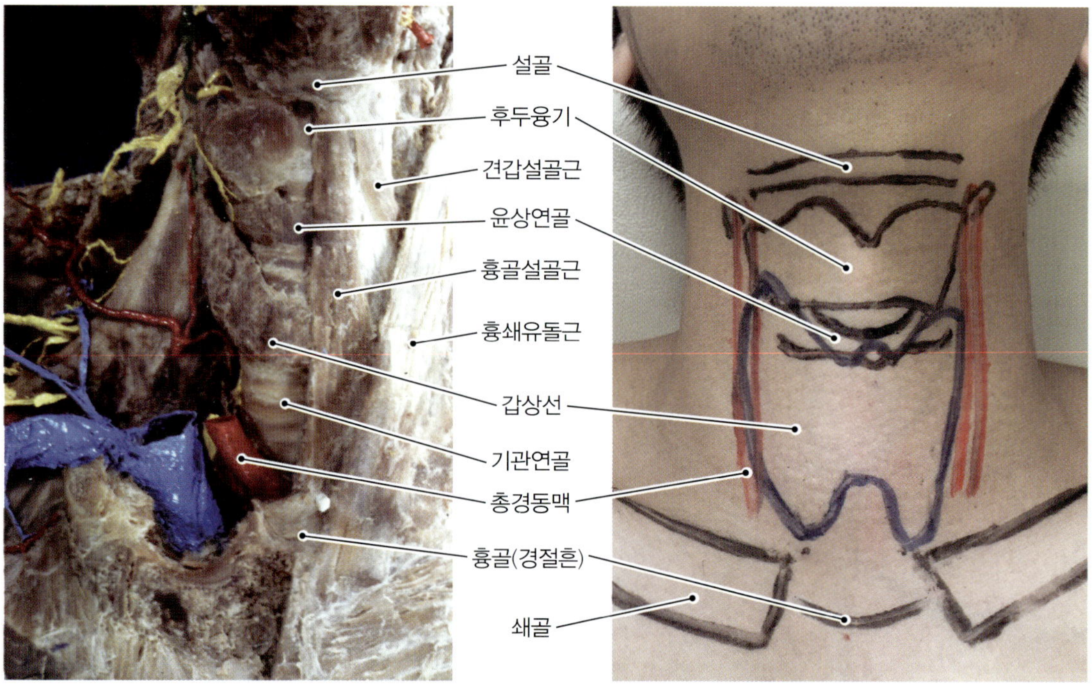

a: 정중부의 경부 내부 장기

b: 전경부의 표면 해부

그림 3 전경부의 피하 구조

정중부의 경부 내부 장기는 한쪽만 해부. 체표에서 후두를 촉지 시 참고가 된다.

1 전경부의 해부 구조-촉진에 필요한 지식

전경부 정중앙 또는 전경부 장축 길이의 두측 방향 1/3 높이 부근에서 먼저 **갑상연골**(thyroid cartilage)**의 후두융기**(울대뼈)를 촉지한다(그림 3, 그림 7 → **p. 278**). 거기에서 측방으로 갑상연골 상연을 만질 수 있다. 갑상연골 상연의 바로 위에서 이와 나란히 병행하는 것이 **설골**이다. 후두융기에서 갑상연골 정중선을 따라 아래로 내려가면 움푹 패인 곳이 나오고, 그 바로 아래에 촉지되는 것이 윤상연골이다. **윤상연골**(cricoid cartilage)은 전경부 정중선 위에서 전경부 장축 길이 1/2 높이 부근에 위치한다. 단, 후두융기의 돌출에는 남녀차가 있으며, 남성이 현저하고, 여성은 그렇지 않은 경우가 흔하다. 따라서 후두융기의 돌출이 현저하지 않은 경우는 윤상연골부터 촉지하면 알기 쉽다. 전경부에서 촉지할 수 있는 갑상연골과 윤상연골은 후두의 전면에 있고 타액을 삼키면 위아래로 움직인다. 윤상연골의 아래는 기관연골로 이어진다.

2 설골상근(suprahyoid)

전경부에는 두개 · 하악골과 설골 사이에 **설골상근**이, 설골과 흉골 · 쇄골 · 견갑골 사이에 **설골하근**이 존재한다(그림 2).

설골하근은 **악이복근, 경돌설골근, 악설골근, 이설골근**으로 구성된다(그림 4, 표 1 → **p. 280**). 설골상근은 연하 시 설골의 거상, 나아가 갑상설골근(설골하근 중 하나)의 수축을 통해 후두 거상에도 작용하는 근육이다(그림 5a). 이 근육들은 체표에서 촉지가 힘든 부위도 있지만, 촉지가 가능한 부위들도 많다.

연하반사(swallowing reflex)를 유발하는 경우, 근속에 평행하게 자극을 입력하는 것이 일반적이다.[3] 한편, 근육에 대한 각종 치료 수기에서는 근속에 직각으로 자극을 입력하는 것이 효과적이라는 보고도 있다.[4~6] 어떤 방식이든 이러한 조작을 효과적으로 시행하기 위해서는 촉지 가능한 부위와 근속의 주행에 대한 충분한 이해가 필요하다.

악이복근(digastricus, 그림 4a, d)

중간건으로 이어지는 전복과 후복으로 구성된다. 하악각의 내측을 주행하는 후복의 뒤쪽은 촉지가 곤란하지만 다른 부분은 체표에 가깝게 존재하므로 촉지가 가능하다.

경돌설골근(stylohyoid, 그림 4a, b)

악이복근 후복 두측의 약간 심측에서 악이복근 중간건이나 후복과 나란히 주행한다. 체표에서 촉지가 어렵다.

악설골근(mylohyoid, 그림 4a, b, d)

근복에는 악이복근 전복의 심측에 위치하는 부분과 악이복근 전복의 내측과 외측에서 체표 가까이 존재하는 부분이 있고, 후자에서는 체표로부터의 촉지가 가능하다. 근복의 형태는 좌우 근복이 전방 정중선 부근에서 봉선(raphe)을 이루는 얇은 판상이며, 양측을 합치면 미측(하방)으로 돌출된 돔 형태를 보인다(그림 6). 이 형태를 이해하고 있으면 촉지에 도움이 된다.

이설골근(geniohyoid, 그림 4c, d)

악설골근 심측에 위치하지만, 이설골근은 악설골근에 비해 두껍고(그림 6), 방추형(fusiform)을 보인다. 따라서 얇은 악설골근을 통해 이설골근의 근복을 촉지할 수 있다.

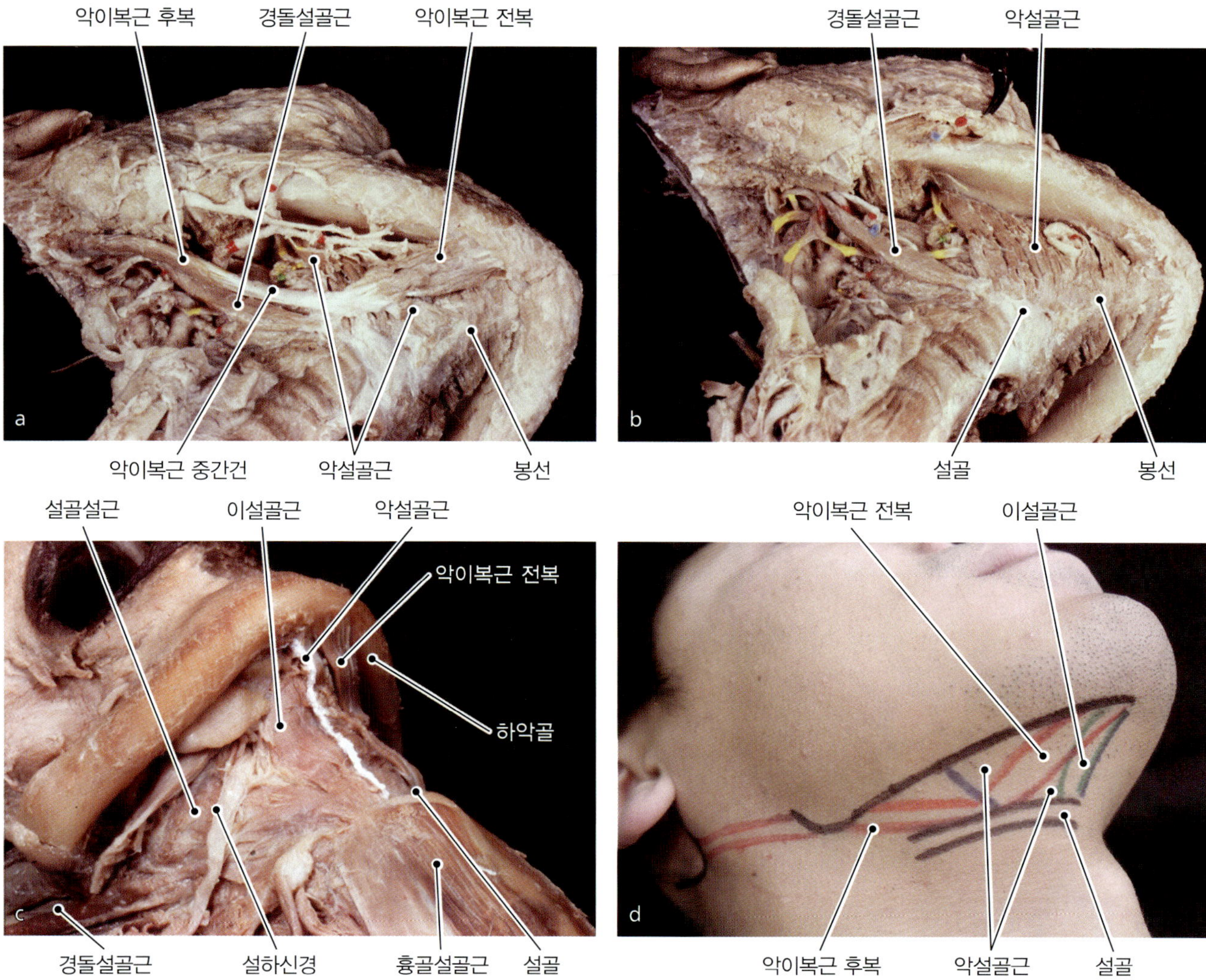

그림 4 설골상근

a : **설골상근 천층**. 악이복근, 경돌설골근, 악설골근이 드러나 있다.
b : **설골상근 중층**. 악이복근을 제거하여 경돌설골근과 악설골근 전체가 드러나 있다.
c : **설골상근 심층**. 우측 악설골근을 제거하여 이설골근이 드러나 있다.
d : **설골상근 표면 해부**. 악이복근은 빨간색, 악설골근은 파란색, 이설골근은 녹색으로 표시하였다.

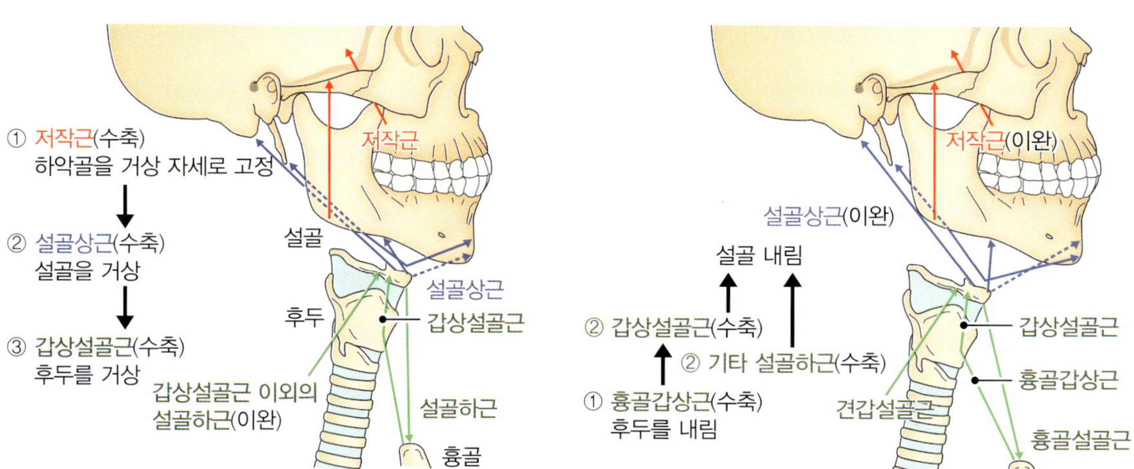

a: 설골과 후두의 거상 시

b: 설골과 후두의 내림 시

그림 5 설골과 후두의 거상 및 내림에 작용하는 근육

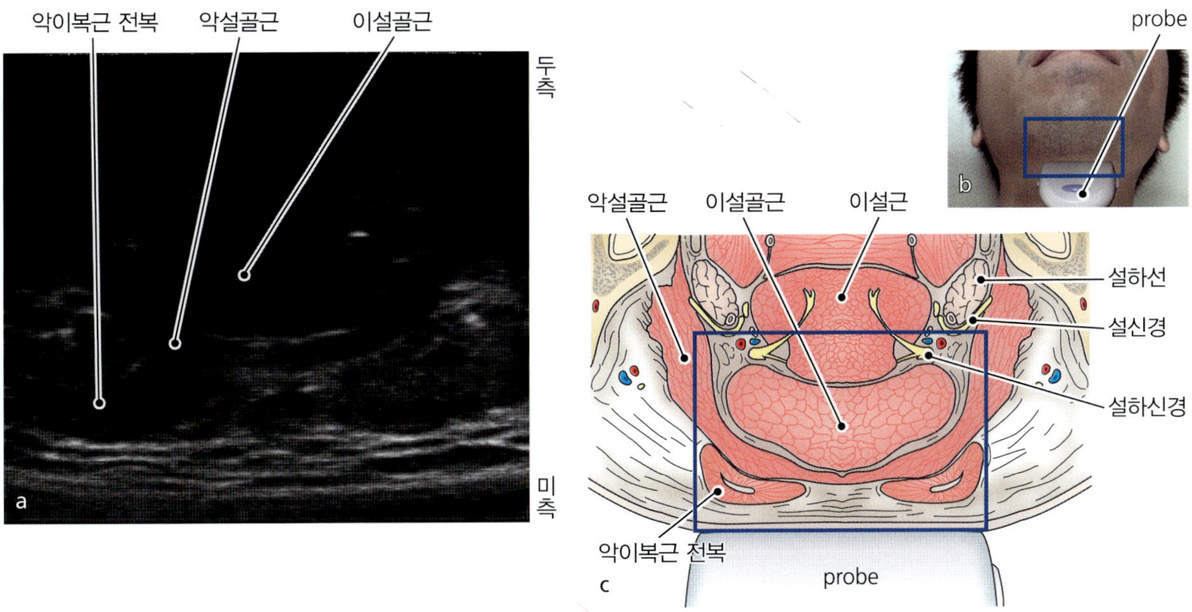

그림 6 악설골근과 이설골근의 초음파 영상

a : 악설골근과 이설골근의 초음파 영상
b : 스캔 부위
c : **a**에 해당하는 CT 영상의 일러스트
이 부위에서 악설골근의 근복은 판상이며, 미측(하방)으로 돌출된 돔 형태를 보인다. 이설골근은 악설골근 정중부의 심측에 위치하는 근육 덩어리로 스캔된다. 또한, 여기에서는 **a**, **c**의 그림 방향을 일치시켰으나 실제로는 **a**의 초음파 영상은 상하 반대 방향으로 스캔된다.

3 설골하근(infrahyoid)

설골하근은 **흉골설골근, 견갑설골근, 갑상설골근, 흉골갑상근**으로 구성된다(**그림 7**, 표 1 → **p. 280**). 설골하근은 설골상근이 이완된 상태에서 모든 근육이 수축하여 설골과 후두를 내린다(**그림 5b**). 설골상근이 수축하여 설골과 후두가 거상되는 연하 시에는 갑상설골근(수축하여 후두를 거상)을 제외하고 이완된다(**그림 5a**).

흉골설골근(sternohyoid)

정중선 바로 외측에서 가장 천층에 위치하는 얇은 근육이다. 갑상연골 및 기관연골의 전면을 1횡지 정도의 폭으로 덮듯이 종주한다. 근복의 미측단은 쇄골과 흉골의 후면에 위치한다.

견갑설골근(omohyoid)

견갑골의 상연과 설골 사이에 있는 얇은 판상 근육으로 **상복**과 **하복**으로 구성된다(그림 2 → **p. 274**). 상복과 하복은 **중간건**에 의해 결합되어 전체적으로 전내측 하방으로 돌출된 궁상(arcuate)을 보인다. 견갑설골근의 중간건 부근은 흉쇄유돌근의 바로 심층을 주행하며, 흉쇄유돌근 내측에서는 상복이, 외측에서는 하복이 각각 체표 근처에 존재한다.

갑상설골근(thyrohyoid)

갑상연골과 설골을 잇는 근육으로 설골상근이 수축하여 설골이 거상되면, 갑상연골을 들어 올려 설골에 접근하는 작용을 한다(**그림 5a**). 갑상설골근은 흉골설골근이나 견갑설골근 상복의 심층에 위치하며,

이들 근육의 외측에서 덮이지 않는 부분이 설골 바로 아래에 존재한다(그림 2, 그림 7b).

흉골갑상근(sternothyroid)

흉골과 갑상연골을 잇는 근육으로 갑상연골의 내림에 작용한다. 흉골갑상근이 작용한 상태에서 갑상설골근이 수축하면 갑상설골근은 설골을 내린다(그림 5b).

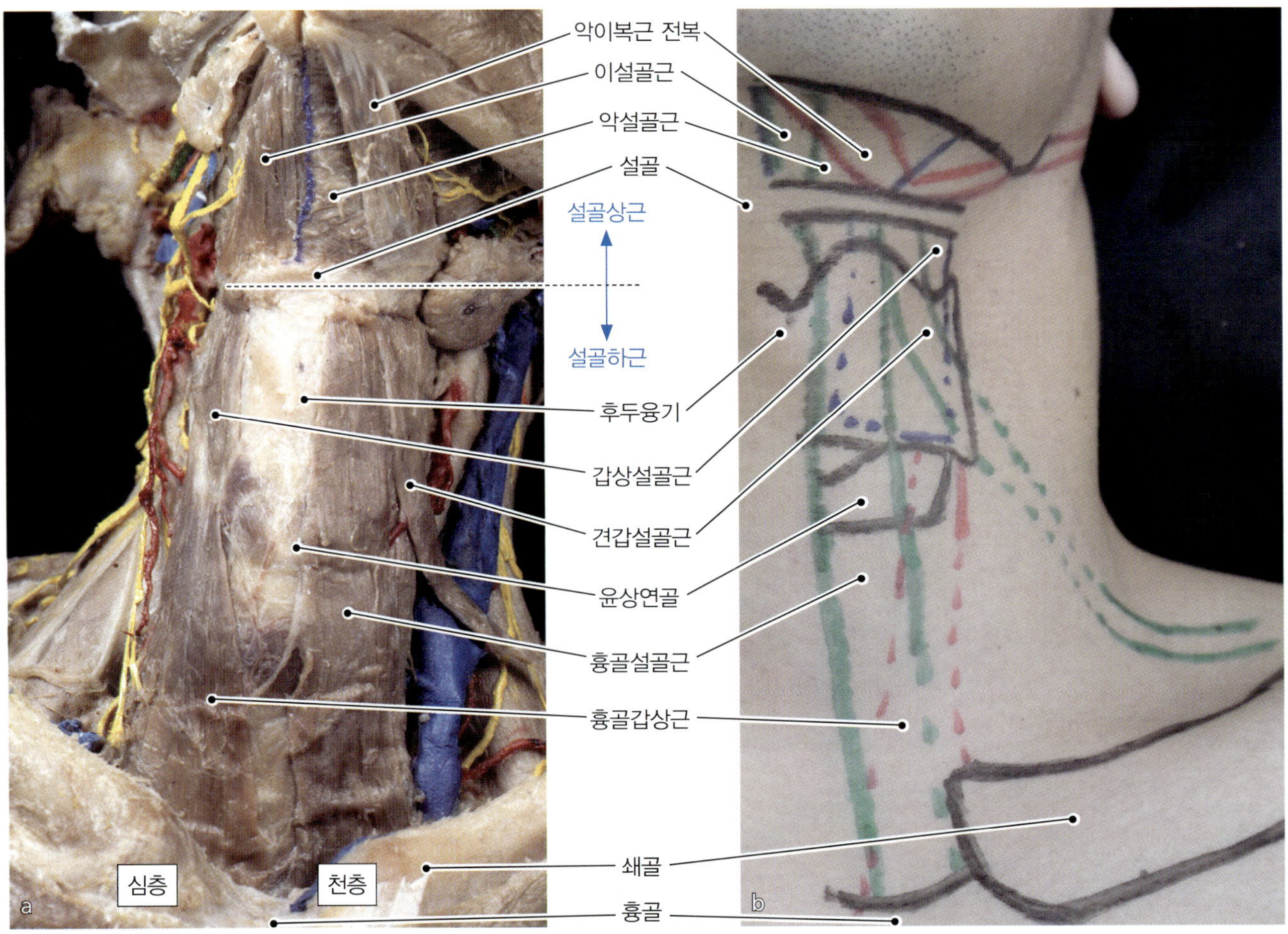

그림 7 설골하근(infrahyoid)의 위치와 형태

a : 전방에서 본 설골하근. 좌측 전경부에서는 천층의 설골하근이 드러나 있다. 우측 전경부에서는 천층의 흉골설골근과 견갑설골근이 제거되고, 심층의 설골하근이 드러나 있다.

b : 설골하근의 표면 해부. 각 근육 모두 다른 근육이 바로 천층에 존재하는 부위는 점선으로 표시하였다. 실선 부위는 직접 피하에서 촉지할 수 있다.

4 저작근(masticatory)

하악골과 설골을 잇는 설골상근에는 하악의 내림 작용과 설골의 거상 작용이 있으나, 둘 다 동시에 작용할 수는 없다. 연하 시 설골을 거상 시에는 저작근의 작용으로 하악골이 거상 자세에서 고정되어 있어야 한다(그림 5a). 따라서, 저작근의 기능이 저하되어 하악이 거상 자세로 고정되지 못하면 연하도 제대로 수행할 수 없게 된다(그림 1 → p. 273).

저작근에는 안면의 측면 표층에 존재하는 **교근**, **측두근**(그림 8a, 표 1)과 하악골보다 내측에서 안면의 측면 심층에 존재하는 **내측익돌근**, **외측익돌근**(그림 8b, 표 1)이 있다.

교근(masseter, 그림 8a)

협골궁과 하악골을 잇는 근육으로 **천부**와 **심부**로 구성된다. 천부의 근복은 후하방, 심부는 후방을 향한다. 천부는 다른 근육으로 덮여 있지 않기 때문에 체표 근처에서 근복 전체를 촉지할 수 있다. 심부의 대부분은 천부로 덮여 있지만 천부에 덮이지 않는 부분이 악관절 전방에 있다.

교근은 하악골을 들어 올려 이를 맞물리게(씹게) 한다.

측두근(temporalis, 그림 8a)

측두골의 측두와나 측두근막에서 기시하여 하악골의 근돌기나 하악지로 향하는 근육이다. 정지부 부근의 근복은 협골궁의 심측에 위치하여 촉지가 곤란하지만, 그 외의 근복은 체표 근처에서 쉽게 촉지할 수 있다. 이른바 **관자놀이** 부분에 위치하는 근육이다.

측두근은 하악을 거상하여 턱을 닫는 역할을 하지만 수평 방향으로 주행하는 후부 근속에는 하악을 후퇴시키는 작용이 있다.

내측익돌근(medial pterygoid, 그림 8b)

하악골의 내측(심측) 및 외측익돌근의 전하방에 위치하는 사각형의 근육으로 접형골과 하악골을 전상방에서 후하방으로 연결하는 근육이다. 근복이 하악골의 내측(심측)에 위치하기 때문에 촉지는 곤란하며, 하악각 내측면의 정지부 부근 근복만 촉지할 수 있다.

내측익돌근은 하악을 들어 올리며, 반대쪽으로 당기는 작용을 한다.

3

I 두경부

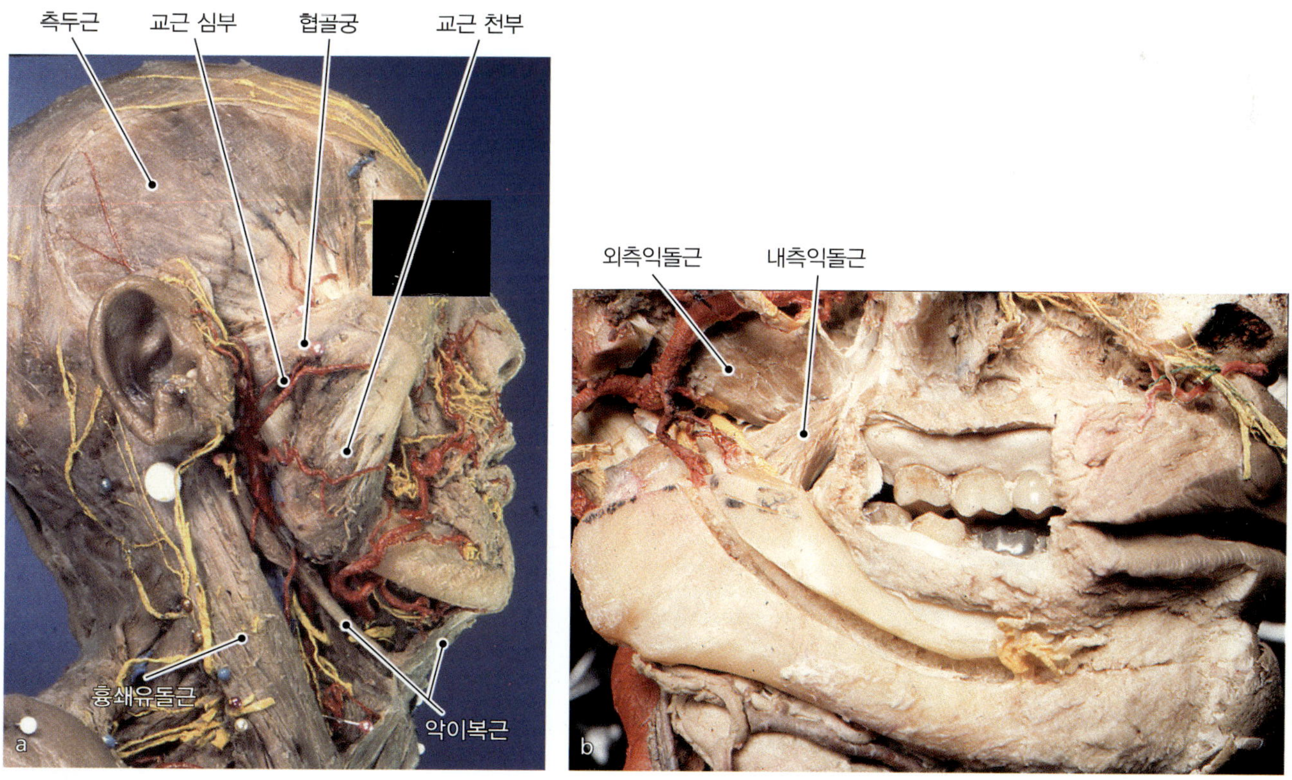

그림 8 **저작근**(masticatory)

a : **교근과 측두근**. 천층의 저작근으로 안면의 측면 표층에 있다.

b : **내측익돌근과 외측익돌근**. 심층의 저작근으로 하악골보다 내측에 있다. 두 근육 모두 구강의 바로 후방에 위치한다.

외측익돌근(lateral pterygoid, 그림 8b)

내측익돌근과 마찬가지로 하악골의 내측(심측)에 위치하는 근육으로 내측익돌근의 상방에 위치한다. 접형골과 하악골을 거의 수평 방향으로 연결하는 근육으로 **상두**와 **하두**의 두 갈래로 구성되며, 전체적으로는 전방으로 넓어지는 삼각형의 근육이다. 상두의 근속은 가늘고, 하두의 근속은 그에 비해 굵다.

외측익돌근은 하악을 전방으로 견인하는 작용을 한다.

표 1 연하와 저작에 관련된 근육 *(계속)*

		기시	정지	신경지배	수축 → 신장되는 작용	장애 시 제한되는 움직임	임상과의 접점
	흉쇄유돌근	**흉골두** 흉골병 상연 **쇄골두** 쇄골 내측 1/3	두개의 유양돌기~상항선 외측부	부신경 경신경(C2~C3)	**양측** 상위 경추의 신전, 하위 경추의 굴곡 **편측** 두경부 반대쪽으로의 회전, 같은 쪽으로의 측굴	**양측** 상위 경추의 굴곡, 하위 경추의 신전 **편측** 두경부 같은 쪽으로의 회전, 반대쪽으로의 측굴	머리 위치에 따라 근긴장이 크게 영향을 받을 뿐만 아니라 작용도 달라진다.
설골상근	악이복근	**전복** 중간건 **후복** 측두골의 유돌절흔	**전복** 하악골의 이복근와 **후복** 중간건	**전복** 하악신경의 악설골근신경 **후복** 안면신경의 악이복근지	하악골을 고정하면 설골을 올림 설골을 고정하면 하악을 내림	설골의 내림, 하악의 올림	주로 개구와 연하에 관여한다. 또한, 구강저를 지지한다.
	경돌설골근	측두골의 경상돌기 기저부 후면	설골의 대각 기저부	안면신경의 경돌설골근지	설골을 후상방으로 올림	설골을 전하방으로 당김	
	악설골근	하악골체 내면의 악설골근선과 설하선와	설골체, 정중의 봉선(턱끝 가시와 설골체 사이)	하악신경의 악설골근신경	설골을 올림 설골을 고정하면 하악을 내림	설골을 내림, 하악을 올림	
	이설골근	하악골의 턱끝가시(mental spine)	설골체의 전면과 상연	설하신경의 이설골근지(C1~C2)	설골을 전상방으로 올림 설골을 고정하면 하악을 내림	설골을 후하방으로 내림, 하악을 올림	
설골하근	흉골설골근	흉골병, 흉쇄관절의 후면	설골체	cervical ansa (C1~C4)	설골을 하방으로 당김	설골을 상방으로 당김	주로 악관절 개구와 연하에 관여한다.
	견갑설골근	견갑골 상연(견갑절흔의 내측)	설골체	cervical ansa (C1~C4)	설골을 하방으로 당김	설골을 상방으로 당김	
	갑상설골근	갑상연골의 사선	설골체 외측부, 대각	설하신경의 갑상설골근지 (C1~C2)	설골을 하방으로 당김, 갑상연골을 올림	설골을 상방으로 당김, 갑상연골을 내림	
	흉골갑상근	흉골병 후면	갑상연골의 사선	cervical ansa (C1~C4)	갑상연골을 하방으로 당김	갑상연골을 상방으로 당김	

표 1 *(계속)* 연하와 저작에 관련된 근육

		기시	정지	신경지배	수축 → 신장되는 작용	장애 시 제한되는 움직임	임상과의 접점
저작근	교근	**천부** 협골궁 전방 2/3의 하연과 내면 **심부** 협골궁 후방 2/3의 하연. 일부는 측두근의 정지건	하악골의 하악각 외측면에서 천부는 교근 조면의 하부, 심부는 그 상방	하악신경의 교근신경	하악골을 올려 이를 맞물리게 한다(입을 다문다).	하악골을 내려 입을 연다.	주로 악관절의 폐구와 치아의 교합에 관여한다. 또한, 연하나 경부의 자세 유지에도 관여한다.
	측두근	측두와, 측두근막 심엽의 내면	하악골의 근돌기와 하악지의 내면	하악신경의 심측두신경	하악을 올려 입을 다물고, 이를 강하게 물게 한다. 후부는 하악골을 후상방으로 당김	하악골을 내려 입을 연다.	
	외측익돌근	**상두** 접형골의 측두와 **하두** 접형골 대익의 측두 하면	**상두** 악관절 원판, 관절낭 **하두** 하악골 하악경의 익돌근와	하악신경의 외측익돌근신경	**양측** 하악골 전체가 전방으로 움직임(입을 열 때는 하악두가 전방으로 움직임) **편측** 하악골 전방을 반대쪽으로 움직임	**양측** 하악골 전체를 후방으로 움직임 **편측** 하악골 전방을 동측으로 움직임	
	내측익돌근	접형골 익상와와 이에 접하는 상악골 일부와 익상돌기 외측판의 하단	하악골 하악각 내면의 익돌근 조면	하악신경의 내측익돌근신경	**양측** 하악골을 올려 입을 닫아 이를 강하게 맞물리게 한다. **편측** 하악골이 반대쪽으로 움직임	**양측** 하악골을 내림 **편측** 하악골이 동측으로 움직임	

5 불량 자세가 연하에 미치는 영향

다양한 원인(뇌혈관장애, 신경근질환, 고령화 등)으로 자세 유지가 곤란해지면 골반이 후경(posterior tilt)하고 상위 흉추와 하위 경추는 굴곡되어, 두관절(환추후두관절과 환축관절)의 신전이 발생한다(**두부 전방 자세**). 두부 전방 자세가 되면 전경부에 있는 설골하근이 신장되어 반사적으로 수축하고, 설골이 하방으로 견인되어 설골의 거상이 방해받는다(**그림 9**). 또한, 이 견인은 전상방의 설골상근을 통해 하악골로 전달되어 하악은 후퇴하고 아래로 내려가 거상 자세에서의 고정이 방해를 받는다(**그림 9**). '**하악의 거상 자세 고정**'과 '**설골의 거상**'이 방해되므로 연하가 저해된다(그림 1 → **p. 273**).

6 섭식 연하 및 섭식 연하 훈련에 적합한 자세

안전한 연하를 위해 필요한 앉은 자세의 4가지 요건으로는 ① **턱 당기기**(두관절의 굴곡), ② **체간 유지**(상위 흉추·하위 경추의 신전과 골반의 전경), ③ **발바닥을 무릎보다 약간 후방에 두기**, ④ **발바닥 접지**가 있다(**그림 10b**).[7] 이 요건은 누워 있는 침대(bed-ridden) 위에서도 기본적으로 동일하며, 의자에서의 앉은 자세를 후방으로 기울인 상태로 추가되는 마비가 있다면 마비 측이 위가 되도록 조절한다.[7] 비록 이 훈련이 가상 훈련이라 하더라도 향후에 실제 훈련으로 이어지도록 하며 또한, 타액을 잘못 삼키지 않도록 유의하여 위 4가지 요건을 충족시키는 것이 필요하다.

그림 11은 족부의 위치와 두경부·체간의 전굴·후굴의 연동 관계[8]를 나타낸 것이다. 그림에서도 알 수 있듯이 발바닥을 무릎보다 약간 후방에 두고, 상위 경추·두관절의 굴곡은 불량 자세의 개선과 안전한 연하 자세의 구축으로 이어진다. 또한, 문헌 8)에는 구강 재활 시 자세조정법이 상세하게 기재되어 있다.

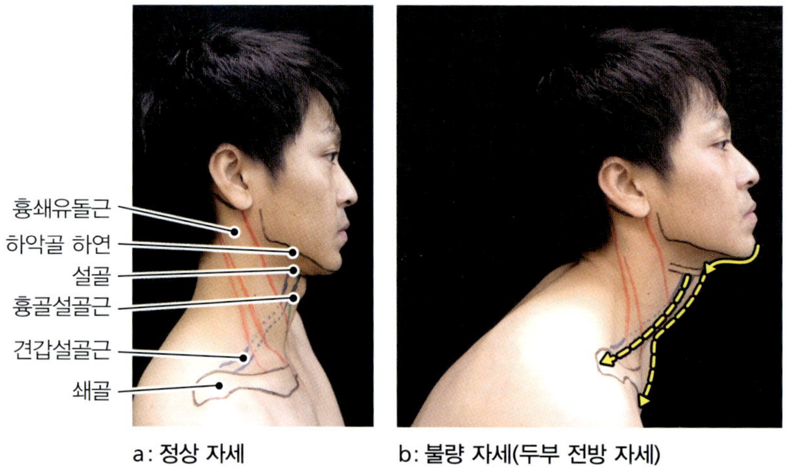

그림 9 **불량 자세가 설골이나 하악골의 위치에 미치는 영향**
하악각·설골·쇄골을 검은색, 흉쇄유돌근을 빨간색, 견갑설골근을 파란색, 흉골설골근을 녹색으로 표시하였다.
b는 상위 흉추와 하위 경추의 굴곡이 증가하여 두관절이 신전하고, 전경부가 신장되었다.
⇨는 하악이 견인되는 방향을, ⇢는 설골이 견인되는 방향을 나타낸다. 이러한 자세 변화로 인해 설골이 내려가게 되는 것을 알 수 있다.

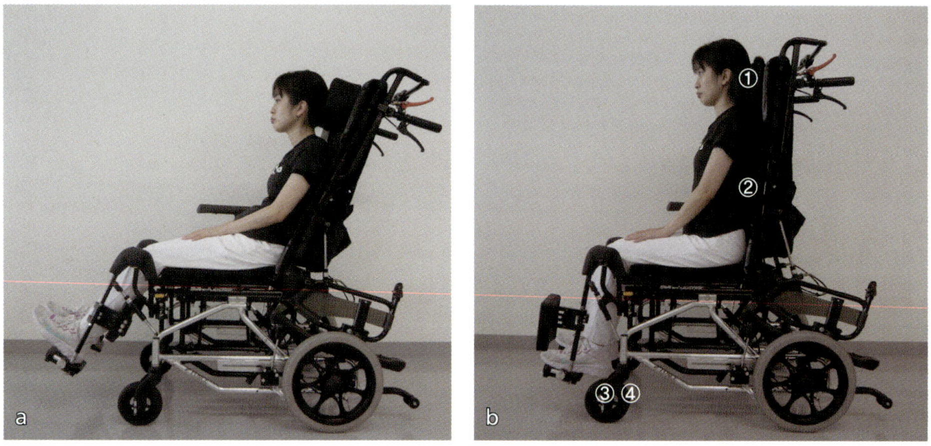

그림 10 **안전한 연하를 위한 4가지 요건**
a : 일반적인 **reclining wheel chair**의 앉은 자세.
b : **안전한 연하를 위한 4가지 요건을 충족시킨 앉은 자세.** ① 턱 당기기(두관절의 굴곡), ② 체간 유지, ③ 발바닥은 무릎보다 후방, ④ 발바닥 접지

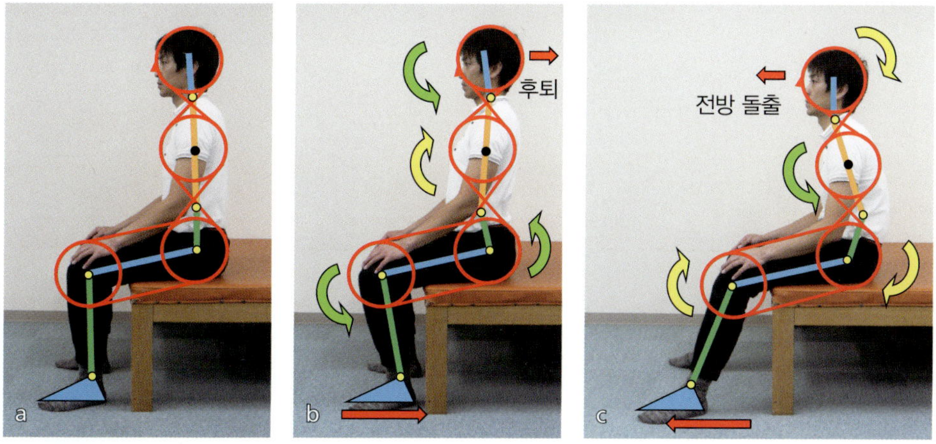

그림 11 족부의 위치와 두경부 · 체간의 전굴 · 후굴의 연동 관계

a : 앉은 자세에서 슬관절, 골반 · 하부 체간, 상부 체간, 두부를 도르래로 가정한다.
b : 족부를 후방으로 당기면 도르래의 연동으로 하악을 당긴 자세(두부 후퇴)가 된다.
c : 족부를 앞으로 내밀면 도르래의 연동으로 하악이 나온 자세(두부 전방 자세)가 된다.

7 설골상근 및 설골하근에 대한 근력 강화 훈련

설골상근의 근력 강화는 후두 거상이나 식도 입구부 개대가 용이해지고, 식도 통과와 인두 클리어런스가 개선되는 효과가 있다.[9] 근력 강화 훈련으로는 **두부 거상 훈련**(Shaker exercise)이 유명하지만 운동 부하량이 너무 크다는 점, 흉추 후만 등이 있는 경우 시행이 곤란한 점, 임상에서 시행하기 불편해 실시율이 낮다는 점 등이 지적되고 있다.

그래서 대상자를 의자에 앉혀 턱을 당긴 자세로 하고, 치료사의 손을 대상자의 이마에 댄다(**이마 내밀기 체조**). 이 상태에서 대상자에게 이마로 치료사의 손을 밀도록 지시하고(**그림 12**), 치료사는 등척성 운동이 되도록 저항을 가한다. 이때 저항의 방향은 후두 방향으로 향한다. 저항운동 시 치료사는 반대쪽 손으로 근육의 수축 상태를 확인한다.

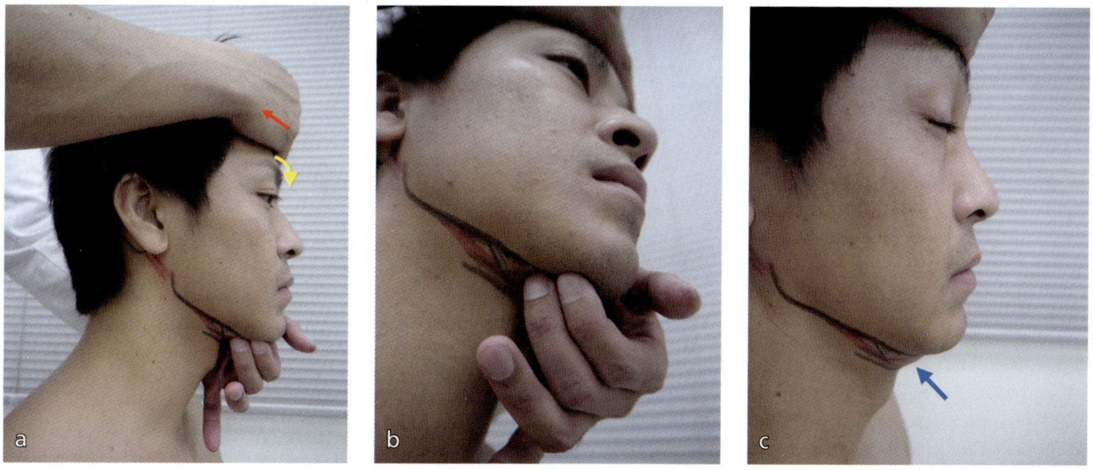

그림 12 설골상근 및 설골하근의 근력 강화 훈련

a : ⬅는 치료사가 도수저항을 가하는 방향, ⇨는 대상자가 의식하는 운동 방향을 나타낸다.
b : **a**에서 치료사가 근수축을 확인하는 모습을 외측 하방에서 관찰하고 있다.
c : ⬅는 수축으로 팽창하고 있는 설골상근이 관찰되는 모습을 보여준다.

3 I 두경부

참고문헌

1. 北村清一郎:舌・舌骨・喉頭複合体の動きと嚥下;気道防御と嚥下;下顎の固定, 舌骨・喉頭挙上の意義. 北村清一郎(監修): 解剖から学ぶ口腔ケア・口腔リハビリの手技と, その実力—オーラルフレイル予防のために. pp 66-67, 98-99, デンタルダイヤモンド社, 2019
2. 日本摂食嚥下リハビリテーション学会医療検討委員会:訓練法のまとめ(2014 版). 日摂食嚥下リハ会誌 18:55-89, 2014
3. 寒河江委子:間接訓練. 稲川利光(編):摂食嚥下ビジュアルリハビリテーション. pp 79-102, 学研メディカル秀潤社, 2017
4. Chanmugam PPA, et al(著), 広瀬隆(訳):物理療法のすべて. pp 205-235, 医歯薬出版, 1973
5. 高田治実:マイオチューニング・アプローチ. 竹井仁, 他(編):系統別・治療手技の展開. 改訂第 3 版, pp 225-260, 協同医書出版, 2014
6. 横山貴司, 他:プレーティング. 竹井仁, 他(編):系統別・治療手技の展開. 改訂第 3 版, pp 261-270, 協同医書出版, 2014
7. 舘村卓:臨床の口腔生理学に基づく摂食嚥下障害のキュアとケア. 医歯薬出版, 2017
8. 金尾顕郎:口腔リハビリにおける姿勢の調整と筋のリラクセーション. 北村清一郎(監修):解剖から学ぶ口腔ケア・口腔リハビリの手技と, その実力—オーラルフレイル予防のために. pp 158-172, デンタルダイヤモンド社, 2019
9. 重松孝, 他:嚥下障害のリハビリテーション. Brain Nerve 67:169-182, 2015

2 두경부 통증을 해부

이 장에서 다루는 근골격
- ▶후두하근
- ▶반극근
- ▶판상근

두경부 통증이라고 하면 많은 사람들이 떠올리는 것이 아마도 **두통**과 **어깨 결림**일 것이다. 일본 후생노동성이 매년 실시하는 국민생활기초조사[1]에서도 이들은 항상 높은 비율의 증상이다. 어깨 결림에 대해서는 **1장**(→ **p. 3**)에서 다루었으므로, 여기에서는 두통에 대해 설명한다.

두통은 국제두통학회[2]에 따라 일차성 두통과 이차성 두통으로 나뉜다. 일본인에 흔한 것은 일차성 두통 중 긴장형 두통이다. **긴장형 두통**에서는 무겁고 둔한 통증이 후경근 부착부의 후두하부에서 발생함과 동시에 측두부나 안와 후부로 방사되어 그 부위에도 통증을 느끼게 된다.

1 두경부 통증의 원인

최근 컴퓨터나 스마트폰 등의 디지털 디바이스 사용에 의해 장시간에 걸쳐 경부의 굴곡 자세가 강제되어 두부를 지지하는 후경부나 배부의 근육에 통증이 발생하는 경우가 많아지고 있다.[3] 통증은 주로 긴장형 두통인 것을 쉽게 추측할 수 있다.

성인의 머리 무게는 체중의 약 10%라고 하며, 척주에 가해지는 부담은 경부의 각도에 따라 달라진다. **그림 13**은 컴퓨터나 스마트폰을 사용할 때 발생하는 경추에 대한 부하를 나타낸 것이다. 정상 정렬과 비교하여 경부를 15° 전경(앞기울기)하면 약 2배, 30°에서 3배, 45°에서 4배, 60°에서 5배로 부담이 증가한다고 한다.[4] 체중이 50kg인 성인이라면 머리 무게는 약 5kg이므로, 경부 전경에 따른 경추의 부담 증가는 매우 크다. 컴퓨터나 스마트폰을 사용하는 경우에는 부담이 증가한 상태에서 장시간 동안 같은 자세가 지속되어 부담이 더욱 증가하게 된다.

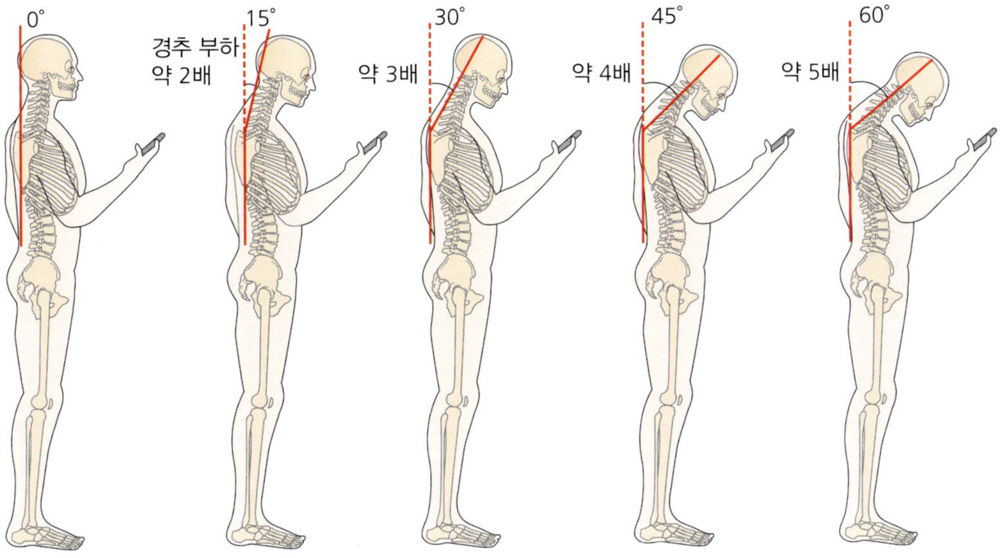

그림 13 컴퓨터나 스마트폰 사용으로 발생하는 경추에 대한 부하

자세 이상이 근육과 뼈대에 미치는 영향

디지털 디바이스의 예와 같이, 이러한 척주에 대한 과도한 역학적 부담의 증가는 만성적으로 주위 근육의 근긴장을 높인다. 그 결과 하위 경추의 전만 감소(**straight neck**)나 두관절(환추후두관절과 환축관절)의 신전 증가와 같은 만성적인 자세 이상[**두부 전방 자세 : forward head posture(FHP)** 그림 14]을 유발한다. FHP란 두관절이 신전하며 하위 경추와 상위 흉추가 굴곡하여 두부가 체간보다 전방에 위치한 자세이다(그림 9 → **p. 282**). 두관절의 신전으로 후경부에 위치하는 승모근 상부나 견갑거근, 후두하근 등은 단축(수축 · 긴장)되어 신장성을 잃는다. 전방(길항 측)에 위치하는 경장근, 두장근, 사각근 등은 신장되어 근력(근긴장) 저하가 발생한다. 하위 경추와 상위 흉추의 굴곡은 straight neck이나 흉추의 후만증가로 이어진다. 이에 따라 견갑골은 외전 및 하방회전하고 쇄골은 전방 돌출되며, 그 결과 체간 앞면에 위치하는 대흉근 및 소흉근은 단축(수축 · 긴장)되어 신장성을 잃을 뿐만 아니라 후방(길항 측)에 위치하는 중부 · 하부 승모근 및 대 · 소능형근 등은 신장되어 근력 저하가 유발된다(그림 14). 이러한 자세 변화로 인한 근육불균형 패턴은 **상위교차증후군**(upper crossed syndrome)으로 Janda[5]에 의해 소개되었다.

근긴장이 신경에 미치는 영향

후경부에서는 뼈나 근육의 좁은 간격을 중요한 신경과 혈관이 통과하거나 관통한다. 그러므로 뼈의 정렬 변화나 이에 따른 근긴장의 변화는 주위 신경 및 혈관계통에 영향을 미쳐 증상을 주위로 파급시킬 수 있다. 그 중 하나가 긴장형 두통이다. 긴장형 두통과 관계가 깊은 신경은 후경부에서 가장 굵고 광범위한 분포 영역을 갖는 **대후두신경**(greater occipital nerve)이다. 경추의 변형이나 근막 등에 의해 대후두신경이 압박되어 후두부의 통증 및 저림이 유발되는 것을 **대후두신경통**이라고 한다. 안면의 통증-온도 감각을 지배하는 **삼차신경**섬유와 대후두신경의 통증-온도 감각섬유는 척수 상부에서 동일한 부위에 종지하며, 두 신경섬유 사이에 정보전달경로(cervico-trigeminal relay)가 존재한다.[6] 후두신경의 압통점(외후두융기의 외측 2~3cm 부위)을 압박하면 동측의 삼차신경 첫 번째 분지(안신경) 영역에도 통증이 방사되어 어지러움, 오심, 구토, 안구피로 등이 나타날 수 있다. 이를 **대후두삼차신경증후군**이라고 한다.[7]

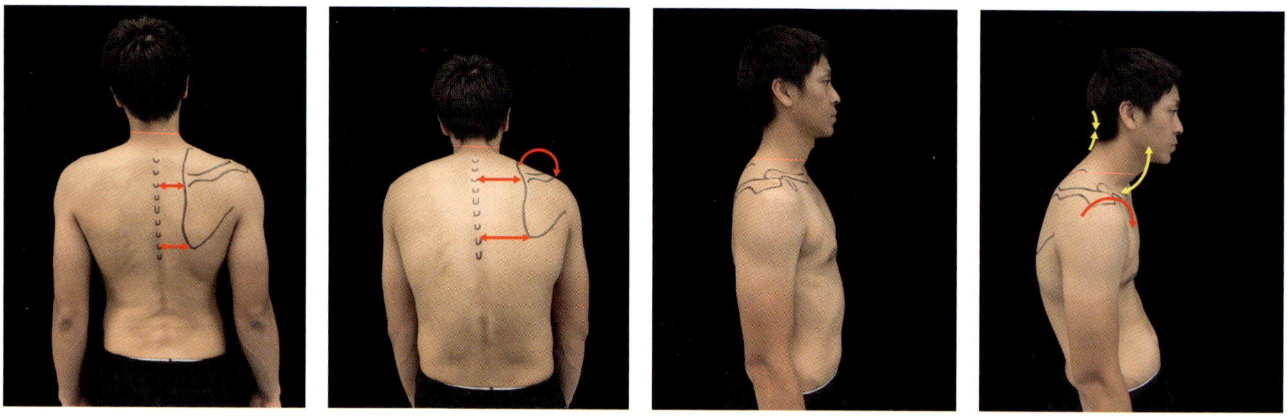

a: 정상 자세, 관상면 b: FHP, 관상면 c: 정상 자세, 시상면 d: FHP, 시상면

그림 14 두부 전방 자세가 두경부 및 견갑대에 미치는 영향

흉추 극돌기, 견갑골, 쇄골을 검은색으로 표시하였다. 두부 전방 자세(FHP)에 의한 두경부의 정렬 변화를 ⇨, 견갑대의 정렬 변화를 ➡로 나타내었다. FHP로 인해 견갑대는 외전 · 하방회전과 같은 정렬 변화를 일으키며 따라서 짧아지는 쪽(단축 쪽)의 근육은 신장성 저하를, 늘어나는 쪽(신장 쪽)의 근육은 근력 저하를 일으킨다.

2 후두하부 최심층의 구조

후두하부의 최심층에서 환추후두관절과 환축관절 바로 천측에 위치하는 4쌍의 근육(대후두직근, 소후두직근, 상두사근, 하두사근)을 **후두하근**이라고 한다(그림 15, 16, 표 2).

대후두직근(rectus capitis posterior major)은 축추 극돌기에서 후두골(occipital bone)의 하항선(inferior nuchal line)을 향해 전내측 하방에서 후외측 상방으로, **소후두직근**(rectus capitis posterior minor)은 환추 후결절에서 하항선을 향해 거의 전방에서 후방으로, **하두사근**(oblique capitis inferior)은 축추 극돌기에서 환추 횡돌기를 향해 후내측 하방에서 전외측 상방으로, **상두사근**(oblique capitis superior)은 환추 횡돌기에서 하항선을 향해 거의 전방에서 후방으로 주행한다(그림 15).[8] 이들 근육은 두관절의 구성 요소인 **축추**, **환추**, **후두골** 사이를 3차원적으로 교묘하게 연결하며, 어느 방향에서나 특정 근육이 신장되며 상호 간의 세밀한 움직임이 가능한 배열을 이루고 있다.

후두하근의 또 다른 역할

경부의 근육은 다른 부위의 근육에 비해 근방추(muscle spindle)의 밀도가 높다. 그 중에서도 후두하근의 근방추 밀도가 가장 높다고 한다.[9, 10] 근섬유속이 신장되면, 근방추의 존재로 인해 근섬유속은 반사적으로 수축한다. 따라서, 두관절은 단순한 운동기관이 아닌 정밀한 감지센서와 조정장치를 겸비한 **운동조절기구**로 여겨진다.

그 결과 후두하근의 기능 저하는 정상적인 정렬 유지에 필요한 두관절의 감지센서와 조정기능의 저하를 초래하여 운동제어불능을 유발하게 되며 이로 인해 정렬 이상, 두경부 근육에의 부담 증가라는 악순환을 초래할 것으로 생각된다.

후두하신경의 주행 경로

후두하근 중 대후두직근, 상두사근, 하두사근으로 둘러싸인 영역을 **후두하삼각**(suboccipital triangle)이라고 한다(그림 15). 이 영역의 심층에서 나온 **후두하신경**(C1 신경 후지)은 후두하근에 운동분지를 분지하면서, 표층으로 향한다(그림 16a). 이에 앞서 추골동맥(vertebral artery)과 함께 후환추후두막

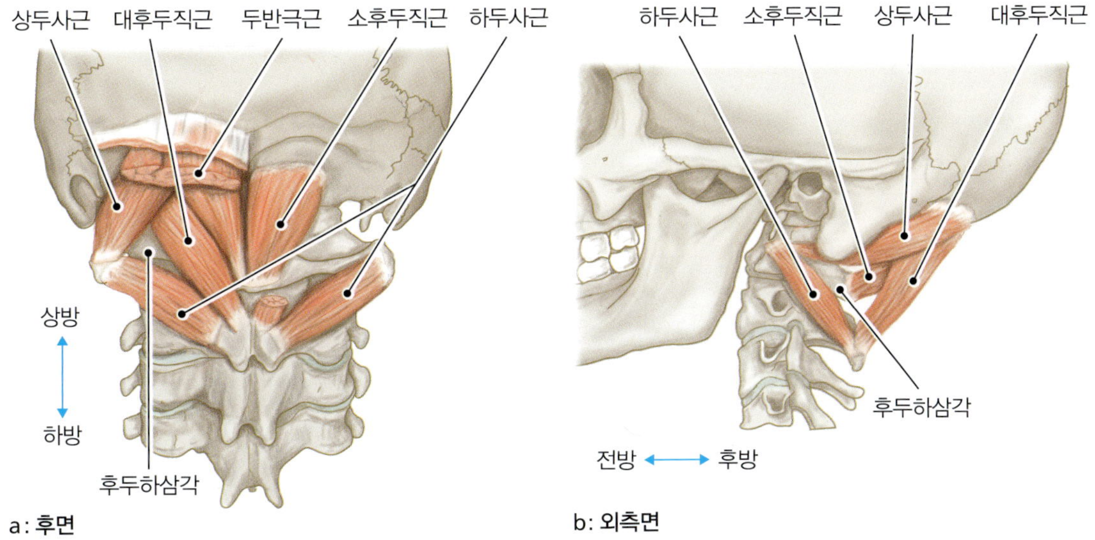

그림 15 후두하근

후두하근의 3차원적인 주행을 이해하기 위해서는 후면에서 관찰하는 것만으로 부족하다. 외측면의 관찰을 통해 이들 근육의 3차원적인 주행을 이해하는 것은 각 근육을 촉진(평가)하고, 치료 시 중요하다.

(posterior atlanto-occipital membrane)을 뚫고 척추관 밖으로 나온 후두하신경은 환추와 후두골 사이의 좁은 간격을 추골동맥과 환추후궁(atlas posterior arch)에 끼인 상태로 통과해 후두하삼각에 이른다(그림 16b). 따라서 두부와 경부의 정렬 이상이나 경부 근육에 대한 부담 증가는 후두하신경의 압박을 초래하기 쉽고, 후두하근의 기능 저하를 유발할 가능성이 있다.

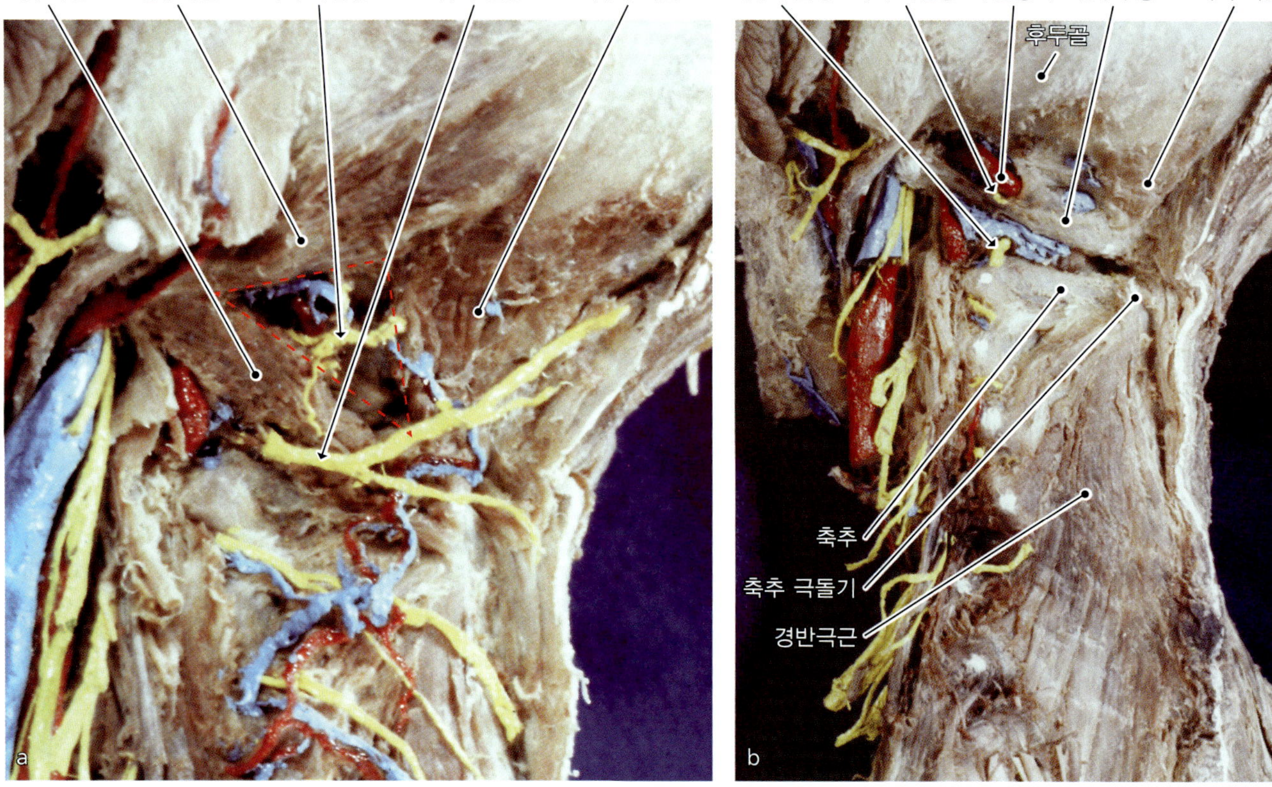

그림 16 후두하부의 최심층

a : 후두하삼각. 대후두직근, 상두사근 및 하두사근으로 둘러싸인 후두하삼각(빨간색 점선)에서 후두하신경이 나온다.

b : 소후두직근. 후두하삼각을 형성하는 근육을 제거하고 대후두직근의 심측에 있는 소후두직근이 드러나 있다. 후두하신경과 대후두신경이 각각 후두골과 환추 사이 및 환추와 축추 사이의 좁은 간격을 통해 후두하부로 나온다.

표 2 후두하근

	기시	정지	신경지배	수축 → 신장되는 작용	장애 시 제한되는 움직임	임상과의 접점
소후두직근	환추 후결절	후두골 하항선의 내측부 하방	후두하신경의 내측지(C1)	환추후두관절의 신전	두부의 굴곡	긴장형 두통, 환추관절 기능부전 등
대후두직근	축추 극돌기	후두골 하항선의 외측부	후두하신경의 내측지(C1)	환추후두관절과 환추관절의 신전. 편측이 작용하면 동관절을 동측으로 측굴, 회전	두부의 굴곡과 반대쪽으로의 측굴, 회전	
상두사근	환추 횡돌기의 앞면	후두골 하항선의 외측부 외상방	후두하신경의 외측지(C1)	환추후두관절을 신전. 편측이 작용하면 동관절을 동측으로 측굴, 반대쪽으로 회전	두부의 굴곡과 반대쪽으로 측굴, 동측으로의 회전	
하두사근	축추 극돌기	환추 횡돌기의 후부	경신경후지의 내측지(C1~C2)	환축관절의 신전. 편측이 작용하면 동관절을 동측으로 측굴, 회전	두부의 굴곡과 반대쪽으로의 측굴, 회전	

3 대후두신경과 소후두신경

대후두신경은 C2 신경의 후지로 후두부에서 두정부에 이르는 넓은 범위의 피부 감각을 지배한다. 일반적으로 경신경 후지는 가늘지만 C1 · C2 신경에서는 전지보다 후지(후두하신경과 대후두신경)가 더 발달하였다.

C2 신경 후지인 대후두신경은 환추-축추 사이를 지나 후경부에 나타나고(그림 16), 하두사근의 미측연을 통과하여 표층으로 나와 내측 상방으로 향하며(그림 17c), 두반극근, 두최장근 등의 후두부 심층 근육에 운동분지를 낸 후에 외측 상방으로 방향을 바꿔 두반극근(그림 17b, 표 3), 이어서 승모근(그림 17a)을 뚫고 귓바퀴 하부 높이에서 후두부 피하에 이른다.[11] 대후두신경은 방향을 바꾸면서 겹쳐 있는 근육 사이를 꿰매듯이 지그재그 형태로 주행하기 때문에 근근막의 긴장 등에 의해 근관통 부위에서 압박되기 쉽다. 포착 부위로는 **경반결근-하두사근 사이의 근막**(그림 17c), **두반극근**(그림 17b) 및 **승모근**(그림 17a)을 관통하는 부위가 있다.[3]

이 밖에도 소후두신경이나 제3 후두신경(그림 17a)이 압박되면, 두통(**후두신경통**)이 유발된다고 알려져 있다.[3] **소후두신경**은 경신경총의 피지(cutaneous branch) 중 하나로 흉쇄유돌근 상부 후연에서 귓바퀴 후방의 피하에 분포한다. **제3 후두신경**은 C3 신경의 후지이다.

소후두직근에는 경막에 부착하는 근막결합조직이 있는 것으로 알려져 있다. 긴장형 두통의 발생은 후두부의 어떠한 근육이 긴장되면 긴장이 소후두직근에 전파되어 경막의 부착부를 통해 경막에 강한 영향을 미친 결과로 여겨진다.[12]

표 3 반극근과 판상근

	기시	정지	신경지배	수축 → 신장되는 작용	장애 시 제한되는 움직임	임상과의 접점
두판상근	항인대 하부, C3~T3 극돌기	측두골 유양돌기, 후두골 상항선의 외측부	경신경의 후지 외측지 (C1~C5)	**양측** 두경부의 신전 **편측** 경부의 신전과 동측으로의 회전	두부의 굴곡, 반대쪽으로의 회전	어지러움, 균형장애, 긴장형 두통, 경추 염좌, 경추관절 기능부전 등
경판상근	T3~T6 극돌기	C1~C3 횡돌기의 후결절	경신경의 후지 외측지 (C1~C5)	**양측** 경부의 신전 **편측** 경부의 신전과 동측으로의 회전	경부의 굴곡, 반대쪽으로의 회전	
두반극근	C3~T7, 8 횡돌기	후두골 상항선과 하항선 사이에서 측두골 유양돌기의 바로 내측방	척수신경의 후지 내측지와 외측지	**양측** 두경부와 체간의 신전 **편측** 두경부와 체간을 반대쪽으로 회전	두경부와 체간의 굴곡, 두경부와 체간의 동측으로의 회전	
경반극근	T1~T6 횡돌기	C2~C6 극돌기	척수신경의 후지 내측지	**양측** 두경부와 체간의 신전 **편측** 두경부와 체간을 반대쪽으로 회전	두경부와 체간의 굴곡, 두경부와 체간의 동측으로의 회전	

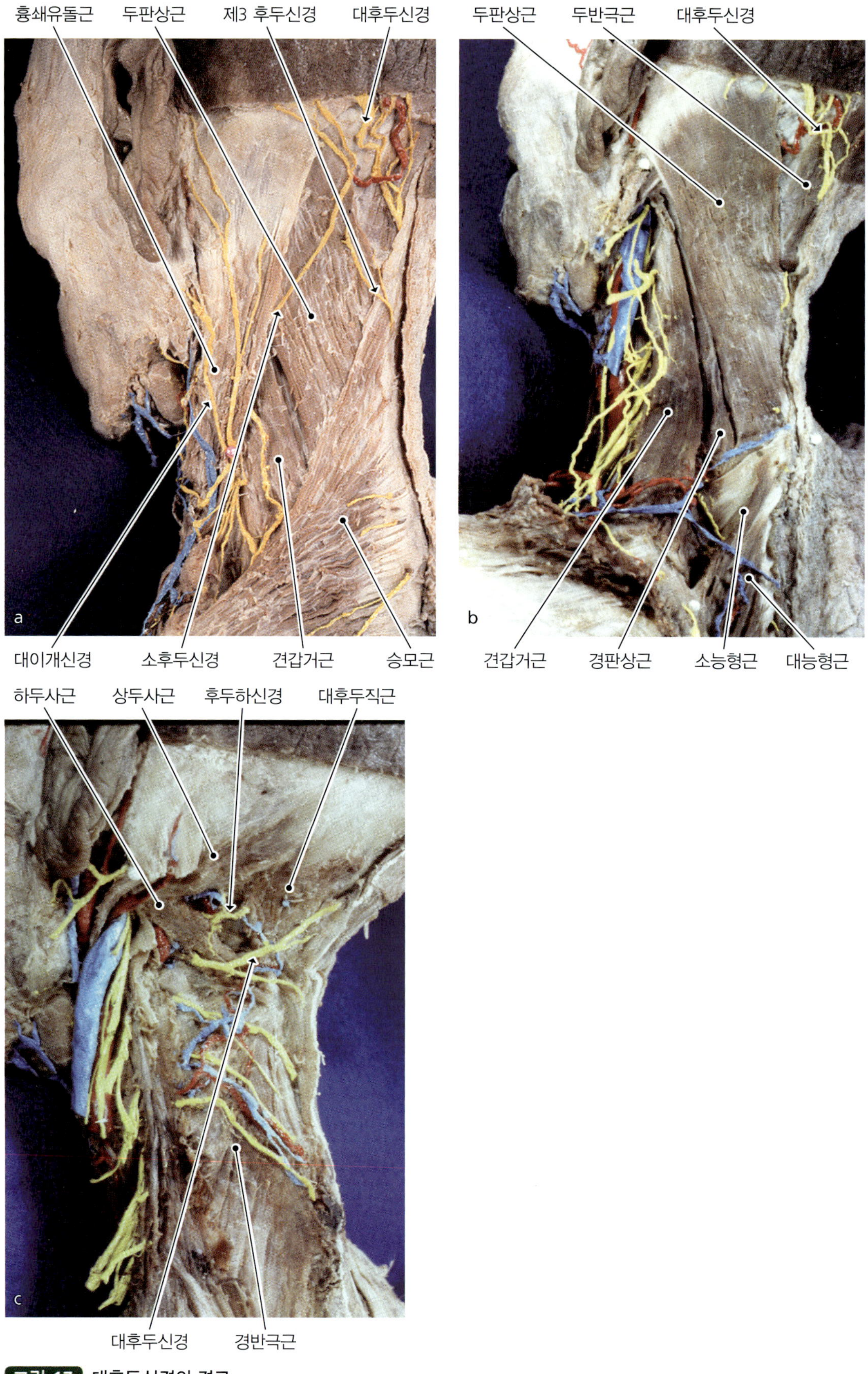

그림 17 **대후두신경의 경로**

a : **후두부의 최천층 근육**. 이 예에서 대후두신경은 귓바퀴 하부 높이에서 승모근의 외측연 바로 아래를 지나 피하로 나온다. 제3 후두신경과 소후두신경도 드러나 있다.

b : **승모근을 박리**. 대후두신경은 두판상근의 내측에서 두반극근을 뚫고 천층으로 나온다.

c : **두반극근을 박리**. 대후두신경은 하두사근의 미측연을 지나 천층으로 나타나고 이어서 내측 상방으로 향한다.

4 두경부 후면에 대한 운동요법

대후두신경, 후두하신경 등의 압박을 개선하는 기본적인 방법은 정렬 개선과 후두하근을 포함한 후경부 근육의 조정이다. FHP에 의해 두부가 신전된 결과, 후두하근은 흔히 단축되어 있는 경우가 많으므로 후두하근의 조정에는 release가 효과적일 것으로 보인다.

후두하근의 압박(release 방법)

대상자는 바로 누운 자세를 하고, 치료사는 앉은 자세로 대상자의 머리 쪽에 위치한다(그림 18). 치료사는 양손으로 대상자의 후두부를 후방에서 파지하고 양손 검지와 중지 근복을 **후두골 하항선** 부근에 댄 상태로 대상자의 두부를 전상방으로 견인한다. 이 때 손가락으로 견인하기보다는 손가락과 수관절, 전완 및 주관절을 고정하고, 치료사의 체간을 뒤로 당긴다는 느낌으로 견인하는 것이 좋다(그림 18).

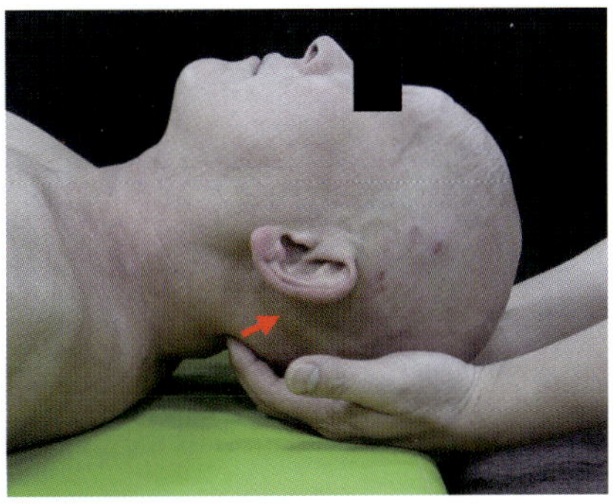

그림 18 **후두하근의 release**
후두하근에 대한 release 방법을 나타내었다. ➡는 후두하근을 압박 · 견인하는 방향이다. 압박 · 견인할 때에는 후두하근 각 근육의 주행이나 뼈와의 위치 관계를 이해하고 고려할 필요가 있다.

또한, 검지 또는 중지의 근복으로 **C2 극돌기**와 **C1 횡돌기**를 확인한다(그림 19). 이를 랜드마크로 하여 후두하근의 위치나 주행을 의식하면서 각 근육을 심측의 골면에 대해 수직으로 압박하며, 근육의 주행에 대해 직교하듯이 자극한다(그림 19).

소후두직근은 환추 후결절에서 기시하지만, 후결절은 촉지하기 어렵다. 따라서 C2 극돌기 바로 상방을 지표로 한다. C2 극돌기와 C1 횡돌기를 연결하는 선 중앙의 약

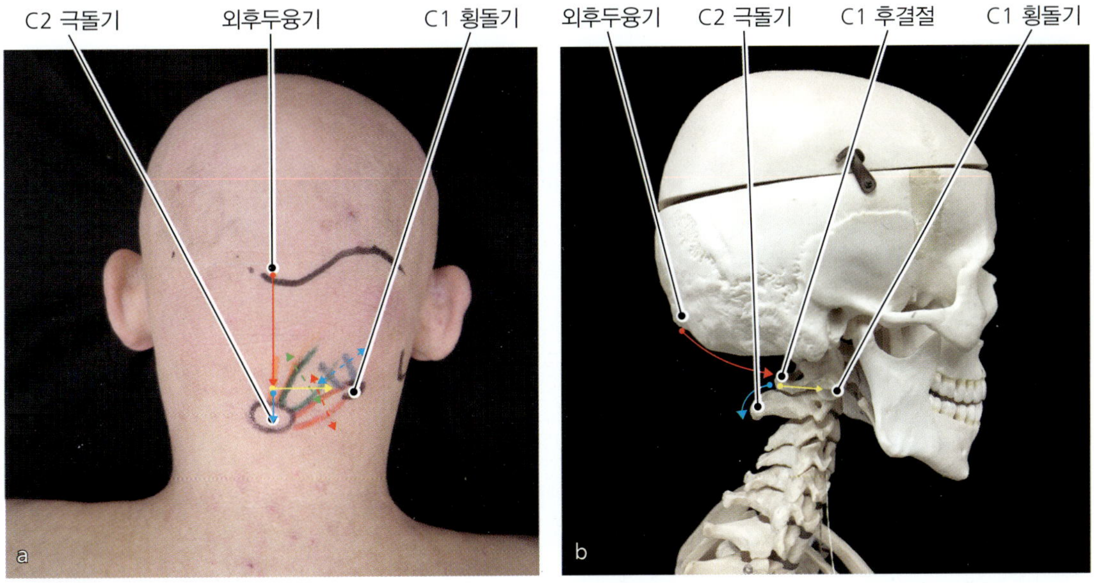

그림 19 **후두하근의 촉진에 필요한 랜드마크**
a : 후두하근과 랜드마크의 표면 해부. 소후두직근을 주황색, 대후두직근을 녹색, 상두사근을 파란색, 하두사근을 빨간색, 각 골격 지표를 검은색으로 표시하였다. 화살표는 손가락을 이동시키는 방향을 나타낸다.
우선, 후두골 외후두융기를 확인한다. 외후두융기를 전방 또는 전상방으로 손가락으로 압박하며 하방으로 약 3~4횡지 이동시켜 함몰된 부위를 확인한다(➡ 끝 : C1 후결절의 상정 부위). 그 바로 하방에서 엄지손가락 한마디 크기의 융기한 부분(➡ 끝 : C2 극돌기)과 약 2횡지 외측에서 함몰된 부분(⇨ 끝 : 후두하삼각)을 확인한다. 후두하삼각의 바로 외측에서 C1 횡돌기도 확인한다. 후두하삼각을 둘러싸듯 대후두직근, 상두사근, 하두사간의 위치를 상정하여 각 근육의 주행에 직교하듯이 자극한다(점선 화살표).
b : 시상면에서 손가락의 이동 방향을 골격 표본으로 제시

간 두측 방향에 위치한 **후두하삼각**은 비교적 명료한 오목함으로 촉지할 수 있어 랜드마크로서 좋다. 후경부 근육의 긴장이 저하되는 것이 느껴지면 이후 release 대상 근육을 압박한 상태로 치료사의 전완을 앞으로 당기고, 두부를 상방으로 견인한다(그림 18). 이어서 대상자의 두부를 전굴(anteflexion)시키고, 마지막으로 대상 근육과 동측으로 회전을 가한다. 특히, 하두사근 미측연 부위의 대후두신경 우회부는 두부 전굴 시 기계적 부하를 받기 쉽기 때문에 주의한다.

두반극근(semispinalis capitis)의 스트레칭

대후두신경통의 원인에는 하두사근 미측연 부위의 기계적 부하 외에 두반극근 관통부에서의 압박이 있다.[13] 따라서 두반극근에 대한 스트레칭(그림 20)이나 release도 효과적이다. 스트레칭 시 치료사는 치료 쪽과 반대쪽 손으로 후두부를, 같은 쪽 손으로 어깨 부위를 파지하고 대상자의 경부에 대해 굴곡하고 반대쪽으로 경도의 측굴 · 외회전을 가한다(그림 20a, b). 대상자 스스로 실시하는 경우는 의자에 앉거나 서서 반대쪽 손으로 치료 쪽의 후두부를 전상방에서 잡고, 두경부를 굴곡하고 반대쪽으로 경도의 측굴 · 외회전을 가한다(그림 20c).[14, 15]

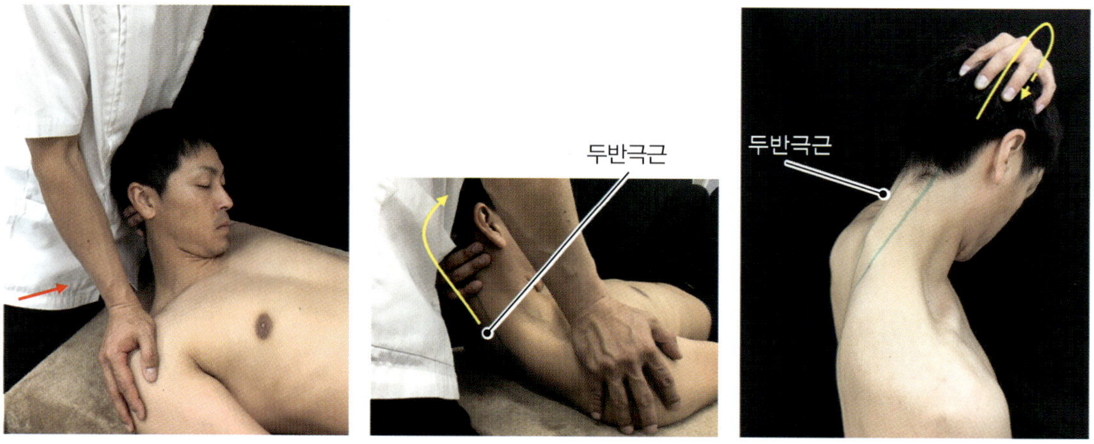

a : 치료사의 스트레칭　b : a의 ➡ 방향에서 본 사진　c : 두반극근의 셀프 스트레칭

그림 20 두반극근의 스트레칭

c에서는 두반극근의 위치를 녹색으로 표시하였다. 또한 **b**, **c**의 ⇨는 각 스트레칭의 방향을 나타낸다.

자세 개선

FHP는 가동범위 제한, 근육의 과긴장이나 단축, 근력 저하를 초래한다. 경부 전굴 자세는 중립 자세에 비해 후경근에 대한 부하가 약 4배로 증가한다(그림 13 → **p. 285**). 또한, FHP는 **hump back**(흉추 후만과 골반 후경의 증가)이나 **견갑골 외전 자세도** 유발한다. FHP와 hump back 중 어느 것이 먼저 발생할지는 명확하지 않지만 Ota 등[16]은 FHP가 hump back보다 선행할 가능성을 지적하고 있다. 최근 FHP가 증가하고 있으며, 조기부터 FHP를 예방 및 개선하는 것이 고령기의 hump back을 포함한 자세 변화의 예방으로 이어질 가능성도 있다. 따라서 자세 개선은 두통 외의 문제 해결에도 도움이 될 것이다.

정렬 개선의 포인트를 그림 21에 제시하였다. 스마트폰 등의 디지털 디바이스를 사용할 때에는 그림 21c와 같은 FHP가 장시간 지속되기 쉽다. 따라서 이러한 기기를 사용 시 가급적 그림 21b와 같이 시상면에서 가볍게 턱을 당기고, 귓불과 견봉, 좌골 결절이 수직선상에 있는 자세를 의식하도록 해야 한다. 컴퓨터 사용 시 앉은 자세, 의자에 얕게 걸터앉는 자세, 소파에 허리를 기댄 자세나 자동차를 운전할 때에도 FHP가 되기 쉽기 때문에 주의가 필요하다. 어쩔 수 없이 FHP가 되는 경우에는 장시간 동일한 자세가 되지 않도록 적절히 휴식을 취하도록 한다.

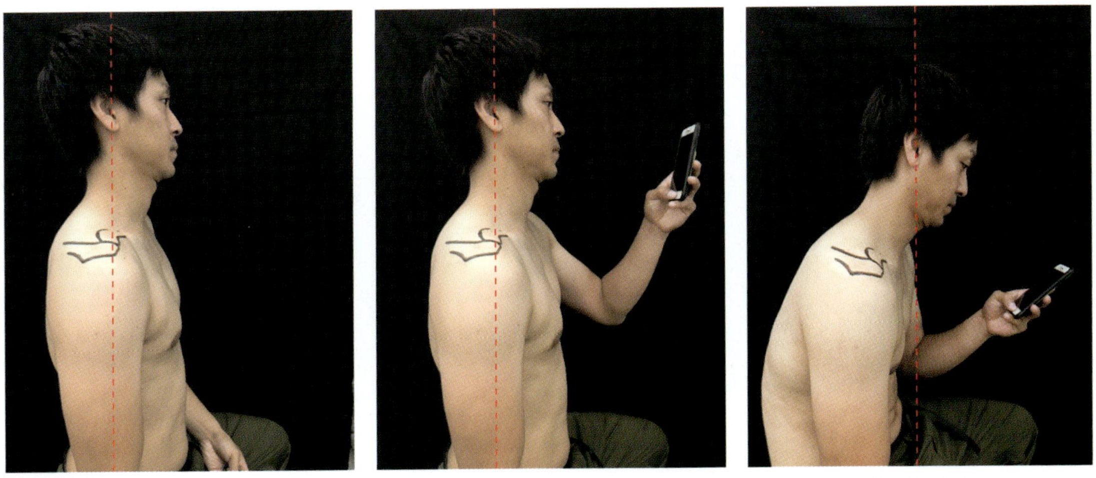

a: 정상 자세　　b: 정상 자세에서 스마트폰 사용　　c: FHP로 스마트폰 사용

그림 21 자세(시상면)의 주의점

위 사진 모두 우측 견갑극 외측 1/3과 쇄골 외측 1/3 위치를 체표에 검은색으로 표시하였다.
빨간색 점선은 귓불, 견봉, 좌골 결절을 잇는 직선을 나타낸다.

참고문헌

1. 厚生労働省:平成 28 年国民生活基礎調査の概況 https://www.mhlw.go.jp/toukei/saikin/hw/k-tyosa/k-tyosa16/dl/04.pdf (参照:2019 年3 月26日)
2. Headache Classification Subcommittee(著), 日本頭痛学会·国際頭痛分類委員会(訳):国際頭痛分類第 3 版beta 版. 医学書院, 2014
3. 阿久澤弘:頸部痛のメカニズム. 村木孝行(編):肩関節痛·頸部痛のリハビリテーション. pp 176-184, 羊土社, 2018
4. Hansraj KK:Assessment of stresses in the cervical spine caused by posture and position of the head. Surg Technol Int 25:277-279, 2014
5. Page P, et al(著), 小倉秀子(監訳):ヤンダアプローチ—マッスルインバランスに対する評価と治療. pp 45-59, 三輪書店, 2013
6. Piovesan EJ, et al:Convergence of cervical and trigeminal sensory afferents. Curr Pain and Headache Rep 7:377-383, 2003
7. 上原圭司:トリガーポイント注射. 森本昌宏(編):肩こりの臨床—関連各科からのアプローチ. pp 169-173, 克誠堂出版, 2013
8. 河上敬介, 他:大後頭直筋, 小後頭直筋, 上頭斜筋, 下頭斜筋. 河上敬介, 他(編):骨格筋の形と触察法. 第 2 版, pp 76-80, 大峰閣. 2013
9. Kulkarni V, et al:Quantitative study of muscle spindles in suboccipital muscles of human foetuses. Neurology India 49:355-359, 2001
10. Boyd-Clark LC, et al:Muscle spindle distribution, morphology, and density in longus colli and multifidus muscles of the cervical spine. Spine 27:694-701, 2002
11. 松岡憲二, 他:後頸部. 北村清一郎, 他(編):鍼灸師·柔道整復師のための局所解剖カラーアトラス. 改訂第 2 版, pp 2-8, 南江堂, 2012
12. Muscolino JE(著), 日高正巳(監訳):Dr. マスコリーノ Know the Body 筋·骨格の理解と触診のすべて. pp 241-298, 医歯薬出版, 2014
13. 清水曉:頭蓋表層の解剖学的要因による頭皮神経痛と頭痛—眼窩上神経痛·後頭神経痛·開頭術後頭痛. 臨床神経学 54:387-394, 2014
14. 鈴木重行(編):ID ストレッチング. 第 2 版, pp 67-173, 三輪書店, 2006
15. Muscolino JE(著), 丸山仁司(監修), 藤田真樹子(訳):改訂新版 筋骨格系の触診マニュアル—トリガーポイント, 関連痛 パターンおよびストレッチを用いた治療. 第 2 版, pp 181-220, エルゼビア·ジャパン, 2017
16. 太田進, 他:高齢者の姿勢と歩行. PT ジャーナル 49:21-28, 2015

II ▶ 흉부(thoracic part)

1 흉곽의 불안정성을 해부

이 장에서 다루는 근골격
- ▶ 척주기립근
- ▶ 횡돌기극근
- ▶ 늑추관
- ▶ 상 · 하후거근
- ▶ 요방형근

흉곽은 안정된 구조물인 것일까?

흉곽(thorax)은 흉추, 늑골, 흉골로 이루어진 바구니형 구조로, 흉부 장기를 보호한다. 지금까지 흉곽은 유연성이 없는 강체 모델(rigid body model)로 여겨지는 경우가 많았다.[1, 2] 그러나 흉곽에는 136개의 관절이 존재하며,[3] 이러한 관절은 단독이 아닌 그룹을 형성하여 가동될 때가 많다는 점을 고려하면 흉곽 전체의 자유도나 가동성은 높다. 즉, 흉곽은 형태적으로 불안정한 구조물이라고 할 수 있다.

이러한 흉곽이 안정성을 얻기 위해서는 흉곽에 부착하는 다수 근육의 협응성이 필수적이다. 한 개 근육의 근긴장에 이상이 발생하면 흉곽의 안정성을 위협할 수 있다. 특히 흉곽의 위치적 안정성을 생각하면 무게중심이 척주의 전방을 지나므로 흉곽 후방에서의 지지가 중요하다. 흉곽의 크기와 무게 때문에 그 형태적 불안정성은 몸의 중심에도 적지 않게 영향을 끼칠 것으로 생각된다. 또한, 흉곽은 경부나 상지의 움직임에 대해서는 직접적인 토대가 되며, 하지의 움직임에 대해서는 척주에서 골반을 통한 간접적인 토대가 된다. 그러므로 흉곽의 형태적 및 위치적 불안정성은 상지나 하지의 운동장애로 이어질 가능성이 있다.[3, 4]

1 고유배근(intrinsic muscles of back)

척주기립근(erector spinae)과 횡돌기극근(transversospinalis)

고유배근 중에서 흉곽의 후방 지지와 크게 관련되는 것은 척주기립근과 그 심측에 있는 횡돌기극근이다. 신체의 한쪽에서 **척주기립근**은 반쪽 체폭의 내측 약 1/2 영역에 있고, 외측부터 장늑근, 최장근, 흉극근 순서로 세로로 주행한다(그림 1, 표 1 → **p. 298**). 한편, **횡돌기극근**은 후정중선 근처에 있으며, 천층에서 반극근, 다열근, 회전근의 순서로 배열한다(그림 2, 표 2 → **p. 298**).

장늑근과 최장근의 주행

장늑근과 최장근은 상하 방향으로 길고, 장늑근은 미측에서 요장늑근, 흉장늑근, 경장늑근으로, 최장근은 흉최장근, 경최장근, 두최장근으로 구분된다(그림 3).

요장늑근(iliocostalis lumborum)은 천골~장골과 하위 늑골, **흉장늑근**(iliocostalis thoracis)은 하위 늑골과 상위 늑골, **경장늑근**(iliocostalis cervicis)은 상위 늑골과 하위 경추 횡돌기를 연결한다. **흉최장근**(longissimus thoracis)은 장골~천골이나 요추 극돌기에서 기시하여 요추 부돌기~흉추 횡돌기(내측 건열) 및 요추 늑골돌기~늑골(외측 건열)에 부착하며, **경최장근**(longissimus cervicis)은 상위 흉추 횡돌기와 경추 횡돌기를 연결하고, **두최장근**(longissimus capitis)은 상위 흉추~하위 경추의 횡돌기와 측두골 유양돌기를 연결한다. 한편, **흉극근**(spinalis thoracis)은 상위 요추~최하위 두 흉추의 극돌기와 그보다 상위 흉추의 극돌기를 연결한다.

흉곽의 구분과 연결

흉곽은 움직임의 동조성(synchrony)에서 상위 흉곽, 하위 흉곽, 부유늑골(floating rib) 3부위로 구분된다(**그림 4**).[5] **상위 흉곽**은 제1~6 늑골(상위 늑골)과 관련된 부위로 늑골은 각각 흉골과 연결되어 있다. **하위 흉곽**은 제7~10 늑골(하위 늑골)과 관련된 부위이다. 하위 늑골에서 늑연골은 바로 상위 늑연골에 결합되며, 최종적으로 제7 늑연골을 통해 흉골과 연결된다. 따라서 하위 늑골과 일체화된 움직임을 보인다. **부유늑골**은 제11 · 12 늑골로 다른 늑골과 비교할 수 없을 정도로 큰 움직임을 보인다.

Kakizaki[5]는 이 구분에 따라 흉곽운동을 3가지 패턴으로 나누고 있으며 상위 흉곽과 하위 흉곽의 경계에서 1개의 동선이 발견된다.

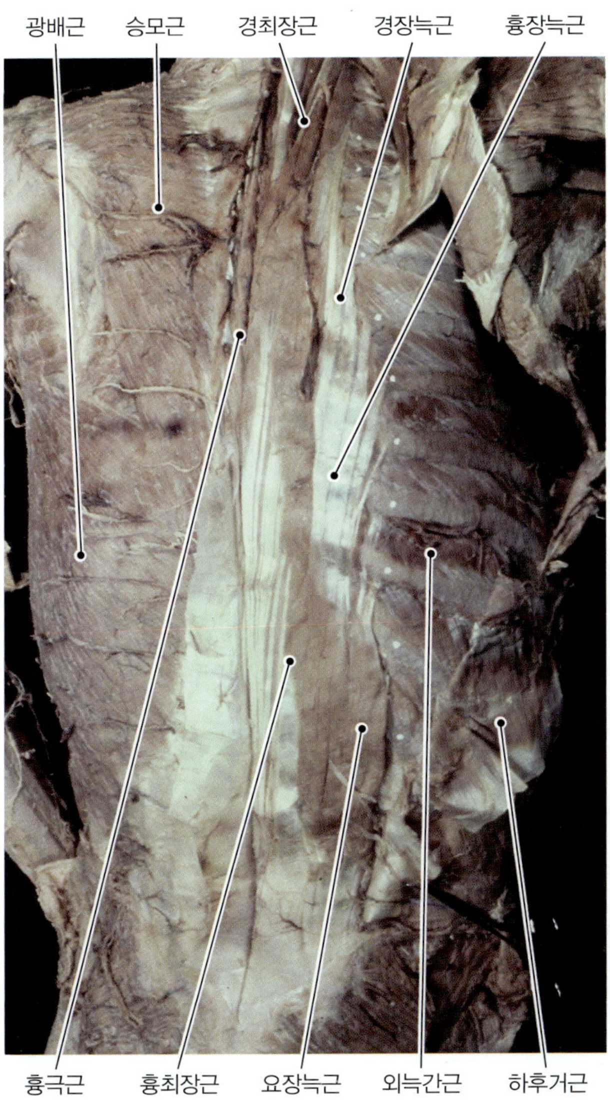

그림 1 척주기립근
배측에서 체간을 관찰. 좌측에서는 승모근과 광배근이 드러나 있고, 우측에서는 승모근과 광배근 및 대·소능형근, 상·하후거근을 절제하여 척주기립근이 드러나 있다. 척주기립근을 구성하는 흉극근, 최장근, 장늑근이 정중앙에서 외측을 향해 순서대로 주행하는 모습이 관찰된다.

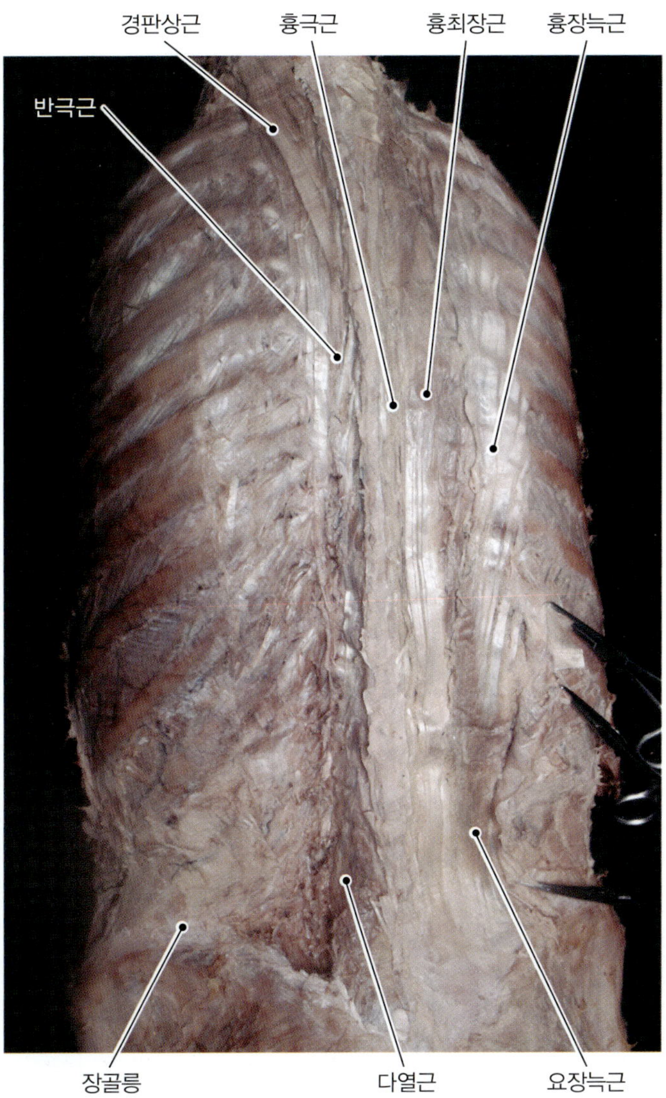

그림 2 횡돌기극근
우측에는 척주기립근이 남아 있다. 좌측에는 척주기립근을 절제하여 횡돌기극근이 드러나 있다. 상부 흉추 부근에 반극근, 요추 부근에 다열근이 드러나 있다. 최심층에 존재하는 회전근은 드러나지 않았다.

흉극근(spinalis thoracis)과 최장근(longissimus)의 역할

흉극근과 최장근은 늑추관절(costovertebral joint)에 가까운 위치에서 세로로 주행한다(그림 3). **흉최장근**은 골반과 상위~하위 흉곽을 연결한다. 골반이 안정된 상태에서 복근의 신장성 수축이 가능하다면, 흉추와 늑골을 함께 잡는 형태로 척주를 신전시켜 상위와 하위 흉곽을 동시에 안정화시킨다. 상위 요추에서 상위 흉추까지의 극돌기를 연결하는 **흉극근**은 이 움직임을 보조하는 것으로 생각된다. 복근의 신장성 수축을 필요로 하지만, 흉최장근은 흉곽의 안정화에 크게 기여한다. **경 · 두최장근**은 흉최장근이 안정화된 흉곽을 토대로 경추 및 두개(cranium)를 움직이는 것으로 볼 수 있다.

장늑근(iliocostalis)의 역할

장늑근은 늑추관절에서 측방으로 떨어진 위치를 세로로 주행한다(그림 3). **요장늑근**은 골반과 하위 흉추를, **흉장늑근**은 하위와 상위 흉곽을, **경장늑근**은 상위 흉곽과 경추를 연결한다.

골반이 안정된 상태에서 복근의 신장성 수축이 가능하다면, 장늑근은 양측 작용으로 척주를 신전시켜 흉곽을 안정화시키며, 이 방식은 다음과 같이 척주와 흉곽의 단계적 안정화이다.

요장늑근이 하위 흉곽을 안정화 → 안정화된 하위 흉곽을 토대로 흉장늑근이 상위 흉곽을 안정화 → 안정화된 상위 흉곽을 토대로 경장늑근이 경추를 움직임

또한, 상위 흉곽이 경추와 하위 흉곽이 골반과 같이 각각 움직임 면에서 다른 분절과 연계한다. 더불어 2개의 흉곽 사이의 움직임을 조절하는 요소(흉장늑근)도 존재하므로, 늑추관절로부터의 거리(모멘트

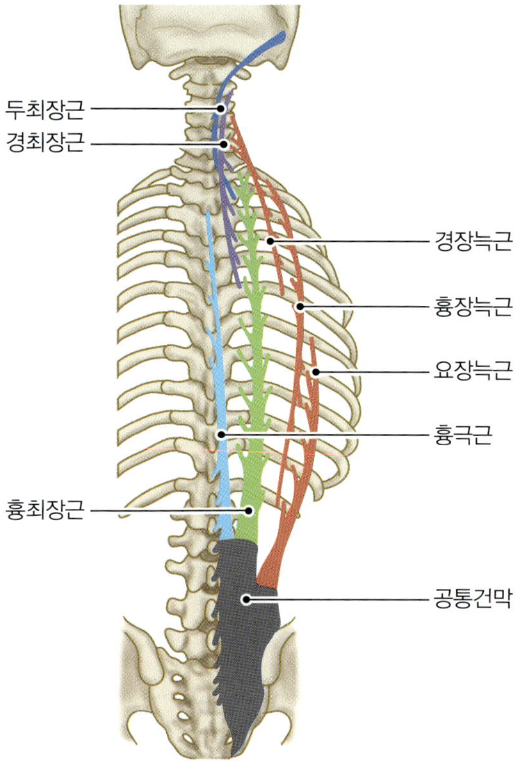

그림 3 장늑근과 최장근의 구분
척주기립근의 주행을 모식적으로 나타내었다. 최장근과 장늑근은 모두 3가지로 구분된다.

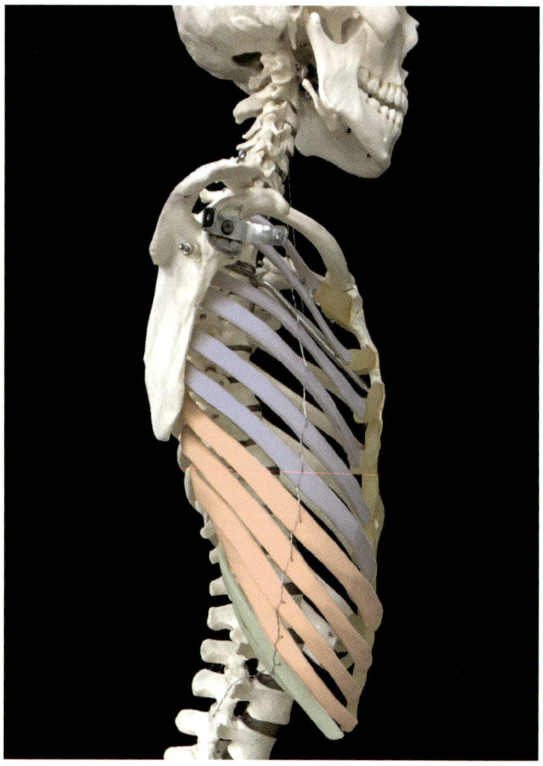

그림 4 움직임의 동조성 관점에서 본 흉곽의 골격 구분
상위 흉곽(제1~6 늑골)을 보라색, 하위 흉곽(제7~10 늑골)을 분홍색, 부유늑골(제11~12 늑골)을 녹색으로 표시했다.

암)가 긴 장늑근의 3가지 구분은 척주·흉곽의 움직임이나 척주를 사이에 둔 경추~두개-골반 사이의 움직임에 더욱 많은 다양성과 융통성을 부여하고 있다고 생각된다.

한편, **요장늑근**은 편측 작용 시 척주에 대해 측굴 및 회전 작용이 나타난다. 측굴 작용은 흉최장근에도 있지만, 늑추관절로부터의 측방 거리가 긴 만큼 요장늑근에서의 운동효과가 크다. 또한, 늑추관절로부터의 후방 거리도 요장늑근이 길며 양측 작용에서 신전 효과도 클 것으로 생각된다. 요장늑근의 긴장도는 흉곽의 안정성과 움직임에 큰 영향을 미친다고 볼 수 있다.

횡돌기극근의 주행과 역할

횡돌기극근은 횡돌기에서 기시하여 상행하고 상위 추골의 극돌기에 정지하며, 상행 중 건너뛰는 추골의 수는 최천층에 있는 **반극근**에서 5개 이상, **다열근**에서는 2~4개로, 가장 짧고 최심층에 있는 **회전근**에서는 직상방 또는 2개 위의 추골에 정지한다(그림 5).

양측 작용으로 척주를 신전, 편측 작용으로 측굴 또는 반대쪽으로 회전하며, 회전 작용은 건너뛰는 추골의 수가 적을수록 커진다. 그러나 각 근육은 작고 움직임도 적어 local muscle로서 개별 추골을 안정된 위치로 유지하는 기능을 한다고 생각된다. 흉추 레벨의 척주에는 모든 종류의 횡돌기극근이 존재하여,[6] 흉추 및 흉곽의 안정성에 기여한다.

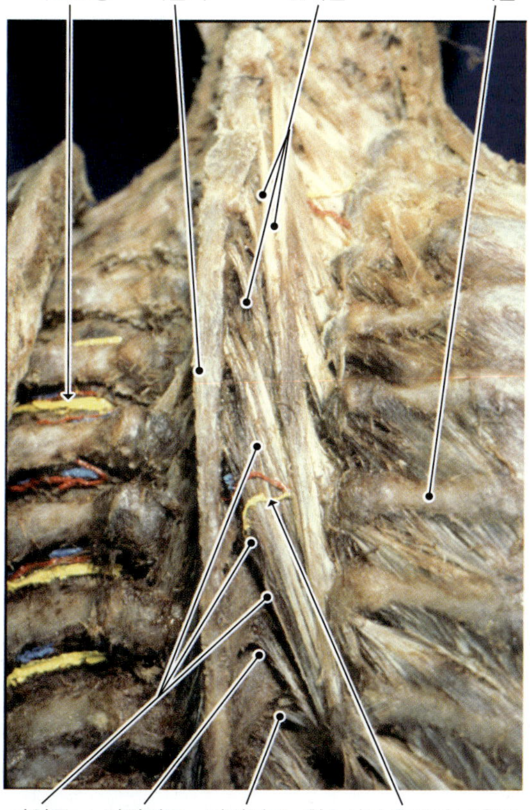

그림 5 횡돌기극근의 구분

임의로 고른 한 개의 횡돌기에서 기시한 횡돌기극근을 흉추 레벨에서 해부하였다. 건너뛰는 추골의 수가 적은 순서로 단·장회전근, 다열근, 반극근이 구별되며, 심층에서부터 이 순서로 나열되어 있음을 알 수 있다.

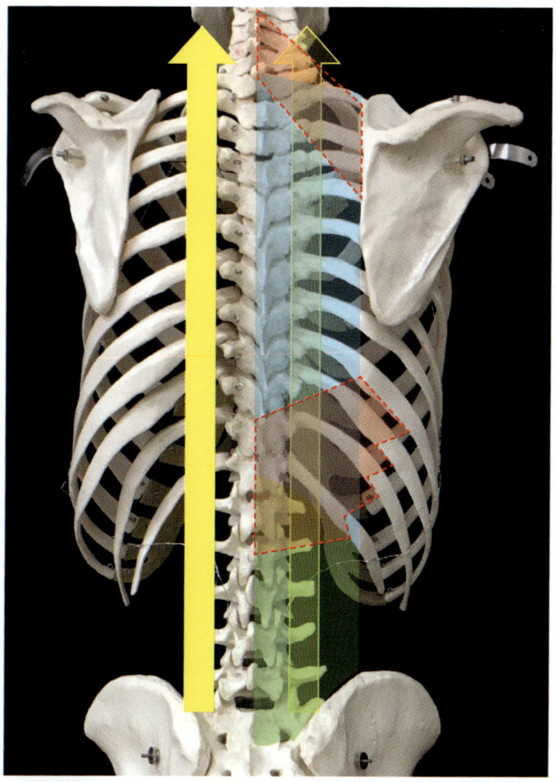

그림 6 늑추관

늑추관과 paraspinal retinacular sheath(PRS)의 이미지를 골 표본에 나타냈다. 노란색 화살표는 고유배근의 주행을 나타낸다. 우측 늑추관은 파란색, PRS는 녹색으로 표시했다. 또한, 이를 덮는 상·하후거근을 빨간색으로 표시했다. 늑추관과 PRS는 하나로 이어진 구조이다. PRS에 대해서는 그림 13(→ p. 331)을 참조.

3 II 흉부

표 1 척주기립근

	기시	정지	신경지배	수축 → 신장되는 작용	장애 시 제한되는 움직임	임상과의 접점
장늑근	요 장골의 장골릉, 천골 후면, 흉요근막 흉 제7~12 늑골의 늑골각 경 제3~6 늑골의 늑골각	요 제4~12 늑골의 늑골각 흉 제1~6 늑골의 늑골각, C7 횡돌기 후결절 경 C4~C6 횡돌기 후결절	척수신경 후지의 외측지 (C8~L1)	편측 경부와 체간의 신전 양측 경부와 체간을 동측으로 측굴, 늑골의 내림	편측 경부와 체간의 굴곡 양측 경부와 체간의 반대쪽으로의 측굴, 늑골의 올림	global muscle로서 체간·흉곽의 안정성에 관여한다(정중선보다 외측에 위치하는 근육일수록 그 영향력이 크다).
최장근	흉 L2~L5 극돌기, 장골의 장골릉, 천골 후면, 흉요근막 경 T1~T6 횡돌기 두 C4~C7 관절돌기, T1~T6 횡돌기	흉 전체 흉추의 횡돌기, L1~L5 늑골돌기와 부돌기, 제3~12 늑골의 늑골결절 외측부 경 C2~C6 횡돌기 후결절 두 측두골의 유양돌기	척수신경 후지의 외측지 (C1~L5)	편측 두경부와 체간의 신전 양측 두경부와 체간을 동측으로 회전·측굴	편측 두경부와 체간의 굴곡 양측 두경부와 체간의 반대쪽으로의 회전·측굴	
극근	흉 T11·12 극돌기, L1~L2 극돌기 경 C5~T1 극돌기 두 상부 흉추, 하부 경추의 극돌기	흉 T1~T9 극돌기 경 C2~C4 극돌기 두 두반극근의 내측연	척수신경 후지의 내측지 (C2~T12)	편측 경부와 체간의 신전 양측 경부와 체간을 동측으로 측굴	편측 경부와 체간의 굴곡 양측 경부와 체간의 반대쪽으로의 측굴	

표 2 횡돌기극근

	기시	정지	신경지배	수축 → 신장되는 작용	장애 시 제한되는 움직임	임상과의 접점
반극근	흉 T7~T12 횡돌기 경 T1~T6 횡돌기 두 C3~C7·T1~T6 횡돌기	흉 C6, 7·T1~T4 극돌기 경 C2~C6 극돌기 두 후두골 상항선과 하항선 사이에서 측두골의 유양돌기 바로 내측	흉·경 척수신경의 후지 내측지 (C1~T7) 두 척수신경의 후지 내측지와 외측지(C1~C4)	편측 두경부와 체간의 신전 양측 두경부와 체간을 반대쪽으로 회전	편측 두경부와 체간의 굴곡 양측 두경부와 체간의 동측으로의 회전	local muscle로서 체간·흉곽의 안정성에 관여한다.
다열근	천골 후면, 전체 요추의 유두돌기, 전체 흉추의 횡돌기, C4(5)~C7 관절돌기	C2~L5 극돌기	척수신경의 후지 내측지(C3~S3)	편측 경부와 체간의 신전 양측 경부와 체간을 반대쪽으로 회전	편측 경부와 체간의 굴곡 양측 경부와 체간의 동측으로의 회전	
회전근	전체 요추의 유양돌기, 전체 흉추의 횡돌기, C2~C7 관절돌기	장 추골 하나를 건너뛴 상위 추골의 극돌기 단 바로 위 추골의 극돌기	척수신경의 후지 내측지(C3~S3)	편측 경부와 체간의 신전 양측 경부와 체간을 반대쪽으로 회전	편측 경부와 체간의 굴곡 양측 경부와 체간의 동측으로의 회전	
상후거근	C(4)5~T1(2) 극돌기와 항인대	제2~5 늑골의 늑골각과 그 외측	제1~4 늑간신경 [(C8), T1~T4]	제2~5 늑골의 거상	제2~5 늑골의 내림	상부 흉곽의 강성, 흡기 보조, 상위 늑추관 내압의 조정
하후거근	흉요근막을 통해 T10~L2 극돌기	제9~(11)12 늑골의 외측하연	제9~12 늑간신경 [T9~T11(T12)]	제9~12 늑골을 내측 하방으로 당김	제9~12 늑골의 외측 상방으로의 움직임	하부 흉곽의 강성, 호기 보조, 하위 늑추관 내압의 조정

2 늑추관과 상·하후거근

배부 골격에서는 늑골각부터 늑추관절·흉추 횡돌기를 거쳐 극돌기에 이르는 오목한 면이 **늑추구**이다. 좌우 늑추구가 **흉요근막 천엽**에 덮여 있고 그 심측에 **늑추관**이 형성된다(그림 6).[7] 흉추 레벨의 고유배근은 늑추관에 갇힌다(그림 7a, 그림 1a → **p. 320**). 늑추관의 상단과 하단의 높이에는 각각 **상후거근**과 **하후거근**이 존재하며, 흉요근막 천엽을 덮는다(그림 6, 8).

또한, 늑추관의 천측은 상·하후거근 이외에 더 천층의 능형근과 광배근 및 승모근과 같은 천배근으로 덮여 있다(그림 1 → **p. 3**).

흉요근막 천엽과 PRS

고유배근의 배측을 덮는 **흉요근막 천엽**은 경추 레벨에서는 판상근이나 두반극근을 덮으며 후두골에 이르러 정중은 항인대로, 측방은 경근막 추전엽으로 이어진다. 한편, 요추 레벨에서 고유배근은 요추와 흉요근막의 천엽 및 심엽 사이에 형성되는 **paraspinal retinacular sheath(PRS)** 내를 주행한다(그림 7b, 9, 그림 1b → **p. 320**). 고유배근을 통과하는 늑추관과 PRS는 하나로 이어진 구조이다(그림 6, 8). 흉요근막 천엽은 요추 레벨에서는 하후거근 근막이나 광배근 건막과 겹쳐져 결합하여 현저하게 두꺼워져 **요배건막**을 형성한다(그림 9). PRS에 대해서는 **III-1**(→ **p. 320**)에도 기재하였다.

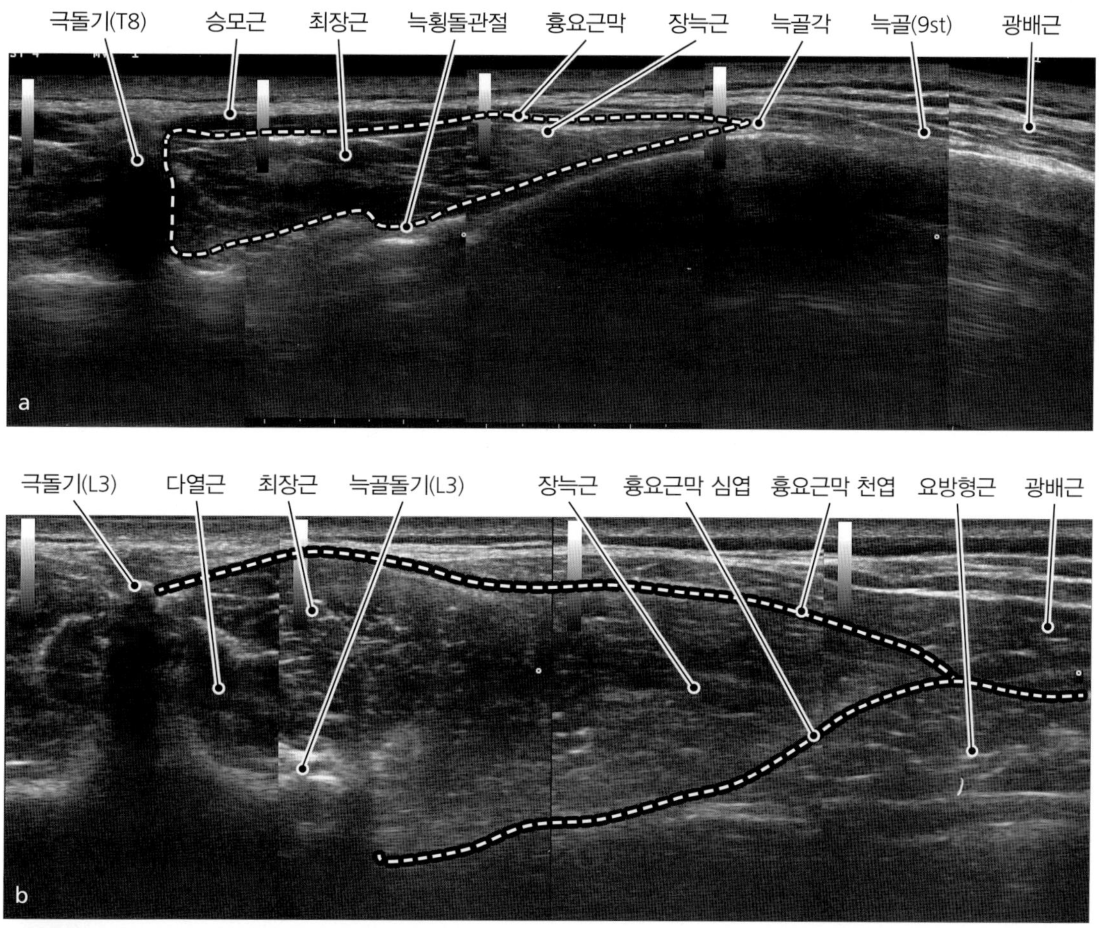

그림 7 늑추관(a)과 PRS(b)의 초음파 영상

a : 늑추관. T8 극돌기부터 제9 늑골의 늑골각 부근까지 우측 늑추관의 횡단 초음파 영상. 내측에서 외측을 향해 5장의 영상을 연결하였다. 흉추 레벨에서는 늑추관(점선) 안에 고유배근이 갇혀 있는 모습이 관찰된다.
b : PRS. L3 극돌기부터 제12 늑골 선단 부근까지의 우측 PRS 초음파 영상. 내측에서 외측을 향해 4장의 영상을 연결하였다. 요추 레벨에서는 PRS(점선) 안에 고유배근이 갇혀 있는 모습이 관찰된다.

3
II 흉부

고유배근의 부위별 역할

고유배근의 구성은 전만(lordosis)인 경추와 요추 레벨에서는 두껍고 복잡하며, 후만(kyphosis)인 흉추 레벨에서는 얇고 단순하다.[7] 두껍고 복잡한 고유배근 중 global muscle은 **경추 레벨**에서는 상위 흉곽과 경추~두개를 연결하고, **요추 레벨**에서는 하위 흉곽과 골반을 연결한다.

흉추 레벨의 얇은 고유배근을 수용하는 곳이 **늑추관**이다. 흉추 레벨의 척주는 전방에 흉곽(12쌍의 늑골과 1개의 흉골)을 안고 있어 늑골이 척주에서 멀어지지 않도록 흉곽을 안정시키는 구조를 필요로 한다. 극돌기와 늑골각 사이에 펼쳐져 늑추관의 천정을 이루는 **흉요근막**과 **상·하후거근**이 이에 해당하며, 전자가 정적인, 후자가 동적인 안정을 도모하는 것으로 생각된다. 이들이 장력을 충분히 발휘하는 데에는 늑추관 내의 근육이 두껍지 않은 것이 좋다. 또한, 상·하후거근의 수축으로 늑추관 내압이 상승하는 것도 안정화를 보조하는 것으로 보인다.

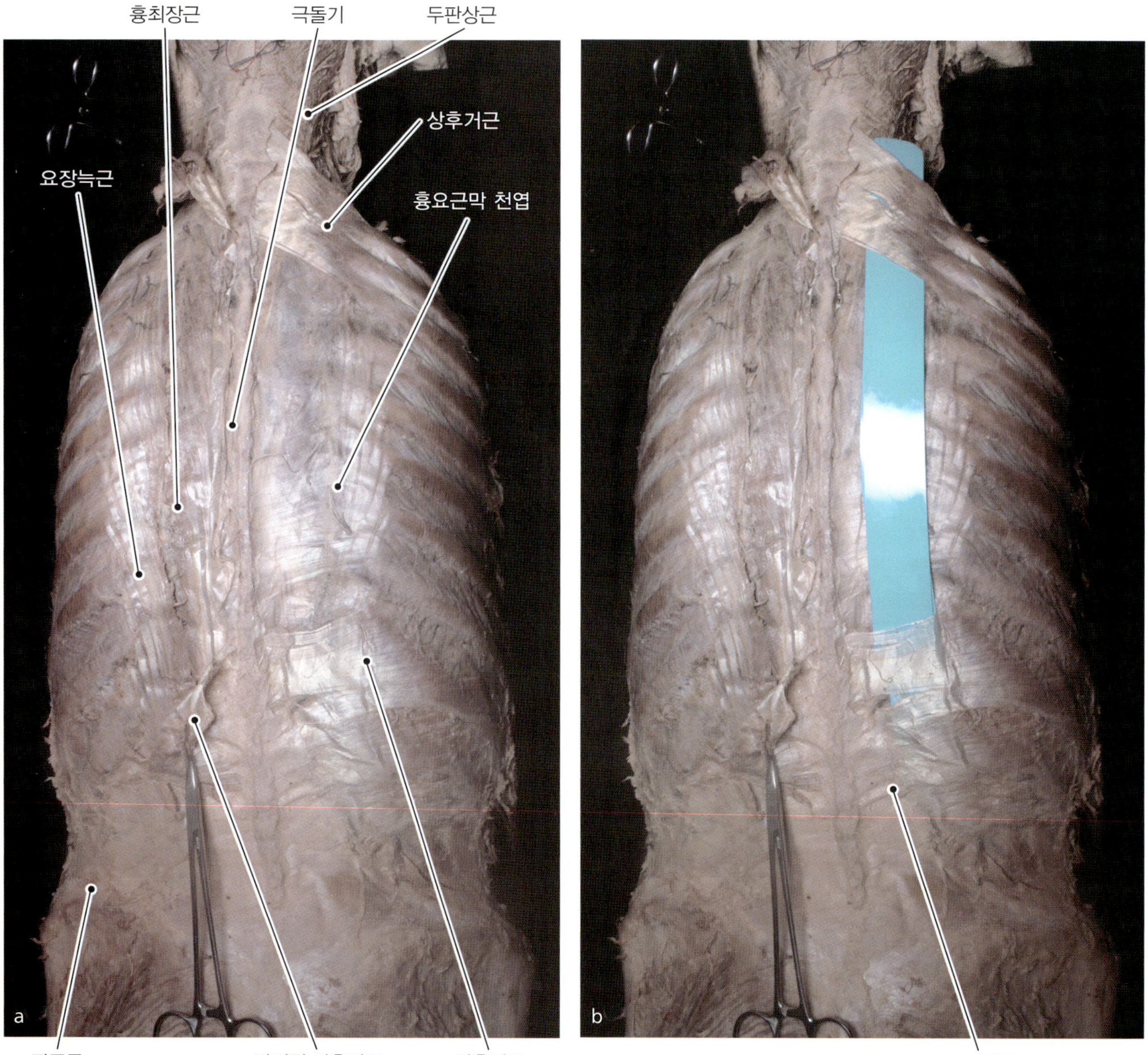

그림 8 늑추관과 상후거근·하후거근

a : 체간 우측에서는 상후거근과 하후거근 및 흉요근막 천엽이 드러나 있다. 좌측에서는 이들이 절제되어 척주기립근이 보인다.
b : 이어서 체간 우측에서 상후거근과 하후거근의 심층에 상방에서 하늘색의 얇은 판상 시트가 통과하고 있다. 이 시트의 위치가 늑추관의 위치이다. 늑추관은 하방(미측)에서 요배건막의 심층으로 들어가 PRS로 이어진다.

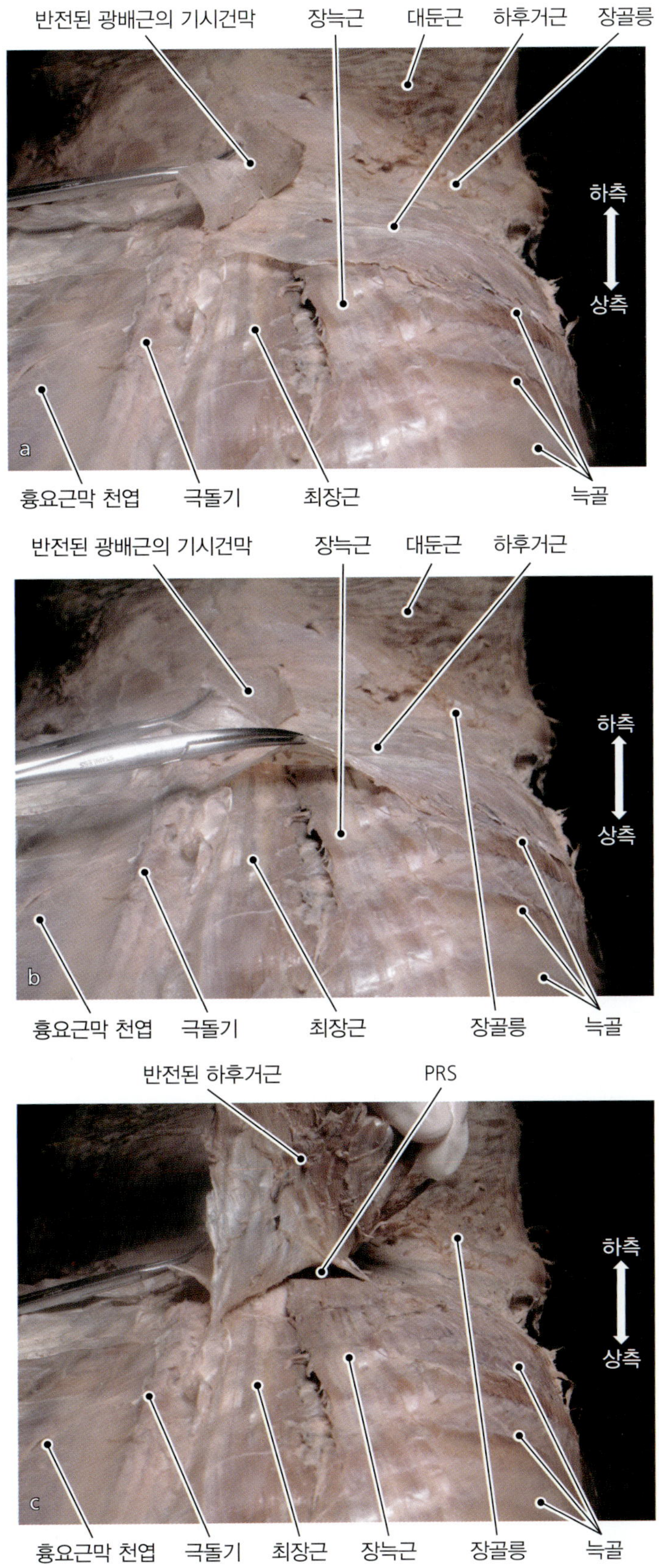

그림 9 요배건막과 PRS

a : 하후거근과 척주기립근이 드러난 좌측 요배부를 배측 상방에서 본 모습. 흉요근막 천엽은 절제되었다. 하후거근이 흉곽 하부의 척주기립근을 덮고 있는 모습이 관찰된다.

b : 이어서, 하후거근의 기시건막을 배측으로 당겼다. 최장근과 장늑근이 하후거근의 복측을 하측(미측)으로 향하는 모습이 관찰된다.

c : 이어서, 하후거근을 기시부에서 절단하고 배내측으로 반전하였다. 요추 레벨에서는 하후거근과 광배근의 근막이 서로 겹쳐져 강인한 요배건막을 구성한다. 이 요배건막의 복측(전방)에 PRS가 존재한다. 늑추관을 지나온 최장근과 장늑근은 여기서부터 PRS로 들어간다.

3 요방형근(quadratus lumborum)

요방형근은 후복근으로 분류되어, 요추의 양측에 있으며, 장골릉과 장요인대에서 기시하여 제12 늑골에 부착한다(그림 10a, 표 3). 내측부의 배측에는 요추 늑골돌기와 제12 늑골을 연결하는 근속이나 장골릉과 늑골돌기를 연결하는 근속도 존재한다.[8] 요방형근의 작용은 일반적으로 편측 작용으로 요추의 측굴, 양측 작용으로 요추의 신전이다. 특히, 바로 복측을 수직 방향으로 주행하는 **대요근**(그림 10a)과 합쳐져 양측성의 강력한 수축은 요추에 상당한 근성 안정화를 가져온다.[9] 또한, 각 요추의 늑골돌기에 부착하므로, 요방형근은 관상면상에서의 요추와 골반의 움직임을 분절적으로 제어하고, 골반운동의 제어에 적합하다고 한다.[5] Kakizaki[5]는 '장골릉의 내순에 부착하며, 흉부가 고정된 상태에서 요방형근이 수축하면 관골은 관상면상에서 거상, 수평면상에서 외측 편향된다. 따라서 좌측 요방형근이 수축하면 좌측 관골은 외측 편향, 천골 내면이 정면을 향하며, 우측 관골은 내측 편향되므로 흉곽의 중립화를 가져온다'고 하여 요방형근을 '흉곽운동 시스템의 중심적 요소' 중 하나로 보았다.

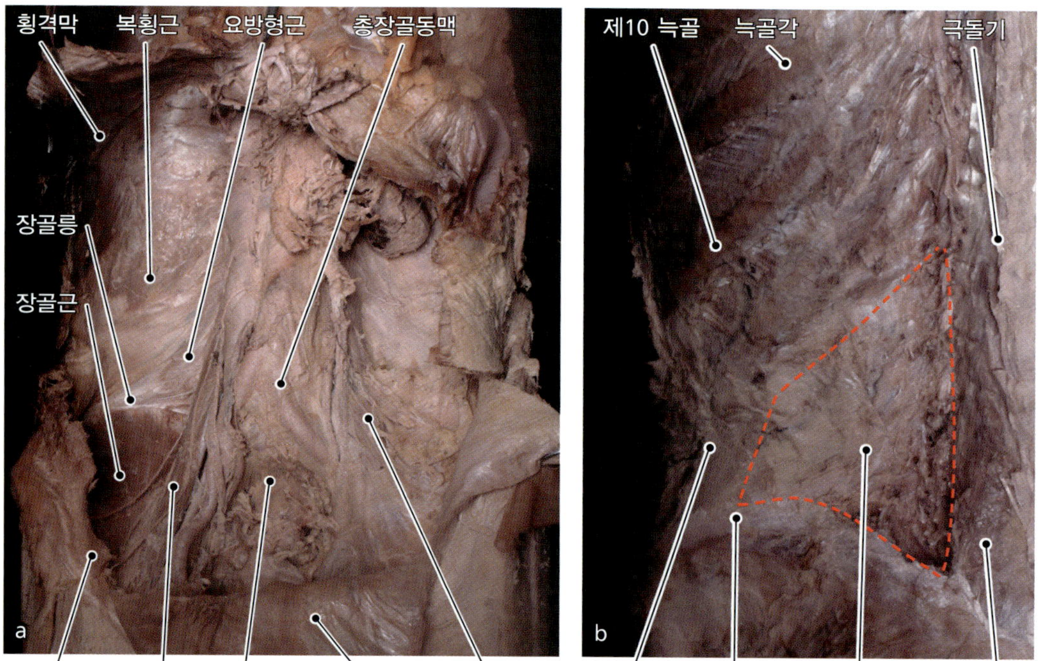

그림 10 요방형근(a)과 흉요근막 심엽(b)

a : 후복벽을 복측(전방)에서 관찰. 우측 후복벽에서는 요추의 측면에 대요근이 부착하고, 그 배측과 접하는 요방형근이 대요근의 외측에서 나타나기 시작한다. 좌측 후복벽은 벽측 복막을 남겨 놓은 상태이다.

b : 우측 허리를 배측(후방)에서 관찰. 광배근과 외복사근, 장늑근, 최장근은 절제되고, 제12 늑골과 장골릉 사이에 위치하는 흉요근막 심엽이 드러나 있다. 빨간색 점선은 흉요근막 심엽의 심측에 위치한 요방형근의 위치와 범위를 나타낸다.

표 3 요방형근

	기시	정지	신경지배	수축 → 신장되는 작용	장애 시 제한되는 움직임	임상과의 접점
요방형근	장골의 장골릉과 장요인대, L2(3)~L5의 늑골돌기	장골의 장골릉, 장요인대에서 기시한 근복 : L1~L (3)4의 늑골돌기와 제12 늑골 요추의 늑골돌기에서 기시한 근복 : 제12 늑골의 하연	요신경총 근지 (T12~L3)	**양측** 허리의 신전 **편측** 골반의 거상, 허리를 동측으로 측굴	**양측** 허리의 굴곡 **편측** 골반의 내림, 허리의 반대쪽으로 측굴	체간의 안정화, 호흡 기능, 보행(초기 유각기)

4 흉곽의 불안정성에 대한 운동요법

척주기립근 및 횡돌기극근의 근긴장 변화는 흉곽의 불안정성으로 이어진다. 일반적으로 후정중선에 가까운 횡돌기극근이나 극근은 **local muscle**로서, 후정중선에서 떨어져 모멘트 암이 긴 최장근이나 장늑근은 **global muscle**로서 기능한다. 흉곽의 불안정성을 개선하기 위해서는 특히, global muscle의 근긴장 조정이 중요하다.

장늑근(iliocostalis)에 대한 접근법

최장근이나 장늑근이 양측성으로 작용하면 기본적으로 척주는 신전하지만, 편측성으로 작용하면 척주는 측굴·회전하여 흉곽에 좌우 비대칭성을 유발한다. 측굴·회전 작용은 외측에 위치한 장늑근일수록 크다. 흉곽의 비대칭성은 흉곽의 운동을 저해하므로, 우선 장늑근의 근긴장을 확인하여 좌우차가 있는 경우에는 이를 개선해야 한다.

▶ 장늑근의 스트레칭

우선 대상자를 걸터앉게 한다. 그 상태에서 양측의 장늑근이나 최장근을 신장할 경우에는 체간과 경부를 굴곡(전굴)시킨다. 외측에 위치한 장늑근을 신장할 경우에는 반대쪽으로의 측굴 또는 회전을 가한다. 이때 골반을 후경(뒤기울기)시키면 한층 더 신장감이 느껴지므로, 반대쪽 하지가 앞으로 오도록 다리를 꼬게 해도 좋다(그림 11a). 허리에 통증 등의 증상이 있는 경우에는 밸런스 볼을 사용해 신장의 정도를 조절한다(그림 11b). 신장감이 느껴지는 부위를 대상자에게 확인해가며, 한층 더 신장감이 느껴지는 방향으로 스트레칭을 실시한다.

▶ 장늑근의 release

대상자의 복부 아래 베개를 넣은 상태로 엎드리게 하고, 치료사는 치료 부위의 반대쪽에 선다(그림 11c). 대상자의 하방에 위치한 치료사 손(그림 11c의 ●)의 손가락을 대상자의 장늑근 외측연에 대고, 장늑근의 윤곽을 따라 심층으로 밀어 넣는다. 이어서 대상자의 상방에 위치한 손(그림 11c의 ○)의 손가락을 하방에 위치한 손의 손가락에 겹친 상태로 치료사의 손을 대상자의 상하 방향으로 흔들듯이 움직이며, 장늑근의 외측연을 따라 이동시켜 장늑근을 release시킨다.

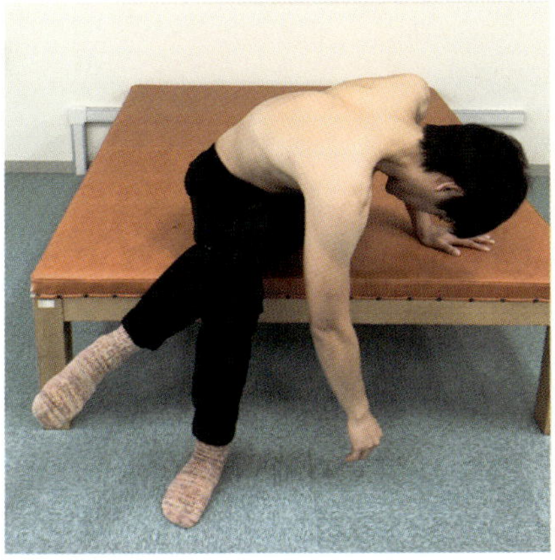

a : 도구를 사용하지 않은 셀프 스트레칭

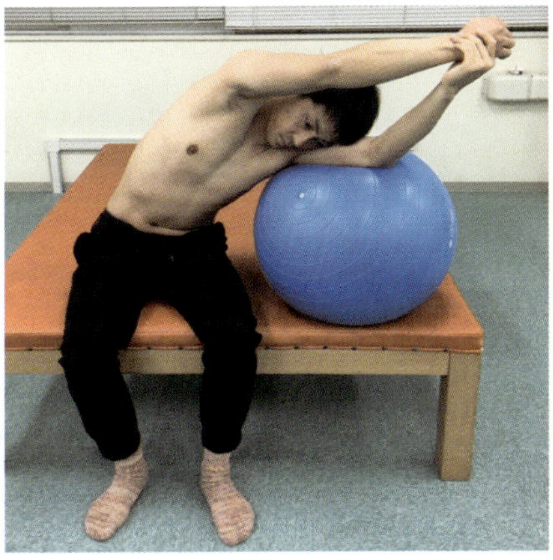

b : 볼을 사용한 셀프 스트레칭

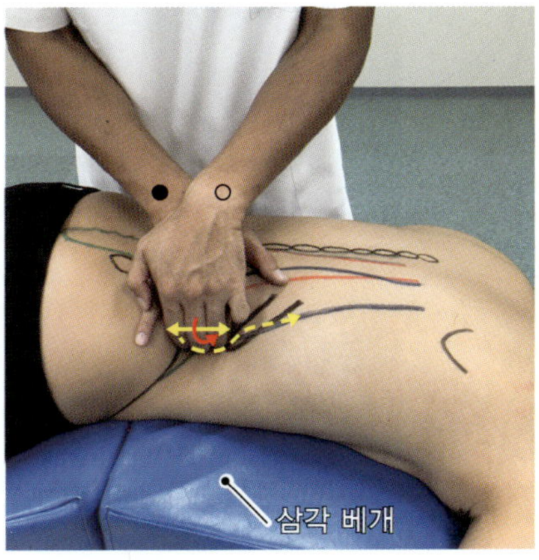

c : 장늑근에 대한 release

그림 11 장늑근의 스트레칭과 release

c : 골지표는 검은색, 최장근은 빨간색, 장늑근은 청색으로 체표에 표시하였다. →는 치료사의 손가락을 밀어 넣는 방향, ⇔는 치료사의 손을 흔드는 방향, 점선 화살표는 이동시키는 방향이다.

3 II 흉부

요방형근에 대한 접근법

요방형근은 편측성으로 작용하면 척주를 측굴시켜 흉곽의 좌우 비대칭성을 유발한다.

요방형근의 근긴장을 평가하기 위해서는 제12 늑골과 장골릉 사이 거리의 좌우차를 확인한다. 또한, 장골릉상에서 상전장골극(ASIS)과 상후장골극(PSIS) 사이 중점과 반측 골반 폭의 중앙부를 지나는 시상면과 제12 늑골과의 교점을 연결하는 선상에서 요방형근 전외측연 부근의 근복을 촉진하면 좋다(그림 12a).[10] 이 부위에서는 요방형근의 배측면 일부(외측부)만 흉요근막 천엽으로 덮여 있을 뿐이며, 나머지 부분은 덮이지 않아(그림 13 → p. 331) 요방형근을 촉진하기에 적절하다.

근긴장의 조절 방법으로는 앞서 설명한 촉진 가능한 부위의 근복에 대해 다이렉트 스트레칭을 가하거나(그림 12b) 대상자를 옆으로 누운 자세로 하고 스트레칭을 실시하는 것이 좋다(그림 12c).

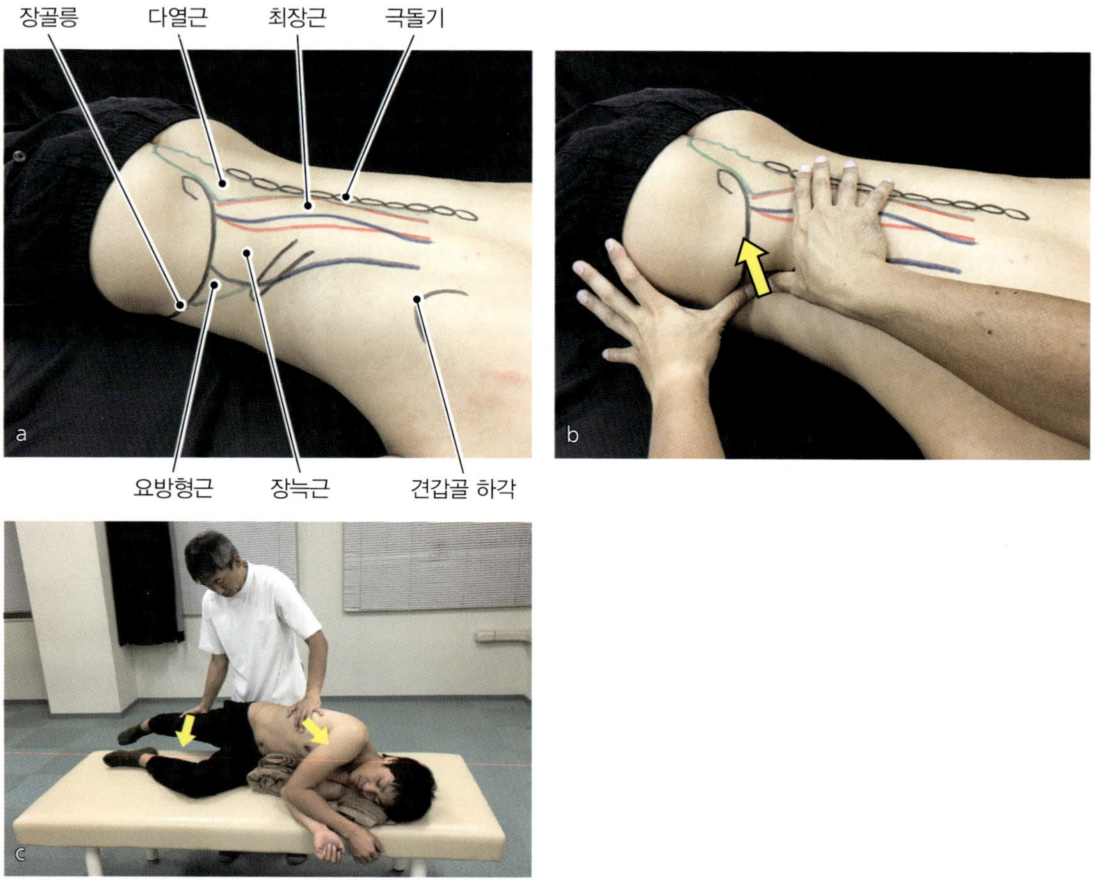

그림 12 요방형근의 표면 해부와 촉진 · 다이렉트 스트레칭

a와 **b**는 우측 체간을 후외측 상방에서 본 사진이다.

a : **표면 해부**. 골지표를 검은색, 요방형근과 다열근을 녹색, 최장근을 빨간색, 장늑근을 파란색으로 표시하였다.

b : **요방형근의 촉진 및 다이렉트 스트레칭**. ⇨는 전내측 하방으로 압박하는 방향을 나타낸다.

c : **옆으로 누운 자세에서 우측 요방형근의 스트레칭**. 대상자에게 허리 부분에 수건을 넣은 상태에서 옆으로 눕게 한다. 치료사는 대상자의 배측에 서서 흉부와 무릎에 손을 대고, 각각 사진 속의 ⇨ 방향으로 압박 · 견인을 가한다.

하후거근(serratus posterior inferior)에 대한 접근법

하후거근에 대한 체표에서의 접근법은 그 천층을 덮는 광배근이 비교적 얇고, 상후거근과 같이 견갑골이 관여하지 않아 비교적 용이하다.

하후거근의 근긴장을 조절하는 방법으로는 우선 대상자의 치료측 견관절을 굴곡시키고 복부에 베개를 넣은 상태에서 엎드리게 한다(그림 13a). 치료사의 한쪽 손(그림 13b의 ①)을 T10 극돌기와 L2 극돌기 사이에, 다른 한쪽 손(그림 13b의 ②)을 제9 늑골의 늑골각 약간 외측과 제12 늑골 외측단 사이에 둔 상태로 전자를 내측 하방으로, 후자를 전외측 상방으로 release한다(그림 13b). 이 때 늑골의 주행에 직교하는 방향으로 근육을 신장시킨다. 또한, 하후거근은 심호흡을 보조하므로, 흡기 시에 맞춰 release하면 좋다.

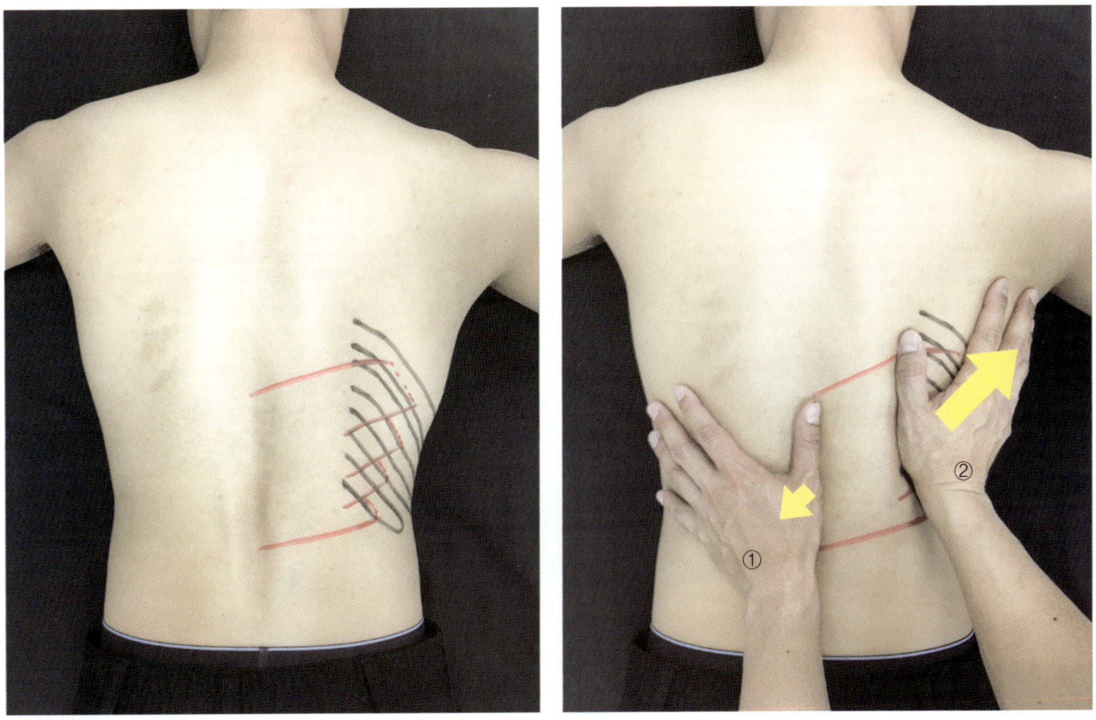

a: 하후거근의 표면 해부 b: 하후거근의 release

그림 13 하후거근의 표면 해부(a)와 release 방향(b)

두 그림 모두 체간을 후방에서 본 사진으로, 우측 제9~12 늑골(늑골각 외측에 위치)을 검은색, 하후거근을 빨간색으로 표시하였다. **b**는 하후거근을 release하는 것으로 사진 속의 ⇨는 각각 release하는 방향이다.

횡돌기극근(transversospinalis)에 대한 접근법

급격한 근수축이나 외상 또는 반복된 이상 동작이나 관절 정렬 이상으로 인해 발생하는 횡돌기극근의 편측성 및 분절적인 지속 수축은 국소적으로 만성적인 추골의 회전을 유발한다. 횡돌기극근을 지배하는 **척수신경 후지**는 그 주행에 있어서 횡돌기극근의 긴장이나 추골의 회전에 따른 횡돌간인대의 긴장으로 압박될 것으로 생각된다.[11] 따라서 횡돌기극근에 대한 평가나 치료가 중요하다.

평가로서는 먼저 **극돌기의 배열**(극돌기 사이 거리나 추골의 회전 정도 등)을 확인한다(그림 14a). 다음으로 횡돌기극근에서의 **압통 유무**를 확인한다(그림 14b). **횡돌기극근**은 흉추 극돌기의 바로 외측부에 손가락을 대고 전방 혹은 내측 전방이나 외측 전방으로 압박을 가하여 손가락을 내측⇔외측으로 이

동시킴으로써 촉지가 가능하다. 단, 각 횡돌기극근을 촉지로 판별하는 것은 곤란하다. 극돌기 사이가 좁아진 부위나 추골에 회전을 보이는 부위 및 압통이 인정되는 부위의 횡돌기극근에 대한 다이렉트 스트레칭이 효과적인 접근법이다.

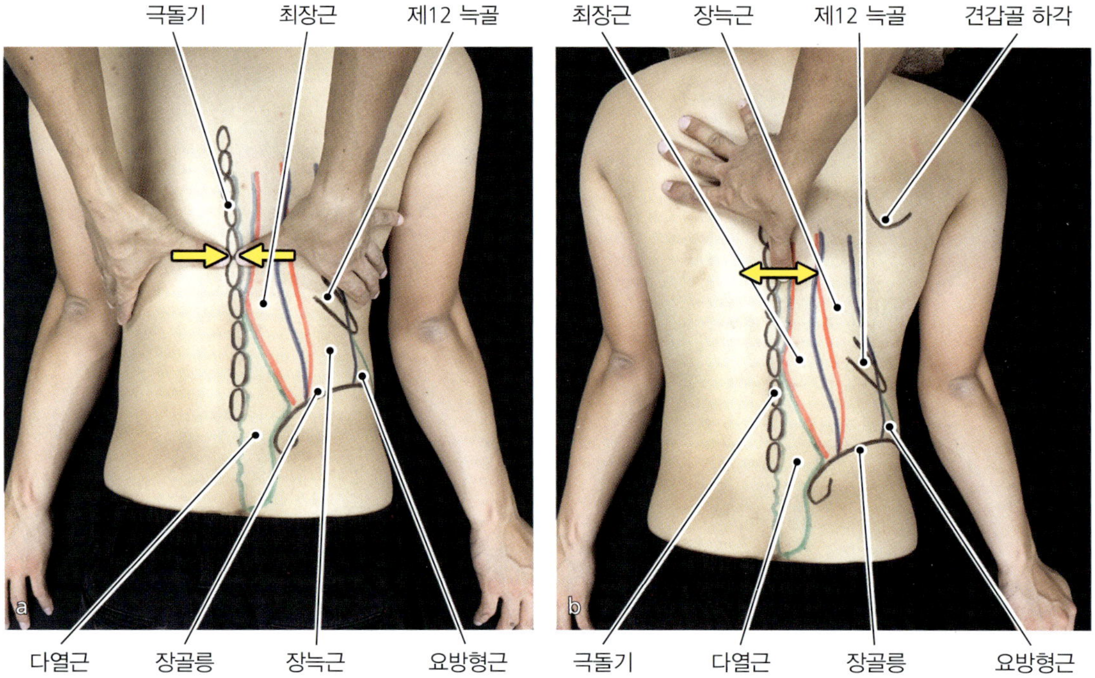

그림 14 횡돌기극근에 대한 접근법

a : 횡돌기의 배열을 확인하여 척주 정렬을 체크. 극돌기 사이는 ⇨와 같이 양손 엄지를 양측에서 극돌기 사이로 끼워 넣듯이 확인한다. 확인이 어려운 경우에는 복부 등에 베개를 넣어 척주의 전만을 경감시키면 촉지가 용이해진다.

b : 횡돌기극근의 압통 유무 확인. 극돌기 바로 외측에서 횡돌기와의 사이에 생기는 오목한 곳에 엄지를 대고 전방 혹은 내측 전방이나 외측 전방으로 압박을 가하면서, 손가락을 내·외측으로 움직여 압통 유무를 확인한다.

참고문헌

1. 福士宏紀:立ち上がり動作における体幹運動の運動学的分析. 東北理学療法学 18:49-53, 2006
2. 森下一幸, 他:脳卒中片麻痺患者の胸郭の機能障害と理学療法. 理学療法 32:605-623, 2015
3. 井上仁:胸郭の運動学. 理学療法 25:1672-1677, 2008
4. 元脇周也, 他:体幹と上肢の運動連鎖. 理学療法 23:1377-1385, 2006
5. 柿崎藤泰(編): 胸郭運動システムの再建法. 第 2 版, ヒューマン・プレス, 2017
6. Schünke M, et al(著), 坂井建雄, 他(監訳):プロメテウス解剖学アトラス 解剖学総論/運動器系. 第 3 版, p 150, 医学書院, 2017
7. 秋田恵一:固有背筋. 佐藤達夫, 他(編):日本人のからだ. pp 64-66, 東京大学出版会, 2000
8. 大内弘:筋学. 森於菟, 他:分担解剖学1 ―総説・骨学・靭帯学・筋学. 改訂 11 版, pp 249-437, 金原出版, 1982
9. Neumann DA:体軸骨格:筋と関節の相互作用. Neumann DA(著), 嶋田智明, 他(監訳):筋骨格系のキネシオロジー. 原著第 2 版, pp 419-467, 医歯薬出版, 2012
10. 河上敬介, 他:腸肋筋, 最長筋, 棘筋, 半棘筋, 多裂筋, 回旋筋, 肋骨挙筋. 河上敬介, 他(編):骨格筋の形と触察法. 第 2 版, pp 58-72, 大峰閣, 2013
11. 平山哲郎:胸背部. 小関博久(編):外来整形外科のための運動器症候学の理学療法. pp 289-343, 医歯薬出版, 2019

2 흉곽의 운동성 저하를 해부

이 장에서 다루는 근골격
- ▶늑추관절
- ▶횡격막
- ▶늑간근

흉곽은 흉부 장기를 보호할 뿐만 아니라 호흡 기능도 담당한다. 정상적인 호흡을 위해서는 흉곽의 양호한 정렬이 필요하다.

노화에 따른 자세 정렬 이상

가장 흔한 것이 **굽은등(흉추 후만)**이다. 노화에 따른 굽은등은 상위 흉곽의 늑골 내림(전방 회전)과 하위 흉곽의 늑골 올림(후방 회전)으로 이어진다(그림 15).[1] 상위 늑골의 내림은 흡기 움직임에 길항하므로 호흡을 저해한다. 하위 늑골의 거상(올림)은 횡격막의 평탄화를 유발한다(그림 16).[2]

횡격막은 그 움직임이 안정 시 흡기 활동의 70~80%를 차지할 뿐만 아니라 흉요근막(요부의 척주기립근이나 다열근을 감싸는 근막)이나 골반저근육, 복횡근과 함께 **심부근-근막 코르셋**(그림 13, 그림 25 → **p. 331, 339**)을 형성해 체간의 안정화 작용을 담당한다. 따라서 횡격막의 평탄화는 호흡 기능의 저하와 자세 제어 능력의 저하를 초래한다.

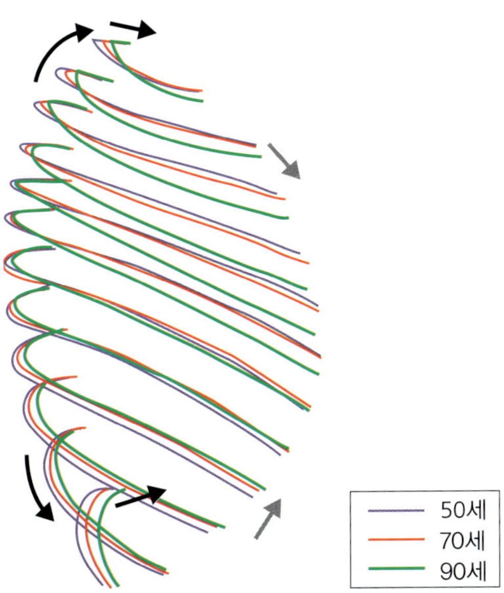

그림 15 노화에 따른 흉추의 후만과 늑골 기울기의 변화

50세, 70세, 90세의 우측 늑골 형상의 모델 시상면. 노화에 따른 흉추 후만의 변화를 흉곽의 배측에 ➔로 표시하고, 노화에 늑골의 기울기 변화를 복측에 ➔로 표시하였다. 흉추 후만의 증가에 따라 상위 늑골은 내려가고(전방 회전), 하위 늑골은 올라간다(후방 회전).

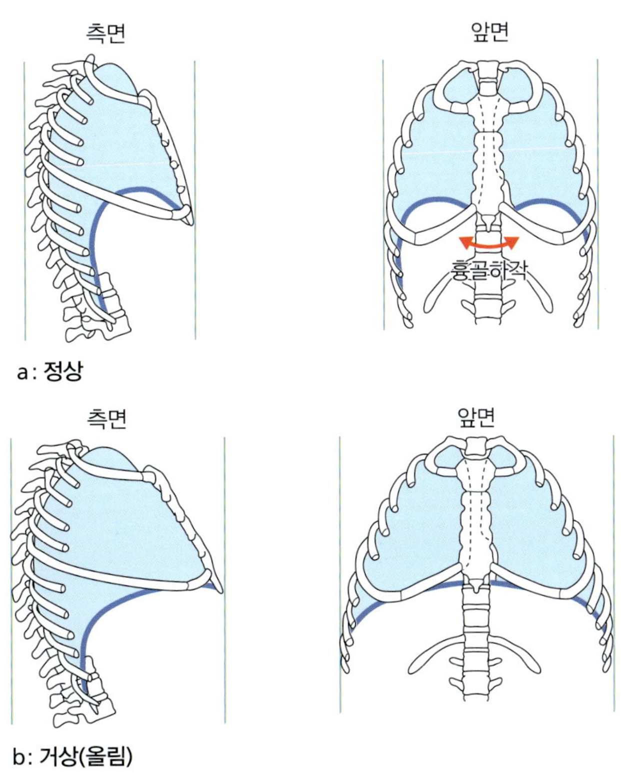

그림 16 하위 흉곽의 거상과 횡격막의 평탄화

하위 흉곽의 늑골이 거상되면 횡격막은 평탄화된다.

좌우 비대칭의 흉곽 정렬

흉추 레벨 척주의 지속적인 측굴이나 회전 등으로 좌우 비대칭이 된 흉곽 정렬도 흉곽의 운동성을 고려하는 데 문제가 된다. 흉추와 늑골은 **늑추관절**(늑골두관절과 늑횡돌관절)로 연결되므로, 흉추와 늑골 사이에는 운동연쇄가 발생한다.[3] 즉, 흉추 레벨 척주의 측굴 시에는 척주의 오목한 쪽에 있는 늑골두는 하방으로, 볼록한 쪽의 늑골두는 상방으로 미끄러지고 상하 늑골 사이에는 오목한 쪽에서 좁아지고, 볼록한 쪽에서는 넓어진다. 또한, 회전 시 회전 측에서는 늑골의 후방 이동과 후방 회전, 비회전 측에서는 전방 이동과 전방 회전이 발생한다.

Kakizaki[4]는 '흉곽 정렬에 존재하는 명확한 비대칭성이 최소화된 된 상태'를 중립자세(neutral position)로 정의하고, 그 상태에서 흉곽운동 시스템이 정상적으로 기능한다고 하였다.

1 늑추관절(costovertebral joint)

늑추관절의 구조와 기능

늑추관절은 늑골두관절과 늑횡돌관절로 구성된다. 2개 관절의 중심을 이은 선을 운동축으로 늑골이 회전한다(그림 17a). 운동축의 안정성은 축의 한쪽 끝인 **늑골두관절**(joint of head of rib)에서는 늑골와라는 추체의 오목에 늑골두가 함입해 유지되며, 관절 내 늑골두인대와 방사상 늑골두인대가 이를 보강한다(그림 17b). 축의 다른 한쪽 끝인 **늑횡돌관절**(costotransverse joint)에서는 횡돌늑골와라는 횡돌기의 오목에 늑골결절이 맞물려 상늑횡돌인대에 의해 바로 상위의 횡돌기에서 매달린 늑골이 이 오목함을 축받이(베어링)로 하여 회전한다(그림 17b). 이로 인해 늑횡돌인대와 외측늑횡돌인대가 늑골경과 늑골결절을 횡돌기로 끌어 당기는 형태로 안정화된다(그림 17a). 또한, 이들 인대의 바로 천층에 늑골거근이 존재한다(그림 17b, 18). **늑골거근**(levatores costarum)은 횡돌기에서 외측 하방을 향하며, 바로 아래(단늑골거근) 또는 2개 아래(장늑골거근)의 늑골각에 부착한다(그림 18). 상늑횡돌인대와 비슷한 국소관계가 늑횡돌관절에서도 관찰되므로(그림 17b), 늑골거근이 늑횡돌관절의 동적 안정화에 관여하고 있을 가능성을 생각할 수 있다.

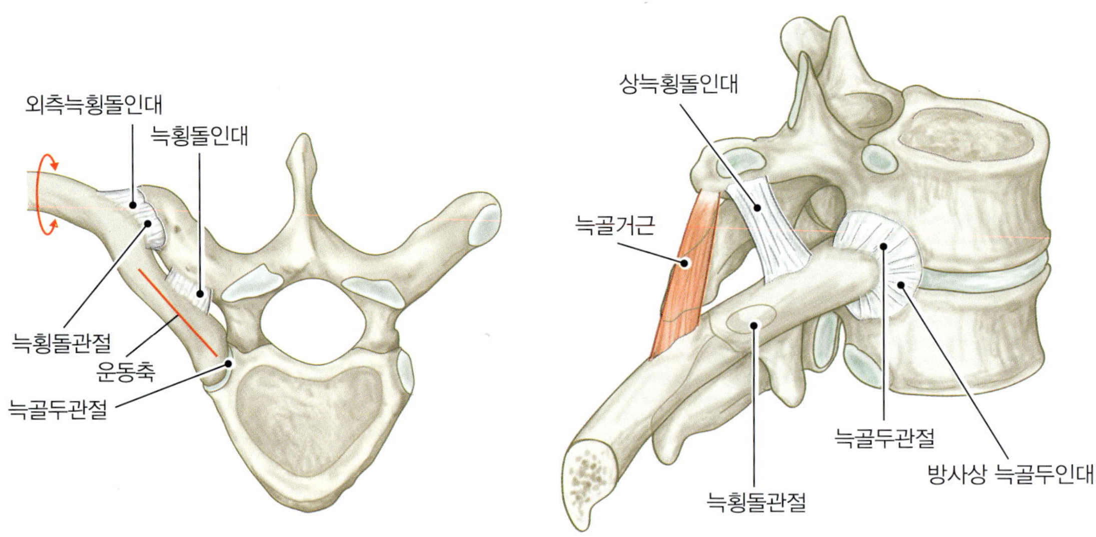

a: 윗면 b: 상외측면

그림 17 늑추관절과 그 인대

a의 빨간 선이 늑추관절의 운동축이다.

늑골두관절의 연결 방식과 흉추의 움직임

T1~T10에서는 추체 측면의 상하후단에 반원형의 **상늑골와**와 **하늑골와**가 있고(그림 19), 인접한 상하의 늑골와가 합쳐져 생긴 늑골와에 각각 제2~10 늑골두가 함입한다(그림 17b). 즉, T1~T10에 해당하는 척주 사이 부위에는 늑골두라는 제동 기능이 양측에 위치하여 인접한 추골 사이의 움직임을 제어한다. 이는 흉추 안정화기구 중 하나로 생각된다.

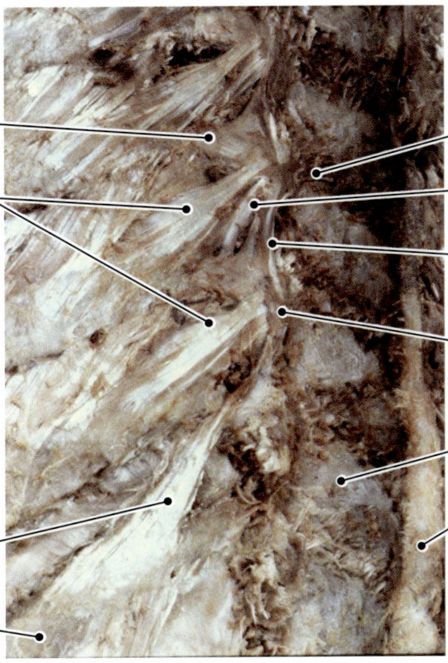

그림 18 **흉추 횡돌기에 부착하는 근육과 인대**
흉추의 횡돌기에는 다수의 근육과 인대가 부착한다. 여기에서는 늑골거근이 횡돌기와 하위 늑골을 연결하는 모습이 관찰된다. 늑골거근은 늑횡돌관절 바로 옆에서 상늑횡돌인대와 유사한 위치 관계(그림 17a)를 동관절에 대해 나타내고 있다.

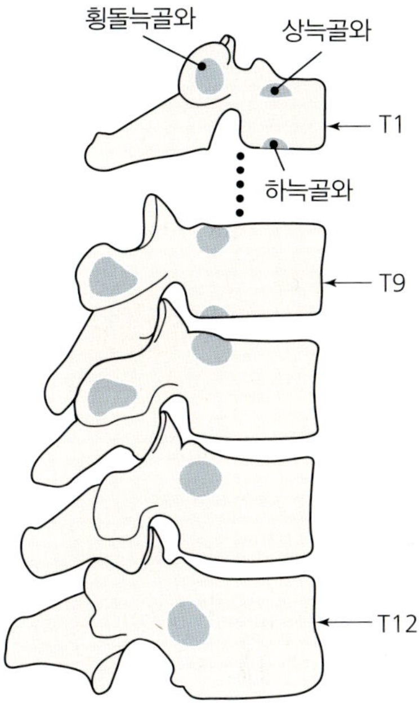

그림 19 **흉추에서 늑골와의 위치**

T11 · T12에서는 늑골와는 상하로 분리되지 않고 추체 후연 중앙에서 하나의 오목함을 이룬다(그림 19). 그 부위에 제11 · 12 늑골두가 끼워져 있어 추체의 움직임에 대한 제동이 되지 않는다.

제1 늑골두도 하나의 늑골와[T1의 상완골와(그림 19)]에 들어가며, T1과 T2 사이에는 제동 기능으로써 제2 늑골두가 끼어 있다. 기린의 제2 늑골두는 단독 늑골와로 T2와 연결되어 T1의 움직임을 제동하지 않아 목의 움직임 범위가 커진 인자 중 하나라고 보고되었다.[5] 즉, 늑골두가 척주 사이에 끼어 있는 것으로도 흉추 가동성이 제한된다. 또한, 흉추는 신전 상태에서 늑골두관절이 확장되어 흉곽의 가동성이 커지는 것을 알 수 있다. 이는 척주와 흉곽에 접근하는 데 중요하다.

늑추관절의 운동축

늑추관절의 운동축(그림 17a) 방향은 상위 흉곽에서는 관상면에 가깝고, 하위 흉곽에서는 시상면에 가깝기 때문에 늑골이 거상되면 상위 흉곽에서는 전후경(앞뒤 지름)이 증가하고, 하위 흉곽에서는 횡경(가로 지름)이 증가한다(그림 20). 이 늑골의 움직임은 상위 흉곽에서는 펌프 손잡이의 움직임과 비슷해 **pump-handle motion**, 하위 흉곽에서는 바구니 손잡이의 움직임과 비슷해 **bucket-handle motion**이라고 한다.[2]

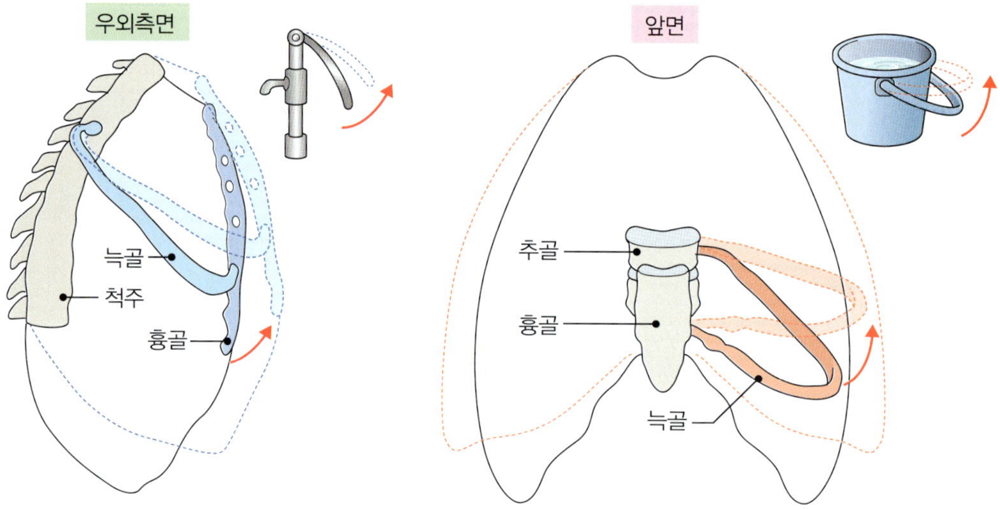

a: 상위 흉곽　　b: 하위 흉곽

그림 20 늑추관절에서 늑골의 움직임
상위 흉곽에서 pump-handle motion, 하위 흉곽에서 bucket-hand motion이 일어난다.

흉추의 촉진

그림 21은 흉곽 후면의 정중에서 우측으로 이어지는 부분을 본 사진이다. **극돌기**는 쉽게 촉지할 수 있으나 **횡돌기**는 촉지가 어렵다. 흉추, 특히 하위 흉추에는 극돌기가 후하방을 향하므로, 동일한 흉추의 횡돌기는 극돌기 선단보다 상방에 위치하게 된다. 예를 들어, T8 횡돌기의 외측단은 정중선보다 2~3 횡지 외측으로 T6과 T7 극돌기 선단 사이의 높이에 위치한다. 제8 늑골에서의 늑횡돌관절은 T8 횡돌기 바로 상방 측에, 늑골두관절은 횡돌기의 바로 전내측에 위치한다. 흉추를 촉진할 때 유의해야 할 사항이다.

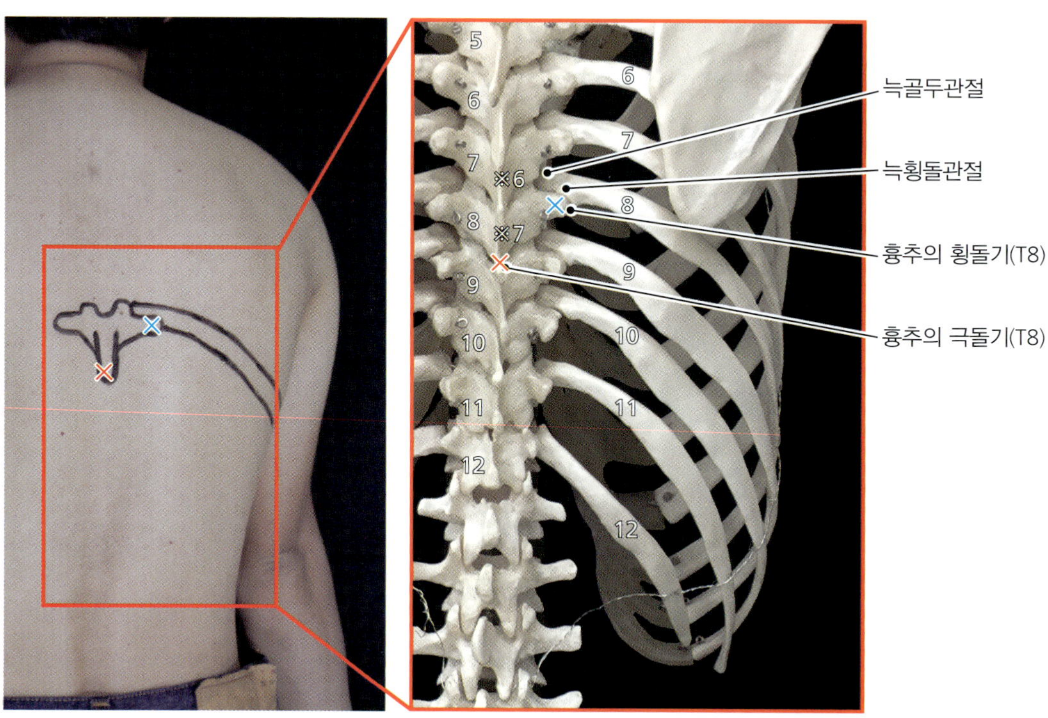

a: T8과 제8 늑골의 표면 해부　　b: 동일한 부위의 골격 표본

그림 21 흉추 횡돌기의 높이는 동일 흉추의 극돌기 선단보다 높이 위치한다.
사진 속에 있는 숫자는 각 흉추와 늑골을 나타낸다. ※6과 ※7은 각각 T6과 T7 극돌기 선단, X는 T8 극돌기 선단, X는 T8 횡돌기 외측단의 위치를 나타낸다.

2 횡격막(diaphragm)

횡격막은 흉강과 복강을 경계로 나누는 막 모양의 근육(**그림 22a**)으로 흉강을 향해 돔 형태를 보인다(**그림 22b**). 횡격막은 흉곽하구 주위에서 기시하여 중앙의 건막(**건중심**)에 정지한다(**표 4** → **p. 314**).

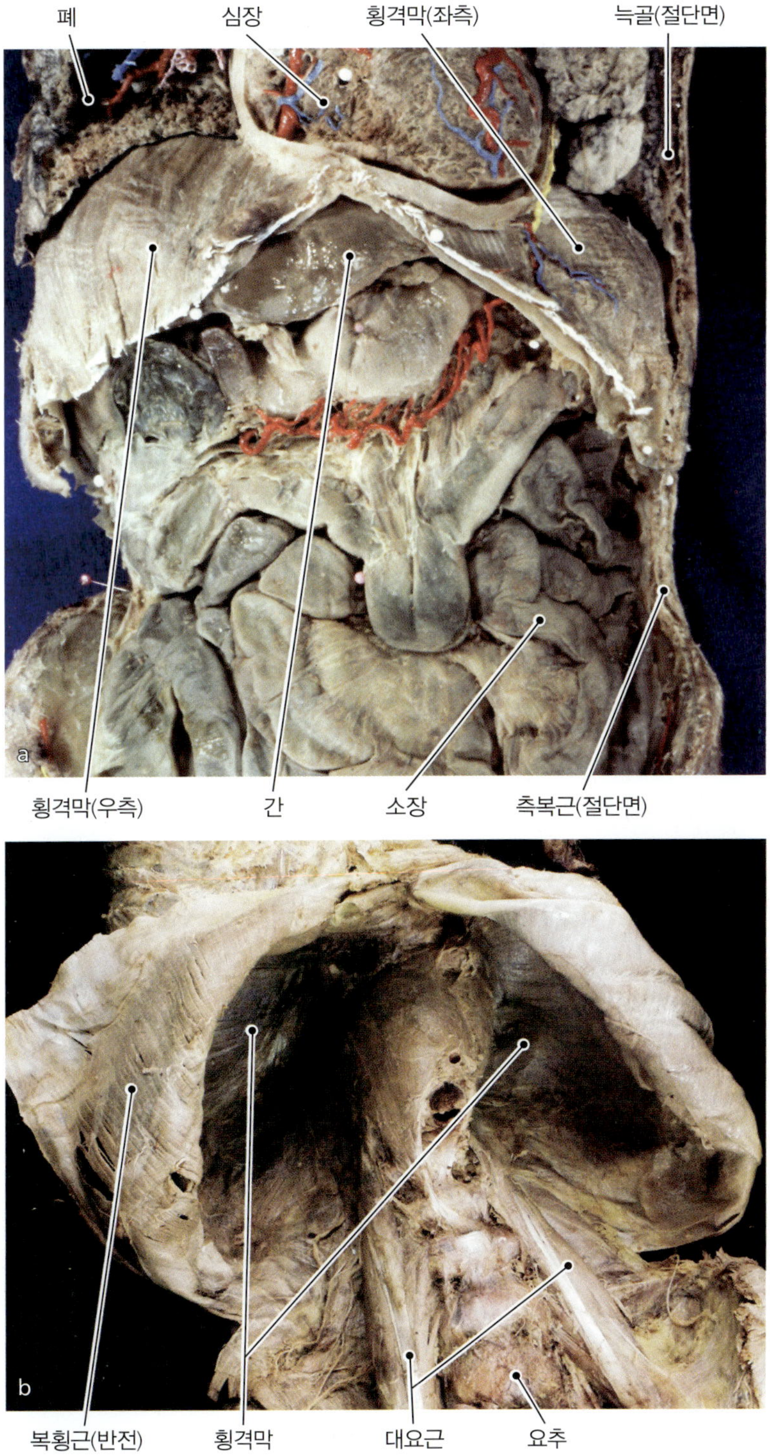

그림 22 횡격막

a : **전방에서 본 횡격막**. 전복벽과 전흉벽을 크게 절제하였다.

b : **복강 측에서 본 횡격막**. 복강을 크게 열고, 복부 내장을 절제하였다.

횡격막과 호흡운동

복식호흡(abdominal respiration) 시의 **흡기**는 횡격막의 구심성 수축이 흉강을 넓힘으로써 일어난다. 하위 흉곽이 고정되어 있으면 횡격막의 수축은 건중심(central tendon)을 하방으로 당겨 흉강의 수직경을 증가시킨다. 이어서, 종격 구조의 긴장과 압축 복강 내장의 저항으로 건중심이 고정되면, 횡격막 늑골부의 수축은 하위 늑골을 들어 올려 하위 흉곽의 내외경을 증가시키고(**bucket-handle motion**, **그림 20b**), 또한 흉골을 통해 상위 늑골도 올려 상위 흉곽의 전후경이 증가한다(**pump-handle motion**, **그림 20a**).[6] 횡격막의 수축은 모두 흡기에 이용되며, 또한 수직, 내외, 전후로 흉강 용적을 증가시키는 것을 고려하면, 횡격막은 가장 효율이 좋은 흡기근으로 흡기 활동의 70~80%를 담당한다고 알려져 있다.[7] 횡격막의 구심성 수축 시 하위 흉곽을 고정하는 것은 하후거근, 요방형근, 장늑근 등이며, 횡격막이 밀어 내려오는 흉부 내장에 저항해 원심성 수축하는 **복벽근**(복직근, 복횡근, 내복사근, 외복사근 ; **그림 23**)의 관여도 생각할 수 있다. 한편, **안정호기**에는 흉곽과 폐의 탄력에 의한 복원력이 작용하며, 복식호흡 시의 **강제호기**는 복벽근의 수축이 복강 내장과 횡격막을 밀어 올리는 것으로 일어난다. 이 때 복벽근은 구심성으로, 횡격막은 원심성으로 수축한다.

굽은등과 횡격막

노화에 따른 굽은등에서는 만성적인 하위 흉곽의 거상(**외측화**)이 관찰된다(**그림 15, 16** → **p. 307**).

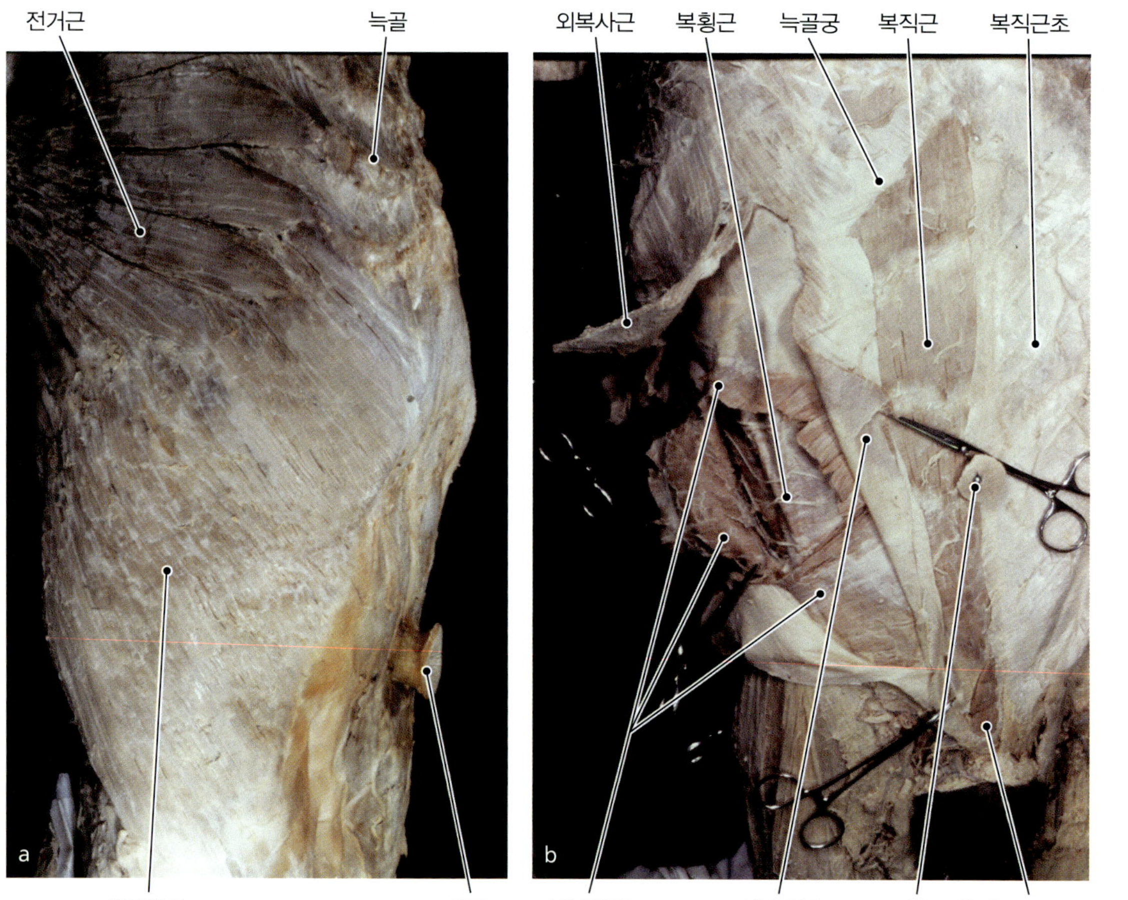

그림 23 복벽근

a : 우측 체간의 하위 흉부와 복부를 외측 전방에서 본 사진. 천층에 위치하는 전거근, 외복사근 등이 드러나 있다.

b : 우측 체간의 하위 흉부와 복부를 전방에서 본 사진. 우측 전복벽에서는 복직근초의 전엽이 절제되어 복직근이 드러나 있다. 또한 외복사근, 내복사근의 일부는 절제 후 반전되어 측복벽이 천층에서 외복사근, 내복사근, 복횡근 순서로 3층의 복벽근으로 이루어진 것이 관찰된다.

외측화에 길항하는 움직임이 **내측화**로, 하위 흉곽을 신체 중심축 방향으로 당겨서 하위 흉곽의 강성을 높여 횡격막의 수축 효율을 상승시키는 역할을 한다.[4] 횡격막의 구심성 수축 시 하위 흉곽 고정의 일부는 이 작용에 의한 것이다. 내측화와 관련된 근육에는 복벽근이나 광배근 늑골부 섬유, 하후거근이 있다. 굽은등에 따른 하위 흉곽의 거상은 내측화 작용이 약화된 원인 또는 결과로 생각된다.

3 늑간근(intercostal)

늑간근의 구조

늑간근은 늑간격을 채워 상하로 인접한 늑골끼리 연결하며(그림 24a), 또한, 천층부터 외늑간근, 내늑간근, 최내늑간근의 3층 구조를 이룬다(그림 24b, 표 4).

외늑간근의 후단은 늑골결절 부근에서 기시하여 전단은 늑연골 부근에 이르지만, 이보다 전방은 외늑간막이 되어 흉골연에서 정지한다. 이 근속의 후부는 내측 상방에서 외측 하방으로, 중부에서는 후상방에서 전하방으로, 전부에서는 외측 상방에서 내측 하방으로 각각 주행한다.

내늑간근의 전단은 흉골연에서 기시하여 후단은 늑골각 근처에 이르지만, 이보다 후방에서는 내늑간막이 되어 늑골결절 부근에서 정지한다. 근속의 주행은 외늑간근으로 직교하고, 전부는 외측 하방에서 내측 상방으로, 중부에서는 후하방에서 전상방으로, 후부에서는 내측 하방에서 외측 상방으로 주행한다.

최내늑간근의 전단은 늑연골~늑경골 이행부 부근에서 기시하여 후단은 늑골각 부근에서 정지한다. 근속의 주행은 내늑간근과 동일하지만, 양측 사이를 늑간동·정맥과 늑간신경이 지난다.

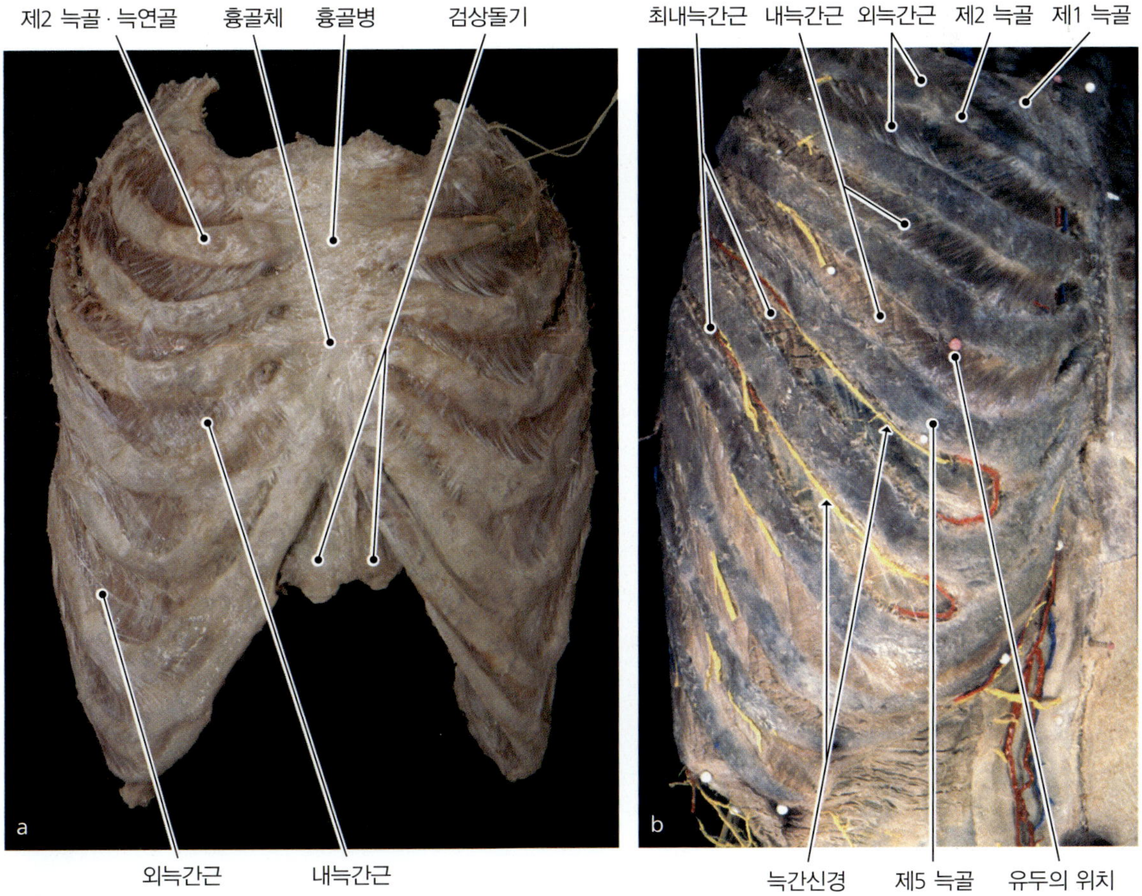

그림 24 외늑간근, 내늑간근, 최내늑간근

a : 내늑간근과 외늑간근의 위치 관계를 전흉벽에서 관찰

b : 늑간근의 3층 구조를 관찰하기 위해 제1·2 늑간격에서 외늑간근, 제3·4 늑간격에서 내늑간근, 제5·6 늑간격에서 최내늑간근을 드러냈다.

늑간근의 역할

▶ 호흡 시

늑간근은 **흉식호흡**(costal respiration)과 연관된다. 외늑간근은 늑골을 거상하여 흉곽을 넓히고, 흡기로 작용한다. 내늑간근과 최내늑간근은 늑골을 내림으로써 흉곽을 좁히고, 호기로 작용하지만 이는 강제호기 시 뿐이다. 흉곽과 폐의 탄력에 의한 복원력이 작용하기 때문에 안정 시 호기할 때 근육은 작용하지 않는다. 또한, 내늑간근의 흉골 근방에는 늑연골을 거상하는 작용이 있어 같은 부위는 흡기에 작용한다.[7] 더불어 늑간근은 횡격막의 구심성 수축에 따른 흉강 내압의 감소가 흉벽을 부분적으로 흡인하는 것을 방지하기 위해 흡기 시에 수축하여 흉곽을 견고하게 하고 있다.[7] 이는 늑간격에 대한 안정화기구이다.

▶ 체간 회전 시

늑간근에는 호흡 기능 이외의 작용도 있어 체간의 축회전 시 상당한 근활동을 보인다. 외늑간근의 외측 부분은 체간의 반대측 회전 시 가장 활동적이며, 내늑간근의 외측 부분(이 부위에는 최내늑간근도 존재)은 체간의 동측 회전 시 가장 활동적이다.[7] 즉, 내복사근 및 외복사근의 경우와 동일하며, 체간을 우측으로 회전하는 경우에는 좌측 외늑간근과 우측 내늑간근이 공동 작용하고, 체간을 좌측으로 회전할 경우에는 우측 외늑간근과 좌측 내늑간근이 공동 작용한다.

4 체간 및 흉곽의 운동과 늑간격

척주의 측굴 시 척주의 볼록 측에서는 흉곽이 거상되고, **늑간격**(intercostal space)은 확대되어 흉곽이 팽대되지만 오목 측에서는 반대의 현상이 발생한다.[6] 한편, Mizuta 등[8]에 따르면 **체간 회전** 시에 늑간격은 회전 측에서 확대되고, 비회전 측에서 축소된다. 또한, 골반에 대한 흉곽의 **전방 병진**(translation)에서는 척주의 신전이 동반함으로써 늑간격이 확대되고, **후방 병진**에서는 척주의 굴곡이 동반되므로 늑간격이 축소된다.[8] 골반에 대한 **측방 병진**에서는 척주의 S자 모양의 측굴, 즉 요추의 동측으로의 측굴과 흉추의 반대 측으로의 측굴이 동반되므로 늑간격은 병진 측으로 확대되고, 비병진 측으로 축소된다.

이러한 움직임 모두 늑간격의 확대나 축소가 필요하기 때문에 늑간조직의 신장성과 수축성이 척주와 흉곽의 운동 기능에 영향을 미치고 있다. 또한, 체간 회전 시에는 회전 측에서 내늑간근이, 비회전 측에서 외늑간근이 활동을 보이며,[7] 확대되는 회전 측 늑간격에서는 내늑간근이 원심성 수축, 축소되는 비회전 측 늑간격에서는 외늑간근이 구심성 수축을 한다.

표 4 늑간근과 횡격막 *(계속)*

	기시	정지	신경지배	수축 → 신장되는 작용	장애 시 제한되는 움직임	임상과의 접점
외늑간근	상위 늑골의 하연	하위 늑골의 상연	늑간신경 (T1~11)	늑골을 거상해 흉곽을 넓힘(흡기)	늑골을 내림	호흡운동, 흉곽의 가동성
내늑간근	하위 늑골의 상연과 내면	상위 늑골의 늑골구 하연	늑간신경 (T1~11)	늑골을 내림으로써 흉곽을 좁힘(호기)	늑골을 올림	
최내늑간근	하위 늑골의 상연과 내면	상위 늑골의 늑골구 상연	늑간신경 (T1~11)	늑골을 내림으로써 흉곽을 좁힘(호기)	늑골을 올림	

표 4 *(계속)* 늑간근과 횡격막

	기시	정지	신경지배	수축 → 신장되는 작용	장애 시 제한되는 움직임	임상과의 접점
횡격막	**흉골부** 검상돌기 후면, 일부는 복횡근건막의 내면 **늑골부** 늑골궁(제7~12 늑연골)의 내면 **요추부** L1~L4 추체, 내외측 궁상인대	건중심	횡격신경과 부횡격신경(C3~5)	흉강 바닥을 하방이동시켜 흉강을 넓힘(흡기)	흉강 바닥의 상방이동	호흡운동, 흉곽과 체간의 안정화

5 흉곽에 대한 운동요법

시상면, 관상면, 수평면 중 어느 흉곽 정렬 이상에서도 흉곽에 부착하는 많은 근육의 기시·정지 위치 관계, 즉 근육의 길이가 변화한다. 근육의 길이는 근장력에도 영향을 미치기 때문에 흉곽의 정렬 이상은 흉곽에 부착하는 근육의 기능부전으로도 이어진다. 또한, 만성적인 기시·정지 위치의 변화는 기시·정지의 거리가 짧아진 경우에는 그 근육이 단축되고 경직되며, 길어진 경우에는 신장되어 약화된다. 치료의 기본으로 경직된 근육은 유연성을 회복하고, 약화된 근육은 수축을 촉진하는 것이다.

또한, 흉곽 정렬 이상이 흉곽 전체적으로 발생한 경우는 평가가 용이하지만, 분절적으로 발생한 경우는 간과될 가능성이 높다. 따라서 흉곽을 평가 및 치료할 때에는 전체적인 평가 외에도 분절적인 평가를 실시해 치료할 필요가 있다.

흉곽에는 늑간근 이외에도 척주기립근(그림 1 → **p. 295**), 횡돌기극근(그림 2 → **p. 295**, 그림 5 → **p. 297**) 및 분절상의 고유배근(극간근, 횡돌간근, 늑골거근 ; 그림 18 → **p. 309**), 복벽근(**그림 23**)뿐만 아니라 상지와 경부의 근육 등 다양한 근육이 부착한다. 흉곽 정렬 이상에는 물론 이러한 근육도 원인이 될 수 있지만,[4] 여기에서는 주로 흉골하각의 비대칭화에 대한 운동요법에 대해 소개한다.

흉곽 정렬의 평가(흉골하각과 늑간 거리)[4]

흉곽하구의 전방부에서 늑연골 내측연에 의해 생기는 아치가 **늑골궁**이며, 검상돌기의 근원에서 좌우로 뻗은 늑골궁이 이루는 각도가 **흉골하각**(infrasternal angle, 흉부하각)이다(그림 16 → **p. 307**). 우선 늑골궁에 양손(엄지부터 무지구까지)을 대고, 안정 시의 흉골하각을 평가한다(**그림 25**). 흉골하각은 정상에서 70°~90°이다. 전체적인 각도뿐만 아니라 좌우차의 유무도 확인한다. 또한, 심호흡으로 흉골하각이 변화하는지 확인한다. 흉골하각의 감소는 하위 흉곽의 내측화를, 증가는 하위 흉곽의 외측화를 의미한다. 더불어 좌우차의 존재는 흉곽의 좌우 비대칭성을, 심호흡에 의한 흉골하각의 변화 감소는 흉곽의 유연성 저하를 의미한다. 흉골하각은 하위 흉곽의 내측화 작용이 약해지면 확대되는데, 이는 내측화와 관련된 복벽근(**그림 23**) 근긴장의 영향에 의한 것이므로 복벽근의 근긴장도 평가한다.

또한, 각 늑간별 **늑간 거리**(늑간격의 높이)를 촉진한다. 늑간에 치료사의 손가락을 넣어 각 늑간격의 높이, 긴장도에 좌우차 유무를 확인한다. 늑골은 전방에서 관찰하면 쇄골 중앙선 부근보다 내측에서는 내측 상방을 향하며, 외측에서는 외측 상방을 향한다. 더불어 제4 늑간격, 제5 늑간격에서는 늑간 거리가 약간 넓다. 촉진할 때에는 이와 같은 특징(그림 26)을 고려한다.

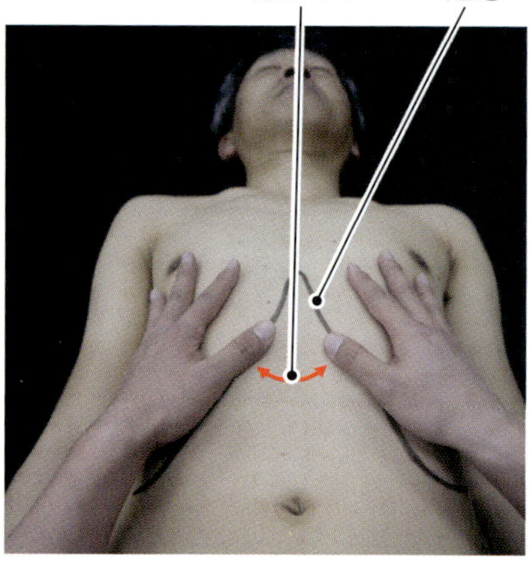

그림 25 흉골하각의 평가
좌우 늑골궁을 검은선으로 표시하였다. 치료사의 양손 엄지를 좌우 늑골궁에 대고 흉골하각을 평가하고 있다.

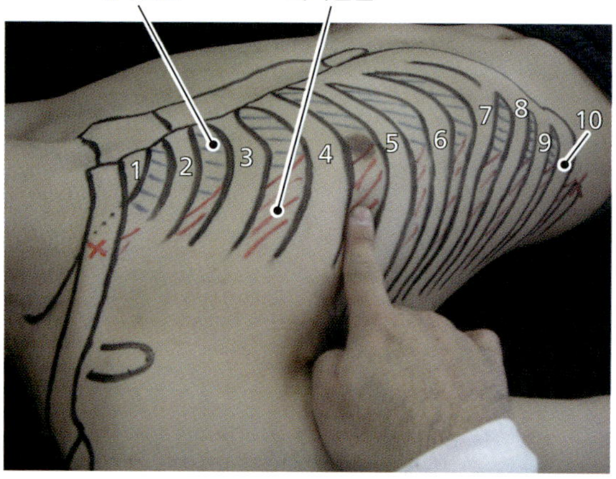

그림 26 늑간 거리와 늑간격의 근긴장을 평가
흉곽 우측에서 촉지 가능한 골지표를 검은색, 내늑간근 영역을 파란색, 외늑간근 영역을 빨간색으로 표시하였다. 대흉근을 통해 내·외늑간근을 평가하고 있다.

늑골의 염전(전방 회전)

흉골하각의 확대가 보이는 쪽에서는 하위늑골이 후방 회전(거상)된 경우가 흔하다(그림 16 → **p. 307**). 따라서 흉골하각이 확대된 쪽의 하위 늑골을 전방 회전시킬 필요가 있다. 대상자를 바로 눕게 하고, 치료사는 치료 반대 측에 서서 손을 대상자의 하위 흉부에 올린다(그림 27b). 이때, 치료사의 손가락을 대상자의 늑간을 따라, 손바닥은 흉곽을 따라 놓는다. 이 상태에서 대상자의 호기(늑골이 전방 회전한다)에 맞추어 흉곽을 비틀듯이 두측 손을 후상방으로, 미측 손을 전하방으로 움직인다(그림 27b).

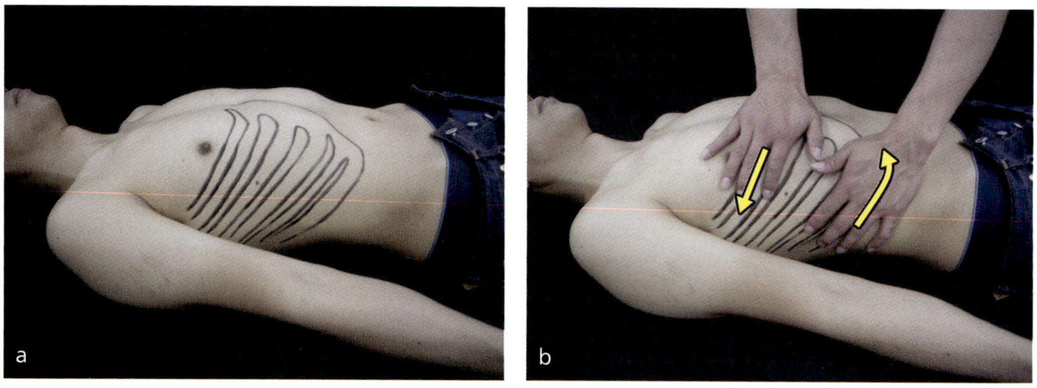

그림 27 늑골의 전방 회전에 대한 접근법
a : **우측 하부 흉곽(늑골)의 표면 해부, 전외측면**
b : **a의 하부 흉곽에 대해 도수저항을 가하며 늑골의 염전운동을 촉진**. 염전 시 도수저항의 방향을 ⇨로 표시하였다. 각 늑간에 손가락을 대면 효율적으로 염전시킬 수 있다.

늑간근의 스트레칭

자세 변화에 따라 늑간격이 좁아진 부위에서는 외늑간근이 단축되었을 가능성이 높다. 따라서 외늑간근의 스트레칭을 충분히 실시할 필요가 있다. 전체적으로 스트레칭할 뿐만 아니라 각 늑간에 부분적으로 손가락을 대고 압박하여 다이렉트 스트레칭도 실시한다. 흉곽의 염전(torsion)과 마찬가지로 늑간에 손가락을 맞추도록 의식한다(그림 28).

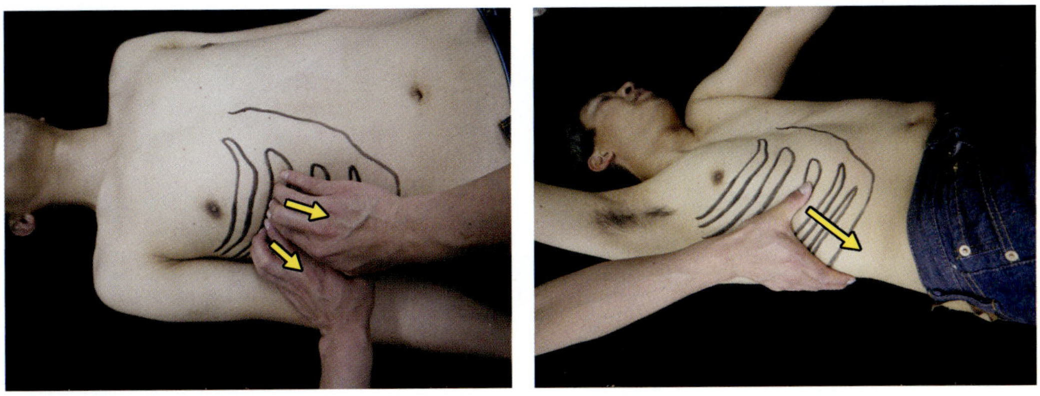

a: 양손 지복을 늑간에 대고 스트레칭　　b: 엄지 전체를 늑간에 대고 스트레칭

그림 28 늑간근의 스트레칭
모두 우측 하부 흉곽(늑골)을 검은선으로 표시하였다. ⇨는 스트레칭 시 치료사가 견인하는 방향을 나타낸다.

복벽근의 근긴장 조절

흉골하각의 각도는 **복벽근**(외복사근, 내복사근, 복횡근 ; 그림 23 → **p. 312**) 근긴장의 영향을 받는다. 불안정면상 앉은 자세에서는 복직근, 외복사근, 내복사근, 요부 다열근의 근활동이 높아진다고 알려져 있다.[9] 이들 근육의 기능 개선에는 **balance-ball therapy**(그림 29)가 효과적이다. balance-ball therapy는 움직임의 잠재력을 비롯한 불안정한 지지면을 제공할 수 있으며, 근활동량 증가와 근력 개선 효과가 우수하기 때문이다. 다만, balance-ball therapy를 잘못 사용하면 낙상하거나 보상 동작 또는 잘못된 운동패턴을 학습하기 쉽다. 따라서 적절한 지도와 난이도 설정이 필요하다.

예를 들어, 앉은 자세 유지를 요구할 때 골반을 후경시키면 굽은등이 조장된다. **굽은등 자세**에서는 복근을 중심으로 한 체간 전면근은 단축하여 수축 부전을 유발하고, 체간 후면근은 척주에 가까운 최장근이나 다열근에서는 활동이 저하되고, 척주에서 멀리 떨어진 장늑근에서는 활동 비율이 높아진다.[10] 한편, **골반 중립 자세**에서는 무게중심이 좌골결절로 내려와 좌골결절이 지점이 되므로 중심 이동이 용이해진다(**기능적 앉은 자세**). 그러나 **골반 후경 자세**에서는 무게중심이 좌골결절보다 후방으로 이동하기 때문에 좌골결절을 지점으로 한 중심 이동이 곤란해진다(**비기능적 앉은 자세** : 이른바 **천골 앉은 자세**).

난이도 설정과 관련하여 난이도가 너무 높으면 **global muscle**(외복사근, 내복사근)의 활동이 우위가 된다. **local muscle**(복횡근)의 활동을 촉진하기 위해서는 적절한 난이도 설정이 필요하다. 요구되는 것은 global muscle과 local muscle의 협조적 근긴장이다.

더불어 **복횡근**은 **횡격막**과 근연결을 갖는다(그림 30).[11] 복횡근의 긴장을 조정할 때에는 횡격막의 긴장 상태도 고려할 필요가 있다. 흡기 시에는 횡격막이 구심성 수축하는 한편, 복벽근은 원심성 수축한다. 강제호기 시에는 반대로 복벽근이 구심성 수축하는 한편, 횡격막은 원심성 수축한다. 이 점(특히, 원심성 수축)을 대상자에게 의식시키는 것이 중요하다. 또한, 횡격막은 하위 늑골의 거상에 의한 평탄화 및 복강 내장에 의한 상승으로 인해 수축 부전 상태가 된다.

위 내용을 감안하면 balance-ball therapy에 의한 앉은 자세 유지하기를 통해 복벽근의 근긴장 조정을 요구 시에는 골반을 전경시키는 것(굽은등이 되지 않음), 좌골결절에서의 중심 이동을 의식하게 하는 것, 너무 높은 난이도는 피하는 것, 복벽근 및 횡격막의 수축도 고려하며 구심성 수축뿐만 아니라 원심성 수축도 의식하게 하는 것 등이 포인트가 될 것이다.

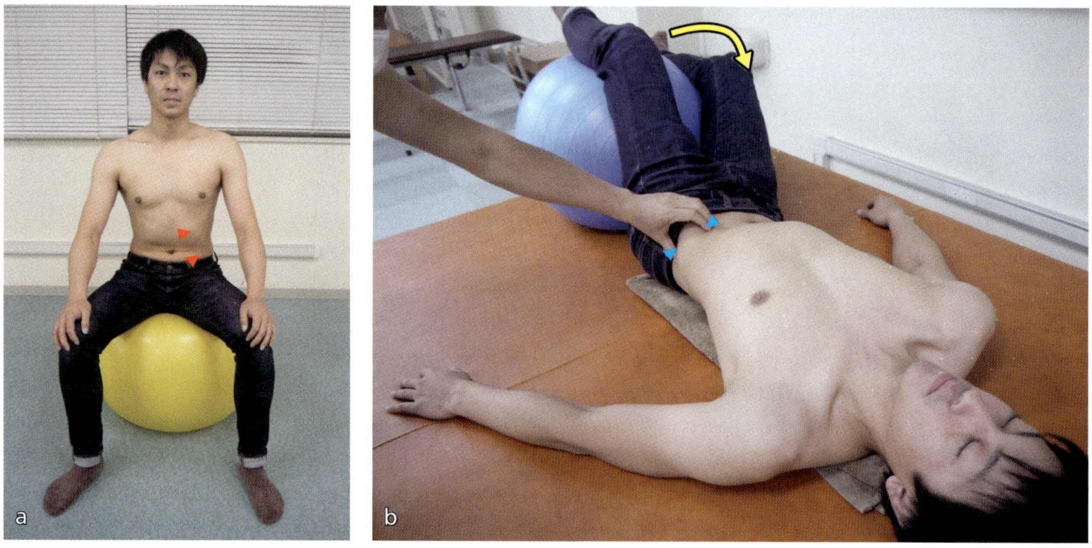

그림 29 balance-ball therapy를 이용한 복근의 촉진
a : **앉은 자세에서의 복근 촉진법.** ▶는 관찰 가능한 외복사근을 나타낸다.
b : **누운 자세에서의 복근 촉진법.** ▶는 외복사근을 촉진하는 모습을, ⇨는 대상자가 볼을 움직이는 방향을 나타낸다.

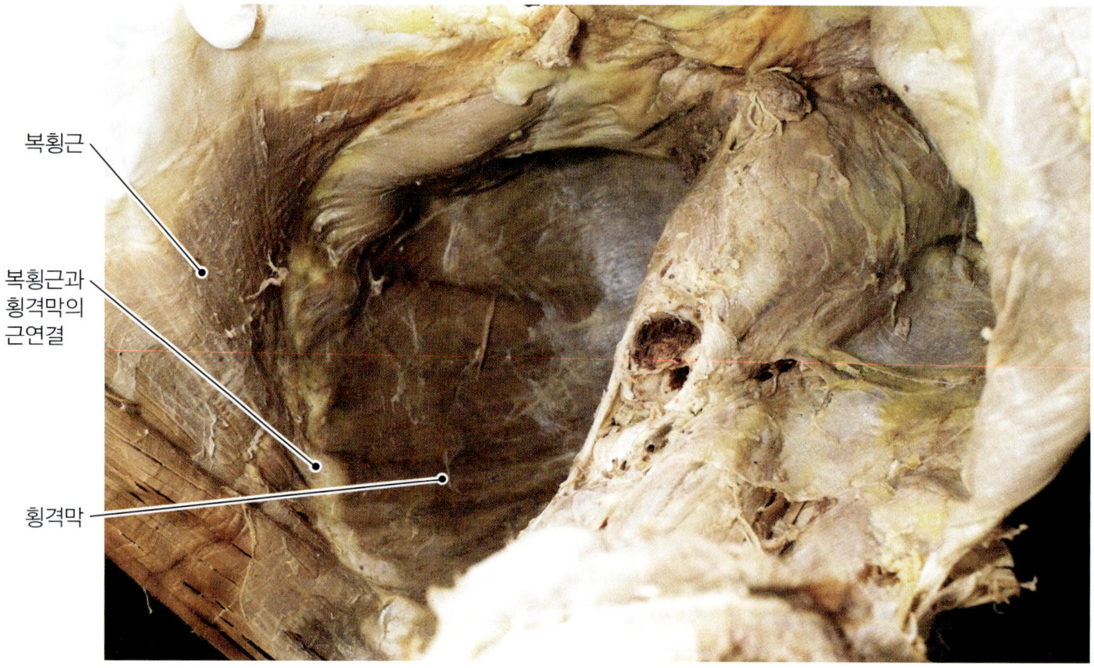

그림 30 복횡근과 횡격막의 근연결
그림 22b (→ **p. 311**)의 횡격막을 향해 좌측 부분을 우측 전하방에서 본 사진

참고문헌

1. Ashley A, et al: Morphometric analysis of variation in the ribs with age and sex. J Anat 225 : 246-261, 2014
2. 佐竹將宏, 他:呼吸筋訓練. 本間生夫(監修): 呼吸運動療法の理論と実践. pp 140-151, メジカルビュー社, 2003
3. 長谷川正哉:胸骨と肋骨の運動連鎖. 嶋田智明, 他(編): 脊柱機能の臨床性重要性と上下肢との連関. pp 38-45, 文光堂, 2011
4. 柿崎藤泰(編):胸郭運動システムの再建法. 第 2 版, pp 71-83, ヒューマン・プレス, 2017
5. Gunji M, et al: Functional cervicothoracic boundary modified by anatomical shifts in the neck of giraffes. Royal Society Open Science 3:150604, 2016
6. Kapandi AI(著), 塩田悦仁(訳):カパンジー機能解剖学—III脊柱・体幹・頭部. 原著第 6 版, 医歯薬出版, 2008
7. Neumann DA:咀嚼と換気の運動学. Neumann DA(著), 嶋田智明, 他(監訳):筋骨格系のキネシオロジー. 原著第 2 版, pp 469-502, 医歯薬出版, 2012
8. 水田諒, 他:体幹回旋に伴う胸郭の並進動態に肋間筋ストレッチが与える影響. 理学療法科学 33:807-810, 2018
9. 鈴木哲, 他:不安定面上座位における体幹筋活動と重心動揺との関係. 理学療法科学 24:115-119, 2009
10. 鈴木俊明(監修), 大沼俊博, 他(編):体幹の構造と機能. 体幹と骨盤の評価と運動療法. pp 14-74, 運動と医学の出版社, 2018
11. 河上敬介, 他:外腹斜筋, 内腹斜筋, 腹横筋. 河上敬介, 他(編):骨格筋の形と触察法. 第 2 版, pp 143-153, 大峰閣, 2013

III ▶ 요부 · 골반부

1 체간의 불안정성을 해부 –요부 고유배근

이 장에서 다루는 근골격
- ▶ 흉최장근
- ▶ 요장늑근
- ▶ 요배건막
- ▶ 흉요근막
- ▶ 다열근

복부 · 요배부에서의 골격 특징은 흉곽과 골반 사이에서 몸을 지지하는 골격 요소가 후방의 요추밖에 없어 매우 불안정하다는 것이다. **요추**는 상반신의 체중 부하나 중량물의 운반 및 체간을 움직이기 위한 큰 가동범위가 요구되어 견고한 역학적 구조와 안정된 가동성이 필요하다. 따라서 요추는 경추나 흉추에 비해 크기가 클 뿐만 아니라 추간관절의 관절낭이 복측에서 **황색인대**, 배측에서 **다열근**과 결합하는[1] 등의 정적 안정화기구를 갖는 동시에 다양한 근육에 의한 동적 안정화기구를 갖는다. 이 중 가장 중요한 것이 요추 양측의 고유배근을 연결하여 복부를 둘러싸는 **측복근**(lateral abdominal)과 이와 관련된 근막 및 건막이다.

여기에서는 그 중 배측 성분인 고유배근 중 **척주기립근**, **흉요근막**, **다열근**에 대해 설명한다(그림 1).

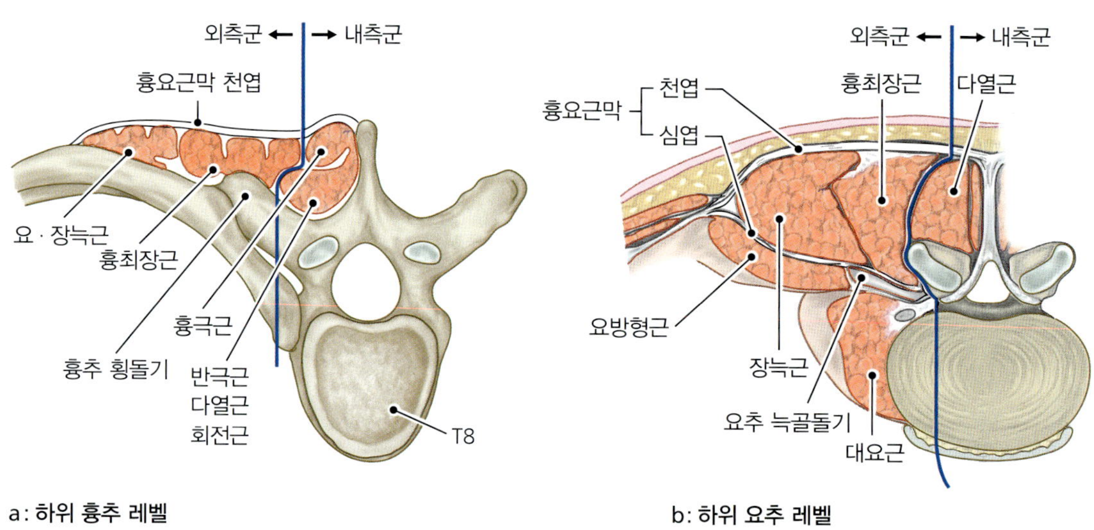

그림 1 고유배근 : 외측군과 내측군의 배열(수평 단면)

a : 흉추, 늑골과 흉요근막 천엽으로 둘러싸인 구획은 **늑추관**이라고 한다(→ **p. 299**).

b : 요추와 흉요근막 천엽 · 심엽으로 둘러싸인 구획은 paraspinal retinacular sheath(PRS)라고 한다(→ **p. 299**). 늑추관과 PRS는 연결된 구획(그림 6 → **p. 297**)이며, 역시 하나로 이어진 고유배근이 내부에 존재한다.

1 고유배근의 기능적 역할

고유배근은 척수신경 후지의 외측지 지배를 받는 **외측군**과 동신경의 내측지 지배를 받는 **내측군**으로 나뉜다(**그림 1, 2**). 외측군은 횡돌기보다 외측에 있는 **장늑근**과 **최장근** 및 **판상근**으로, 내측군은 횡돌기의 내측에 있는 **극근**과 **횡돌기극근**(**반극근**, **다열근**, **회전근**) 등으로 이루어진다.

각 군의 주행에 따른 기능적 역할을 고찰하면, 외측군은 고유배근 표층의 대부분을 차지하는 대형 근육으로 여러 추골 사이를 걸쳐 주행하며, **global muscle**로서 신체의 외적 부하에 대해 척주의 안정성을 유지한다. 또한, 운동 방향을 결정하여 척주 전체를 움직이는 역점이 된다.

한편, 내측군은 심층의 작은 근육으로 횡돌기열과 극돌기열 사이를 주행한다. 근방추가 풍부하고 추골 사이의 위치 변화를 중추신경계에 전달할 수 있으며 각 추골을 안정화시키고, 추골 사이의 미세한 운동을 조정하는 **local muscle**로서의 역할이 있다.[2)]

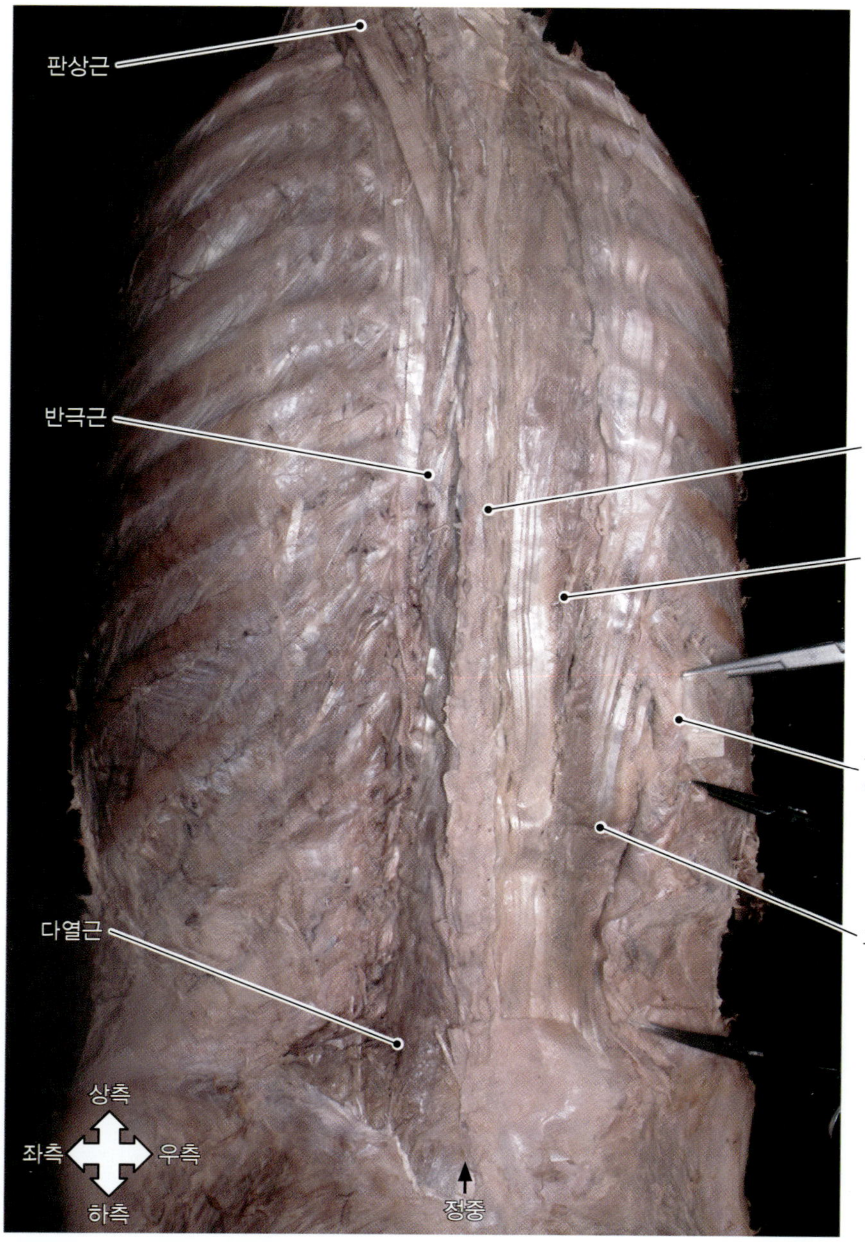

그림 2 고유배근 : 외측군과 내측군

체간의 배면을 관찰. 상지와 그 관련 근육 및 극늑근(상후거근과 하후거근)은 양측에서 제거되었다. 체간 우측에서는 천층의 고유배근을 드러내고, 좌측에서는 판상근 이외의 천층근을 제거하여 심층의 고유배근을 드러냈다. 천층의 근육은 대부분이 외측군에 속하며 심층의 근육은 내측군에 속한다.

2 척주의 강력한 역점 – 척주기립근

척주기립근은 판상근과 함께 고유배근의 천층을 구성하고, **장늑근**(요장늑근, 흉장늑근, 경장늑근), **최장근**(흉최장근, 경최장근, 두최장근) 및 **흉극근**으로 구성된다(**그림 2**). 이 장에서는 주로 요추의 움직임에 관련된 요장늑근과 흉최장근에 대해 설명한다.

▶ 요장늑근(iliocostalis lumborum)

요장늑근(**그림 3**)은 척주기립근 중에서 최외측을 종주한다. 천골 후면과 장골릉에서 기시하며 약간 상외측으로 주행하여 하위 늑골의 늑골각에 부착한다. 요장늑근은 흉곽을 통해 척주의 신전 작용을 가지며, 늑골각이 늑골의 외측에 위치하여 약간 내측을 향함에 따라 편측 작용에서는 척주에 대해 측굴과 회전 작용(흉곽을 통해)도 갖게 된다(**표 1** → **p. 327**). 또한, 요장늑근에는 장골릉과 제12 늑골 사이 부분에 두꺼운 근복이 있으며(**그림 3**), 이 부분에서 강한 측굴·회전 작용을 담당하는 것으로 생각된다.

▶ 흉최장근(longissimus thoracis)

중앙을 종주하는 **흉최장근**은 천골 후면과 장골릉에서

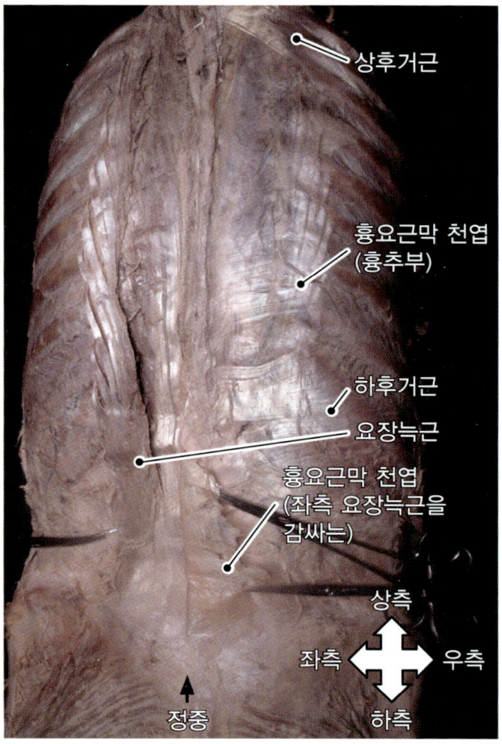

그림 3 요장늑근
체간 좌측에서는 흉요근막 천엽을 제거하여 요장늑근이 드러나 있다. 우측에서는 하후거근과 흉요근막 천엽이 남아 있으며, 장늑근과 최장근 등의 척주기립근이 흉요근막 천엽에 덮여 있음을 알 수 있다.

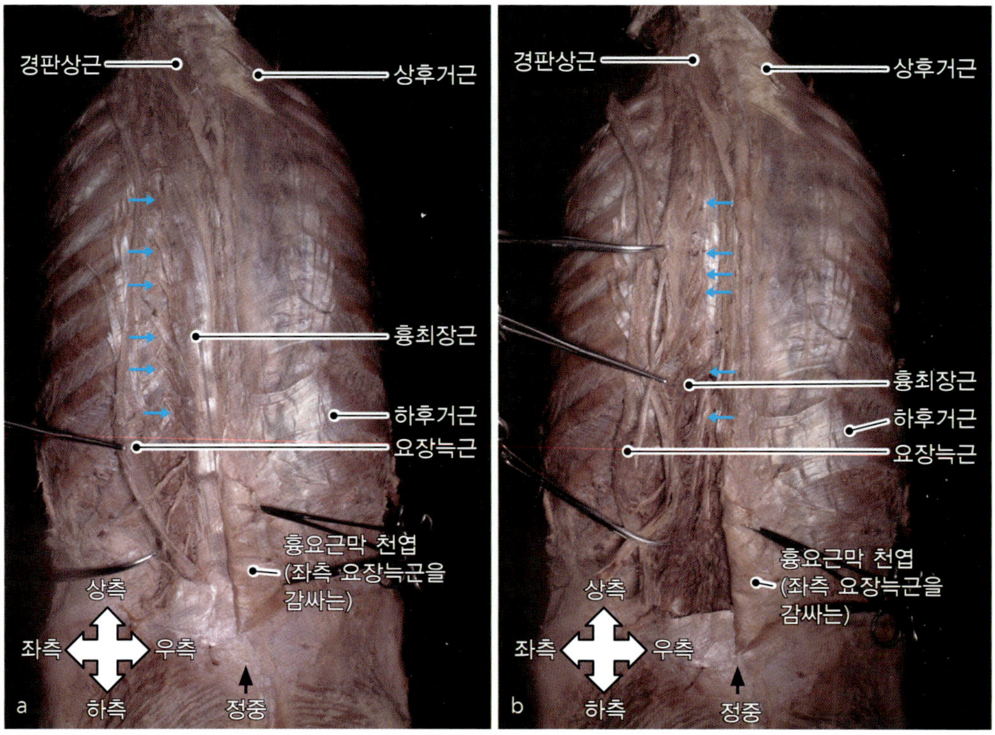

그림 4 최장근
a : 외측 건열. 요·흉장늑근과 흉최장근 사이의 소성 결합조직을 둔적 박리(blunt dissection)하여 요장늑근을 외측으로 반전. →는 늑골에 부착하는 흉최장근의 외측 건열을 나타낸다.
b : 내측 건열. 흉최장근을 기시부에서 절단하여 외측으로 반전. ←는 흉추 횡돌기에 부착하는 내측 건열을 나타낸다.

기시하며, 정지부는 외측과 내측의 2개의 건열로 나뉜다(표 1). **외측 건열**(그림 4a)은 요추의 늑골돌기와 제3 늑골 이하의 늑골에, **내측 건열**(그림 4b)은 요추의 부돌기와 흉추의 횡돌기에 정지한다. 골반 후면에서 손을 뻗어 늑골과 요추 및 흉추 양측에서 손을 얹고 강하게 척주를 신전한다.

또한, 제1 요추 극돌기를 기준으로 한 초음파 단축 영상에서 최장근은 체간 신전 시에, 요장늑근은 회전과 측굴 시에 근육 두께가 크게 변화한다고 알려져 있다.[3)]

3 척주기립근에 대한 운동요법

요장늑근과 흉최장근은 그 주행의 차이로 인해 상이한 기능적 특성을 갖는 것으로 보인다. 각각의 기능적 특성에 따른 개입을 통해 연축(spasm)의 제거와 안정성 획득이 가능하다.

저자들은 **요장늑근**에 연축을 보인 경우, 다음과 같은 개입을 실시한다. 우선 대상자에게 옆으로 누운 자세를 취하게 한다. 하위 늑골에 대해서는 측굴과 회전을, 천골에 대해서는 신전 방향의 3차원적 저항을 가한다. 각각의 늑골에 손가락을 대고, 수축하는 근속을 변화시킨다(그림 5a).

흉최장근의 경우에는 우선 옆으로 누운 자세에서 고관절을 굴곡시킨다. 요추 전만을 감소시켜 기시건을 신장하고, 천골과 늑골에 대해 동시에 각각 미측과 두측 방향으로 압박하여 최장근을 신장시킨다(그림 5b, c). 이 후 각 근속에 대해 도수저항을 가하며 근수축을 재교육한다.

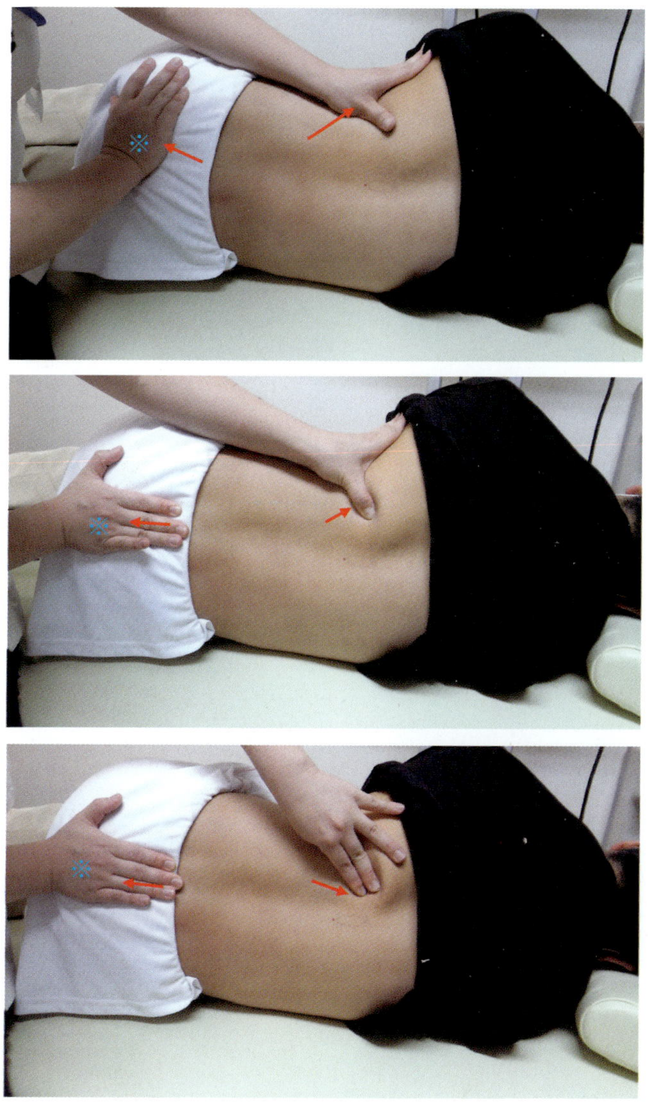

a : **요장늑근**. 하위 늑골에 대해 상부 체간의 신전, 동측으로의 측굴 · 회전 방향으로 저항을 가한다.

b : **흉최장근의 외측 건열**. 늑골(늑골각과 횡돌기의 중점)에 대해 상부 체간의 신전 방향으로 저항을 가한다.

c : **흉최장근의 내측 건열**. 횡돌기에 대해 상부 체간의 신전 방향으로 저항을 가한다.
모든 개입에서 제5 천추 극돌기에 대해 후경 방향으로 천골을 압박(※)하여 척주기립근의 공통건막을 신장시킨다.

그림 5 요장늑근과 흉최장근에 대한 개입

4 척주기립근을 보강하는 근막 구조-흉요근막 천엽

천배근인 승모근, 광배근, 능형근을 반전하면 고유배근을 감싸는 흉요근막이 얇은 섬유성 막으로 관찰된다(그림 6). **흉요근막**(thoracolumbar fascia)은 경추 레벨의 판상근을 포함한 고유배근의 전체 길이를 후면에서 덮는 근막이다. 요추 레벨에서는(그림 1b → **p. 320**) 고유배근 복측을 덮는 요건막을 **흉요근막 심엽**, 배측을 덮는 것을 **흉요근막 천엽**이라고 한다. 또한, 요추 레벨에서는 광배근과 하후거근의 겹쳐진 건막이 천층에서 흉요근막 천엽에 유합하여 현저히 두꺼워진 **요배건막**이 형성된다(그림 6).[4)]

요배건막의 기능

요배건막은 요추 후만 시 수동적으로 긴장하여 요배부의 정적 안정화기구로서 작용하는 한편, 동적 안정화 기능도 있다. 좌우의 요배건막을 합쳐 하나의 기능 유닛으로 생각하면, 이 기능 유닛은 광배근에 의해 상외측 전방으로, 대둔근에 의해 하외측 전방으로 견인되어 돛이 펼쳐지듯 긴장한다(그림 25a → **p. 339**). 예를 들면 '쭈그려 앉아 물건 들기' 등에서 요추를 후방에서 전방으로 밀어 신전 자세를 유지하고, 요배부의 안정화를 도모한다.[5)]

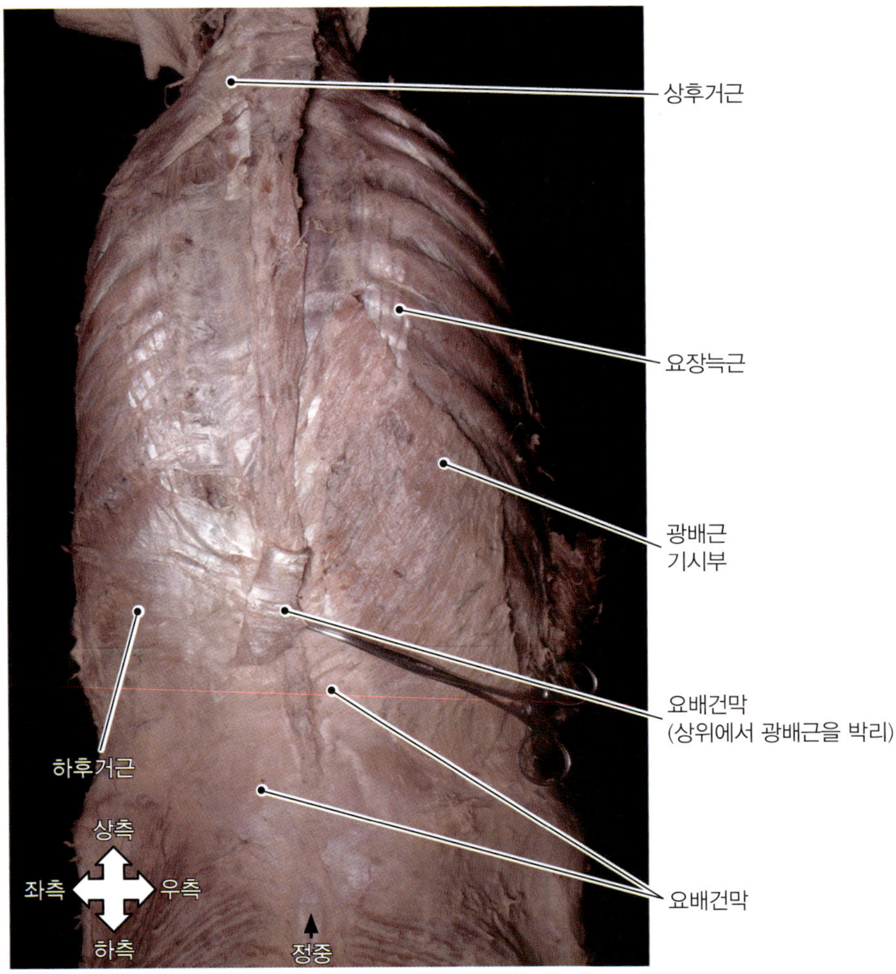

그림 6 광배근과 하후거근의 건막이 흉요근막 천엽과 유합하여 요배건막을 형성
체간을 배면(후면)에서 관찰. 광배근을 우측에서는 근복 중앙보다 상측(두측) 부위를, 좌측에서는 요배건막 부분보다 상측 부위를 절제하였다. 좌우 광배근의 기시건막이 합쳐져 마름모꼴의 요배건막이 형성된다. 광배근과 하후거근의 건막이 흉요근막 천엽과 유합해 요배건막을 형성하므로 광배근의 원위 측으로의 박리는 요배건막의 변연에서 종료한다.

흉요근막 천엽의 기능과 병태

흉요근막 천엽은 흉추 레벨에서는 흉추 횡돌기와 늑골 사이에, 요추 레벨에서는 흉요근막 심엽과 요추 추궁 사이에 구획(늑추관과 PRS)을 형성하고, 내부에 고유배근이 존재한다(**그림 1** → **p. 320**). 흉요근막 천엽의 긴장이 높아지면, 고유배근의 구획 내압이 상승한다. 척주의 전굴 동작 시(요추 후만 자세)에는 요배부 근육의 근내압이 생리적 전만 자세보다 상승한다고 보고되었는데, 이 **근내압의 상승**이 근근막성 요통증의 원인이 된다고 한다.[3] 이 밖에, 근내압의 상승은 보행이나 하중 자세 유지로 인한 근육으로의 지속적인 부하 시에도 발생하며, 고유배근의 혈류 저하 즉, 고유배근 내 혈관(**그림 7a**)의 압박을 초래한다. 이러한 경우에는 허리의 무거움, 불쾌감, 둔통과 같은 증상이 발생하기 쉽다.[6]

그리고 요추 레벨에서는 L1~L3 요신경 후지의 외측지가 **상둔피신경**(superior cluneal nerve)이 되어 요배건막을 관통하여, 상둔부 피하에 분포하기 때문에(**그림 7b**) 요배건막의 긴장이 상둔피신경을 압박할 가능성이 있다.

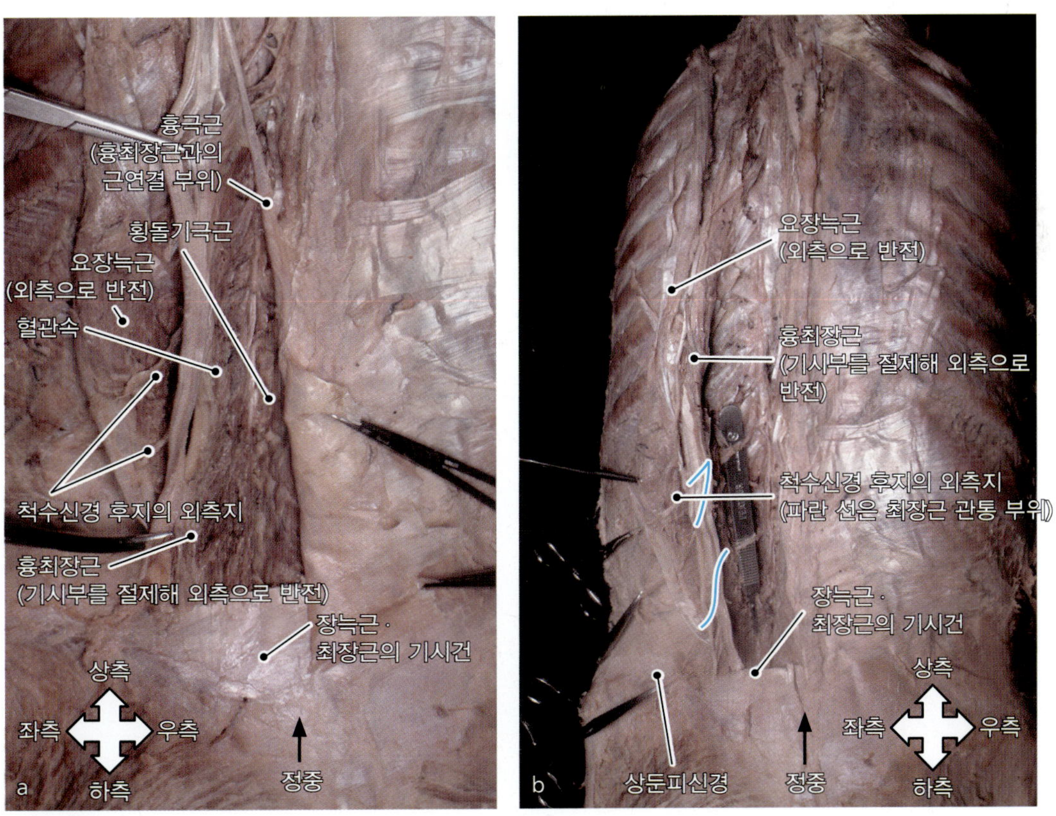

그림 7 **흉요근막 천엽 심층에서의 혈관·신경의 주행**

a : 요장늑근과 흉최장근의 내측연을 외측으로 반전. 요장늑근과 흉최장근 사이에 척수신경 후지의 외측지가, 최장근과 횡돌기극근 사이에 혈관다발이 분포한다.

b : 요장늑근과 흉최장근의 내측연을 외측으로 반전. 요추 레벨에서는 L1~L3 요신경 후지의 외측지가 흉최장근, 요장늑근을 관통하여 상둔피신경이 되어 상둔부에 분포한다(최장근의 관통 부위는 파란 선으로, 최장근과 횡돌기극근 사이를 주행하는 부위는 핀셋 자루를 삽입해 표시).

5 주요 요추 안정화 근육 – 다열근

횡돌기극근의 분류

척주기립근의 바로 심층에 있는 것이 **횡돌기극근**이다(그림 8). 횡돌기극근은 횡돌기에서 기시하여 상행하고, 상위 추골의 극돌기에 정지하는 것으로 기시부터 정지까지 건너뛰는 추골이 5개 이상이면 **반극근**(semispinalis), 2~4개라면 **다열근**(multifidus), 바로 위 또는 2개 위의 추골이면 **회전근**(rotator)이라고 한다(그림 5 → **p. 297**). 건너뛰는 추골의 수가 많을수록 작용은 척주기립근에 가깝고, 척주의 신전과 측굴에 관련되어 추골의 수가 적을수록 추골에 대한 반대쪽 회전 작용이 강해진다.

반극근은 흉추 레벨 이상, 회전근은 흉추 레벨에 국한되어 관찰되며, 모두 요추 레벨에서는 관찰되지 않는다. 한편, 다열근은 척주의 거의 전장에 분포하지만 요추 레벨에서 가장 발달하였다.[7)]

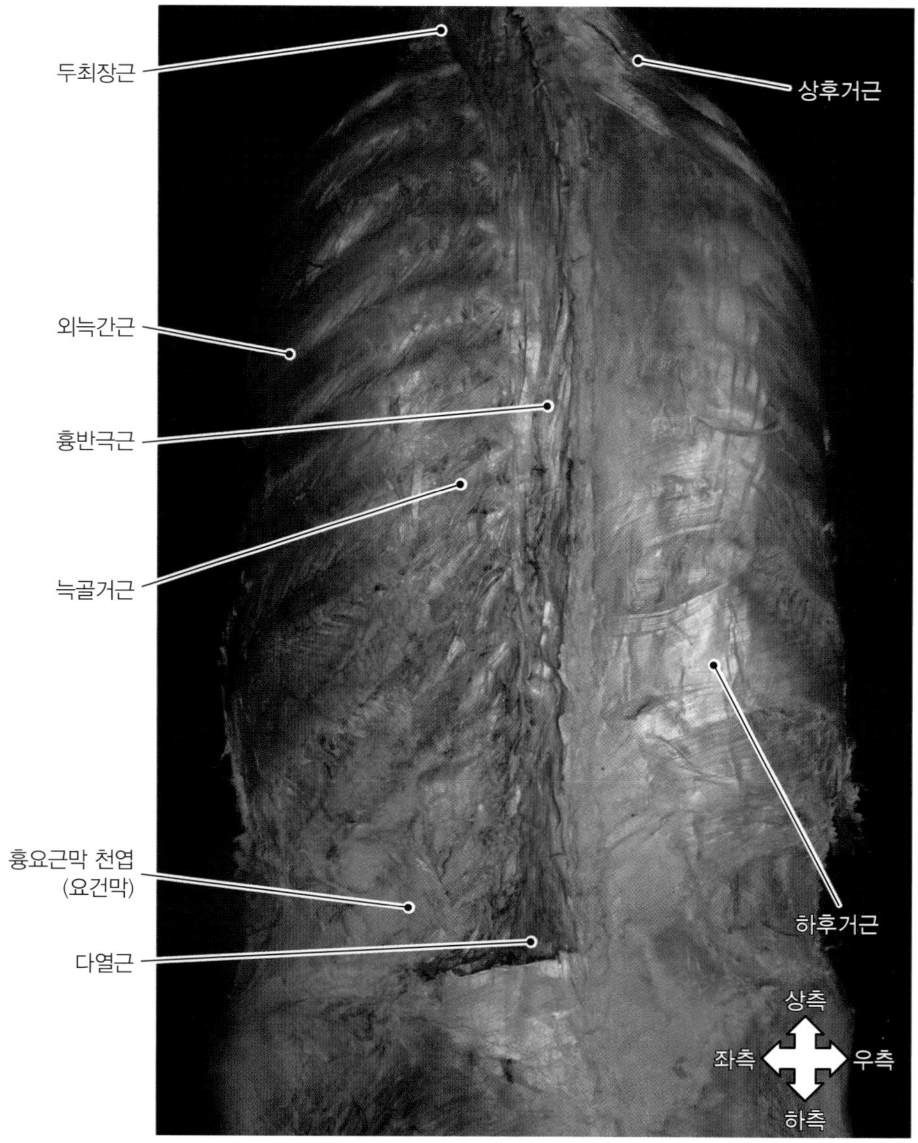

그림 8 횡돌기극근

좌측에서 표층의 고유배근을 제거하여 심층의 횡돌기극근(반극근, 다열근)을 드러냈다. 회전근은 더욱 심층에 존재하므로 이 사진에서는 확인되지 않는다.

다열근(multifidus)의 기능과 구조

요부에서 다열근은 양측성으로 수축하면 신전 작용으로 요추 전만을 증가시키고, 일측성으로 수축하면 요추를 반대쪽으로 회전시킨다(표 2). 하지만 다열근 자체는 짧고, 신전 작용은 장늑근이나 최장근보다 약하다. 따라서 다열근은 동적 체간운동에는 부적합하다고 생각된다. 그러나 근방추가 다수 존재하며 척주분절 간의 미세한 운동이나 위치적 변화를 조정하는 기능이 있어[2] 척주의 안정화에 기여하는 허리의 주요한 동적 안정화기구 중 하나로 볼 수 있다. 이런 점으로 미루어 볼 때 큰 척주의 움직임을 수반한 배근운동에서는 다열근의 기능을 향상시키지 못할 것이다.

다열근은 천골 후면과 상후장골극 및 요추의 유양돌기로부터 기시하며, 천골 레벨에서는 일부 섬유가 장늑근-최장근의 공통건막에서도 기시하는 모습이 관찰된다(그림 9a). 기시부를 견고하게 함으로써 요추에 대한 후방 견인력을 높이고 있다고 추측된다.

또한, 요부 다열근의 근속을 극돌기 부근에서 분류하면, 근섬유가 극돌기별로 수렴된다(그림 9b). 다열근에서는 동일한 극돌기에 정지하는 모든 근섬유가 동일 신경분지의 지배를 받는다고 보고되었는데,[8] 이는 서로 다른 높이의 유두돌기에서 기시한 근섬유의 수축력을 작용점인 하나의 극돌기에 집중시키는 시스템이라고 볼 수 있다.

척수신경 후지의 내측지는 다열근을 관통한다(그림 9b). 추간관절성 요통이 존재하는 증례에서는 후지의 내측지를 통한 다열근의 반사성 연축이 병발한다.[9]

또한, 요부 추간관절의 관절낭은 배측에서 다열근과 섬유성으로 결합하며 관절낭의 상단과 하단에는 **섬유성 지방조직 meniscus**가 존재하여 관절면을 보호한다고 보고되었다.[10] Hayashi[9]는 추간관절낭에 결합하는 다열근은 meniscus가 관절강 내에 끼어드는 것을 막는 역할을 한다고 기술하였다.

표 1 흉최장근과 요장늑근

	기시	정지	신경지배	수축 → 신장되는 작용	장애 시 제한되는 움직임	임상과의 접점
흉최장근	천골 후면, 장골릉, L5~L2의 극돌기	**외측 건열** 전요추의 늑골돌기와 제 3~5 이하의 늑골 **내측 건열** 전요추의 부돌기와 전흉추의 횡돌기에 부착	L5 요신경보다 상위 척수신경 후지의 외측지	**양측** 척주 신전 **편측** 동측 측굴	척주의 굴곡·측굴	항중력 자세를 유지하는 체간의 굴곡 모멘트에 길항한다.
요장늑근	천골 후면, 장골릉, 흉요근막	하위 늑골의 늑골각	L1 요신경보다 상위 척수신경 후지의 외측지	**양측** 척주 신전 **편측** 동측 측굴	척주의 굴곡·측굴	

표 2 요부 다열근

	기시	정지	신경지배	수축 → 신장되는 작용	장애 시 제한되는 움직임	임상과의 접점
요부 다열근	천골 후면, 상후장골극, 요추의 유두돌기	기시부의 2~4절 상방의 극돌기	극돌기에 부착되는 높은 척수 신경 후지의 내측지	**양측** 척주 신전 **편측** 동측 측굴, 반대쪽 회전	척주의 굴곡·반대쪽 측굴·동측 회전	요부에서 가장 두껍다. 척주의 안정화기구

3
III 요부·골반부

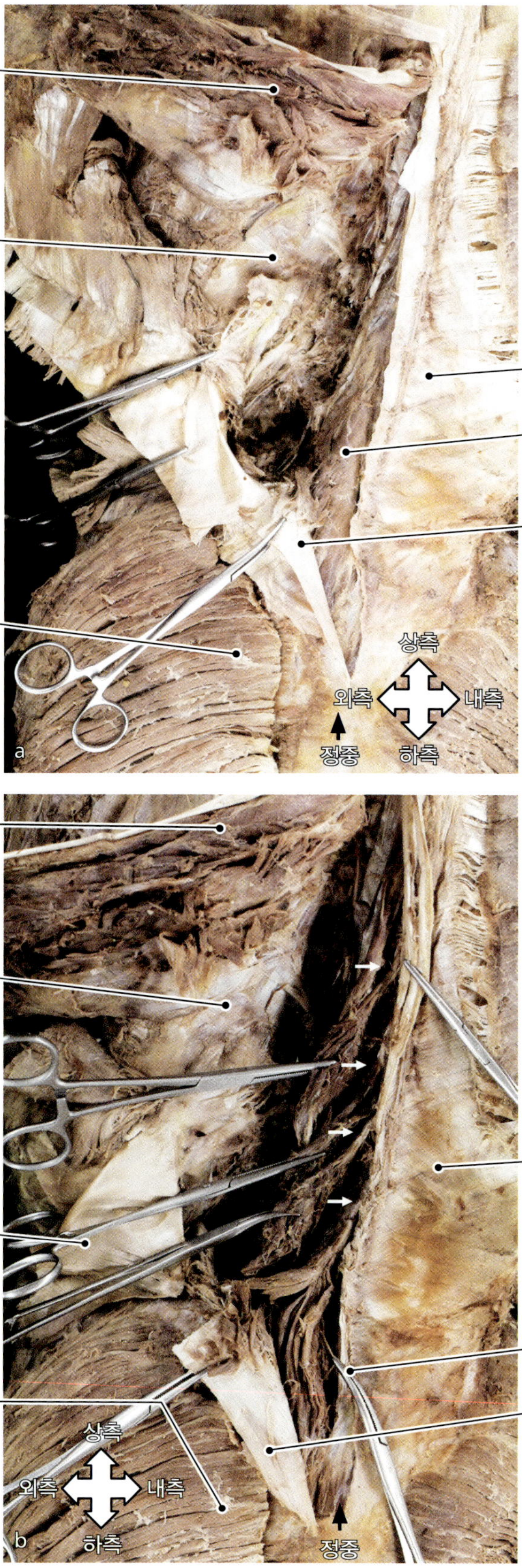

그림 9 **다열근**

a : 천골부에서 흉요근막 천엽이 부착하는 장늑근과 최장근의 공통건막을 외측으로 반전하고 심층에 있는 요부 다열근을 드러냈다. 다열근이 이 공통건막에서도 기시하는 것을 알 수 있다.

b : 극돌기(⇨) 부근에서 근속을 분류하면 근섬유가 한 다발씩 극돌기별로 수렴해가는 모습이 관찰된다. 또한, 우측 겸자 끝부분에서는 척수신경 후지의 내측지가 다열근의 근섬유 사이를 관통하는 것이 확인된다.

6 다열근에 대한 운동요법

지금까지 설명한 구조를 고려하면 추간관절장애의 치료에서는 각 분절마다 다열근의 수축을 실시하는 것이 중요하다. 요부 다열근의 근활성은 요추의 생리적 전만 자세에서 가장 높고, 후만 자세에서 가장 낮다고 보고되었다.[11] 다열근에 대해서는 1 추간 단위로 극돌기에 정지하는 **short fiber**와 2~4 추간 단위로 정지하는 **long fiber**가 있다[9]고 하며, 전자는 **회전근**에 해당하고, 후자는 정의대로 **다열근**이라고 생각된다.

따라서 저자들은 다열근에 대해 개입할 때에는 요추 중립 자세(측와위)에서 다열근의 각 섬유속 주행을 의식하여 극돌기를 고정하고, 요추 늑골돌기나 천골에 저항을 가해 요추의 신전을 유발하는 운동요법을 실시하고 있다(**그림 10**).

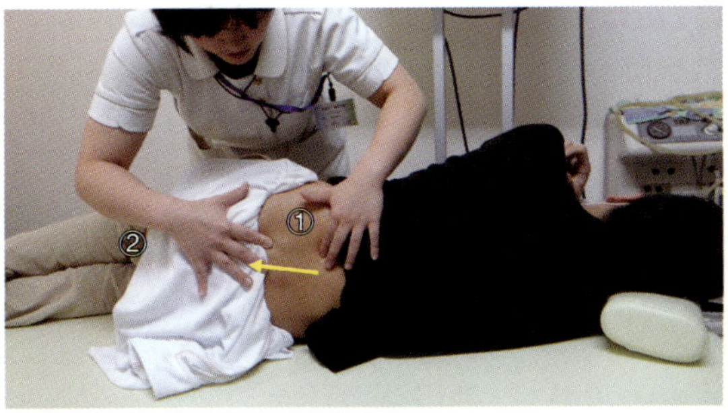

a: 다열근 long fiber의 수축 이완
① 두측 손은 극돌기를 고정한다.
② 미측 손은 다열근 long fiber의 주행을 고려해 피부를 늘이는 정도의 압력으로 천골을 후경 방향으로 당겨 이에 저항하도록 지시한다.

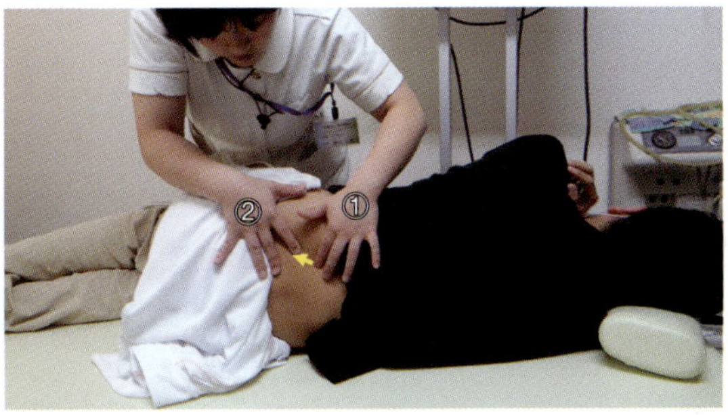

b: 다열근 short fiber의 수축 이완
① 두측 손은 극돌기를 고정한다.
② 미측 손은 다열근 short fiber의 주행을 고려해 1개 추체 정도 떨어진 곳에 둔다. 피부를 늘이는 정도의 압력으로 천골을 **a**의 후경 방향보다 약간 복측의 회전 방향으로 의식하며 당겨 이에 저항하도록 지시한다.

그림 10 다열근에 대한 수축 이완

다열근에 대한 개입의 효과 측정

Yoshio[12]는 고관절의 가동범위에서 순수한 관골대퇴관절의 굴곡 각도는 90°까지로 보고, 이후 각도는 골반의 움직임이 포함된 것이라고 하였다(**그림 11**). 이로 인해 다열근에 대한 개입의 효과 판정으로서 개입 전후의 고관절 굴곡 가동성을 관절 가동범위 마지막에 느껴지는 **최종범위 감각(end feel)**[13]으로 확인하고 있다. 통증이나 과민성이 있는 경우는 **muscle spasm end feel**로 나타난다. 예를 들어 고관절을 수동적으로 굴곡할 때 치료사는 대상자가 본래 가지고 있던 굴곡 최종 가동범위 직전에 딱딱한 end feel이 느껴지며, 이 때 대상자는 둔부나 요배부 간혹 반대쪽 요배부에 통증이나 위화감을 호소한다. 또한, 근육과 관절, 연부조직의 긴장 저하로 인한 과잉운동성은 **extended(연장)**로 표현되며, 정상 범위를 넘는 가동성을 보인다. 어떠한 경우든 원인이 다열근에 있다면, 개입 후에 end feel의 적정화가 일어난다. 즉, 딱딱한 end feel은 부드러운 end feel로 변화하며, 통증이나 위화감의 개선 및 과잉운동성을 보인 end feel은 적절한 긴장도를 갖게 된다.

능동적 하지직거상검사(active straight leg raise test, ASLR)는 주산기 골반대의 기능장애 평가법으로 Mens 등[14]이 고안한 임상 지표이다. Lee[15]는 ASLR이 임신, 출산 외에도 다양한 환자에서 활용 가능하다고 하였다. 또한, ASLR을 실시 시 골반에 대한 특이적인 압박 조작을 통해 기능장애가 있는 부위를 특정하려고 시도하였다. 다열근에 대해서는 양측 골반대 후방에서 압박 조작을 실시하도록 한다.[15] ASLR은 다열근에 대한 개입의 효과 판정에도 이용된다. 대상자의 주관적 운동감각을 평가 지표로 하므로,[16] 개입 전후 자각적인 개선 효과를 실감할 수 있으며, 이 후 생활 및 운동 지도로도 이어지기 쉽다(**그림 12**).

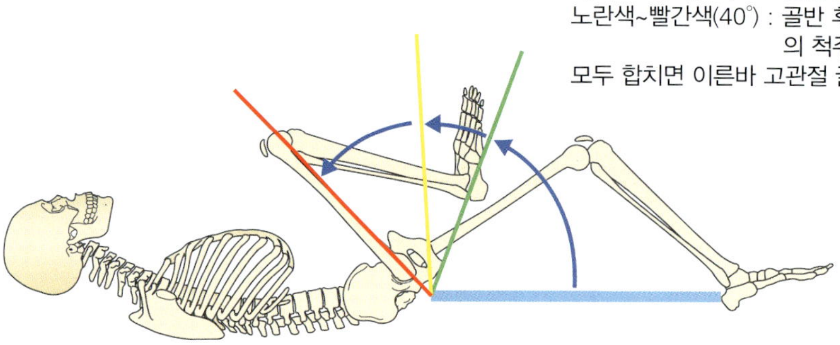

그림 11 고관절 굴곡 가동범위의 구성

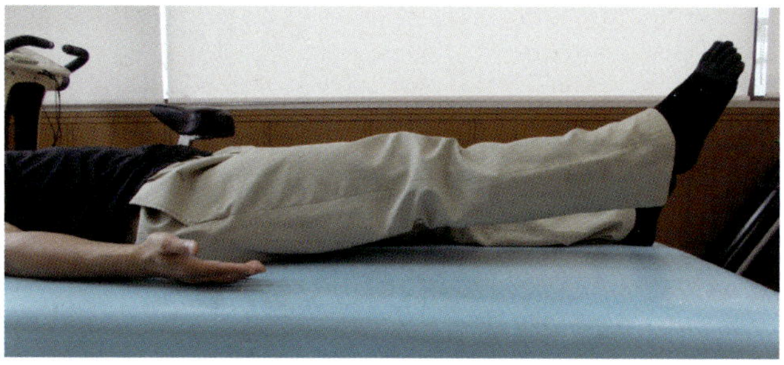

그림 12 능동적 하지직거상검사(ASLR)

① 바로 누운 자세에서 다리를 신전하고, 양 발 사이를 20cm 벌린다.
② 무릎 신전 상태에서 한쪽 다리를 바닥에서 약 20cm 들어 올린다.
③ 이 때,
0 : 전혀 힘들지 않다.
1 : 아주 조금 힘들다.
2 : 약간 힘들다.
3 : 상당히 힘들다.
4 : 매우 힘들다.
5 : 할 수 없다.
의 6단계로 하지 거상의 힘든 정도를 양측 모두 답하게 하여 합산한다.

참고문헌

1. 川村和之:胸腰部. 工藤慎太郎(編著):運動機能障害の「なぜ?」がわかる評価戦略. pp 170-173, 医学書院, 2017
2. 斎藤昭彦:体幹機能障害の分析および治療—腰椎の分節安定性. 理学療法科学 22:1-6, 2007
3. 川村和之:腰痛. 胸腰部. 工藤慎太郎(編著):運動療法の「なぜ?」がわかる超音波解剖. pp 84-97, 医学書院, 2014
4. 大内弘:筋学. 森於菟, 他:分担解剖学 1 総説・骨学・靭帯学・筋学. p 278, 金原出版, 1984
5. Neumann DA(著), 嶋田智明, 他(監訳):筋骨格系のキネシオロジー. 原著第 2 版, pp 452-453, 医歯薬出版, 2012
6. 菊池臣一:腰椎背筋群におけるコンパートメント症候群の病態と治療. リハ医 32 : 531-541, 1995
7. Schünke M, et al(著), 坂井健雄, 他(監訳):プロメテウス解剖学アトラス 解剖学総論運動器系. 第 3 版, p 150, 医学書院, 2017
8. Macintosh JE, et al: The morphology of the human lumbar multifidus. Clin Biomech 1 : 196-204, 1986
9. 林典雄:多裂筋から考える腰痛の運動療法. 理学療法京都 41 : 25-29, 2012
10. Twomey LT, et al: Age Changes in the Lumbar Articular Triad. Aust J Physiother 31 : 106-112, 1985
11. Claus AP, el al: Different ways to balance the spine: subtle changes in sagittal spinal curves affect regional muscle activity. Spine 34 : 208-214, 2007
12. 吉尾雅春: 解剖の真実—セラピストの治療を変える解剖学. Sportsmedicine 148 : 4-16, 2013
13. 竹井仁: 関節モビライゼーション. 理学療法学 34 : 378-380, 2007
14. Mens JMA, et al : The active straight leg raising test and mobility of the pelvic joints. Eur Spine J 8 : 468-473 , 1999
15. Lee D(著), 石井美和子(監訳), 今村安秀(監修): 骨盤帯—臨床の専門的技能とリサーチの統合. pp 201-204, 医歯薬出版, 2013
16. 奥佐千恵:妊婦に対して行う評価. 上杉雅之(監修), 山本綾子, 他(編): 理学療法士のためのウィメンズ・ヘルス運動療法. pp 98-107, 医歯薬出版, 2017

2 체간의 불안정성을 해부 –복근

이 장에서 다루는 근골격
- ▶ 복직근
- ▶ 복횡근
- ▶ 내복사근
- ▶ 외복사근
- ▶ 요방형근

복근이 존재하는 흉곽과 골반 사이를 지지하는 것은 요추뿐이며, 자유도가 있는 한편, 항상 안정성이 요구되는 영역이기도 하다. 이로 인해 복벽에는 **심부근-근막 코르셋**이라는 안정화기구가 존재한다. 이 코르셋은 전복벽 정중에 있는 백선으로부터 양측성으로 **복직근초**(복직근을 감쌈), 이어서 **측복근**(lateral abdominal)을 거쳐 **흉요근막**(척주기립근 및 다열근 포함)에서 **요추 추궁**에 이르는 것으로(**그림 13**), 복부를 전면에서 후면에 걸쳐 감싸고 있다.

코르셋의 **배측 성분**(흉요근막 천엽과 심엽, 척주기립근, 다열근 등)에 대해서는 앞서 설명했다(→ **p. 320**). 여기에서는 **복측 성분**에 대해 설명할 것이다.

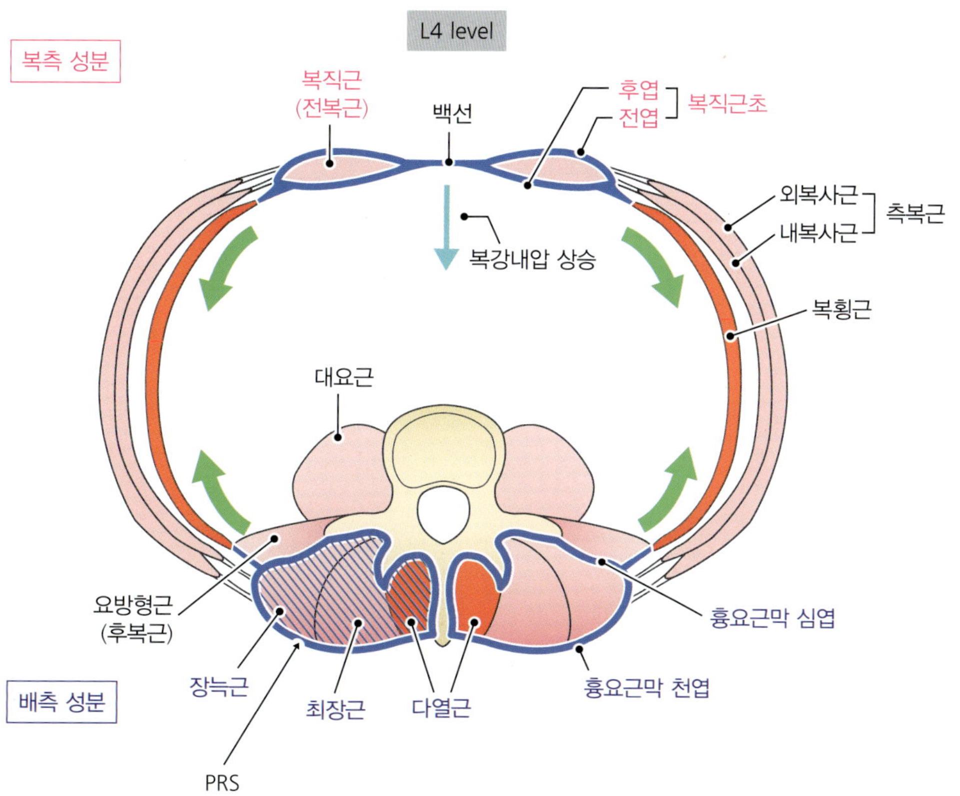

그림 13 복부 근육의 구성과 심부근-근막 코르셋의 개요

➡는 복횡근의 수축 방향을 나타낸다. 복횡근의 수축이 복측에서는 복직근초, 배측에서는 흉요근막을 긴장시켜 복강내압을 높인다. 또한, 다열근이 수축해 PRS의 강성을 높여 요추 안정성을 향상시킨다.

3 III 요부 · 골반부

1 복직근(rectus abdominis)과 복직근초(rectus sheath)

전복근인 **복직근**(표 3 → p. 336)은 백선의 양측을 종주하는 다복근으로(그림 14), **건획**(tendinous intersections)이라는 중간건에 의해 근복이 4~5개 분절로 나뉘어 있다(그림 15).

복직근은 측복근의 건막이 유합되어 생긴 **복직근초**로 싸여 있다(그림 13).

초의 전면은 **복직근초 전엽**이며, 복직근 전면을 덮는다(그림 14). 건획은 전면에만 있고 복직근초 전엽과 유착되어 있다(그림 16). 복직근의 단축 및 신장은 전엽의 긴장도에 영향을 주는 것으로 보인다. 전엽은 **외복사근**과 **내복사근**의 건막이 합쳐져 형성되며, 복직근의 복측을 거쳐 백선에 이른다.

초의 후면은 **복직근초 후엽**으로 복직근의 심층에 접한다(그림 17). 후엽은 **내복사근**과 **복횡근**의 건막이 합쳐져 형성되고 복직근의 배측을 거쳐 백선에 이르며, 하복부에서는 후엽 없이 복횡근의 건막도 전엽으로 들어가게 된다. 후엽의 미측연은 아치 형태를 이루며(**궁상선**), 그보다 미측(하측)의 복직근은 복막에 접한다. 이것은 내용물이 쌓일 때 골반 장기의 팽창을 허용하기 위한 구조로 생각된다.

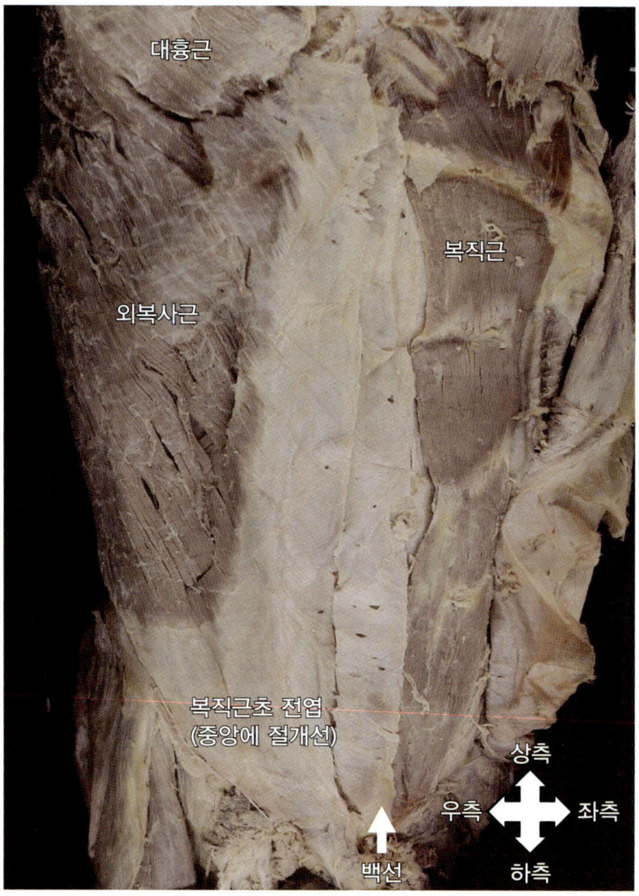

그림 14 복직근초와 측복근
복직근초는 복직근을 감싸는 칼집 모양의 주머니이며, 전엽은 초의 전면부이다. 우측 체간에서는 측복근 가장 표층의 외복사근이 복직근초 전엽에 합류하는 모습이 보인다. 좌측에서는 전엽을 백선을 따라 절개하고 외측으로 반전하여 복직근초 내를 종주하는 복직근을 보고 있다.

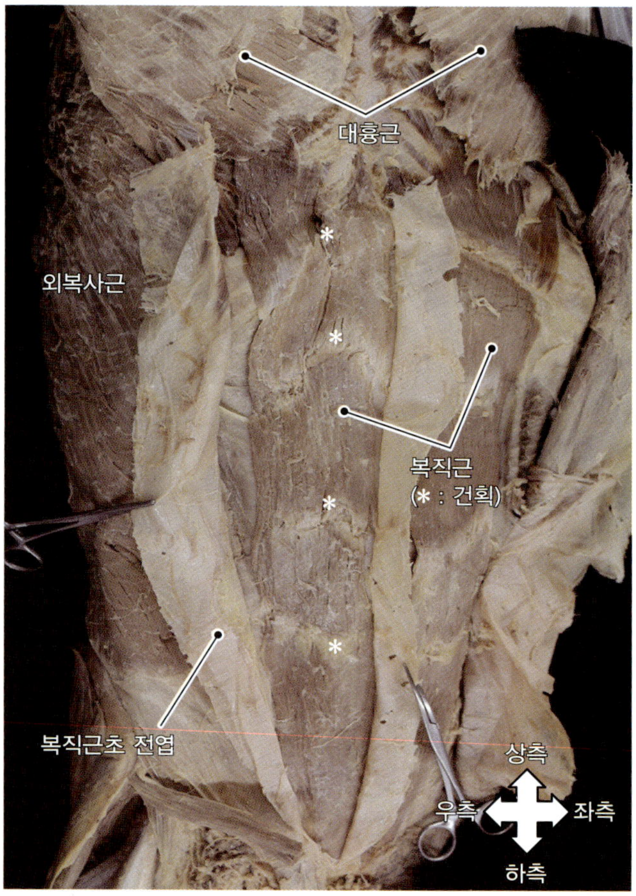

그림 15 복직근의 기시와 정지
그림 14에서 계속. 중앙에서 절개한 우측 복직근초 전엽을 좌우로 반전하여 우측 복직근을 보고 있다.

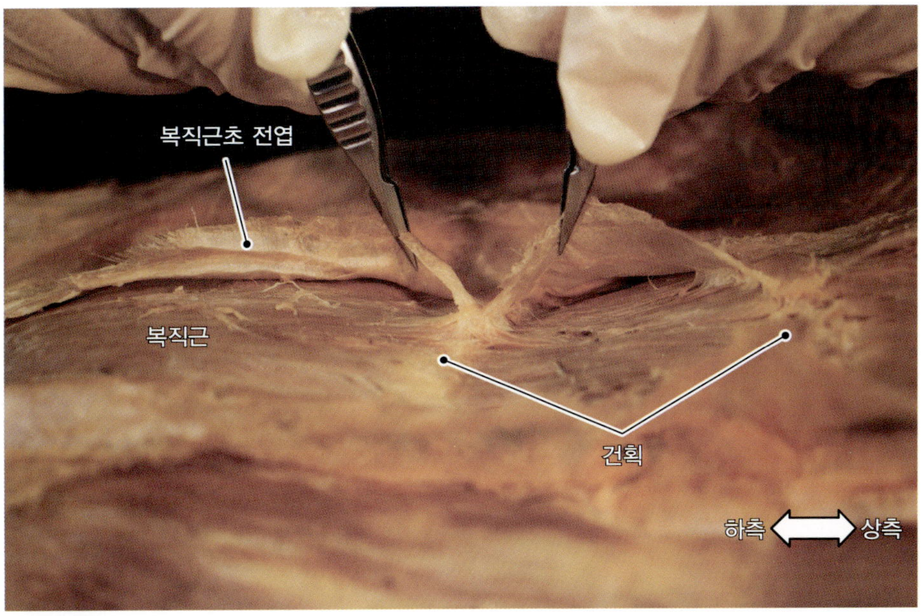

그림 16 **건획과 복직근초 전엽**
복직근 건획이 복직근초 전엽과 연결되어 있는 것이 관찰된다.

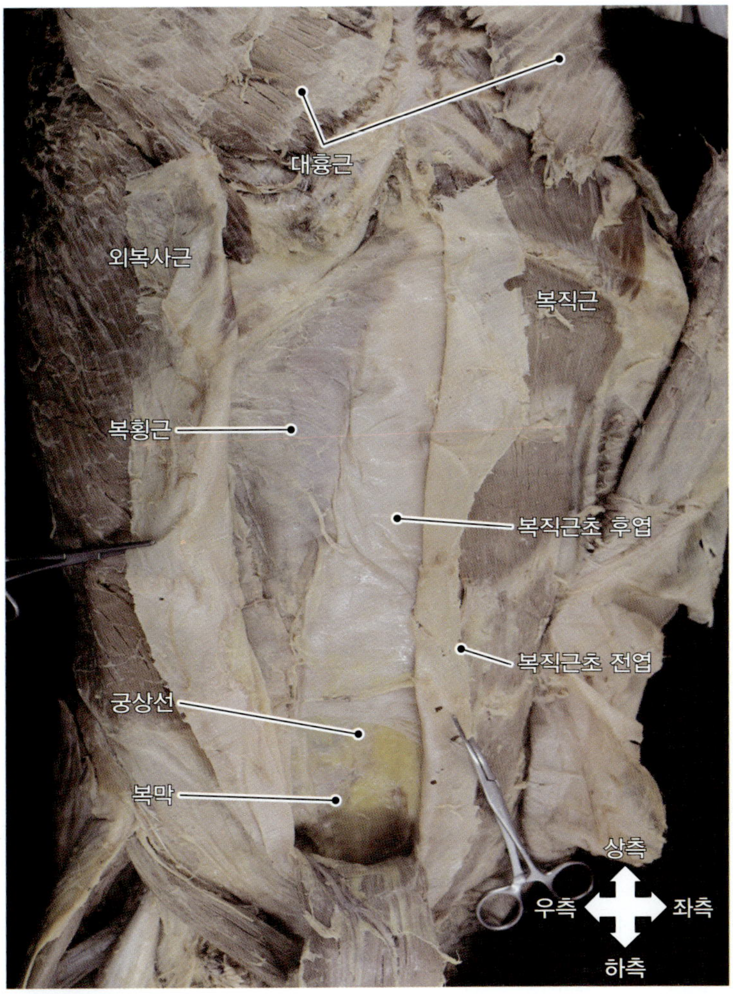

그림 17 **복직근초 후엽**
그림 15의 상태에서 우측 복직근을 절제한다. 복횡근과 그 건막 이행부인 복직근초 후엽이 관찰된다. 복직근초 후엽의 미측연을 궁상선이라고 하며, 그보다 아래에서는 심층의 복막이 보인다.

2 백선(linea alba)

백선은 좌우측 복근의 건막이 복직근초를 구성한 후에 정중에서 합쳐져 이루어진 강인한 결합조직성 끈 모양의 구조(그림 18)로, 결합조직 섬유를 여러 방향으로 교차시키면서, **검상돌기 전면**과 **치골결합 상연**을 연결하고 있다. 이 교차 배열은 상당한 강도를 백선에 부여하고 있으며 좌우 **복직근**을 정중선에서 기계적으로 강하게 결합시켜 그 근력이 복부 수축 및 복압 상승에 효율적으로 작용할 수 있게 한다.[1]

임신이나 출산으로 인한 급격한 복벽의 신장으로 좌우 복직근이 멀어지고, 백선의 폭이 넓어진 경우가 있다(**복직근 이개**). Lee[2]는 복직근 사이의 거리에 개선은 보이지 않더라도 트레이닝을 통해 기능적 개선을 얻을 수 있으며, 복직근 이개가 있어도 측복근(주로 복횡근)을 수축시켜 백선을 통해 장력을 발휘할 수 있는 상태를 만드는 것이 중요하다고 기술하였다.

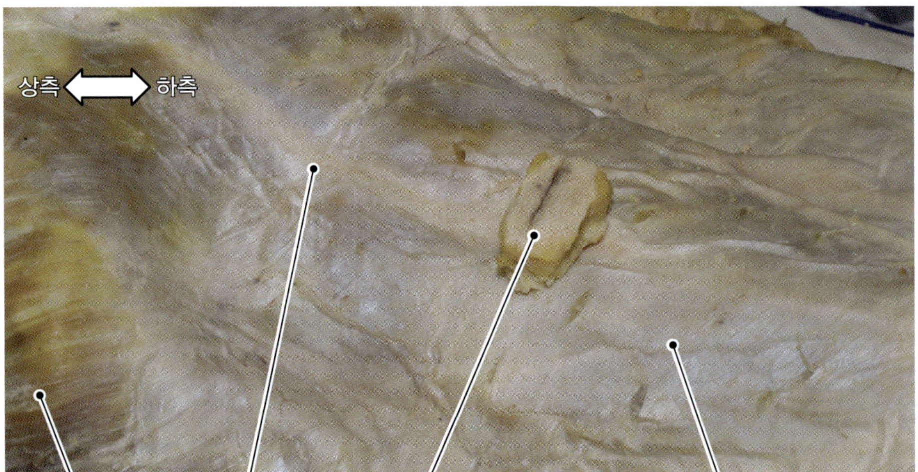

그림 18 백선
좌우 복직근초 전엽의 중앙에 하얀 끈 모양의 백선이 관찰된다.

3 복횡근(transversus abdominis)

측복근인 외복사근, 내복사근, 복횡근은 백선, 하위 늑골, 흉요근막, 장골릉, 서혜인대 사이를 잇는다. 기시부와 정지부는 근육에 따라 다르며, 이로 인해 근육의 주행도 다르다(그림 19).

복횡근은 최심층의 근육(그림 20)으로, 제7~12 늑연골 내면 · 흉요근막 · 장골릉 · 서혜인대에서 기시해 전방으로 횡주하여 백선에 정지한다(그림 19c, 표 3).

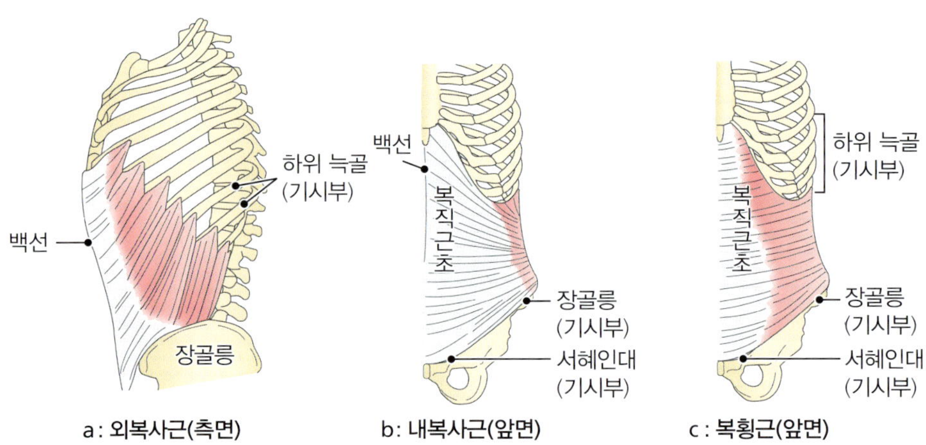

그림 19 측복근의 기시와 정지 및 주행

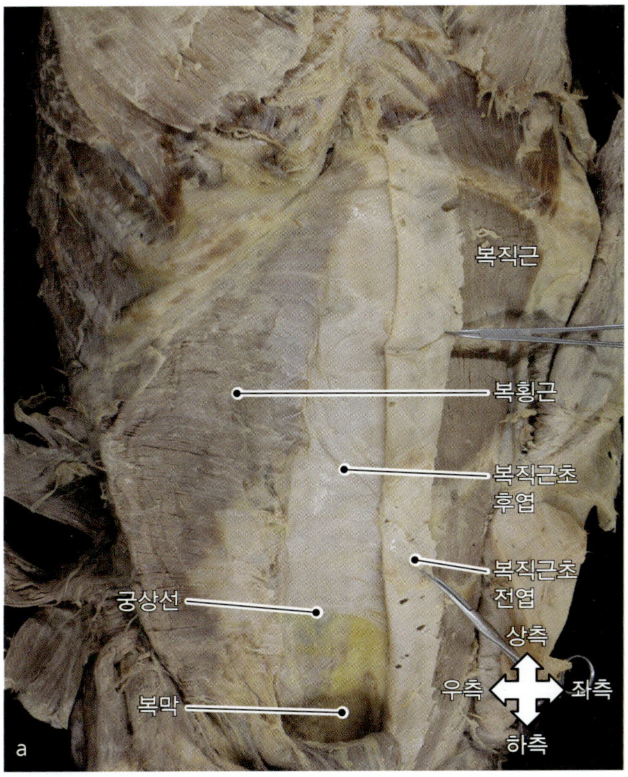

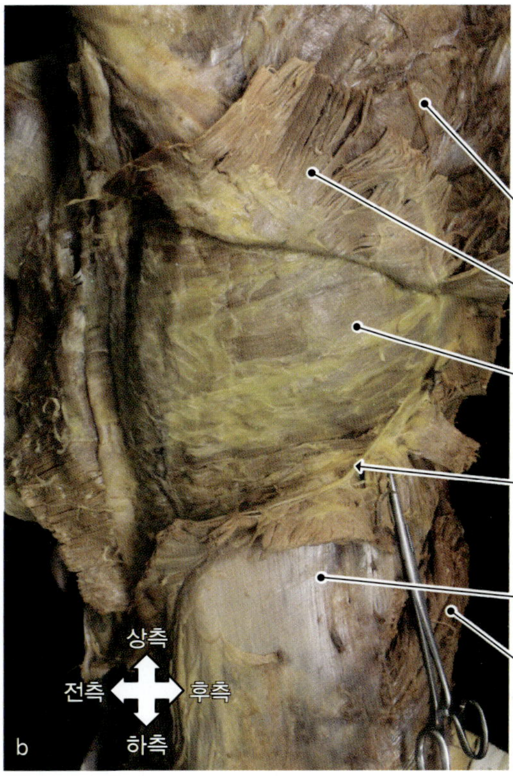

그림 20 복횡근

a : 앞면. 그림 17에서 계속. 좌측 복직근초 전엽과 그 뒤에 이어진 외·내복사근이 제거되어 복횡근과 복직근초 후엽이 드러나 있다.
b : 측면. 좌측 측복부를 측면에서 관찰. 복횡근과 그 표층의 내복사근 사이에는 지방성 결합조직이 있으며, 그 안으로 하위 늑간의 혈관신경속과 장골하복신경이 주행하고 있다.

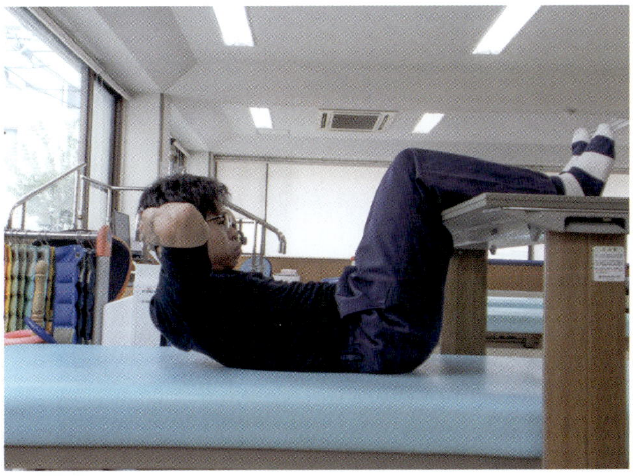

그림 21 크런치(crunch)운동

바로 누운 자세에서 고관절과 슬관절을 굴곡하고 허리를 바닥에 댄 상태로 상체를 둥글게 말듯이 일으키는 운동

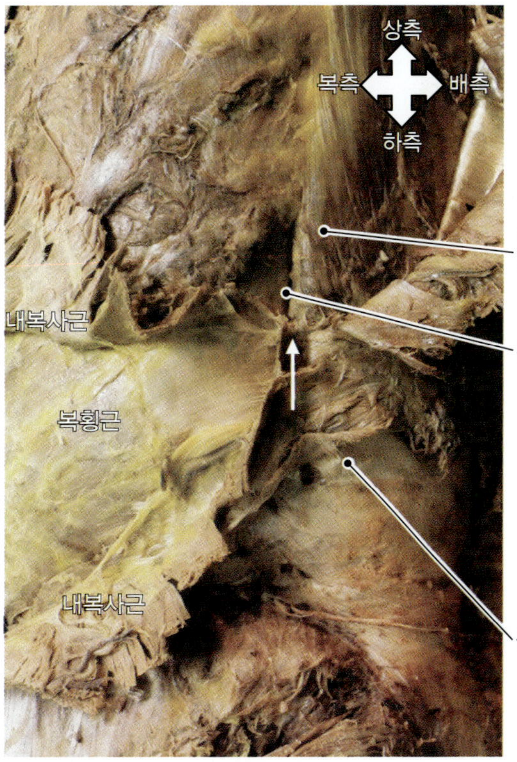

그림 22 흉요근막의 이행부

그림 20b보다 더 배측을 관찰. 사진 중앙보다 복측에서는 내복사근이 절개되어 지방성 결합조직에 덮인 복횡근이 드러나 있다. 배측에서는 내복사근의 이행섬유가 흉요근막 천엽으로, 복횡근의 건막이 흉요근막 심엽으로 이행되며, 두 엽이 척주기립근을 감싸는 모습(⇧)이 관찰된다.

3

III 요부·골반부

복횡근은 역동적인 관절운동을 일으키는 근육은 아니며, 복직근 및 내·외복사근과 협동하여 **복압 상승**이나 **강제호기**에 작용한다. 또한, 자세 유지나 체간부를 안정시키는 근육으로서 다열근과 마찬가지로 동적 안정화기구 중 하나로 여겨진다. 크런치운동과 같은 큰 척주 움직임을 동반한 복근운동에서는 복횡근의 기능을 향상시킬 수 없다(그림 21).

코르셋에서 복횡근의 역할

심부근-근막 코르셋에서는 양측 요부 척주기립근의 수축으로 생긴 요추 전만과 골반 전경을 **다열근**이 양측성으로 수축하여 유지시키고, 더불어 **흉요근막 천엽**이 가로 방향으로 신장되어 발생한 긴장 상태가 요추 전만을 후방에서 지지하여 요배부의 안정성을 확보하고 있다. 흉요근막 천엽의 가로 방향으로의 신장은 주로 양측 복횡근의 수축에 기인하지만, Saito[3)]는 **요부 다열근**의 등척성 수축도 동시에 흉요근막 천엽의 긴장과 관련되어 있다고 한다. 또한, 복횡근의 양측성 수축으로 인한 복압의 상승은 요추의 과도한 전만을 방지하여 요배부의 안정성에 기여한다.

그리고 심부근-근막 코르셋이 그 기능을 다하기 위해서는 코르셋의 윗면을 이루는 **횡격막**과 아랫면을 이루는 **골반저근**의 긴장이 유지되어야 할 필요가 있다.

4 흉요근막 심엽(요건막)

요부에는 척주기립근의 복측면을 덮는 근막이 있으며(그림 13 → **p. 331**, 그림 8 → **p. 326**), 배측면을 덮는 흉요근막 천엽(→ **p. 324**)에 대해 **흉요근막 심엽**(요건막)이라고 한다. 심엽은 제12 늑골, 요추의 늑골돌기와 장골릉 사이에 퍼져 있으며, 외측연에서 배측은 흉요근막 천엽으로, 외측은 복횡근으로 이어진다(그림 22).

심엽은 복횡근의 장력을 요추에 전달하는데 적합한 구조이며, 복부의 근수축이나 복강내압의 상승은 심엽을 거쳐 척주분절의 제어에 영향을 미친다고 생각된다.[4)]

표 3 체간의 근육 *(계속)*

	기시	정지	신경지배	수축 → 신장되는 작용	장애 시 제한되는 움직임	임상과의 접점
복직근	치골결합과 치골릉	검상돌기와 제5~7 늑연골	늑간신경[(T6) T7~T12](장골하복신경 L1)	체간(요추)의 굴곡 흉곽 전방의 내림 골반 전방의 올림	체간의 신전 흉곽의 확장	여성에서는 임신이나 출산으로 인한 복직근 이개가 발생할 수 있다.
복횡근	장골릉, 흉요근막, 제7~12 늑연골 후면, 서혜인대	복직근초를 거쳐 백선	늑간신경 장골하복신경 장골서혜신경 음부대퇴신경 T5~L2	**양측** 기타 복근 부착부의 고정, 복강가압 상승, 흉요근막의 장력 증가	복강내압의 저하 요추의 자세 유지 곤란	복횡근과 함께 흉요근막을 거쳐 고유배근과 연결된다.
내복사근	장골릉, 서혜인대, 흉요근막	제10~12 늑골의 하연, 복직근초를 거쳐 백선	늑간신경 장골하복신경 장골서혜신경 T10~L1(L2)	**양측** 체간 굴곡, 골반 후경, 흉요근막의 장력을 증가시켜 복강내압 상승 **편측** 체간의 측굴과 동측으로의 회전	체간의 신전, 회전, 측굴, 요추의 자세 유지 곤란	복횡근과 함께 흉요근막을 거쳐 고유배근과 연결된다. 전거근과 근연결이 있는 반대쪽의 외복사근과 2복근의 관계를 갖는다.

표 3 *(계속)* 체간의 근육

	기시	정지	신경지배	수축 → 신장되는 작용	장애 시 제한되는 움직임	임상과의 접점
외복사근	제5~12 늑골의 외측	장골릉, 서혜인대, 백선, 반대쪽의 복직근초	늑간신경 T5~T12 장골하복신경 L1	**양측** 체간 굴곡, 골반 후경 **편측** 체간의 측굴과 반대쪽으로의 회전	체간의 신전, 회전, 측굴	전거근과 근연결이 있는 반대쪽의 내복사근과 2복근의 관계를 갖는다.
요방형근	**주부** 장골릉과 장요인대 **내측부** L2~L5의 늑골돌기	제12 늑골 하연, 제1~4 요추의 늑골돌기	요신경총 T12~L3	**양측** 요추 신전 **편측** 체간의 동측으로의 측굴	체간의 굴곡, 체간의 반대쪽으로의 측굴	흉요근막 심엽의 복측에 존재하며, 후복벽근으로서 체간의 후벽을 담당한다.

5 내복사근(internal oblique)

내복사근은 측복근의 중층 근육이다(**그림 23**). 흉요근막, 장골릉, 서혜인대에서 기시하여 비스듬히

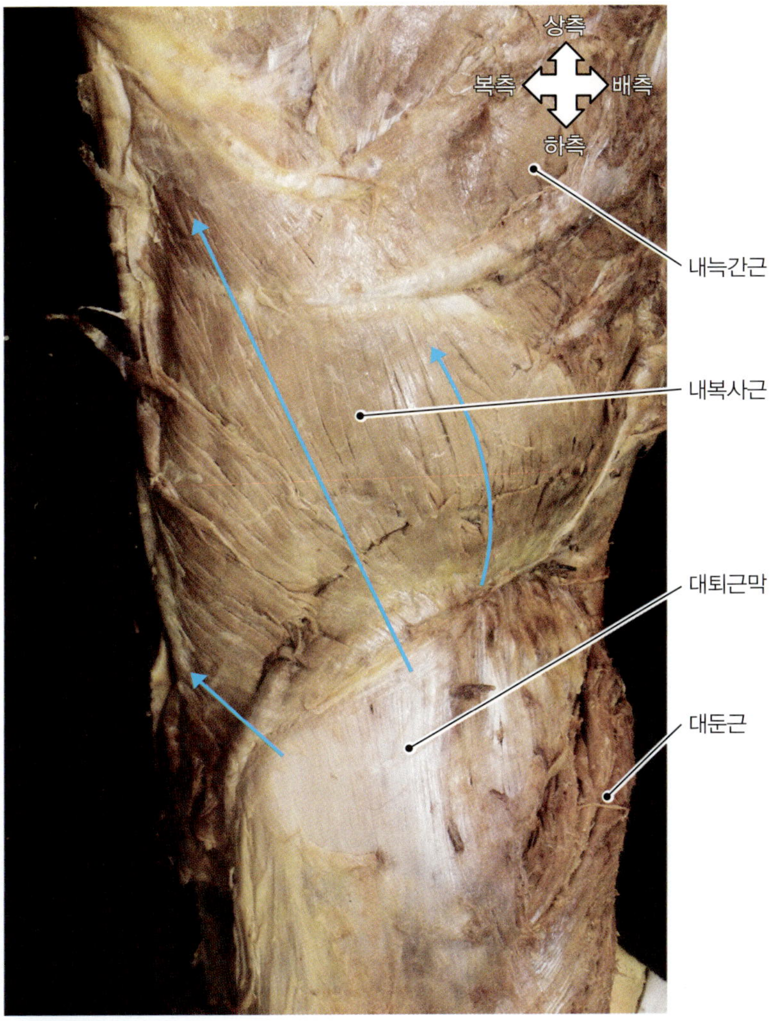

그림 23 내복사근

좌측 복부를 관찰. 중앙에 내복사근, 상측에 내늑간근, 하측에 대퇴근막과 대둔근이 관찰된다. 내복사근은 부위에 따라 주행이 다르며 장골릉 전방에서는 수평에 가깝고, 후방에서는 수직에 가까운 주행으로 변화한다(↑).

전상방을 향해 주행하고, 제10~12 늑골 하연과 백선에 정지한다(그림 19b, 표 3). 내복사근의 후방 건막이 **복횡근**의 후방 건막에 합류하므로(그림 13 → p. 331), 내복사근은 '복횡근이 흉요근막 천엽을 외측으로 견인하는 작용'을 보조하는 것으로 생각된다. 또한, 복직근, 외복사근과 마찬가지로 global muscle에 속하며, 척주의 전굴, 측굴 또는 회전 등의 움직임에 관여하는 한편, 자세의 중심 동요에 대해 척주를 안정시키는 정치망(stake net)의 역할을 담당한다.

내복사근의 근섬유는 배꼽보다 하측(미측)에서 횡주한다(그림 19b). 이 **횡주부**(그림 23)는 심층에 있는 복횡근과 함께 장골릉을 내측으로 끌어당겨 골간천골인대의 장력을 높이며, 천장관절의 안정에 기여한다. 또한, 내복사근은 앉은 자세에서의 골반 후경에 관여한다고 알려져 있다.[5] 대퇴가 고정된 상태에서 골반전경을 제어하기 위해서는 내복사근의 장력이 필요하며, 근육은 신장되면서 장력을 발휘(원심성 수축)하여 척주기립근 등의 전경 작용을 억제함으로써 골반 전경운동의 원활화에 기여한다. 더하여 복직근이나 외복사근도 마찬가지로 생각된다.

6 외복사근(external oblique)

외복사근은 측복근의 최표층 근육이다(그림 14 → p. 332). 하위 늑골 외면에서 기시하여 비스듬

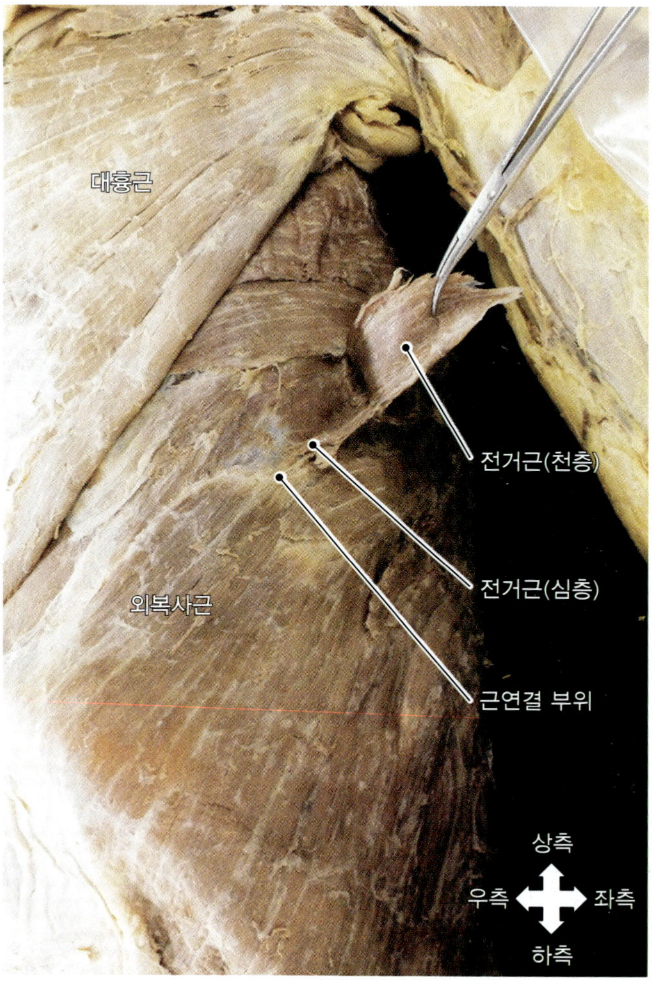

그림 24 외복사근과 전거근의 경계 부위

외복사근의 기시부와 전거근의 정지부를 좌측에서 관찰. 두 구조는 톱니 모양으로 맞물리듯이 접해 있다. 전거근의 정지부는 층 모양을 나타내고, 심층 섬유는 늑골에 부착하지만 천층 섬유 일부는 외복사근과의 사이에 근연결을 이룬다.

히 전하방으로 주행해 장골릉, 서혜인대, 백선에 정지한다(**그림 19a**, **표 3**). 외복사근은 기시부에서는 톱니 모양의 가장자리를 이루며, 동일한 톱니 모양의 전거근 정지부와 맞물린 구조를 하고 있으며(**그림 24**), **전거근**과의 사이에 근연결을 이룬다.

즉, 외복사근은 상지의 움직임과도 관련이 있으며, 외복사근의 수축은 전거근의 정지부를 고정시키고 그 다음 전거근이 수축해 견갑골을 체간에 고정시키는 작용을 하는 것으로 생각된다.

7 요방형근(quadratus lumborum)

요방형근(그림 10 → **p. 302**)은 장골릉에서 기시하여 상행하고, 제12 늑골과 L1~L4의 늑골돌기에 정지한다(**표 3**). 편측 작용으로 요추를 측굴하여 global muscle에 위치시킨다. 양측 작용으로는 요추를 양측방으로 당겨 안정성에 크게 기여한다.[6)]

8 심부근－근막 코르셋의 근구축

심부근-근막 코르셋[1)]의 기능은 **복측 패드**(복직근을 감싸는 **복직근초**), **배측 패드**(척주기립근 · 다열근을 감싸는 **흉요근막**) 및 이를 연결하는 **근밴드**(**복횡근**)로 크게 세 부분으로 나누어 생각하면 이해하기 쉽다(**그림 25**). 복측 · 배측 패드에 싸인 근육은 패드의 강성을 조절하며, 근밴드는 코르셋의 조임 정도를 조절한다.

복측 · 배측 패드에는 비스듬히 네 방향에서 주변근 스트랩이 합류한다. **복측 패드**에는 외복사근 스트랩과 내복사근 스트랩이, **배측 패드**에는 광배근 스트랩과 대둔근 스트랩이 각각 양측의 외측 상방과 외측 하방으로부터 유입된다. 이들 스트랩은 코르셋의 상황에 맞춰 스트랩의 신장도를 변화시켜 코르셋이 어떠한 상황에서도 적절하게 기능할 수 있도록 조절하는 것으로 생각된다. 또한, 코르셋의 외벽을 이루는 **횡격막**과 **골반격막** 사이는 높아진 복압이 유지되도록 협조하는 관계이다(→ **p. 355, 356**).

체간에서는 이러한 동적 조절 기능을 겸비한 코르셋 구조에 의해 그 불안정성을 보안하는 것으로 생각된다.

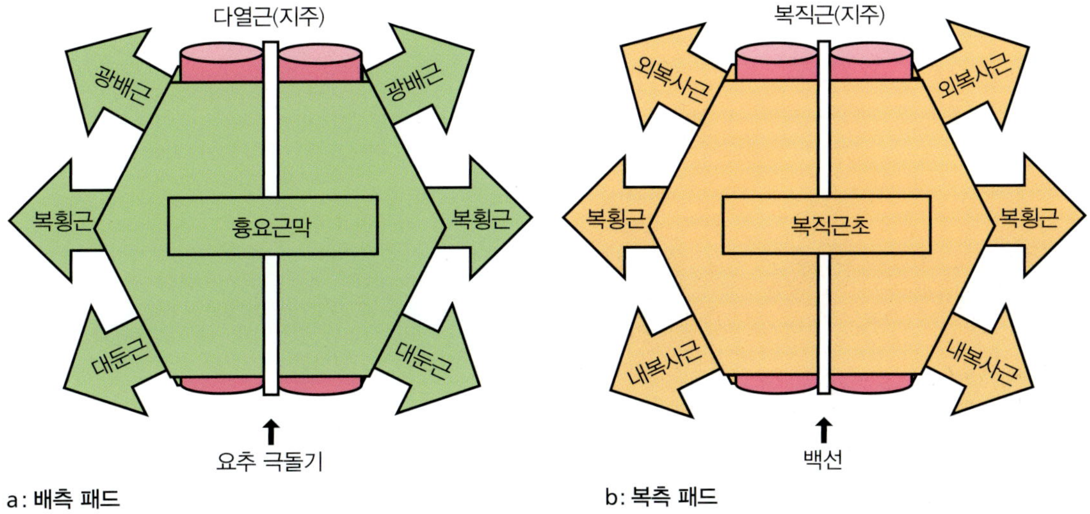

그림 25 심부근-근막 코르셋의 근육 구조

9 복횡근에 대한 운동요법

심부근-근막 코르셋을 활성화시키기 위해서는 **복횡근**의 수축 촉진과 운동 재교육을 실시할 필요가 있다. 저자는 복횡근을 하부섬유와 상부섬유로 구분해 접근하고 있다(그림 19c → **p. 334**). 또한, 복횡근이 흉요근막 천엽에 부착하고 있다는 점(그림 13 → **p. 331**)에 유의하여 대상자를 옆으로 누운 자세에서 다음과 같은 조작을 시행한다.

장골릉에 부착하는 **하부섬유**에 대해서는 상전장골극을 배꼽에 가까이 하도록 지시하며, 한쪽 손을 상전장골극에 대고 골반을 벌리듯 도수저항을 가한다(그림 26a). 제7~12 늑연골 후면에 부착하는 **상부섬유**에 대해서는 한쪽 손을 늑골 하연에 대고, 상부 체간을 후방 회전시키도록 도수저항을 가한다(그림 26b). 상·하부섬유 모두 개입 시 수축시키는 섬유에 대응하는 분절의 **극돌기**에 다른 손을 대고 침대 방향으로 압박하여 복횡근 수축에 따른 흉요근막 천엽의 긴장이 극돌기를 회전시키지 않도록 고정한다.

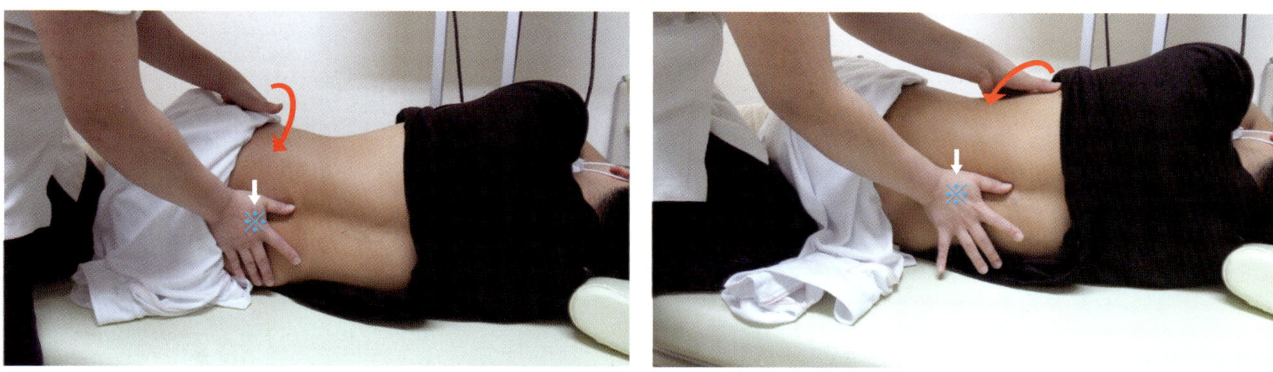

a: 하부섬유에 대한 접근법　　b: 상부섬유에 대한 접근법

그림 26 복횡근에 대한 도수저항

복횡근 하부섬유에 대해서는 골반을 벌리듯 상전장골극에서 도수저항을 가하고(**a**), 상부섬유에 대해서는 늑골하각을 벌리듯 하위 늑골부터 도수저항을 가한다(**b**). 상·하부섬유 모두 개입 시, 대응하는 분절의 극돌기를 침대 쪽으로 압박하여(⇩) 복횡근의 수축에 따라 긴장하는 흉요근막 천엽에 의한 회전을 제동하도록 극돌기를 고정한다(※).

참고문헌

1. Neumann DA(著), 嶋田智明, 他(監訳):筋骨格系のキネシオロジー. 原著第 2 版, pp 430-431 , 医歯薬出版, 2012
2. Lee D(著), 石井美和子(監訳), 今村安秀(監修):骨盤帯—臨床の専門的技能とリサーチの統合. pp 126-129 , 医歯薬出版, 2017
3. 斎藤昭彦:体幹機能障害の分析および治療—腰椎の分節安定性. 理学療法科学 22:1-6 , 2007
4. 芦原光明:Fascia(ファッシャ, 筋膜). 福林徹, 他(監修), 蒲田和芳, 他(編):脊柱疾患のリハビリテーションの科学的基礎. pp 44-56 , ナップ出版, 2017
5. 川村和之:片麻痺—体幹屈筋群の筋活動について. 工藤慎太郎(編著):運藤療法の「なぜ？」がわかる超音波解剖. pp 98-111, 医学書院, 2014
6. Phillips S, et al:Anatomy and biomechanics of quadratus lumborum. Proc Inst Mech Eng H 222 : 151-159 , 2008

3 천장관절의 불안정성을 해부

이 장에서 다루는 근골격
- ▶천장관절
- ▶천결절인대

1 천장관절(sacroiliac joint)의 구조와 기능

천장관절(그림 27)은 **천골** 이상면과 **장골** 이상면 사이에 위치하는 **반관절**이다. 두 뼈의 이상면은 적합성(congruity)이 높아 관절강은 좁고, 가동성이 낮다.

천장관절은 머리에서 천골에 가해지는 **중력**과 하지에서 상방으로 전달되는 **지면반발력**(ground reaction force, GRF)이 만나는 이음매에 해당하며, **하중응력**이 집중되는 곳이기도 하다. 움직임을 거의 필요로 하지 않는 이 부위에 협소하지만 관절강을 두고 주변을 인대로 보강한 것은 하중응력의 경감을 위한 일종의 내진 구조로 생각된다. 또한, 하지에 요구되는 안정성을 생각한다면 하지의 기점에 해당하는 천장관절의 견고한 구조는 그 안정성을 확고히 하려는 것이기도 하다.

가동성은 작지만 천장관절은 그 위치에서 다리 길이의 불균형이나 하위 요추 또는 골반의 불량 자세에 의해 비정상적 부하를 받기 쉽고, 요통의 주요 원인 중 하나로 생각되지만 명확하지 않은 점도 많다.

2 천장관절의 형태로 알 수 있는 안정성

천골은 좌우의 장골익 사이에 끼워진 쐐기(그림 27)에 해당하며, 천장관절을 지지하는 인대에 의해 장골익에 매달려 있다. 천골이 밀려 들어갈수록 전단 부하가 증가하고, 장골익 사이가 벌어져 인대가 긴장되어 안정성을 높인다.

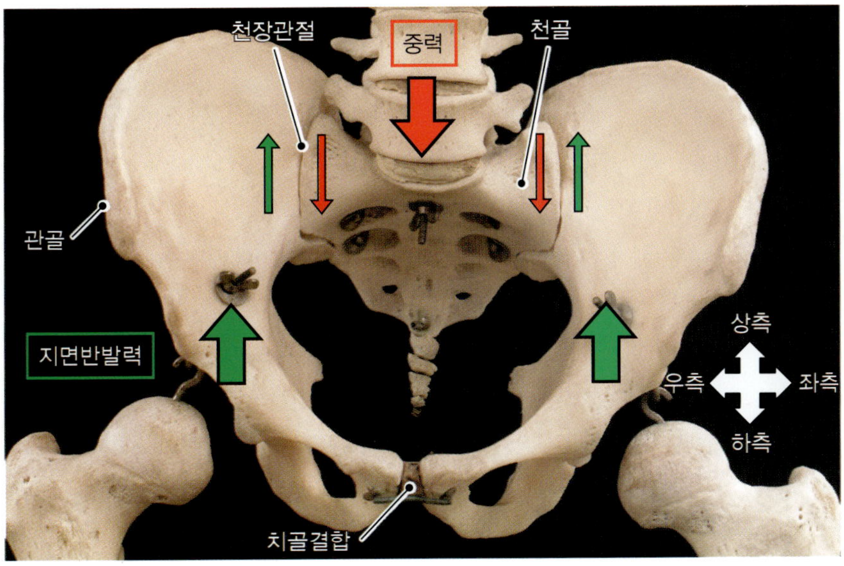

그림 27 천장관절의 위치 관계

3

III 요부·골반부

천장관절의 운동

천장관절의 운동에는 **전굴운동(nutation)**과 **후굴운동(counter nutation)**이 있다(그림 28). 전굴운동 시에는 천골의 폭이 넓은 상부가 장골익 사이에 밀려들어가 **전단 부하**로 작용한다. 이로 인해 천장관절의 안정성은 전굴운동 시에 높아진다.[1] 전굴운동에서는 장골에 있는 천골의 전방 회전, 천골에 있는 장골의 후방 회전 또는 둘 다 모두 발생한다. 후굴운동에서는 장골에 있는 천골의 후방 회전, 천골에 있는 장골의 전방 회전 또는 둘 다 모두 발생한다. 즉, 장골에 대한 **천골의 전방 회전**과 천골에 대한 **장골의 후방 회전**에 의해 천장관절이 안정된다.

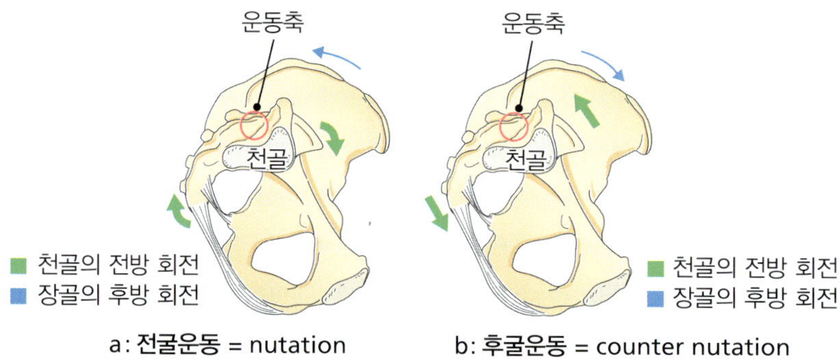

그림 28 천장관절의 운동

전굴운동에서의 안정화기구

천골의 전방 회전은 **중력**, **근육**, **인대**에 의해 발생한다고 알려져 있다.[1] 중력에 의한 위치 변화(그림 29a)에서는 체중은 천골을 장골에 대해 전방으로 회전시키고, 지면반발력은 고관절을 압박해 장골을 천골에 대해 후방으로 회전시킨다. 근육에 의한 안정화기구(그림 29c)에서는 예를 들어 **척주기립근**이 천골을 장골에 대해 전방으로 회전시키고, **복직근**과 **대퇴이두근**은 장골을 천골에 대해 후방으로 회전시킨다. 인대에 의한 안정화기구(그림 29b)에서는 **천결절인대**나 **천극인대** 등 천장관절의 많은 인대가 전굴운동에 의해 긴장되어 과도한 전굴을 제동한다. 또한, 천결절인대나 천극인대에는 체간이나 고관절의 근육이 부착되어 있어 이러한 근육의 장력이 인대의 긴장을 높이는 경우도 있다. 천장관절 안정화기구는 form closure와 force closure로 구분하기도 한다.[2] 중력이나 지면반발력과 같은 외력이 천장관절에 가해질 때의 **form closure**는 뼈의 형태나 관절면의 적합성(그림 30) 또는 인대에 의한 정적 안정화기구이며, **force closure**는 근근막에 의한 동적 안정화기구이다. 그러나 전단 부하에 대해 전굴운동이 과도하게 일어나면, 인대의 긴장이 증가되어 통증이 발생한다.[3]

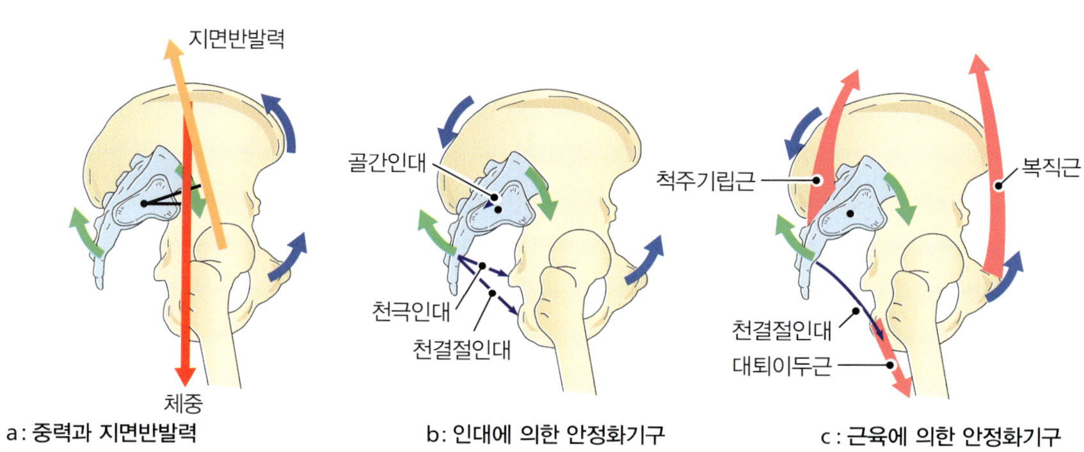

그림 29 천장관절의 안정화작용

후굴운동에서의 안정화기구

후굴운동에서는 관절면의 접촉이 적고, 관절 주위의 인대나 관절낭 등이 느슨해진 상태에 있어 천장관절은 움직이기 쉽고, 불안정(**loose-packed position**)하다. 앞서 설명한 정적 안정화기구가 기능 저하로 천장관절이 후굴 자세가 되면 관절에 대한 전단 부하가 증가해 통증이 나타난다.[3)]

3 천장관절의 개인차

노화에 따른 천장관절의 변화

천장관절은 노화에 따라 관절낭이 점차 섬유화되면서 유연성과 가동성을 상실한다. 또한, 골극이 나타나 인대의 골화가 발생한다. **유리연골**(hyaline cartilage)은 희박화 및 열화되어 70대까지 약 10%의 인구에서 완전히 골화된다.[1)] 이와 같이 천장관절은 보행이나 성장기 체중 증가 등에 동반되는 부하의 증가에 대해 변성 변화가 많은 관절이다. 따라서 천장관절의 형태에는 개인차가 크다. 관절면의 요철이 많아 적합성이 높은 경우도 있으며(그림 30a), 관절면의 요철이 적은 경우도 있다(그림 30b).

개인차에 의한 병태

일상적인 임상 증례에서도 대상자의 나이와 생활방식 등을 고려하여 진료에 임해야 한다. 예를 들어 관절면의 요철이 명확한 증례에서는 form closure로서 안정성이 확보되고 있지만 가동성으로서 자유도가 감소하여 그 영향이 요추나 고관절 등 다른 관절로 향할 가능성이 있다. 한편, 요철이 적은 증례에서는 천장관절의 안정성을 force closure에 요구하게 되어 근육이나 근막에 기능부전이 발생하면 관절낭이나 인대에 대한 긴장이 증가하여 통증이 발생한다.

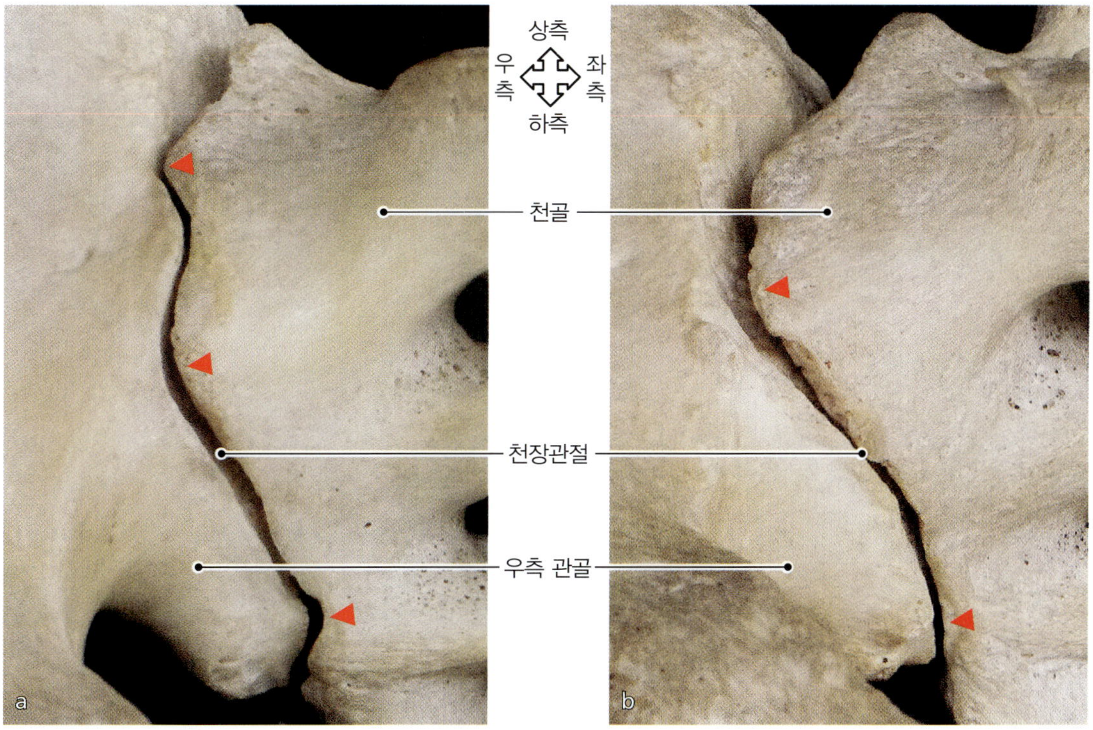

그림 30 천장관절의 개인차

a의 천장관절은 관절면의 요철이 적고 평면적인 형태(◀)인 것에 비해, **b**에서는 골 형태 자체에 감합(interdigitation)을 보이며(◀) form closure로서 안정성이 높다.

4 천장관절을 구성하는 인대

천장관절에 근접한 인대

천장관절에 근접한 인대는 전천장인대, 장요인대, 골간천장인대 및 후천장인대이다.

전천장인대(anterior sacroiliac ligament)(그림 31a)는 천골과 장골 각각의 이상면의 전연을 연결하고 관절낭 전면을 보강한다. **장요인대**(iliolumbar ligament)(그림 31a)는 L4/5 늑골돌기와 장골릉 후단을 연결한다. **골간천장인대**(interosseous sacroiliac ligament)는 마주 보는 천골 조면과 장골 조면을 연결하는 강력하고 짧은 인대이다.

후천장인대(posterior sacroiliac ligament)(그림 31b)는 관절낭 후면을 보강하는 인대로 천층과 심층이 있다. **심층**은 골간천장인대에 이어서 천골의 외측 천골릉과 장골익의 내면 후부를 연결한다. **천층**은 외측 천골릉의 하부에서 상후장골극을 향해 상행하며, 천층 외측부의 일부는 천결절인대와 합쳐진다.

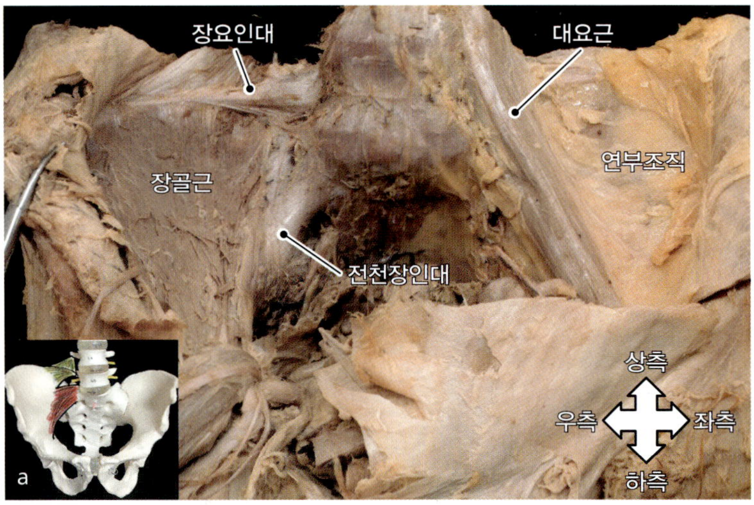

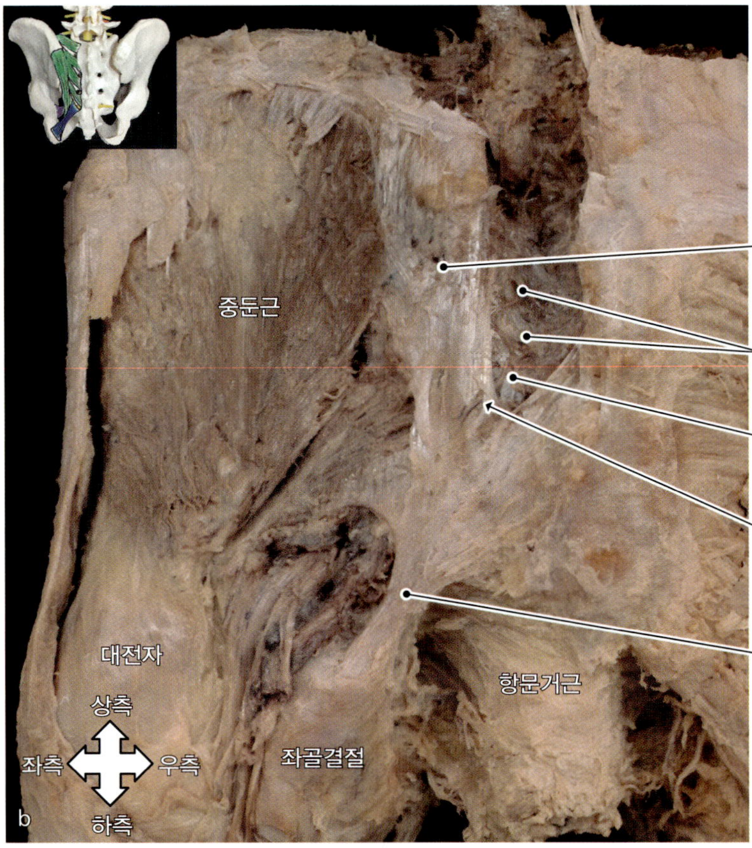

그림 31 천장관절의 인대

a : **전천장인대와 장요인대**. 골반을 복측에서 관찰. 추체 복측을 주행하는 장골동·정맥과 요신경총은 절제되었다. 좌측에서는 대요근과 장골근 위에 퍼지는 연부조직을 남기고, 우측에서는 대요근과 연부조직을 제거하고 심층에 있는 장요인대와 전천장인대를 드러냈다.

b : **후천장인대**. 좌측 골반의 배면(후면)을 관찰. 후천골공에서 천골신경 후지의 외측지가 나와 후천장인대를 관통하는 모습이 관찰된다.

천장관절 주위 인대의 대부분은 천장관절의 전굴운동으로 긴장하지만 후천장인대는 후굴운동에서 긴장한다.

천장관절에서 떨어져 있는 인대

천결절인대와 천극인대는 관절과 떨어진 위치에서 천골과 좌골을 연결한다. **천결절인대**(sacrotuberous ligament)는 천골 및 관골의 외측연이나 상후장골극과 좌골결절 사이에 존재하는 강인한 인대이다(그림 32a). **천극인대**(sacrospinous ligament)는 천골 및 미골의 외측연과 좌골극(ischial spine) 사이를 연결한다(그림 32b).

전굴운동 시 천장관절에는 전단 부하가 가해지기 때문에 천골과 장골 사이의 전면에 있는 인대는 긴장을 유발한다. 좌골과 천골을 연결하는 천결절인대와 천극인대도 신장되어 긴장하고 천장관절의 안정성을 높인다.

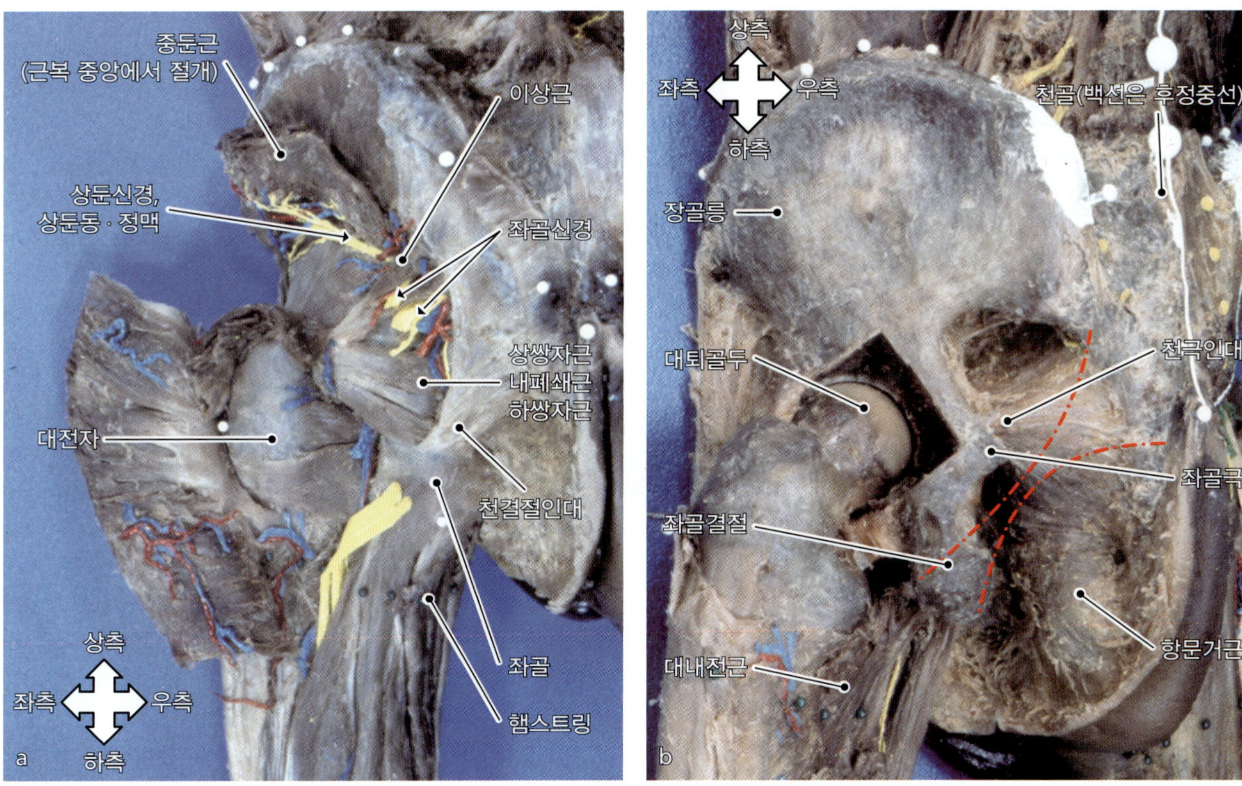

그림 32 천결절인대와 천극인대

a : **천결절인대.** 좌측 둔부에서 대둔근을 제거하여 심부 구조를 관찰. 천골 외측연과 좌골결절 사이를 연결하는 것이 천결절인대이며, 좌골결절에 부착하는 햄스트링의 근막 일부가 좌골결절을 지나 천결절인대의 근막에 부착한다.[4]

b : **천극인대.** 좌측 둔부의 근육을 제거해 골반벽과 골반격막을 드러냈다. 좌골극과 천골 측 가장자리를 연결하는 것이 천극인대이다. 빨간 점선은 이미 제거된 천결절인대의 위치를 나타낸다. 이러한 인대는 천골의 전굴운동에 의해 신장됨을 알 수 있다.

5 임신·출산과 천장관절·치골결합

천미연결(junctura sacrococcygea)과 치골결합(pubic symphysis)

골반의 형성과 관련된 뼈의 연결 부위에는 좌우 천장관절 이외에 천미연결과 치골결합이 있다. 천미연결과 치골결합은 단독으로 존재한다.

천미연결은 천골 미측단과 미골 사이의 추간원판을 통한 섬유연골결합이지만 골결합화하는 경우가 많다.

치골결합(그림 33)은 얇은 유리연골로 덮인 좌우 치골결합면이 골반 전면의 정중에서 근접하고, 그 사이를 섬유연골성 **치골간원판**(interpubic disk)으로 연결한 것이다. 원판 내에 강(cavity)이 있지만 활막은 존재하지 않으며 일반적으로 가동성은 거의 없다고 한다. 천장관절이 중력에 의한 전단 부하(그림 27 → **p. 341**)를 견디기 위해서는 골반 전방에서 좌우 관골이 견고하게 연결되어 있다는 것 즉, 치골결합이 최소한의 탄성을 가지면서도 견고한 연결이라는 것이 전제가 된다.

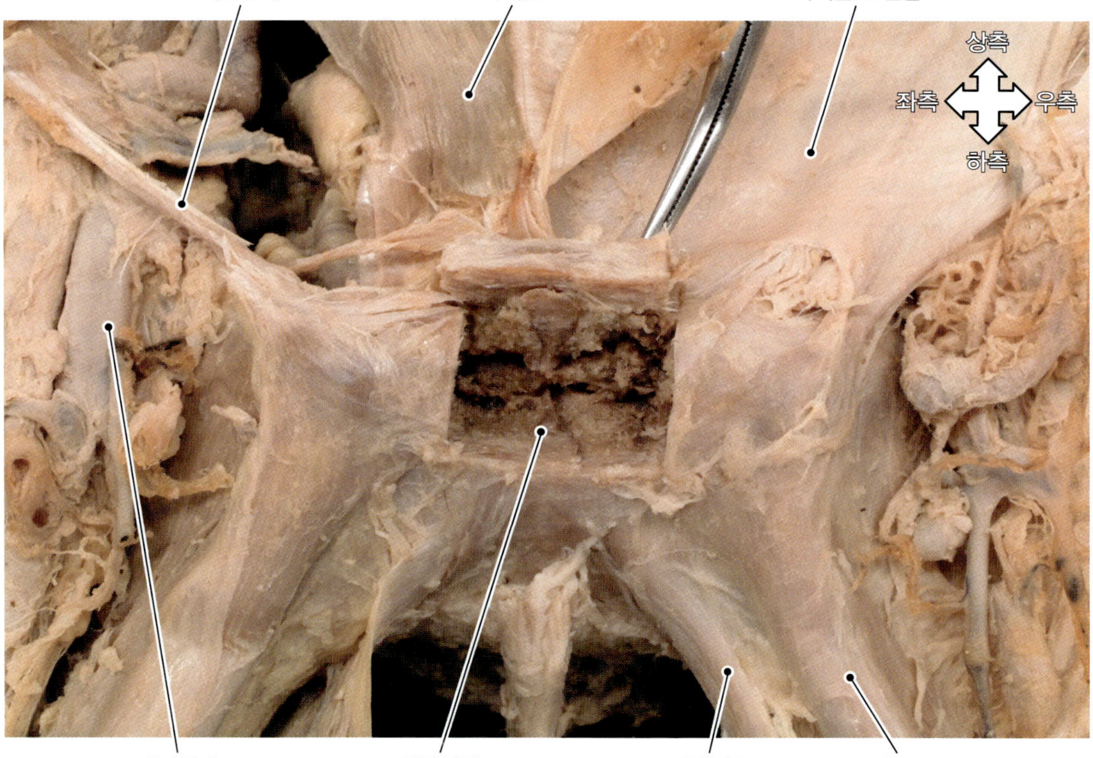

그림 33 치골결합(pubic symphysis)
치골을 전후경 중앙에서 일부 절제해 반전하였다. 중앙에 섬유성의 치골결합이 관찰된다.

여성 호르몬에 의한 관절 이완 작용

여성에서는 임신 후기에 **relaxin**이라는 호르몬이 분비됨으로써 골반의 인대가 이완되고, 골반의 관절은 움직임을 증가시키며, 미골은 후방으로 움직이기 쉬워진다. 천장관절과 치골결합이 함께 이완됨으로써 골반강의 지름(주로 좌골극 사이의 거리를 포함한 가로 지름)이 10~15% 정도 증가하여, 결과적으로 골산도(bony birth canal)를 지나는 태아의 통과가 용이해진다.[5)]

또한, **estrogen** 농도가 높은 배란 전기에는 슬관절의 이완성이 증가한다는 보고가 있어 월경 주기에 따른 호르몬 밸런스의 변화가 관절 이완도에 영향을 미칠 가능성을 시사하고 있다.[6)]

천장관절은 본래 form closure로서 견고한 안정성을 가지지만 임신~출산기에는 이 전제가 변한다는 것을 고려해야 한다. 또한, 나이가 들거나 일상적인 부하로 인해 천장관절에 변성이 일어나 본래는 이완되어 태아의 통과를 도와야 할 구조가 분만 시에 이완되지 않고, 기계적 부하에 의한 통증이 발생하는 경우도 쉽게 예상할 수 있다.

임신~출산기의 천장관절에서 force closure인 근육과 근막의 기능부전이 발생하면 천장관절, 요추, 치골결합 등에 통증을 유발한다. 임상에서는 문진, 자세 평가, MMT, ROM 등의 평가로 기능부전을 일으키는 부위와 원인(조직의 유착, 과도한 신장, 통증으로 인한 반사적 수축장애 등)을 확인한 후 운동요법을 선택한다.

6 천결절인대(sacrotuberous ligament)의 주위 조직

천결절인대의 외측에서 좌골신경과의 사이를 **후대퇴피신경**(posterior femoral cutaneous nerve)이 하방으로 주행한다(그림 34b). 후대퇴피신경은 그대로 대퇴 후면을 하행해 가는 **본간**(main trunk)과 천결절인대의 천층을 지나 회음을 향하는 **회음지**(perineal branch, 그림 34b) 및 대둔근의 하연을 돌아 하둔부 피하에 분포하는 **하둔피신경**(inferior cluneal nerve)(그림 34a)으로 나뉜다. 임상에서 천결절인대에 압통을 보일 때에는 천측의 후대퇴피신경을 압박하고 있을 가능성도 고려하여 평가를 진행해야 한다.

또한, **천골신경 후지**가 후천장인대를 관통하고 있다(그림 31b). 후천장인대의 염증이나 단축으로 천골신경 후지가 기계적 부하를 받아 그 통증이 둔부에 방사될 가능성도 있다.

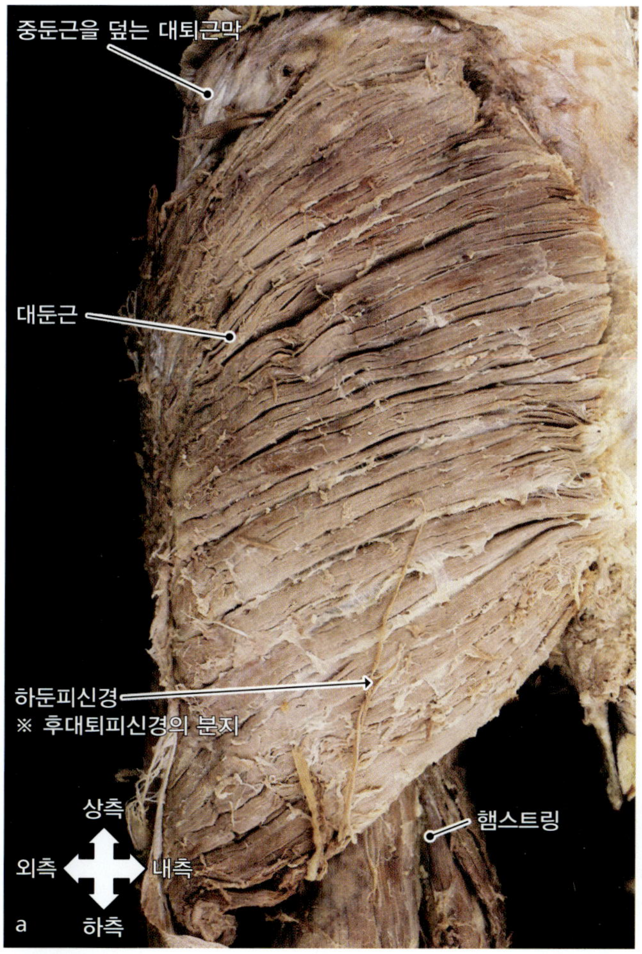

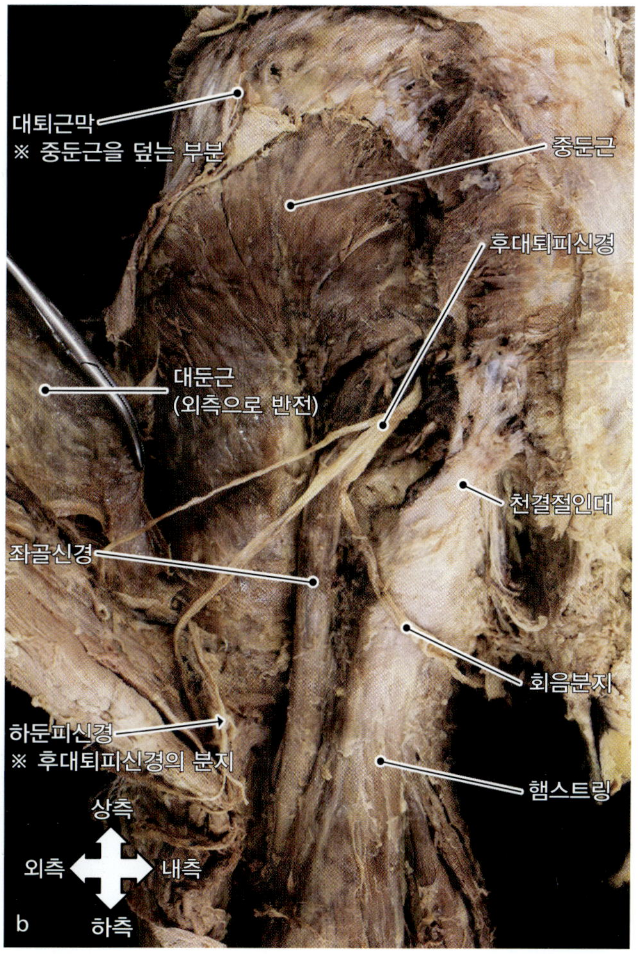

그림 34 **천결절인대와 후대퇴피신경**

a : **좌측 대둔근의 후면**. 하둔피신경이 대둔근의 하연을 돌아 하둔부에 분포한다.

b : **대둔근을 반전**. 좌골신경을 따라 대퇴 후면을 원위로 향하는 후대퇴피신경에서 하둔피신경과 회음지가 나뉜다.

7 천장관절의 force closure와 관련된 근육

그림 29c(→ p. 342)에서는 천골의 전굴 토크를 생성하는 근육으로 **척주기립근**과 **대퇴이두근**, **복직근**을 들고 있다. 이 밖에도 **요배건막**을 통해 **광배근**과 반대쪽 **대둔근**(그림 35), **전복부근막**을 통해 **외복사근**과 반대쪽 **고관절 내전근**,[7] **흉요근막 심엽**을 통한 양측의 **복횡근**(그림 20a → p. 335)이 협조하여 복합적으로 장력을 전달하고 천장관절의 안정성에 작용한다. 근육의 부착을 고려하면 장골에 부착하는 **내·외복사근**, **요방형근**, **대퇴직근** 등과 천골에 부착하는 **다열근**과 **이상근** 등 천장관절의 움직임에 영향을 미치는 근육은 다양하다.

임상에서는 자세 분석을 통해 시상면, 관상면, 수평면 각각의 편위를 근거로 천장관절에 영향을 미치고 있는 근육과 근막의 동정과 가동성이나 압통 소견으로 병태를 파악해 도수치료나 운동요법을 선택한다.

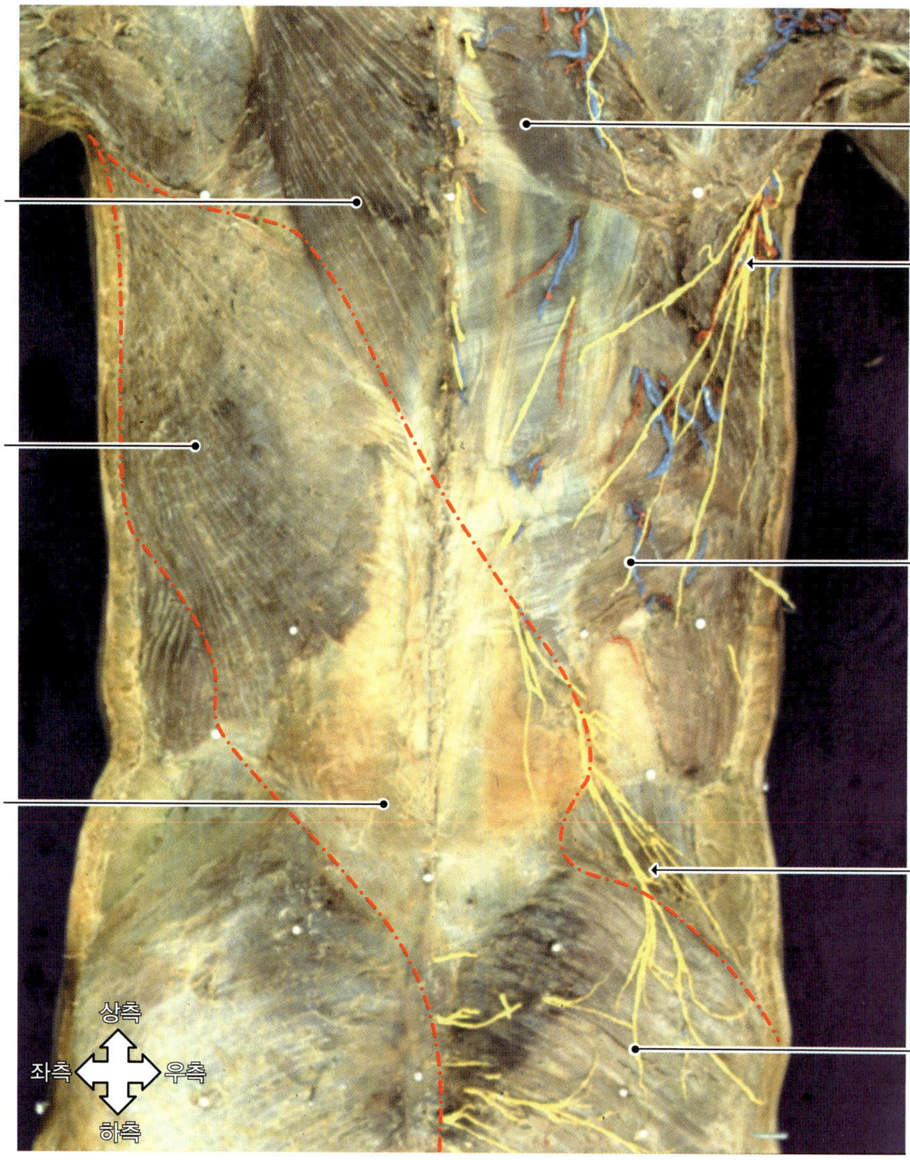

그림 35 천장관절의 force closure에 관련된 근육
요배건막을 통해 연결되는 광배근과 반대쪽 대둔근을 빨간 점선으로 표시하였다.

8 천장관절에 대한 운동요법

저자들은 옆으로 누운 자세에서 천장관절을 압박하거나 분리(diastasic)하는 조작 외에도 관절의 부운동(accessory movement)이나 압박 · 신장 부하에 대한 통증의 변화를 관찰한다(그림 36). 또한, 압통의 유무나 문진을 종합해 평가하여 개입 방법을 설정한다.

안정 시 통증이나 압박 · 신연 검사에서의 역자극성으로 염증의 존재가 시사된 경우에는 국소 안정에 맞추어 서포터 등의 보조기 치료 및 일상생활에서의 자세나 동작지도를 실시하여 경과를 관찰한다. 신연검사에서 과잉운동성 외에도 외상 혹은 여성의 주기성 변화나 임신기 등으로 관절 이완성이 시사된 경우에는 보조기 치료를 병용하며, 천장관절에 폐쇄력을 높이는 force closure 근육에 대해 **근수축 재교육**을 실시하고, 안정성을 보완하는 운동 개입을 추진하고 있다.

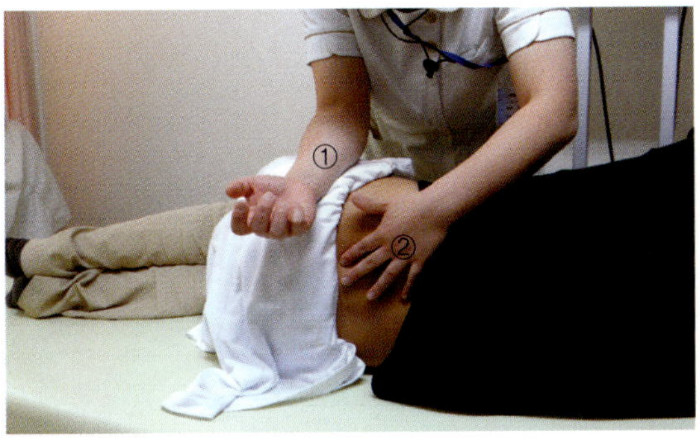

a : 천장관절 압박 검사(compression test)
① 장골을 전완 중앙에서 배측으로 압박함으로써 천장관절을 압박한다.
② 반대쪽 검지는 상후장골극 내측에 대고 천장관절 주위 조직의 긴장을 확인한다.

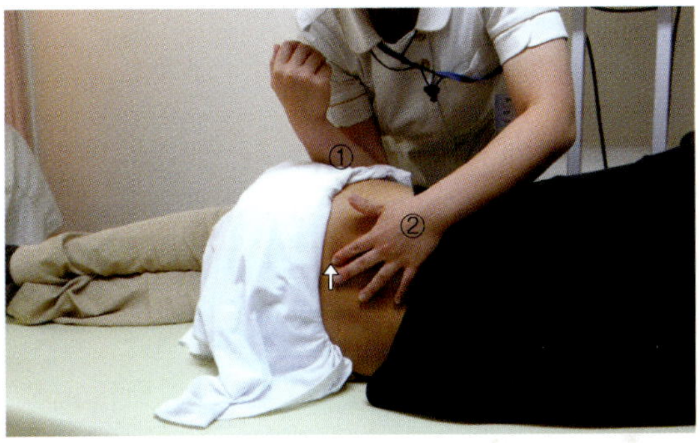

b : 천장관절 신연 검사(distraction test)
① 장골을 전완 중앙에서 복측을 압박해 천장관절을 이개한다.
② 반대쪽 검지는 상후장골극 내측에 대고 천장관절 주위 조직의 긴장을 확인한다.

그림 36 천장관절 부운동의 확인 방법

참고문헌

1. Neumann DA(著), 嶋田智明, 他(監訳) : 筋骨格系のキネシオロジー. 原著第 2 版, pp 397-431, 医歯薬出版, 2012
2. Mitchell B, et al : Sacroiliac joint pain : Diagnosis and treatment. Australasian Musculoskeletal Medicine 17 : 15-24, 2012
3. 川村和之 : 胸腰部. 工藤慎太郎(編著) : 運動機能障害の「なぜ?」がわかる評価戦略. pp 166-193, 医学書院, 2017
4. Myers TW(著), 板場英行, 他(訳) : アナトミー・トレイン—徒手運動療法のための筋筋膜経線. 第 3 版, 医学書院, 2016
5. Moore KL(著), 佐藤達夫, 他(監訳) : 臨床のための解剖学. 第 2 版, メディカル・サイエンス・インターナショナル, 2016
6. 樋口明奈, 他 : 月経周期における大学女子バレーボール選手の足関節機能の変化. 理学療法科学 32 : 503-507, 2017
7. Lee D(著), 石井美和子(監訳), 今村安秀(監修) : 骨盤帯—臨床の専門的技能とリサーチの統合. p 78, 医歯薬出版, 2017

4 골반저의 기능 저하를 해부

이 장에서 다루는 근골격
- ▶ 미골근
- ▶ 항문거근
- ▶ 골반격막
- ▶ 좌골직장와 지방체
- ▶ 내폐쇄근

1 골반저의 구조와 기능

골반저(바닥)는 골반하구를 닫아 골반강 하벽을 이루는 것으로, 좌우 좌골결절을 연결하는 선을 경계로 요도와 질이 통과하는 전방의 **요생식격막**(urogenital diaphragm)과 항문을 통과하는 후방의 **골반격막**(pelvic diaphragm)으로 구성된다(**그림 37**). 이러한 격막을 구성하는 것이 **골반저근**(해부학 용어로는 회음근)이다. 골반격막은 **미골근**(coccygeus)과 **항문거근**(levator ani), 요생식격막은 **심회음횡근**(deep transverse perineal)으로 구성되며, 골반저근에는 이러한 격막의 천측에서 회음부 피하에 존재하는 근육도 포함된다. 골반격막의 천측에는 **외항문괄약근**(external anal sphincter), 요생식격막의 천측에는 **천회음횡근**(superficial transverse perineal), **요도괄약근**(urethral sphincter), **발기근**(erector, **좌골해면체근**과 **구해면체근**)이 존재한다.

그림 38은 남성(**a**)과 여성(**b**)의 골반저근을 나타낸다. 남녀에서의 차이는 외관이 크게 다른 음경과 질전정 부위에 한정되어 있다. 발기근의 하나인 구해면체근이 여성에서는 소음순의 외측면에, 남성에서는 음경기저부의 외측면에 위치한다. 그러나 좌우 소음순이 정중에서 합쳐진 것이 음경 기저부인 것을 고려하면, 기본적으로는 구해면체근도 동일한 위치를 점하는 것이 된다.

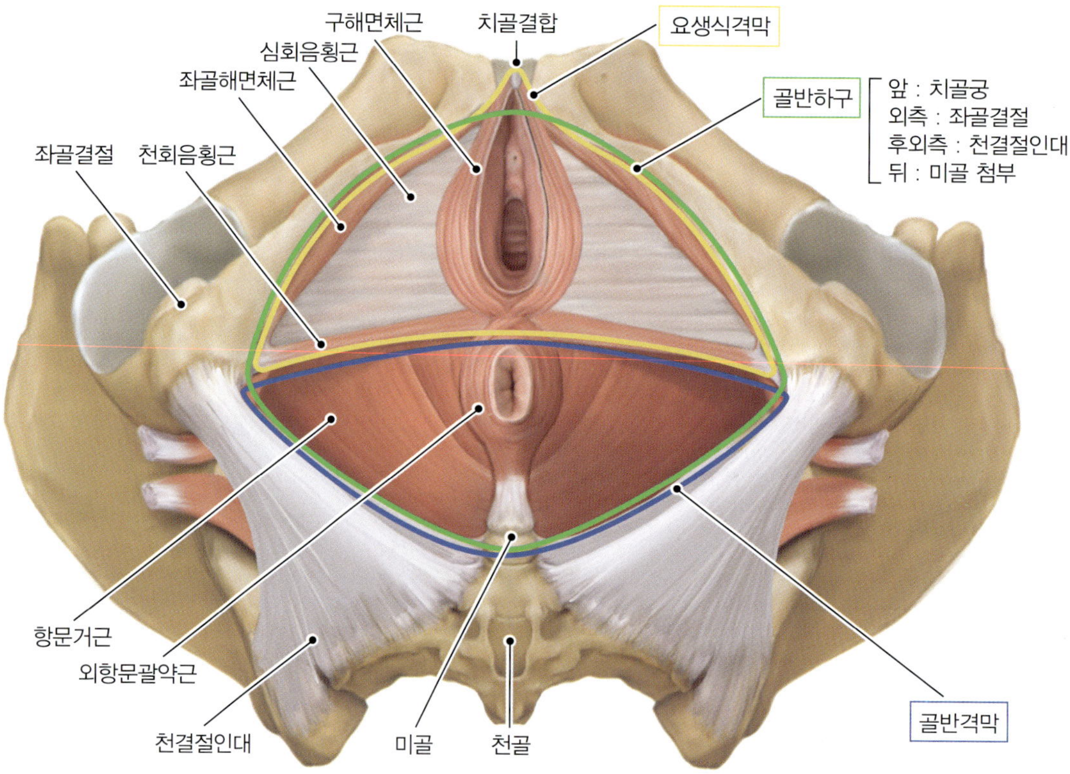

그림 37 골반하구와 골반저근

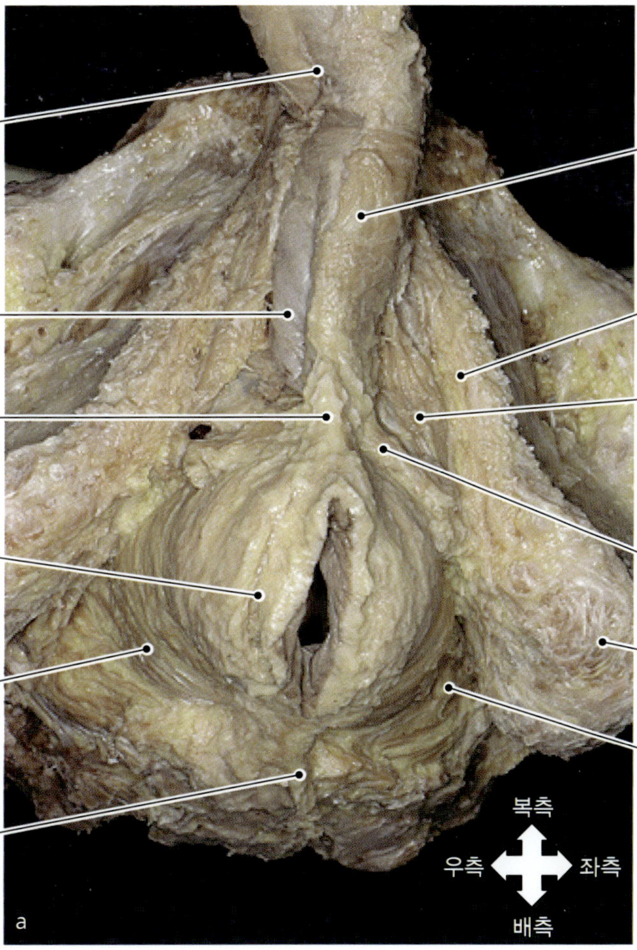

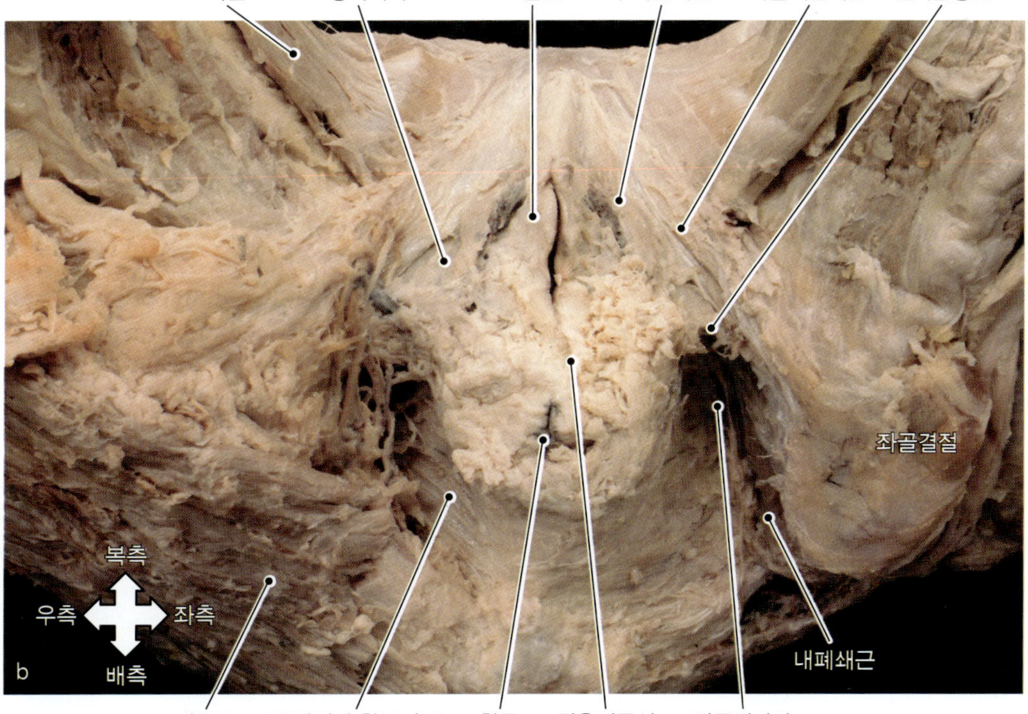

그림 38 **골반저근**

그림 37과 동일하게 미측에서 관찰.

a : **남성**. 음경 기저부에서 한쪽의 구해면체근을 제거하고 심층에 있는 요도해면체를 드러냈다.

b : **여성**. 좌측에서 대둔근, 좌골직장와를 메우고 있던 혈관 및 신경, 소음순의 피하조직 등이 제거되었다.

요생식격막과 골반격막의 기능

요생식격막과 **골반저근** 중 천측의 회음부 피하에 존재하는 근육의 기능은 요도와 항문에서의 뇨와 분변의 배설 제어 및 생식 보조 등이다.

한편, **골반격막**은 미골을 사이에 두고, 좌우의 골반 측벽 사이에서 깔때기 모양으로 펼쳐져 있고, 골반내장의 유지와 천골과 미골운동의 힘의 근원[1, 2] 또는 복부 근육과 협력해 복압을 높이고, 배설이나 구토, 분만 시 배에 힘을 줄 때 등에 작용한다. 더불어 흉요근막, 다열근, 복횡근, 복직근초로 구성된 **심부근-근막 코르셋**, 그리고 횡격막과 함께 **Inner Unit**(**그림 39**)를 형성해 체간의 동적 안정화(→ **p. 320, 331**)에도 관여한다.[3]

또한, 천측의 회음부 피하의 근육과 요생식격막은 근육량이 적어 기능적으로는 골반격막에 크게 의존한다. 따라서 골반저근에 대한 운동요법의 주요 대상은 골반격막을 이루는 **항문거근**과 **미골근**이다.

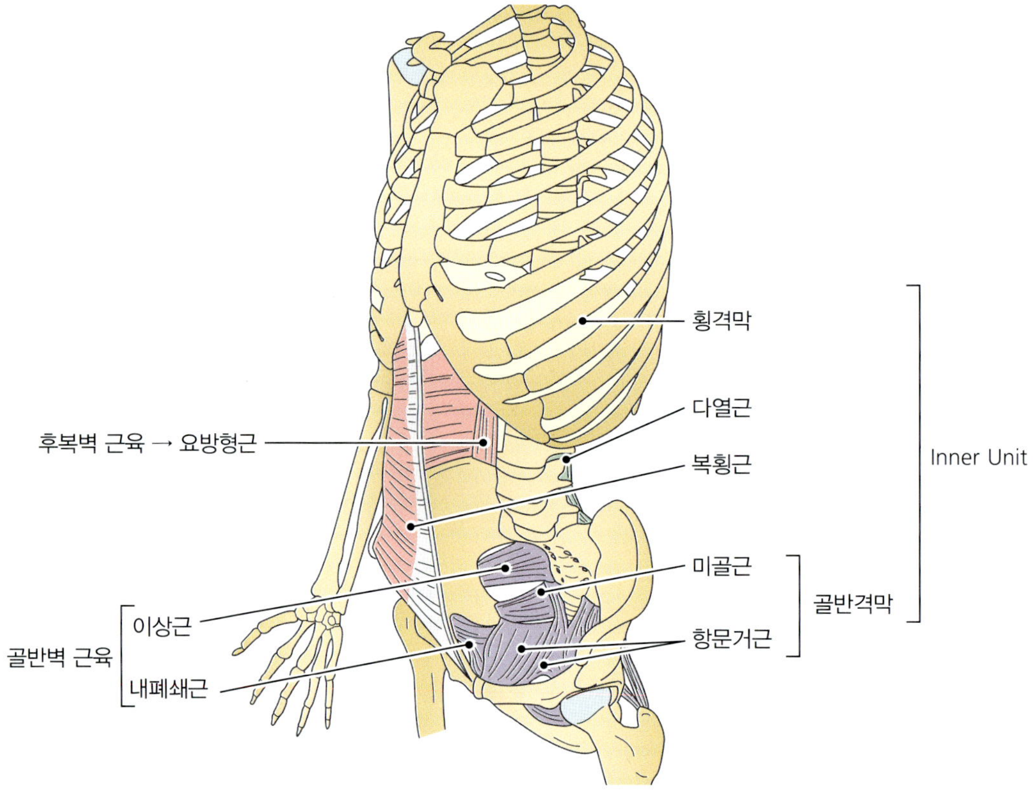

그림 39 Inner Unit

전방에서 측방에 이르는 부위는 복횡근, 후방 정중 부위는 다열근(흉요근막으로 싸여 있다)으로 구성되며 윗면은 횡격막, 아랫면은 골반격막으로 닫힌다. 이 그림에서 좌측 복횡근은 분리되어 있다.

2 항문거근(levator ani)과 미골근(coccygeus)

항문거근은 장골미골근, 치골미골근, 치골직장근으로 구분된다(그림 40, 그림 43 → p. 356, 표 4). **장골미골근**(iliococcygeus)은 최두측(상방)이자 최후방에 있으며, 좌골극과 항문거근 건궁에서 기시하여 미골과 항문미골인대에 부착한다. **항문거근 건궁**(tendinous arch of levator ani)은 내폐쇄근 내측면의 근막 비후부(그림 41b)로 좌골극과 치골 상지 사이에 펼쳐져 있다. **치골미골근**(pubococcygeus)은 장골미골근의 미측(하방)이자 전방에 있으며, 치골 상지와 폐쇄근막에서 기시하여 항문관 양측을 지나 직장 후방에서 미골과 전천미인대에 부착한다. **치골직장근**(puborectalis)은 치골미골근보다 더 미측과 전방에 있으며, 치골결합 외측의 치골 상지에서 기시해 직장 후방에서 좌우가 합쳐져 고리(loop)를 만든다.

미골근(coccygeus)은 천극인대의 내면에 부착하는 얇은 근육으로 항문거근의 두측을 보충한다(그림 41a). 미골근은 좌골극에서 기시해 부채꼴로 넓어져 가장 하방(미측)의 천추나 미추의 측연에 부착한다.

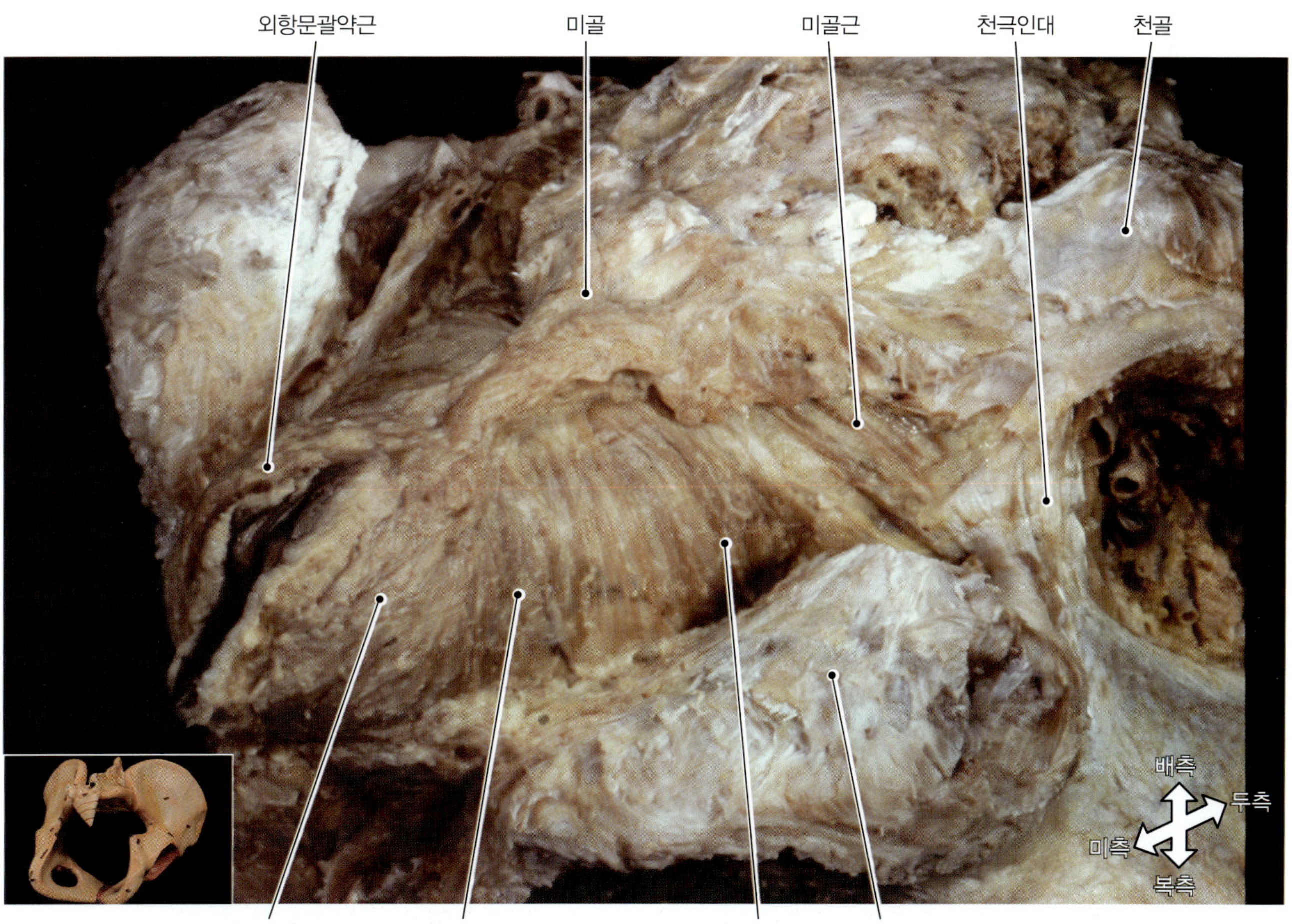

그림 40 항문거근의 구분 : 장골미골근, 치골미골근, 치골직장근
골반 배면(후면)을 우측 배면에서 관찰. 양측 천결절인대와 천극인대는 제거되었다.

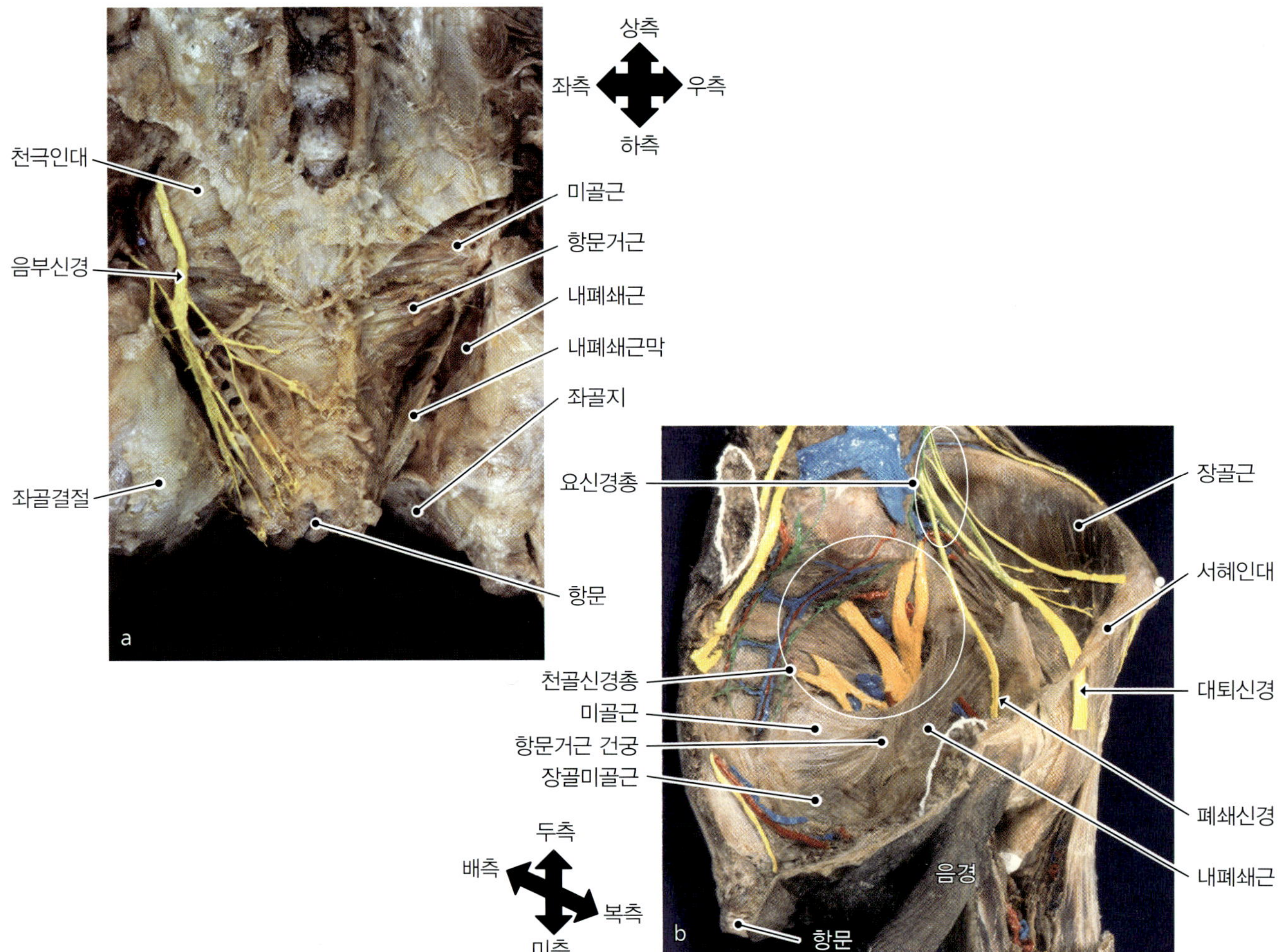

그림 41 골반격막(항문거근과 미골근)

a : 골반격막의 외면을 배측에서 관찰. 좌측에서는 좌골직장와 지방체(**그림 45** → **p. 357**)가 제거되어 그 부위에 존재하는 음부신경과 그 분지가 드러나 있다. 우측은 음부신경과 그 분지를 제거해 항문거근을 드러낸 것이다. 그 두측에서는 천극인대가 절제되고, 그 바로 심층의 미골근이 드러나 있다.

b : 골반격막의 내면. 우측 골반벽과 골반내장을 제거하고, 좌측 골반벽의 내면을 내측에서 관찰. 내폐쇄근과 그 미측에서 골반하구를 닫는 미골근과 항문거근(장골미골근)이 관찰된다. 요신경총과 천골신경총을 각각 ○로 표시하였다.

표 4 골반강에 존재하는 근육

		기시	정지	신경지배	수축 → 신장되는 작용	장애 시 제한되는 움직임	임상과의 접점
미골근		좌골극 내면(천극인대의 내면을 덮음	최하의 천추 및 미골 전측연	S3~S5 신경 전지의 분지	미골의 굴곡	미골의 신전	항문거근과 함께 골반의 출구를 닫음
항문거근	장골미골근	항문거근 건궁과 좌골극의 후부	항문미골인대와 미골	S3~S4 전지의 소지 상방	골반저의 거상	골반저의 거상 및 유지 부전 → 장기 탈출	복강내압 상승에 대한 저항 골반강 장기의 지지
	치골미골근	치골체 상지와 폐쇄근막	미골과 전천미인대	S3~S4 전지의 소지 상방, S2~S4 전지에서 음부신경 하방	골반저의 거상	골반저의 거상 및 유지 부전 → 장기 탈출	골반내장의 지지 복강 및 골반강의 압력 상승을 견딤
	치골직장근	치골 상지	회음체회음건 중심, 직장 및 항문관의 후벽	S2~S4 전지에서의 음부신경 하방	직장의 폐쇄	직장의 폐쇄부전	요생식열공의 경계가 되어 주로 배변을 억제하기 위해 작용

3 골반격막(pelvic diaphragm)의 기능

체간의 안정화

인체에는 의도된 운동 시에 생기는 자세의 흐트러짐에 대해 사전에 자세를 제어하는 기구가 있는데 이를 **선행적 자세 조절**(anticipatory postural adjustment, APA)이라고 한다.[4)]

골반저에서는 견관절의 급속한 굴곡/신전운동에 선행해 골반저근이 수축하는 것이 확인되어[5)] 골반격막이 복횡근, 다열근, 횡격막 등과 함께 체간의 동적 안정화에 기여하는 것으로 생각된다.

복압의 유지

그림 42a는 **심부근-근막 코르셋**을 시상면에서 관찰한 것이다. 코르셋 배면(후면)은 흉요근막과 다열근, 전면과 측면은 복직근초와 복횡근, 윗면은 횡격막, 아랫면은 골반격막으로 구성된다.

다열근의 수축으로 인해 요추 전만이 강화해 요추를 안정시키는 경우(**그림 42b**), 동시에 양측 복횡근과 횡격막·골반격막을 수축시켜 **복압**을 높이고, 요추의 과전만을 방지할 필요가 있다. 이 때 횡격막이나 골반격막의 긴장이 약하면 복압이 상하로 분산되어 요추의 과전만을 막지 못함으로써 체간의 안정성이 무너진다(**그림 42c**).

호흡 시의 역할

골반격막은 단독으로 작용하지 않는다. 골반격막을 수축시키면 복부 근육이 수축하고, 복부 근육의 수축은 골반격막을 활성화시킨다.[3)] 흡기 시 횡격막은 구심성으로 수축해 하방으로 내려가고, 골반내장이나 복부내장에 밀린 골반저근과 복부 근육은 동시에 원심성 수축해 풍선이 부풀어 오르는 형태로 복강을 확장시킨다. 호기 시에는 골반저근과 복부 근육이 동시에 구심성 수축해 복부내장을 들어 올리고, 횡격막은 원심성 수축에 의해 거상된다.[3)]

복부 근육 및 **골반격막**과 **횡격막**은 서로 길항하듯이 보이지만 흡기 시·호기 시 서로 협력하여 복압의 상승 혹은 유지를 위해 작용한다.

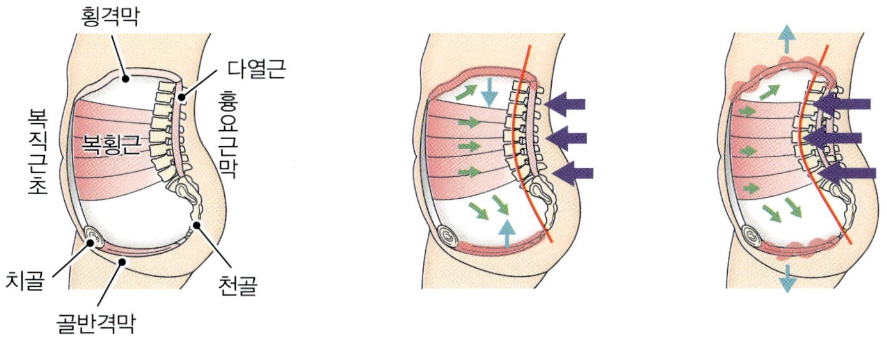

a: 코르셋 구성 근육

b: 상하 격막의 기능이 정상인 경우

c: 상하 격막에 기능부전이 발생한 경우

그림 42 심부근-근막 코르셋에 의한 체간의 안정

b : 다열근은 수축해 요추의 전만을 강화하는 한편, 양측 복횡근은 수축해 복벽이 배측으로 당겨진다. 동시에 상하 격막(횡격막과 골반격막)도 수축하여 복압이 상승한다. 이러한 복압의 상승이 요추의 과전만을 방지한다.

c : 복횡근의 수축에 따라 복벽이 배측으로 당겨지는데, 상하 격막의 긴장이 낮은 경우, 복압이 위나 아래 또는 위아래로 분산되기 때문에 복압이 충분히 상승하지 못한다. 따라서 요추의 과전만을 방지할 수 없게 된다.

4 골반격막에 의한 골반내장의 지지

골반격막은 골반내장을 지지하기 위해 휴식 시에도 활동하며 지근섬유의 비율이 높다.[3] 골반격막은 얇은 근성막이지만 요도나 항문관 등을 통과하면서 골반하구를 넓게 막고 있다(그림 43). 따라서 부위별로 움직임이 다르다. 요도나 항문에 가까운 **치골직장근**은 배뇨나 배변을 참을 때 작용한다. 요도나 항문에서 다소 떨어진 **치골미골근, 장골미골근, 미골근**은 골반내장의 지지와 관련된다고 알려져 있다.[6] 또한, 요도나 항문의 개구부 주변에는 **속근섬유(백근섬유)**가, 장골미골근, 치골미골근, 미골근에는 **지근섬유(적근섬유)**가 많이 분포한다.[7] 골반격막은 전방 정중에서는 열공(lacuna)을 형성해 요도, 질, 항문을 통과하고, 천측은 요생식격막에 의해 닫힌다(그림 43). **열공부**에서는 골반저근의 긴장에 의한 요도, 질, 항문에 대한 압박이 요생식격막에서의 골반내장 지지나 괄약 기능을 보조할 가능성이 있다.

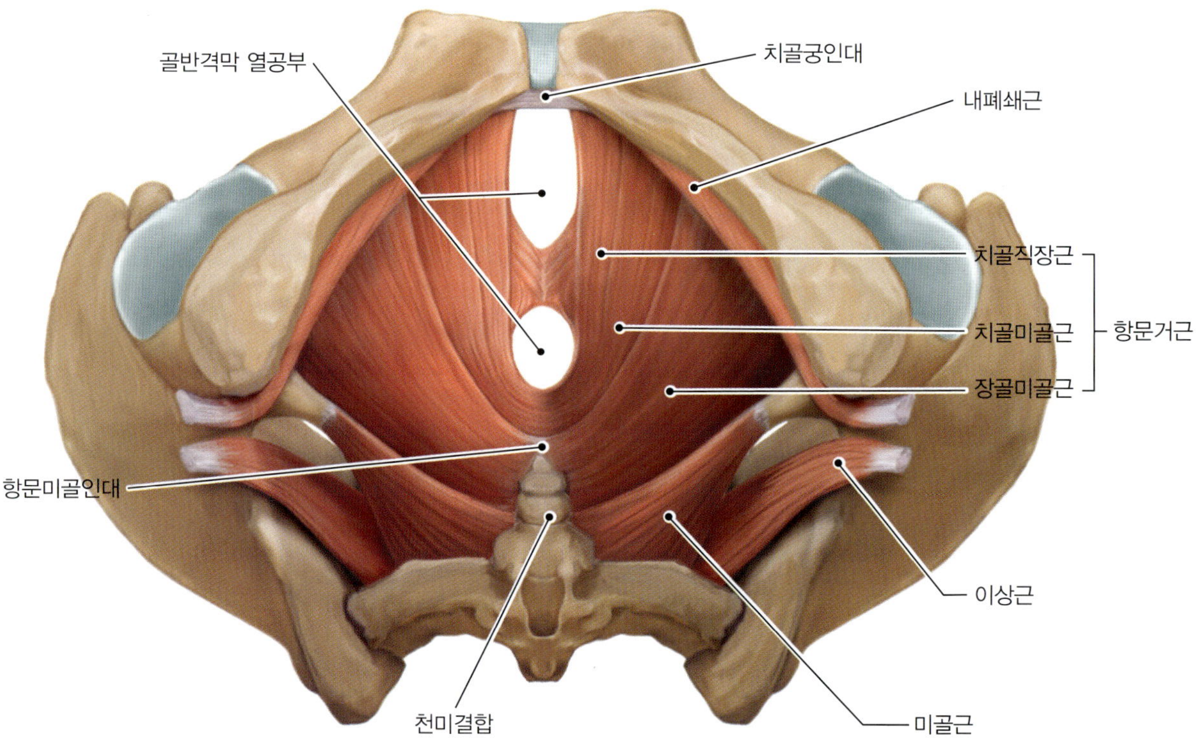

그림 43 골반격막 열공부
그림 37(→ **p. 350**)의 상태에서 천결절인대, 요생식격막과 그보다 천층의 구조 및 항문거근을 제거한 그림. 골반격막 열공부를 통해 요도, 질, 직장이 체표로 개구한다. 골반격막(특히, 치골직장근)의 수축은 요도, 질, 직장으로의 폐쇄압을 증가시켜 배뇨 · 배변 자제(continence)에 도움을 준다.

한편, 정상적인 골반격막이라면 복강내압이 상승하더라도 복벽근과 협동으로 수축하여 복강내압을 충분히 지지할 수 있다(그림 44a). 그러나 임신이나 출산으로 과도하게 신전되어 기능부전이 있는 골반격막이나 복벽근의 경우에는 복강내압에 의해 복벽이나 골반저가 외측으로 밀려난다(그림 44b). 이때 방광도 압박되어 **요실금**이 발생한다. 골반격막 열공부에서의 골반저근 폐쇄력 저하도 요실금의 원인으로 생각된다. 또한, 요추 전만 감소나 골반 후경은 **장기하수**와 관련이 있다.[3] 그리고 흉추 후만이 있으면 보다 많은 복압이 골반저로 향하여 **장기탈**이 생기기

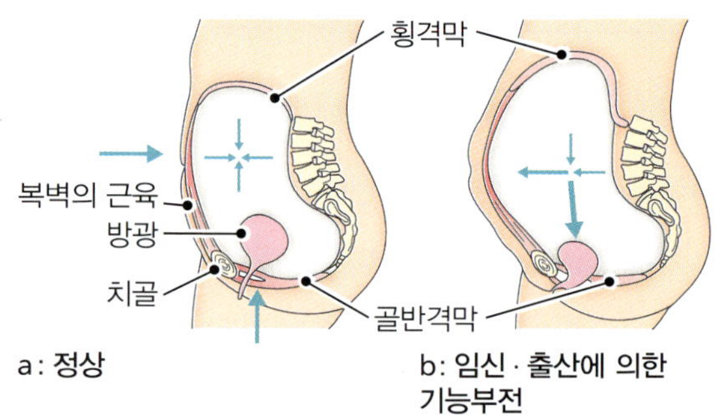

그림 44 골반저근 · 복벽근의 기능부전과 복강내압
a : 복벽의 근육과 협동하여 수축해 상승한 복강내압을 충분히 지지할 수 있다.
b : 골반저근이나 복벽근의 기능부전으로 지지하지 못하고 복강내압에 의해 외측 방향으로 밀려나게 된다.

쉽다.[3] 어느 경우든 지지력이 약한 골반격막 열공부를 통해 질이나 자궁이 내려오는 것으로 생각된다.

5 골반저를 지지하는 좌골직장와 지방체

좌골직장와(ischiorectal fossa, **좌골항문와**)는 좌골지와 골반격막 사이에 있는 삼각형의 공간으로(그림 38b → **p. 351**), 지방조직으로 채워진다(그림 45). 이 **좌골직장와 지방체**에 의해 직장이 지지되고, 그 쿠션성이 분변의 통과를 용이하게 한다. 기아 상태에서 가장 마지막으로 소모되는 지방조직 중 하나이며, 좌골직장와의 지방체가 소모되면 **직장탈출**(rectal prolapse)이 빈번하게 발생한다.[8]

좌골직장와 지방체에는 외음부에 분포하는 음부신경과 그 가지가 묻혀 있다(그림 41a → **p. 354**). 대좌골공(greater sciatic foramen)에서 골반 밖으로 나온 **음부신경**(pudendal nerve)은 천극인대의 배측을 지나 음부신경관(pudendal canal)으로 들어가며 그 도중에 골반격막의 외면을 향해 다수의 가지를 분지한다(그림 41a). **음부신경관**은 좌골체의 내측에 있는 내폐쇄근막의 하부가 관 모양으로 비후된 것으로 좌골직장와의 외측벽에 있다(그림 46). 이후 음부신경은 음부신경관을 나와 요생식격막 표층에 이르러 요생식격막과 부근의 피부로 분지를 보낸다.

임상에서는 좌골직장와 지방체의 보조적인 장기 지지 기능과 좌위나 분변통과 등으로 압력이 가해질 때 음부신경 압박에 대한 보호 기능에 유의한다. 예를 들어 과도하게 **마른 체형**에서는 좌골직장와 지방체에 의한 내장 지지를 얻을 수 없다. 따라서 직장탈출의 예방에는 골반격막에 의한 지지성을 높일 필요가 있으며, 보상 기능을 얻기 위한 운동요법이 필요하다.

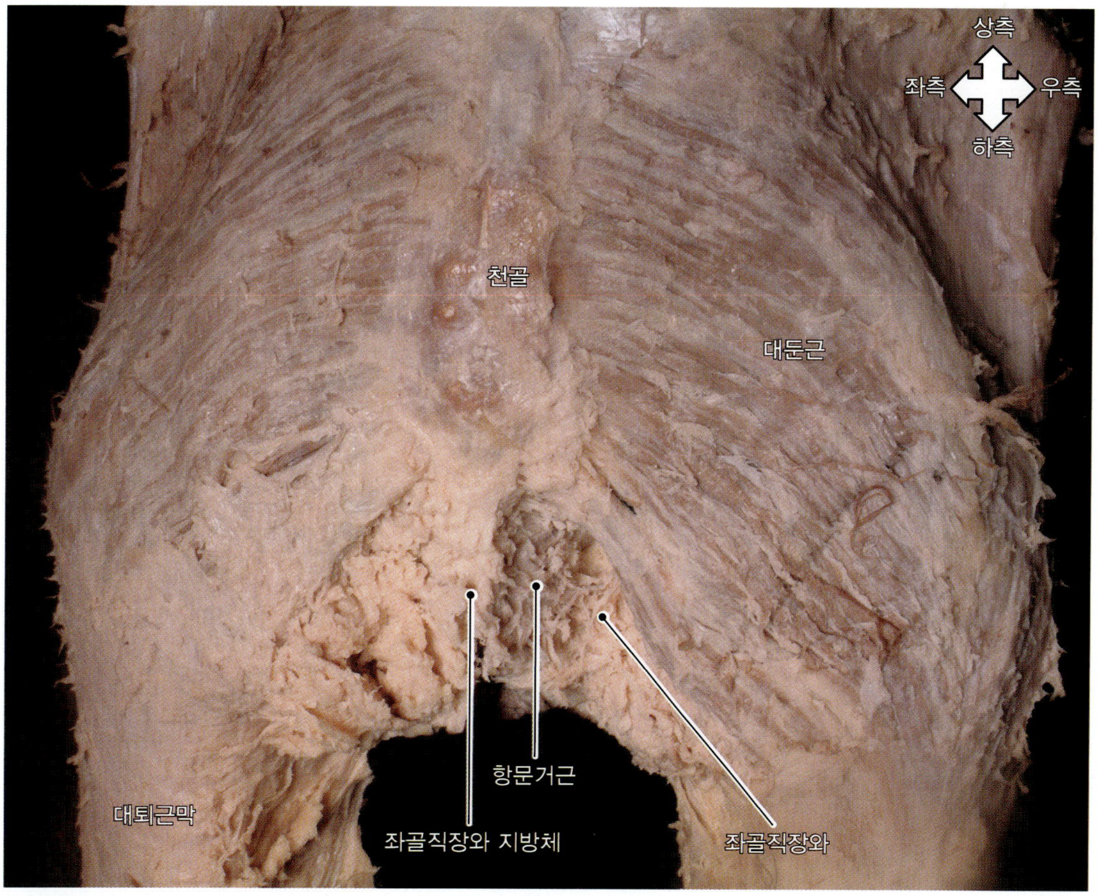

그림 45 좌골직장와 지방체
둔부 하부에서 항문에 이르는 부위를 미측(하측)에서 관찰. 둔부의 박피 후 우측만 둔부에서 지방조직을 제거하였다. 항문거근과 우측 좌골 사이에 삼각뿔 모양의 간격인 좌골직장와를 관찰할 수 있다. 좌측에서는 지방조직이 남아 있어 좌골직장와의 간격을 채우고 있다.

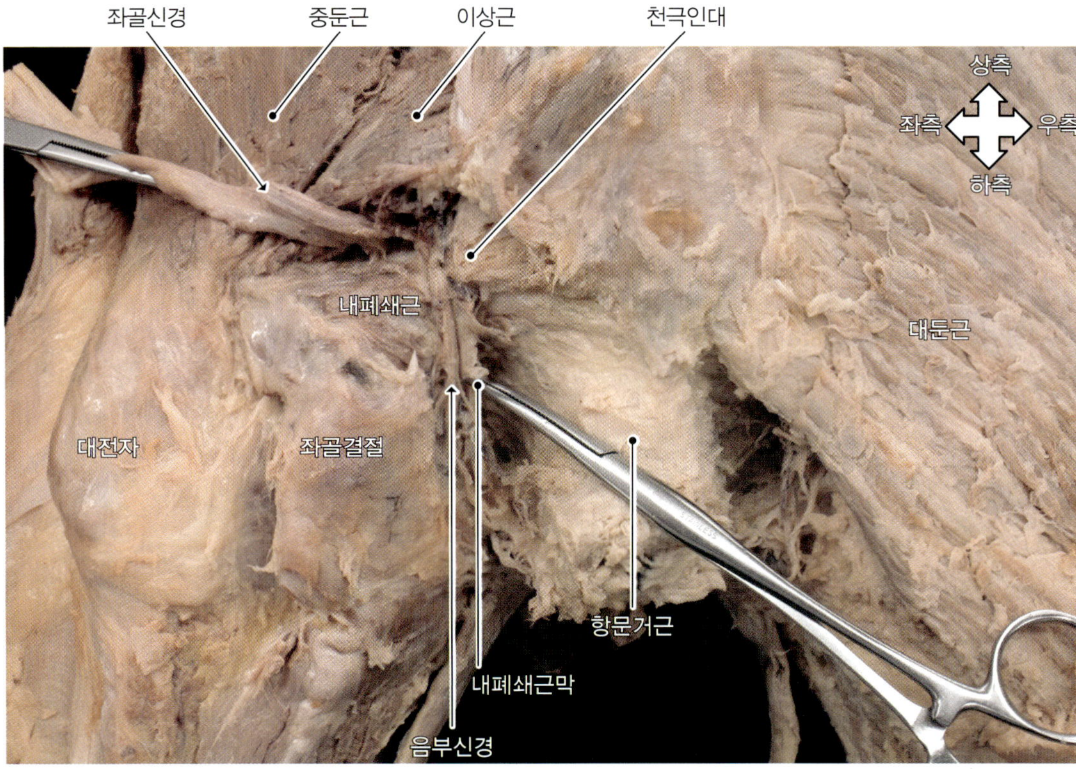

그림 46 **음부신경관(pudendal canal)**

좌골직장와 지방체가 양측에서 제거된 둔부의 아래를 배측에서 관찰. 좌측에서는 대둔근을 절제하고, 이상근의 하연에서 출현하는 좌골신경은 절단되고 근위부 절단 끝이 반전되어 있다. 겸자 부위에는 내폐쇄근막의 관 모양의 비후부인 음부신경관이 열려 있다. 천극인대를 넘어온 음부신경(내음부동·정맥이 동반 주행)이 음부신경관을 지나는 모습이 관찰된다.

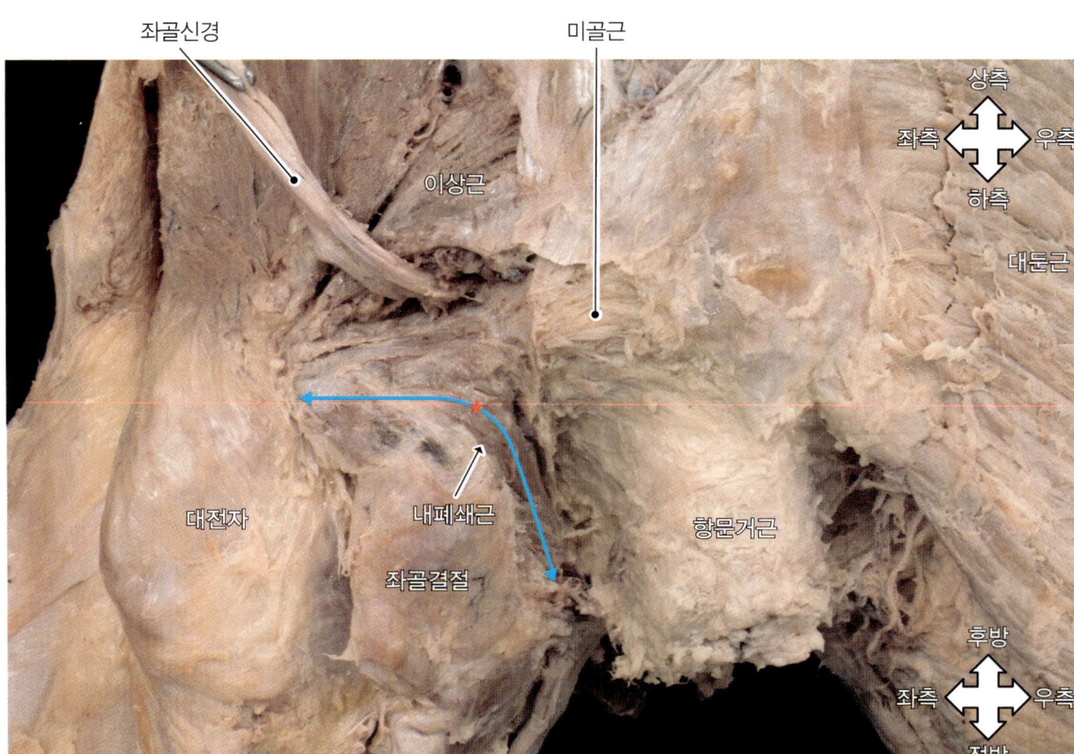

그림 47 **골반하구에서 보는 내폐쇄근의 위치 관계**

그림 46에서 계속. 이어서 음부신경과 내폐쇄근막을 제거하고 내폐쇄근의 주행(↔)을 관찰. ★은 내폐쇄근의 건(힘줄)이 좌골극에서 방향을 바꾸고 있는 부위이다.

6 내폐쇄근과 항문거근

내폐쇄근(obturator internus)은 골반 내면에서 폐쇄공 주변과 폐쇄막에서 기시해 좌골극 하방의 소좌골공 가장자리에서 직각으로 방향을 바꿔 대퇴골 전자와의 상부에 부착한다(표 5, 그림 47). 더불어 **장골미골근**(iliococcygeus)은 내폐쇄근의 근막 비후부인 항문거근 건궁에서 기시한다(그림 41b → p. 354).

두 근육 사이의 연부조직을 통한 연결에 주목하면, 내폐쇄근의 근력 강화는 골반저근의 강화에 간접적인 효과가 있을 것으로 보인다. 따라서 내폐쇄근 등의 고관절 외회전근에 대한 치료 개입이 골반저근의 수축 기능을 개선할 가능성이 시사된다.[9]

표 5 내폐쇄근

	기시	정지	신경지배	수축 → 신장되는 작용	장애 시 제한되는 움직임	임상과의 접점
내폐쇄근	폐쇄공 주변과 폐쇄막	대퇴골 전자와의 상부	내폐쇄근에의 근지(L5 신경, S1, S2 신경)	대퇴골 외회전	대퇴골 내회전	하지에 작용하는 근육이지만 골반벽의 구성 요소이기도 하다.

7 골반저근에 대한 운동요법

골반저근을 수의적으로 수축시킬 때에는 둔열(gluteal cleft)을 사이에 두는 형태로 존재하는 **대둔근**이나 골반저근과 협동으로 작용하는 **복부 근육**에 의한 보상이 발생하기 쉽다. 따라서 골반저근의 운동요법을 효율적으로 시행하기 위해서는 골반저근의 위치나 기능에 대한 지식의 습득뿐만 아니라 대상자 자신의 신체에서의 위치 관계를 충분히 파악한 후 지도할 필요가 있다(그림 48).[10]

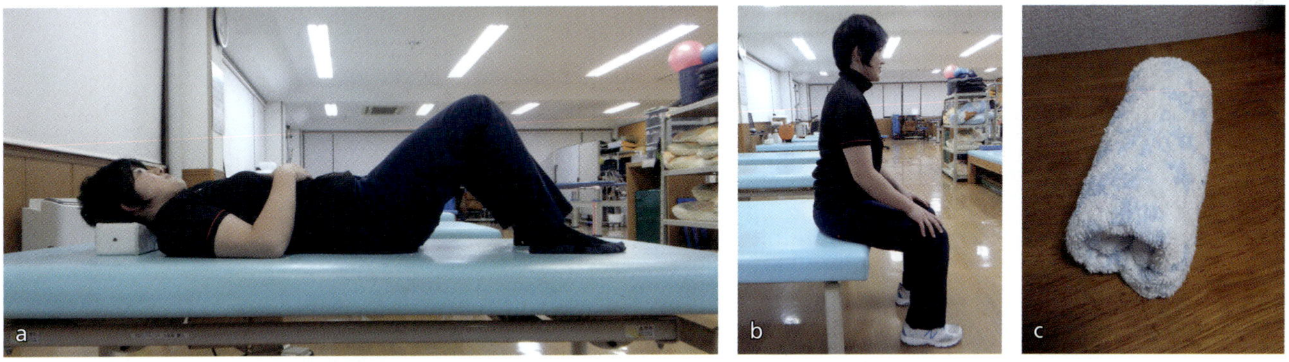

a : 좌골, 치골, 미골과 같은 골 지표를 대상자에게 촉지하게 하고, 질이나 항문을 조여 질을 골반 내로 끌어넣듯이 힘을 주게 한다.
b : 다양한 자세에서 골반저근의 수축 연습을 실시한다.
c : 수축 감각을 느끼기 어렵다면 수건을 원통형으로 말아 항문 아래에 두고, 좌우 좌골에 끼우면 수축 감각을 느끼기 쉬워진다.

그림 48 골반저근에 대한 운동요법

각 근육의 성질에 따른 수축의 고려

미골에 부착하는 근육(**장골미골근, 치골미골근, 미골근**)에는 **type I fiber(지근섬유)**가 많고, 요도와 항문의 개구부 주변 근육에는 **type II fiber(속근섬유)**가 많이 존재한다.[7] 따라서 각각의 근섬유 타입에 따른 트레이닝을 제시한다. 지근을 의식한 자세 제어에서 **골반격막**의 역할을 고려한다면 골반하구에 존재하는 해면 모양의 구조를 지속적으로 수축시키는 운동 과제를 수행한다. 속근을 의식한 **치골직장근**

의 수축을 촉진한다면 질이나 요도에 인접한 영역을 빠르게 조이는 듯한 운동 과제를 수행한다.

내폐쇄근에 대한 개입

저자는 내폐쇄근에 접근할 때 기시의 부착부인 치골 하지에서 내측으로의 직접 압박이나 다른 외회전근과 연동한 수축 이완을 실시하고 있다. 표층 근육의 긴장을 배려해 옆으로 누운 자세나 바로 누운 자세에서 편안한 자세를 취하고, 좌골에서 치골 하지를 수초~수십 초 동안 압박함으로써 긴장을 완화시킨다(그림 49a). 고관절 외회전근을 통한 수축 이완에서는 한쪽 손으로 하퇴 원위에 도수저항을 가하는 것과 더불어 다른 한쪽 손으로 대전자의 전자와에도 저항을 주어 내폐쇄근에 장력이 더 가해지도록 운동을 실시하고 있다(그림 49b).

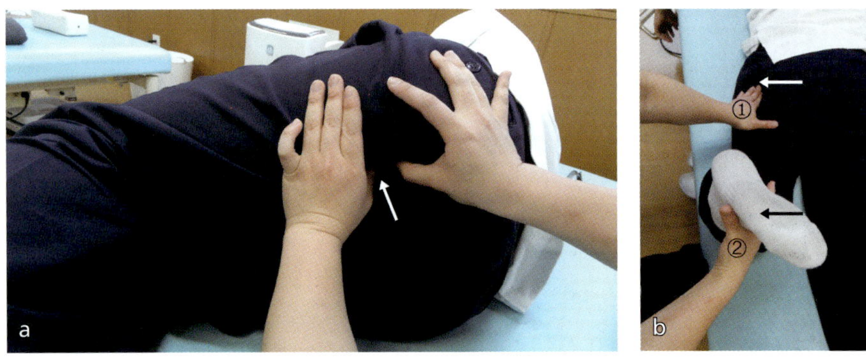

그림 49 내폐쇄근에 대한 개입

a : 내폐쇄근에 대한 도수치료
대둔근과 같은 표층 근육의 긴장을 제거하기 위해 옆으로 누운 자세나 바로 누운 자세에서의 무릎을 세운 자세 등 편안한 자세에서 좌골부터 치골 하지를 수초에서 수십 초 동안 압박함으로써 긴장 완화를 도모한다.

b : 고관절 외회전근을 통한 수축 이완
① 두측(상측)에 있는 손은 대퇴 후면에서 대전자 내측으로 대고, 고관절 외회전 운동에 대해 관절 근위부에 저항을 가한다.
② 미측(하측)의 손은 하퇴 원위부 내측에 대고, 고관절 외회전에 대해 저항을 가한다.

참고문헌

1. 川村和之:脊椎圧迫骨折. 工藤慎太郎(編著):運動器疾患の「なぜ?」がわかる臨床解剖学. pp 84-96, 医学書院, 2012
2. 井上倫恵:骨盤底筋群にかかわる解剖学と運動学. 上杉雅之(監修), 山本綾子, 他(編):理学療法士のためのウィメンズ・ヘルス運動療法. pp 14-21, 医歯薬出版, 2017
3. 田舎中真由美:骨盤底筋群機能障害に対する評価とアプローチ. 理学療法学 35:212-215, 2008
4. 丸岡祥子, 他:上肢運動に際した先行随伴性姿勢調節に関する文献的研究. 関西医療大学紀要 6:116-122, 2012
5. Smith MD, et al : Postural activity of the pelvic floor muscles is delayed during rapid arm movements in women with stress urinary incontinence. Int Urogynecol J Pelvic Floor Dysfunct 18:901-911, 2007
6. Gasquet B(著), シャラン山内由紀(訳):理論にもとづくペリネのケア―適切な理解と実践で骨盤底筋群を守る! pp 30-34, メディカ出版, 2016
7. Oatis CA(著), 山崎敦, 他(監訳):オーチスのキネシオロジー―身体運動の力学と病態力学. 原著第 2 版, pp 664-686, Round Flat, 2012
8. Moore KL(著), 佐藤達夫, 他(監訳):臨床のための解剖学. 第 2 版, p 403, メディカル・サイエンス・インターナショナル, 2016
9. Tuttle LJ, et al : The role of the obturator internus muscle in pelvic floor function. J Women's Health Phys Therap 40:15-19, 2016
10. 井上倫恵:泌尿器科疾患に対する運動療法. 上杉雅之(監修), 山本綾子, 他(編):理学療法士のためのウィメンズ・ヘルス 運動療法. pp 134-151, 医歯薬出版, 2017

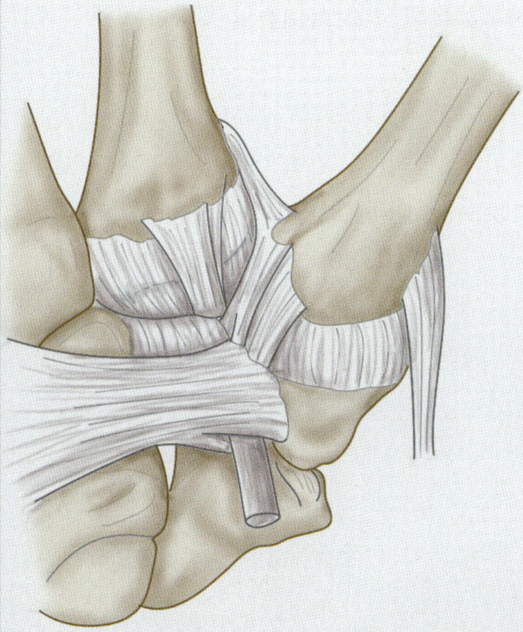

찾아보기

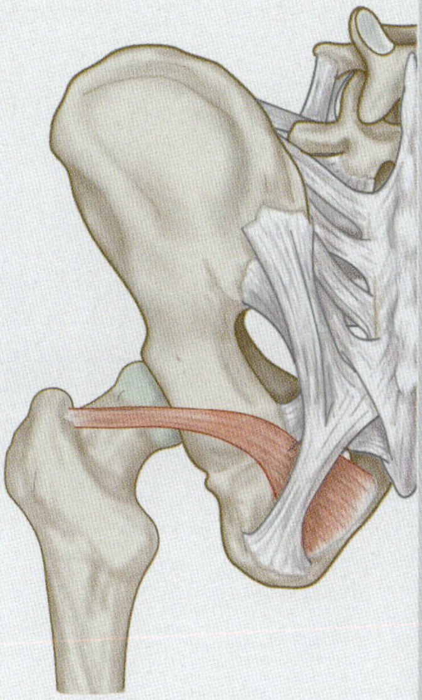

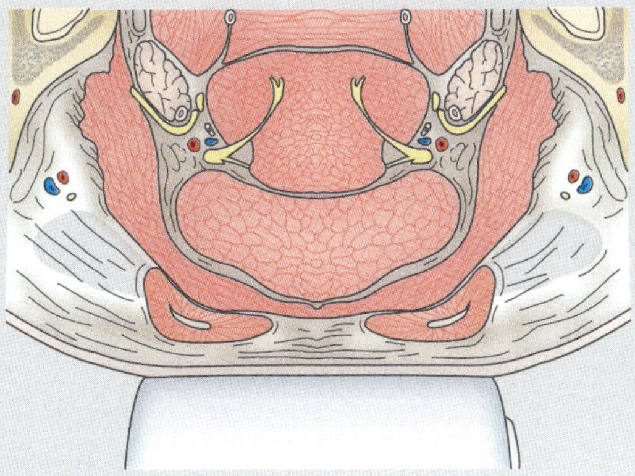

한글

영문

A

M

N O

P

Q R

S